U0232492

HISTOPATHOLOGIC DIAGNOSIS OF SKIN DISEASES

皮肤病的组织病理学诊断

（第4版）

HISTOPATHOLOGIC DIAGNOSIS OF SKIN DISEASES

皮肤病的组织病理学诊断

（第 4 版）

主　编　朱学骏　涂　平

编　者　（按姓名汉语拼音排序）

陈喜雪　李　宁　马玲蕾　宋　杰

涂　平　汪　旸　朱学骏

北京大学医学出版社

PIFUBING DE ZUZHIBINGLIXUE ZHENDUAN

图书在版编目（CIP）数据

皮肤病的组织病理学诊断 / 朱学骏，涂平主编. —4 版. —北京：北京大学医学出版社，2024.1
ISBN 978-7-5659-2857-4

Ⅰ．①皮…　Ⅱ．①朱…②涂…　Ⅲ．①皮肤病−组织（生物学）−病理−诊断　Ⅳ．① R751.02

中国国家版本馆 CIP 数据核字（2023）第 032246 号

皮肤病的组织病理学诊断（第 4 版）

主　　编：朱学骏　涂　平
出版发行：北京大学医学出版社
地　　址：（100191）北京市海淀区学院路38号　北京大学医学部院内
电　　话：发行部 010-82802230；图书邮购 010-82802495
网　　址：http://www.pumpress.com.cn
E-mail：booksale@bjmu.edu.cn
印　　刷：北京金康利印刷有限公司
经　　销：新华书店
责任编辑：许　立　　责任校对：靳新强　　责任印制：李　啸
开　　本：889 mm×1194 mm　1/16　印张：46.25　字数：1560千字
版　　次：2024 年 1 月第 4 版　2024 年 1 月第 1 次印刷
书　　号：ISBN 978-7-5659-2857-4
定　　价：388.00元

第 4 版前言

事隔 8 年，第 4 版出版了。

本版最大变化是邀请了北京大学第一医院皮肤性病科在海外的学子李宁、马玲蕾及宋杰三位皮肤病理学专业医师参加编写。李宁是北京大学第一医院皮肤性病科病理学前辈郭英年教授（1925.2—2002.9）1991 年、马玲蕾是朱学骏教授 1997 年、宋杰是涂平教授 1998 的研究生。由他们撰写的肿瘤部分，病种有了大幅增加，并增添了大量高质量的病理照片，是本版的最大亮点。李宁教授还在第 11 章详细介绍了头皮病理标本水平切片即横切片的方法及水平切片上毛囊的结构，对读者理解毛囊生长不同阶段的病理表现以及对非瘢痕性脱发及炎症性毛发疾病诊断具有重要意义。

全书的写法沿袭了前 3 版的风格，着重于病理形态学（包括免疫组化）的描述，临床部分只作简述。对于病因、发病机制及治疗则原则上不涉及。炎症部分基本上保留了阿克曼（A.B. Ackerman，1936—2008）教授的书写风格与韵味，除了增加一些病种外，与第 3 版相比没有做大的变动。

本书的编写倾注了作者们大量的心血，凝聚了同仁们的努力，特别是李若瑜教授对真菌性疾病、杨淑霞教授对毛发病提供了宝贵的资料，汪慧君博士、白倩倩医生绘制了炎症性疾病的模式图。浙江大学医学院附属第一医院乔建军教授应邀编写了成人 STILL 病，上海市皮肤病医院提供了渐进性坏死性黄色肉芽肿、江苏省人民医院皮肤科提供了无绿藻病的临床及相应的病理片。

本书从 1991 年初版至今，历时 30 余年。其编写历程反映了我国皮肤病理学长足的进步。从少数专家手中的"星星之火"，发展成为广大皮肤科医生的"熊熊烈火"。近年来，国内无论是皮肤病理学的专著，还是译著，均如雨后春笋般不断面世，希望本书的出版将起到推波助澜的作用，为推动我国皮肤病理学的发展添砖加瓦！

朱学骏

北京大学第一医院

2023.9

目　录

第一部分　总论

第二部分　炎症性皮肤病

第三部分 皮肤肿瘤

第一部分
总论

学习皮肤组织病理学的基本原则

学习任何一门学科，都有一些应该共同遵循的原则，这在学习皮肤组织病理学时亦无例外。熟悉了这些原则，将大大有助于我们更好地学习并掌握皮肤组织病理学。

第一，要按照皮肤组织病理学的规律学习、循序渐进、逐步深入。

现代皮肤组织病理学以 1949 年时任美国哈佛大学及麻省总医院 Water Lever 主编的《皮肤组织病理学》（*Histopathology of the Skin*）》一书为标志，该书的章节安排基本上与临床皮肤病学思路是一致的，即感染性、皮炎湿疹类、红斑鳞屑性、大疱病、代谢性、遗传性、肿瘤等等。举例来说，感染性一章的病毒性皮肤病，先是疱疹病毒感染，如单纯疱疹、水痘、带状疱疹，病理表现是表皮上皮细胞气球变性或网状变性导致的表皮内水疱；其次是疣，如寻常疣、尖锐湿疣，病理表现是棘细胞增生导致的表皮乳头瘤样增生；再次是发疹性皮肤病，如麻疹、传染性红斑、风疹等，病理表现是真皮浅层血管周围炎症。就这样，2000 多个皮肤病，组织病理按临床皮肤病学的分类，一个一个地予以描述，既无规律可循，又存在重叠交叉，造成皮肤病理"深奥难学"，世界上的皮肤病理专家可谓是凤毛麟角，屈指可数！

以我国的皮肤病理为例，皮肤组织病理学家主要是由热爱病理的皮肤科临床医生组成。在 20 世纪 80 年代，本人有幸参加了 1983 年 8 月 17—19 日在黑龙江五大连池举行的第一届全国病理学术会议，与会的皮肤病理专家才 20 余位，有刘季和、邱炳森、陈锡唐、郭英年、刘荣卿、陈明、于松、李伯勋教授等。他们的共同特点是热爱、执著、专心致志，并有过人的记忆力。

将皮肤病理从少数精英手中释放出来，变为临床医生能普遍应用的工具，这一转折发生在 1976 年。美国纽约大学医学院阿克曼（A. B. Ackerman）教授出版了一部巨著——《炎症性皮肤病的组织学诊断——结构型式的分析方法》（*Histologic Diagnosis of Inflammatory Skin Diseases：A Method by Pattern Analysis*）"。这部著作是阿克曼教授从大量实践经验中，加以总结归纳，首次系统地提出了炎症性皮肤病结构型式的分析诊断方法。这一方法完全突破了临床皮肤病学主要依据病因、病理机制的分类体系，而是从皮肤病理的自身规律出发，按显微镜下病变的结构型式进行分类，逻辑性强，条理清晰，简单易学，由此皮肤组织病理学开创了一个崭新的局面。关于结构型式分析的方法，将在本书第 5 章详述。

第二，是扫视的原则。在显微镜下判断病变的结构型式，最简单的方法是扫视（物镜 2.5 ~ 4.0 倍，目镜 10 倍），对病变结构型式的分析也是达到正确组织学诊断的有效途径。

皮肤病的活检标本，大多以 4 ~ 6 mm 的环钻取材，即便以手术刀切除的标本，扫视即 25 ~ 40 倍的放大倍数，在显微镜下可以清楚地看到整个病理切片的全貌。犹如在空中俯瞰，可以将地面情况一览无遗，尽收眼底，可谓是"居高临下，一目了然"。那么，在扫视下要怎么观察呢？首先，判断是炎症还是肿瘤，若是炎症，归于哪个结构型式。若是肿瘤，则要判断是良性，还是恶性；来源是外胚叶，还是中胚叶（详见第 5 章）。初学者容易忽略切片的整体观，在显微镜下不先对结构型式作分析，就匆匆用高倍镜观察，将注意力集中于个别细胞的辨认，"只见树木，不见森林"。结果是事倍功半，花了许多时间，看了很多视野，往往还是得不到要领，做不出诊断。

其实，如同在临床上看皮肤病患者，只要充分将病变部位暴露展现在您面前，靠着肉眼观察，是不难做出诊断的。组织病理学的观察也是靠眼睛，不同的是临床上观察的是整个人体的皮肤，而显微镜下看的则是一小块病变组织的切片，只要将病变部位充分展现在您的视野下，靠着一双经过训练的眼睛，也是不难做出诊断的。显微镜下诊断一个疾病，既根据扫视下对结构型式的分析，也根据高倍镜下对细胞学特点的观察。但我们强调扫视，首先辨认病变的结构型式，这是结构型式分析诊断方法的要点，也是达到正确诊断的捷径及可靠方法。

第三，要认识到疾病是一个过程。每一个疾病，如同人的生命，也是经历了一个过程的，大体可分为早期、充分发展期和晚期或急性期、亚急性期和慢性期。有些疾病如急性荨麻疹，病程是短暂的、有些疾病如红斑狼疮，病程是漫长的。不论疾病病程长短，我们均应熟悉其各阶段组织学改变的特点，以达到正确的诊断。

任何一个疾病都有基本的组织病理改变，这些特点决定其性质。如炎症性皮肤病，除了在初始阶段如炎性红斑充血及终末阶段如炎症后色素沉着外，这些基本病理改变是贯彻疾病始终的。如湿疹，组织病理的基本改变是浅层血管周围炎，表皮棘细胞间海绵水肿。在疾病发展的不同阶段，可以有许多表现，如急性期的真皮浅层血管扩张，充血，真皮乳头水肿，表皮内水疱；慢性期的表皮棘层增厚，角化不全，真皮浅层血管壁增厚，乳头胶原粗厚，红染等，但作为湿疹的基本病理改变，即真皮浅层血管周围炎及表皮海绵水肿则始终存在。

当我们在显微镜下检查一张切片时，看到的只是疾病过程中某一瞬间的组织病理改变。对初学者或皮肤科医生，如果只熟悉组织病理学教科书中的图片，显然是不够的。虽然它代表了病变的典型改变，但也只反映了在病变发展阶段中某一瞬间的图像。我们应该把活体组织标本中所看到疾病不同阶段的图像拼接起来，在自己脑海中构成疾病全过程动态的图像，这样才能对一个疾病有更好的了解，在显微镜下看切片时，才能作出正确的诊断，对病程有大致的判断。

第四，临床与病理的结合。一位好的皮肤病理医生应该熟悉皮肤病的临床特点。当通过显微镜检查组织切片时，应想象一下该组织学改变在临床上是如何表现。同样，对临床医师来说，当通过肉眼检查皮肤损害时，应想象一下该损害在组织学上有哪些改变。如临床上见到一个大疱，若疱壁薄、松弛、尼氏征阳性，应想到是棘层松解性表皮内水疱的可能；若疱壁厚、紧张、尼氏征阴性，则应考虑表皮下疱的可能性大。

临床与病理的反复联系十分重要。因为病变的肉眼所见（大体病理学）及显微镜下所见（组织病理学）是观察一个病理过程所必不可少的两个方面。组织病理学赋予了我们"透视"皮肤的能力，能"穿透"角质层，看到表皮各层、真皮乃至皮下组织各层细微的变化。因此，在显微镜下观察病变的组织病理改变是肉眼观察皮损的延伸与补充，能够大大提高临床医生的诊断水平。

对于每一个病变，无论首先看到的是临床损害还是组织学改变，我们都应该通过大脑"看到"该病变的组织学改变或临床所见，并不断地将两者结合起来。这样，我们才能不断通过皮肤组织病理学来学习临床皮肤病学，而通过临床皮肤病学又可提高皮肤组织病理学的水平。阿克曼教授强调指出，这种临床与病理的相互联系应该从开始接受皮肤科专业训练时就实施，这样将能使初学者对临床皮肤病有一个更好的了解。

CPC（Clinical-Pathology Correlation or Conference），即临床病理联系或临床病理研讨会是体现临床与病理关系的好形式。临床上，皮疹的演化过程代表了疾病的生物学行为，即病理生理学特点，有时与结构病理学表现并不平行，例如，某些副银屑病的早期，组织病理是非特异性炎症表现，但当皮疹表现为长期不消退的肿瘤性生长时，做病理诊断时必须认真观察，慎下结论。在住院医生规范化培训中，CPC应作为病理的启蒙教育手段；在学术活动中，CPC也应用来做疑难病例讨论。北京大学第一医院定期（每两周）CPC已持续了三十余年，既是学术交流，又普及了病理，对提高临床诊疗水平起到了很好的促进作用。

第五，通过鉴别诊断达到正确、特异的诊断。对大多数病理切片，诊断一目了然，并不困难。但有少数病例，其组织病理特点相似，容易相互混淆，需要做认真的鉴别诊断。突出的例子如副银屑病与早期蕈样肉芽肿、斯皮茨痣（Spitz nevus）与恶性黑素瘤、毛发上皮瘤与基底细胞癌的鉴别。有意思的是这几组病组织病理的鉴别诊断主要是依据扫视下对结构型式的分析，而不仅仅是高倍镜下对细胞学特点的辨认。

一个皮肤病变能成为独立命名的疾病，一定具有其特殊性，体现在临床上、病理上或各类化验或其他检查上，构成了可靠、可重复、公认的诊断标准。我们不能凭"感觉"做诊断，那是十分危险的。当我们做出诊断时，均应列出诊断依据。如何制订诊断标准呢？靠反复而审慎的临床表现及病理诊断，并对病人做随访。诊断标准并不是一成不变的，随着对事物认识的深入，科学的进步，诊断标准需要不断充实或修订，但必须得到公认。

第六，诊断的线索。阿克曼教授喜欢将病理学家比喻为侦探家福尔摩斯。福尔摩斯观察全面、认真、细致，并善于从纷繁的现象中捕捉线索，从而侦破案件。病理学家则应善于在显微镜下观察，并在检查组织标本时捕捉诊断线索，以达到特异的诊断。例如见到多层角化不全中有群集的中性粒细胞，应首先想到银屑病的可能；在真皮乳头内见到均一、红染的团块状物，并间有噬黑素细胞，应想到皮肤淀粉样变的可能。熟悉这些线索对做出特异的诊断是很有用的。

第七，要了解造成错误诊断的陷阱。我们并不总能做出正确的诊断，不管一个人的能力有多大，总不能避免犯错误，这是因为在达到正确诊断的通途中有许许多多"陷阱"。每一个医生并不愿意犯错误，然而如果不从犯过的错误中吸取教训，他就不会成为一名专家。有些教训是沉痛的，但正是这些教训会使我们牢牢记住造成错误的陷阱。聪明的人善于从错误中吸取教训，避免重犯以前的错误。我们应该充分意识到自己的不足。在显微镜下，组织切片中可以见到纷繁的改变，有的是现象，有的是本质，有时还会出现假象，我们不应被这些假象所迷惑，而应努力揭示疾病的本来面貌，以达到正确的诊断。有时我们会犯错误，但应该有勇气承认错误，而且承认得越快越好。如果一个人没有勇气承认错误，他也就不能从错误中学习。另外，我们所应用的方法也有限局性。如果标本被镊子挤压了，如果染色不好或切片太厚，诊断就很困难，甚至不可能。如果标本中残留石蜡，就有可能将正常的皮肤误认为是硬皮病。如果想知道脂膜炎的性质，但标本是使用环钻法取得的，切片中仅有表皮及真皮，而无皮下组织，那就无法作出诊断。总之，我们应该知道这些限局性，并指导有关人员正确地获得和处理标本。

第八，应正确使用临床皮肤病学及组织病理学的术语。临床皮肤病学的基本术语：如斑疹、丘疹、结节、风团、水疱、大疱、脓疱、囊肿、新生物等；组织病理学的基本术语：如表皮的改变有角化不全、角化亢进、粒层减少或消失、粒层增厚、棘层萎缩、棘层增生、角质形成细胞气球变性、空泡变性，角化不良，基底细胞液化变性（即空泡变性）等，对这些术语、概念一定要清晰，明确。使用不正确的术语不但不能促进学术交流，还会使同行间交流产生误解。

以上是我们学习并掌握皮肤组织病理学的基本原则。这些原则也是本书作者们在写作过程中所遵循的。

（朱学骏）

1
皮肤胚胎学

所有皮肤成分均由外胚叶或中胚叶演变而来。上皮成分如表皮、毛囊、皮脂腺、大汗腺、小汗腺及甲由外胚叶发展而来，黑素细胞、神经及特异的感觉受体由神经外胚叶即神经嵴衍化而来。皮肤的其他成分如朗格汉斯（Langerhans）细胞、组织细胞、肥大细胞、成纤维细胞、血管、淋巴管、肌肉和脂肪细胞等则源于中胚叶（即间叶）。

1.1 表皮

在胚胎发育的第 3 周，原始表皮仅为单层的扁平上皮细胞。第 5 周时成为两层，内层为基底生发层，细胞呈立方形，有深染的核，外层为稍扁平、富含糖原的细胞，细胞间的连接较为松散，该层细胞称为周皮（periderm）。在 10 ~ 12 周时，表皮中间出现数层较大、富有糖原的细胞，胞浆内有张力原纤维，它们与桥粒相连。桥粒使细胞彼此连结。至胚胎第 5 个月后颗粒层出现，最上层的表皮细胞失去了核，成为角化细胞，周皮细胞变平。约在胚胎第 6 个月时，表皮外层完全角化，周皮细胞大部分脱落，仅有残存碎片。至胚胎的最后阶段，周皮细胞完全脱落，角质层厚度迅速增加，具有了屏障功能。

黑素细胞、朗格汉斯细胞及 Merkel 细胞是表皮中三种非角质形成细胞。黑素细胞源于神经嵴，它们在胚胎第 8 周时进入表皮，但直到 4 ~ 6 个月时才成为树枝状，合成黑素小体。Merkel 细胞可能源自神经嵴，在胚胎第 16 周时首先出现于手指端、甲床及毛囊漏斗部的上皮中。朗格汉斯细胞源自骨髓，至第 14 周时出现在表皮的中间层。

1.2 皮肤附属器

毛胚芽为表皮生发层细胞灶性的向下突出，其下方为一簇间质细胞，毛乳头由它形成。毛胚芽首先在胚胎发育的第 3 个月时出现在颏、上唇和眼睑，以后是头皮。躯干部的毛囊初胚在胚胎第 4 个月时才出现。毛胚芽中的细胞迅速分裂，向下方生长成为实性的上皮柱，末端膨大成为毛球。毛球下部细胞呈半月形排列，它们是毛囊的生发细胞或毛母质细胞，毛母质角化的最终产物是毛干。

毛母质细胞分化、增生、成熟、形成数层同心圆排列的细胞柱，从内向外依次是毛皮质、毛小皮、内毛根鞘小皮、内毛根鞘 Huxley 层、内毛根鞘 Henley 层及外毛根鞘。毛干包括毛皮质及毛小皮，位于毛囊中央。它随着毛母质细胞不断成熟角化而向外生长。至第 17 周时，第一批细毛出现在眼眉；第 18 周时出现在前额及头皮，至第20周时，除掌跖、末节指节、龟头或小阴唇外，整个皮肤表面均被以胎毛。

约在胚胎发育第16周时，沿毛囊走行方向毛囊上皮细胞集簇成三个向外的芽状突起。最下方的突起为立毛肌的附着点。立毛肌在胚胎的第4~6个月时出现。最上方的突起将形成大汗腺。中间的突起则形成分叶状的皮脂腺。皮脂腺腺体经一狭窄的管道开口于毛囊。在胚胎发育第4个月时，在头面部首先出现皮脂腺。胎儿期皮脂腺的发育由于受母体雄激素的影响，腺体较大，分泌较多，在出生时体表可见一层胎脂。

大汗腺源于毛囊最上方的芽状突起，它向下生长直至真皮深层或皮下脂肪层。最初为实性的细胞索，以后中间出现管腔。大汗腺在皮脂腺导管上方开口于毛囊。少数情况下直接开口于皮肤表面。在胚胎早期可能所有的毛囊均发育出大汗腺，但至胚胎第5个月后，大部分腺体萎缩，至出生时仅腋窝、脐周及肛门、生殖器等部位存在大汗腺。

小汗腺在胚胎第十二三周时首先出现在手掌及足跖。最初为表皮基底层生发细胞的灶性聚集，然后垂直以细长的上皮细胞柱向下进入真皮，同时向上通过表皮。柱的外层细胞与表皮基底层的生发细胞相连接，内层细胞则与表皮的中间层相连续。当上皮细胞柱向下达到真皮网状层或皮下脂肪时，最下面的部分盘曲成蟠状。至胚胎第24周时管腔变得明显，汗液开始分泌。从下至上，一个成熟的小汗腺单位包括盘曲的分泌腺、盘曲的真皮内导管、垂直的真皮内导管及螺旋状盘曲的表皮内导管。

在胚胎发育早期，每一个趾指远端背侧都有一个平滑、四边形的区域，该区域由外层、中间层及生发层所组成。其侧面及近端有一连续的浅沟。第9周时一个由生发层及中间层细胞组成的柱从近端斜向下进入真皮一个短的距离，此即甲母。甲母的远端为甲半月。至第13周时可以分辨出4层细胞即基底层、棘层、颗粒层及角层。第14周时，从甲母长出硬的甲板覆盖于近端甲床。甲板由充分角化的细胞构成。甲板的角化先于其他部位的表皮，也先于毛发形成。至第16周时甲板覆盖了甲床的近侧半，至20周时甲床已完全被甲板所覆盖，此时甲床上皮中已无颗粒层。

1.3　真皮及皮下组织

胚胎期真皮中最初为多数星状的间质细胞及含大量酸性黏多糖的基质。之后间质细胞分化成成纤维细胞，胚胎第12周时出现纤细的胶原纤维，至第16周时可见成束的胶原纤维。此时真皮可以分辨出两个部分即乳头层及网状层。

在乳头层真皮中胶原纤维较为纤细，而网状层中的则较为粗大。此后真皮中纤维成分不断增加，而细胞成分不断减少，逐渐具有成熟结缔组织的特点。至第22~24周时弹力纤维出现，它们存在于胶原纤维束之间，由成纤维细胞产生。

皮肤的血管及淋巴管网由间质细胞所形成，在胚胎发育第3个月末时出现。肥大细胞亦由间质细胞分化而来，它出现在胚胎发育第4~6个月。同时，由骨髓来源的巨噬细胞亦出现于真皮内。在胚胎发育的第5个月末，真皮下方的间质细胞开始分化成脂肪细胞，并形成皮下脂肪层。

皮肤的神经来源于外胚叶的神经嵴，首先在第5周时出现，不久发展成细致的神经网，包括自主运动神经，它分布至血管、立毛肌、小汗腺及大汗腺，躯体感觉神经和特异的终末感受器如 Vater-Pacini 小体、Meissner 小体及黏膜皮肤终末器。

（汪　旸）

2
正常皮肤组织学

皮肤由三部分组成，由外而内依次为表皮、真皮和皮下组织（图 2-1）。

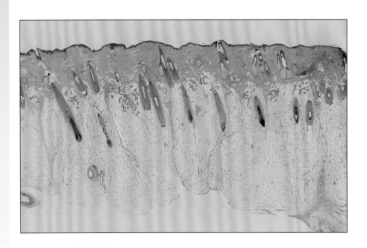

图 2-1 正常皮肤组织
由三部分组成，由上而下依次为表皮、真皮和皮下组织

2.1 表皮

表皮（epidermis）位于身体的最外层，它是复层鳞状上皮，由四类细胞组成，即角质形成细胞、黑素细胞、朗格汉斯（Langerhans）细胞和 Merkel 细胞，以角质形成细胞数量最多，Merkel 细胞数量最少。

2.1.1 角质形成细胞（keratinocyte）

角质形成细胞占表皮细胞的绝大多数，产生角蛋白。根据角质形成细胞的不同分化过程及细胞形态分为四层，即基底细胞层、棘细胞层、颗粒层和角质层（图2.1.1-1、2）。

基底细胞层仅一层基底细胞，它是生发细胞，代谢活跃，不断有丝状分裂，产生子细胞以更新表皮。基底细胞呈长柱状或立方形，核较大，卵圆形，胞浆嗜碱性，蓝染。基底细胞呈栅栏状排列于其下的基底膜上。棘细胞层位于基底层之上，由 4～8 层多角形细胞所

8

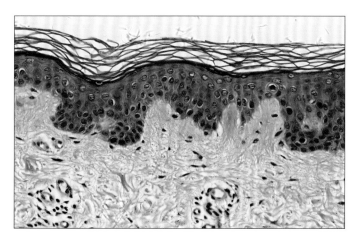

图 2.1.1-1　正常表皮
可见栅栏状排列的基底细胞、多角形多层的棘细胞、嗜碱性的颗粒层，及网篮状的角质层

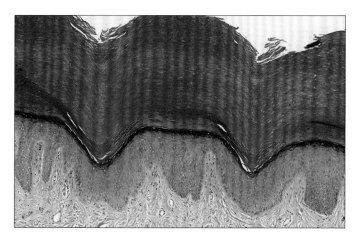

图 2.1.1-2　正常表皮
（足跖部）角质层及颗粒层明显增厚

组成，由于胞浆有多个棘状突起故称为棘细胞。棘层之上是扁平或菱形的颗粒细胞层，由 1～3 层细胞所组成，细胞内充满着粗大的嗜碱性角质透明颗粒。角质层位于表皮的最外层，为扁平、无核、嗜酸性染色的角质化细胞，它们排列紧密，起着重要的屏障功能。在 HE 染色的切片中，角质层呈网篮状。角质层及颗粒层在皮肤经常受到摩擦的部位如手掌、足跖明显增厚。有时在 HE 染色的切片中，角层下尚可见一薄层均匀的嗜酸性带，称为透明带。

角质形成细胞间依桥粒及细胞间黏合物质相互连结。电镜检查可见，桥粒部位相邻细胞的细胞膜增厚，胞浆中的张力微丝即终止于此。基底细胞靠真皮侧的胞膜上只有半桥粒，它是基底膜的一个组成成分，在连结表皮真皮上起着重要作用。

角质形成细胞的细胞质内含有特征性的中间丝蛋白——角蛋白（keratin），这些角蛋白由位于染色体

17q21.2 的Ⅰ型角蛋白基因家族及位于染色体 12q13.13 的Ⅱ型角蛋白基因家族编码。两个家族一共编码 54 个角蛋白基因。表皮的角质形成细胞因分化程度不同所表达的角蛋白有所不同。角蛋白 5（K5）和角蛋白 14（K14）主要表达在基底细胞上，而表皮生发区域的基底层细胞亦表达角蛋白 15（K15）。基底层上的角质形成细胞主要表达角蛋白 1（K1）和角蛋白 10（K10）。角蛋白 2（K2）主要表达在终末分化的角质形成细胞上，而角蛋白 9（K9）则表达在掌跖部位基底层上的角质形成细胞上。

基底膜带（basement membrane zone，BMZ）位于基底细胞层下方，起着连结表皮与真皮的作用，正常皮肤的基底膜带在 HE 染色组织切片上是见不到的。过碘酸-雪夫（PAS）染色下由于 BMZ 中含有中性黏多糖而呈一均匀、纤细的淡紫红色带。电镜下 BMZ 有四层，从表皮侧向真皮侧依次为基底细胞浆膜、透明板、致密板及由锚状纤维组成的致密板下带。

表皮内无血管，营养物质等自真皮乳头毛细血管漏出后通过基底膜带而进入表皮。

2.1.2　黑素细胞

黑素细胞（melanocyte）是一种树突状细胞，来源自外胚叶的神经嵴，具有合成黑色素的作用。所合成黑素经胞浆多数树枝状的突起而输送到相邻角质形成细胞，主要是基底细胞中。在 HE 染色的组织切片中，黑素细胞胞浆透明，核较小深染。黑素细胞位于基底层，其核的位置常较基底细胞的核要低。正常皮肤中每 8～10 个基底细胞间有一个黑素细胞（图 2.1.2）。不同种族人皮肤中黑素细胞数目大致相同，皮肤颜色的不同系黑素细胞产生黑素数量不同所致。以 Dopa 及银盐染色可清楚地显示黑素细胞。

黑素细胞胞浆内表达的 S100 蛋白在免疫组织化学中是常用的黑素细胞标记。但 S100 蛋白亦表达在皮肤的其他细胞，如朗格汉斯细胞、巨噬细胞、施万细胞及汗腺上，所以并不是黑素细胞的特异性标记。近年来，同样是胞质表达的 Melan-A/MART-1 成为更加特异性的黑素细胞标记。HMB-45 在成人的正常表皮黑素细胞并不表达，仅表达在胎儿皮肤以及成人活化的黑素细胞上。HMB-45 在一部分黑素瘤细胞上有表达，可以有助于诊断恶性黑素瘤，同时，HMB-45 也在一少部分色素痣细胞中有表达，所以并不能成为恶性黑素瘤特异性的免疫组织化学诊断标记。

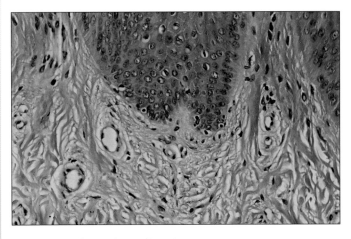

图 2.1.2　正常表皮中的黑素细胞
黑素细胞位于基底细胞层，其核的位置常较基底细胞的核要低，核周有空晕。正常皮肤中每 8 ～ 10 个基底细胞间有一个黑素细胞

2.1.3　朗格汉斯细胞

朗格汉斯细胞（Langerhans cell）是表皮中另一种树突状细胞，大多位于棘细胞中上层，胞浆透明，在 HE 染色的组织切片中不易被辨认。电镜检查见核呈脑回状，有切迹，胞浆内有特征性的网球拍样颗粒即 Birbeck 颗粒，又称朗格汉斯颗粒。该类细胞已证实来源于骨髓，属单核巨噬细胞系统，具有摄取、加工并递呈抗原的作用。

朗格汉斯细胞表面表达特征性的 CD1a 分子，并具有 HLA—DR 抗原，IgG-Fc 受体等，可以通过免疫组化的方法将其显示（图 2.1.3）。朗格汉斯细胞也同时表达 S100 蛋白及波形蛋白（vimentin）。

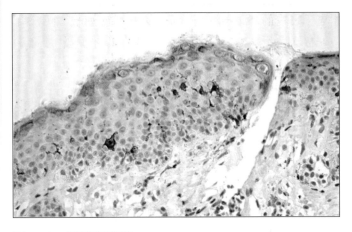

图 2.1.3　朗格汉斯细胞
免疫组织化学 CD1a 染色显示表皮中树突状的朗格汉斯细胞

2.1.4　Merkel 细胞（Merkel cell）

Merkel 细胞是存在于皮肤中的一种神经内分泌细胞，分布在光滑皮肤的基底细胞层及有毛皮肤的毛盘，数量很少，在 HE 染色切片上不能被辨认。电镜下可见特征性的电子致密胞浆颗粒。在银浸染切片中，可见每个 Merkel 细胞基底下部紧贴着一个半月板样的神经末梢，并有一根感觉神经纤维终止于此。目前认为 Merkel 细胞很可能是一个初级的触觉感受器。

Merkel 细胞表达低分子量细胞角蛋白（cytokeratin，CK）8，18，19，20。其中最具特征性的免疫组织化学标记是 CK20。除此之外，Merkel 细胞还表达一些神经内分泌蛋白，如嗜铬蛋白 A（chromogranin A）、突触囊泡蛋白（synaptophysin）等；以及一些神经肽，如血管活性肠肽（VIP）、降钙素基因相关肽（CGRP）、血清素及 P 物质等。这些分子标记结合 CK20 有助于 Merkel 细胞肿瘤的诊断。

2.2　真皮

真皮（dermis）主要由结缔组织组成，包括胶原纤维、弹力纤维及基质。神经、血管、淋巴管、肌肉、毛囊、皮脂腺及外泌汗腺均位于真皮结缔组织中。真皮的厚度为表皮的 15 ～ 40 倍。真皮中有少数细胞成分，它们散在分布，包括成纤维细胞、肥大细胞、组织细胞及淋巴细胞。浆细胞可见于黏膜皮肤交界部位，但并不见于正常皮肤。

真皮有乳头层及网状层之分，两者以浅层血管丛大致分界（图 2.2）。乳头层较薄，它向表皮侧呈乳头状的突起，与表皮突相互犬牙交错构成波纹状牢固的连结。乳头层中的胶原纤维纤细、排列杂乱，成纤维细胞数目较多，基质也较丰富，所以在 HE 染色切片上染色较浅，呈淡红色。乳头层中还有丰富的小动脉、毛细血管及小静脉所组成的微循环网。真皮网状层较厚，其中的胶原纤维束粗厚，大多与表皮平行走行，并相互交织在一起，在一个水平面上向不同方向伸延，在 HE 染色切片上，胶原纤维呈红染波纹状，有纵切方向的，有横切方向的。网状层中成纤维细胞、基质及血管成分较少。

网状纤维是较幼稚、纤细的胶原纤维，它与弹力纤

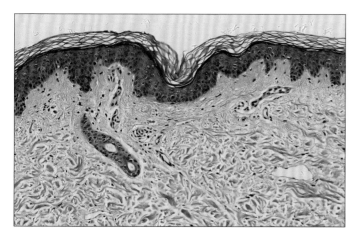

图 2.2　正常真皮
正常真皮可分为胶原纤维纤细的乳头层和胶原纤维粗大的网状层

维在 HE 染色的正常皮肤切片上都不能被辨认，只有采用特殊染色才能显示。网状纤维可用 Wilder 染色，弹力纤维可用 Verhoeff 及地衣褐（Acid orcein）染色。在正常皮肤中网状纤维数量很少，主要位于表皮下、毛细血管及皮肤附属器周围。弹力纤维细，呈波浪状，在乳头层中它犹如树枝状伸向表皮方向，终止于基底膜。在网状层中弹力纤维较粗，走行亦与表皮平行，在网状层下部分布较多，常与胶原束交织在一起。

基质是一种无定形物质，真皮中各种纤维、血管、神经及皮肤附属器等均包埋于其中。在 HE 染色的正常皮肤切片中，基质是看不到的。特殊染色如阿申蓝（alcian blue，pH4.5）及胶样铁（Colloid iron）等可使其显色。基质由成纤维细胞所产生。酸性黏多糖，特别是透明质酸及硫酸软骨素是基质的主要成分，其他成分有中性黏多糖、蛋白质及电解质等。

2.3　皮下组织

皮下组织（subcutaneous tissue）位于真皮下方，又称皮下脂肪层，由脂肪小叶及小叶间隔所组成。脂肪小叶中充满着脂肪细胞，细胞胞浆中富含脂肪，核被挤至一边。小叶间隔将脂肪细胞分为小叶，间隔的纤维结缔组织与真皮相连接，除胶原束外，还有大的血管网、淋巴管和神经。

2.4　皮肤附属器

2.4.1　毛囊（hair follicle）

全身皮肤除掌跖、指趾末节伸侧、唇红、龟头、包皮内侧、阴唇内侧及阴蒂外均有毛发。胎儿期的毛发色浅称为胎毛，生后毛发有毳毛和终毛之分，前者与胎毛相似，细软色浅，体表大部分的毛发为毳毛，终毛较粗，颜色亦深，头发、胡须、腋毛和阴毛等均属终毛。

毛囊可分为三部分，最上部为毛囊漏斗部，因呈漏斗形开口于皮肤表面故名，其下界为皮脂腺导管进入毛囊的开口。中间为毛囊峡部，上界为皮脂腺导管进入毛囊处，下界为立毛肌附着部位。自立毛肌附着部位至毛囊基底部则为毛囊下段。

所有毛囊的活动均呈周期性，即分为生长期（anagen）、退行期（catagen）和休止期（telogen）。休止期时毛囊下段消失，为一波纹状纤维性结缔组织所代替，直至下一个生长期开始时才重新出现，所以说毛囊下段随毛发的不同生长周期而变化，而毛囊漏斗部及毛囊峡部则基本上无变化。

毛囊漏斗部的上皮与表皮相连接，形态上完全相同，也分为基底细胞层、棘细胞层、颗粒细胞层及角质层。在毛囊漏斗部，特别在面部、头皮及躯干上部的毛囊漏斗部内寄居着一些微生物，如白色葡萄球菌、痤疮棒状杆菌、卵圆形糠秕孢子菌及毛囊虫等。毛囊峡部的组织学所见不同于漏斗部，角质层呈致密红染，而不呈网篮状，无颗粒层，棘层细胞苍白淡染，故又名苍白细胞（pale cell），其下为基底细胞层（图 2.4.1-1）。毛囊下段膨大成毛球，其中有圆形、形态一致、胞浆深嗜碱性的毛母质细胞（图 2.4.1-2）。它是毛囊的生发细胞，相当于表皮的基底层细胞。但与表皮基底细胞不同，前者分化只产生棘层细胞，而毛母质细胞则向不同方向分化，它形成三层同心排列的内根鞘及三层同心排列的毛发本身。从外向里是：①Henley 层，仅一层，它是最先角化的细胞；②Huxley 层，有两层，以胞浆内有鲜红嗜酸性染的毛透明颗粒为特点；③内根鞘小皮；④毛小皮；⑤毛皮质；⑥毛髓质（胎毛及毳毛无髓质）。其中毛小皮、毛皮质及毛髓质构成了毛发。包绕在这六层外面的是外根鞘细胞，外根鞘相对较宽，细胞内富含糖原，因此染色苍白。毛囊峡部的苍白细胞即为外根鞘细胞。外根鞘细胞是由表皮向下延伸所致。内根鞘则在毛囊峡部下端开始逐渐解离，至毛囊峡部就完全解离消失了。

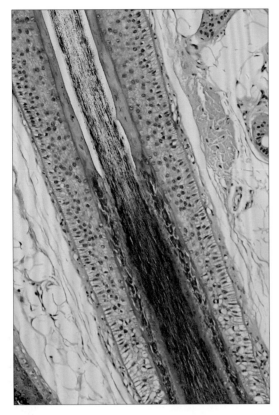

图 2.4.1-1　毛囊峡部与毛囊下段交界处
毛囊峡部角质层呈致密红染，无颗粒层，棘层细胞苍白淡染；毛囊下段可见苍白的外根鞘及其包裹在毛干外侧的内根鞘；内根鞘在毛囊峡部下端开始逐渐解离

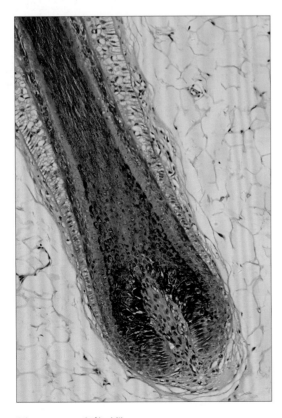

图 2.4.1-2　毛囊下段
可见毛乳头、毛球及其中嗜碱性的毛母质细胞

毛球下部中央有一向内的凹陷，此即毛乳头，相当于真皮乳头，其中有富含毛细血管及神经的结缔组织，该结缔组织与围绕毛囊周围的结缔组织鞘相连续。玻璃膜或透明膜为外根鞘周围一均质的嗜伊红带，在 HE 染色下清晰可见。

2.4.2　皮脂腺（sebaceous gland）

除掌跖、甲床外，全身体表均有皮脂腺。皮脂腺与毛囊关系密切，皮脂腺导管大多开口于毛囊漏斗部（图 2.4.2）。少数皮脂腺与毛囊无关，直接开口于皮肤或黏膜的表面，如颊黏膜及唇红缘的皮脂腺直接开口于黏膜表面——Fordyce 点。此外，女性乳晕的 Montgomery 腺、包皮的 Tyson 腺及眼睑的睑板腺（Meibomian 腺）等特殊的皮脂腺也都直接开口于皮肤或黏膜表面。

皮脂腺的发育及分泌活动主要受雄激素的影响，它并不直接受神经的支配。

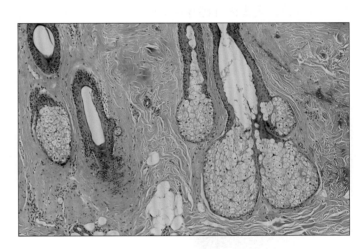

图 2.4.2　皮脂腺
开口于毛囊漏斗部

2.4.3　外泌汗腺（eccrine gland）

除唇红缘、包皮内侧、龟头、小阴唇、阴蒂及甲床外，外泌汗腺遍布全身。外泌汗腺由盘曲的分泌腺、盘曲的真皮导管、垂直的真皮导管及螺旋形表皮导管所组成（图 2.4.3-1）。

分泌腺位于真皮与皮下组织交界处，由两层细胞组成，内层为锥体形的分泌上皮细胞，外层为梭形的肌上皮细胞。分泌上皮细胞依其染色特点可分为两类：一类为暗细胞，胞体小，内含黏多糖，锥形细胞的底面向着管腔；另一类为明细胞，由于胞浆内含多数糖原而淡染，锥形细胞的底面向着周边。明细胞和暗细胞的数量大致

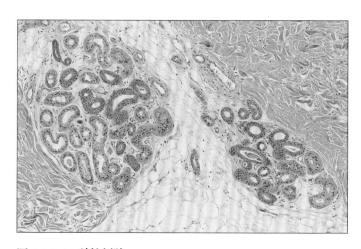

图 2.4.3-1　外泌汗腺
可见由分泌细胞和肌上皮细胞组成的分泌部以及两层嗜碱性立方形上皮组成的导管，管腔内衬均一的嗜酸性小皮

相同。在肌上皮细胞外围为基底膜。

　　真皮导管上皮由两层胞体小、胞浆嗜碱性的立方形上皮细胞所组成，管腔内衬为环状的均一嗜酸性小皮（图 2.4.3-2）。表皮内外泌汗腺导管呈螺旋形达到皮肤表面，周围的上皮细胞中可见角质透明颗粒，管腔内壁也衬有一层嗜酸性小皮。

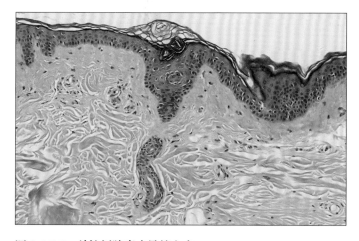

图 2.4.3-2　外泌汗腺真皮导管上皮
由两层立方形上皮细胞所组成，管腔内衬为环状的均一嗜酸性小皮

　　在外泌汗腺腺体及导管周围包绕着一个富含血管的结缔组织鞘。在腺体周围还有丰富的无髓神经纤维，分泌细胞受交感神经的胆碱能神经纤维所支配，肌上皮细胞则受肾上腺素能神经纤维所支配。

2.4.4　顶泌汗腺（apocrine gland）

　　顶泌汗腺在人类是一近乎退化的腺体，仅见于腋窝、乳晕、脐周、肛周和外阴部等处，外耳道的耵聍

腺、眼睑的 Moll 腺亦属顶泌汗腺。

　　顶泌汗腺分腺体及导管两部分。盘曲的腺体位于真皮与皮下组织交界处或皮下组织内。腺腔内衬一层长柱形细胞，核圆，胞浆丰富淡染、嗜酸性（图 2.4.4-1）。细胞的高度随分泌的不同阶段而不同，分泌越活跃的细胞越高。分泌时细胞胞浆顶端脱落至管腔内，所以称为顶浆分泌或断头分泌（图 2.4.4-2）。在分泌细胞外绕以一层肌上皮细胞，再外是基底膜及纤维结缔组织。导管组成与外泌汗腺相同，即两层胞体小、胞浆嗜碱性的立方形细胞，管腔内衬一嗜酸性小皮。在形态上，顶泌汗腺导管与外泌汗腺导管完全相同，无法区别。顶泌汗腺导管大多开口于毛囊漏斗部，在皮脂腺导管开口的上方，仅少数直接开口于皮肤表面。

　　顶泌汗腺的分泌活动主要受肾上腺素能交感神经纤维的支配。

　　在免疫组织化学中，一些特定的蛋白可以用来鉴定汗腺来源的细胞。外泌汗腺和顶泌汗腺的内腔边缘表达

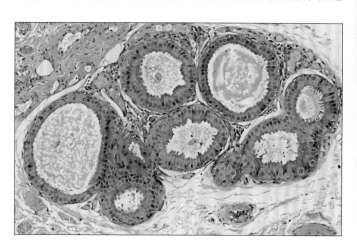

图 2.4.4-1　顶泌汗腺腺体
腺腔内衬一层长柱形细胞，核圆，胞浆丰富淡染、嗜酸性

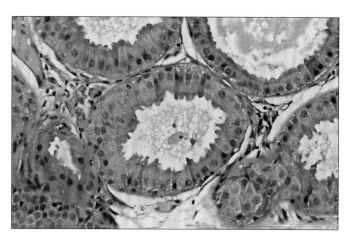

图 2.4.4-2　顶泌汗腺腺体
顶浆分泌

癌胚抗原（CEA）；低分子量角蛋白如 CK7 和 CAM5.2 表达在外泌汗腺和顶泌汗腺的分泌部细胞上；高分子量角蛋白表达在外泌汗腺和顶泌汗腺导管部的细胞及分泌部的基底层细胞上；导管部的基底层细胞表达 p63。S100 蛋白通常表达在外泌汗腺的分泌细胞上；肌上皮细胞表达平滑肌肌动蛋白（SMA）。

2.4.5　甲（nail）

甲包括甲板、甲母、甲床及包绕它们的组织。甲板由甲母质细胞产生的硬角蛋白组成。近端甲皱襞的背侧上皮形成甲小皮，腹侧形成甲沟。甲沟的顶部由近端甲皱襞的腹侧构成，底部由甲母质构成（图 2.4.5-1）。甲母质细胞角化时不形成角质透明颗粒，其基底层由多层生发细胞构成，与甲板之间可见红染的角化带甲半月（指甲近端一弧形的淡色区）的远端是甲床与甲母的分界线。甲床上皮亦不形成角质透明颗粒，甲床角化时产生角化不全细胞，它们部分进入甲板的腹侧面，并与之相连接（图 2.4.5-2）。

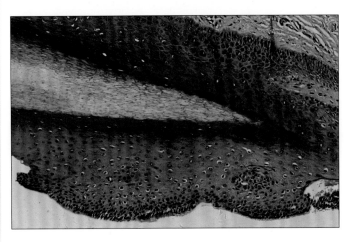

图 2.4.5-1　甲沟
顶部为近端甲皱襞的腹侧，底部为甲母质，中间为甲板；甲母质细胞角化时不形成角质透明颗粒

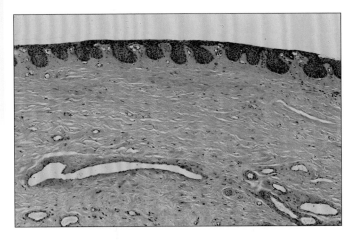

图 2.4.5-2　甲床上皮
甲床上皮角化时亦不形成角质透明颗粒

近端甲母质细胞主要产生构成甲板背侧部的角化细胞，而远端甲母质则主要产生构成甲板腹侧部的角化细胞。甲床的角化细胞与甲板的不同，但它们与甲板以同一速度向前移动。甲板与甲床的黏着十分牢固，在甲板腹侧与甲床间有许多纵行的沟及嵴，使甲床与其下方的真皮结缔组织与甲板牢固地黏着。

2.5　皮肤的血管、神经与肌肉

皮肤的血管大致可分为两个丛，即浅层血管丛及深层血管丛，它们均与皮肤表面平行。浅层血管丛位于真皮乳头层及网状层之间，深层血管丛位于网状真皮与皮下组织间。在这两个血管丛间有垂直走行的交通支。自浅层血管丛向真皮乳头层方向发出毛细血管袢，其中包括上行的动脉支及下行的静脉支。在皮下组织内有较大的动脉及静脉。

血管内壁均衬以内皮细胞。细小的毛细血管管壁仅有数个内皮细胞，外面由薄的胶原纤维或网状纤维鞘所包绕。小动脉内膜为内皮细胞，中膜为平滑肌细胞，外膜由胶原纤维及网状纤维所组成。在稍大的动脉，内皮细胞外有内弹力膜；在大的动脉，则还有外弹力膜。小静脉仅有内皮细胞及一薄层胶原纤维，随着静脉管腔增大则有平滑肌、弹力纤维及外弹力膜的出现。周皮细胞位于小血管内皮细胞的外层。动脉的管壁厚，管腔小，大多呈圆形（图 2.5-1）；静脉的管壁薄，管腔大，在较大静脉的管腔内可以见到瓣膜（图 2.5-2）。血管内皮细胞表达Ⅷ因子相关抗原及 CD31。

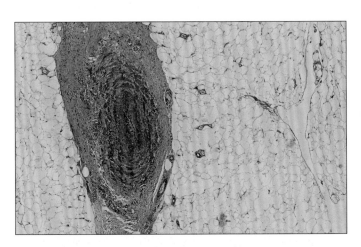

图 2.5-1　动脉
管壁厚，管腔小，HE 染色下管壁可见多层平滑肌及胶原纤维包绕

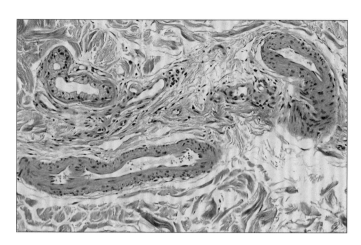

图 2.5-2 静脉
管壁薄，管腔大，管壁亦可见平滑肌成分

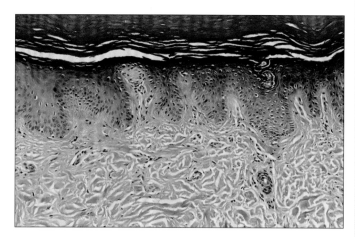

图 2.5-3 触觉小体
位于足跖部皮肤的真皮乳头层内呈，椭圆形，由交织的神经纤维组成

在皮肤，特别是四肢末端有动静脉吻合支或血管球。每一个血管球有一动脉段和静脉段，它们直接相连，当开放时，动脉段中的血液能直接进入静脉段，从而使血液加速通过指（趾）端的皮肤。动脉段称 Suquet-Hoyer 管，有一窄的管腔及厚的管壁，内层为内皮细胞，中层为密集排列的 4～6 层血管球细胞，它们形态一致，胞体较大，具有圆形或卵圆形的核。静脉段则管腔宽而管壁薄。

皮肤中还有丰富的淋巴管网，它们与主要的血管丛平行走行。与毛细血管一样，淋巴管壁由单层内皮细胞所组成，不同的是淋巴管无周皮细胞，内皮细胞间有较大的间隙，并且无基底膜。在较大的淋巴管中可以见到瓣膜。淋巴管内皮细胞很少表达Ⅷ因子相关抗原，但可以被抗体 D2-40 识别。

皮肤是一个重要的感觉器官，有着丰富的神经末梢。有传入的感觉神经纤维，它们接受痛、温、触、压及痒觉，通过后根神经节而传至中枢；有传出的运动神经纤维，通过交感神经系统的自主神经而分布于血管、立毛肌、外泌汗腺及顶泌汗腺等。

皮肤上有着丰富的感觉神经末梢，它们有触觉小体即 Meissner 小体，见于手掌、足跖的真皮乳头层内，呈椭圆形或长圆形，内有网状的有髓及无髓神经纤维（图 2.5-3）；压觉小体即 Vater-Pacini 小体，主要分布在承受身体重量的体表，位于真皮下部或皮下，为较大、外有包膜的神经感受器，内为呈同心圆排列的神经纤维，切片上似洋葱状，故又名环层小体；此外还有温度觉及痛觉的感受器。Merkel 细胞位于表皮内，很可能与触觉感受器有关。

神经的基本功能单位是神经纤维，它由轴索（为传导神经冲动的细胞质突起）及施万（Schwann）细胞所组成。神经纤维有髓鞘及无髓鞘神经纤维两种，它们被神经内膜所包绕。多根神经纤维构成神经束，每个束周围有结缔组织，称为神经束膜。周围神经干由多根神经束构成，神经干周围有神经外膜所包绕。神经内膜、束膜及外膜均为结缔组织，其中有成纤维细胞。

在 HE 染色的切片上，轴索是见不到的，在真皮深层可以见到神经束，在皮下有时可见到周围神经。在手掌、足跖等部位，有时可见到 Meissner 小体及 Vater-Pacini 小体。皮肤中的神经纤维及神经感受器 S100 染色通常为强阳性。

皮肤中的肌肉主要是平滑肌，如立毛肌、外生殖器的肉膜以及乳晕部位的肌肉。平滑肌的肌纤维无横纹，核呈长梭形，两端钝圆，位于肌细胞的中央。横纹肌又称骨骼肌，在皮肤中很少见。口周的口轮匝肌及眼周的眼轮匝肌为骨骼肌，可在皮下组织或真皮下部见到。横纹肌的特点是肌纤维有横纹，核位于肌细胞的周围。

2.6 不同部位皮肤的组织学特点

头皮：特征为有多数终毛毛囊。毛囊大而深，毛球大多位于皮下组织内（图 2.6-1）。

面中部：有多数皮脂腺，腺体大、分叶多。毛囊为毳毛毛囊，毛囊短小，漏斗部较大，且开口明显扩大。偶尔在毛囊内可见毛囊虫或其他非致病菌。若在真皮下部或皮下组织内见到骨骼肌，则说明取材自眼周或口周（图 2.6-2）。

眼睑：皮肤全层薄，特别是真皮及皮下，胶原结缔

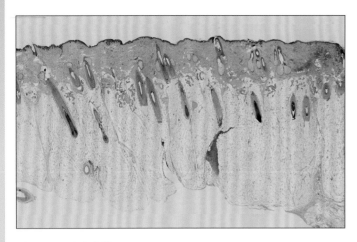

图 2.6-1　头皮皮肤
有多数终毛毛囊，毛球大多位于皮下组织内

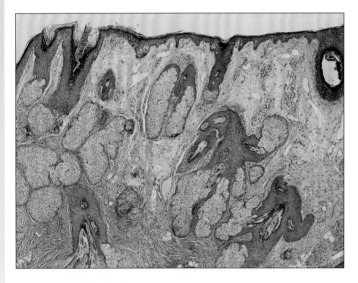

图 2.6-2　面中部皮肤
可见多数皮脂腺及毳毛毛囊

组织较为疏松。若靠近眼眉，尚可见多数毛囊。若靠近睑缘，真皮可见睑板腺（皮脂腺）、Moll 腺（顶泌汗腺）及眼轮匝肌（骨骼肌）成分。

耳轮：皮肤全层薄，有许多毳毛毛囊，汗腺很少，可见软骨（图 2.6-3）。另一个软骨接近皮肤表面的部位是鼻尖部。

后背部及四肢近端：真皮网状层很厚，胶原束粗厚，皮肤附属器组织如毛囊、皮脂腺等较少。由于该部位真皮网状层厚，胶原束粗厚，有时可误认为是硬皮病改变，应予注意。

腹部：组织学特点与后背部相似，真皮网状层厚，胶原束较粗厚。网状层与皮下组织的界线不甚清晰，有时在真皮内可见到集聚的脂肪细胞。

腋窝：表皮呈乳头状。可见多数毛囊皮脂腺及外泌

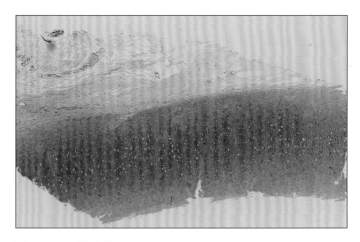

图 2.6-3　耳轮皮肤
真皮下可见软骨板

汗腺，以有顶泌汗腺腺体为其特点。

乳晕：表皮呈乳头状，基底层色素明显增多。真皮内可见许多平滑肌束及乳腺导管。

外阴部：表皮呈轻度乳头状。真皮内血管成分多，常扩张。有许多小的神经束。有时还可见平滑肌束。在真皮浅中层可见管壁有平滑肌的较大血管（图 2.6-4）。

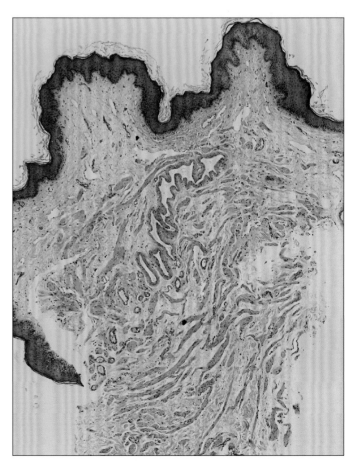

图 2.6-4　阴囊皮肤
表皮呈乳头状，真皮内血管增多、扩张，真皮内可见多数平滑肌束

手掌、足跖：表皮厚，尤其是角质层厚而致密，无毛囊及皮脂腺，外泌汗腺较多。有时在真皮乳头层内可见到 Meissner 小体，在皮下组织内可见到 Vater-Pacini 小体。从手指、足趾背侧取材亦可见表皮角质层明显增厚、致密（图 2.6-5）。

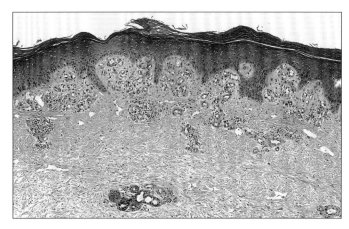

图 2.6-6　足踝部皮肤
真皮浅层有多数扩张、厚壁的小血管，血管内皮细胞肥大

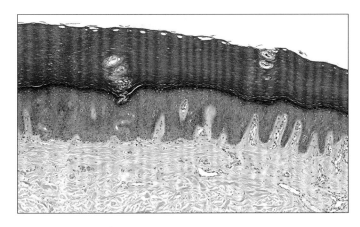

图 2.6-5　足跖皮肤
角质层厚而致密，无毛囊及皮脂腺

小腿：在成年人及老年人小腿皮肤取材，可见真皮浅层有多数扩张、厚壁的小血管，血管内皮细胞肥大。表皮突与真皮乳头部犬牙交错的波纹状结构可因表皮突变平而不明显。这些改变在小腿远端，尤其是近踝部更为突出（图 2.6-6）。

口腔黏膜：无颗粒层，角质层薄。棘细胞胞浆丰富，由于富含糖原而染色浅，呈空泡样。近表面时胞体变小，皱缩脱落（图 2.6-7）。

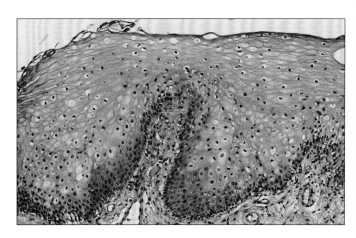

图 2.6-7　口唇皮肤
无颗粒层，角质层很薄，棘细胞胞浆丰富，由于富含糖原而染色浅，呈空泡样

（汪　旸）

3

皮肤组织病理学的基本名词

学习一种语言或一门新学科，首先必须掌握其基本词汇。皮肤组织病理学也有其专门的词汇，本章将介绍皮肤组织病理学的基本名词和术语。

3.1 组织学名词

3.1.1 表皮改变（epidermis changes）

- 角化过度（hyperkeratosis）：角质层异常增厚。角化过度可以是绝对的，即角质层比同一部位正常角质层明显增厚；也可以是相对的，即由于棘层变薄，使角质层相对增厚。

  角化过度由完全角化的细胞所组成，即正角化过度（orthohyperkeratosis）或角化亢进，也可同时合并有角化不全（角层细胞内有核残留）。

  正角化过度有三种形式：

  ①网篮型：角质层呈正常的网篮状，但较正常增厚，如花斑癣时。

  ②致密型：如神经性皮炎时（图 3.1.1-1）。

  ③板层型：如寻常型鱼鳞病时（图 3.1.1-2）。

- 角化不全（parakeratosis）：在角化过度的角层细胞内残留有固缩的核。临床上表现为鳞屑。

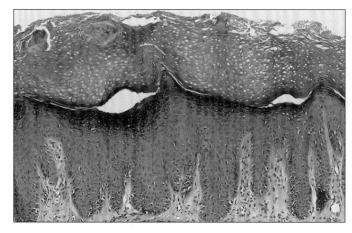

图 3.1.1-1 **神经性皮炎中的角化过度**

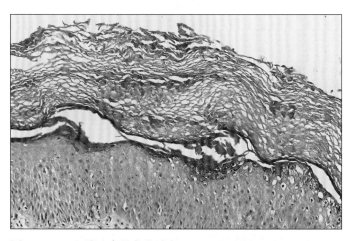

图 3.1.1-2 **鱼鳞病中的角化过度**

角化不全是由于表皮细胞的转换速度过快，使细胞未能完全角化便到达角质层，在角化不全下方的颗粒层往往减少或消失。角化不全可见于炎症性疾病（如银屑病）（图3.1.1-3）和肿瘤（如鳞状细胞癌）。

- 棘层肥厚（acanthosis）：棘层细胞数量增加，导致棘层增厚，常伴表皮突的增宽或延长。见于银屑病及慢性皮炎、湿疹类疾病。

由于棘细胞层构成了表皮的主要部分，因此棘层肥

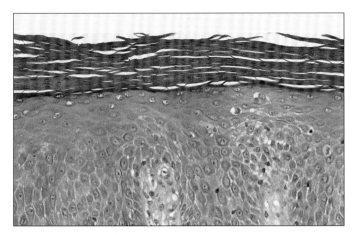

图 3.1.1-3　**银屑病中的角化不全**

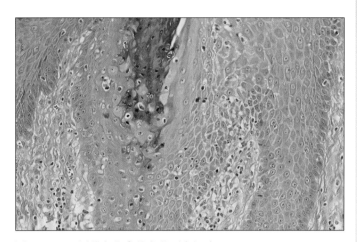

图 3.1.1-4　**汗孔角化中的角化不良细胞**

正角化过度与角化不全可以在角质层的垂直方向和水平方向上交替出现。如果在垂直方向交替出现，说明在表皮形成或更新过程中有阵发性的病变如脓疱性银屑病。如果在水平方向交替出现，则说明在表皮形成或更新过程中有局灶性病变如玫瑰糠疹。角化不全可以是局灶性的，如点滴状银屑病，也可以是融合性的，如斑块状银屑病。在同一张病理切片上，可以既在垂直方向又在水平方向出现角化不全，如毛发红糠疹。

痂屑（指鳞屑——结痂）：是角化不全细胞和血浆（均一的嗜酸性物质）的混合物，偶有白细胞及红细胞。痂屑说明表皮中曾有海绵水肿性改变，如脂溢性皮炎，或可因外伤所致，如表皮剥蚀。

- 角化不良（dyskeratosis）：过早成熟的角化细胞，核固缩深染，胞浆呈鲜红嗜酸性染（图3.1.1-4）。毛囊角化症时的圆体细胞（corps ronds）及谷粒细胞（grains）都是角化不良细胞。角化不良细胞也可见于表皮的恶性肿瘤，如鲍温病及鳞状细胞癌。
- 毛囊角栓（follicular plug）：毛囊漏斗部角化过度，使毛囊漏斗部扩大，其中为栓状角质物所充满。见于慢性盘状红斑狼疮、硬化萎缩性苔藓等（图3.1.1-5）。
- 颗粒层增厚（hypergranulosis）：颗粒层细胞数量增加，常伴有正角化过度如扁平苔藓（图3.1.1-6）。但有例外，如寻常性鱼鳞病时有正角化过度，但颗粒层反而变薄。
- 颗粒层减少（hypogranulosis）：颗粒层细胞数量减少，如寻常性鱼鳞病及银屑病（图3.1.1-7）。

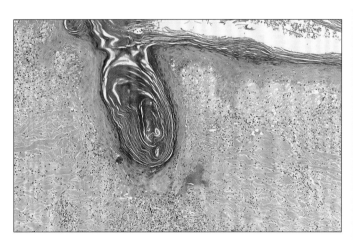

图 3.1.1-5　**盘状红斑狼疮中的毛囊角栓**

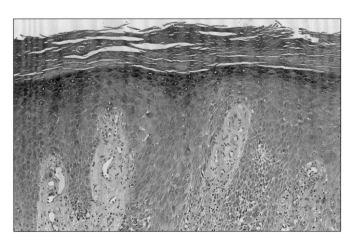

图 3.1.1-6　**扁平苔藓中的表皮颗粒层增厚**

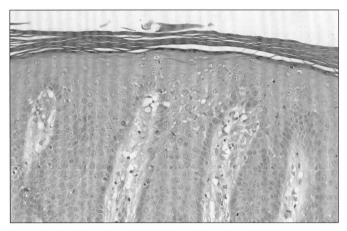

图 3.1.1-7　银屑病中的颗粒层减少

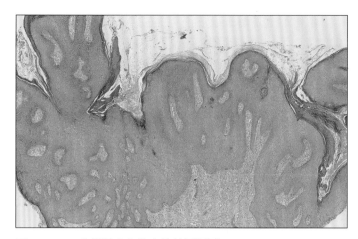

图 3.1.1-9　尖锐湿疣中的疣状棘层肥厚

厚也导致了表皮增生（epidermal hyperplasia）。

　　表皮增生有四种主要形式：①银屑病样型：表皮突延长，其长度近乎一致，表皮突与真皮乳头间明显相互交错呈波浪状，如银屑病（图 3.1.1-8）；②不规则型：表皮突延长，其长度参差不齐，失去了表皮突与真皮乳头间正常的波纹结构，如扁平苔藓；③乳头瘤样或疣状：表皮呈乳头状向外增生，高出皮肤表面，常伴角化过度、颗粒层增厚，如疣（图 3.1.1-9），指状增生则是表皮呈手指状向外增殖，可见于日光角化症时；④假上皮瘤样或假癌样：棘层高度增生，且呈不规则形，不但向外，而且向内增生，呈现与鳞状细胞癌相似的改变，但细胞分化好，无核的非典型性，见于慢性感染性肉芽肿性皮炎。

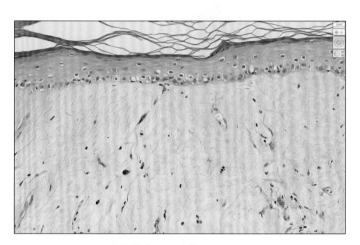

图 3.1.1-10　硬化性苔藓中的表皮萎缩

- 海绵水肿（spongiosis）：棘细胞间水肿，使细胞间隙增宽，细胞间桥拉长，状如海绵故名。在海绵水肿部位，常可见炎症细胞，一般为淋巴细胞。严重的海绵水肿可最终导致表皮内水疱形成，如急性湿疹（图 3.1.1-11）。

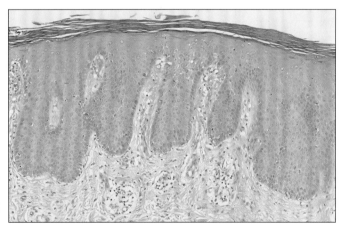

图 3.1.1-8　银屑病样型棘层肥厚

- 棘层变薄：棘层细胞数量减少。
- 表皮萎缩（epidermal atrophy）：①棘层细胞数量减少；②表皮突变平乃至消失，如硬化性苔藓（图 3.1.1-10）、老年人萎缩的皮肤。

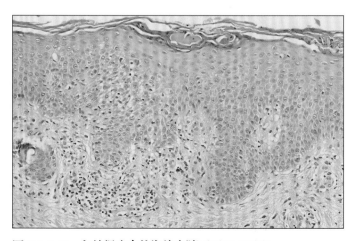

图 3.1.1-11　急性湿疹中的海绵水肿

- 气球变性（ballooning degeneration）：棘细胞内水肿，细胞肿胀，体积增大，胞浆苍白。严重的细胞内水肿将导致细胞膜破裂，形成多房性表皮内水疱，称为网状变性，如疱疹病毒性水疱（图 3.1.1-12）。除水肿外，大而苍白的棘细胞也可由糖原积聚所致，此改变可见于表皮创伤后及黏膜部位的上皮。

棘细胞上层及颗粒层内的多房性脓疱。角质形成细胞变性破坏，残存的胞膜形成网状，其中有多数中性粒细胞的浸润。此外，浸润的细胞也存在于海绵水肿的棘细胞间。常见于连续性肢端皮炎、脓疱型银屑病等（图 3.1.1-14、15）。

- Munro 微脓肿（Munro microabscess）：角质层及颗粒层中中性粒细胞小的聚集，见于银屑病时（图 3.1.1-16）。

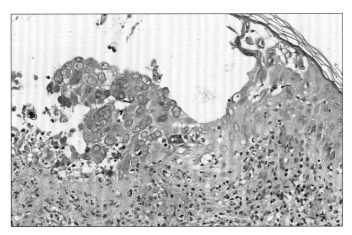

图 3.1.1-12　单纯疱疹病毒感染时的气球变性

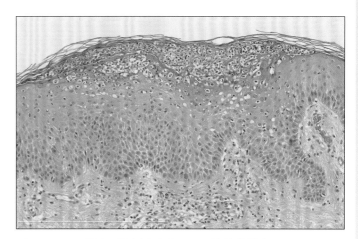

图 3.1.1-14　脓疱型银屑病中的 Kogoj 海绵状脓疱

- 棘层松解（acantholysis）：表皮细胞间的黏合丧失，导致出现表皮内裂隙、水疱或大疱。角质形成细胞当与周围细胞完全分离后称为棘层松解细胞，其核圆、染色均一、周围绕以嗜酸性浓缩的胞浆。棘层松解发生在表皮内病变如天疱疮（图 3.1.1-13）、家族性良性慢性天疱疮、毛囊角化病、灶性棘层松解性角化不良症、疱疹性水疱、葡萄球菌烫伤样皮肤综合征及各种角层下脓疱病等。少数情况下，棘层松解细胞可见于真皮乳头脓肿上方的表皮，如疱疹样皮炎时。棘层松解细胞还可见于日光角化症，假腺样鳞癌等。

- Kogoj 海绵状脓疱（Kogoj spongiform pustule）：

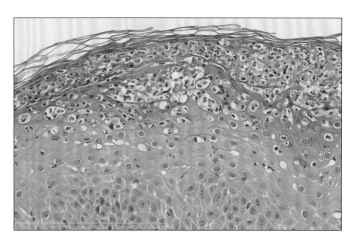

图 3.1.1-15　脓疱型银屑病中的 Kogoj 海绵状脓疱

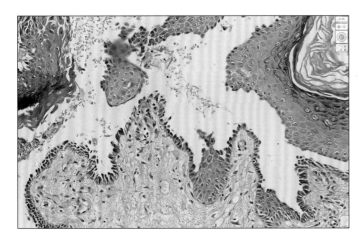

图 3.1.1-13　寻常型天疱疮中的棘层松解

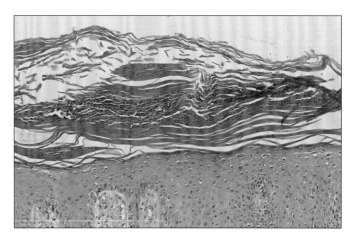

图 3.1.1-16　银屑病中的 Munro 微脓肿

- Pautrier 微脓肿（Pautrier microabscess）：没有海绵水肿的表皮内三个或三个以上淋巴细胞的集聚，特征性的见于蕈样肉芽肿（图 3.1.1-17、18）。
- 脓疱（pustule）：内含中性粒细胞的水疱或大疱，见于脓疱疮（图 3.1.1-19、20）。有时疱内主要含嗜

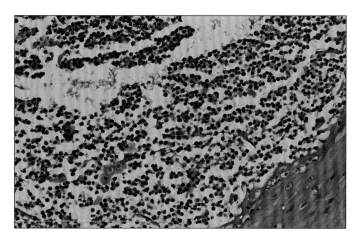

图 3.1.1-20　脓疱中的中性粒细胞

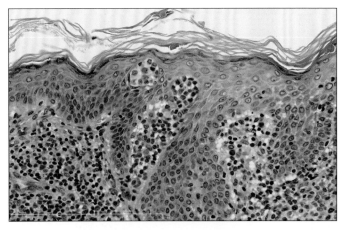

图 3.1.1-17　蕈样肉芽肿中的 Pautrier 微脓肿

酸性细胞，称为嗜酸性脓疱，见于增殖性天疱疮。
- 空泡变性或液化变性（vacuolar degeneration or liquefaction degeneration）：表皮基底细胞内有小空泡形成，这些小空泡相互融合，致基底细胞破坏或坏死，最终导致表皮下疱形成。凡有基底细胞广泛空泡变性的疾病均可出现表皮下疱，如扁平苔藓、红斑狼疮、多形红斑等（图 3.1.1-21）。

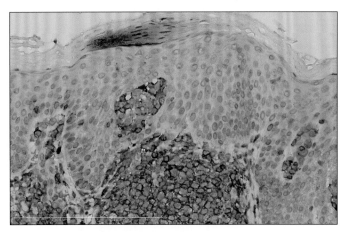

图 3.1.1-18　蕈样肉芽肿中的 Pautrier 微脓肿，CD4 免疫组化染色显示微脓肿内聚集的 CD4+T 细胞

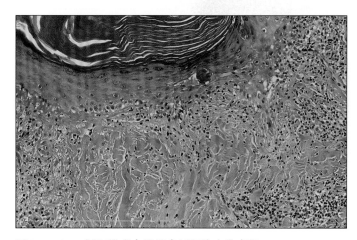

图 3.1.1-21　红斑狼疮中的基底层细胞空泡变性

- 界面改变：可以下几种情况可导致界面改变：①基底细胞液化变性（liquefaction degeneration），即空泡变性（vacuolar degeneration）；②基底细胞坏死：坏死的细胞均一红染，嗜酸性小体、胶样小体及 Civatte 小体就是在 HE 染色切片所显现的坏死基底细胞（图 3.1.1-22）；③真皮浅层血管丛周围，尤其是乳头部位致密的炎症细胞浸润，若淋巴细胞浸润致密呈带状，则称为苔藓样浸润。在扫视视野下界面变得模糊不清，称为界面皮炎（interface dermatitis）。
- 裂隙（cleft）：不含液体的空隙，可见于表皮内如

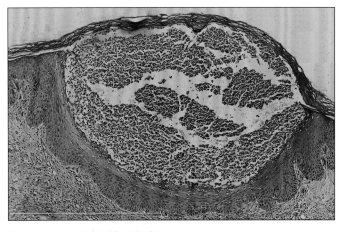

图 3.1.1-19　脓疱疮中的脓疱

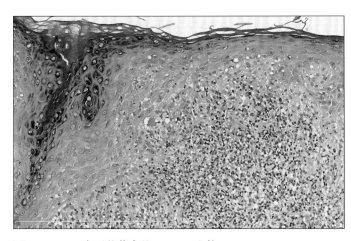

图 3.1.1-22　扁平苔藓中的 Civatte 小体

毛囊角化症，也可见于上皮细胞与结缔组织间如基底细胞癌（图 3.1.1-23）。

- 色素增加（hyperpigmentation）：表皮基底层及其上部细胞色素增多，在真皮乳头部也常可见黑素颗粒，如黄褐斑（图 3.1.1-24）。

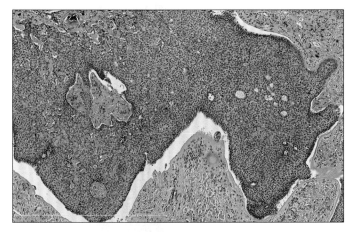

图 3.1.1-23　基底细胞癌中的裂隙

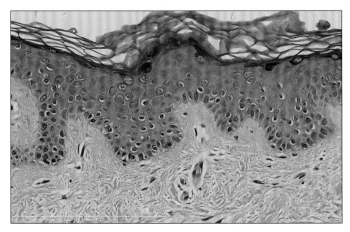

图 3.1.1-24　表皮基底层色素增加

- 色素减退（hypopigmentation）：表皮基底层内黑素颗粒减少或消失，如白癜风。
- 色素失禁（incontinence of pigmentation）：基底层细胞及黑素细胞受损后，黑素释放至真皮内，部分被位于真皮浅层的组织细胞所吞噬（噬黑素细胞），见于色素失禁症、扁平苔藓等（图 3.1.1-25）。

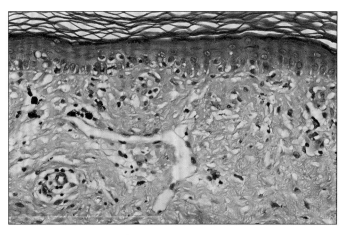

图 3.1.1-25　扁平苔藓中的色素失禁

- 表皮松解性角化过度（epidermolytic hyperkeratosis）：又称颗粒变性（granular degeneration）角化过度，表现为角化过度，颗粒层内多数大而不规则的透明角质颗粒，表皮细胞胞浆皱缩，核周空泡化及表皮松解（图 3.1.1-26）。

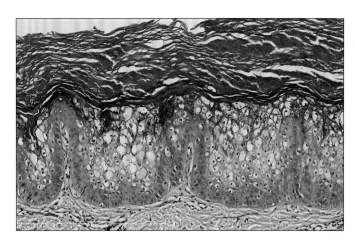

图 3.1.1-26　表皮松解性角化过度

3.1.2　真皮改变（dermal changes）

包括细胞浸润或结缔组织本身的改变。

3.1.2.1　细胞浸润
①单一形态细胞浸润。
②混合类型细胞浸润：指多于两种类型的细胞

浸润。

③淋巴组织细胞浸润：指仅有淋巴细胞及组织细胞浸润。

④苔藓样：真皮乳头上部与表皮平行带状的炎症浸润，常使表皮真皮界面模糊不清，如扁平苔藓。苔藓样（lichenoid）也用于临床上，指与扁平苔藓时平顶丘疹相似的皮损。

⑤结节性：细胞限局性聚集在一起，呈结节状。

⑥白细胞碎裂性：细胞核碎片，特别是中性粒细胞的碎片，主要见于白细胞碎裂性血管炎。

3.1.2.2　结缔组织的改变

①胶原变性（collagen degeneration）：胶原结构和着色性的改变。对于胶原之所以用变性而不用坏死，是因为组织学上坏死的概念包括核的改变，而胶原无核。皮肤的胶原变性包括玻璃样变及嗜碱性变。玻璃样变时胶原呈均一、明显嗜酸性红染，如硬斑病、瘢痕疙瘩时（图 3.1.2.2-1）。嗜碱性变时胶原纤维呈无定形或颗粒状灰蓝色染，常见于真皮上部，如日光性角化症时（图 3.1.2.2-2）。

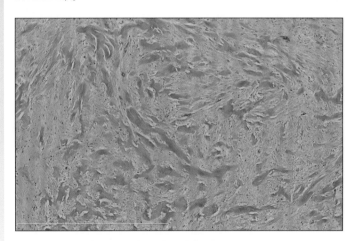

图 3.1.2.2-1　瘢痕疙瘩中的胶原玻璃样变

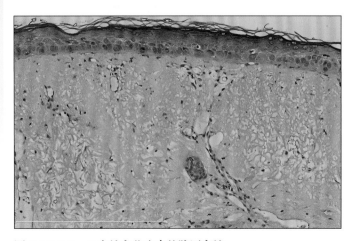

图 3.1.2.2-2　日光性角化症中的胶原变性

②纤维素沉积（fibrin deposit）：又称为结缔组织纤维蛋白样变性（fibrinoid degeneration of connective tissue）：HE 染色下为鲜红嗜酸性染、不规则形或均一的物质，常见于小血管的管壁，也可见于血管周围及胶原束间。现已证实主要系血浆中的纤维蛋白即纤维素沉积所致。当组织变性或坏死时，在 HE 染色下呈现为鲜红嗜酸性染，由于与纤维素沉积所造成的改变相似，有时也称为纤维素样坏死（fibrinoid necrosis）。对于小血管管壁在血管炎时出现的"纤维素样坏死"实质上主要系纤维素在血管壁的沉积所致（图 3.1.2.2-3）。

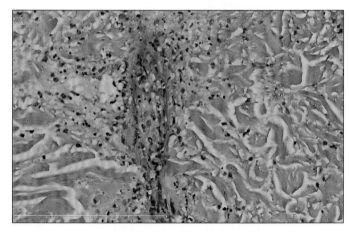

图 3.1.2.2-3　白细胞碎裂性血管炎中小血管壁的纤维素沉积

③垂直走行的胶原（collagen in vertical streak）：在增宽真皮乳头内见到粗厚、相互平行、与皮肤表面垂直的胶原纤维，见于长期搔抓或摩擦的病变，如肥厚性扁平苔藓、神经性皮炎等（图 3.1.2.2-4）。

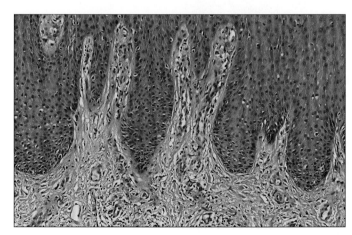

图 3.1.2.2-4　神经性皮炎中真皮乳头垂直走行的胶原纤维

④板层状胶原纤维增生（lamellar fibroplasia）：表皮突下方胶原纤维成层增生，且与其平行。它是对表皮真皮交界部位黑素细胞数量增加（或单个或成集）的一

种反应。可见于黑素细胞良性增生性病变如色素痣，或恶性病变如黑素瘤（图 3.1.2.2-5）。

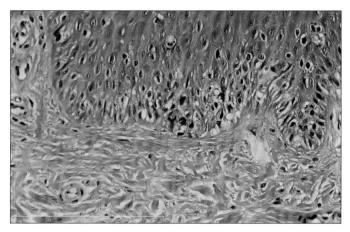

图 3.1.2.2-5　原位恶性黑素瘤中表皮突下方板层状胶原纤维增生

⑤黏蛋白（mucin）：黏蛋白存在于正常皮肤的基质中。黏蛋白是多个氨基葡聚糖（glycosaminoglycan）联接于一分子的蛋白质肽键上而成。由于在黏蛋白分子中糖分子大于蛋白成分，故有人将其称为蛋白多糖（proteoglycans）。氨基葡聚糖呈酸性，又称为酸性黏多糖（acid mucopolysaccharides）。在皮肤的基质中，氨基葡聚糖是透明质酸和硫酸软骨素，以及较少量的 6- 硫酸软骨素和硫酸类肝素。在正常皮肤组织中，黏蛋白的含量很少，HE 染色下是见不到的。在环状肉芽肿、红斑狼疮等病变中，真皮胶原间黏蛋白数量明显增多，HE 染色下为轻度嗜碱性、颗粒状或纤维状的物质（图 3.1.2.2-6）。

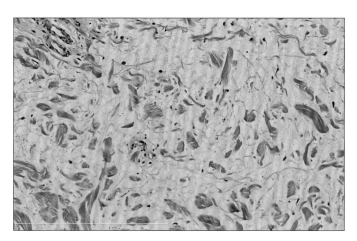

图 3.1.2.2-6　皮肌炎中的胶原间黏蛋白沉积

⑥透明蛋白（hyalin）：在国外皮肤病理学书中不时能看到，hyalin 中文译为"透明蛋白"，hyaline 译为"玻璃的，透明样的"。透明蛋白的概念很模糊，在病理学上是指无定形、不溶性的物质，耐淀粉酶。在 HE 染

色的切片上呈粉色，以 PAS 染色可更清楚地显示出来。它常首先沉积在真皮乳头层的小血管管壁及其周围，如卟啉症。在类脂蛋白沉积症，透明蛋白不但沉积在真皮乳头层小血管管壁及其周围，还大片状沉积在真皮乳头（图 3.1.2.2-7、8）。

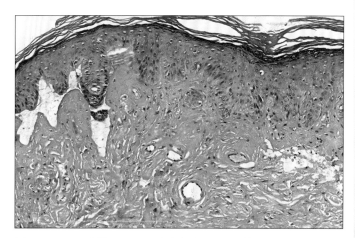

图 3.1.2.2-7　类脂蛋白沉积症中真皮乳头的透明蛋白

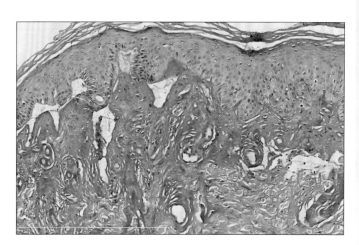

图 3.1.2.2-8　类脂蛋白沉积症中真皮乳头的透明蛋白 PAS 染色

3.1.3　皮肤组织病理学其他常用的名词

- 坏死（necrosis）：有生命机体内组织或细胞的死亡。组织学上判断坏死是根据核的改变，即核碎、核缩及核溶。坏死细胞的胞浆常肿胀、红染。皮肤的坏死主要有凝固性坏死及干酪性坏死两个类型。凝固性坏死或缺血性坏死时细胞的轮廓仍存在，但细微结构已丧失。干酪性坏死则所有组织结构均丧失殆尽，代之以颗粒状、轻度嗜酸性染的无定形物质，有时其中可见残存的核碎片，见于皮肤结核如寻常狼疮时。目前认为干酪性坏死是凝固性坏死的一个类型（图 3.1.3-1）。
- 肉芽组织（granulation tissue）：在伤口愈合、溃疡

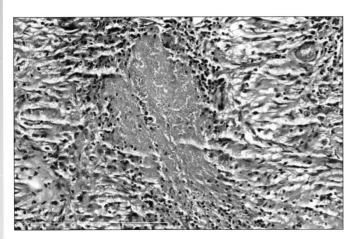

图 3.1.3-1 寻常狼疮中的干酪样坏死

及炎症过程中出现，以富含血管的水肿性结缔组织为特点，有许多新形成的毛细血管，多数成纤维细胞及较为致密的混合类型炎症细胞浸润（图 3.1.3-2）。

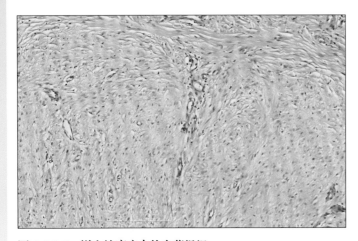

图 3.1.3-2 增生性瘢痕中的肉芽组织

- 肉芽肿（granuloma）：以组织细胞浸润为主的炎症过程，常呈慢性经过。组织细胞源于骨髓，属单核巨噬细胞系统，具有吞噬异物的作用。吞噬了黑素颗粒称为噬黑素细胞，吞噬了含铁血黄素称为噬含铁血黄素细胞，吞噬了脂质称为泡沫状组织细胞。组织细胞可以是多核的，如朗格汉斯巨细胞（图 3.1.3-3），Touton 细胞（图 3.1.3-4）及异物巨细胞（图 3.1.3-5）。组织细胞可以呈上皮样，上皮样细胞因细胞彼此聚集成团与上皮细胞相似，故名。
- 血管炎（vasculitis）：指血管壁及血管周围有炎症细胞浸润，同时伴有血管损伤，包括纤维素沉积、胶原变性、内皮细胞及肌细胞坏死的炎症过程（图 3.1.2.2-3）。如果仅有血管扩张、充血、或血管壁增厚、内皮细胞增生，并不能诊断为血管炎。

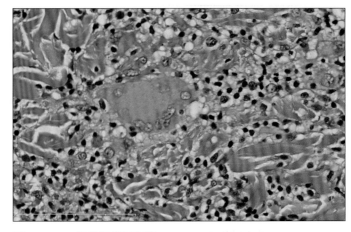

图 3.1.3-3 朗格汉斯巨细胞

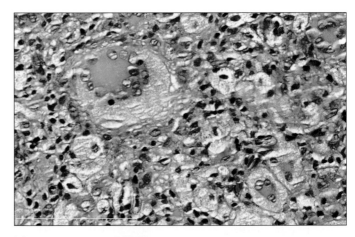

图 3.1.3-4 Touton 巨细胞

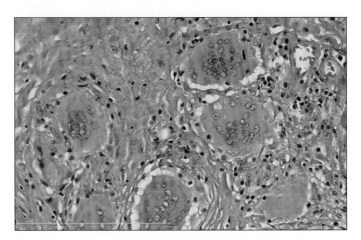

图 3.1.3-5 异物巨细胞

- 炎症细胞外渗（inflammatory cell exocytosis）：真皮内炎症细胞侵入表皮或表皮附属器，见于海绵水肿性皮炎，即皮炎湿疹类疾病（图 3.1.3-6）。在 T 细胞淋巴瘤如蕈样肉芽肿时，异常的 T 细胞有侵入表皮的倾向，通常不伴有表皮的海绵水肿，称为亲表皮性（epidermotropism）。

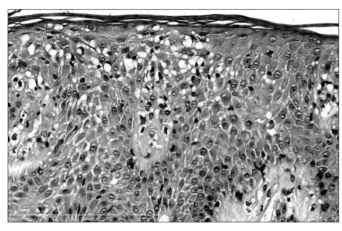

图 3.1.3-6　海绵水肿性皮炎中炎症细胞外渗进入表皮角质形成细胞间隙

- 肿瘤（neoplasm）：非炎症细胞的增生，一般是不可逆的。有转移倾向的肿瘤为恶性肿瘤，没有转移倾向的肿瘤为良性肿瘤。
- 增生（hyperplasia）：非炎症细胞的增生，是可逆的。如前述的表皮增生就是表皮角质形成细胞，主要是棘层细胞的增生。
- 错构瘤（hamartoma）：是发育上的异常（畸形），其特点是器官中各种组织异常的生长，如畸胎瘤、平滑肌错构瘤等。
- 肥大（hypertrophy）：由于细胞体积增加而造成组织或器官的增大。
- 痣（nevus）：有两种含义，一种是指由痣细胞的集合而成的皮肤损害，如黑素细胞痣；另一种是指出生时就已存在，由成熟或近乎成熟的组织结构所组成的损害，如皮脂腺痣、小汗腺痣、鲜红斑痣等。
- 化生（metaplasia）：一个完全分化的组织转变成为另一类型的组织，如钙化上皮瘤的骨化。
- 分化（differentiation）：肿瘤与正常细胞或正常组织结构的相似程度。与正常成熟细胞或结构越相似，分化越好；与正常成熟细胞结构越不相似，则分化越差。
- 非典型性（atypia）或异形性：具有不良分化的细胞，表现为核大小不等，外形不规则，染色质丰富、深染，有不典型丝状分裂象，又称为核非典型性。
- 乳头瘤（papilloma）：由于真皮乳头向上伸展，使皮肤表面呈现乳头状的突起，常伴其上表皮的棘层增生、颗粒层增生及角化亢进，如脂溢性角化症、表皮痣、寻常疣等。乳头瘤时真皮乳头增厚，其上表皮也可正常甚至变薄，如皮赘及黑棘皮病时。
- 淋巴样细胞、单一核细胞：指具有淋巴细胞组织学表现的细胞，即核单一、圆、深染。一般是指淋

巴细胞及单核细胞，这是因为这两种细胞在 HE 染色的组织切片上有时不易分辨，就统称为淋巴样细胞或单一核细胞。

3.2　临床名词（皮肤损害的大体病理学）

3.2.1　原发性损害（primary lesion）

原发性损害指皮肤病理过程所直接造成的损害。有些损害既可由内因也可完全由外因所致。例如，与天疱疮类似的水疱可由斑蝥素所致。粉刺除了见于青年痤疮患者，也可因烃类物质刺激或严重的长期日光性损伤所致。似扁平苔藓的苔藓样丘疹可因摄影显色剂引起。荨麻疹既可由药物所致，也可由压力引起。

- 斑疹（macule）：既不高起也不凹陷，直径小于 1 cm 的皮肤颜色改变。

斑疹可因色素异常所致，如雀斑时表皮内黑色素增多，白癜风时则表皮内黑色素减少。瘀点是由于真皮乳头内血管外红细胞所致。红色斑疹如病毒性发疹可由于扩张充血的毛细血管所致。出血斑可因创伤引起，如老年性紫癜。

- 斑片（patch）：直径大于 2 cm 的斑疹。斑片形成的原因与斑疹相同。神经纤维瘤病时的咖啡斑是由于表皮中黑色素增加所致。紫癜或瘀斑系血管外红细胞引起。红色斑片如晒斑是由于真皮浅层血管扩张充血所致。

- 丘疹（papule）：隆起皮面的实性损害，直径小于 0.5 cm。

丘疹可由以下几种情况导致：①由真皮乳头层中炎症细胞浸润所致，如光泽苔藓的丘疹是由致密的、主要是组织细胞在真皮乳头内浸润，并使其扩张。炎症细胞常侵入表皮，并造成表皮细胞间水肿等改变，如湿疹的丘疹。②代谢物在真皮乳头的沉积，如皮肤淀粉样变的丘疹是由于淀粉样蛋白沉积于真皮乳头所致；③表皮增生，如扁平疣的表皮增生，传染性软疣时的毛囊漏斗部增生；也可因表皮增厚所致，如神经性皮炎患者，由于长期搔抓出现的丘疹属此类。苔藓样是指与扁平苔藓损害相似的平头丘疹。伴有表皮角化异常的丘疹习惯上称为"丘疹鳞屑性"损害，如银屑病时的丘疹是由于真皮乳头改变及炎症细胞浸润所致，鳞屑是由于表皮改变，特别是角质层融合性角化不全所致。

- 斑块（plaque）：扁平、隆起皮面、直径大于 2 cm

的实质性损害。

斑块可由于丘疹扩展或融合所致，可见于苔藓性淀粉样变及银屑病等。

- 风团（wheal，Hive）：一过性、水肿性、粉红色、隆起皮面的损害，周围常有伪足，在玻片压诊下变苍白。风团的组织学改变是真皮明显水肿，炎症细胞很少（浆液性炎症）。在皮下组织疏松的部位，如唇和眼睑所发生的巨大风团称为血管性水肿。

风团出现迅速、消退亦快，仅为数分钟至数小时。风团样损害与真正的风团在形态上相似，但在组织学上是有区别的。风团样损害常持续存在数天或数周，组织学上为混合性细胞浸润，并有水肿，可见于某些药疹、疱疹样皮炎、类天疱疮、妊娠疱疹、变态反应性接触性皮炎、白细胞碎裂性血管炎和虫咬皮炎等。这些病变共同的组织学特点是真皮乳头水肿、混合类型炎症细胞浸润，但它们之间的组织学特点还是有明显区别的。

- 结节（nodule）：圆形、隆起性损害，直径大于0.5 cm。有时用手触摸更易感觉到。结节常由于真皮中广泛的浸润所致，但也可因皮下脂肪的大片浸润引起。如瘤型麻风时的结节是由于致密、弥漫的泡沫状组织细胞在真皮中浸润。类风湿关节炎时的皮下结节是由于纤维素在皮下沉积所致，而痛风结节则是由于尿酸盐在真皮中的沉积。结节痒疹则是神经性皮炎的一种结节状形式，是由于表皮及真皮乳头增厚所致。

- 肿瘤（tumor）：直径大于2 cm的实性或囊性半球形或圆形或不规则形的损害。它是由非炎症性细胞的增生所致，一般是不可逆的。

- 囊肿（cyst）：内含液体和（或）细胞、内壁衬以上皮的囊性损害。皮肤囊肿的壁几乎都是衬以附属器上皮，如毛囊、小汗腺或大汗腺的上皮。最常见的是漏斗部囊肿，它位于毛囊的最上部，内容物主要是角化细胞。多发性脂囊瘤的内衬上皮与皮脂腺导管上皮相似，囊腔内容物大多为皮脂。

过去曾把皮肤内的某些沉积物也不正确地称为"囊肿"，如"滑液"囊肿或黏液样囊肿，事实上本病是黏蛋白的聚集，而并无上皮的衬壁，所以应更恰当地命名为"限局性黏蛋白沉积症"（focal mucinosis）。

- 水疱（vesicle）：限局性、内含液体的隆起性损害，直径小于0.5 cm。可以是表皮内疱，也可以是表皮下疱。

在表皮内充满液体的腔为表皮内水疱，临床上常不易与表皮下水疱相区别。一般来说，表皮下疱紧张，但表皮内疱的壁也可以是紧张的，如疱疹病毒性水疱或疱疹样天疱疮；而表皮下疱也可以是松弛的，如中毒性表皮坏死松解症。

- 大疱（bulla）：直径大于0.5 cm的水疱称为大疱。与水疱相似，大疱亦有表皮内大疱及表皮下大疱之分，前者如寻常型天疱疮，后者如大疱性类天疱疮。

- 脓疱（pustule）：为限局性内含脓液（中性粒细胞及其坏死的碎片）的损害。大部分脓疱位于表皮内，但亦可因表皮下疱继发感染所致。脓疱可以是感染性的，也可以是非感染性的。细菌性脓疱见于脓疱病及疖，无菌性脓疱则见于脓疱性银屑病及角层下脓疱病。

- 紫癜（purpura）：皮内出血。瘀点为直径小于0.5 cm的出血斑。瘀斑则为直径大于0.5 cm的出血斑。血肿为深在于真皮或皮下的出血性损害，常造成肿胀。

3.2.2 继发性损害（secondary damage）

继发性损害包括鳞屑、结痂、溃疡及瘢痕等，它们既可由原发性损害演变而来，也可因患者搔抓、刺激等人为因素所致。

- 鳞屑（scale）：肉眼可见大小及厚薄不等的灰白色干燥碎片，小的呈糠秕状，大的呈片状。鳞屑大多系角质形成细胞形成加快，细胞来不及完全成熟、角化，在角质层出现角化不全细胞所致。角化不全可以是大片融合性的，如寻常型银屑病；也可以是局灶性的，如玫瑰糠疹、远心性红斑等；可以是角化不全及角化亢进同时存在，如毛发红糠疹；还有的鳞屑可完全由角化过度所致，如寻常性鱼鳞病和性联鱼鳞病。

- 痂（crust）：由渗出的浆液及细胞等干涸而成。脓疱疮的痂呈蜜黄色，由浆液及白细胞组成。血痂由浆液、白细胞及红细胞组成。痂可堆积很厚，见于增殖型天疱疮及增殖性脓皮病。在痂中还可见坏死的角质形成细胞、角化不全细胞、纤维素和细菌等。

- 糜烂（erosion）：部分或全层表皮的缺损。典型的糜烂见于寻常型天疱疮，大疱发生在基底细胞层上，疱顶去掉后就成为糜烂。由于糜烂并不累及真皮，若无感染，愈后无瘢痕。

- 溃疡（ulcer）：表皮全部缺损，并常有真皮缺损。许多疾病可导致溃疡发生，如淤滞性皮炎、血管炎（如变应性血管炎时的溃疡）、慢性感染（如皮肤黑热病时的树胶肿样溃疡）以及肿瘤（如基底细胞癌或肿瘤期蕈样肉芽肿时）。溃疡也可以是人为的，可由腐蚀剂、锐器或病人自己的指甲所致。剥蚀可造成糜烂或溃疡，这取决于患者的指甲使用了多大的力量。臁疮常是由 β 溶血性链球菌感染所致的溃疡。如果溃疡破坏了真皮乳头正常胶原的结构，则愈后必将有瘢痕形成。

- 皲裂（fissure）：皮肤的线状裂隙，可从皮肤表面达到真皮。皲裂常见于皱褶部位的鳞屑性损害上，如发生在掌跖、臀沟的银屑病损害。

- 瘢痕（scar）：正常排列的胶原被纤维化所代替。瘢痕是炎症过程的终末阶段。炎症过程开始于破坏原先存在的细胞，进一步产生肉芽组织。组织学上瘢痕是由平行于皮肤表面走行的胶原纤维、数量增多的成纤维细胞及与表皮垂直走行、扩张的血管所组成。瘢痕疙瘩为增厚、均一嗜酸性染、排列紊乱的胶原纤维束所组成，同时成纤维细胞数量增多。当瘢痕及瘢痕疙瘩累及真皮乳头时，正常皮纹常消失。

- 萎缩（atrophy）：为皮肤实质成分的减少，常由于表皮或真皮变薄，有时可因皮下脂肪变薄所致。萎缩可由于原有胶原束变薄，如老年人皮肤，也可由于显著的炎症或溃疡所致真皮变薄。皮肤萎缩的临床特点是光泽、发白、正常皮纹消失、皱缩及皮肤附属器，特别是毛囊消失，萎缩区域的血管常清晰可见。当萎缩并伴有毛细血管扩张、色素沉着及色素减退时称为"皮肤异色症"。

- 硬化（sclerosis）：皮肤发硬，触诊更易察觉。典型的例子为硬皮病，但硬化亦可见于硬肿病及硬化黏液性水肿。硬化可以是限局性的，也可以是弥漫性的。组织学上硬化是由于胶原增加，呈均一嗜酸性改变所致。

- 苔藓样变（lichenification）：皮肤增厚，为丘疹彼此融合或聚集，伴以正常皮肤纹理增厚，色素沉着，有时有鳞屑。苔藓样变可由于长期搔抓或摩擦所致，典型例子为神经性皮炎时的斑块和结节痒疹时的结节性损害，苔藓样变可在慢性瘙痒性皮炎如慢性接触性皮炎和红皮病的基础上发生，也常见于异位性皮炎时。组织学的特点是真皮乳头增厚，与表皮垂直走行、增厚的胶原纤维，常伴有成纤维细胞数量增多。表皮改变为角化过度、颗粒层增厚及棘细胞增生。

- 色素沉着（pigmentation）：各种色素所引起的皮肤颜色改变，最常由于黑色素所致。黑色素可引起不同的皮肤颜色改变，如交界痣时在表皮各层包括角质层可以有许多黑色素，使皮损呈黑色；蓝痣时痣细胞及噬黑素细胞中的黑色素位于真皮的中部及下部，使皮损呈蓝色；咖啡斑的表皮内黑素使皮损呈褐色；转移性恶性黑素瘤时真皮内弥漫的黑色素使皮损呈灰色；持久性色素异常性红斑时黑色素见于表皮细胞及真皮噬黑素细胞内，使其呈淡灰色。人类不同的皮肤肤色是由于黑色素数量及分布不同所致。表皮中黑色素丧失可见于白癜风及炎症后色素减退。炎症后色素沉着则是由于表皮中黑色素增多及真皮乳头中的噬黑素细胞所致。文身则并非由黑色素，而是由其他颜色所致，如银造成灰蓝色，胡萝卜素造成橘黄色，钴造成蓝色，镉造成黄色，汞导致红色、炭黑色及铬绿色等。血色症时的淡褐色改变主要是由于含铁血黄素，而非黑色素所致。

- 隧道（burrow）：寄生虫或其幼虫在表皮、通常是角层或棘细胞上层内造成的通道。典型的例子是疥螨雌虫寄生在皮肤所致的隧道，疥螨在隧道内排卵，并引起局部剧烈瘙痒。钩虫幼虫寄生在表皮的最下层，并在弯曲的隧道内移行。

- 窦道（sinus tract）：内衬上皮的管道，开口于皮肤表面。聚合性痤疮、化脓性汗腺炎及脓肿性穿掘性头部毛囊及毛囊周围炎均可见皮肤窦道，它们是由于毛囊破裂及化脓后上皮再生所致。

- 脓肿（abscess）：脓液限局性聚积。毛囊囊肿破裂可形成脓肿，内含的细菌、酵母、角质细胞及毛发引起中性粒细胞反应。疖是一个毛囊脓肿，通常由金黄色葡萄球菌所致。痈是多个疖融合而成。孢子丝菌病时最早出现的淋巴管炎性损害是真皮及皮下脂肪脓肿。银屑病的微脓肿在表皮内，而腹股沟肉芽肿的微脓肿在真皮内。蕈样肉芽肿的"Pautrier微脓肿"主要由单一核细胞组成，而非中性粒细胞组成，因此称其为脓肿是不确切的。

3.2.3　其他

- 粉刺（comedo）：为扩张的毛囊漏斗部，其中充满着角化细胞、脂性物质及微生物。粉刺是寻常痤疮的原发性损害，也可继发于被某些物质如机油堵塞，或长期严重的日晒伤。结节性弹力纤维病的粉刺发生在颞部，为群集，由日光所引起，粉刺周围为明显的变性弹力组织。皮质激素性痤疮是指系统性或局部应用皮质激素后所致。

- 毛细血管扩张（telangiectasia）：皮肤表面可以见到的细小血管，它们是扩张的毛细血管、小静脉和小动脉。毛细血管扩张可在无炎症反应的情况下发生，如慢性日晒伤的皮肤。也可继发于炎症造成的皮肤异色症（包括毛细血管扩张、萎缩、色素减退及色素沉着）。

（汪　旸）

4
皮肤活体组织检查

　　组织病理学检查对皮肤病的诊断是至关重要的。对绝大多数皮肤病，无论是炎症还是肿瘤，都能通过活体组织检查达到特异性的诊断。

　　皮肤活组织检查不仅仅是机械地取得一块皮肤组织，而是包括了一系列的步骤，包括：①认真选择活体组织检查的部位，可以是一个部位，也可以是多个部位；②选择适当的方法取得皮肤组织标本，并应轻巧地处理标本；③适当的固定并处理标本，制备出高质量的切片；④正确的组织学诊断；⑤由申请做活体组织检查的临床医生阅读病理切片。

　　理想的是皮肤病理医生亦应在取活组织标本前检查患者的损害，但这常常做不到。临床上用肉眼检查及实验室中以显微镜检查是判断皮损性质的两个重要方面。因此为了更好地理解疾病过程并能作出特异性诊断，皮肤组织病理学家与临床皮肤科医生的紧密合作是极为重要的。

　　为了达到正确的诊断，有时还需采用组织化学、电镜、免疫荧光及其他手段。

4.1　皮肤活体组织检查

4.1.1　皮肤活检部位选择

　　对于炎症性皮肤病，最好选择处于病变发展阶段的原发性损害。许多炎症性皮肤病如疱疹样皮炎、钱币状皮炎及疖疮等，常伴有剧烈的瘙痒，由于患者搔抓，可出现糜烂、溃疡、结痂、渗出，有这些改变的部位不宜选择做活组织检查。同样，也应避免选择有瘢痕及炎症后色素沉着改变的部位。

　　对于水疱大疱性病变，应选择早期损害如水肿性红斑或新出现的小水疱，而不是大疱。应避免选择陈旧的疱，因为一则疱内很可能有继发感染，二则疱的基底很可能表皮再生，而使组织学的图像复杂化。有些大疱病如寻常型天疱疮及中毒性表皮坏死松解症等，最先出现的损害就可能是水疱或大疱，此时应选择小、内容物清亮的疱完整切除，而不应取已结痂、化脓的疱。若患者皮损仅有大疱时，应取新生大疱的边缘，同时保证疱顶的表皮存在。

　　对环形的损害如环状肉芽肿、远心性环状红斑等，应自环状边缘取材。对片状损害如硬斑病、类脂质渐进性坏死等应从其活动性的边缘部位取材。

对于皮损形态多样、鉴别诊断较多的皮肤病，有时需多处取材。特别是皮损处于不同发展阶段的病变，如急性痘疮样苔藓样糠疹、白细胞碎裂性血管炎（如过敏性紫癜）时，患者可同时存在许多不同发展阶段的损害，此时就应多处取材。以白细胞碎裂性血管炎举例，若取荨麻疹样、非出血性丘疹，仅可在血管周见到中性粒细胞及核尘，但血管壁上无纤维素沉积，若取出血性丘疹及水疱，则常可见到以上所有的特点。

对于皮肤肿瘤，取材做活组织检查时，要包括肿瘤及肿瘤边缘的正常皮肤。有些肿瘤的诊断，结构型式判断是极为重要的，如角化棘皮瘤、幼年良性黑素瘤。较小的肿瘤应尽可能将肿瘤全部切除。若肿瘤较大，不可能全部切除，则最好自肿瘤中心至边缘取一楔形标本，其中包括肿瘤边缘的正常皮肤及肿瘤底部的正常组织，以供组织学检查肿瘤性疾病侵袭的范围。对于恶性黑素瘤，曾有人认为活组织检查会促使肿瘤转移，但统计资料并不支持这一观点。事实上，通过活组织检查可对病变的性质、恶性程度及深度有更多的了解，这将有助于决定切除的范围及深度。

4.1.2 皮肤活检方法选择

皮肤活组织检查取材的方法大致有三种：削法、环钻法和手术切除法。此外，少数情况下可用剪刀剪除或用刮匙刮除，这尤其适于某些带蒂的皮肤肿物如皮赘。

削法（shave）是指用手术刀或消毒刀片与皮肤表面在大致平行的方向上削去病变组织，活检深度至真皮浅层。此法简单、不需缝合，但仅适于个别病变。主要是良性、表浅、向外生长的皮肤肿物或错构瘤，如疣、皮赘、脂溢性角化症等。削法并不能应用于黑素细胞的肿瘤及向内生长的皮肤肿物，也不适于炎症性皮肤病。

环钻法（punch biopsy）是指用环钻钻入皮肤而取材，环钻的大小为 2 ~ 8 mm，所用环钻的大小及钻入皮肤的深度需视病变大小或性质而定。一般来说，环钻的深度可达皮下脂肪层浅层；遗留的皮损缺损可二期愈合或缝合。在皮肤活组织检查时，环钻法是最常应用的方法。但环钻法不适于脂膜炎时的取材。因为脂膜炎时，由于皮下脂肪层的炎症改变了皮下脂肪与真皮间的连接，用环钻法取材时皮下脂肪常并不随真皮取出，而使脂膜炎的诊断无法做出。此外，在鉴别结节红斑与硬红斑时，一个重要的方面是皮下脂肪大血管的情况，用

环钻法时常因不易取到深部血管而使诊断发生困难，因此对所有的脂膜炎，均应用手术切除法取材。为诊断头皮秃发，取材亦也应达到皮下脂肪，因为在头皮，毛囊球部深，位于皮下脂肪，因此最好亦用手术切除法。也可以应用 4 ~ 6 mm 环钻，此时环钻的方向应大致与毛囊走行方向一致。

手术切除法（excisional biopsy）是指用手术刀做梭形切口切除病变组织。为了保证愈合后的美观效果，切口的长轴应与皮肤张力线平行，梭形的长宽比为 3：1，顶角约为 30°，若完整切除，切缘应距离肿瘤 2 ~ 5 mm。除了上述的脂膜炎及秃发等炎症性病变应用此法外，手术切除更常用于皮肤肿瘤的检查。特别是有些肿瘤如角化棘皮瘤、幼年良性黑素瘤，其组织学上结构形式的全貌是远比细胞学特点更为重要的诊断依据，此时用手术切除法切除全部肿物以供组织病理学检查是十分必要的。如果用环钻法取材，由于无法判断病变的结构形式，而仅从细胞学上寻找依据，则常常会导致错误的诊断，可能将角化棘皮瘤误诊为鳞状细胞癌、幼年良性黑素瘤误诊为恶性黑素瘤。手术切除法一则标本可以较大、较完整，二则容易达到所要求的深度。后者对肿瘤，特别是恶性肿瘤也是重要的，因为瘤细胞所达到的深度是判断预后的一个指标。

4.1.3 皮肤活检的注意事项

①对所取下的活体组织标本，应注意切勿用镊子夹，特别是环钻法取材的标本，将标本自环钻中取出时切勿使用镊子，应使用针头挑出所切除组织，否则将破坏整个病变的结构形式，使细胞形态无法辨识，而难以作出病理学的诊断。②活体标本最好包括一部分正常皮肤，特别是判断色素沉着或色素减退，需要与正常皮肤进行比较后才能作出判断。此外，取材包括正常皮肤也有助于判断病变的范围及界线；③若做梭形切口进行切除活检，在注射局麻药前应用标记笔画出切口范围，因为注射局麻药后可能导致局部组织水肿而对皮损的界线判断不清。④术前局麻药的注射应该在病变组织的下方或周围，而不应注射于病损中。

总之，在取材前，临床医师必须先对病变的分布、范围及深度作出初步判断，以决定活组织检查所应采用的方法及深度，使病理医生能做出正确的诊断。

4.2　组织标本的处理及染色

4.2.1　皮肤活检组织的固定及常规染色

取下的组织标本应立即放入 10% 中性缓冲的甲醛液中固定。如果取下的组织标本不立即放入固定液中或未能充分浸入其中,将会使标本出现人为的改变。如果在寒冷的季节,为了避免标本冻结,应在固定液中加入 10% 体积的 95% 乙醇。如果取下的标本同时需做其他检查,则应放入相应溶液中:①若需做直接免疫荧光检查,则取下标本后将其一分为二,一半放入 10% 甲醛中供石蜡包埋 HE 染色用,一半放入 Michel 保存液,即硫酸铵 55 g 溶于 100 ml 缓冲液。缓冲液含 2.5 ml 0.1 mol/L N- 乙基顺丁烯二酰亚胺,87.5 ml 蒸馏水,最后以 1 mol/L 氢氧化钾调 pH 7.0,或用改良缓冲液:硫酸铵 55 g,叠氮钠 0.05 g,蔗糖 7 g,甘油 3 ml,酚红 0.001 g,0.05 mol/L PBS(pH 7.0)100 ml,最后以 1 mol/L 氢氧化钾调到 pH 7.0。标本可在上述保存液中在室温下放置一周。如在取材当日即作直接免疫荧光检查,则可放入生理盐水或 0.01 mol/L pH 7.0 的 PBS 的缓冲液中。②若需做真菌培养,取下的标本立即放入真菌培养基中。③若需做酶学检查,则应将取下标本放入湿纱布中即刻送实验室做冰冻切片。④若需做电镜

检查,则应将标本根据要求放入相应的固定液中。

固定的时间应足够长,4 mm 厚的标本至少需要 8 小时;6 mm 厚的标本至少需要 12 小时;大的肿瘤标本,应将其切成小块后固定。然后脱水、去脂、石蜡包埋、切片。切片厚度以 4 ~ 6 μm 为宜。

组织标本常规以苏木精 - 伊红(hematoxylin eosin, HE)染色,染色的结果显示细胞核为蓝色,细胞质及结缔组织、肌肉、神经为红色,红细胞为明亮的粉红色。95% 以上的组织切片都可以在 HE 染色下做出诊断,仅少数病例需要做特殊染色。

4.2.2　组织化学染色(histochemistry staining)

组织化学染色,即通常所说的"特殊染色",是利用某些组织的化学特性,使其与特殊的染料发生化学反应,形成与周围组织不同的颜色或对比,以更清楚地显示特殊的组织学变化。组织化学染色在皮肤病理的诊断中起到重要作用,常用于皮肤沉积物及皮肤肿瘤的诊断。

常用的组织化学染色可以在甲醛固定、石蜡包埋的切片上进行,它们在皮肤组织中的作用见表 4.2.2。

在皮肤的组织化学染色中,最常应用的特殊染色有:

(1)过碘酸 - 雪夫染色(PAS):PAS 反应中的

表 4.2.2　组织化学染色一览表

染色	染色目的	结果
Masson 三色	胶原	胶原:蓝色;核:黑色;胞浆、肌肉、神经:红色
Verhoeff-Van Gieson	弹力纤维	弹力纤维:蓝黑或黑色;胶原:红色;细胞质及肌肉:黄色
硝酸银浸染	网状纤维	网状纤维、黑色素及神经:黑色;胶原纤维:紫色;核及胞浆:灰色
Wilder	网状纤维	网状纤维:黑色;胶原纤维:玫瑰红色;其他组织成分:红色
Fontana-Masson（氨化硝酸银）	黑色素	黑色素:黑色;核:粉色
Silver methenamine（环六甲基四胺银）	真菌,Donovan 小体	真菌,Donovan 小体:黑色
PAS	真菌,中性黏多糖	真菌、基底膜、含中性黏多糖的黏蛋白、糖原、纤维素及网状纤维:玫瑰红至紫红色
阿申蓝 alcian blue	酸性黏多糖	酸性黏多糖:蓝色
甲苯胺蓝（Toluidine blue）	酸性黏多糖	酸性黏多糖:异染性紫红色;肥大细胞颗粒:红色至紫红色
姬姆萨 Giemsa	肥大细胞颗粒,利什曼原虫	肥大细胞颗粒、酸性黏多糖:异染性紫红色;利什曼原虫、嗜酸性细胞颗粒:红色
Fite	耐酸杆菌	耐酸杆菌,如结核分枝杆菌及麻风杆菌:红色

续表

染色	染色目的	结果
Perl 亚铁氰化钾	含铁血黄素	含铁血黄素：蓝色
Ziehl-Neelsen	耐酸杆菌	耐酸杆菌，如结核分枝杆菌及麻风杆菌：鲜红色
碱性刚果红	淀粉样蛋白	淀粉样蛋白：在偏振光下检查示绿色双折光。普通光镜：淡粉色至红色
结晶紫	淀粉样蛋白	淀粉样蛋白：红色；其他组织成分：蓝色
胶样铁	酸性黏多糖	酸性黏多糖：深蓝色；胶原：红色；胞浆及肌肉：黄色
Von Kossa	钙	钙：黑色
猩红	脂质	脂质：红色
苏丹黑 B	脂质	脂质：黑色
Bodian	神经纤维	神经纤维、核：黑色；髓鞘、肌肉、红细胞：红色
Warthin-Starry	螺旋体、Donovan 小体	螺旋体，如梅毒苍白螺旋体，Donovan 小体：黑色
磷钨酸苏木精（PTAH）	肌肉，纤维素	肌肉、纤维素、核、胞浆：蓝色；胶原、网状纤维、基底膜：红色至棕红色
Gram-Weigert	细菌	阳性菌：蓝色，阴性菌：红色
地衣褐（acid orcein）	弹力纤维	深棕色
间苯二酚一品红	弹力纤维	紫色

过碘酸能使细胞内的多糖乙二醇基氧化成二醛，再与 Schiff 液的无色品红结合，使红色定位于胞浆上。PAS 染色可使某些多糖染色为红色，包括糖原以及含中性黏多糖的黏蛋白。因此，富含糖原的外毛根鞘细胞、小汗腺细胞及黏膜上皮细胞，以及富含中性黏多糖的 Paget 细胞在 PAS 染色下呈阳性反应。PAS 染色还可以显示增厚的基底膜带，如在红斑狼疮的皮损或迟发性皮肤卟啉症中。此外，真菌的细胞壁因为含有纤维素及富含多糖的几丁质，在 PAS 染色下呈现明亮的粉红色。在 PAS 染色前进行淀粉酶的消化可以区分中性黏多糖和真菌细胞壁与糖原的阳性反应。糖原的 PAS 染色在淀粉酶消化后变为阴性，而中性黏多糖以及真菌细胞壁的 PAS 染色反应是耐淀粉酶的。

（2）阿申蓝染色：阿申蓝染色主要用于显示酸性黏多糖，它可以使酸性黏多糖着色为蓝色。酸性黏多糖在正常皮肤中含量很少，主要分布于真皮的基质中；然而在皮肤黏蛋白沉积症、结缔组织病、乳房外 Paget 病中酸性黏多糖大量增加，阿尔辛蓝染色呈现阳性。

4.2.3　免疫组织化学染色（immunohistochemistry staining）

免疫组织化学染色作为组织化学染色的一种，自从

20 世纪 70 年代发明以来，越来越多地运用到皮肤组织病理诊断中。与组织化学利用人体组织与染料的化学反应不同，免疫组织化学利用放大了的抗原抗体反应，可以显示表达某种特定蛋白的细胞和细胞成分，从而可以更敏感、更精确地对特定类型的细胞进行定性及定位，常用于皮肤肿瘤的诊断中以明确肿瘤细胞的来源及分化。

大部分免疫组织化学可以在常规的甲醛固定、石蜡包埋的切片上进行，皮肤科常用的免疫组织化学染色抗原见表 4.2.3。

在皮肤肿瘤的诊断中，往往需要多个免疫组化标记的联合应用以确定肿瘤细胞的组织来源。

4.2.4　其他组织病理学诊断技术

近年来，随着生物技术的发展，用于组织病理学诊断的新技术和新方法也层出不穷，有多项技术已经应用于常规的皮肤疾病组织病理学诊断中，极大地提高了诊断的效率和准确性。

4.2.4.1　免疫荧光检查（immunofluorescence）

免疫荧光技术作为免疫组织化学方法的一种，利用荧光素标记的抗体，可较敏感地检测皮肤组织中的抗原抗体反应，广泛应用于自身免疫性皮肤病的诊断中。直

表 4.2.3 皮肤科常用的免疫组织化学染色抗原

抗原	来源及定位
细胞角蛋白（cytokeratin），包括 AE1、AE3、CAM5.2、CK20	表皮及其附属器
vimentin（波形蛋白）	间质细胞、黑素细胞、淋巴瘤、肉瘤、黑素瘤
desmin（结蛋白）	肌肉组织（包括平滑肌和骨骼肌）
EMA（上皮膜抗原）	汗腺及皮脂腺，上皮样肉瘤
CEA（癌胚抗原）	汗腺及其肿瘤，Paget 细胞
S100 蛋白	黑素细胞、朗格汉斯细胞、汗腺及其肿瘤、施万细胞、神经组织、交指状网状细胞、软骨细胞、脂肪组织
HMB-45	黑素细胞，一些神经细胞
chromogranin（嗜铬蛋白）	神经内分泌细胞、Merkel 细胞癌、小汗腺细胞
synaptophysin（突触囊泡蛋白）	神经内分泌细胞、Merkel 细胞癌
lysozyme（溶菌酶）	巨噬细胞、粒细胞、髓样细胞
Ⅷ因子相关抗原	内皮细胞、血管肉瘤、Kaposi 肉瘤
CD31	内皮细胞
CD34	内皮细胞、骨髓干细胞、隆突性皮肤纤维肉瘤
SMA（平滑肌肌动蛋白）	平滑肌及其肿瘤，肌成纤维细胞
MART-1/Melan-A	黑素细胞、痣、黑素瘤
ⅩⅢa 因子	皮肤纤维瘤，部分纤维组织细胞
CD1a	朗格汉斯细胞
LCA（白细胞共同抗原）	正常白细胞、淋巴瘤、白血病
CD45-RO	记忆性 T 细胞
CD20	B 细胞

接免疫荧光（direct immunofluorescence，DIF）以患者的皮肤或黏膜为底物，利用荧光素标记的免疫球蛋白 IgG、IgM、IgA 或补体 C3，原位检测发生在患者皮损中的抗原抗体反应，常用在自身免疫性疱病、过敏性紫癜、皮肤红斑狼疮的诊断中。如：寻常型天疱疮的患者皮损的直接免疫荧光显示棘细胞间 IgG 及 C3 的沉积；疱疹样皮炎患者的皮损中真皮乳头顶端会有颗粒状的 IgA 沉积。用于直接免疫荧光检查的皮肤活检组织不能用甲醛固定，而应放在 Michel 液中保存和运输。间接免疫荧光（indirect immunofluorescence，IIF）是以正常的皮肤或黏膜为底物，利用荧光素标记的二抗，可以半定量地检测患者血清中循环抗体或补体的量。间接免疫荧光在皮肤科常用于自身免疫性疱病的诊断及病情监测，在此方面应用最广泛的底物是猴食管上皮；对于副肿瘤性天疱疮的检测，最常用的底物是大鼠膀胱上皮。

4.2.4.2 电子显微镜（electron microscopy）

透射电子显微镜因其超高的放大倍数及其对细胞内结构的清晰显示，在组织病理诊断中也起到重要辅助作用。①细胞来源不明的肿瘤的诊断：某些免疫组织化学阴性、无法确定来源的肿瘤，在透射电镜下可以看到细胞谱系特异性的微观细胞结构，如表皮来源细胞的细胞间桥，黑素细胞中的黑素小体，朗格汉斯细胞中的 Birbeck 颗粒等，这些细胞结构的确定可以辅助肿瘤细胞来源的判断。②遗传性表皮松解症的诊断：透射电镜下可以通过分辨表皮裂隙形成的层面、特定细胞连接的缺失 / 减少确定遗传性表皮松解症的亚型。如：营养不良型大疱性表皮松解症的表皮裂隙位于致密板下带，可以看到由Ⅶ型胶原构成的锚纤维的数量减少。用于电子显微镜检查的组织需要将新鲜组织放入特定的固定液中固定。

4.2.4.3　基因重排（gene rearrangement）

基因重排主要用于皮肤淋巴瘤的诊断。T 细胞受体（TCR）基因重排用于 T 细胞淋巴瘤的诊断，免疫球蛋白重链（IgH）基因重排用于 B 细胞淋巴瘤的诊断。以 T 细胞淋巴瘤为例，T 细胞在发育分化的过程中，T 细胞受体的四条链 α、β、γ、δ 分别是其相应基因中不同组分（V，D，J）随机重排的产物。理论上正常产生的 T 细胞每个细胞的重排方式均不同，而单克隆增生的肿瘤性 T 细胞，因来源于同一个细胞，其 TCR 各链的重排方式是一致的。于是通过 PCR 的方法，利用针对 TCR 基因特定区段的引物，可以通过是否出现均一一致的条带或峰值显示出皮损中是否存在单克隆增生的 T 细胞。常用的 TCR 基因重排引物针对 TCR-β 链或 γ 链。同理，B 细胞在发育过程中要经过免疫球蛋白重链的重排，通过这一重排也可以检测皮损中克隆性 B 细胞的存在。

4.2.4.4　原位杂交（in situ hybridization，ISH）

原位杂交是指以特定标记的已知序列的 DNA 或 RNA 为探针与组织切片中的相应核酸进行杂交，从而对特定的 DNA 或 RNA 顺序进行精确定量定位的过程。在皮肤的组织病理诊断中，原位杂交主要用于诊断特殊感染性疾病或具有特定染色体异位的肿瘤中。如：EB 病毒编码的小 RNA（EBER）原位杂交阳性可以辅助诊断 EB 病毒相关性的淋巴细胞增生性疾病。近年来，利用荧光素标记探针的荧光原位杂交（FISH）成为更加灵敏和用途更加广泛的原位杂交方法。

（汪　旸）

5

结构型式分析的诊断方法

现代医学正在快速发展，尤其是 20 世纪 80 年代以来，分子生物学的进展，精准医学的提出，使我们对许多疾病的病因及病理生理机制有了更为深刻的认识，在治疗上也取得了许多突破性的成果。尽管如此，许多皮肤病的病因仍未完全搞清，病理生理也仍有不少未解之谜。

皮肤位于全身体表，看得见摸得着，形态学的观察是十分重要的。"犀利的观察、正确的描述、逻辑的分析、合理的结论"仍是皮肤病的诊断基础。形态学的观察包括了两个方面，一是裸眼的观察，二是取小块病变组织借助普通的光学显微镜做病理检查。前者的观察是面上、宏观的，主要判定皮肤病变的基本损害，如斑疹、丘疹、水疱、脓疱、风团等，后者的观察则是纵向、微观的，主要判定皮肤病变在细胞水平的基本损害，如棘层增厚、气球变性、空泡变性、炎症细胞浸润等。皮肤组织病理赋予临床医生透过角质层，在纵向观察全层皮肤的能力，是裸眼观察的延伸及补充。通过一横一纵，即宏观及微观两个方位的观察，临床医生可以对绝大多数皮肤病做出正确的诊断。对疑难杂症及肿瘤，组织病理的检查尤为重要。要成为一名优秀的皮肤科临床医生，病理学的知识不是可有可无，而是必须具备的。

皮肤组织病理在诊断上的重要性是不言而喻的。但不少皮肤科医生认为皮肤病理很难学，因此，畏首畏尾，不敢接触。究其原因，传统上皮肤病理学的著作基本上均是按临床皮肤病学的分类编写的，如感染性皮肤病（病毒、细菌、真菌等）、变态反应性皮肤病、红斑鳞屑性皮肤病、水疱大疱病、代谢病……一个病、一个病的做描述。如皮肤结核在感染性皮肤病章，环状肉芽肿、结节病在非感染性肉芽肿病章，类脂质渐进性坏死则在内分泌、代谢、营养障碍性皮肤病章，不难看出，同一类组织病理学改变在以往的专著中，放在不同的章节中去描述。因此读者必须一个病、一个病的"死记硬背"，结果是事倍功半，花了很大功夫，仍感到组织病理学难以驾驭，不易掌握。简言之，编写是按临床皮肤科医生的思维模式，而没有反映皮肤组织病理学的规律。

这样的编写模式在 1976 年阿克曼（A. B. Ackerman）教授的专著《炎症性皮肤病的组织学诊断 - 结构型式的分析方法》（*Histologic Diagnosis of Inflammatory Skin Diseases，A Method by Pattern Analysis*）问世后，发生了颠覆性的改变。

阿克曼教授的著作，总结出在扫视（目镜 10×，物镜 2.5 ~ 4.0×）下对病变作结构型式分析的方法，改变了以往按临床皮肤病学的分类对皮肤病理作描述的方法，而是从皮肤病理学的特点及规律出发，以结构型式分析为中心，对皮肤病变以一个更加合乎逻辑，也更便于记忆的方式作了讲解。因此他的著作及结构型式分析方法一经问世，就迅速风靡学术界，成为皮肤病理学医生普遍采用的方法。阿克曼教授更是身体力行，致力于教学工作。他雄辩的口才，过人的精力，超常的记忆及对事业的执著，吸引了来自世界各地的学者，尤其是年轻一代。我国也先后有 30 余位学者在阿克曼皮肤病理室（现为阿克曼皮肤病理学院）接受了培训。结构型式分析方法的普及使得皮肤病理学得到了普及，反过来又推动了临床皮肤病学的发展。总之，阿克曼教授提出的对病变组织进行结构型式分析的诊断方法为我们提供了皮肤病正确诊断的有效途径，也为学习皮肤组织病理学开辟了一条理想的道路。

5.1 结构型式分析的诊断方法

结构型式分析方法主要是利用扫视，使用 2.5 ~ 4.0 倍的物镜，10 倍的目镜。

先观察组织病理切片的全貌，并对以下问题作出判断（阿克曼教授认为，为使观察更为客观、病理申请单应该在观察切片后，而不是在观察前阅读）。

首先判断取材的方法，是削法、环钻法还是手术切除法。削法取材的标本较为浅表，一般仅至真皮乳头层。环钻法取材的标本常呈长柱状，两侧直上直下，从标本横径还可以判断出取材时使用的是几毫米环钻。手术切除法标本常较大，呈楔形，取材亦较深。

第二，判断标本取自身体哪个部位，这很重要。因为某些皮肤病仅发生在体表的特定部位，如酒渣鼻仅见于面部，结节性耳轮软骨皮炎仅见于耳部，假性斑秃仅见于头皮。有些皮肤病好发于某些部位，如类脂质渐进性坏死及结节性红斑好发于下肢，尤其是胫前；湿疹样癌仅见于乳头、乳晕及外阴等富含顶泌腺的部位。因此，判断出标本取材自身体的哪个部位将有助于缩小我们"搜索"的目标，达到正确的诊断。事实上，如同用肉眼观察全身皮肤，可以看到各部位有明显区别一样，在显微镜下不同部位组织学表现也有显著区别（关于各部位的组织学特点，请见第 2 章）。

对患者年龄的判断，也可从组织切片上找到线索。如婴儿及年幼者的毛囊及皮脂腺短小，真皮乳头中胶原纤维纤细。老年人尤其是经常受到强烈日光照晒者，可在真皮浅层见到明显的日光弹力变性。由于某些皮肤病仅见于或好发于某一年龄组，因此对患者年龄作出判断，也有助于诊断。

第三，判断病理改变是炎症性疾病还是肿瘤。炎症性疾病时病变中的细胞均为炎症细胞，而肿瘤时除了炎症细胞外，主要是肿瘤细胞。

就炎症性皮肤病而言，在扫视镜头下首先应判断发生主要病理改变的部位，是表皮？真皮还是皮下脂肪？还是同时见于上述两个或三个部位？其次判断这个病理改变属于哪一个主要类型。在扫视镜头下，炎症性皮肤病大致可分为八大类，即浅层血管周围炎、浅层与深层血管周围炎、结节性和弥漫性皮炎（肉芽肿性炎症）、表皮内水疱及脓疱性皮肤病、表皮下水疱性皮肤病、毛囊炎及毛囊周围炎、血管炎及脂膜炎（图 5.1）。根据结构型式及细胞学的特点可再进一步分析属于哪一个亚类……。按照这个分析方法，可以对大多数炎症性皮肤病作出特异的诊断。

若是皮肤肿瘤，则首先应在扫视下判断这是良性肿瘤还是恶性肿瘤。其次判断是上皮性还是非上皮性的，上皮性肿瘤的瘤细胞彼此接触、相邻。良性的上皮性肿瘤称为瘤（-oma），如毛发上皮瘤（trichoepithelioma）、皮脂腺瘤（sebaceoma）；恶性的称为癌（carcinoma），如鳞状细胞癌（squamous cell carcinoma）。非上皮性肿瘤的瘤细胞间并不彼此接触，良性的非上皮性肿瘤亦称为瘤（-oma），如神经纤维瘤（neurofibroma）、平滑肌瘤（leiomyoma）；恶性的称为肉瘤（sarcoma），如平滑肌肉瘤（leiomyosarcoma）。命名肿瘤或是按照组成肿瘤的细胞，或是按照肿瘤向着何种组织分化的原则。良性或恶性的上皮性肿瘤可以显示向鳞状上皮、毛囊、皮脂腺、顶泌腺或外泌腺的分化，而良性或恶性的非上皮性肿瘤可显示向神经、肌肉、血管、纤维和脂肪的分化。运用这些原则，我们可以对绝大多数皮肤肿瘤作出特异的诊断。

在皮肤疾病中，炎症和肿瘤占了绝大部分，其余有遗传性皮肤病、代谢性皮肤病等，它们在组织学上均有显著特点，是不难诊断的。

5.2 结构型式分析诊断方法的优点

结构型式分析方法的特点是在扫视下，根据疾病主要病理改变，将其分为不同的类型。以炎症性皮肤病为例，如果炎症细胞的浸润局限于皮肤浅层血管丛周围，就将其归入浅层血管周围皮炎。再根据表皮是否受累进一步分出亚型。如果表皮基本上未受累，就归入单纯性浅层血管周围炎，若表皮受累，则根据病变特点分为海绵水肿性、银屑病样、界面皮炎液化变性型及界面皮炎苔藓样型四个亚型。利用结构型式的分析方法，在扫视下，就可以将不同的疾病分别归入不同的型、亚型，并

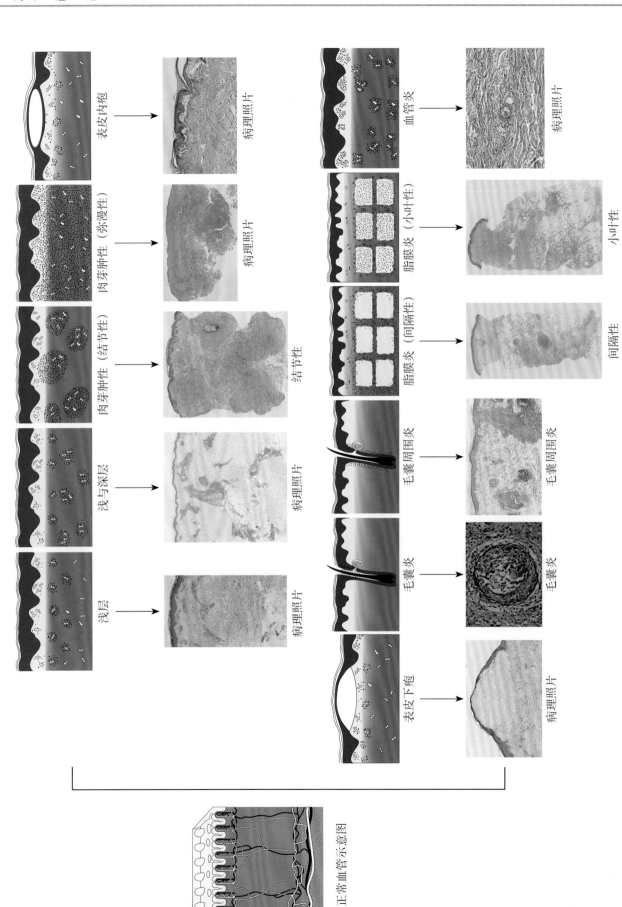

表皮内疱　　病理照片

肉芽肿性（弥漫性）　　病理照片

肉芽肿性（结节性）　　结节性

浅与深层　　病理照片

浅层　　病理照片

血管炎　　病理照片

脂膜炎（小叶性）　　小叶性

脂膜炎（间隔性）　　间隔性

毛囊周围炎　　毛囊周围炎

毛囊炎　　毛囊炎

表皮下疱　　病理照片

正常血管示意图

图 5.1　炎症性皮肤病结构模式示意图

进而作出特异的诊断。采用这个分析方法，可以对许多原来诊断为"慢性非特异性皮炎"的病变能作出正确、特异的诊断。图 5-2 是对结构型式诊断方法的简单小结。

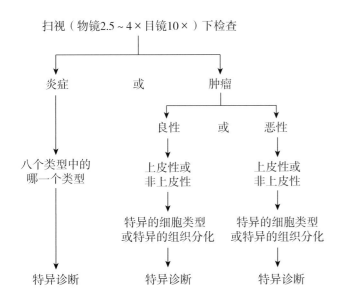

扫视（物镜2.5～4×目镜10×）下检查

炎症　或　肿瘤

良性　或　恶性

八个类型中的哪一个类型

上皮性或非上皮性

上皮性或非上皮性

特异的细胞类型或特异的组织分化

特异的细胞类型或特异的组织分化

特异诊断　　特异诊断　　特异诊断

图 5-2　结构型式诊断方法

对皮肤病的诊断，形态学观察是至关重要的。由于许多皮肤病病因至今未弄清，显然诊断不能完全依赖于对病因的辨认。即便有些病的病因已经搞清，在做组织病理学检查时，我们仍需依赖形态学即病理改变的基本形式做出诊断。如病毒性皮肤病，病因均为病毒，但病理改变的基本形式可以迥然不同。例如传染性红斑病理改变的基本形式为单纯性浅层血管周围炎；麻疹为浅层血管周围炎、海绵水肿性；传染性单核细胞增多症为浅层血管周围炎、界面皮炎；疱疹病毒感染为表皮内水疱；寻常疣及尖锐湿疣为表皮乳头状增生。因此，我们按病理改变的基本形式作为诊断的基础，对炎症性皮肤病本书就是按疾病病理改变的基本形式为基础分类的。

采用这个方法进行分类并作出诊断，适用于绝大多数炎症性皮肤病，但也有例外。如红斑狼疮属浅层及深层血管周围炎，诊断的关键之一是基底细胞的液化变性，但深在型红斑狼疮可以无基底细胞液化变性。变态反应性接触性皮炎属于海绵水肿性浅层血管周围炎，进而可发展为表皮内水疱性皮炎，若表皮内水疱相互融合，并使基底膜破裂则可呈现表皮下水疱的改变。不仅对炎症性皮肤病，在肿瘤时也可以有例外。对于此类内容将在第三部分中详述。

实践证明，采用这个方法对炎症性疾病进行分类并做出诊断，能将原来视为复杂的问题简单化，使原来非特异性病变的能做出特异性诊断。以往的皮肤组织病理

学教科书或参考书大多将疾病按照病因一个一个地予以描述，并大多限于描述处于充分发展阶段皮损即所谓典型病理学改变。Ackerman 教授则按照病理改变的基本形式进行分类，将病理改变基本形式相同的病变（即具有相同最小公分母 Least common denominator 的病变）归入一类，这就使我们对疾病不是一个一个地学，而是一组一组地学，更富于逻辑性，更容易掌握。Ackerman 教授还注意将疾病作为一个过程来进行描述，也就是说，不仅描述在疾病充分发展阶段的病理改变，即通常所说的典型病理改变，同时也描述早期及晚期的改变。我们在切片上所看到的实际上只是疾病过程中某一瞬间的变化，只有熟悉了疾病各个阶段的病理改变，才能对疾病有一个更好地了解，这对于作出特异诊断也是很重要的。请参阅第一部分学习皮肤组织病理学的基本原则。

早期组织学家的格言是"描述及诊断"。一张经甲醛固定并经 HE 染色的切片，在显微镜下，每个人所看到的图像应该是完全相同的。但在观察及描述时，就带有主观判断，至于对所看到现象的解释，则更有主观成分。由于这个原因，对同一张病理切片，不同的病理学家可能会得出不同的结论。当然，"过失"并不在病理切片本身，而在于我们自己。若观察用正确的方法，对病理改变的描述采用公认的语言，又有一个陈述清楚、公认的诊断标准，则将使我们的判断更能反映客观，具有可重复性。这并不意味要否认主观的因素。事实上，在做出判断及结论时不可避免地带有主观成分，独立思考是一种创造性的劳动，不容抹杀。贯穿于本书的方法学及哲学就是试图启发我们去思考，以期对皮肤疾病的诊断建立一个可靠、可重复的方法。

如果能对所看到的病理现象做正确的观察及描述，结构型式分析的方法将使病理医生容易将病变归入一特定的型别。即使他（或她）不能给予一个恰当的皮肤病病名，也将能对皮肤病有更好的理解。本书的宗旨是希望读者不仅仅能对一张切片做出诊断，更希望能掌握概念，掌握一种逻辑思维的方法。

5.3　应用结构型式分析诊断方法应注意的几个问题

首先，在阅读病理切片前最好不要看临床医生所填

写的病理申请单，这样可避免阅片时可能带有的偏见，使观察更具客观性。一般说来，病理医生大多可以从组织切片本身作出正确的判断，而无须临床医生的协助。若不能作出判断，这时才应该参阅临床资料。这样做并不意味着低估病理医生与临床医师相互协作的重要性，而是使病理医生在进行观察时避免带有先入为主的印象。若病理医生作出的组织学诊断与临床医生的诊断显然不同，这时病理医生就应直接与临床医生联系、商讨。

阅读病理切片应按照一定的程序，从角质层开始，逐渐向下，从表皮、真皮（包括附属器结构）至皮下脂肪。若不能达到正确的诊断，则应检查所准备好的每一张切片，必要时要求深切，以阅读更多的切片标本。有时病变可能很局限，如毛囊炎、暂时性棘层松解性皮病，需要尽可能多的检查切片标本，才能发现病变所在。为了达到正确的诊断，这样做是病理医生的职责。

即便已经做出了诊断，病理医生还应仔细检查除主要病理改变外，其他的次要变化，观察这些次要变化将有助于病理医生更好地理解皮肤病的病理改变。

并不是每一张病理切片都能做出诊断。病理医生的职责是根据客观存在的现象去达到合乎逻辑的结论，但不应该超越客观存在的现象勉强去做结论，换句话说，应该使做出的结论或诊断有充分客观依据，做到"无懈可击"。若不足以做出结论，则可以做描述性的诊断，客观地描述镜下所见。如镜下所见为浅层血管周围皮炎，并有海绵水肿，但尚不能做出一个特异诊断，此时就可做"海绵水肿性皮炎"的诊断。如镜下所见为"肉芽肿性脂膜炎"，但不能做出特异性诊断，此时就可仅做描述性的诊断即"肉芽肿性脂膜炎"。有时可加一个注释，指出可能的诊断和鉴别诊断；亦可进一步做免疫组化，或建议做其他辅助诊断手段如血清学检查、免疫荧光检查等，必要时应再取病变组织做病理检查。

若对自己所做出的组织学诊断没有把握，则应将切片送请其他病理医生会诊，或与临床医师切磋，集思广益，以达到正确诊断。

阿克曼教授虽然系统、完整地阐述了炎症性皮肤病的结构型式分析方法，但并非完美。随着认识逐步深入，会有新的型式出现，需要不断更新。但结构型式分析作为皮肤科医生迈入皮肤病理的"敲门砖"，作为皮肤病理医生在镜下做诊断时合乎逻辑的推理，是有着强大生命力的。

（朱学骏）

第二部分
炎症性皮肤病

6

浅层血管周围皮炎

真皮有两个主要的血管丛，即浅层血管丛和深层血管丛（图6-1）。浅层血管丛位于真皮网状层及乳头层交界的部位，深层血管丛位于真皮网状层的下部。

若炎症浸润细胞限于真皮浅层血管丛周围或真皮上半部就称为浅层血管周围皮炎，这是炎症性皮肤病最为常见的一个类型，也是病理学家们最困惑的一组疾病。这组疾病的共同特点是真皮浅层血管丛周围炎症细胞浸润，如果我们仅仅注意到这一"大同"，而忽略了它们之间的小"异"，就易将这组疾病泛泛地诊断为"慢性非特异性皮炎"。事实上，除少数病变在组织学上缺乏特征性，病理上难以确诊外，大多数病变是有特征性组织学改变，并可据此作出正确诊断的。如同临床上可容易地将多形红斑、远心性红斑、玫瑰糠疹等属于浅层血管周围皮炎的疾病区分开一样，在组织学上也是各有特点的。只要我们采用正确观察及分析的方法，是能够对大多数浅层血管周围皮炎做出特异诊断的。

表皮与真皮无论从胚胎学还是组织学上，是迥然不同的。但从生理学角度，表皮与真皮乳头层是密不可分的。表皮的代谢十分活跃，基底细胞不间断的丝状分裂使表皮角质形成细胞得以更新。但在表皮内并没有血管，表皮代谢所需的营养物质均靠其下方的真皮乳头供应。事实上，真皮乳头内有丰富的毛细血管攀，它是由浅层血管丛分支而来，同时真皮乳头内的胶原纤维纤细，纤维间富含基质，这些结构均十分有利于物质的交换。不难看出，表皮与真皮乳头是"相依为命"、密切相关的。因此，真皮乳头层的细小病理改变可影响到表皮，而表皮的病变也必然会在真皮乳头层得到反映。

在扫视下，如果看到炎症细胞浸润仅限于真皮浅层血管周围或真皮上半部，那就可以判定这是一个浅层血管周围皮炎。根据表皮是否受累及表皮病变的性质，可将浅层血管周围皮炎分为以下五个亚型。

1. 单纯型（图6-2）　仅有真皮浅层血管周围炎症细胞浸润，表皮大致正常。典型疾病如远心性环状红斑、花斑糠疹。

2. 界面皮炎：液化变性型（图6-3）　基底细胞液化变性，真皮浅层有炎症细胞浸润。典型疾病为多形红斑。

3. 界面皮炎：苔藓样型（图6-4）　真皮浅层炎症细胞浸润致密，呈苔藓样。典型疾病为扁平苔藓。

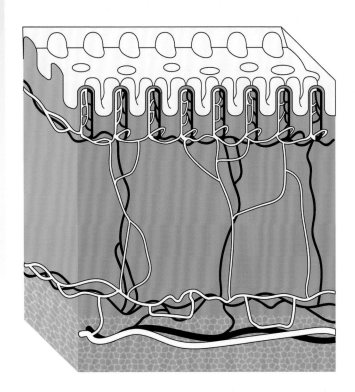

图6-1　**皮肤血管式图**

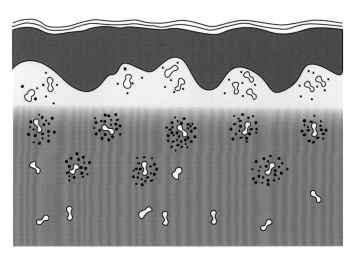

图6-2　**浅层血管周围炎－单纯型**

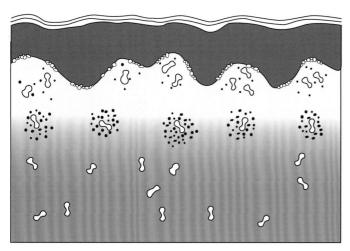

图 6-3 浅层血管周围炎 - 界面皮炎：**液化变性型**

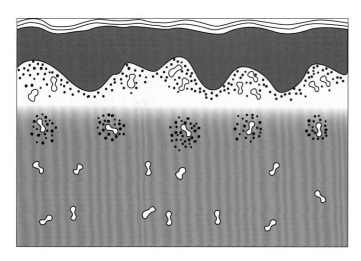

图 6-4 浅层血管周围炎 - 界面皮炎：**苔藓样型**

4．海绵水肿型（图 6-5） 炎症细胞浸润使表皮细胞间水肿，细胞间桥拉长，形成海绵水肿。典型疾病为急性湿疹及急性变态反应性接触性皮炎。

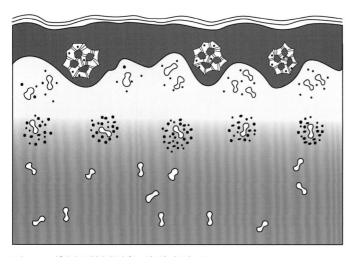

图 6-5 浅层血管周围炎 - **海绵水肿型**

5．银屑病样型（图 6-6） 表皮棘层肥厚，表皮突增宽延长。典型疾病为银屑病。

在镜下检查这组疾病时，应注意以下几个方面。

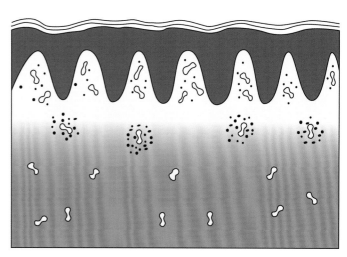

图 6-6 浅层血管周围炎—**银屑病样型**

第一，角质层的改变：角化亢进、角化不全、角质层内有否炎症细胞、有否孢子及菌丝、有否均一红染的物质等。从角质层改变本身往往能提供诊断的重要线索，如角质层内有孢子、菌丝表明可能是花斑糠疹或体癣；融合性角化不全中有中性粒细胞集聚（Munro 脓肿）为银屑病，特别是急性点滴状银屑病；角化不全中有均一红染物质，表明表皮内曾发生比较显著的海绵水肿，细胞间的浆液随表皮细胞更新而进入了角质层，这是诊断湿疹类皮肤病的有力佐证。

第二，炎症浸润细胞的类型：最常见的是淋巴细胞浸润，其次是包括嗜酸性粒细胞或中性粒细胞等混合类型细胞浸润，再次是单一类型细胞如肥大细胞浸润。

第三，乳头层胶原的改变：正常乳头层胶原纤细、排列杂乱、稀疏，由于胶原间有较多的基质，因此染色较浅。若皮损瘙痒，患者搔抓的结果可使胶原逐渐变得粗厚、红染。长期搔抓则可使乳头胶原明显粗厚变"硬"，与表皮呈垂直走行。因此，从乳头真皮胶原的改变可提供是否是一个瘙痒性皮肤病，特别是慢性瘙痒性皮肤病的佐证。

6.1 单纯型浅层血管周围皮炎

炎症细胞浸润仅限于浅层血管丛周围或真皮上半部，但不侵及表皮，基本上无表皮的改变。在扫视镜头下，由于这组病变仅表现为浅层血管周围皮炎而基本上无表皮改变，彼此相似，常常诊断为"非特异性皮炎"。如果熟悉了每个病的标志，不少是可以做出特异诊断的。

6.1.1   远心性环状红斑（erythema annulare centrifugun）

组织病理特点： 图 6.1.1-1、2

● 浅层血管周围轻度至中等密度淋巴细胞浸润，血管周围的浸润细胞常呈袖套样；

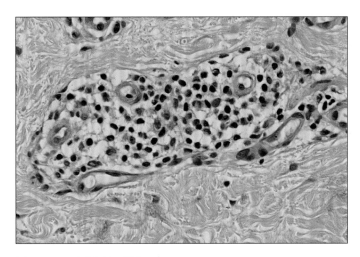

图 6.1.1-2   **远心性环状红斑**
示血管周围呈袖套样的淋巴细胞浸润

全和（或）灶性轻度海绵水肿。在损害中央取材，仅可见浅层血管周围稀疏淋巴细胞浸润，少许噬黑素细胞，反映了炎症后的色素沉着。

少数病例，活动性边缘触之浸润较深（深在型），在该部位取材可见炎症细胞浸润不仅在浅层血管周围，还在真皮中下部的血管周围。

临床特点： 图 6.1.1-3

初起为淡红斑疹，远心性逐渐向外扩大，成为环形或半环形，直径数公分或数十公分，边缘潮红，稍隆起，在隆起边缘的内侧可见少许鳞屑，中央皮损消退，呈正常皮色或轻度色素沉着。好发于躯干及四肢。患者无明显自觉症状或有轻度瘙痒。本病在夏秋季多见，患者以中青年女性居多。病因不明，有认为与昆虫叮咬有关。

鉴别诊断： 本病需与亚急性皮肤型红斑狼疮鉴别。临床上，二者皮损均呈环形，但远心性环状红斑的皮疹

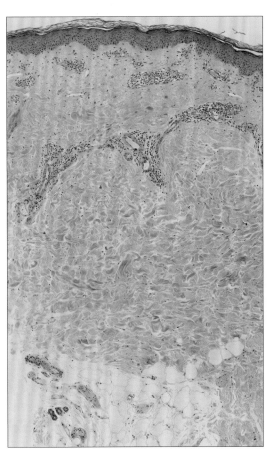

图 6.1.1-1   **远心性环状红斑**
表皮正常，真皮浅层血管周炎症细胞浸润

● 真皮乳头可有轻度水肿；
● 表皮大致正常，有时可见轻度限局性海绵水肿、局灶状角化不全。

远心性环状红斑为环形或多环形损害，边缘活动，潮红，不断向周围扩大，在活动边缘可稍隆起皮面，其内侧可见少许鳞屑，而中央消退部位则可见轻度的炎症后色素沉着。在皮损不同部位取材其组织病理学改变是不同的。在活动性边缘取材，可见浅层血管周围呈袖套样排列的淋巴细胞浸润，有时在表皮可见局灶性角化不

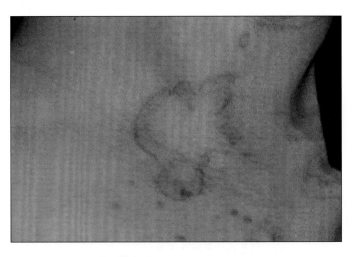

图 6.1.1-3   **远心性环状红斑**

好发于躯干及四肢，数量一般较少，而亚急性皮肤型红斑狼疮的皮疹好发于日光暴露部位如面部、上胸、上背及上臂伸侧，常多发。病理上，前者无基底细胞液化变性，炎性浸润仅限于真皮浅层血管周围，后者常有基底细胞液化变性，炎症浸润在真皮全层，真皮中黏蛋白增多。血清学检查 Ro，La 抗体阳性也是亚急性皮肤型红斑狼疮的特点。

6.1.2　进行性色素性紫癜性皮病
（progressive pigmented purpuric dermatosis，Schamberg's disease）

组织病理特点： 图 6.1.2-1、2

- 表皮大致正常；
- 真皮浅层血管周围稀疏至中等密度以淋巴细胞为主浸润；
- 浅层血管周围及真皮乳头内血管外红细胞，伴数量不等噬含铁血黄素细胞；
- 由于病变大多发生在成年人下肢，尤其是小腿，加之患者常有程度不等的静脉曲张，因此真皮浅层血管明显增多，管壁较厚。

有认为本病系淋巴细胞性血管炎，早期血管内皮细胞肿胀，血管周围中等密度淋巴细胞浸润，血管外可见红细胞。但在血管壁上并无纤维素的沉积，因此，是否为血管炎尚有争论。

临床特点： 图 6.1.2-3、4

本病多见于成人小腿。初起为针帽大鲜红色瘀点，以后渐融合成片，呈棕褐色。皮损缓慢向周围扩展，自下向上，可发展至大腿，下腹部等。一般无自觉症状或仅有轻度瘙痒。

组织学上，鲜红色的出血点系红细胞逸出毛细血管，至真皮乳头所致。以后红细胞分解，含铁血黄素被

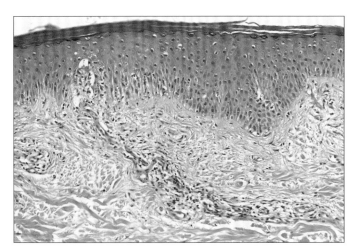

图 6.1.2-1　**进行性色素性紫癜性皮炎**
表皮轻度增厚海绵水肿

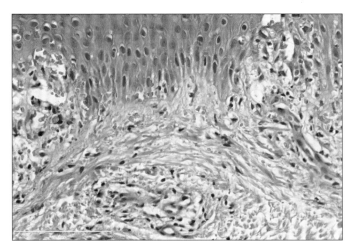

图 6.1.2-2　**进行性色素性紫癜性皮炎**
明显红细胞外渗

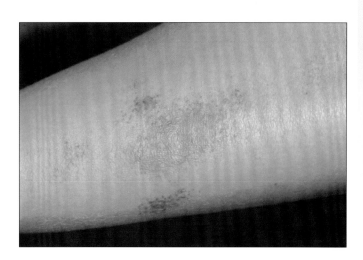

图 6.1.2-3　**进行性色素性紫癜性皮炎**

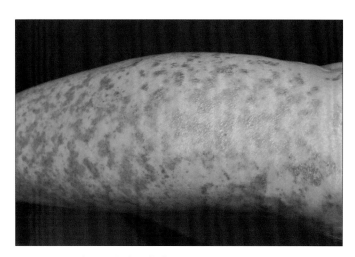

图 6.1.2-4　**进行性色素性紫癜性皮炎**

组织细胞所吞噬，棕褐色则系含铁血黄素所致。若从新出皮损即鲜红色斑点上取材，可见以血管外红细胞为主的改变；若取材自陈旧损害即褐色斑片，则可见以噬含铁血黄素细胞为主的改变。

6.1.3　毛细血管扩张性环状紫癜（purpura annularis telangiectodes）

此病又称 Majocchi 病（Majocchi's disease）。

组织病理特点： 与进行性色素性紫癜性皮炎相同。

临床特点： 图 6.1.3

本病的基本损害亦为鲜红色或暗红色的针头大瘀点，但排列成大小不等的环状，在周缘有活动的新出

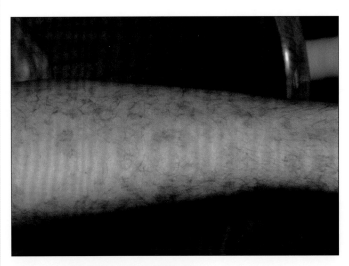

图 6.1.3　毛细血管扩张性环状紫癜

疹，而中央的渐消退。皮疹常始于小腿，渐向上发展至大腿、臀部至躯干。一般无自觉症状。本病较为少见。

色素性紫癜性皮病（pigmented purpuric dermatosis）是一组好发于下肢，以红细胞外渗，继而造成含铁血黄素在真皮浅层沉积为特点的常见皮肤病。包括进行性色素性紫癜性皮病；毛细血管扩张性环状紫癜及色素性紫癜性苔藓样皮炎三个疾病，其中色素性紫癜性苔藓样皮炎的组织病理学特点将在 6.3.6. 讲述。

6.1.4　黑踵（black heel）

黑踵又称足跟瘀点（calcaneal petechiae）

组织病理特点： 图 6.1.4-1

- 真皮乳头内血管外红细胞；
- 明显增厚的角层（足跟的特点）内有片状圆形、无定形、黄棕色的物质，它们是溶解的红细胞。

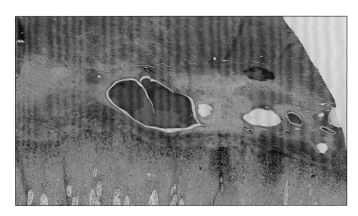

图 6.1.4-1　黑踵

角层内片状圆形、无定形、黄棕色的物质

临床特点： 图 6.1.4-2

为足后跟部黑褐色斑，压之不褪色，无自觉不适。多见于青少年，穿的鞋较紧，加之剧烈摩擦，如踢足球，打篮球所致。常因疑为黑素性损害如黑素细胞痣，甚至恶性黑素瘤而来就诊。

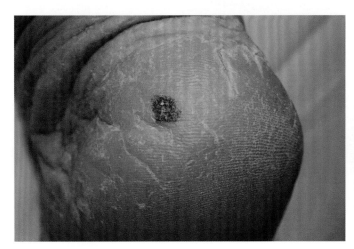

图 6.1.4-2　黑踵

实际生活中，这样的黑踵（足跟瘀点）不限于足跟，还可发生在手掌、四肢或身体其他部位。患者常以突然出现"色素痣"而来就诊。病理检查表明这只是轻微创伤，引起皮内出血，并存留在角质层下所致。

6.1.5　花斑糠疹（tinea versicolor）

组织病理特点： 图 6.1.5-1、2、3

- 浅层血管周围稀疏以淋巴细胞为主浸润；
- 轻度角化亢进，间有灶性角化不全；
- 在角层内可见多数菌丝、孢子。以 PAS 染色显示更清楚。

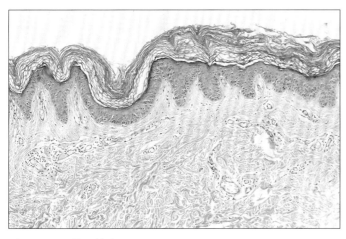

图 6.1.5-1　花斑糠疹
角质层增厚，真皮炎症细胞稀疏

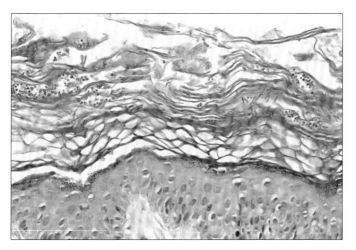

图 6.1.5-2　花斑糠疹
角质层内多数菌丝、孢子

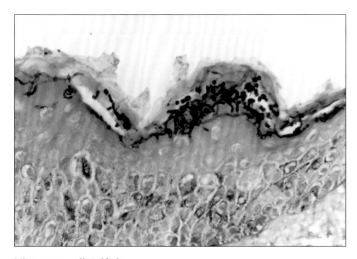

图 6.1.5-3　花斑糠疹
PAS 染色：真菌成分阳性

花斑糠疹的角层稍增厚，但仍呈正常网篮状，其中可见许多短、粗菌丝及圆形孢子，它们是花斑糠疹的病原菌即马拉色菌。在镜下，马拉色菌不同于白色念珠菌，后者的菌丝更粗短，孢子形状更大，在芽生体中可见间隔。

临床特点：图 6.1.5-4

典型损害为淡黄或淡褐色的斑疹，上有细小的糠状脱屑，好发于胸、背、腋窝等处，夏季多见，无自觉症状或仅轻度瘙痒。

实验室检查（图 6.1.5-5）：刮取皮损上的鳞屑镜检，可见短而粗、弯曲或弧形的菌丝及成簇圆形孢子。

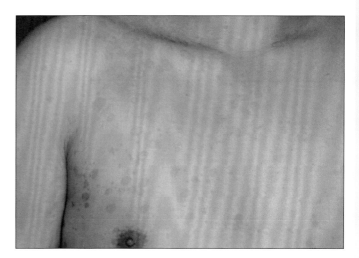

图 6.1.5-4　花斑糠疹

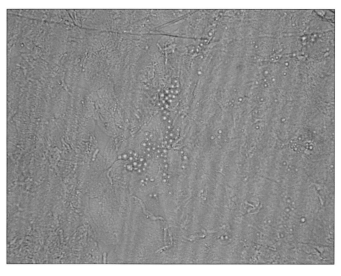

图 6.1.5-5　花斑糠疹病原菌
马拉色菌

6.1.6　红癣（erythrasma）

组织病理特点：

- 浅层血管周围稀疏以淋巴细胞为主浸润；
- 轻度角化亢进，其中有嗜碱性的细小杆菌，即红癣的病原菌微小棒状杆菌。

微小棒状杆菌为革兰阳性菌，以革兰染色可更清楚地显示该菌。

临床特点：图 6.1.6-1

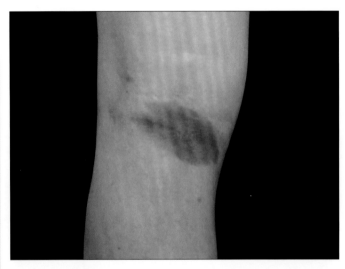

图 6.1.6-1　**红癣**

为境界清楚、红褐色的斑疹，其上有细碎脱屑。好发于成人的股内侧、腋窝及女性的乳房下等间擦部位。一般无自觉症状。

实验室检查： 取刮屑在油镜下检查可见病原菌。以伍德灯照射皮损可见特征性的珊瑚红色荧光（图 6.1.6-2）。

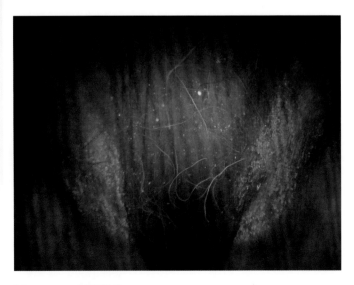

图 6.1.6-2　**红癣荧光**
（此图由上海市皮肤病医院提供）

6.1.7　炎症后色素沉着（postinflammatory pigmentation）

组织病理特点：图 6.1.7-1

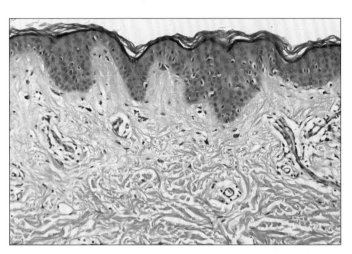

图 6.1.7-1　**炎症后色素沉着**
真皮浅层多数噬黑素细胞

- 表皮大致正常；
- 浅层血管周围及真皮乳头中数量不等的噬黑素细胞；
- 浅层血管周围稀疏以淋巴细胞为主浸润；
- 真皮乳头胶原纤维可由于先前的炎症而有不同程度增粗增厚，可见肥大、星状的成纤维细胞。

临床特点：图 6.1.7-2

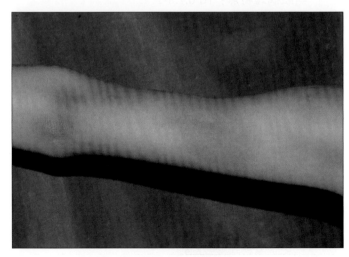

图 6.1.7-2　**炎症后色素沉着（固定药疹后）**

炎症后色素沉着临床常见。任何炎症性皮肤病在炎症消退后，都可能遗留色素改变，或色素沉着，或色素减退。以色素沉着为多见。色素沉着程度随炎症的严重度、病变性质而异。如复发性固定药疹可在皮肤上形成深褐色至紫褐色的斑，扁平苔藓消退后可遗留褐色斑，皮炎湿疹后则为淡褐色斑。炎症后色素沉着在病理上表现为真皮浅层的噬黑素细胞，它是组织细胞吞噬了黑素所致。黑素源自位于表皮基底层的黑素细胞，它产生的黑素通过其树枝状突起而分布于角质形成细胞内。炎症时损伤的角质形成细胞或液化变性的基底细胞释出黑素，被真皮浅层的组织细胞吞噬，出现炎症后色素沉着。

在真皮浅层常可见两类噬色素细胞，一类为噬黑素细胞，系组织细胞吞噬了黑素细胞产生的黑素，另一类则为噬含铁血黄素细胞，系组织细胞吞噬了红细胞分解产生的含铁血黄素。噬黑素细胞多见于基底细胞发生液化变性的病变，如扁平苔藓，盘状红斑狼疮等，也可见于炎症后色素沉着性病变。噬含铁血黄素细胞则多见于紫癜性皮肤病。在 HE 染色的切片中，黑素及含铁血黄素均呈黄棕色，不易区分。一般说来，含铁血黄素颗粒的折光性更强些，更显黄棕色。做特殊染色可区别两者，Perl's 染色可使铁呈亮蓝色，氨化硝酸银染色（Fontana-Masson silver）使黑素呈黑色。

炎症后色素沉着是原有炎症终末阶段的表现，并无特异性。

在真皮浅层见到噬黑素细胞多见炎症后色素沉着，在下此诊断前，须先除外黑变病及苔藓样淀粉样变。

6.1.8 黑变病（melanosis）

组织病理特点：图 6.1.8-1、2

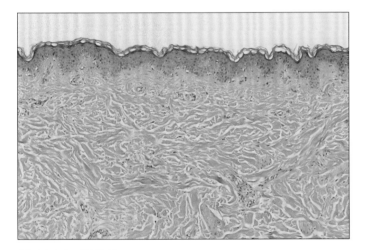

图 6.1.8-1　**黑变病**
基底细胞散在空泡样变

- 浅层血管周围及真皮乳头内数量不等的噬黑素细胞；
- 基底细胞液化变性；
- 真皮浅层血管周围稀疏淋巴细胞为主浸润。

诊断黑变病的要点是基底细胞液化变性及真皮乳头

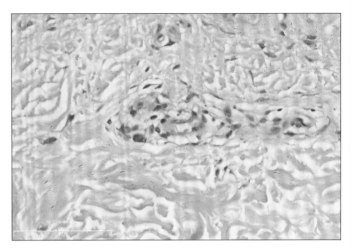

图 6.1.8-2　**黑变病**
真皮内噬黑素细胞

中数量不等的噬黑素细胞，表皮大致是正常的。

临床特点：图 6.1.8-3、4

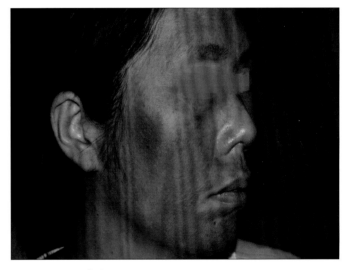

图 6.1.8-3　**黑变病**

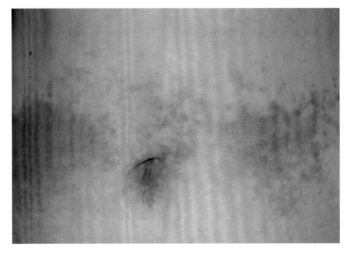

图 6.1.8-4　**黑变病**
与图 6.1.8-3 是同一患者

面颈部等暴露部位，特别是前额、耳前后出现斑点状或网状青灰色至黑褐色色素沉着，一般无自觉症状。患者以中年女性居多，常有长期使用劣质化妆品、接触焦油、机油等的历史，有的可因内服药物引起。多数黑变病患者找不到明确的发病原因。

鉴别诊断：黑变病应与色素性扁平苔藓相鉴别，扁平苔藓的基本病理特点是颗粒层楔形增厚，基底细胞液化变性及真皮浅层呈带状较为致密淋巴细胞浸润。在色素性扁平苔藓，除基底细胞液化变性外，其余两个特点不太突出。鉴别要点是色素性扁平苔藓真皮浅层浸润淋巴细胞的数量较黑变病时要多。对处于消退阶段的扁平苔藓，临床上为炎症后色素沉着改变，病理上则为真皮浅层散在的噬黑素细胞，炎症浸润细胞部分已经消退，但基底细胞的液化变性有时尚未完全修复，此时与黑变病的鉴别较为困难，要结合临床特点作出正确诊断。

6.1.9 原发性限局性皮肤淀粉样变（primary localized cutaneous amyloidosis）

组织病理特点：图 6.1.9-1、2

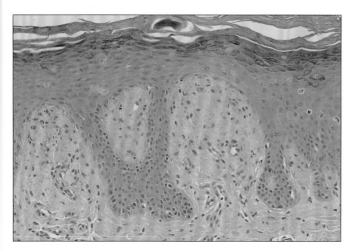

图 6.1.9-1 **原发性限局性皮肤淀粉样变**
真皮乳头红染团块状沉积物。表皮内有个别坏死角质形成细胞

斑疹型
● 真皮浅层血管周围稀疏淋巴细胞浸润，其间可见噬黑素细胞；
● 真皮乳头顶部可见均一、红染的团块状物。该真皮乳头稍增宽；
● 表皮大致正常。偶可见均一红染、坏死的角质形成细胞。

苔藓型
● 真皮浅层血管周围稀疏淋巴细胞浸润，伴噬黑素

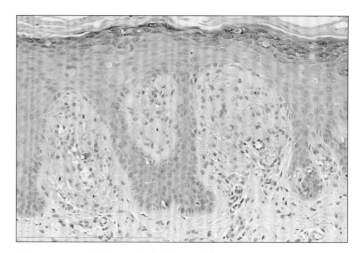

图 6.1.9-2 **原发性限局性皮肤淀粉样变**
刚果红染色阳性

细胞；
● 角化亢进，棘层肥厚；
真皮乳头内可见均一、红染的团块状物。真皮乳头常增宽。有多数与表皮垂直走向、增粗、红染的胶原。
● 表皮内常可见散在、均一红染、坏死的角质形成细胞。

诊断皮肤淀粉样变的线索是真皮浅层的噬黑素细胞，确诊要点则是在乳头内见到均一红染的团块状物。此为沉积的淀粉样蛋白，以结晶紫染色呈鲜明的紫红色，碱性刚果红染色后偏振光检查呈浅绿色的双折光，硫代黄素 T 染色呈黄绿色荧光。

临床特点：图 6.1.9-3、4

原发性皮肤淀粉样变在临床上有许多不同的表现形式，以斑疹型及苔藓型最为常见，皮疹为限局性，患者多为成年人。斑疹型皮肤淀粉样变多见于上背部，尤其

图 6.1.9-3 **皮肤淀粉样变**

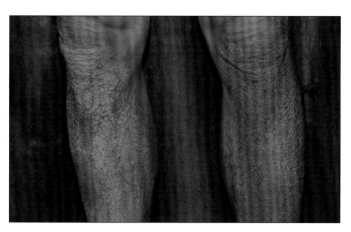

图 6.1.9-4　**皮肤淀粉样变**

是肩胛间区，皮疹为淡褐色的斑点，彼此聚合成网状。瘙痒大多不明显或无自觉症状。苔藓型多见于四肢伸侧，尤其是双小腿或前臂伸侧，为角化性坚实的褐色半球形丘疹，瘙痒剧烈。

6.1.10　荨麻疹（urticaria）

组织病理特点： 图 6.1.10-1、2

图 6.1.10-1　**荨麻疹**
表皮正常，真皮内炎症

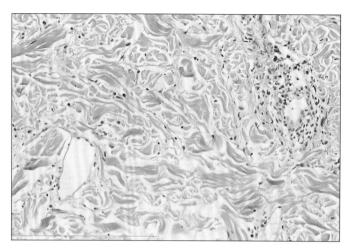

图 6.1.10-2　**荨麻疹**
真皮胶原间水肿，嗜酸性粒细胞浸润

- 浅层血管周围稀疏炎症细胞浸润，包括淋巴细胞、组织细胞、肥大细胞，还有少数嗜酸性粒细胞；
- 真皮网状层明显水肿，胶原束间距增宽；
- 血管及淋巴管扩张。

在扫视镜头下，最初给人以正常皮肤的印象。仔细检查则可见浅层血管周围（有时也在深层血管丛周围）稀疏炎症细胞浸润及网状真皮水肿。诊断荨麻疹的线索是真皮中少数的炎症细胞浸润。水肿在 HE 染色切片中易被忽略，乳头真皮水肿表现为染色苍白，而网状真皮水肿则表现为胶原束之间距离稍为增宽。荨麻疹的主要水肿部位在真皮网状层。在巨大荨麻疹或血管性水肿时，在真皮上部常可见血管外红细胞。

临床特点： 图 6.1.10-3、4

基本损害为风团，迅速出现又很快消退，消退后不留痕迹。自觉瘙痒。若风团持续存在 24 小时以上，消退后遗留色素沉着，则可能是荨麻疹性血管炎（详见血管炎章）。

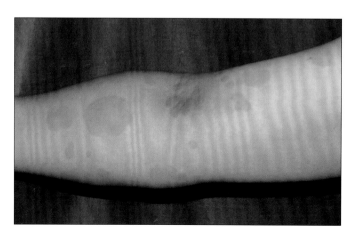

图 6.1.10-3　**荨麻疹**

图 6.1.10-4　胆碱能性荨麻疹

6.1.11　虫咬皮炎（dermatitis caused by insect bite）

组织病理特点：图 6.1.11-1、2、3

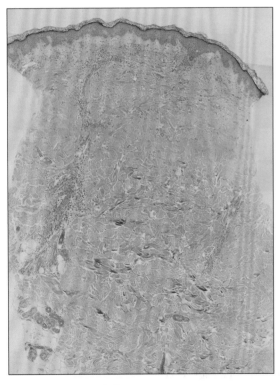

图 6.1.11-1　虫咬皮炎

- 真皮内炎症细胞浸润呈上宽下窄的楔形分布，有淋巴细胞、嗜酸性粒细胞等，浸润细胞不仅在血管间，还在胶原束间；
- 真皮乳头水肿，常有血管外红细胞；
- 表皮内有灶性海绵水肿。

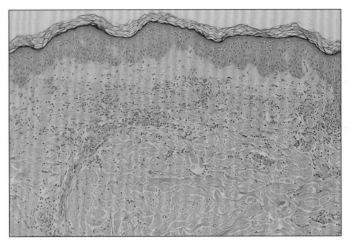

图 6.1.11-2　虫咬皮炎

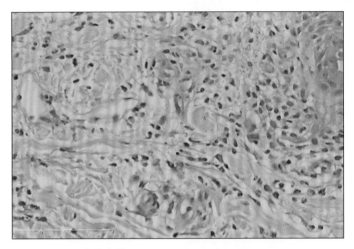

图 6.1.11-3　虫咬皮炎

　　虫咬皮炎的组织学改变视叮咬昆虫的不同、叮咬部位及个体反应的不同而有很大的不同，常见的是浅层及深层血管周围炎，且常有表皮改变，将在下一章（7.3.1）详述。有的人对虫咬的反应很轻，仅表现为稍为肿起的淡红斑及丘疹（图 6.1.11-4），病理上呈上述改变，即浅层血管周围及间质中混合类型炎症细胞浸润。

6.1.12　妊娠瘙痒性皮病（pruritic dermatoses of pregnancy）

组织病理特点：
- 真皮浅、中层中等致密淋巴细胞、组织细胞及嗜酸性粒细胞浸润；
- 真皮乳头轻度水肿；
- 表皮偶见轻度海绵水肿。

临床特点：图 6.1.12

妊娠瘙痒性皮病发生在妊娠期妇女，表现多样，主

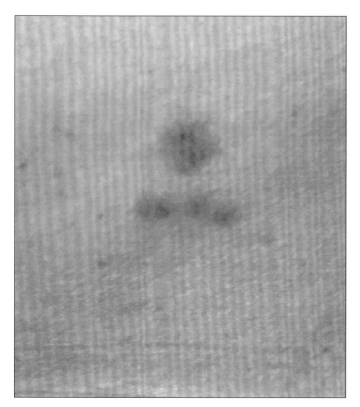

图 6.1.11-4　**虫咬皮炎**

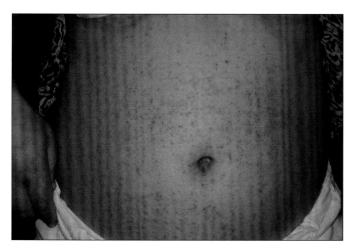

图 6.1.12　**妊娠瘙痒性皮病**

要为红斑、丘疹、斑丘疹，可彼此融合成大片，好发于腹部、躯干部，也可泛发全身，瘙痒较剧。皮疹在分娩后可自行消退。

本组病例在历史的不同时期，不同学者起了许多命名，如妊娠痒疹、妊娠湿疹、妊娠荨麻疹性丘疹及斑块等，但无论在临床还是病理上均无特异性。本书对妊娠期的皮肤病归纳为妊娠瘙痒性皮病。另一个与妊娠相关的妊娠性类天疱疮，将在第 10 章（10.2.2.3）讲述。

6.1.13　皮肤小血管炎（cutaneous small vessel vasculitis，CSVV）

此病曾称白细胞碎裂性血管炎（leukocytoclastic vasculitis，LCCV）。

组织病理特点：图 6.1.13-1、2

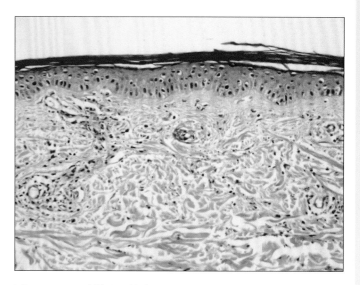

图 6.1.13-1　**皮肤小血管炎**
表皮大致正常，浅层血管周围以中性粒细胞浸润为主，可见核尘

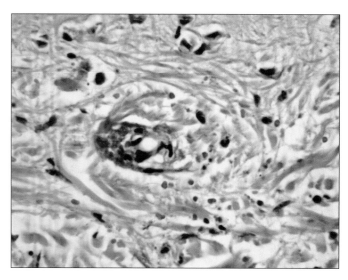

图 6.1.13-2　**皮肤小血管炎**
示浅层血管管壁有红染的纤维素沉积；血管壁及间质中有血管外红细胞

- 浅层血管周围从中性粒细胞浸润为主，可见多数核尘（为白细胞的碎片），还有淋巴细胞及少许嗜酸性粒细胞；
- 浅层血管管壁有红染的纤维素沉积；
- 血管壁及间质中有血管外红细胞，陈旧损害中可见噬含铁血黄素细胞。

白细胞碎裂性血管炎是以组织病理改变特点而命名的一组变应性皮肤血管炎。2012 年更名为皮肤小血管炎，指侵及真皮内毛细血管后静脉的血管炎，将在血管炎一章中详述（13.1）。临床上常见的过敏性紫癜属于这一类。

临床特点：图 6.1.13-3

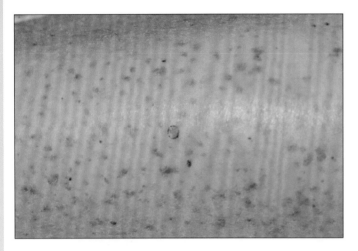

图 6.1.13-3　**过敏性紫癜**

好发于下肢，偶可泛发全身。皮疹呈多形性，有斑疹、丘疹、风团、紫癜、乃至水疱等，可伴发热、关节痛、腹痛及肾损害等。患者以儿童及中青年女性较为多见。

6.1.14　色素性荨麻疹（urticaria pigmentosa）

组织病理特点：图 6.1.14-1、2、3

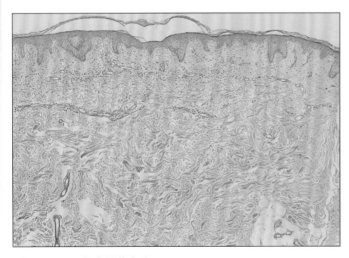

图 6.1.14-1　**色素性荨麻疹**
表皮基底层色素增加

● 浅层血管周围以肥大细胞为主浸润，并有少许淋巴细胞及组织细胞；

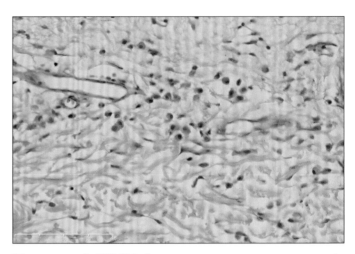

图 6.1.14-2　**色素性荨麻疹**
真皮内多数肥大细胞及少许嗜酸性粒细胞

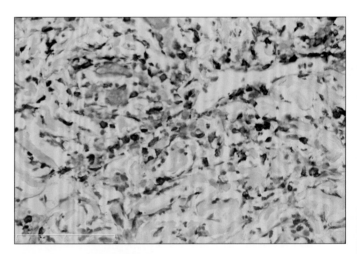

图 6.1.14-3　**色素性荨麻疹**
甲苯胺蓝染色阳性

● 真皮上层毛细血管扩张；
● 若在取材前用力摩擦了皮损，则血管明显扩张充血，血管周围可见嗜酸性粒细胞；
● 以姬姆萨染色或甲苯胺蓝染色可清楚显示肥大细胞胞浆内的异染颗粒。

色素性荨麻疹是皮肤肥大细胞增生病中最常见的一个类型。组织学共同特点是以肥大细胞为主的浸润，一般在真皮上半部。

在扫视下，若见真皮上部血管扩张，血管周围及胶原束间有单一形态细胞浸润，且细胞境界清楚，有深染且圆形的核，则应考虑本病。若高倍镜下证实这些单一形态的细胞为肥大细胞则可确诊。在 HE 染色的切片中，肥大细胞有特征性的细胞学表现：具有深染、圆形或卵圆形核及丰富、粉紫色的胞浆，其中含细小的异染颗粒。以甲苯胺蓝或姬姆萨染色可进一步证实为肥大细胞。

依临床表现的不同，色素性荨麻疹在组织学上亦表现各异。对结节性损害，可见真皮上部及乳头内密集肥大细胞的浸润；大疱型除多数肥大细胞外，还有嗜酸性粒细胞浸润，真皮乳头高度水肿，形成表皮下疱；对常见的斑疹型如见于成人的持久性发疹性毛细血管扩张性斑疹，则表现为真皮乳头及浅层血管丛周围稀疏肥大细胞的浸润，有时需作姬姆萨染色方能确诊。肥大细胞正常存在于皮肤浅层血管丛周围，但数量很少。若每个高倍视野大于 5 个肥大细胞则可确诊。摩擦色素性荨麻疹的损害，斑疹及丘疹将成为风团。若取摩擦后出现的风团做活组织检查，则可见明显扩张充血的血管及血管周嗜酸性粒细胞。多数肥大细胞脱去了颗粒。这是由于肥大细胞受到刺激后，释放出胞内富含组胺的颗粒，使血管扩张充血，同时嗜酸性粒细胞趋化因子吸引嗜酸性粒细胞的浸润。

临床特点： 图 6.1.14-4、5、6

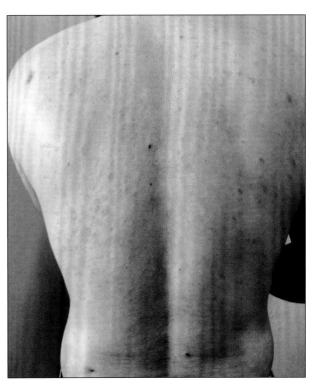

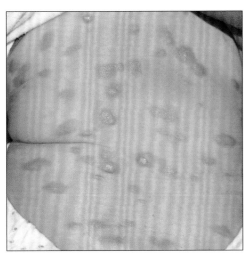

图 6.1.14-4　**色素性荨麻疹**

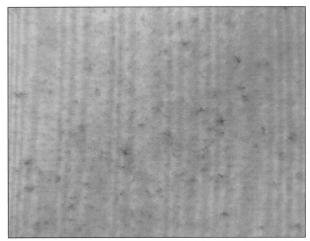

图 6.1.14-6　**持久性发疹性斑状毛细血管扩张**

典型皮损为圆形或椭圆形，淡褐色斑疹，境界清楚，一般无自觉症状。经摩擦后发红、成为风团，称为 Darier 征，自觉瘙痒是其特点。色素性荨麻疹在临床上有不同的表现形式，在儿童还可见结节及大疱型，在成人则多见斑丘疹及斑疹型，斑疹型损害为棕黄色的斑疹，毛细血管扩张，故称为持久性发疹斑状毛细血管扩张（telangiectasia macularis erutiva perstans，TMEP），皮疹好发于躯干及双上肢伸侧。

6.1.15　白癜风（vitiligo）

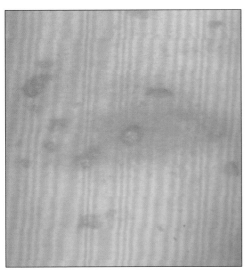

图 6.1.14-5　**色素性荨麻疹（Darier 征）**

见 21 章。

6.1.16   大疱性类天疱疮的早期损害
（early lesion of bullous pemphigoid）

详见第 10 章（10.2.2.1）。

以上是单纯型浅层血管周围皮炎所包括的主要病种。在镜下检查时，如何一步步地分析以达到正确、特异的诊断呢？

当炎症细胞浸润仅限于真皮浅层，且无明显的表皮改变时，首先应问：①炎症细胞浸润是仅限于血管周围，还是同时在血管周围及间质；②浸润细胞是以淋巴细胞为主，是混合有中性粒细胞及嗜酸性粒细胞，甚至核尘，还是肥大细胞？

如果炎症浸润仅限于血管周围，且以淋巴细胞为主：若浸润细胞呈袖套样，首先应考虑远心性环状红斑。若不是，就应寻找有否血管外红细胞、噬含铁血黄素细胞或噬黑素细胞。若有血管外红细胞及噬含铁血黄素细胞，则是色素性紫癜性皮肤病如色素性紫癜性皮炎及毛细血管扩张性环状紫癜。若有噬黑素细胞，则应检查在真皮乳头顶部有否均一红染的团状物，若有则为皮肤淀粉样变；其次检查有否基底细胞液化变性，若有而表皮其余各层大致正常，则可诊断为黑变病；若无上述改变，则可诊断为炎症后色素沉着。角质层的检查也十分重要，注意有否菌丝及孢子，若有则是皮肤真菌病或花斑糠疹；若有局灶性角化不全，则应考虑远心性环状红斑、玫瑰糠疹或点滴状副银屑病（详见下述）的可能。若上面的情况均已除外，则应考虑红斑发疹性疾病如某些病毒疹或药疹。

若炎症浸润同时在血管周围及间质，浸润细胞除了少数淋巴细胞外，还有嗜酸性粒细胞，真皮胶原间因水肿而距离加宽，则应考虑荨麻疹。若为中等密度混合类型细胞浸润，嗜酸性粒细胞主要散布在真皮网状层的胶原束间，且浸润细胞呈上宽下窄的楔形分布，则应考虑虫咬皮炎的可能。若浸润细胞主要是淋巴细胞及嗜酸性粒细胞，伴轻度表皮海绵水肿，除虫咬皮炎外，还应考虑妊娠瘙痒性皮病。若浸润细胞以中性粒细胞为主，且有核尘及血管壁纤维素沉积，有血管外红细胞，则为皮肤小血管炎。

在少数情况下，某些大疱性皮肤病早期的组织学改变可仅为浅层血管周围皮炎。若真皮乳头，特别乳头顶部有中性粒细胞浸润，则可以是疱疹样皮炎、线状 IgA 大疱性皮病、获得性大疱性表皮松解症或大疱性系统性红斑狼疮的早期改变；若浅层血管周围及真皮乳头中有嗜酸性粒细胞浸润、则应考虑天疱疮、尤其是类天疱疮

的可能。

若浅层血管明显扩张充血，血管周围有嗜酸性粒细胞浸润，则应注意有否单一形态细胞浸润，有深染且圆形核的肥大细胞浸润，考虑色素性荨麻疹的可能。

通过以上的系统分析，可以看出，对大部分单纯性浅层血管周围皮炎我们是能够做出特异诊断的。若经过上述分析，仍不能达到特异的诊断，则病理报告可仅做描述，同时加上一个注释，指出可能的诊断及鉴别诊断，并可以对进一步的检查提出建议，包括再一次取材做病检。临床医生做病理的目的是希望得到一个特异的诊断，我们应尽量避免做慢性非特异性皮炎的诊断。

6.2   界面皮炎：液化变性型浅层血管周围皮炎

界面（interface）是指表皮真皮的交界面，正常时表皮突与真皮乳头相互犬牙交错呈波纹状，两者间以基底膜相互连结。在 HE 染色的切片上，基底膜是看不到的，仅当 PAS 染色后，才被显现出来。以电子显微镜观察，基底膜是个复杂结构，由表皮基底细胞质膜、透明板、致密板及致密板下带所组成。其间，半桥粒连接了基底细胞与致密板，而致密板下带中的Ⅶ型胶原则起着锚钉的作用，将表皮与真皮牢固地连接在一起。

界面改变可由于

①基底细胞液化变性（liquefaction degeneration），即空泡变性；

②基底细胞坏死：坏死的细胞均一红染，嗜酸性小体、胶样小体就是在 HE 染色切片所显现的坏死基底细胞；

③真皮浅层血管丛周围，尤其是乳头部位致密的炎症细胞浸润；若浸润细胞致密呈带状（一般为淋巴细胞及组织细胞），则称为苔藓样浸润。

在界面皮炎，由于基底层角质形成细胞及黑素细胞的破坏，细胞内丰富的黑素小体释出，可以在真皮浅层见到游离的黑素颗粒及噬黑素细胞，这在病程较长的病例较为突出。在界面皮炎，由于炎症破坏了在连结表皮真皮中起着重要作用的基底膜带，而使表皮真皮的连接变得十分脆弱，容易发生分离，成为表皮下疱，可以见于病情进展迅速的病例，如大疱性多形红斑、大疱性扁

平苔藓等。

下面将以基底细胞液化变性为主的"液化变性型浅层血管周围炎"及真皮浅层致密炎症浸润为主的"苔藓样型浅表血管周围炎"两部分论述。前者的典型疾病是多形红斑，后者的典型疾病是扁平苔藓。

6.2.1 多形红斑（erythema multiforme）

组织病理特点：图 6.2.1-1、2、3、4、5

- 基底细胞液化变性，胞内有空泡形成；
- 表皮中可见均一红染、坏死的角质形成细胞，有时毛囊漏半部上皮亦可见坏死角质形成细胞；后期表皮呈大片坏死、红染；
- 真皮浅层血管丛周围稀疏至中等密度淋巴细胞浸润；

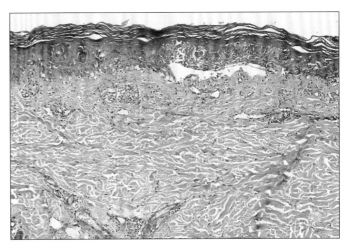

图 6.2.1-3　**多形红斑**
表皮内坏死角质形成细胞

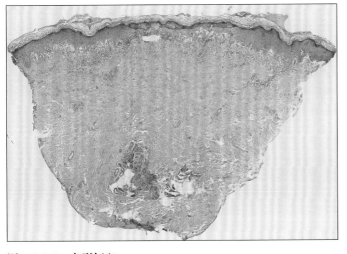

图 6.2.1-1　**多形红斑**
浅层血管周围炎

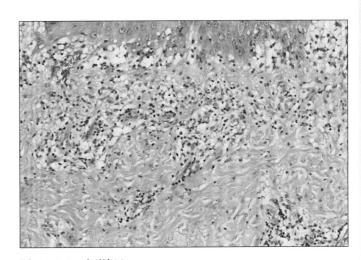

图 6.2.1-4　**多形红斑**
真皮淋巴细胞浸润

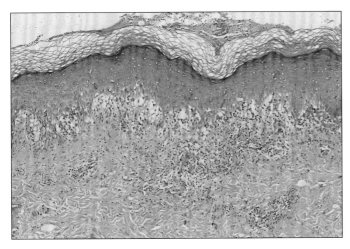

图 6.2.1-2　**多形红斑**
广泛的基底细胞空泡样变性

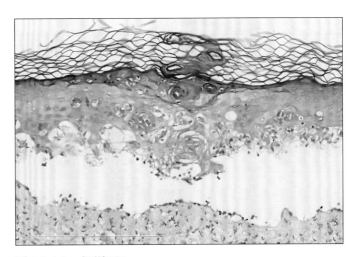

图 6.2.1-5　**多形红斑**
表皮广泛坏死，表皮下水疱形成

- 真皮乳头水肿，有血管外红细胞；
- 表皮轻度细胞间水肿（海绵水肿）及细胞内水肿（气球变性）。

以上为轻症多形红斑组织学改变的特点。随着病情进展，表皮内坏死角质形成细胞数量增多，坏死的细胞逐渐融合，最终发展成细胞大片坏死，此时表皮大片红染，结构不清，其间可见核溶、核缩及核碎；在坏死表皮下方，可见中性粒细胞浸润（注意：凡坏死的组织，都对中性粒细胞有趋化作用）。

重症多形红斑多数基底细胞发生液化变性，使表皮真皮分离，最终发展成表皮下疱。表皮内大片状细胞坏死。在少数病例，表皮可有明显的棘细胞间水肿即海绵水肿及细胞内水肿即气球变性，甚至导致表皮内水疱形成。

临床特点：图 6.2.1-6、7、8

皮疹呈多形性，有红斑、丘疹、大疱等，有的皮疹可呈靶形，以四肢远端较为多见。轻症者皮疹较局限，仅有皮肤改变，重症者皮疹可泛发全身，眼、口腔及阴肛部黏膜可受侵，并伴有发热、乏力、关节疼等全身症状，患者以青年居多，女性多于男性，好发于春秋季，病程急性。发病可能与单纯疱疹病毒感染有关。部分重症病例，可能与药物过敏有关。

鉴别诊断：临床上容易误诊为多形红斑的有两个病：①荨麻疹型药物性皮炎：由于皮疹常呈环形、弧形及匐形，易误诊为多形红斑。但这两种病在组织学上是不同的。荨麻疹型药物性皮炎炎症浸润为混合型，常有嗜酸性粒细胞浸润，无基底细胞液化变性及界面改变；②大疱性类天疱疮红斑阶段：大疱性类天疱疮无论在临床上还是组织学上均不同于多形红斑，临床上皮疹为持续存

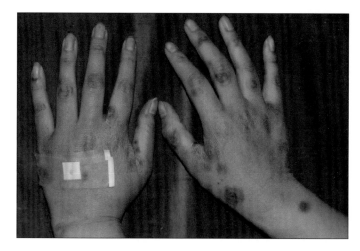

图 6.2.1-7 **多形红斑**

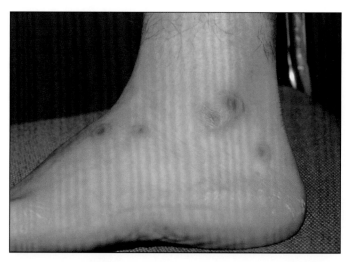

图 6.2.1-8 **多形红斑**

在的水肿性红斑，好发于躯干部，患者大多为 60 岁以上的老年人，组织学上真皮浅层可见数量不等嗜酸性粒细胞的浸润，而多形红斑一般无嗜酸性粒细胞浸润。此外，大疱性类天疱疮疱顶的表皮是完整的，无坏死角质形成细胞，而多形红斑表皮内有坏死角质形成细胞。如果鉴别有困难，则应作免疫荧光或血清学检查。

6.2.2 Steven-Johnson 综合征（Steven-Johnson syndrome, SJS）和中毒性表皮坏死松解症（toxic epidermal necrolysis, TEN）

组织病理特点：图 6.2.2-1、2

- 表皮角质形成细胞大片融合性坏死，呈红染，细胞结构消失，可见核溶、核缩及核碎；

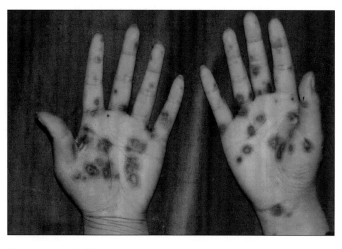

图 6.2.1-6 **多形红斑**

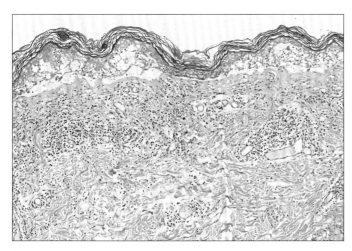

图 6.2.2-1　TEN
表皮坏死，表皮下水疱，真皮内大量嗜酸性粒细胞

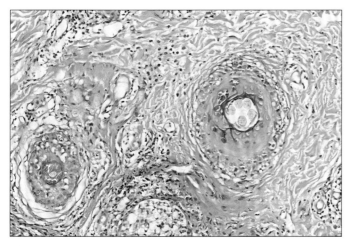

图 6.2.2-2　TEN
毛囊上皮坏死

- 角质层仍呈正常网篮状；
- 基底细胞液化变性；
- 表皮下疱；
- 真皮浅层水肿，血管周围稀疏淋巴细胞，组织细胞及嗜酸性粒细胞浸润。

Steven-Johnson 综合征与中毒性表皮坏死松解症的发生都与药物相关。最近研究表明系对药物代谢中间产物的解毒能力受损、进一步引起机体的免疫反应所致。常见药物为解热镇痛药、非甾体类消炎药、抗生素如磺胺类及青霉素类、抗癫痫药如苯妥英钠等。

临床特点：

发病急骤，患者高热。初起皮肤潮红有针扎样感，迅即呈暗红色或紫红色，大片融合，表皮松解，可用手指推动，尼氏征阳性，皮肤出现水疱、大疱及大片状糜烂面。眼、口腔、阴肛部及消化道、呼吸道黏膜亦出现

大片坏死。肝肾等内脏常受累，如不及时处理，可导致死亡。患者大多为成人。

这两个病的临床及组织学改变相仿，只是程度上中毒性表皮坏死松解症发病更快、病情更重、更急，表皮坏死更为突出。作者认为，这两个病属于同一病谱，可以将皮损小于体表面积（body surface area，BSA）30% 称为 SJS，大于 BSA 30% 的称为 TEN。若治疗不及时或不及时停服致病药物，则 SJS 可演变为 TEN。

鉴别诊断：金黄色葡萄球菌性烫伤样皮肤综合征（staphylococcal scalded skin syndrome，SSSS）：本病由于金黄色葡萄球菌感染所致，大多发生在婴幼儿，由于临床上急性发病，在泛发红斑基础上发生大片状表皮松解、大疱，可与上述药物所致中毒性表皮坏死松解症（TEN）相混淆。两者的鉴别诊断要点如下表所示。

	TEN	SSSS
病因	与药物相关	金葡萄球菌感染
组织病理学	表皮全层坏死	表皮浅层坏死
	基底细胞液化变性，表皮下疱	颗粒层松解，表皮内疱
患者年龄	主要是成人	大多为婴幼儿
治疗	糖皮质激素或 IVIG	大剂量抗生素

6.2.3　皮肌炎（dermatomyositis）

组织病理特点：图 6.2.3-1、2、3

- 基底细胞液化变性；
- 真皮浅层血管丛周围及真皮乳头中稀疏至中等密度以淋巴细胞为主的浸润；血管扩张，充血；
- 真皮上层胶原束间数量不等黏蛋白的沉积；
- 真皮上层可见噬黑素细胞及程度不等的水肿；
- 病程长的病例可见基底膜带增厚，表皮突与真皮乳头间连接变平。

皮肌炎皮肤损害的组织病理学改变具有特征性，结合临床表现大多数可以做出诊断。组织学上可与炎症浸润仅限于真皮上部的盘状红斑狼疮（discoid lupus erythematosus，DLE）早期损害相似，此时两者鉴别较为困难。有助于鉴别诊断的要点：DLE 的炎症浸润较深，不仅在浅层血管丛周围，也可在深层血管丛及附属器周围见到炎症细胞浸润；DLE 炎症浸润细胞较为致密。

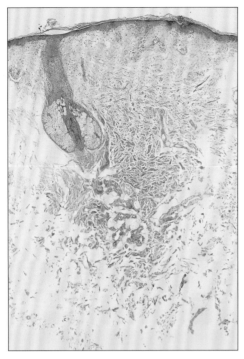

图 6.2.3-1　**皮肌炎**
表皮萎缩，真皮浅中层轻度炎症

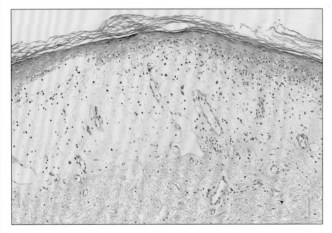

图 6.2.3-2　**皮肌炎**
明显界面改变，真皮乳头水肿

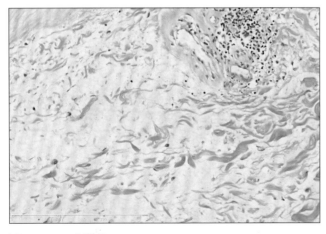

图 6.2.3-3　**皮肌炎**
真皮胶原间黏蛋白沉积

肌肉损害：图 6.2.3-4、5

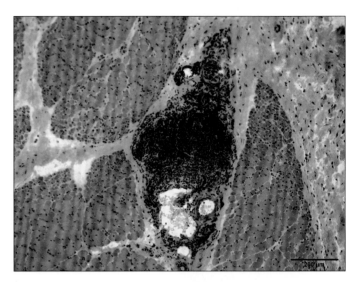

图 6.2.3-4　**皮肌炎**
肌束间明显淋巴细胞浸润（本图由北大医院神经科袁云教授提供）

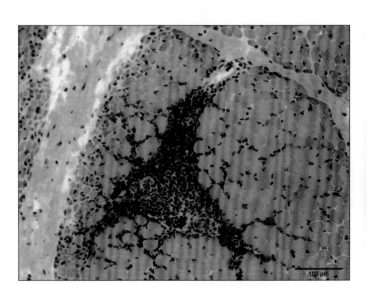

图 6.2.3-5　**皮肌炎**
肌纤维内明显淋巴细胞及浆细胞浸润（本图由北大医院神经科袁云教授提供）

- 肌纤维肿胀、横纹消失、肌浆呈玻璃样变；
- 血管周淋巴细胞及少许浆细胞浸润；
- 有时可见肌束中的肌纤维断裂，呈颗粒状及液化变性；
- 病程长的病例可见肌纤维被胶原组织所替代，可出现钙化区域。

肌肉活检应自四肢近端，有肿胀压痛的肌肉部位用手术刀取材。

临床特点：图 6.2.3-6、7、8、9

包括皮炎及肌炎. 皮肤损害的特点是日光暴露部位、

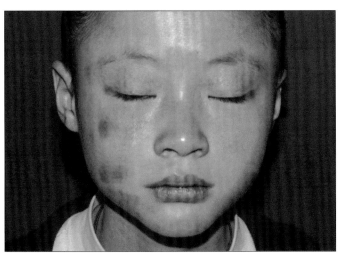

图 6.2.3-6 皮肌炎

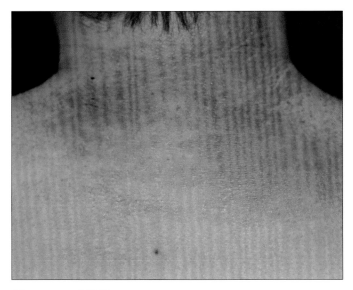

图 6.2.3-7 皮肌炎

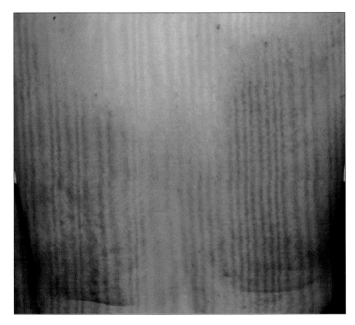

图 6.2.3-8 皮肌炎

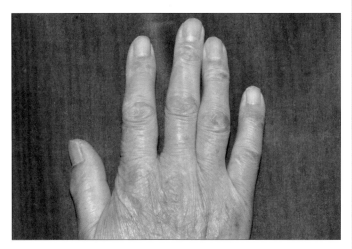

图 6.2.3-9 皮肌炎

尤其是面颈部弥漫性红斑、毛细血管扩张，早期以双上眼睑皮肤水肿性紫红斑为特点；躯干部如上胸、后背及上臂伸侧也可出现紫红斑；在手背及肘膝关节伸侧有红斑丘疹及角化性损害；肌肉损害的特点是以四肢近端肌肉为主的肿胀、疼痛及无力，出现抬手、抬腿困难等运动障碍．严重时心、肺、肝、肾等亦受累，可致死亡。皮肌炎可与恶性肿瘤伴发，对皮肌炎成年患者，特别是年迈者，应注意作全身体检。

鉴别诊断：盘状红斑狼疮（DLE）的基本组织学改变是浅层及深层血管周围以淋巴细胞为主的浸润及基底细胞液化变性（详见第 7 章 7.2.1）。在病变早期即斑疹阶段，炎症浸润细胞可仅限于真皮上部，此时的组织学改变与皮肌炎皮肤的病理改变相似，很难区分。但结合临床及实验室检查，这两个病的鉴别是不困难的。

实验室检查：血清酶如肌酸磷激酶（CPK）、乳酸脱氢酶（LDH）及醛缩酶（ALD）可显著增高。肌电图、24 小时尿肌酸、肌酐及自身抗体如 Mi-2 检查亦有诊断意义。

6.2.4 持久性色素异常性红斑（erythema dyschromicum perstans）

组织病理特点：图 6.2.4-1、2
- 浅层血管周围稀疏以淋巴细胞为主浸润；
- 基底细胞液化变性，界面改变；
- 真皮乳头内可见黑素颗粒及噬黑素细胞；
- 表皮突与真皮乳头间的连接变平。

早期活动性损害即皮损边缘的红斑处取材，在真皮乳头可见轻度苔藓样炎症细胞浸润。陈旧、不活动的损害则仅见界面改变，而无明显炎症细胞浸润。有时仅可

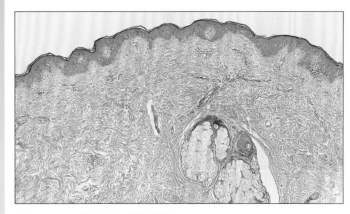

图 6.2.4-1　持久性色素异常性红斑
真皮浅层轻度炎症

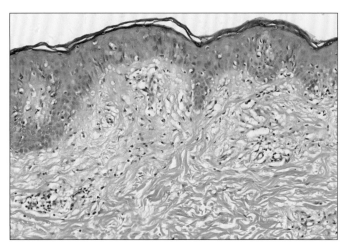

图 6.2.4-2　持久性色素异常性红斑
基底细胞轻度空泡变性，真皮乳头可见噬黑素细胞

见色素改变。

　　临床特点：图 6.2.4-3

　　典型损害为淡红至灰色、灰棕色的椭圆形斑疹或斑片（故本病又称为"灰皮病"（ashy dermatosis）），长轴

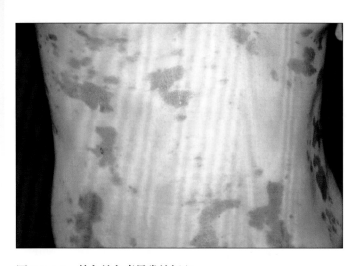

图 6.2.4-3　持久性色素异常性红斑

常与皮纹一致。其上无鳞屑，边缘活动，潮红。一般无自觉不适。病程慢性，逐渐增多，好发于颈部、躯干及四肢，偶见于面部。患者以中青年居多。

6.2.5　皮肤异色症（poikiloderma）

　　皮肤异色是指皮损内同时有毛细血管扩张、萎缩、色素增加或减退，表现为红、白、黑三色相间。

　　组织病理特点：图 6.2.5-1

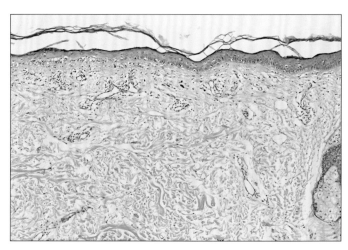

图 6.2.5-1　皮肤异色症
表皮萎缩，基底细胞空泡样变性，真皮小血管扩张，伴明显黑素颗粒及噬黑素细胞

- 表皮萎缩，表皮突变平，表皮真皮间波纹状交错的连接消失（白色）；
- 基底细胞液化变性；浅层血管周围有噬黑素细胞（黑色）；
- 浅层血管周围稀疏至中等密度淋巴细胞浸润；
- 真皮乳头毛细血管扩张（红色）。

　　临床特点：皮肤异色症并不是一个独立的疾病，而是代表了一种特征性的临床表现，可出现在不同皮肤病变时，大致有以下几类：

　　血管萎缩性皮肤异色症，它是蕈样肉芽肿斑片期的一个类型；

　　胶原病：主要见于异色性皮肌炎（图 6.2.5-2），偶见于系统性红斑狼疮；

　　先天性皮肤病（图 6.2.5-3），包括先天性皮肤异色症（rothmund-thomson syndrome），先天性毛细血管扩张性红斑（Bloom's syndrome）及先天性角化不良（dyskeratosis congenita）；

　　其他：如慢性放射性皮炎等。

　　组织学上除了上述共同的改变外，还有原发疾病的

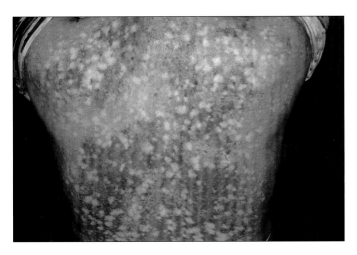

图 6.2.5-2　**异色性皮肌炎**

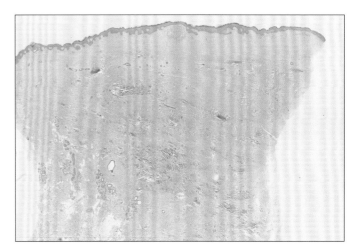

图 6.2.6-1　**放射性皮炎**
表皮萎缩，真皮内胶原红染

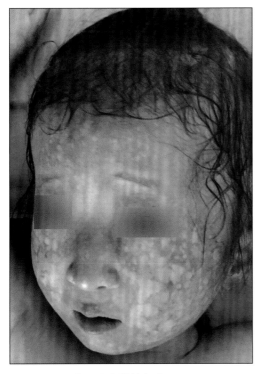

图 6.2.5-3　**先天性皮肤异色症**

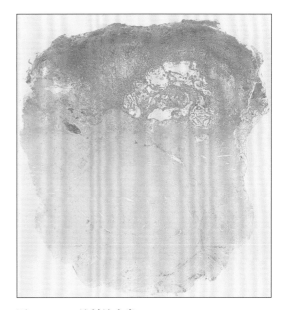

图 6.2.6-2　**放射性皮炎**
表皮大部缺如

特征性改变，如蕈样肉芽肿时真皮浅层中度致密单一核细胞浸润，且单一或成巢的侵入表皮；异色性皮肌炎时界面的空泡改变或基底膜带的增厚；慢性放射性皮炎时真皮纤维化、硬化，真皮中有形状奇特、大的或多核的成纤维细胞。

6.2.6　**慢性放射性皮炎**（chronic radiation dermatitis）

组织病理特点： 图 6.2.6-1、2、3

- 真皮上部硬化，有大、形状奇特、有多核的成纤维

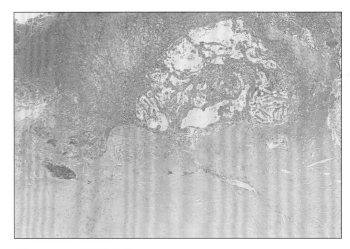

图 6.2.6-3　**放射性皮炎**
真皮浅层胶原变性

细胞；

- 基底细胞液化变性，界面明显空泡改变；
- 浅层血管丛周围有数量不等的淋巴细胞、组织细胞及噬黑素细胞；
- 在界面及浅层血管周围有纤维状嗜酸性物质（纤维素）的沉积；
- 表皮变薄，有时有角化亢进，糜烂或溃疡；
- 皮肤附属器消失；
- 真皮上层血管扩张，深层有些血管纤维化，有些血管腔由于内膜增厚和血栓而堵塞。

以上改变中，以硬化真皮中大、多形核、形状奇特的成纤维细胞最具特征性。

临床特点：图 6.2.6-4、5

为皮肤异色改变，在萎缩硬化（发白发黄）的基础

上，有毛细血管扩张（发红）及棕黑色或棕褐色色素沉着斑点。皮肤干燥少汗。在皮损部位易发生溃疡，且不易愈合。在放射硬化部位的表皮中，有时可见到角质形成细胞和（或）黑素细胞核的非典型性。在慢性放射性皮炎的基础上，可继发基底细胞癌、鳞状细胞癌或恶性黑素瘤等。

鉴别诊断：放射性皮炎组织学改变早期为乳头水肿，慢性期为硬化，它与硬化性苔藓不同：在硬化区内有形状奇特、大的成纤维细胞；在表皮下常有纤维素，许多血管壁上也有纤维素，有的还在管腔内造成栓塞。

6.2.7　硬化性苔藓（lichen sclerosus）

组织病理特点：

炎症期：图 6.2.7-1、2、3

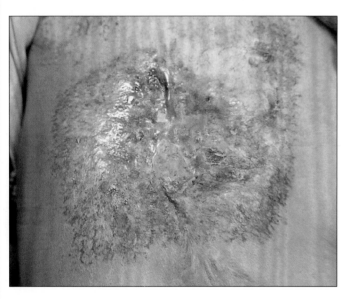

图 6.2.6-4　**放射性皮炎**

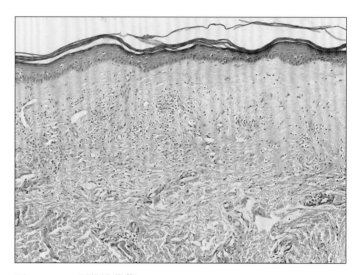

图 6.2.7-1　**硬化性苔藓**
表皮萎缩，真皮乳头胶原均质化，其下淋巴细胞轻度苔藓样浸润

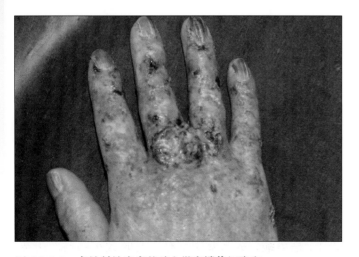

图 6.2.6-5　**在放射性皮炎基础上继发鳞状细胞癌**
长期在放射线下接骨，而没有防护

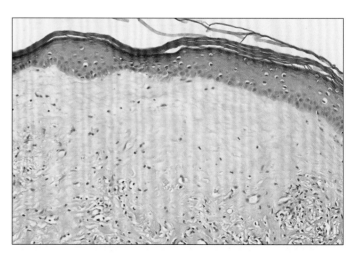

图 6.2.7-2　**硬化性苔藓**
真皮浅层胶原均质化

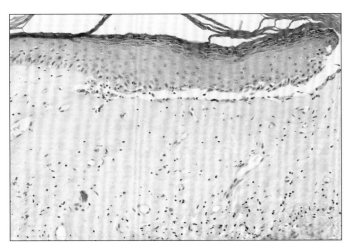

图 6.2.7-3　硬化性苔藓
表皮下裂隙

- 真皮乳头高度水肿、增厚；
- 基底细胞液化变性，有时可见表皮下裂隙；
- 水肿的乳头层下浅层血管扩张，有中等密度以淋巴细胞为主浸润；
- 表皮萎缩变薄，表皮突与真皮乳头间连接变平。

硬化期：图 6.2.7-4、5

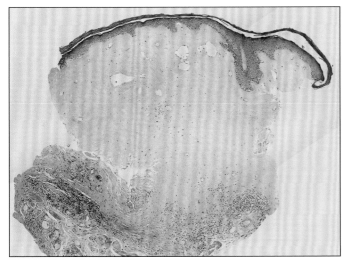

图 6.2.7-4　硬化性苔藓
硬化期，示真皮乳头明显均一化、硬化红染

- 真皮乳头明显均一化、硬化红染，毛细血管扩张；
- 浅层血管周围稀疏淋巴细胞浸润，可见噬黑素细胞；
- 基底细胞液化变性，有时可见表皮下裂隙；
- 表皮变薄，表皮中黑素减少，表皮突与真皮乳头间连接变平；
- 角化亢进，毛囊角栓。

本病的主要组织学改变在真皮乳头层，早期为高度水肿，下方的浅层血管丛周围中等密度淋巴细胞为主浸

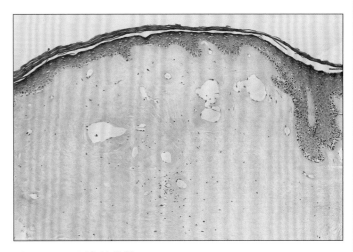

图 6.2.7-5　硬化性苔藓
硬化期，示真皮乳头明显均一化、硬化红染

润。后期为真皮乳头硬化、增厚，为大片红染、均一的胶原组织，炎症浸润细胞减少。界面有空泡改变。由于界面破坏，黑素释至真皮上层，在乳头层内可见噬黑素细胞。在硬化的乳头真皮中弹力纤维明显减少、甚或消失。

临床特点：图 6.2.7-6、7、8、9

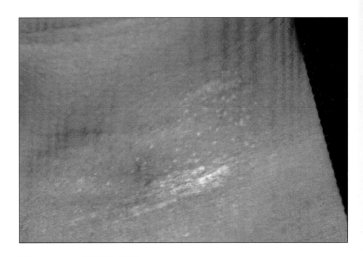

图 6.2.7-6　硬化性苔藓

　　早期为周围绕以红晕的扁平白色丘疹，常多个紧密排列。后期皮疹融合成为界限清楚的白色萎缩硬化性斑，周围可见典型的瓷白色丘疹；也可最初就为大的斑块性损害。本病可发生在身体的任何部位，以躯干及外阴部较为好发，患者以女性居多，或幼女或绝经期后。发生在女性外阴者又称为女阴干枯（kraurosis vulva），常自觉瘙痒，长期搔抓，皮损增厚；至硬化萎缩阶段，女阴干枯萎缩，故名女阴干枯，此时大小阴唇、阴蒂均可萎缩硬化，少数患者可继发鳞癌。发生在男性龟

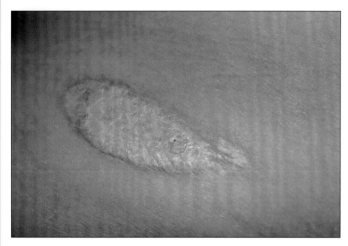

图 6.2.7-7　**硬化性苔藓**

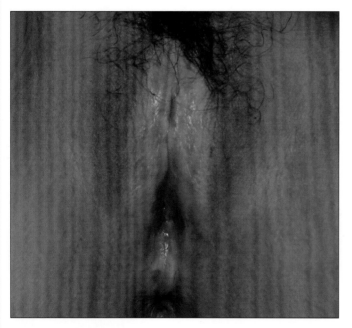

图 6.2.7-8　**硬化性苔藓**

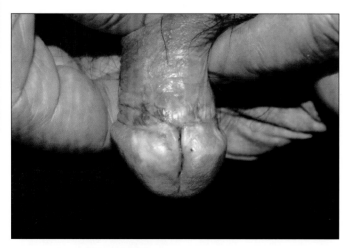

图 6.2.7-9　**干燥性闭锁性龟头炎**

头包皮的又称为干燥性闭锁性龟头炎（balanitis xerotica obliterans），多见于有包茎者，成年后作包皮环切术后皮损才显现，病程长的也可继发鳞癌。

6.2.8　移植物抗宿主病（graft-versus-host disease，GVHD）

组织病理特点：

急性期：图 6.2.8-1、2

- 基底细胞液化变性，偶可见表皮下疱；
- 真皮浅层稀疏以淋巴细胞为主浸润，浸润细胞可进入表皮；
- 表皮可见角化不良或坏死细胞，有深染、皱缩的核及均一、嗜酸性染的胞浆，周围常有一个或数个淋巴细胞，称为卫星样细胞坏死，是颇具特征的改变。

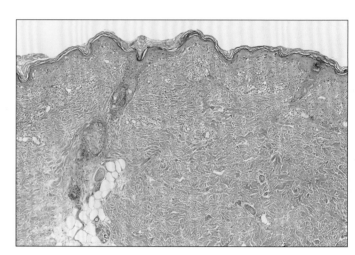

图 6.2.8-1　**移植物抗宿主病，急性期**
表皮萎缩，基底细胞液化变性；真皮浅层炎症细胞浸润

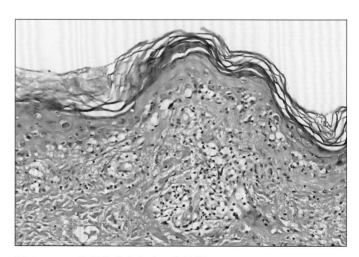

图 6.2.8-2　**移植物抗宿主病，急性期**
表皮可见角化不良或坏死的细胞。真皮乳头内可见血管外红细胞

亚急性期：图 6.2.8-3、4

- 角化亢进，棘层肥厚；
- 表皮内可见卫星样细胞坏死；
- 基底细胞液化变性；
- 真皮浅层带状淋巴细胞浸润；
- 真皮乳头内可见胶样小体及噬黑素细胞。

慢性期：

- 角化亢进，表皮萎缩，表皮突变平消失；
- 真皮上部硬化，胶原束增厚，玻璃样变。皮肤附属器减少乃至消失；
- 基底细胞液化变性，真皮内炎症浸润细胞少。

临床特点：图 6.2.8-5、6

本病系移植物抗宿主反应所致。急性期改变常发生在移植后 7 ~ 30 天，初为弥漫性红色斑疹或丘疹，以后可泛发成大片融合斑，严重时出现水疱，大疱。亚急性期为扁平苔藓样皮疹，与扁平苔藓相似，为紫红色多角形斑丘疹。慢性期改变发生在移植 100 天以后，为硬皮病样皮疹，呈限局性或弥漫性硬皮病样改变。

鉴别诊断：急性期应与多形红斑、亚急性期应与扁平苔藓相鉴别，要点是 GVHD 时表皮内可见特征性的卫星样细胞坏死。慢性期应与硬皮病相鉴别，与硬皮病的鉴别要点是本病的硬化以真皮上部为主，表皮萎缩，而硬皮病以真皮下部为主，表皮无明显改变。综合病史及临床特点鉴别是不困难的。

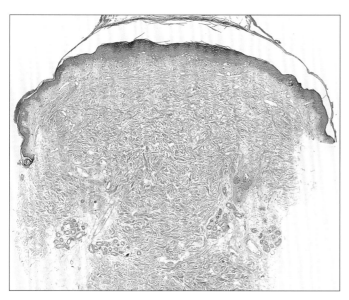

图 6.2.8-3　**移植物抗宿主病，亚急性期**
颗粒层楔形增生，基底细胞液化变性

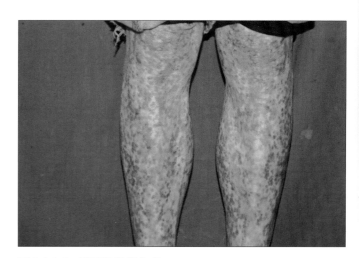

图 6.2.8-5　**移植物抗宿主病**

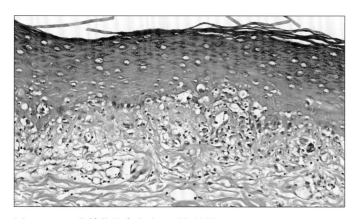

图 6.2.8-4　**移植物抗宿主病，亚急性期**
可见胶样小体及噬黑素细胞

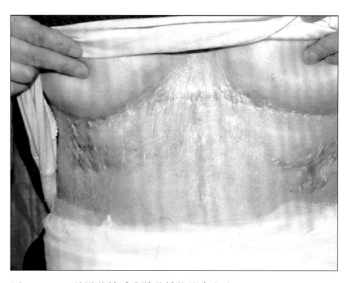

图 6.2.8-6　**骨髓移植后皮肤移植物抗宿主病**

6.3 界面皮炎：苔藓样型浅层血管周围皮炎

6.3.1 *扁平苔藓*（lichen planus，LP）

组织病理特点：图 6.3.1-1、2、3、4、5、6、7

- 浅层血管周围及真皮乳头有致密、呈带状的淋巴细胞、组织细胞浸润，并使界面模糊不清，有噬黑素细胞（称为色素失禁）；
- 基底细胞液化变性，严重时形成表皮下裂隙乃至大疱；
- 表皮不规则增生，表皮突与真皮乳头的连接呈锯齿状；

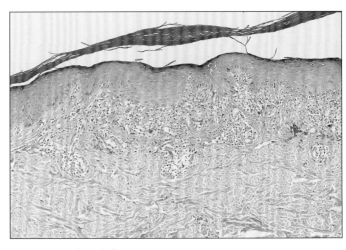

图 6.3.1-3　**扁平苔藓**
色素型扁平苔藓

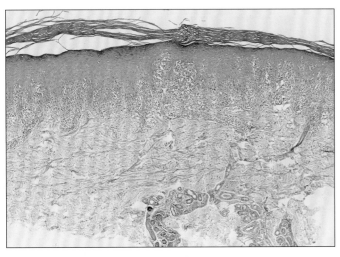

图 6.3.1-1　**扁平苔藓**
角化亢进，颗粒层楔形增厚

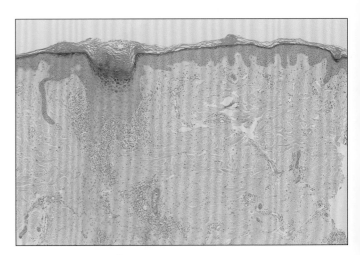

图 6.3.1-4　**扁平苔藓**
毛发扁平苔藓

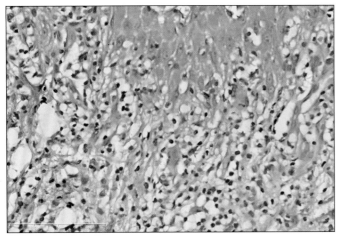

图 6.3.1-2　**扁平苔藓**
界面改变，淋巴细胞为主苔藓样浸润

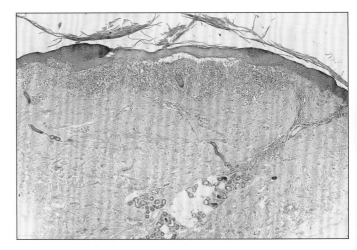

图 6.3.1-5　**扁平苔藓**
大疱型扁平苔藓

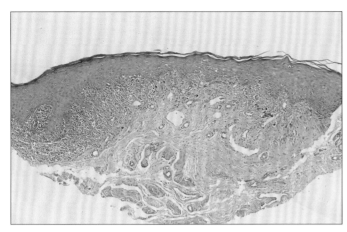

图 6.3.1-6 **扁平苔藓**

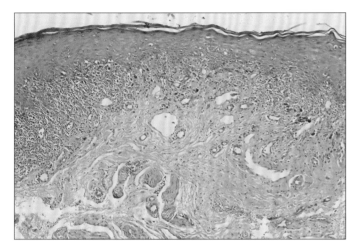

图 6.3.1-7 **扁平苔藓**

- 表皮颗粒层呈楔形增生（临床表现为韦氏纹）；
- 致密的正角化亢进，无角化不全。有的皮损因患者剧烈搔抓或其他人为因素，可出现角化不全。但扁平苔藓原发性皮损无角化不全。

此外，真皮上层血管扩张、数目增多，管壁增厚；在真皮乳头层、表皮真皮交界处及表皮内可见均质的嗜酸性小体（又称胶样小体），这些小体是坏死的角质形成细胞。

扁平苔藓有许多不同类型，它们都具有扁平苔藓组织病理学的基本改变，同时又有其各自的特点。

肥厚性扁平苔藓：表皮棘层肥厚，呈不规则增生；真皮乳头层增厚，乳头增宽，有与表皮方向呈垂直走行的粗厚胶原纤维。肥厚性扁平苔藓是患者长期搔抓皮损的结果，常见于小腿伸侧。组织学特点是扁平苔藓加上了慢性单纯性苔藓（即神经性皮炎）的改变。

萎缩性扁平苔藓：是消退阶段的扁平苔藓，此时真皮乳头层带状的细胞浸润已为增厚的纤维化所代替，表

皮变薄，表皮突消失，表皮真皮间犬牙交错的连接变得平坦。真皮乳头层可见噬黑素细胞。

色素性扁平苔藓：以真皮乳头层具有多数噬黑素细胞为其特点，乳头层及浅层血管丛周围呈稀疏带状分布的细胞浸润。表皮基底细胞可见液化变性及坏死、红染的细胞。色素性扁平苔藓在东方人中较为多见。

毛发扁平苔藓病变发生在头皮，早期为与毛囊开口一致的紫红色斑，后期可造成永久性秃发。组织学上可见毛囊下部及乳头周围明显以淋巴细胞为主的苔藓样浸润及界面改变，毛囊口角栓形成。毛囊间的表皮可呈现扁平苔藓改变，也可以是正常的（详见第 11 章 11.2.1.1 及 11.3.2.1）。

大疱性扁平苔藓：浅层血管丛周围及真皮乳头有致密、呈带状的淋巴细胞浸润，界面液化变性明显，并导致小的裂隙乃至表皮下水疱形成。由于病理变化发展迅速，常无角化亢进及楔形增厚的颗粒层。

黏膜扁平苔藓：除口唇外，角化性改变不明显；浸润细胞中常有数量不等的浆细胞。

临床特点： 图 6.3.1-8、9、10

典型损害为稍高出皮面，呈紫红色的扁平斑丘疹，直径 0.5～1.0 cm，多角形或椭圆形，表面无鳞屑。有的皮疹表面有一层蜡样薄膜，以液体石蜡涂擦后可见其上有网状白色条纹（系颗粒层的楔形增厚所致）即韦氏纹。皮疹可局限或泛发，可见于皮肤的任何部位和口腔黏膜、龟头及外阴黏膜。发生在头皮可造成永久性脱发。自觉有程度不等的瘙痒，患者以中青年居多。

目前认为扁平苔藓很可能是对表皮抗原（可能是外源性分子与角质形成细胞结合后形成）的迟发性变应性反应。

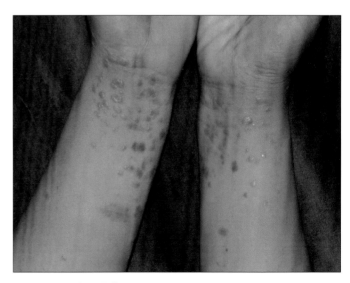

图 6.3.1-8 **扁平苔藓**

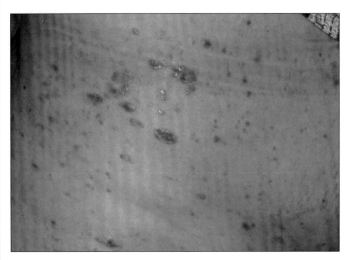

图 6.3.1-9 **扁平苔藓**

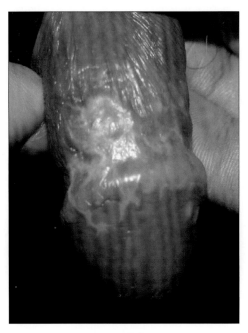

图 6.3.1-10 **龟头扁平苔藓**

鉴别诊断：扁平苔藓（LP）应与盘状红斑狼疮（DLE）相鉴别，二者的主要区别：

①扁平苔藓时角化亢进，很少出现角化不全，而红斑狼疮除角化亢进外，还常有限局性的角化不全；

②扁平苔藓时颗粒层呈楔形增厚，而红斑狼疮时无；

③扁平苔藓细胞的浸润限于真皮上层，且致密呈带状，而红斑狼疮细胞的浸润不只在真皮浅层、还在深层，浸润细胞主要在血管周围及皮肤附属器周围；

④红斑狼疮有时可见基底膜带增厚，在真皮浅层胶原束间有黏蛋白的沉积，而扁平苔藓时无。

尽管这两个病有以上的不同点，但有时鉴别仍有困难，特别是红斑狼疮的炎症细胞浸润仅限于真皮上层，

或扁平苔藓的炎症细胞浸润出现在真皮中下层时，这种情况下，做皮损的直接免疫荧光检查可有助于鉴别，盘状红斑狼疮时在基底膜带常有免疫球蛋白 IgM、IgG 及补体 C3 的沉积，而扁平苔藓时无基底膜带荧光，但胶样小体可呈现非特异性的荧光，主要是 IgM，也可 IgG 和或 C3。

临床上，扁平苔藓可发生在皮肤黏膜的任何部位，皮疹可泛发；盘状红斑狼疮则好发于日光暴露部位，除播散性盘状红斑狼疮外，皮疹不会泛发；此外，DLE 除口唇黏膜外，不发生在其他黏膜部位。

6.3.2　苔藓样角化症（lichenoid keratosis）

组织病理特点：图 6.3.2-1

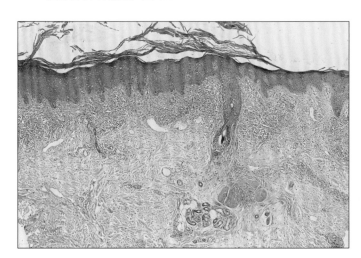

图 6.3.2-1 **苔藓样角化症**
角化亢进，表皮增厚，真皮浅层炎症细胞带状浸润

- 真皮乳头带状致密的炎症浸润以淋巴细胞为主，可见嗜黑素细胞；
- 基底细胞液化变性；
- 角化亢进，并有灶性角化不全；
- 颗粒层局灶性的增厚或变薄，但一般不呈楔形；
- 棘层可稍增厚。

临床特点：图 6.3.2-2、3

本病见于中老年人，好发于外露部位，但亦可见于非暴露部位。皮损一般单发，直径 5～20 mm，为红褐色至棕色的斑丘疹，表面平滑或轻度疣状，可有少许皮屑，无自觉症状。由于病理为真皮乳头带状致密的炎症浸润，本病又称扁平苔藓样角化症（lichen planus-like keratoses，LPLK）。

鉴别诊断：本病组织病理上应与扁平苔藓（LP）相

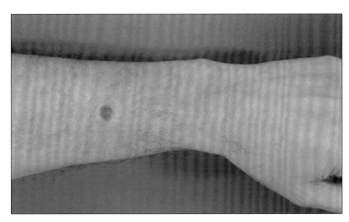

图 6.3.2-2　**苔藓样角化症**

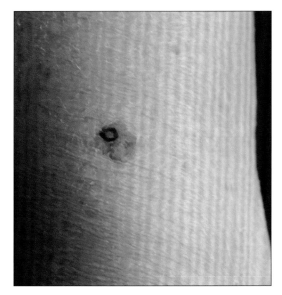

图 6.3.2-3　**苔藓样角化症**

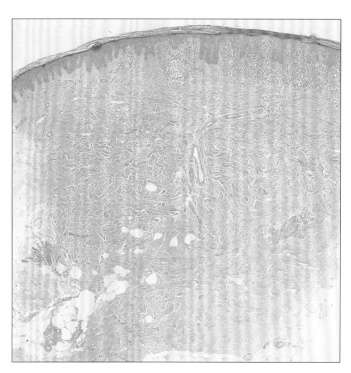

图 6.3.3-1　**线状苔藓**
真皮浅层为主苔藓样浸润

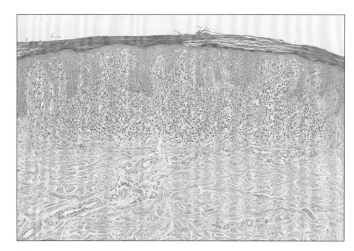

图 6.3.3-2　**线状苔藓**
轻度界面改变，真皮内淋巴细胞为主浸润

鉴别，要点是本病：

①除正角化亢进外，还有灶性角化不全，而 LP 时无角化不全；

②表皮颗粒层无楔形增厚；

③真皮上层有时可见日光弹力变性，LP 时一般无。

6.3.3　**线状苔藓**（lichen striatus）

组织病理特点：图 6.3.3-1、2

- 浅层血管周围中等密度淋巴细胞浸润，间有噬黑素细胞；
- 基底细胞液化变性；
- 表皮可见角化不良细胞或坏死角质形成细胞；
- 灶状海绵水肿及细胞内水肿，其上方有轻度角化不全。棘层厚度一般正常。

临床特点：图 6.3.3-3

多见于儿童，成人亦可发生。常位于一侧上肢、下肢或颈侧。皮疹呈线状排列，由扁平红色或褐色丘疹融合而成，上附少许鳞屑，可有轻度瘙痒。皮疹通常在一两年内自然消退。

鉴别诊断：线状扁平苔藓当发生在四肢时，皮疹亦成线状分布，与线状苔藓相似，但组织学上有扁平苔藓的特征性改变，即真皮浅层带状浸润、界面改变及颗粒层的楔形增厚。而线状苔藓一般无界面改变，亦无颗粒层的楔形增厚。

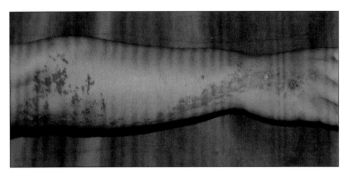

图 6.3.3-3   **线状苔藓**

6.3.4   光泽苔藓（lichen nitidus）

组织病理特点：图 6.3.4-1、2

- 病变仅限于数个真皮乳头，在增宽的真皮乳头内有较为致密淋巴细胞及组织细胞浸润，偶可见多核组织细胞；无干酪样坏死；
- 乳头两侧的表皮突如钳子似向内环抱浸润的细胞；
- 该乳头部位的基底细胞液化变性，其上表皮变薄。

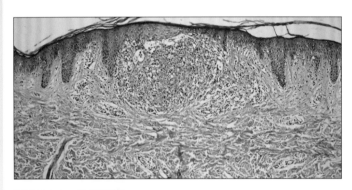

图 6.3.4-1   **光泽苔藓**
炎症细胞限于一个真皮乳头内

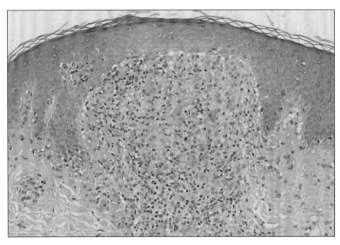

图 6.3.4-2   **光泽苔藓**
真皮乳头扩大，两侧表皮突如钳子样内疱，其内组织细胞、淋巴细胞结节状浸润

临床特点：图 6.3.4-3

光泽苔藓好发于四肢、肩胛部、阴茎、龟头等，以儿童及青壮年多见。皮疹为孤立而又群集的一堆米粒大半球形丘疹。皮色因略带光泽故名。组织病理学的检查表明每个丘疹相当于数个增宽的真皮乳头，可见淋巴细胞及组织细胞为主的浸润。

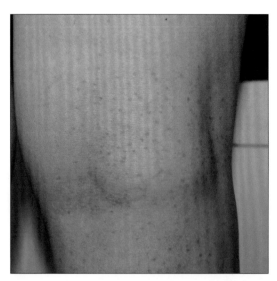

图 6.3.4-3   **光泽苔藓**

6.3.5   苔藓样药疹（lichenoid drug eruption）

组织病理特点：图 6.3.5-1、2、3

- 乳头真皮带状致密炎症浸润，主要为淋巴细胞、组织细胞，间有嗜酸性粒细胞；有时可见浆细胞；

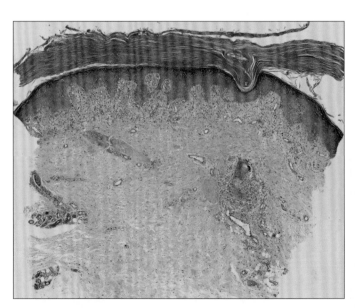

图 6.3.5-1   **苔藓样药疹**
表皮增厚，真皮浅中层为主炎症细胞浸润

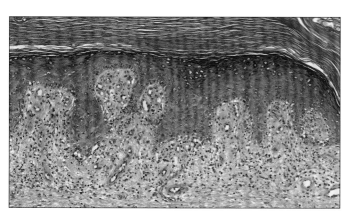

图 6.3.5-2　**苔藓样药疹**
基底细胞液化变性

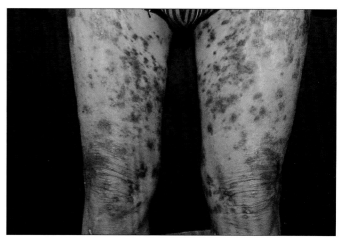

图 6.3.5-5　**苔藓样药疹**

素沉着。引起这类药疹的药物有金制剂、砷剂、抗疟药及噻唑类药等。

　　鉴别诊断：应与扁平苔藓相鉴别，区别的要点是本病具有以下特点：

　　①浸润细胞中除淋巴组织细胞外，还有嗜酸性粒细胞；

　　②浸润细胞不限于真皮浅层，还可达深层；

　　③表皮有局灶性角化不全；

　　④表皮无颗粒层的楔形增厚。

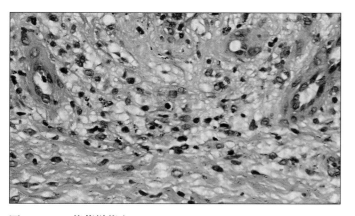

图 6.3.5-3　**苔藓样药疹**
真皮乳头内嗜酸性细胞浸润，可见黑素及噬黑素细胞

- 基底细胞液化变性；
- 局灶性角化不全，粒层减少或消失，表皮局灶性变薄；
- 炎症细胞浸润不限于浅层，可达到深层。

　　临床表现：图 6.3.5-4、5

　　与扁平苔藓相似，但鳞屑较为显著，愈后有明显色

6.3.6　**色素性紫癜性苔藓样皮炎**（pigmented purpuric lichenoid dermatitis，Gougerot-Blum disease）

　　组织病理特点：图 6.3.6-1、2

- 乳头真皮带状致密的淋巴细胞及组织细胞浸润；
- 基底细胞轻度液化变性；
- 真皮乳头中血管外红细胞（尤其是新出皮疹）和（或）噬含铁血黄素细胞（尤其是陈旧皮疹）；
- 真皮乳头增厚，真皮全层胶原纤维增多、增粗、红染；
- 表皮轻度增厚，棘层肥厚，表皮突下延；
- 有时可见浸润的淋巴细胞及血管外红细胞进入表皮下层，表皮有灶性海绵水肿及灶性角化不全。

　　本病多见于成人小腿及足踝部，常伴程度不等的静脉曲张。常可见真皮浅层毛细血管数量明显增多，管壁增厚，反映了迂曲扩张的血管。

　　临床特点：图 6.3.6-3

　　好发于中老年人的小腿远端及足踝内侧面，皮损以紫红色带铁锈色的苔藓样斑块为特点，有少许鳞屑，自

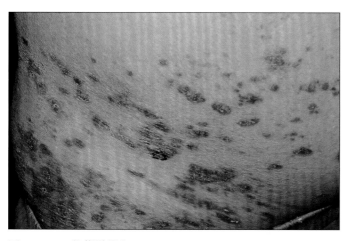

图 6.3.5-4　**苔藓样药疹**

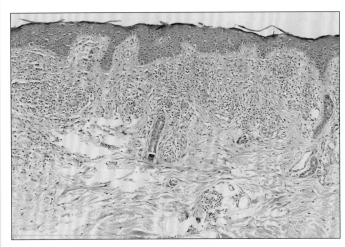

图 6.3.6-1　**色素性紫癜性苔藓样皮炎**
表皮轻度增生，真皮浅层炎症细胞苔藓样浸润

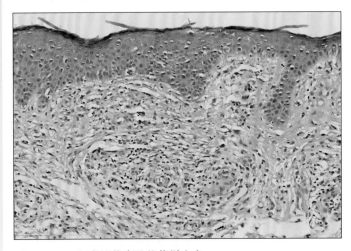

图 6.3.6-2　**色素性紫癜性苔藓样皮炎**
真皮浅层红细胞外渗

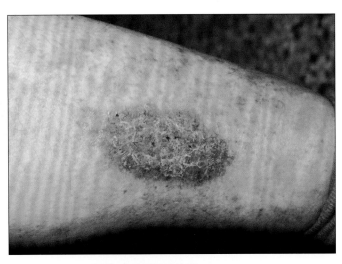

图 6.3.6-3　**色素性紫癜性苔藓样皮炎**

觉瘙痒。

鉴别诊断：本病与扁平苔藓区别的要点是：

①真皮乳头中可见血管外红细胞；

②角层有角化不全；

③无颗粒层楔形增厚。

本病与淤积性皮炎区别的要点是：

①本病炎症较为浅表，仅限于真皮乳头层，而淤积性皮炎的炎症较深，不但在真皮乳头层，还在真皮的中下层；

②噬含铁血黄素细胞及游离的含铁血黄素颗粒在淤积性皮炎时见于真皮全层，而且数量多；

③淤积性皮炎时表皮的改变更为突出，有棘层肥厚，海绵水肿，角化亢进及角化不全等；

④淤积性皮炎患者有较为明显的静脉曲张，在真皮全层可见多数管壁增厚的血管。

6.3.7　急性痘疮样苔藓样糠疹（pityriasis lichenoids et varioliformis acuta，PLEVA，Mucha-Habermann disease）

组织病理特点：图 6.3.7-1、2、3

● 真皮浅层血管丛周围有较为密集的淋巴细胞浸润，有时浸润可达到真皮中下层，呈上宽下窄的楔形。浅表的浸润细胞可侵入表皮；

● 基底细胞液化变性，可见表皮下裂隙；

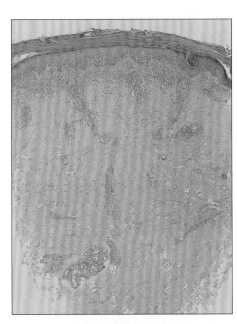

图 6.3.7-1　**急性痘疮样苔藓样糠疹**
真皮浅中层为主炎症细胞浸润

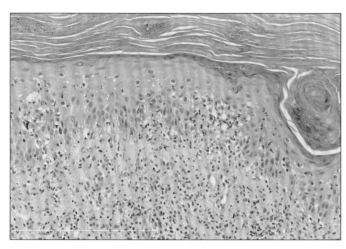

图 6.3.7-2　急性痘疮样苔藓样糠疹
表皮内散在坏死角质形成细胞，基底细胞液化变性，真皮乳头红细胞外渗，部分红细胞进入表皮

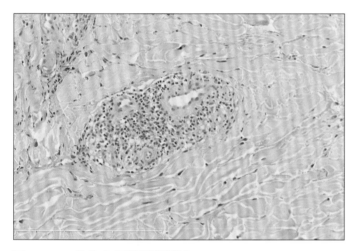

图 6.3.7-3　急性痘疮样苔藓样糠疹
血管周围淋巴细胞浸润

- 坏死角质形成细胞早期见于基底细胞层，以后可散布于全层表皮；
- 表皮内棘细胞间海绵水肿及细胞内水肿；
- 局灶性角化不全；
- 真皮浅层血管扩张，乳头内有数量不等的血管外红细胞且红细胞常进入表皮下层。

基本的组织病理学改变有两点，即真皮浅层表现为以较为致密的苔藓样淋巴细胞为主的浸润及基底细胞液化变性。炎症浸润的细胞不但导致界面改变，还侵入至表皮，造成表皮的细胞间水肿及细胞内水肿。炎症过程剧烈时，不仅可因基底细胞液化变性导致表皮下疱，还可因表皮细胞间及细胞内水肿导致表皮内疱。炎性浸润一般在真皮浅层，较为浅表，但也可以在真皮中层及深层。

本病病程呈急性经过，故早期损害角层呈正常的网篮状。有鳞屑的皮损则示角化不全，有时其中可见均一红染的浆液，这是由表皮细胞间水肿上升至角层所致。乳头内血管外红细胞可见于所有的急性炎症皮肤病，如急性点滴状银屑病、急性接触性皮炎、急性湿疹、玫瑰糠疹等，并不具有特征性，但血管外红细胞进入表皮，则有一定的诊断意义。

部分病例在血管壁上可见纤维素的沉积及淋巴细胞浸润，血管内皮细胞肿胀，管周有红细胞，这是一种淋巴细胞性血管炎的改变。它主要见于皮损严重的病例，但多数病例无血管炎的改变。

临床特点：图 6.3.7-4、5、6

患者以青少年居多，发病较急，皮疹包括初起的淡红色、直径约 0.5 cm 大小的丘疹、斑丘疹，上附少许鳞屑；有的皮疹可呈出血性，有的为丘疱疹、小水疱；有

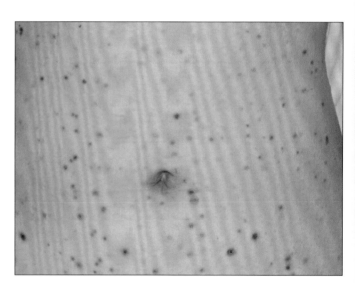

图 6.3.7-4　急性痘疮样苔藓样糠疹

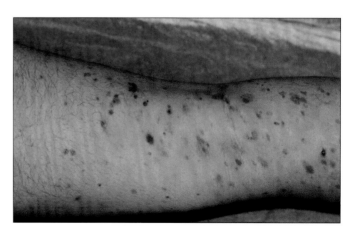

图 6.3.7-5　急性痘疮样苔藓样糠疹

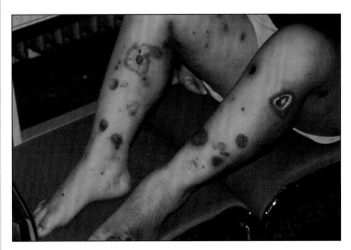

图 6.3.7-6　**急性发热溃疡性痘疮样苔藓样糠疹**

的则为坏死、结痂；皮疹消退遗留轻度色素沉着或色素减退斑。好发于四肢屈侧，头面部皮疹很少。无明显自觉不适，皮疹常分批出现，以同时存在有不同阶段的皮疹为其特点，一般皮损在半至一两年内可自然消退。

偶有重症型，为急性痘疮样苔藓样糠疹的发热溃疡坏死型，发病急骤，患者发热、周身不适，皮疹泛发，除上述皮疹外，还有斑块、结节及破溃后成的溃疡，1～2 cm大。病理检查可见到血管炎的改变。这样的病例是急性痘疮样苔藓样糠疹的重症型，还是淋巴细胞增生性疾病，尚待深入研究。

以上描述的组织病理学改变是疾病充分发展阶段时的特点。在疾病的不同阶段取材，其组织病理学改变是不同的。

初起的丘疹及斑丘疹：角层可无改变或有灶性角化不全，基底细胞液化变性，真皮炎性浸润仅限于浅层，乳头水肿，少数血管外红细胞等。

出血性斑丘疹：真皮浅层炎性浸润致密，呈苔藓样，乳头真皮较多血管外红细胞，且进入表皮。表皮中个别坏死的角质形成细胞，基底细胞液化变性显著。

丘疱疹、小水疱：基底细胞液化变性演变为表皮下水疱，一般为0.5～1.0 cm。由于可出现小水疱，故本病在"急性苔藓样糠疹"中加入了"痘疮"，称为"急性痘疮样苔藓样糠疹。"

轻度色素沉着斑：真皮浅层有散在噬黑素细胞，仅有稀疏炎症细胞浸润，界面改变可有可无。难以做出特异的诊断。

总之，如同本书所详细描述的扁平苔藓，特应性皮炎与湿疹、盘状红斑狼疮等，我们应该将疾病作为一个过程来理解。炎症性皮肤病有急性期、亚急性期及慢性期之分，每个时期病变的组织病理学改变既有其共同的

特点，又由于病期、病变的严重性、甚至取材部位的不同而有不同的表现，这样，就能使我们能更好地分析每一张切片的镜下所见，不仅能做出特异诊断，还可以推断目前病变所处的阶段、临床特点等。

6.3.8　慢性苔藓样糠疹（chronic pityriasis lichenoides，CLP）

组织病理特点：图 6.3.8-1、2、3
- 表皮轻度棘层增生，轻度海绵水肿；
- 灶性角化不全；
- 可见限局性基底细胞液化变性；
- 真皮浅层稀疏至中等密度淋巴细胞浸润，可有少许噬黑素细胞，浸润细胞无亲表皮性。

苔藓样糠疹（pityriasis lichenoides）有急性型及慢性型。急性型是上节陈述的急性痘疮样苔藓样糠疹（PLEVA），慢性型则是本节的慢性苔藓样糠疹（CLP）。

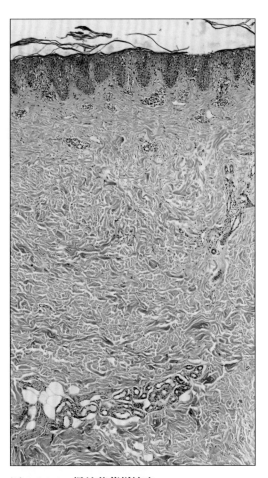

图 6.3.8-1　**慢性苔藓样糠疹**
轻度棘层增厚，浅层血管周围炎

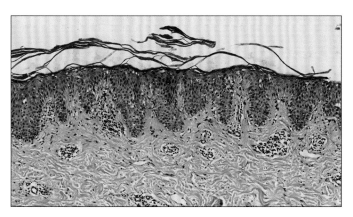

图 6.3.8-2　**慢性苔藓样糠疹**
灶性角化不全，浅层血管周围炎

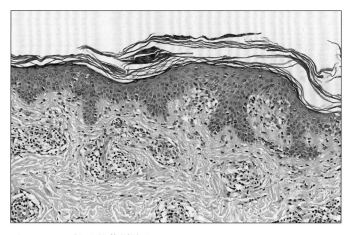

图 6.3.8-3　**慢性苔藓样糠疹**
灶性角化不全，浅层血管周围炎症细胞浸润

临床特点：图 6.3.8-4

为上附鳞屑的红棕色丘疹或斑丘疹，直径 0.5 ~ 1.0 cm，分布于躯干及四肢屈侧，一般无自觉症状或轻度瘙痒。病程呈慢性，为良性炎症性病变，可自行消

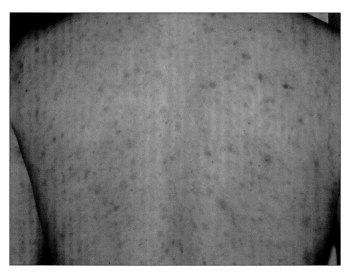

图 6.3.8-4　**慢性苔藓样糠疹**

退。与蕈样肉芽肿没有关联。

6.3.9　大斑片副银屑病（large plaque parapsoriasis）

大斑片副银屑病即蕈样肉芽肿斑片阶段（mycosis fungoides，plaque lesions）

组织病理特点：图 6.3.9-1、2

- 真皮浅层血管周围中等密度以淋巴细胞为主的浸润，并有亲表皮性；
- 表皮基底细胞及棘细胞下层有单个淋巴细胞浸润，有时可呈非典型性伴有轻度海绵水肿；
- 角化不全及呈网篮状或板层状的角化亢进；
- 轻度棘层肥厚，颗粒层大致正常；
- 真皮乳头增厚，胶原纤维粗厚，排列不规则。

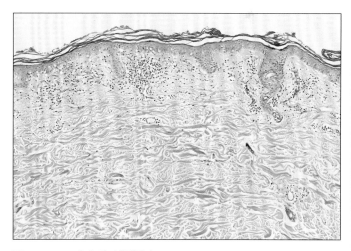

图 6.3.9-1　**大斑片副银屑病**
真皮浅层炎症细胞浸润

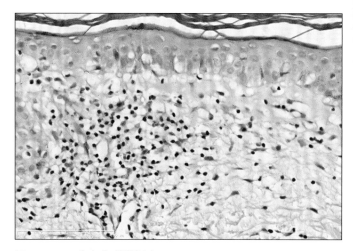

图 6.3.9-2　**大斑片副银屑病**
轻度界面改变，真皮浅层淋巴细胞浸润

临床特点：图 6.3.9-3、4

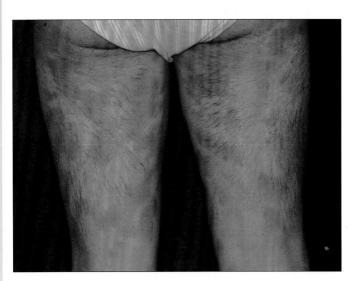

图 6.3.9-3　**大斑片副银屑病**

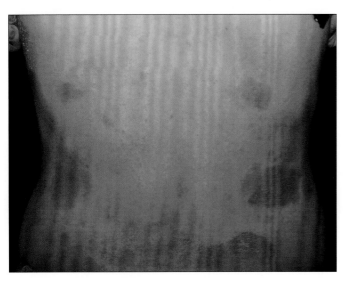

图 6.3.9-4　**大斑片副银屑病**

为淡红色或红褐色的鳞屑性斑片，大小不等，多见于躯干、四肢，无明显自觉症状或轻度瘙痒。患者以中老年居多。有的皮损表面萎缩变薄，伴有毛细血管扩张及色素改变，间有色素沉着及色素减退斑点，此时就称为血管萎缩性皮肤异色症，本阶段皮损常持续多年乃至十余年，以后可发展成斑块期蕈样肉芽肿。

蕈样肉芽肿是一种皮肤 T 细胞淋巴瘤，由于它在组织学上与炎症性皮肤病相似，易于混淆，故在此描述。对早期蕈样肉芽肿的诊断，最基本的是在表皮、附属器主要是毛囊上皮内有单个或成巢淋巴细胞的浸润。细胞核可呈非典型性，数量不等。有关蕈样肉芽肿，将在第26 章中详述。

6.4　海绵水肿型浅层血管周围皮炎

这型皮炎的特点是真皮浅层血管周围炎症细胞浸润并伴有表皮的海绵水肿。海绵水肿是表皮棘细胞间水肿，在 HE 染色切片上表现为细胞间距加宽，细胞间桥拉长，有少许炎症细胞，主要是淋巴细胞，有时有嗜酸性粒细胞。

海绵水肿性皮炎具有以下共同的特点：

①早期真皮浅层血管扩张、充血，血管周围炎症细胞浸润，常伴有真皮乳头水肿。在临床上表现为红斑丘疹。

②表皮棘细胞间海绵水肿进一步发展，细胞间液体积聚，导致细胞间桥断裂，出现镜下可见的微水疱，以后邻近的微水疱彼此融合，成为肉眼可见的水疱。临床表现为丘疱疹、在丘疹顶端出现水疱。若炎症继续，表皮内水疱进一步增大，最后可涨破基底膜，成了表皮下疱。

③由于炎症使表皮细胞加速更新、上移，细胞间的浆液可上升至角层，成为均一、嗜酸性、红染的物质。同时，由于表皮细胞更新加快，出现角化不全，这种均一、嗜酸性物质常出现在灶性角化不全的角层中。临床上表现为痂（为渗出的浆液）屑（为角化不全），有时在组织切片上，并不见棘细胞间水肿，但在角化不全灶中可见到均一、嗜酸性、红染的物质，这意味着表皮棘细胞间曾发生过细胞间水肿。

④如果炎症持续，急性期海绵水肿逐渐消退，代之以慢性期的表皮增生。组织病理上，海绵水肿性皮炎将逐渐转化成以棘层肥厚为主的银屑病样皮炎。

海绵水肿性皮炎的典型病变是变应性接触性皮炎、特应性皮炎与湿疹。汗疱疹及疹性反应的组织学改变与变应性接触性皮炎大致相同。

6.4.1　**特应性皮炎**（atopic dermatitis）**与湿疹**（eczema）

组织病理特点：
急性期： 图 6.4.1-1、2、3
- 表皮海绵水肿，其间有淋巴细胞及嗜酸性粒细胞浸润。海绵水肿可进一步发展成表皮内水疱；
- 真皮浅层血管扩张充血，真皮乳头水肿，偶见血管

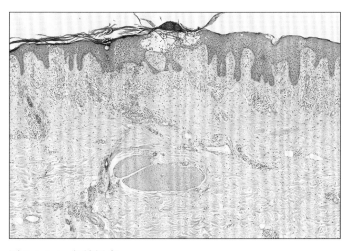

图 6.4.1-1　急性湿疹
浅层血管周围炎

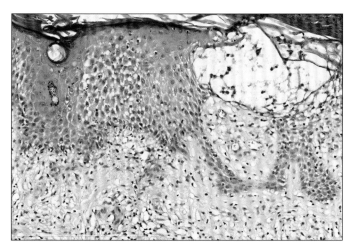

图 6.4.1-2　急性湿疹
海绵水肿，表皮内水疱

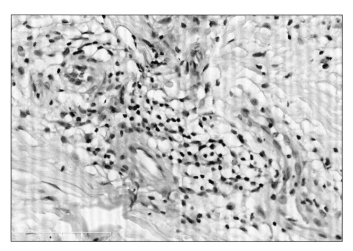

图 6.4.1-3　急性湿疹
真皮内淋巴细胞、嗜酸性粒细胞浸润

外红细胞；
- 表皮厚度大致正常，角质层呈网篮状；
- 浅层血管周围淋巴细胞浸润，间有数量不等嗜酸性粒细胞。

亚急性期：图 6.4.1-4、5、6
- 表皮棘层轻度增生，灶性海绵水肿，灶性角化不全，角质层中可见均一、红染的物质（浆液）及炎症细胞；

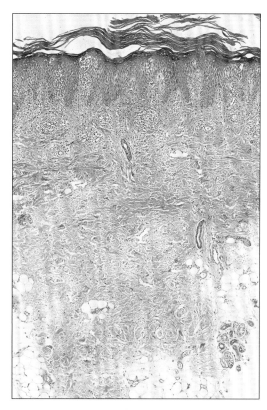

图 6.4.1-4　亚急性湿疹
表皮增厚，浅层血管周围炎

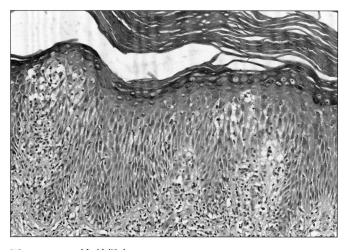

图 6.4.1-5　亚急性湿疹
角化不全，表皮海绵水肿

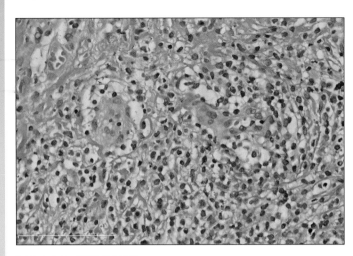

图 6.4.1-6   **亚急性湿疹**
真皮内淋巴细胞、嗜酸性粒细胞浸润

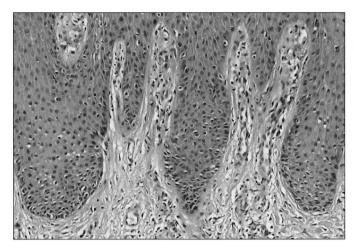

图 6.4.1-8   **慢性湿疹**
表皮轻度海绵水肿，真皮乳头纵向胶原红染增粗

- 真皮乳头水肿，胶原纤维增粗、红染；
- 真皮浅层血管周围有中度致密混合类型细胞浸润，包括淋巴细胞、组织细胞，偶见浆细胞及数量不等的嗜酸性粒细胞。

慢性期：图 6.4.1-7、8

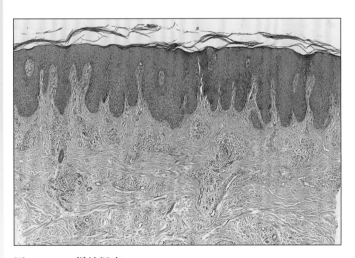

图 6.4.1-7   **慢性湿疹**
灶状角化不全，表皮呈银屑病样增生，真皮浅层血管周围炎

- 表皮呈银屑病样增生，棘层明显增厚，表皮突下延；
- 角化不全及角化亢进，在角化不全下方的粒层减少或消失；
- 真皮乳头层增厚，可见与表皮垂直走行粗厚、红染的胶原；
- 棘细胞间海绵水肿可有可无，若有，亦较轻；
- 浅层血管丛周围有中等密度淋巴细胞浸润，间有噬黑素细胞及嗜酸性粒细胞；

特应性皮炎及湿疹与任何炎症性疾病相同，经历一

个疾病过程，即急性期、亚急性期及慢性期。

急性期：皮疹为红斑、丘疹、丘疱疹，乃至水疱，疱破裂后有糜烂、渗出、结痂，患处肿胀，自觉疼痛及灼热。基本病理改变：

①表皮海绵水肿、由此可发展为表皮内水疱；

②真皮浅层血管周围炎症。

皮损呈急性改变，病理上具有急性期的共同特点：

①网篮状的角质层，表皮无增生改变，大致为正常厚度；真皮浅层血管扩张、充血；

②真皮乳头水肿，胶原纤维纤细等。若炎症继续，海绵水肿进一步发展，则导致表皮内水疱的形成。疱液一般清亮，为浆液。若炎症剧烈，有较多血管外红细胞，则亦将进入表皮，成为血疱。若皮损继发感染，在真皮浅层及疱液内有多数中性粒细胞的浸润，则成为脓疱。若水疱破裂，成为点状糜烂，其上的结痂将随疱液内容物而异：若为浆液，则为均一、红染的物质；若为血疱，则为血痂；若为脓疱，则为脓痂。

亚急性期：若致病原因不能消除，炎症持续，则将进入亚急性期。此时潮红肿胀，渗出将逐渐减轻，皮疹以丘疹、斑丘疹、鳞屑、结痂为主，并趋于融合增厚。在组织学上，不仅可见到急性期的海绵水肿，也逐渐出现慢性期的特点银屑病样增生，表现为棘层肥厚，表皮突增宽延长，真皮乳头逐渐增厚，胶原纤维变粗，红染。所以在亚急性期的组织学特点是海绵水肿性 - 银屑病样皮炎改变。在该期，由于炎症刺激表皮增生，角质形成细胞更新周期缩短，来不及完全角化，因此在角层出现角化不全，其中融进了表皮海绵水肿或水疱中的浆液，成为临床上见到的痂屑。

慢性期：皮损以银屑病样增生为特点，皮肤苔藓化肥

厚，色素沉着，上有鳞屑。瘙痒剧烈。组织学上表皮呈银屑病样增生，角化亢进及角化不全；真皮乳头增厚，胶原粗厚红染，与表皮垂直走行，浅层血管壁增厚。在此阶段表皮内的海绵水肿可有可无，若有也较轻微。有时表皮内无海绵水肿，但在角化不全中，可见均一、粉红染的物质，则提示不久前曾发生过海绵水肿。嗜酸性粒细胞仅偶见慢性期皮损中。

总之，在湿疹及接触性皮炎的病程中，组织病理学改变最初为海绵水肿性皮炎，以后成为海绵水肿性 - 银屑病样皮炎，最后则成为银屑病样改变。

特应性皮炎与湿疹患者皮疹常反复发作，在慢性病程中经常有急性发作，造成在同一患者，甚至同一片皮损中，既有银屑病样增生的慢性期改变，也有海绵水肿的急性期改变。因此，病变的组织病理学改变如同临床上皮疹的多样化一样，也呈现出许多变化。掌握了上述的规律，就能从纷繁的现象中得出合乎逻辑的结论。

临床特点：图 6.4.1-9、10、11

特应性皮炎与湿疹：皮疹呈多形性，急性期以红斑、丘疹、水疱及渗出为主，慢性期以苔化肥厚、苔藓样变为主。由于瘙痒剧烈，长期搔抓可致抓痕、血痂、点状剥蚀等。病程慢性，常反复发作。在临床实践中，皮炎、湿疹两个病名无明确的界限，常通用。其病因很复杂、既有内因、也有外因。根据形态、部位、病因的不同，有钱币状湿疹、自身敏感性湿疹、传染性湿疹样皮炎、手湿疹、汗疱疹样湿疹（一般发生在手掌）、阴肛部湿疹、口周皮炎等。虽然病名各异，但病理上都以表皮棘细胞间水肿即海绵水肿为基本特点。本人一般将皮疹有渗出或有渗出倾向的称为湿疹，对无渗出倾向的干性皮疹称为皮炎。

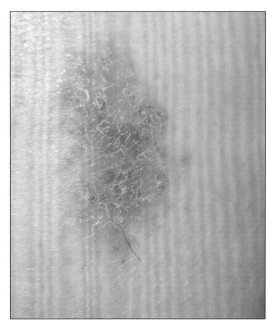
图 6.4.1-10　**亚急性湿疹**

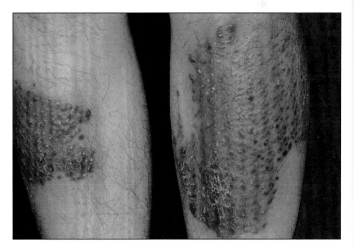
图 6.4.1-11　**慢性湿疹**

湿疹是我国日常临床工作中广泛使用的诊断用词。事实上，通过认真询问病史（婴儿期皮疹史、家族史、过敏性鼻炎或其他过敏史）及细致检查，不少是特应性皮炎患者，也有的是慢性接触性皮炎（刺激性或变应性）患者。但确有部分患者，既无家族特应性疾病史、也无特殊的接触史，故湿疹的诊断是需要保留的。

特应性皮炎分婴儿期、儿童期、青年成人期及晚发期（60 岁以上）四型。各个时期皮疹的分布及疹型有其特点（图 6.4.1-12、13、14、15）。婴儿期主要在头面部，儿童期主要在颈部、四肢屈侧，青年、成人期皮疹散在、反复发作为特点，晚发期患者皮肤干燥，以四肢及躯干部好发。病程慢性，瘙痒显著。在我国，随着工业化进程、生活水平提高，特应性皮炎的发病率正迅速升

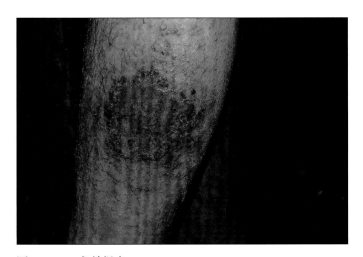
图 6.4.1-9　**急性湿疹**

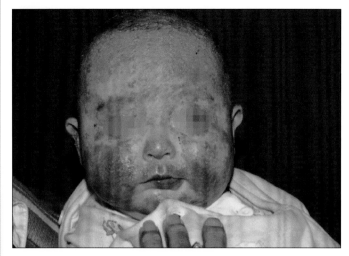

图 6.4.1-12　**特应性皮炎（婴幼儿期）**

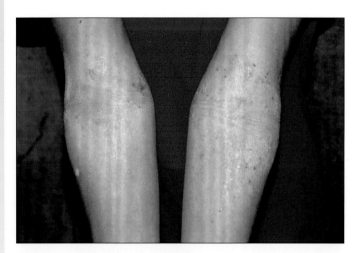

图 6.4.1-13　**特应性皮炎（儿童期）**

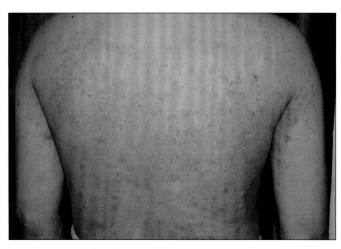

图 6.4.1-14　**特应性皮炎（青年 / 成人期）**

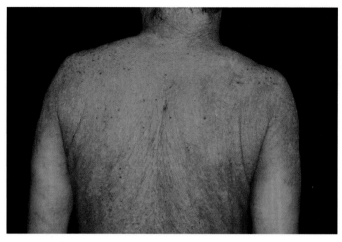

图 6.4.1-15　**特应性皮炎（晚发期）**

高，特别是 7 岁以下的学龄前儿童。发病与家族遗传过敏史（哮喘，过敏性鼻炎及皮炎史），编码丝聚蛋白的基因突变，导致皮肤屏障功能缺陷有关。环境因素、生活方式的转变等也起到重要作用。随着我国老龄化的加速，老年人由于代谢活动、激素水平下降、过度清洗、缺乏保护皮肤屏障功能的措施，如不注意外搽润肤乳等因素，发病率也在增高。

6.4.2　变应性接触性皮炎（allergic contact dermatitis）

组织病理特点：
与急性期特应性皮炎或湿疹病理改变大致相同。
- 表皮棘细胞间明显海绵水肿，其间有淋巴细胞及嗜酸性粒细胞浸润。海绵水肿可进一步发展成表皮内水疱；
- 真皮浅层血管扩张充血，可见血管外红细胞，真皮乳头水肿；
- 表皮厚度大致正常，角质层呈网篮状；
- 浅层血管周围淋巴细胞及嗜酸性粒细胞浸润；个别患者反复接触过敏源（如贴膏药、含镍饰品如牛仔裤的金属纽扣），皮疹反复发作，可呈现银屑病样慢性病理改变。

临床特点：图 6.4.2
为与接触物部位一致、境界清楚的皮损，初为红斑、丘疹，之后出现丘疱疹、水疱，并可融合成为大疱。破裂后有糜烂、渗出及结痂，以外露部位较为多见。自觉程度不等的瘙痒。病程有自限性，一般于致敏原因解除后就可逐渐消退。但若致敏原因不能解除或重复接触致敏物，将发展为亚急性、慢性皮炎。

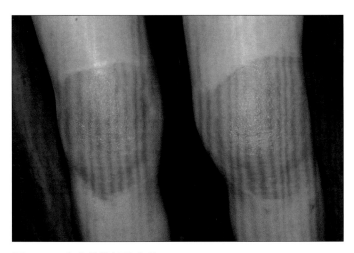

图 6.4.2　变应性接触性皮炎

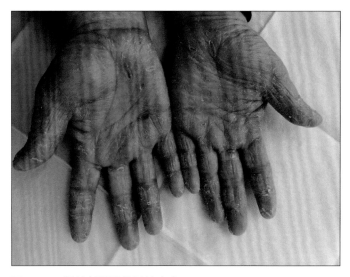

图 6.4.3　慢性刺激性接触性皮炎

6.4.3　刺激性接触性皮炎（irritant contact dermatitis）

组织病理特点：

- 表皮棘细胞广泛的细胞内水肿即气球样变，伴轻度海绵水肿；
- 腐蚀物或强刺激物可使表皮出现程度不等的坏死，轻者坏死仅发生在表皮浅层，重者则可造成表皮全层坏死，甚至深及真皮及皮下，造成糜烂或溃疡；
- 坏死表皮下方的真皮浅层血管丛周围中性粒细胞、淋巴细胞和组织细胞浸润；
- 真皮乳头水肿。

刺激性接触性皮炎由于刺激物强度及作用时间等因素，在病理上的改变有很大差异。强刺激物如强酸、强碱，可造成表皮、真皮乃至其下组织的坏死；弱刺激物如肥皂、洗衣粉，长期刺激所致慢性刺激性接触性皮炎的组织病理改变，与上述慢性湿疹相仿。

临床特点：图 6.4.3

为接触了强酸、强碱等具有强烈刺激或毒性物质后发生的皮肤炎症反应。视刺激物的强度、接触时间长短等不同，急性期表现为红斑、肿胀、大疱及坏死等，自觉灼痛。慢性期则表现为红斑、脱屑、苔化肥厚。

6.4.4　光变应性接触性皮炎及光变应性皮炎（photoallergic contact dermatitis and photoallergic dermatitis）

组织病理特点：

- 表皮海绵水肿，可致表皮内水疱；

- 表皮内散在坏死角质形成细胞；
- 浅层血管丛周围及胶原间混合类型炎症细胞浸润，包括淋巴细胞、组织细胞、嗜酸性粒细胞及中性粒细胞，有的病例浸润可出现在深层血管丛周围；
- 真皮乳头水肿，可见少许血管外红细胞。

本病组织学特点与变态反应性接触性皮炎相似，有时很难区分，不同点是本病：①有中性粒细胞浸润；②表皮中有坏死的角质形成细胞。

临床特点：图 6.4.4-1、2

除皮损限于暴露日光部位外，皮疹形态与接触性皮炎相同。光变应性接触性皮炎系外用光敏感物质如补骨脂素后在接触部位出现的皮炎，光变应性皮炎则系内用光敏感物质，药物如磺胺、食物如芹菜后，在暴露于日光部位所发生的皮炎。

日光性皮炎是临床上常用，泛指与日光照晒有关的

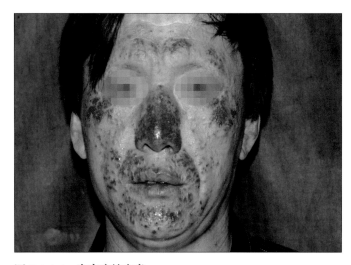

图 6.4.4-1　光变应性皮炎

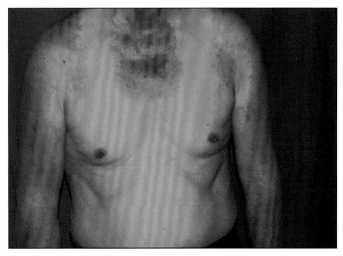

图 6.4.4-2　**光变应性皮炎**

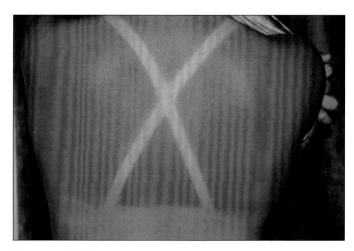

图 6.4.5　**日晒伤**

一组皮肤病变，包括光变应性接触性皮炎、光变应性皮炎、光毒性皮炎、多形性日光疹（见浅层与深层血管周围炎 7.1.3）等。导致光过敏的变应原很多，有时难以确定，因此，将出现在光暴露部位的皮炎统称为日光性皮炎。取皮损做织病理检查，会有助于确定病变的性质，从而进一步探索病因。

6.4.5　**光毒性皮炎**（phototoxic dermatitis）**与日晒伤**（sunburn）

组织病理特点：
- 表皮中有坏死角质形成细胞，它们的胞浆红染、核固缩，有时可见核溶及核碎，早期，坏死角质形成细胞散布在表皮上半部，可成簇或融合成片；
- 棘层细胞气球变性、网状变性，可发展成表皮内水疱；
- 坏死细胞对中性粒细胞具有趋化作用，可见中性粒细胞浸润；
- 真皮浅层稀疏淋巴细胞浸润，有时可见噬黑素细胞。

本病的组织学改变与上述光变应性皮炎不同：

①本病为气球变性所致表皮内疱，而光变应性皮炎是海绵水肿性疱；

②本病皮损中无嗜酸性粒细胞浸润，而光变应性皮炎时有。

临床特点：图 6.4.5

日晒伤系皮肤受到中波紫外线的过度照晒，在暴露部位出现的皮损。轻者为红斑，重者出现水疱、大疱，自觉灼痛。

光毒性皮炎系皮肤接触光感物质如补骨脂素后，在暴露于日光后局部出现的日晒伤样皮炎。

6.4.6　**白色糠疹**（pityriasis alba）

白色糠疹又称单纯糠疹（pityriasis simplex）

组织病理特点：
- 真皮浅层血管周围稀疏淋巴细胞浸润；
- 表皮轻度灶性海绵水肿及灶性角化不全；
- 基底细胞内黑素颗粒数量减少。

临床特点：图 6.4.6

多见于儿童面部，为圆形或椭圆形如钱币状大小的轻度色素减退斑，上附少许细碎鳞屑。单发或多发，无自觉症状。至青春期可自愈。

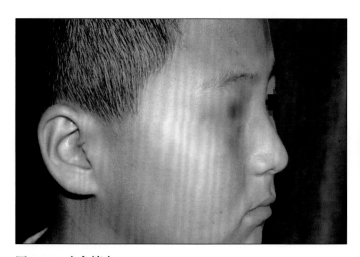

图 6.4.6　**白色糠疹**

6.4.7 脂溢性皮炎（seborrheic dermatitis）

组织病理特点：图 6.4.7-1、2

- 在毛囊口的"唇缘"可见角化不全及均一红染的浆液，其中常可见较多中性粒细胞；
- 真皮浅层血管周围稀疏至中等密度淋巴细胞、组织细胞浸润，间有少许中性粒细胞；
- 真皮浅层血管扩张，乳头水肿；
- 表皮棘细胞间轻度灶性海绵水肿（不会发展成表皮内疱）；
- 角层内有时可见马拉色菌。

与上述皮炎湿疹相同，脂溢性皮炎的病程同样可分为急性期、亚急性期及慢性期，并同样经历着由海绵水肿性皮炎至海绵水肿 - 银屑病样皮炎至银屑病样皮炎的改变。在脂溢性皮炎病程中，特征性的组织学改变是毛囊漏斗部灶性海绵水肿，毛囊口"唇缘"即毛囊开口两侧表皮的角化不全，其中有均一红染的浆液及中性粒细胞。脂溢性皮炎表皮有海绵水肿，但并不发展成表皮内水疱。

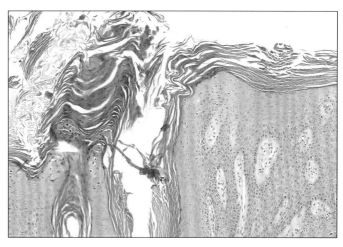

图 6.4.7-2　**脂溢性皮炎**
毛囊口唇部角化不全伴少许均一红染浆液，表皮轻度海绵水肿

临床特点：图 6.4.7-3

好发于脂溢部位，尤其是头皮、面中部（如前额、眼眉、鼻翼和鼻唇沟）、耳廓、耳周、前胸及腋窝等。皮疹为淡黄红色，上附糠状油腻性痂屑的斑疹或丘疹，严重时可有渗出，上附脂溢性的痂屑。自觉瘙痒。脂溢性皮炎的发生与亲脂性马拉色菌的大量定植有关。

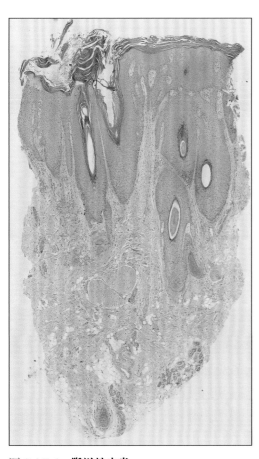

图 6.4.7-1　**脂溢性皮炎**
表皮增厚，真皮浅层炎症

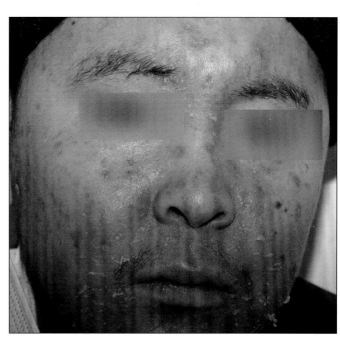

图 6.4.7-3　**脂溢性皮炎**

6.4.8 淤积性皮炎（stasis dermatitis）

组织病理特点：图 6.4.8-1、2、3

- 真皮全层血管管壁增厚，尤其是浅层血管丛的小静脉及毛细血管，血管断面增多；

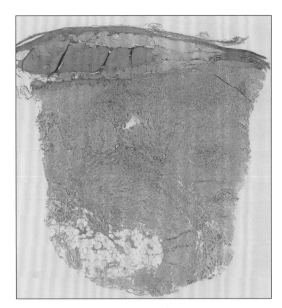

图 6.4.8-1　淤积性皮炎
表皮部分坏死，真皮内血管增生伴明显炎症

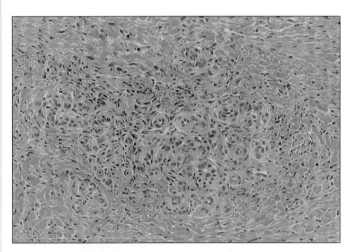

图 6.4.8-2　淤积性皮炎
多数小血管增生管壁增厚，伴含铁血黄素颗粒

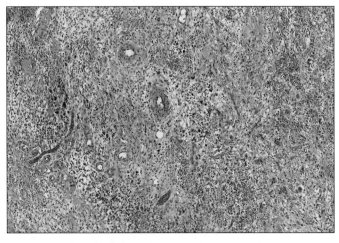

图 6.4.8-3　淤积性皮炎
大量红细胞外渗及含铁血黄素颗粒

- 在真皮全层胶原增生、纤维化，其中可见多数噬含铁血黄素细胞及血管外红细胞；
- 急性期表皮海绵水肿，慢性期表皮增生；
- 角化亢进及角化不全；
- 真皮浅层血管周围淋巴细胞浸润，可有少数中性粒细胞；
- 真皮内胶原纤维数量增多，有程度不等的纤维化。

　　淤积性皮炎都发生在下肢有静脉曲张的中老年人，组织病理学诊断的要点是真皮全层，尤其是浅层的血管断面明显增多，管壁增厚，可见血管外红细胞及多数噬含铁血黄素细胞。

　　与上述皮炎湿疹相同，淤积性皮炎的组织学改变因病期而异，急性期以海绵水肿为主，慢性期则以表皮的银屑病样增生为主。淤积性皮炎易继发染，故皮损中常可见中性粒细胞浸润。病程长、病情严重的病例，可发生溃疡。

　　临床特点：图 6.4.8-4

　　小腿远端、踝部为棕红色、棕褐色至黑褐色的斑状损害，有丘疹、水疱及渗出，慢性病例皮肤增厚、色素改变明显。患者常有下肢静脉曲张。

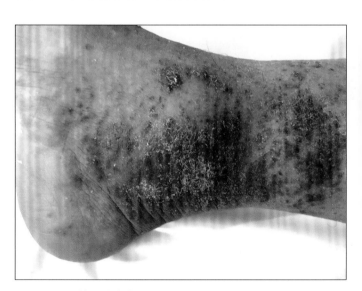

图 6.4.8-4　淤积性皮炎

6.4.9　**玫瑰糠疹**（pityriasis rosea）

　　组织病理特点：图 6.4.9-1、2

- 真皮浅层血管丛周围淋巴细胞浸润；
- 真皮乳头水肿，可见数量不等血管外红细胞，且部分进入表皮下半部；
- 表皮灶性海绵水肿，灶性角化不全；
- 若为母斑，可见表皮轻度增生。

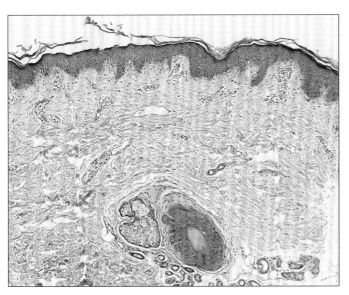

图 6.4.9-1　玫瑰糠疹
轻度海绵水肿，真皮浅层轻度炎症

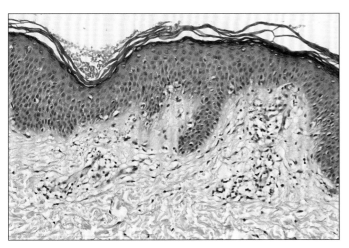

图 6.4.9-2　玫瑰糠疹
真皮乳头血管红细胞外渗，部分红细胞进入表皮

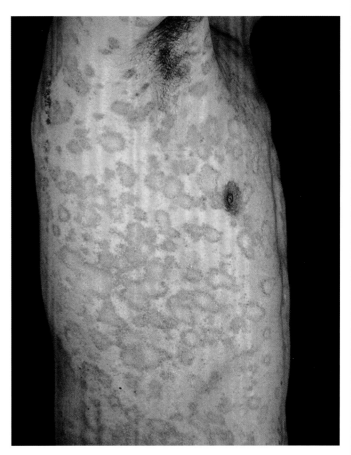

图 6.4.9-3　玫瑰糠疹

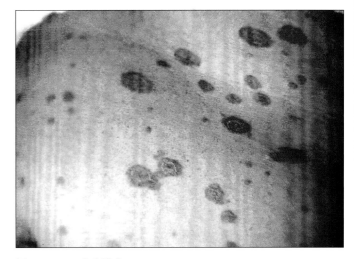

图 6.4.9-4　玫瑰糠疹
示领圈样脱屑

　　玫瑰糠疹可见轻度海绵水肿，但不会发展至肉眼可见的水疱。组织病理学改变缺乏特异性，但真皮乳头水肿，数量不等血管外红细胞，部分进入表皮下半部，结合表皮灶性海绵水肿，灶性角化不全，是颇具诊断意义的。

　　临床特点： 图 6.4.9-3、4

　　为圆形或椭圆形斑疹，其长轴与皮纹走向一致，直径 0.5 ~ 2.0 cm，色淡红或玫瑰红，在皮疹边缘有呈领圈样的脱屑。好发于躯干及四肢近端，不侵及头面部。在皮疹泛发前 1 ~ 2 周，可先出现直径约 2 cm 的椭圆形斑，称为母斑或前驱斑。无明显自觉症状或仅轻度瘙痒。多见于中青年，以春秋季好发。本病有自限性，一般在 6 ~ 8 周内可自然消退。

6.4.10　皮肤癣菌病（dermatophytosis）

　　系由红色毛癣菌、玫瑰色毛癣菌，石膏样毛癣菌及絮状表皮癣菌等引起的浅部皮肤真菌感染，常见的有手足癣、体股癣等。

组织病理特点： 图 6.4.10-1

- 在角层、特别是角化亢进部位可见孢子及菌丝，以 PAS 染色可清楚地显示；
- 真皮浅层血管周围淋巴细胞、中性粒细胞浸润；
- 真皮乳头水肿；
- 表皮灶性海绵水肿，常可见中性粒细胞浸润。

确诊靠查到孢子及菌丝，它们均存在角质层中。在 HE 染色的切片中，孢子及菌丝呈乳白色。检查时调节聚光器使光线变暗，这时孢子及菌丝的折光性加强，就易于被发现。若可疑，以 PAS 及六甲烯四胺银染色可清楚地显示孢子及菌丝。诊断的线索是真皮浅层及表皮中有中性粒细胞浸润。若有，仔细检查角质层、特别是正角化亢进的部位有否孢子及菌丝。

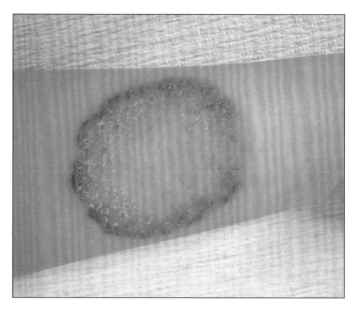

图 6.4.10-2　**体癣**

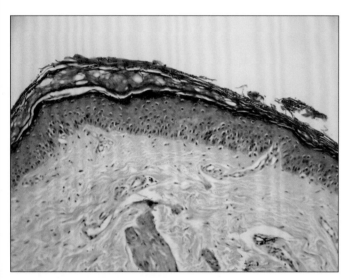

图 6.4.10-1　**皮肤癣菌病**
角层内真菌成分，真皮浅层稀疏炎症细胞浸润

临床特点： 图 6.4.10-2、3、4

手足癣： 病变常始于单侧手掌和足跖，渐波及双手足，为脱屑、丘疹及水疱，伴瘙痒，夏季加重。冬季则以角化增厚及脱屑皲裂为主。体癣为如钱币大圆形皮损，边缘有丘疹、水疱及脱屑。如不及时治疗，将不断向外扩展，可呈同心圆状，中央消退，而边缘活动。体癣发生在股上内侧及臀部时称为股癣，股癣多见于男性。实验室检查：取皮损处鳞屑作真菌镜检，找到真菌菌丝及孢子（图 6.4.10-5）即可确诊。对体癣及股癣，应从损害的活动性边缘处刮取鳞屑。

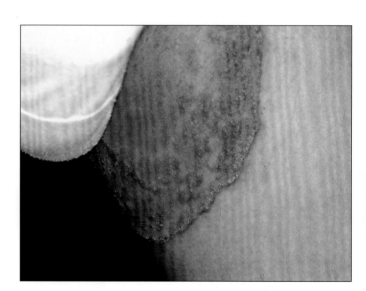

图 6.4.10-3　**股癣**

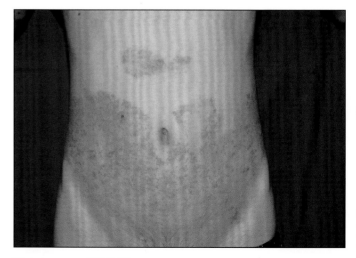

图 6.4.10-4　**难辨认癣**

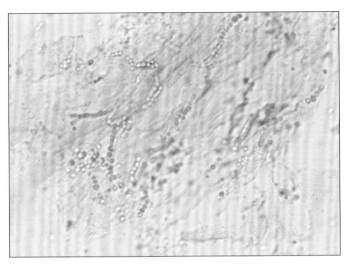

图 6.4.10-5　浅部真菌病镜下可见菌丝及孢子

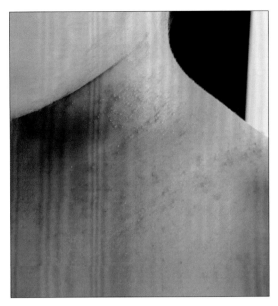

图 6.4.11-2　热痱

6.4.11　痱子（miliaria）

痱子又称粟粒疹。在温暖潮湿环境下，外泌腺汗液分泌多，导管内汗液潴留，汗液渗入周围组织引起刺激和炎症。

组织病理特点：

取决于汗管堵塞的部位。白痱最为浅表，在汗腺开口，为角层下小水疱，可有少许中性粒细胞。红痱堵塞发生在汗管表皮内螺旋状导管部分，为表皮棘细胞间海绵水肿。脓痱则为角层下脓疱。深在性痱的炎症发生汗腺导管真皮内部分，表现为真皮内汗管周围炎细胞浸润。若继发细菌感染，则可见多数炎症细胞，包括中性粒细胞浸润。

临床特点： 图 6.4.11-1、2、3

夏季多见，婴儿及儿童好发。也见于卧床不起、术

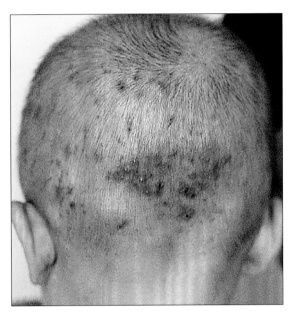

图 6.4.11-3　脓痱

后体虚者。有白痱、红痱、脓痱及深在性痱等四种类型。白痱为非炎症性密集分布的针头大小、壁薄而微亮的小疱。红痱为密集排列的针头大小丘疹或丘疱疹，周围绕以红晕。脓痱顶端有针头大小脓疱，基底潮红肿胀。深在性痱（热疖）则为结节，红肿，触之疼痛，好发于小儿头面部。

6.4.12　色素失禁症（incontinentia pigmenti）

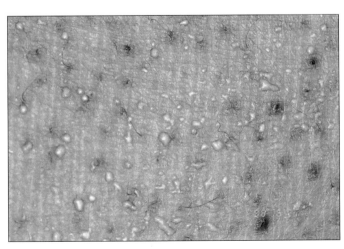

图 6.4.11-1　白痱

组织病理特点： 图 6.4.12-1、2、3、4

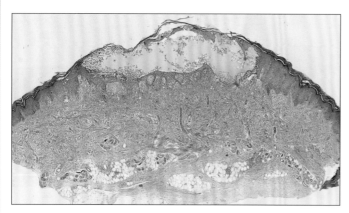

图 6.4.12-1   **色素失禁症**
表皮内大疱

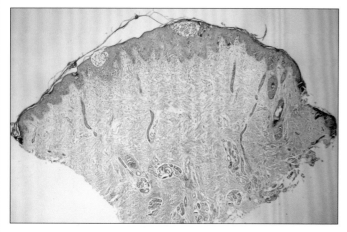

图 6.4.12-2   **色素失禁症**
表皮内疱，疱内多数嗜酸性粒细胞

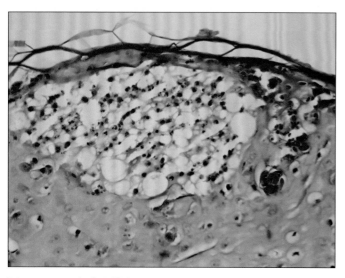

图 6.4.12-3   **色素失禁症**
表皮内可见核红染的角化不良细胞

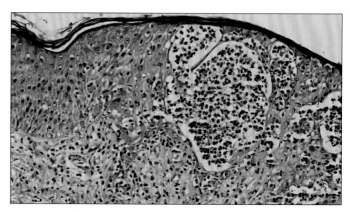

图 6.4.12-4   **色素失禁症**
除表皮水疱内多数嗜酸性粒细胞外，真皮乳头也有嗜酸性粒细胞浸润

第一期：红斑及水疱、大疱

- 表皮海绵水肿及表皮内水疱。水疱内多数嗜酸性细胞浸润；
- 真皮浅层血管丛周围多数嗜酸性细胞浸润；
- 水疱间表皮内常可见角化不良细胞。

第二期：疣状损害

- 真皮浅层血管周围稀疏淋巴组织细胞浸润，其间有噬黑素细胞；
- 表皮呈不规则形棘细胞增生；
- 在增生的表皮中散有分布有多数大的角化不良细胞；
- 角化亢进及角化不全。

色素失禁症疣状损害阶段皮损的组织病理学改变是独特的，特别是在银屑病样增生的表皮中散在多数大的角化不良细胞，这种改变仅见于色素失禁症，可借此确诊。

第三期：色素沉着

- 真皮浅层多数噬黑素细胞；
- 基底细胞液化变性；
- 表皮厚度渐恢复正常。

临床特点：图 6.4.12-5、6、7

本病是性联遗传性疾病，主要见于女婴。病程分三期，第一期在生后或生后不久出现，躯干和四肢有红斑、水疱及大疱，血中嗜酸性细胞数目明显增多；第二期为线状疣样损害，为水疱消退后所致，出现在生后 2 个月左右；第三期当疣样损害消退时，出现洒墨水样不规则的色素沉着斑，主要见于躯干部。该色素斑常在数年内逐渐消退。

鉴别诊断：表皮内出现嗜酸性脓疱是色素失禁症水疱阶段的特征性改变。另一个可以出现表皮内嗜酸性脓疱的疾病是增殖性天疱疮。但这两个病在临床表现上是迥然不同的。从发病年龄看，色素失禁症见于婴儿，而

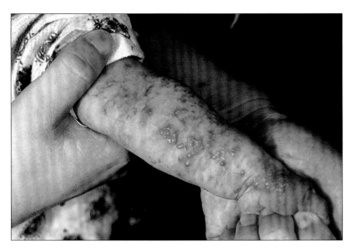

图 6.4.12-5　**色素失禁症**

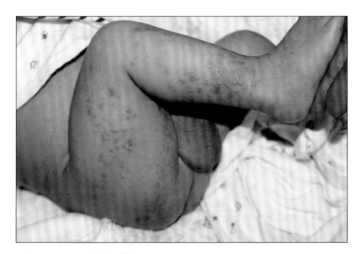

图 6.4.12-6　**色素失禁症**

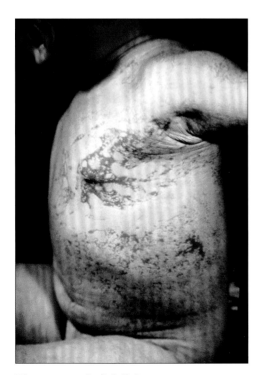

图 6.4.12-7　**色素失禁症**

增殖性天疱疮都在成年发病。另一个可能出现表皮内嗜酸性脓疱的病是各类虫咬皮炎。

6.4.13　嗜酸性海绵水肿（eosiniphilic spongiosis）

嗜酸性海绵水肿是一个病理学的术语，泛指表皮棘细胞海绵水肿（即棘细胞间水肿）伴嗜酸性粒细胞浸润，如上述的特应性皮炎、湿疹、变应性接触性皮炎等，第 7 章的虫咬皮炎、疥疮等。此外，还常见于自身免疫性大疱病，如天疱疮及类天疱疮，特别是早期红斑期皮损。当表皮内嗜酸性粒细胞聚集成为脓疱，则主要见于色素失禁症及增殖性天疱疮。

6.5　银屑病样型浅层血管周围皮炎

这组皮炎的共同特点是浅层血管周围炎，伴表皮的银屑病样增生，后者是指棘层肥厚，表皮增生，表皮突下延，表皮突与真皮乳头间犬牙交错的波纹更为突出。这一组的典型病变是斑块状银屑病。

6.5.1　寻常型银屑病（psoriasis vulgaris）

斑块状银屑病

组织病理特点：图 6.5.1-1、2、3、4

* 角质层成层融合的角化不全，其间可见散在或聚集的中性粒细胞用其碎核（Munro 微脓肿），颗粒层减少或缺如；
* 表皮棘细胞明显增生，表皮突下延呈细长的棒槌状，且向下延伸的长度大致一致；
* 真皮乳头层毛细血管迂曲、扩张，向上伸延至乳头顶部；
* 真皮乳头上方的表皮变薄；
* 浅层血管周围淋巴细胞浸润。

目前认为，银屑病是 T 淋巴细胞所介导的免疫性疾病，以表皮快速增生为特点。角质形成细胞从基底细胞层向角质层的移行过程是细胞分化成熟的过程。基底层正常角质形成细胞的分裂周期为 13 ～ 19 天；分裂后新生的子细胞进入上方的棘细胞层，再逐渐上移至颗粒层，这个过程约需 14 天；从颗粒层表面移至角质

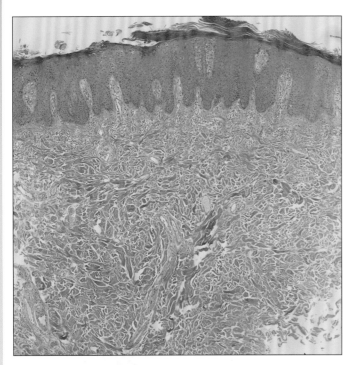

图 6.5.1-1 **寻常型银屑病**
表皮呈棘层增生，浅层血管周围炎

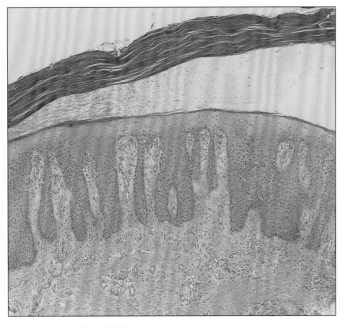

图 6.5.1-2 **寻常型银屑病**
融合性角化不全，表皮棘细胞层增生

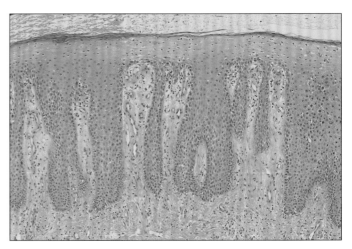

图 6.5.1-3 **寻常型银屑病**
表皮颗粒层变薄、消失；真皮乳头小血管迂曲扩张充血，延伸至乳头顶部

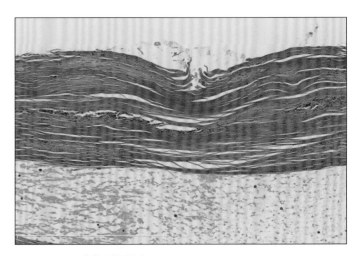

图 6.5.1-4 **寻常型银屑病**
融合性角化不全

的角质层细胞中核仍存在，称为角化不全，临床上表现为鳞屑。

斑块状银屑病的典型皮损为具有成层银白色鳞屑的斑丘疹或斑块。当刮去鳞屑，则渐露出一层红色发亮的半透明薄膜，称为膜现象。再刮去薄膜，则出现点状的出血，称为点状出血现象（Auspitz 征）。

这些临床现象都可以从组织病理学改变上找到根据。成层银白色鳞屑在病理上为角质层成层融合的角化不全。角化不全的发生是由于表皮角质形成细胞代谢加快，生长加速，表皮细胞更新周期大大缩短，因此角质形成细胞不能完全角化，出现成层的角化不全。作为完全角化前期的颗粒层，来不及形成，减少甚或消失了。薄膜现象：去除了成层角化不全后，露出棘细胞层，临床上为光滑发亮的半透明薄膜。点状出血现象：由于真皮乳头层的毛细血管迂曲扩张，一直延伸到顶部，而乳头上部的表皮又变薄，因此再刮，去除了乳头上的棘细

层表面脱落又需约 14 天。这样，从基底层新生的细胞至角质层脱落共 28 天，称为角质形成细胞的通过时间。从开始形成新的角质形成细胞至从角质层脱落需41 ～ 47 天，称为表皮更新时间。在银屑病，基底细胞的分裂周期仅为 37.5 小时，表皮更新时间也缩短至 8 ～10 天，快速增生使角质形成细胞无法正常成熟，所形成

胞层，就极易暴露出乳头上部扩张的毛细血管，出现点状出血。所以说掌握了组织病理学，将能使我们更好地理解临床上所出现的现象。如果说临床上用肉眼检查看到的是在平面上的变化，那么掌握了组织病理学，将使我们的肉眼具有了"透视"能力，不仅能看到平面上的变化，还可透过角质层，看到在纵深方面的变化。这将大大有助于提高我们对疾病的理解及诊断能力。

急性点滴状银屑病

组织病理特点：图 6.5.1-5、6、7

- 表皮轻度棘层增生；
- 表皮全层可见中性粒细胞浸润：在棘层及颗粒层的中性粒细胞浸润造成细胞间水肿、细胞间桥拉长及细胞内水肿、淡染，形成海绵状脓疱（Kogoj海绵状脓疱）；在角化不全的角层中中性粒细胞聚集，称为 Munro 微脓肿；

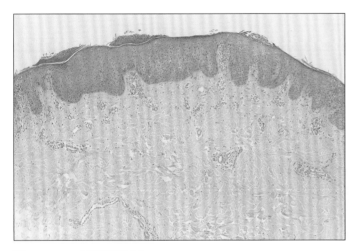

图 6.5.1-5　**点滴型银屑病**
表皮轻度增厚，浅层血管周围炎

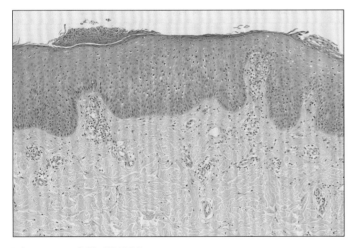

图 6.5.1-6　**点滴型银屑病**
角质层灶状角化不全

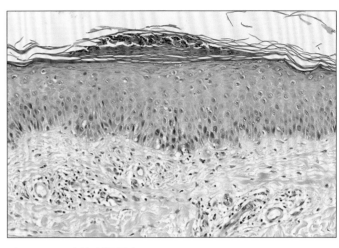

图 6.5.1-7　**点滴型银屑病**
角质层中性粒细胞聚集，即 Munro 脓疡

- 灶状角化不全，其中有中性粒细胞，在角化不全下方的颗粒层减少；
- 真皮乳头毛细血管迂曲扩张，向上延伸至乳头顶部；乳头水肿，常见血管外红细胞；
- 浅层血管周围混合类型炎症细胞浸润，包括淋巴细胞、组织细胞及中性粒细胞。

中性粒细胞在表皮的浸润是进行性银屑病的特点，中性粒细胞从真皮乳头扩张的毛细血管逸出，向上进入表皮后很快通过棘细胞层而聚积于粒层、角层下或角层内。当在棘层时，多数中性粒细胞散布于角质形成细胞浆膜所组成的支架中，形成 Kogoj 海绵状脓疱。有意思的是中性粒细胞一旦进入表皮，将很快通过棘细胞层，聚集于角化不全的角质层中，形成 Munro 微脓肿。Kogoj 海绵状脓疱及 Munro 微脓肿可见于点滴状银屑病病理切片中，但临床上并不见到脓疱。在成层融合的角化不全中 Munro 微脓肿是一个具有诊断意义的病理表现，据此大致可做出银屑病的诊断。但它并不是诊断银屑病所必需，在长期存在的斑块状皮损及消退期皮损中常见不到 Munro 微脓肿。

海绵状脓疱可见于不同的病变，如脓疱性银屑病、连续性肢端皮炎、Reiter 病及疱疹样脓疱病，偶尔也可见于二期梅毒疹，特别是蛎壳疹、卤素皮炎及坏疽性脓皮病等。临床上，海绵状脓疱表现为细小、孤立的脓疱，并可彼此融合成脓湖。当中性粒细胞迅速大量地进入表皮，可出现表皮内脓疱，这就是脓疱型银屑病（详见第 9 章 9.5.1 表皮内脓疱性皮炎）。

消退期银屑病

组织病理特点：

- 真皮乳头毛细血管迂曲扩张，直至乳头顶部，乳头上表皮变薄；
- 真皮乳头轻度纤维化，成纤维细胞数量增多；
- 表皮棘细胞轻度增生；
- 致密的角化亢进，间有灶性角化不全；
- 浅层血管周围稀疏淋巴细胞浸润。

临床特点：图 6.5.1-8、9、10

银屑病是一个常见的红斑鳞屑性皮肤病，基本损害为上附成层银白色鳞屑的丘疹或斑丘疹，大小可自点滴状、钱币状、地图状大片。分布可限局或泛发。好发于头皮、四肢伸侧及腰骶部，严重时可泛发全身，自觉程度不等的瘙痒。病程慢性，常反复发作。

按病程，银屑病的皮疹分为三期：进行期、静止期和消退期。进行期有多数新出疹，皮疹红，为直径 0.5 cm 大小的丘疹，上附少许鳞屑。有的患者在上感或扁桃腺炎后急性发病，成批出现潮红、上附少许鳞屑、点滴状的丘疹或斑丘疹，称为急性点滴状银屑病。

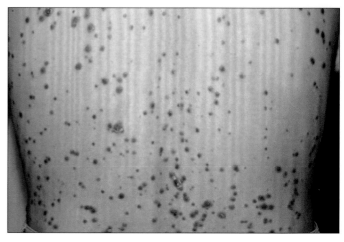

图 6.5.1-10　**急性点滴型银屑病**

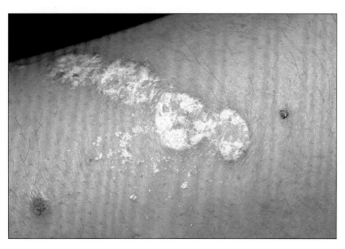

图 6.5.1-8　**银屑病**

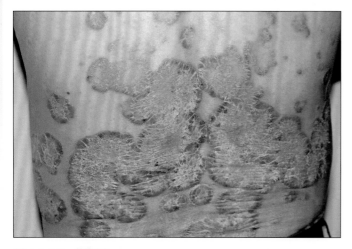

图 6.5.1-9　**银屑病**

静止期基本上无新出疹，原有皮疹增大增厚，典型皮损为上附成层银白色鳞屑的斑丘疹或斑块；消退期皮疹渐退，鳞屑减少、范围缩小，完全消退后遗留轻度色素沉着或色素减退斑。银屑病在临床上有不同的表现，反映了同一病理过程在疾病不同发展阶段的不同表现。

随着临床病期的不同，皮损形态的不同，组织病理学也发生了相应的变化。从以上描述可以看出，对各个阶段银屑病的皮损，最富特征性、共同的组织学改变是真皮乳头毛细血管迂曲扩张，直到乳头顶部。在进行期，血管周围水肿，除了淋巴细胞及组织细胞外，还可见中性粒细胞及血管外红细胞。

在消退期，血管周围轻度纤维化，成纤维细胞增多。

当我们在镜下检查一张切片时，虽然见到的图像是静止的，但我们应以动态的观点来分析它。正如总论所讲的，疾病是一个过程，有它的发生、发展和消亡。作为一个特异的疾病，一般都有其特异的组织学改变。但作为一个发展过程，又会围绕这一特异的组织学改变出现许多变化。要能在镜下正确地诊断，除了要掌握该病的特异性变化外，还应掌握、了解其可能发生的各种变化。这样我们不但在见到"典型"病变时能诊断，就是见到"不典型"病变时也能诊断；不但能对所患疾病作出诊断，还能对疾病所处时期作出大致判断。

6.5.2　**红皮病型银屑病**（erythroderma psoriaticum）

组织病理特点：图 6.5.2-1、2

具有银屑病组织学改变的基本特点，即表皮融合性角化不全、有时少许中性粒细胞浸润，颗粒层减少或消

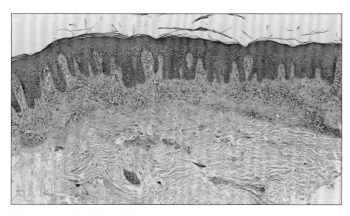

图 6.5.2-1　**红皮病型银屑病**
表皮轻度银屑病样增生，真皮浅层血管周围炎

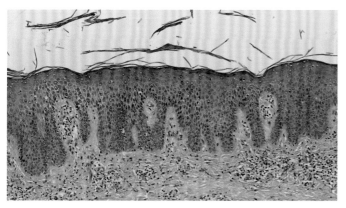

图 6.5.2-2　**红皮病型银屑病**
融合性角化不全，轻度海绵水肿

失、棘层增生；真皮浅层血管周围炎，乳头血管扩张迂曲并向上延伸至乳头顶部，浅层血管周围淋巴细胞及组织细胞浸润。

　　临床特点：图 6.5.2-3
　　皮损泛发全身，皮肤潮红、有多数脱屑。由于浅表

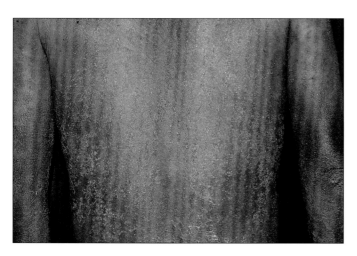

图 6.5.2-3　**红皮病型银屑病**

血管扩张充血患者怕冷，易感冒着凉。多数脱屑使大量蛋白丢失，患者可发生低蛋白血症，下肢肿胀等。病程长的患者，一般情况虚弱。

6.5.3　**红皮病**（erythroderma）

　　凡全身皮肤弥漫潮红、脱屑均可称为红皮病。由于患者常有脱屑，又称为剥脱性皮炎（exfoliative dermatitis）。红皮病只是一个症候，而不是一个独立的疾病。很多疾病可出现红皮病的表现。有些疾病一出现就表现为红皮病，如先天性大疱性鱼鳞病样红皮病，泛发性脓疱性银屑病、药物性剥脱性皮炎，T 细胞淋巴瘤性红皮病等；也有些疾病如常见的银屑病、湿疹，开始时皮疹比较局限，由于处置不当等原因，可导致皮疹泛发全身，成为红皮病。尽管在临床上都表现为皮肤潮红、脱屑，但组织病理上，常可见原发疾病固有的特征性病理改变，如红皮病型银屑病可见表皮棘层增生，融合性角化不全，间有中性粒细胞聚集等，湿疹性红皮病则以表皮海绵水肿，真皮浅层淋巴细胞、间有嗜酸性粒细胞浸润为基本特点。因此，取皮损做组织病理检查，在诊断上是很有帮助的。

6.5.4　**副银屑病**（parapsoriasis）

　　副银屑病是令皮肤科医生感到困惑的一个名词。至今在不同年代、不同版本、不同作者所编写的皮肤病学教科书中对副银屑病的概念、分型可以说是各执一见，较为混乱，没有一个公认、统一的说法。

　　造成这一混乱还得追溯至 20 世纪初，1902 年法国皮肤科学者 Brocq 首先使用了 Parapsoriasis。将一组在临床上与银屑病相似的红斑鳞屑性皮肤病统称为副银屑病。国内学者较为熟悉的有点滴状副银屑病（parapsoriasis guttata）、大斑片副银屑病（large plaques parapsoriasis）、苔藓样型副银屑病（parapsoriasis lichenoides）、痘疮样型副银屑病（parapsoriasis varioliformis），又称急性痘疮样苔藓样糠疹（pityriasis lichenoids et varioliformis acuta），慢性苔藓样糠疹（pityriasis lichenoids chronica）等。对名词翻译上的不妥又增添了混乱，如 parapsoriasis en plaques 国内普遍翻译为大斑片副银屑病。事实上，法文的 plaque 等于英文的 patch，应该译为斑片状副银屑病。由于这一翻译上的错误，读者就将它与蕈样肉芽肿的斑块阶段混淆了起来。

　　根据笔者数十年的临床及病理经验，结合国外一些

权威的评述，本人认为副银屑病并不是一个单一疾病，而是一组疾病。这一组疾病很可能有不同的病因，是彼此不相关的几个疾病。有些病应独立命名，可不再归入副银屑病的"大旗"下。本书将副银屑病"肢解"为以下几个疾病。

苔藓样糠疹：有急性与慢性之分，即急性痘疮样苔藓样糠疹及慢性苔藓样糠疹．详见 6.3.7 及 6.3.8。

慢性浅表皮炎（chronic superficial dermatitis），又称指状皮炎（digital dermatitis），小斑片状副银屑病（small plaque parapsoriasis）。

大斑片副银屑病（large patch parapsoriasis）：即蕈样肉芽肿的斑片期．详见 6.3.9。

6.5.5　慢性浅表皮炎（chronic superficial dermatitis）

慢性浅表皮炎又称指状皮炎（digital dermatitis）。

组织病理特点：图 6.5.5-1、2

- 灶性角化不全；
- 灶性轻度海绵水肿；
- 轻度棘层增生；
- 浅层血管周围及乳头内稀疏淋巴细胞浸润。

本病在组织病理学改变缺乏特异性，应结合临床诊断。

临床特点：图 6.5.5-3

以中年男性多见，发病隐匿，病程慢性。基本损害为上附细碎鳞屑的黄红色斑，直径一般不超过 5 cm。由于在躯干部的皮损可沿皮纹长轴成椭圆形，如手指压在皮肤上所致的手印，故又称指状皮炎。患者除感到皮肤稍干、有时轻度瘙痒外，并无明显自觉不适。好发于躯

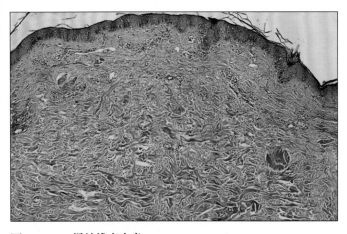

图 6.5.5-1　**慢性浅表皮炎**
灶性角化不全，真皮浅层血管周围稀疏炎症浸润

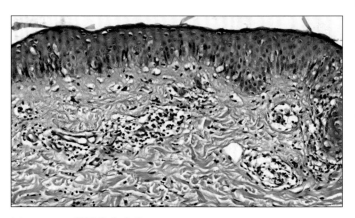

图 6.5.5-2　**慢性浅表皮炎**
浅层血管周围以淋巴细胞为主的浸润

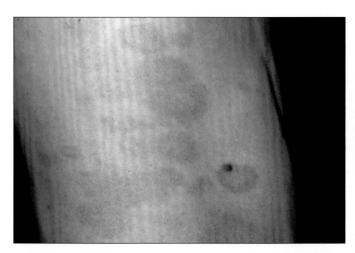

图 6.5.5-3　**慢性浅表皮炎**

干及四肢屈侧。

慢性浅表皮炎的病因不清，但与蕈样肉芽肿无关，也不会发展为蕈样肉芽肿。

6.5.6　毛发红糠疹（pityriasis rubra pilaris）

组织病理特点：图 6.5.6-1、2、3

- 在角质层的水平方向及垂直方向上可以见到交替出现的角化不全及角化亢进；
- 毛囊漏斗部扩张，毛囊口角栓，在角化亢进的角栓中可见点状角化不全；
- 棘细胞增生，表皮增厚，表皮突的长度及宽窄不甚规则；
- 浅层血管扩张，管周稀疏淋巴细胞浸润。

诊断毛发红糠疹的要点是角质层在垂直方向及水平方向交替出现角化亢进及角化不全。对患者皮损做活体

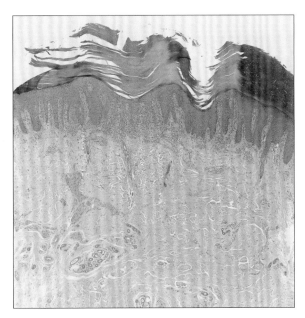

图 6.5.6-1　毛发红糠疹
角化亢进、角化不全，表皮增厚，真皮浅层炎症细胞浸润

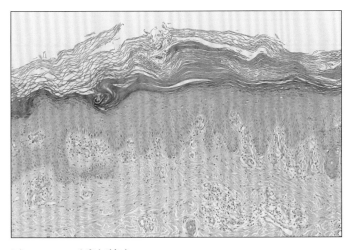

图 6.5.6-2　毛发红糠疹
角质层角化亢进、角化不全交替出现

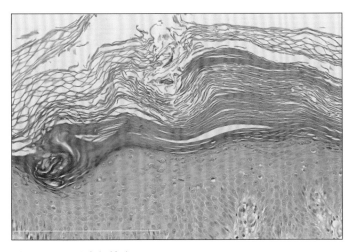

图 6.5.6-3　毛发红糠疹
角质层角化亢进、角化不全交替出现

组织检查，应该从角化的毛囊部位取材，此时可见毛囊口角栓，漏斗部开口部位点状角化不全、邻近角质层中可见交替出现的角化亢进与角化不全，是具有特征性的改变。

临床特点：图 6.5.6-4、5、6、7

典型损害为与毛囊一致的角化性丘疹，上附细碎鳞屑，可融合成淡红色或橘红色斑丘疹或斑块，面部及头皮潮红，多数糠状鳞屑，掌跖常角化过度，严重时皮疹泛发全身。在大片皮损区中，常可见正常皮肤小岛，为本病的特征性表现。自觉程度不等的瘙痒，病程慢性。

鉴别诊断：若取材标本中无毛囊角栓，仅见角质层在水平方向及垂直方向上交替出现的角化亢进与角化不

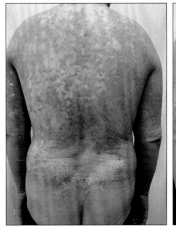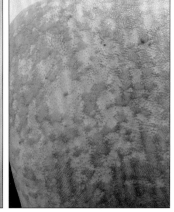

图 6.5.6-4　毛发红糠疹

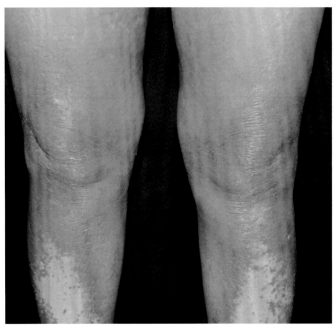

图 6.5.6-5　毛发红糠疹

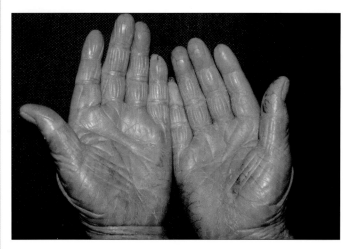

图 6.5.6-6   **毛发红糠疹患者的掌跖角化**

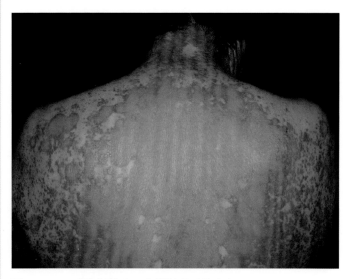

图 6.5.6-7   **毛发红糠疹，皮损间有正常皮岛**

全，同时表皮轻度增生，浅层血管周围稀疏炎症细胞浸润。对这样的组织学改变，应注意与银屑病作鉴别。

毛发红糠疹：①角层中有交替出现的角化亢进及角化不全，而银屑病为融合性角化不全；②颗粒层存在，而银屑病时减少或消失；③角层中无中性粒细胞浸润，而银屑病在角化不全中常可见中性粒细胞，甚至 Munro 微脓肿；④银屑病时真皮乳头部血管迂曲扩张直至顶部，乳头上表皮变薄，毛发红糠疹时仅见血管扩张。

6.5.7   肠病性肢端皮炎（acrodermatitis enteropathica）

组织病理特点：

- 浅层血管周围稀疏淋巴细胞浸润；
- 真皮乳头毛细血管迂曲，乳头水肿；

- 表皮呈银屑病样增生，其中散在分布有少许角化不良细胞；
- 显著的角化不全。

临床特点：图 6.5.7-1、2

本病多在婴幼儿发病，以孔口周围如口周、阴肛周围及肢端出现银屑病样损害、慢性腹泻及弥漫性头发稀少为特点。目前认为本病是常染色体隐性遗传性疾病，与肠道对锌吸收障碍有关。

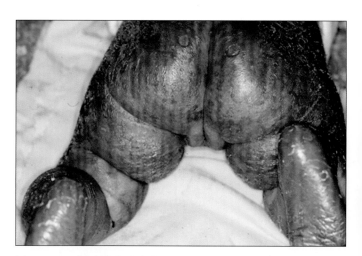

图 6.5.7-1   **肠病性肢端皮炎**

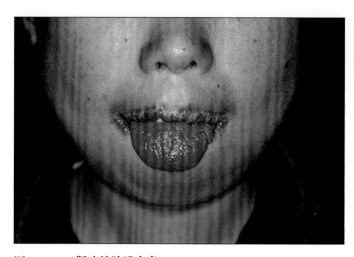

图 6.5.7-2   **肠病性肢端皮炎**

6.5.8   神经性皮炎（neurodermatitis）

神经性皮炎又称慢性单纯性苔藓（lichen simplex chronicus）。

组织病理特点：图 6.5.8-1、2

- 表皮呈银屑病样增生，表皮突增宽、下延，且不在同一水平；

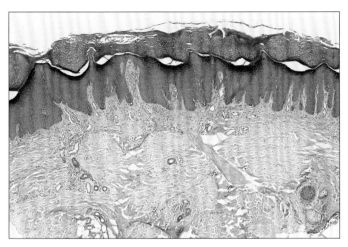

图 6.5.8-1　神经性皮炎
角化亢进，表皮呈银屑病样增生，真皮轻度炎症

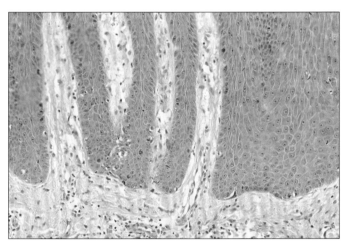

图 6.5.8-2　神经性皮炎
真皮乳头纵向胶原红染增粗

- 角化亢进，间有灶性角化不全，粒层增厚，棘细胞增生；
- 浅层血管周围淋巴细胞浸润，间有噬黑素细胞，浅层血管管壁增厚；
- 真皮乳头层增厚，胶原粗厚红染，成纤维细胞肥大、数目增多。在乳头中可见多数彼此平行、与表皮成垂直走行、增粗的胶原纤维。

　　神经性皮炎的发生是患者长期搔抓患处所致，持续的搔抓使表皮全层增厚，真皮乳头增厚。诊断神经性皮炎有两个重要的线索，一是真皮乳头中明显粗厚红染、与表皮垂直走行的胶原纤维，它是长期搔抓引起的特征性组织学改变；二是正角化亢进，亢进的角质犹如掌跖部皮肤，仔细检查在真皮内可看到毛囊及皮脂腺。在有毛囊、皮脂腺的上皮，出现明显增厚的正角化亢进，是反映长期搔抓的另一个特征性组织学改变。

　　瘙痒是许多皮肤病的特点，因此长期慢性搔抓所致的上述组织改变特点不仅见于神经性皮炎，也可见于其他慢性瘙痒性皮肤病，如慢性湿疹、慢性接触性皮炎等。扁平苔藓，特别是发生在小腿胫前的，可因长期搔抓而增厚，成为肥厚性扁平苔藓，此时组织学上既具有扁平苔藓的特点，又具有神经性皮炎的特点。特应性皮炎患者亦常有剧烈瘙痒，长期搔抓导致在原有病理改变基础上又出现神经性皮炎的改变。

　　临床特点：图 6.5.8-3

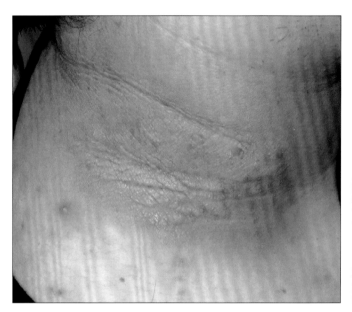

图 6.5.8-3　神经性皮炎

　　典型皮损为多数扁平丘疹融合而成的皮肤苔藓样变，革化肥厚，可有少许鳞屑。瘙痒剧烈，常呈阵发性。好发于颈项、肘伸侧、胫前及骶尾部。

　　鉴别诊断：需与特应性皮炎、慢性湿疹、慢性接触性皮炎鉴别：慢性瘙痒性皮肤病损害，长期搔抓导致角化亢进、表皮呈银屑病样增生。但慢性湿疹等属于变应性皮肤病，组织学上，表皮内可见灶性海绵水肿，或角层内有均一红染物质（浆液性渗出），真皮浅层可有嗜酸性粒细胞浸润。神经性皮炎系精神神经因素所致长期剧烈瘙痒，组织学上一般无海绵水肿，角层以致密角化亢进为主，角化不全不明显，真皮浅层为淋巴细胞，而无嗜酸性粒细胞浸润。

6.5.9　结节痒疹（prurigo nodularis）

　　组织病理特点：图 6.5.9-1、2
组织病理学改变大致与神经性皮炎相同。不同的

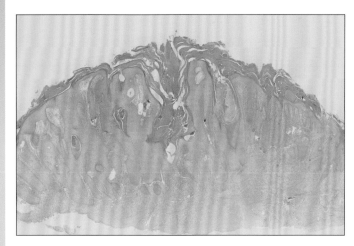

图 6.5.9-1　结节痒疹
角化不全，浆液渗出，表皮明显增厚

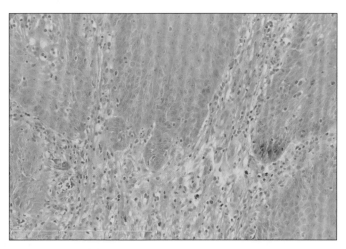

图 6.5.9-2　结节痒疹
表皮海绵水肿，真皮血管周围淋巴细胞和嗜酸性粒细胞浸润

是皮损呈结节状隆起皮面，表皮突的增宽及下延更无规律，有的表皮突增宽下延明显，特别在皮损中央，有的则不明显，有时在表皮上层可见角质形成细胞坏死红染，结构消失，表面有角化不全及均一红染的物质（痂屑），有时可出现糜烂及溃疡。

　　与神经性皮炎在组织学的不同反映了结节痒疹患者搔抓的特点。与神经性皮炎以"面"的搔抓不同，结节痒疹以"点"的搔抓为主，导致皮损呈结节状，且表皮增生呈不规则状。患者不但抓，而且抠，造成损害表面剥蚀、甚至溃疡，组织病理反映在表皮外层角质形成细胞的坏死。

　　临床特点：图 6.5.9-3
　　好发于四肢伸侧，严重时泛发全身。为绿豆至黄豆大小、坚实、半球形隆起皮面的丘疹或结节，灰褐色，有的表面有剥蚀、浆液性痂乃至血痂；有的表面粗糙，

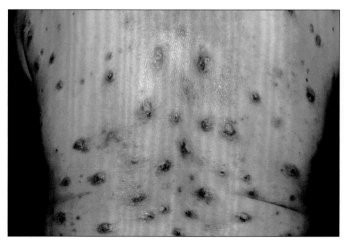

图 6.5.9-3　结节痒疹

轻度疣状，可有少许鳞屑。自觉剧烈瘙痒。

6.5.10　单纯痒疹（prurigo simplex）

　　组织病理特点：
- 轻度棘层肥厚，海绵水肿，角化不全；
- 有的病例因搔抓剧烈可致表皮缺失，上附结痂；
- 真皮浅层以淋巴细胞为主浸润，有时可见少数嗜酸性粒细胞。

　　临床特点：图 6.5.10
　　为对称发生的坚实、米粒大丘疹，间有剥蚀面及结痂。好发于四肢伸侧及躯干部。患者大多为成人，自觉瘙痒显著。

　　鉴别诊断：本病与丘疹性荨麻疹（虫咬皮炎）需要鉴别。丘疹性荨麻疹的炎症细胞浸润除在真皮浅层，还见于深层；除在血管周围，还见于胶原束之间，且浸润

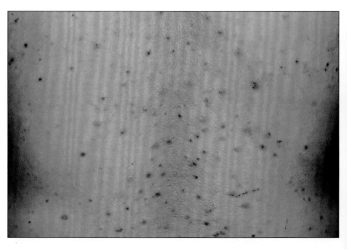

图 6.5.10　单纯痒疹

细胞中有数量不等嗜酸性粒细胞。

6.5.11 陪拉格拉病（pellagra disease）

陪拉格拉病又称烟酸缺乏症，曾称糙皮病。

组织病理特点：图 6.5.11-1、2
- 浅层血管周围稀疏淋巴细胞浸润；
- 真皮乳头毛细血管扩张，数目增多，有数量不等的血管外红细胞；
- 表皮轻度银屑病样增生；
- 表皮上层角质形成细胞胞内水肿，胞浆丰富、苍白淡染，严重时可成为表皮内水疱；
- 融合性角化不全，其上常为网篮状的角层；
- 表皮、尤其在基底层黑素增多。

临床特点：图 6.5.11-3
本病系烟酸类维生素缺乏所致。典型临床表现为

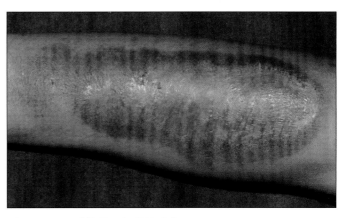

图 6.5.11-3 **陪拉格**（烟酸缺乏症）

皮炎、舌炎、腹泻及精神神经症状。皮疹常位于外露部位，尤手背和前臂伸侧，早期呈鲜红色或紫红色的大片状斑片，严重时可出现大疱，以后皮疹呈暗红色或棕红色，皮肤增厚，干燥脱屑，境界较为清楚。目前原发性烟酸类维生素缺乏已罕见，但因消化道肿瘤或化疗等，严重影响进食者，可发生继发性烟酸类维生素缺乏。

6.5.12 皮肤黏膜念珠菌病（mucocutaneous candidiasis，MCC）

组织病理特点：
急性期
- 真皮乳头水肿；浅层血管周围淋巴细胞及中性粒细胞浸润；
- 表皮轻度银屑病样增生；
- 海绵水肿，表皮内多数中性粒细胞浸润时，可见Kogoj脓肿样改变；
- 角层内可见念珠菌菌丝及孢子，菌丝有分隔、分枝。以PAS染色可更清楚地显示。
慢性期
- 浅层血管周围淋巴细胞、组织细胞，有时多核巨细胞、中性粒细胞及浆细胞（当在黏膜或腋窝、阴肛部取材时可见多数浆细胞）浸润，有的病例炎性浸润可达到深层血管周围；
- 表皮明显增生，呈乳头瘤样或假上皮瘤样；
- 表皮内有中性粒细胞浸润，海绵水肿；
- 角质增厚，其中有念珠菌菌丝及孢子。

临床特点：图 6.5.12-1、2
急性皮肤黏膜念珠菌感染较为常见，可发生在口腔黏膜如鹅口疮，可发生在女性外阴及阴道，男性的龟头及包皮内侧。皮肤感染易发生在间擦皱折部位如腹股

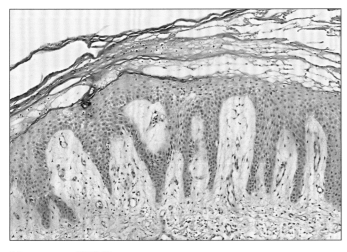

图 6.5.11-1 **陪拉格**
表皮上层角质形成细胞胞内水肿，胞浆苍白淡染

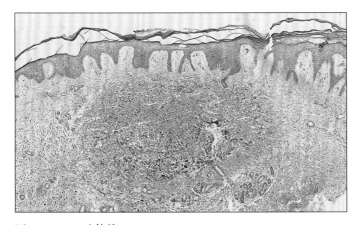

图 6.5.11-2 **陪拉格**
真皮乳头水肿，血管扩张，多数血管外红细胞

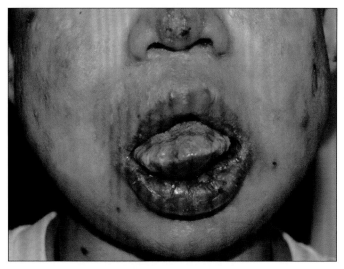

图 6.5.12-1　**慢性皮肤黏膜念珠菌病（CMCC）**

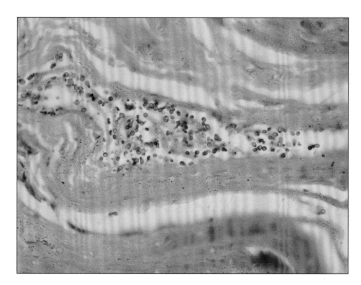

图 6.5.12-3　**皮肤黏膜念珠菌病**
PAS 染色见大量孢子

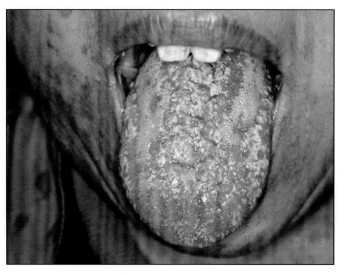

图 6.5.12-2　**慢性皮肤黏膜念珠菌病（CMCC）**

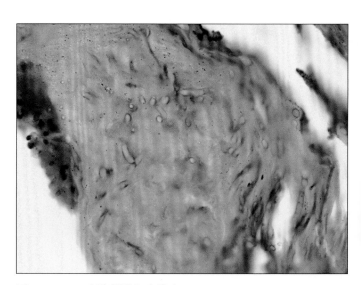

图 6.5.12-4　**皮肤黏膜念珠菌病**
PAS 染色见多数假菌丝及孢子

沟、腋窝、女性乳房下、指趾间等，患处潮红湿润，上有糜烂及渗出。慢性皮肤黏膜念珠菌病（CMCC）多发生在机体细胞免疫功能有明显缺陷者，皮损常见于面部，也可泛发，为增殖性损害，表面呈乳头瘤样，上附厚的污褐色痂。实验室检查：自损害处刮屑涂片，直接镜检见到卵圆形单壁芽孢及有分隔的菌丝则有诊断意义。PAS 染色有助于辨认念珠菌（图 6.5.12-3、4）。必要时应作真菌培养。

6.5.13　融合性网状乳头瘤病（confluent and reticulate papilomatosis）

组织病理特点：图 6.5.13-1
- 轻度角化亢进，可有角化不全；
- 轻度乳头瘤样增生；
- 皮突延伸；棘层稍厚；
- 基层色素轻度增加；
- 真皮浅层稀疏炎性细胞浸润。

临床特点：图 6.5.13-2、3

　　好发于青年。损害发生于躯干上部中央区域，特别是乳房间。典型皮损为灰褐色扁平丘疹，可融合成网

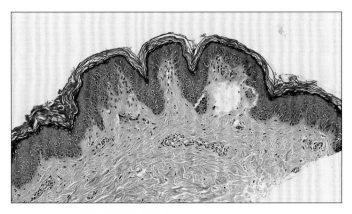

图 6.5.13-1　融合性网状乳头瘤病
轻度角化亢进，表皮呈乳头瘤样增生，基底细胞层色素增加，真皮炎症细胞稀疏

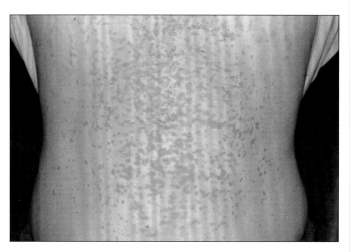

图 6.5.13-3　融合性网状乳头瘤病

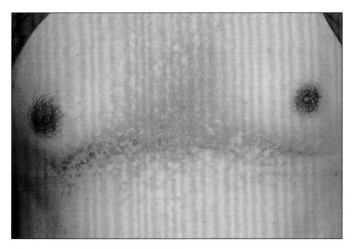

图 6.5.13-2　融合性网状乳头瘤病

状。无不适感觉，病程慢性。

　　鉴别诊断：应与黑棘皮病和早期脂溢性角化症鉴别。融合性网状乳头瘤病是马拉色菌感染引起，表皮增

生是一个继发现象。

　　在结束本节前，需提及两个皮肤肿瘤性疾病，应注意与浅层血管周围皮炎作鉴别诊断。它们是 Kaposi 肉瘤的斑片损害和蕈样肉芽肿的斑片及早期斑块损害。Kaposi 肉瘤早期斑片损害，真皮上部可见形状奇特、成锯齿状的血管腔，衬有内皮细胞，在这些血管腔周有淋巴细胞及浆细胞浸润，可与浅层血管周围皮炎相混淆。鉴别要点是 Kaposi 肉瘤有不规则形状的血管腔（详见第 25 章）。蕈样肉芽肿是皮肤 T 细胞淋巴瘤，在斑片及早期斑块损害阶段，可见血管周围及真皮乳头有单一核细胞浸润，此时易与浅层血管周围皮炎相混淆。鉴别要点是蕈样肉芽肿浸润淋巴细胞的亲表皮性，在表皮下层、特别是基底层可见核异形性的淋巴细胞，真皮乳头中可见排列紊乱、增粗的胶原纤维（详见第 26 章 26.2.1）。

（朱学骏）

7

浅层和深层血管周围皮炎

　　浅层和深层血管周围皮炎是指炎症细胞的浸润既在真皮浅层血管丛周围，也在深层血管丛周围的一组皮肤炎症疾患。

　　扫视病理切片，见到同时在真皮浅层及深层有炎症细胞浸润，甚至以深层浸润为主，一定要警觉。因为除少数病变如昆虫叮咬可引起伴海绵水肿的浅层与深层血管周围炎以外，大多浅层与深层血管周围炎与系统性疾病如结缔组织病、系统性血管炎、系统性感染如二期梅毒引起的螺旋体血症等有关。这与在扫视下见到浅层血管周围炎不同，由于浅层血管周围炎的病理变化往往很细微，有时缺乏特异性，而且大多是"单纯"的皮肤病，如色素性紫癜性皮炎、皮炎湿疹、银屑病、扁平苔藓，多形红斑等，因此，"非特异性皮炎""请结合临床考虑"这样的描述在病理报告中并不少见。但面对浅层

与深层血管周围炎，这样的病理报告不足以引起临床医生的注意，应该在报告中详细描述病理所见，并提醒临床医生注意作相应检查、特别是实验室检查，不要忽略系统性疾病的可能性。病理医生工作繁忙，但与临床医生的交流，无论是电话还是面对面交流是不可或缺的，与浅层血管周围皮炎一样，根据表皮是否受侵及表皮病变的性质，可进一步将浅层和深层血管周围皮炎分为以下四个亚型。

　　1．单纯型（图7-1）：仅有浅层和深层血管周围炎症细胞浸润，表皮大致正常，典型疾病为皮肤淋巴细胞浸润症。

　　2．界面皮炎型（图7-2、3）：基底细胞液化变性或坏死，炎症细胞浸润较为致密，称为苔藓样型，典型疾病为盘状红斑狼疮、急性痘疮样苔藓样糠疹。有时基

106

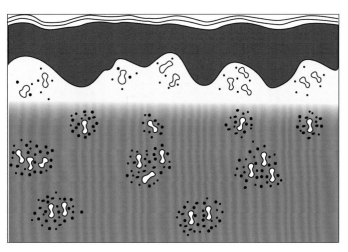

图 7-1　浅层与深层血管周围炎：单纯型

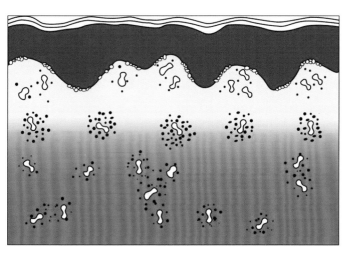

图 7-2　浅层与深层血管周围炎：界面皮炎空泡型

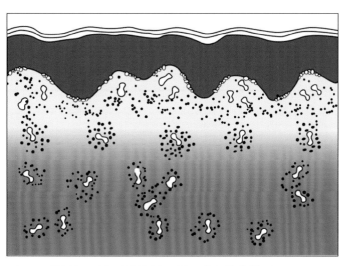

图 7-3　浅层与深层血管周围炎：界面皮炎苔藓样型

底细胞液化变性，但炎症浸润没有苔藓样那么致密，称为空泡型，如固定药疹。

3．海绵水肿型（图7-4）：炎症浸润使表皮细胞间水肿即海绵水肿，典型疾病为昆虫叮咬皮炎即丘疹性荨麻疹。

4．银屑病型（图7-5）：表皮增厚，表皮突增宽延长，典型疾病为二期梅毒。

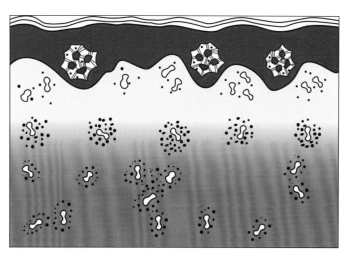

图 7-4　浅层与深层血管周围炎：海绵水肿型

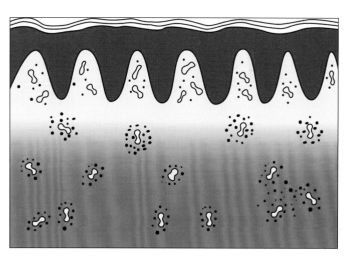

图 7-5　浅层与深层血管周围炎：银屑病样型

7.1　单纯型浅层和深层血管周围皮炎

指炎症细胞浸润仅在真皮浅层和深层血管丛周围，而表皮大致正常。炎症浸润细胞可以淋巴细胞为主如皮肤淋巴细胞浸润症；可以中性粒细胞为主如蜂窝织炎；可以嗜酸性粒细胞、淋巴细胞浸润为主如虫咬皮炎。

7.1.1　皮肤淋巴细胞浸润症（lymphocytic infiltration of the skin）

组织病理特点： 图 7.1.1-1、2、3
- 真皮浅层及深层血管丛周围较为致密以淋巴细胞为主浸润；
- 真皮网状层胶原束间黏蛋白稍有增多；
- 界面无改变，基底细胞无液化变性；
- 表皮正常，无角化不全及角化亢进，无毛囊角栓。

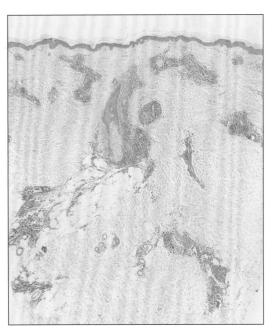

图 7.1.1-1　**皮肤淋巴细胞浸润症**
真皮全层血管及附属器周围炎症细胞浸润

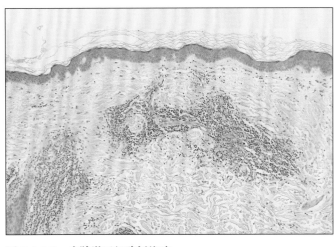

图 7.1.1-2　**皮肤淋巴细胞浸润症**
表皮大致正常，无界面改变

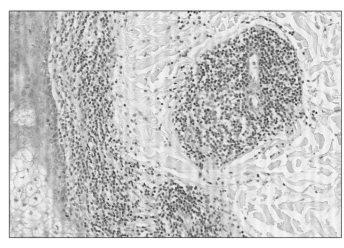

图 7.1.1-3　**皮肤淋巴细胞浸润症**
真皮内血管周围淋巴细胞浸润

临床特点： 图 7.1.1-4、5
好发于面部，也可见于胸背部等外露部位。为红色或棕红色的浸润性斑块，表面光滑，无皮屑，直径一般在 2 cm 左右，无自觉症状。病程慢性，经过良性。实验室检查一般无异常。

鉴别诊断： 皮肤淋巴细胞浸润应与盘状红斑狼疮作鉴别。要点是本病无基底细胞液化变性，真皮浅层无噬黑素细胞；毛囊周围无或少有淋巴细胞浸润；狼疮带试验呈阴性结果。对少数一时难以确诊的患者，则应随访。

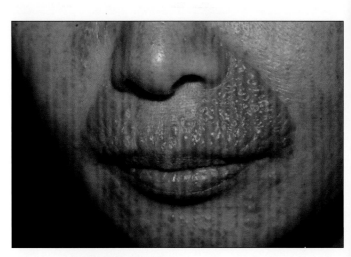

图 7.1.1-4　**皮肤淋巴细胞浸润**

7.1.2　网状红斑性黏蛋白病（reticular erythematous mucinosis）

组织病理特点：
- 真皮胶原束间黏蛋白明显增多，呈淡蓝、线状或颗

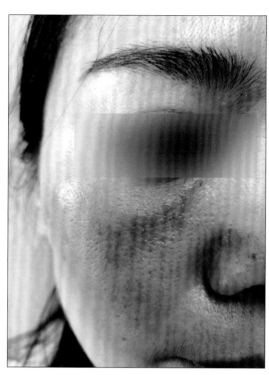

图 7.1.1-5 **皮肤淋巴细胞浸润症**

粒状，黏蛋白的沉积使胶原纤维彼此分离；
- 在真皮血管周及毛囊周围有稀疏至中等密度以淋巴细胞为主浸润；
- 黏蛋白沉积以炎症浸润部位、真皮上部及附属器周围为主。有的病例，由于沉积的黏蛋白量少，需作阿申蓝等特殊染色予以证实；
- 表皮大致正常。无基底细胞液化变性。
直接免疫荧光一般阴性，偶在真皮表皮交界部位有 Ig 和 C3 颗粒状沉积。

临床特点：图 7.1.2

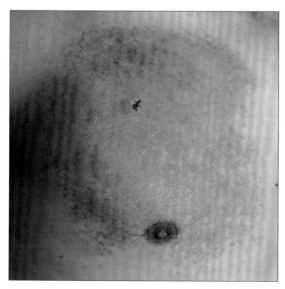

图 7.1.2 **网状红斑性黏蛋白病**

多见于中年人，好发于胸背上部。为持久性淡红色网状斑疹及丘疹或浸润性斑块，日光暴露后加重，无自觉症状。目前常将本病归类于肿胀性红斑狼疮。本病内服羟氯喹有效。自身抗体检测一般呈阴性。

7.1.3 多形性日光疹（plymorphous light eruption）

组织病理特点：图 7.1.3-1、2、3、4
- 浅层及深层血管丛周围中等密度以淋巴细胞为主浸润，有时有嗜酸性粒细胞浸润；
- 真皮乳头层程度不等水肿，苍白淡染，胶原纤维为水肿液所分开成蜘网状，严重时可造成表皮下疱；
- 真皮浅层血管扩张，可见血管外红细胞；
- 可有表皮改变，包括灶性海绵水肿、灶性角化不全及个别坏死角质形成细胞。

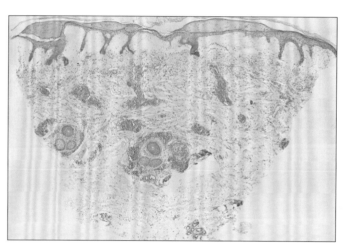

图 7.1.3-1 **多形性日光疹**
真皮全层血管周围炎症细胞浸润，真皮乳头层高度水肿，苍白淡染

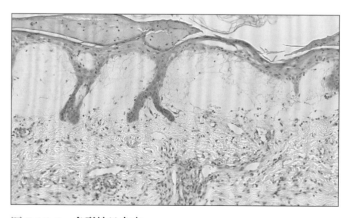

图 7.1.3-2 **多形性日光疹**
真皮乳头高度水肿，胶原纤维为水肿液所分开成蜘网状；表皮萎缩，有渗出结痂

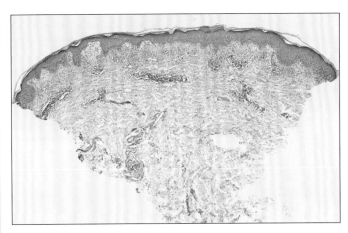

图 7.1.3-3　**多形性日光疹**
真皮全层炎症细胞浸润

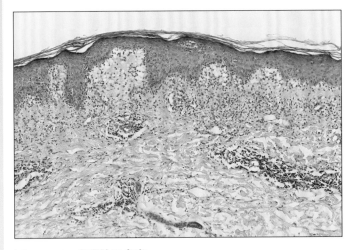

图 7.1.3-4　**多形性日光疹**
真皮乳头水肿

　　浅层及深层血管周围淋巴细胞浸润及真皮乳头明显水肿是多形性日光疹特征性的组织学改变。见到这些变化，可以确诊为多形性日光疹，但这两个组织学改变并不是诊断多形性日光疹所必需。正如临床上多形性日光疹的皮疹呈多形性一样，组织病理上也变化较多。有的病例，炎症细胞浸润可限于真皮浅层或以真皮上部为主。

　　临床特点：图 7.1.3-5

　　皮疹呈多形性，常见为丘疹，可融合成斑丘疹或斑块。个别病例在丘疹顶端可见小水疱，皮损表面可附少许鳞屑。多形是指不同患者皮疹是不同的，可以丘疹为主、斑块为主，对某一位患者而言，皮疹形态是较为一致的。皮损好发于暴露日光部位，以前臂伸侧、面颈部多见。患者以中青年女性居多，春夏季加重，秋冬季可自然缓解。

　　实验室检查：紫外线红斑反应试验常示患者皮肤对

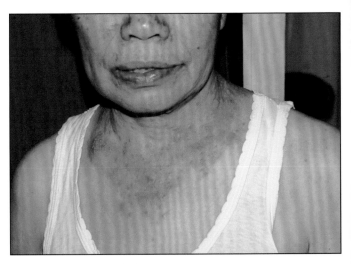

图 7.1.3-5　**多形性日光疹**

紫外线的反应较正常人强烈。

　　鉴别诊断：本病的组织学改变应与盘状红斑狼疮（DLE）及虫咬皮炎相鉴别。

　　与 DLE 鉴别要点是：

　　① DLE 有基底细胞液化变性，而多形性日光疹无；

　　② DLE 真皮胶原间有较多黏蛋白沉积，而多形性日光疹真皮乳头层明显水肿，无黏蛋白的过多沉积；

　　③ DLE 毛囊周围有明显炎症细胞浸润，并导致界面改变；多形性日光疹毛囊周围无明显炎症细胞浸润；

　　④ DLE 角化亢进，表皮萎缩，表皮突变平消失，而多形性日光疹表皮无萎缩，有灶性海绵水肿；

　　此外，在病程长的 DLE 病例可见基底膜带增厚。取皮损做狼疮带检查，DLE 示 IgM、IgG、C3 在基底膜带的沉积，而多形性日光疹皮损狼疮带试验为阴性。

　　与虫咬皮炎鉴别要点是：虫咬皮炎有较多嗜酸性粒细胞浸润，不仅在血管周围，还在胶原束间；表皮内除灶性海绵水肿外，常有细胞内水肿，真皮乳头也常有水肿，严重时可出现表皮内或表皮下疱。水肿或水疱内常有多数嗜酸性粒细胞浸润。

7.1.4　**限局性硬皮病**（localized scleroderma），**硬斑病**（morphea）

组织病理特点：

早期炎性损害：图 7.1.4-1、2、3

● 浅层及深层血管丛周围呈小灶性、中等致密、以淋巴细胞为主浸润，有时可见少许浆细胞；

● 炎症浸润细胞常达到皮下组织，在靠近真皮网状层的脂肪小叶及靠近脂肪间隔的小叶中见到小群淋巴

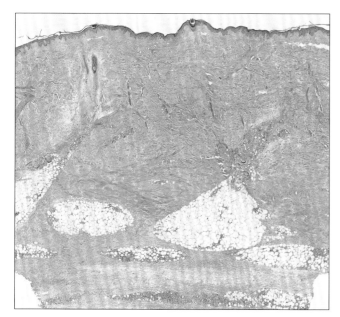

图 7.1.4-1 限局性硬皮病，炎症期
真皮全层至皮下脂肪炎症细胞浸润，真皮胶原红染硬化，脂肪间隔增宽

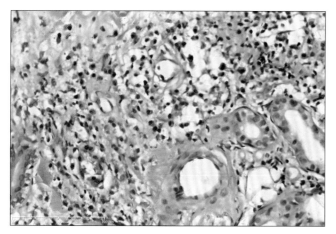

图 7.1.4-2 限局性硬皮病，炎症期
血管周围淋巴细胞及浆细胞浸润

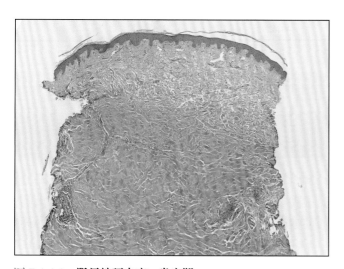

图 7.1.4-3 限局性硬皮病，炎症期
真皮网状层胶原红染硬化，间有灶性炎症细胞浸润

细胞，有时有少许浆细胞浸润；
- 网状真皮中胶原纤维不同程度肿胀、玻璃样变、红染、排列较紧；
- 皮下脂肪间隔由于新生的胶原而增宽；
- 真皮及皮下组织中血管内皮细胞肿胀；
- 表皮大致正常。

后期硬化损害：图 7.1.4-4、5
- 真皮浅层及深层血管周围及皮下组织中炎症浸润细胞明显减少；
- 真皮网状层胶原明显硬化红染、排列紧密；
- 皮下组织间隔增宽硬化，皮下脂肪小叶亦部分为硬化的胶原所替代；
- 皮肤附属器萎缩、明显减少。由于皮下组织纤维化及硬化，使位于真皮网状层与皮下组织部位的汗腺腺体相对上移；
- 表皮大致正常或变薄；
- 真皮及皮下组织血管管壁可发生硬化，管腔狭窄。

硬斑病临床早期表现为大小不等的暗红色斑块，触

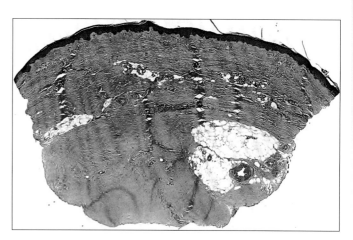

图 7.1.4-4 限局性硬皮病，后期
炎症细胞减少，皮下脂肪部分亦为新生硬化的胶原所代替

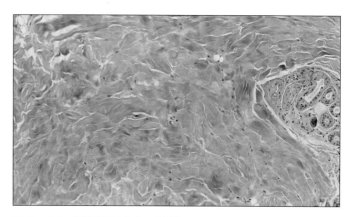

图 7.1.4-5 限局性硬皮病，后期
胶原明显硬化红染、排列紧密

之硬，斑块周边常有一紫红色的晕。若从周围紫红色晕部位取材，组织学上可见真皮浅层及深层血管周及靠近网状层的脂肪小叶中灶性以淋巴细胞为主，常间有浆细胞的浸润，炎症较为明显。网状真皮中胶原纤维不同程度肿胀、玻璃样变、红染、排列较紧；若从斑块中央硬化部位取材，组织学上突出改变是真皮网状层胶原纤维广泛的玻璃样变、增厚，胶原束间彼此挤得很紧，几乎已无空隙。而炎症则较轻，虽然在真皮及皮下组织仍见到淋巴细胞为主浸润，但炎症细胞明显较周边活动性红晕为少，所以说，胶原改变是诊断硬皮病的重要依据。而炎症细胞浸润则是病变是否活动的重要指标。硬皮病的胶原改变不仅发生在真皮，还常侵及皮下组织，皮下脂肪程度不等地被胶原束所替代。有的病例可侵及筋膜，甚至肌肉、骨骼。

对硬皮病作组织病理诊断时，有一点需提及：当病检组织取自后背皮肤时，应注意勿将背部正常的皮肤网状层胶原纤维误认为硬皮病的改变。正如总论第2章不同部位皮肤的组织学特点一节所述，"后背及四肢近端真皮网状层很厚，胶原束粗厚，毛囊、皮脂腺等较少。由于该部位真皮网状层厚，有时可误认为是硬皮病改变，应予注意"。要点是注意真皮浅层及深层血管周围是否有炎症细胞的浸润，硬斑病即便是后期，仍有稀疏炎症细胞浸润。其次，正常组织胶原纤维间排列相对疏松，再次，注意皮下组织的纤维性间隔，若因纤维化明显增宽，则支持硬皮病的诊断。

临床特点：图 7.1.4-6、7、8、9、10

限局性硬皮病有多种表现形式，以硬斑病最为常见。硬斑病早期炎症阶段损害为淡红色浸润性斑块，边缘有一紫红色晕，以后皮损中央渐呈淡黄色，触之发硬，不能捏起，常见为 3～5 cm 直径的硬化性斑块，偶尔可见大片状皮肤硬化，皮损单发或多发。一般无明显自觉不适。好发于躯干部，也可见于其他部位。患者以成年人多见。

限局性硬皮病可表现为带状，称为带状硬皮病，如发生在前额的，向上可延伸至头皮，引起患处头发永久性脱落，向下可沿鼻、唇出现硬化萎缩，甚至造成牙龈萎缩、牙齿脱落。病变常始发于儿童，可发生在单侧躯干、上下肢及面部，造成萎缩，不仅皮肤，还可波及肌肉、骨骼，在面部则可造成偏面萎缩。

其他少见类型有深在性，损害可侵及筋膜。嗜酸性筋膜炎很可能是一种深在的硬皮病，详见第 14 章脂膜炎章（14.1.3）。

限局性硬皮病病程漫长，最终可成为轻度硬化或萎

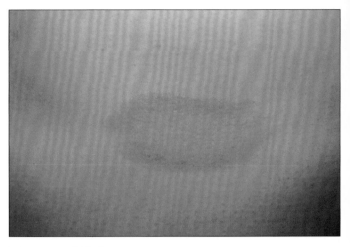

图 7.1.4-6　**硬斑病**

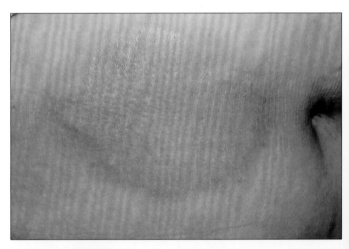

图 7.1.4-7　**硬斑病**

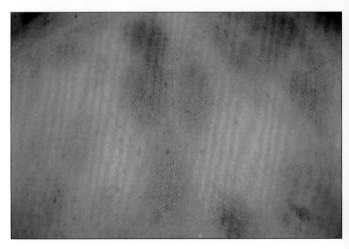

图 7.1.4-8　**多发硬斑病**

缩性损害。如硬斑病缓解后可成为萎缩性斑，如斑状萎缩（详见 15.7 节）可以是硬斑病终末阶段的表现。

实验室检查：部分患者抗核抗体阳性，一般滴度不高。皮损泛发者，可有高滴度抗核抗体、血沉增快。

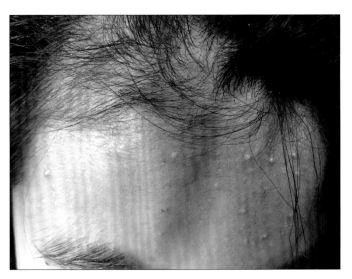

图 7.1.4-9　带状硬皮病

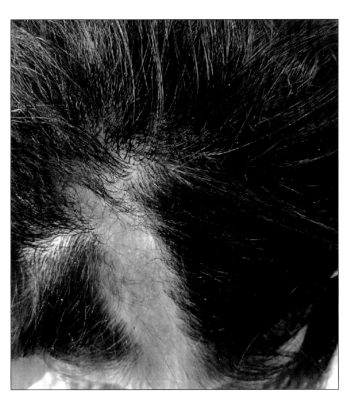

图 7.1.4-10　发生在头皮的带状硬皮病

鉴别诊断：硬斑病需与硬化性苔藓作鉴别。二者的共同特点是皮肤硬化，但无论临床还是病理表现均有不同。临床上，硬斑病一般为钱币状或更大的斑块，触之发硬，边缘可有紫红色晕，患者多为成年人。硬化性苔藓为白色硬化性斑，周围可见典型的瓷白色丘疹。好发于躯干及外阴部，患者以幼女或绝经期妇女居多。病理上，硬斑病为真皮网状层胶原纤维肿胀硬化，而硬化性苔藓则为真皮乳头层的硬化，此外，硬化性苔藓有基底细胞液化变性，而硬皮病基底细胞是正常的。有时，二

者可同时发生（图 7.1.4-11），组织病理不仅可见典型硬皮病改变，还可见硬化性苔藓的改变即基底细胞液化变性，真皮乳头胶原均一化（图 7.1.4-12、13）。

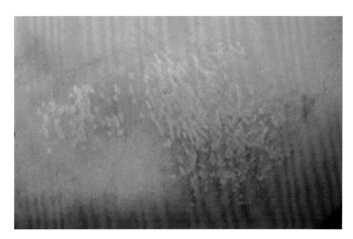

图 7.1.4-11　**硬斑病伴发硬化性苔藓**

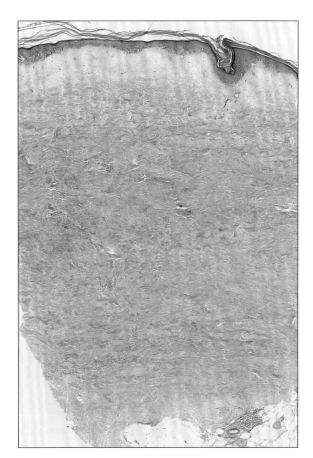

图 7.1.4-12　**硬斑病合并硬化性苔藓**
真皮乳头胶原均质化，真皮全层胶原硬化

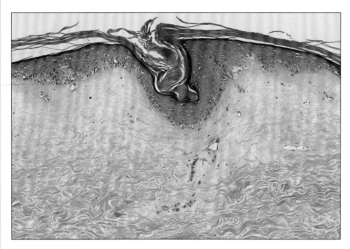

图 7.1.4-13 硬斑病合并硬化性苔藓，基底细胞液化变性，真皮乳头胶原均质化

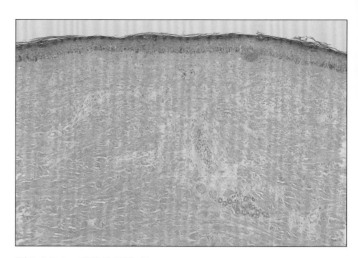

图 7.1.5-2 系统性硬化病
表皮萎缩，真皮轻度炎症

7.1.5 系统性硬化病（systemic sclerosis）

系统性硬化病病变不仅限于皮肤，而且侵及内脏。根据受累程度及疾病进展、预后，系统性硬化病分为进行性系统性硬化病及限局性系统性硬化病。

限局性硬皮病与系统性硬化症虽然临床表现不同，但皮肤损害的基本组织病理改变是相同的。

组织病理特点：图 7.1.5-1、2、3

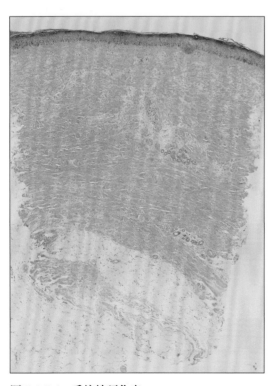

图 7.1.5-1 系统性硬化病
表皮萎缩，真皮全层胶原硬化，炎症轻微

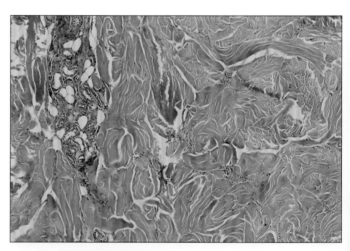

图 7.1.5-3 系统性硬化病
真皮胶原明显硬化

- 真皮全层、尤其是网状层胶原明显硬化红染、排列紧密；
- 皮下组织纤维化明显，脂肪小叶几乎全部为硬化的胶原所代替；
- 皮肤附属器萎缩、明显减少。由于皮下组织纤维化及硬化，使位于真皮网状层与皮下组织部位的汗腺腺体相对上移；
- 表皮萎缩变薄，基底层色素增多，表皮突变平；
- 与限局性硬皮病的不同之处有两条：一系统性硬化病的血管改变更为明显，真皮及皮下组织血管管壁明显硬化，管腔狭窄；二系统性硬化病的炎症细胞浸润不明显。

临床特点：图 7.1.5-4、5、6

进行性系统性硬化症皮肤广泛受累，常始于指端，有雷诺征，逐渐全身皮肤发紧变硬，同时出现内脏损

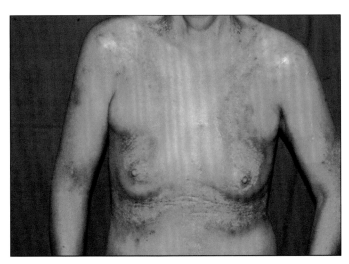

图 7.1.5-4　**进行性系统性硬化病**

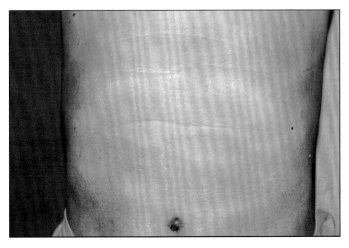

图 7.1.5-5　**进行性系统性硬化病**

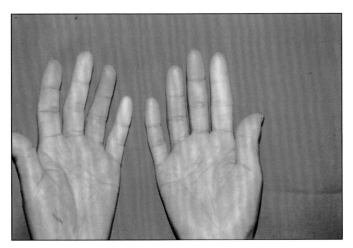

图 7.1.5-6　**系统性硬化病，示雷诺征**

害，包括肺、肾、胃肠道等，预后不好。特别是间质性肺纤维化、肺动脉高压及肾动脉硬化导致的恶性高血压都是可以致患者于死地的。

限局性系统性硬化病皮损则局限，内脏损害亦轻，典型的如 CREST 综合征，主要症状包括皮肤钙化（C）、雷诺征（R）、食道功能障碍（E）、肢端及面部皮肤硬化，表情僵硬（S）、面部毛细血管扩张（T），预后良好。

实验室检查： 系统性硬化病属于自身免疫性疾病，患者血沉块，类风湿凝集因子阳性，血中有抗拓扑异构酶 Ⅰ（topoisomerase Ⅰ，即 Scl-70）抗体阳性，及抗着丝点抗体，抗核抗体示核仁型和斑点型荧光。胸部 X 线检查可示肺弥漫性间质性纤维化，肺纹理明显粗重。食道钡餐透视示蠕动差，通过时间延长。有肾损害者则尿中有蛋白、血球，肾功能可异常。

7.1.6　未定类麻风（leprosy, indeterminate type）

组织病理特点
- 浅层及深层血管丛周围淋巴细胞和组织细胞浸润；
- 皮肤神经束内或其周围偶可见炎症细胞浸润。

这型麻风的组织病理学改变较轻微，且缺乏特异性。麻风的确诊，应能找到麻风杆菌。麻风杆菌在 HE 染色上难以见到，以抗酸染色如 Fite 染色则可清楚地显示，麻风杆菌呈鲜红色，存在于组织细胞、神经末梢内。在未定类麻风，麻风杆菌很少，有的病例则不能找到。

临床特点： 为淡红斑疹或浅色斑，表面平滑无浸润。损害大小不等，圆形或椭圆形，一片或数片，可有轻度至中度的感觉障碍。此型麻风的转归视机体免疫力强弱而定，有的患者可自愈，有的转变成结核样型，少数则演变为界线类或瘤型麻风，关于结核样型及瘤型麻风的组织病理改变将分别在第 8 章肉芽肿性炎症性皮病中详述。

7.2　界面皮炎型浅层和深层血管周围皮炎

若炎症细胞的浸润不仅在真皮浅层及深层血管丛周围，而且还有界面的改变，则称为界面皮炎。与浅层血管周围皮炎一样，界面改变可由于：①基底细胞液化变性（liquefaction degeneration）；②基底细胞坏死：嗜酸性小体或胶样小体就是在 HE 染色切片所显现的坏死基底细胞；③真皮浅层血管丛周围及乳头致密淋巴细胞呈苔藓样浸润，在扫视视野下界面变得模糊不清。在界面皮炎，由于细胞破坏，黑素释出，可在真皮浅层见到游离的黑素颗粒及噬黑素细胞，这在病程长的病例尤为突出。在界面皮炎，由于炎症破坏了表皮真皮连接，容易发生分离，成为表皮下疱，可见于病情进展迅速的病例，如大疱性红斑狼疮，大疱性固定药疹等。

界面皮炎的典型病变是盘状红斑狼疮。

7.2.1　盘状红斑狼疮（discoid lupus erythematosus，DLE）

组织病理特点：
早期损害：图 7.2.1-1、2

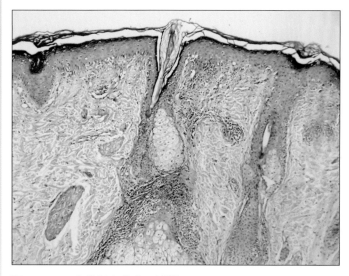

图 7.2.1-1　盘状红斑狼疮，早期
真皮浅中层血管周及毛囊周炎症细胞浸润

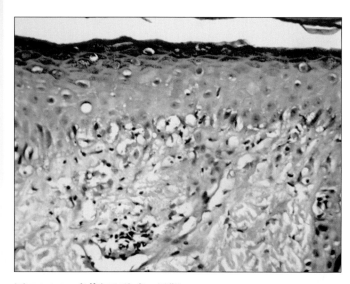

图 7.2.1-2　盘状红斑狼疮，早期
示基底细胞液化变性及噬黑素细胞

- 淋巴细胞浸润不但在真皮浅层及深层丛血管周围，还在皮肤附属器如毛囊、皮脂腺周围；
- 基底细胞液化变性，可见坏死的角质形成细胞，有胶样小体或嗜酸性小体；
- 真皮浅层血管扩张，乳头水肿，可见数量不等的血管外红细胞，游离的黑素颗粒及噬黑素细胞；
- 真皮胶原束间，特别真皮上部黏多糖沉积增多，胶原间距加宽，HE 染色可见胶原间淡蓝染的无定形物质；
- 表皮一般变薄，角层可呈正常网篮状，也可呈致密角化亢进。

早期 DLE 组织病理学诊断的要点是表皮真皮界面改变，即基底细胞液化变性及界面的模糊不清。如果没有这个改变，就不能确诊。炎症细胞浸润不仅在真皮浅层血管周围，还在深层血管周围及毛囊、皮脂腺周围。在病变早期，炎症细胞浸润可仅限于真皮浅层血管周围。

充分发展期损害：图 7.2.1-3、4、5、6、7、8

- 真皮浅层、深层血管丛及附属器周围中等至致密淋巴细胞为主浸润；
- 表皮真皮界面及毛囊漏斗部 - 真皮界面改变，基底细胞液化变性及坏死，有的区域可见基底膜增厚；
- 真皮上部血管扩张，轻度纤维化；可见噬黑素细胞；
- 表皮变薄，可有局灶性增生；正角化亢进，毛囊角栓，毛囊漏斗部加宽；

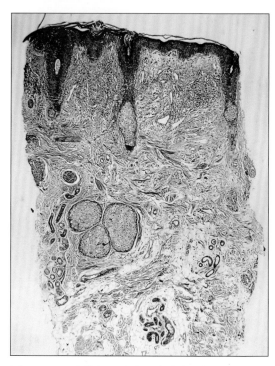

图 7.2.1-3　盘状红斑狼疮，充分发展期
真皮全层血管及附属器周围较为致密炎症细胞浸润

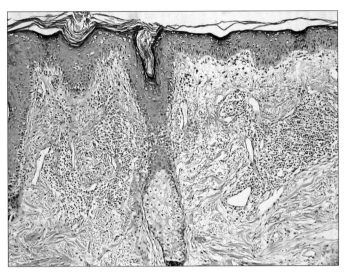

图 7.2.1-4　　**盘状红斑狼疮，充分发展期**

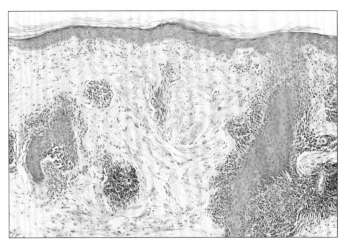

图 7.2.1-7　　**盘状红斑狼疮，充分发展期**
毛囊上皮界面改变，毛囊周围致密的淋巴细胞浸润

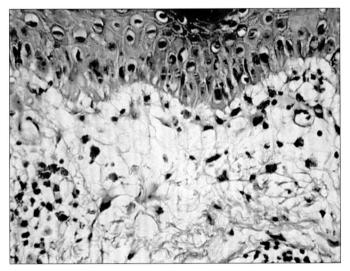

图 7.2.1-5　　**盘状红斑狼疮，充分发展期**
基底细胞液化变性及多数噬黑素细胞

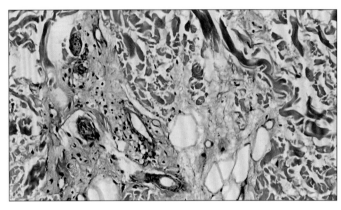

图 7.2.1-8　　**盘状红斑狼疮**
真皮胶原间黏蛋白沉积

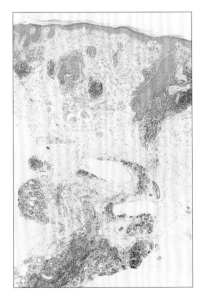

图 7.2.1-6　　**盘状红斑狼疮，充分发展期**
真皮浅层及深层血管及附属器周围较为致密炎症细胞浸润

● 真皮胶原束间酸性黏多糖沉积的量增多，胶原间距加宽。

在充分发展期，炎症浸润细胞较为致密，在真皮浅层可呈带状苔藓样，与扁平苔藓的组织学改变相似。DLE 虽然浅层浸润呈苔藓样，但密度并不一致，炎性细胞有的区域多，有的区域少，呈斑片状；此外，DLE 炎症细胞不仅在真皮浅层血管周围，还在深层血管及附属器周围，这也是有别于扁平苔藓的重要特点。关于 DLE 与扁平苔藓的鉴别诊断要点详见 6.3.1。

充分发展阶段的 DLE，除真皮浅层、深层血管周围及附属器周围淋巴细胞为主浸润及基底细胞液化变性、界面改变这两个基本改变外，同时还可见到急性期及慢性期的改变。急性期改变如真皮乳头水肿、血管外红细胞等，慢性期改变如角化亢进、毛囊角栓、表皮萎缩变薄、基底膜增厚、真皮乳头内噬黑素细胞、胶原粗厚等。

晚期损害：萎缩性瘢痕

- 真皮浅层、深层血管<u>丛</u>及附属器周围稀疏以淋巴细胞为主浸润；
- 表皮真皮界面及真皮 - 毛囊漏斗部界面改变，基底膜明显增厚；
- 真皮上部纤维化，可见噬黑素细胞及噬含铁血黄素细胞；
- 表皮萎缩变薄，表皮突与真皮乳头间相互交错的波纹消失，致密的角化亢进及毛囊角栓；
- 皮肤附属器萎缩，毛囊少见甚至全部消失；若取材自头皮，则原来毛囊部位代之以纤维化的条索。

慢性期最突出的改变为基底膜明显增厚，基底膜在正常皮肤 HE 染色切片中是见不到的，当明显增厚时，则 HE 染色也能清楚地见到，以 PAS 染色更清晰。基底膜带明显增厚仅见于两个疾病即 DLE 及异色性皮肌炎，从表皮改变本身常不易将两者区别开，但若真皮深层也有淋巴细胞浸润，有胶原纤维硬化及毛囊破坏、原有毛囊部位纤维化，则可确诊为 DLE。异色性皮肌炎的炎症细胞浸润一般仅限于真皮浅层，皮肤附属器如毛囊无浸润。

毛囊漏斗部扩张、毛囊角栓也是 DLE、特别是亚急性及慢性期 DLE 的常见特点。临床上小心剥离鳞屑，可见内侧面刺状角质突起就是毛囊角栓所致。

DLE 损害常发生在长期暴露于日光的部位，在真皮上部常可见日光弹力变性。

总之，尽管在 DLE 的不同阶段，其组织病理改变各有区别。但作为 DLE，它们都具有共同的特点：（1）浅层及深层血管丛周围及附属器尤其是毛囊周围以淋巴细胞为主的浸润；（2）基底细胞液化变性，界面改变；（3）真皮胶原间黏蛋白沉积增多。这三条也是诊断 DLE 的基本要点。

临床特点：图 7.2.1-9、10、11、12

典型损害为具有黏着性鳞屑的浸润性斑块，色红，境界清楚。小心剥离鳞屑，可见其下扩张的毛囊口，而在鳞屑皮肤面则可见许多刺状角质突起。好发于面部、头皮、手背等暴露于日光的部位，也可发生在躯干、甚至臀部等非日光暴露部位。DLE 皮损可单发，也可多发。在疾病初期，可仅为浸润性的红斑，上附少许鳞屑。一般如钱币大小，可逐渐增大，至直径数厘米或更大。在疾病后期，则为萎缩性色素沉着或色素减退斑。

DLE 皮损以圆形或椭圆形多见，也可不规则形。少数可呈线状、带状。对疑似盘状红斑狼疮的病例，取小块皮损做病理检查是至关重要的，如上所述，DLE 病理改变具有特征性，有诊断意义。

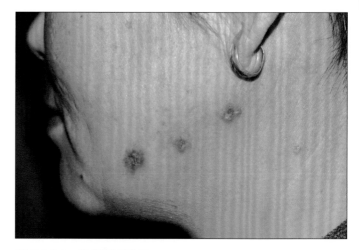

图 7.2.1-9　**盘状红斑狼疮**

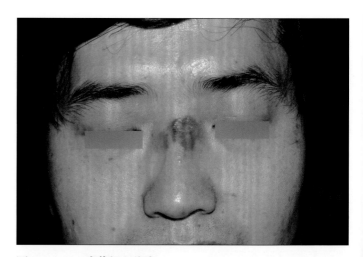

图 7.2.1-10　**盘状红斑狼疮**

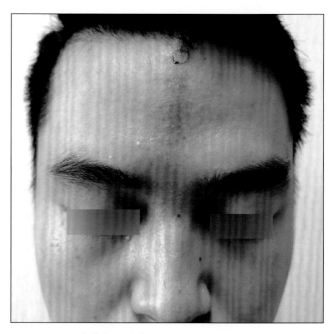

图 7.2.1-11　**盘状红斑狼疮**

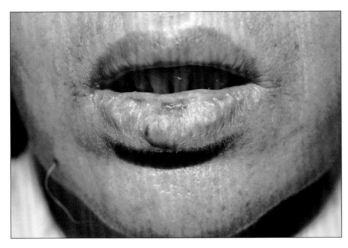

图 7.2.1-12　**盘状红斑狼疮**

若 DLE 发生在头皮，由于炎症细胞的浸润导致毛囊破坏，患处头发脱落，至疾病后期，炎症消退后，皮肤萎缩，轻度凹下，造成永久性脱发。由于秃发区一般如钱币状大小，故又称为假性斑秃（详见毛囊炎章）。

播散性盘状红斑狼疮（disseminated discoid lupus erythematosus，DDLE）是指皮损多发，播散于前额、面颊、上胸、上背及上肢伸侧等外露部位（图 7.2.1-13）。基本损害与盘状红斑狼疮相同，但皮损相对较小，一般直径在 5 ～ 10 mm。DLE 是皮肤型红斑狼疮，损害限于皮肤，而无系统性损害。

实验室检查： 取皮损做直接免疫荧光检查即狼疮带试验（LBT），阳性率为 80% ～ 90%，示基底膜带免疫球蛋白和（或）补体的沉积。

红斑狼疮是一个谱系性疾病。一极是单纯侵犯皮肤的皮肤红斑狼疮（cutaneous lupus erythematosus，CLE）；另一极则是可以侵犯内脏各器官的系统性红斑狼疮（systemic lupus erythematosus，SLE）。中间则有许多过渡类型。皮肤红斑狼疮以盘状红斑狼疮（DLE）最为

多见，少见的有肿胀性红斑狼疮（lupus erythematosus tumidus）、深在性红斑狼疮（lupus erythematosus profundus）即狼疮性脂膜炎。一般仅侵及皮肤，很少演变成 SLE。中间的有亚急性皮肤性红斑狼疮（subacute cutaneous lupus erythematosus，SCLE），冻疮样狼疮（chilblain lupus），可以出现系统损害，但不侵犯肾、心及脑等重要脏器，不会危及生命。系统性红斑狼疮早期可仅有皮肤损害，如经典的面部蝶形红斑。SLE 可侵及内脏，以肾损害最为常见，其他如肺、肝、心、造血系统及中枢神经系统等，严重者危及生命。

从病理角度，基底细胞液化变性是诊断红斑狼疮的一个重要依据，但并非必需。除盘状红斑狼疮（DLE）病理诊断的基本条件是基底细胞液化变性、真皮浅层及深层血管周围及毛囊周围以淋巴细胞浸润为主，缺一不可外，其余的除真皮全层以淋巴细胞为主灶性浸润外，基底细胞液化变性则可轻可重，甚至是可有可无。具体分别论述如下。

7.2.2　**肿胀性红斑狼疮**（lupus erythematosus tumidus）

组织病理特点：（图 7.2.2-1、2、3、4、5、6）

- 真皮浅层及深层血管周围较为致密以淋巴细胞为主浸润；
- 在真皮胶原束间，特别在真皮上部，可见多数黏蛋白的沉积；
- 表皮基本上正常，无角化亢进，亦无角化不全。
- 程度不等基底细胞液化变性，大多较轻；液化变性下方乳头真皮内无明显淋巴细胞浸润。

判断基底细胞液化变性的一个重要指标是真皮乳头层是否有噬黑素细胞。而噬黑素细胞数量多少则可以作

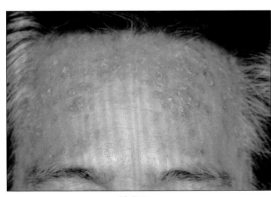

前额

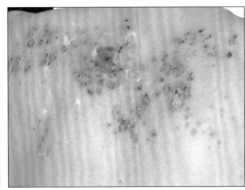

上背

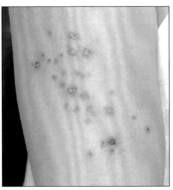

上臂

图 7.2.1-13　**播散性盘状红斑狼疮**

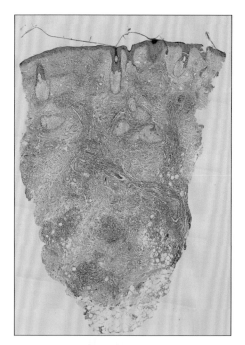

图 7.2.2-1　肿胀性红斑狼疮
真皮全层血管周围较为致密以淋巴细胞为主浸润

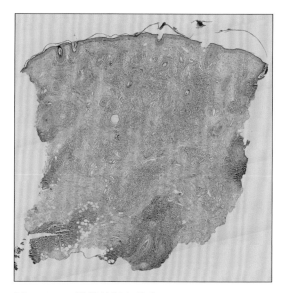

图 7.2.2-4　肿胀性红斑狼疮
真皮全层血管周围较为致密以淋巴细胞为主浸润

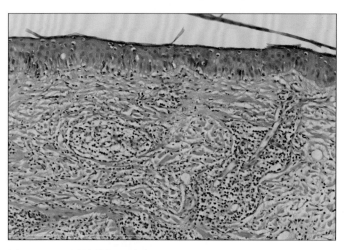

图 7.2.2-2　肿胀性红斑狼疮
表皮轻度萎缩，基底细胞液化变性

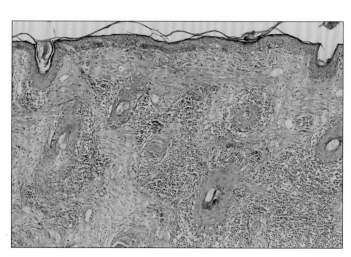

图 7.2.2-5　肿胀性红斑狼疮
表皮轻度萎缩，基底细胞液化变性

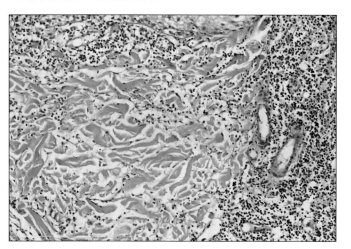

图 7.2.2-3　肿胀性红斑狼疮
真皮胶原间黏蛋白沉积

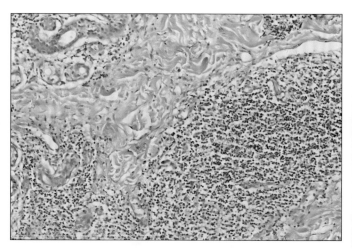

图 7.2.2-6　肿胀性红斑狼疮
致密以淋巴细胞为主的浸润

为基底细胞液化变性严重程度的指标。

临床特点：图 7.2.2-7、8

患者大多为中青年女性。为肿胀性斑块，淡红，大小不等，直径 2～5 cm。表皮正常，无皮屑、无毛囊角栓。好发于面部，可两侧对称，也可以一侧为主，少数可见于躯干。一般无自觉不适。前述的网状红斑性黏蛋白病有学者认为是肿胀性红斑狼疮的一个特殊类型。本病属于皮肤红斑狼疮，一般无系统损害。口服羟氯喹，必要时辅以小量泼尼松治疗有效，治愈后皮肤无萎缩改变。

实验室检查：血中可检出自身抗体，如抗核抗体，血沉快等。

鉴别诊断：本病无论在临床还是病理上，均需与淋巴细胞浸润症相鉴别。要点是：①本病临床上肿胀更为明显，范围更广。若发生在面部，大多双侧均有皮损。淋巴细胞浸润症一般无明显肿胀。皮损为单侧性。②本病病理上淋巴细胞浸润较淋巴细胞浸润症更为致密，呈结节状且浸润更深。真皮胶原束间黏蛋白沉积也更为明显。③本病基底细胞有程度不等的液化变性，而淋巴细胞浸润症无基底细胞液化变性。

7.2.3　深在性红斑狼疮（lupus erythematosus profundus）

深在性红斑狼疮又称狼疮性脂膜炎（lupus panniculitis）。

组织病理特点：图 7.2.3-1、2、3、4、5

● 病变主要累及真皮网状层及皮下脂肪；
● 在皮下脂肪小叶间隔及小叶内有较为致密淋巴细胞为主浸润，可见淋巴细胞核尘。还有浆细胞及组织细胞。小叶脂肪坏死；
● 后期皮下脂肪为均一玻璃样变物质所代替，而炎症细胞浸润很少；
● 真皮深层血管周围淋巴细胞浸润，黏蛋白数量增多；
● 基底细胞液化变性可有可无。

临床特点：图 7.2.3-6、7

狼疮性脂膜炎是皮肤红斑狼疮的一个少见类型。患者以中青年女性居多。临床上表现为境界清楚，质硬、深位的皮下结节或肿块，皮肤除颜色改变外大致正常，

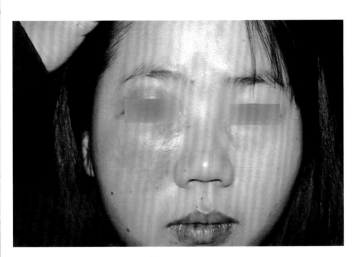

图 7.2.2-7　**肿胀性红斑狼疮**

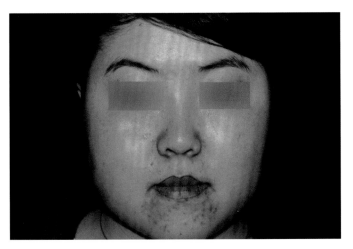

图 7.2.2-8　**肿胀性红斑狼疮**

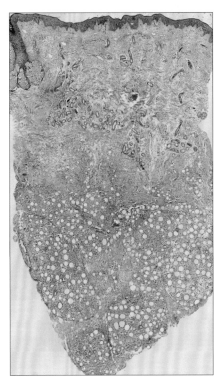

图 7.2.3-1　**深在性红斑狼疮**
病变主要累及真皮深层及皮下脂肪

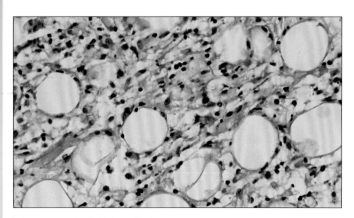

图 7.2.3-2　**深在性红斑狼疮**
皮下脂肪小叶内淋巴细胞为主浸润，还有组织细胞，偶见浆细胞

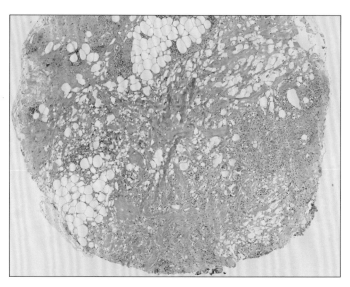

图 7.2.3-4　**深在性红斑狼疮**
小叶内部分为炎症细胞，部分为硬化的胶原纤维

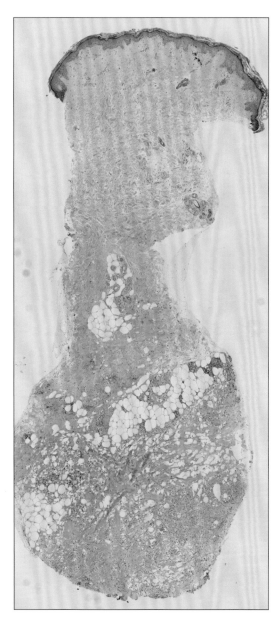

图 7.2.3-3　**深在性红斑狼疮**
病变在皮下脂肪，大部已为均一玻璃样变物质所代替

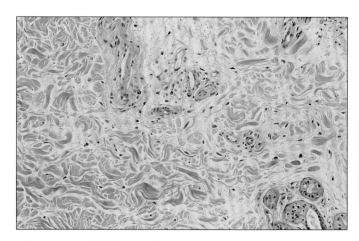

图 7.2.3-5　**深在性红斑狼疮**
在附属器周围及胶原间可见黏蛋白的沉积

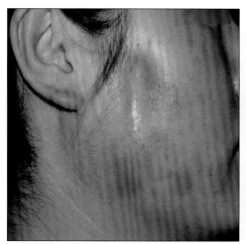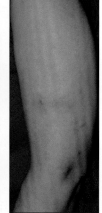

图 7.2.3-6　**狼疮性脂膜炎**

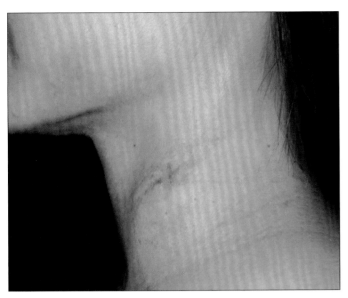

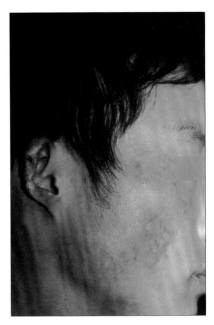

图 7.2.4-1 冻疮样狼疮

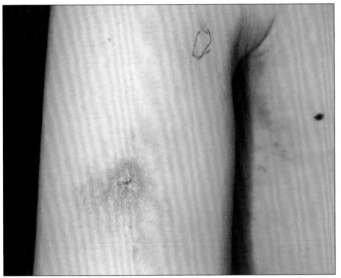

图 7.2.3-7 狼疮性脂膜炎

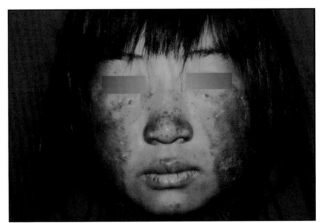

多数不发生溃疡，消退后常遗留萎缩性凹下的瘢痕。好发于耳前、面颊部，臀部及上臂伸侧，单发或多发。病程慢性，有的可有全身症状，如关节痛。

实验室检查：部分病例血中可检出自身抗体，如抗核抗体。类风湿因子阳性，血沉快等。

7.2.4 冻疮样狼疮（chilblain lupus）

组织病理兼具 DLE 及冻疮特点。若出现白细胞碎裂性血管炎的改变，则表明很可能是 SLE。

临床特点：图 7.2.4-1、2

本病少见。皮损好发于外露部位，如手背、指端、足趾及足侧，耳廓及面颊。为浸润性红斑，本病多见于儿童，秋冬季加重。若发生在成年人，且伴雷诺征，则

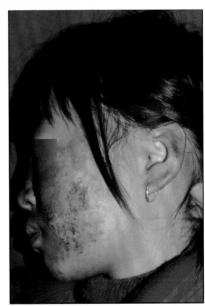

图 7.2.4-2 冻疮样狼疮

需作系统检查，特别是自身抗体检测。部分患者可发展成系统性红斑狼疮，或冻疮样皮损本身就是系统性红斑狼疮的表现之一。

7.2.5　亚急性皮肤红斑狼疮（subacute cutaneous lupus erythematosus，SCLE）

组织病理特点：图 7.2.5-1、2

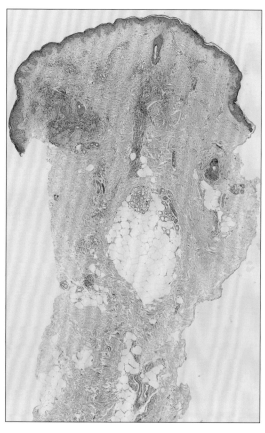

图 7.2.5-1　**亚急性皮肤红斑狼疮**
真皮全层外皮下脂肪小叶炎症细胞浸润

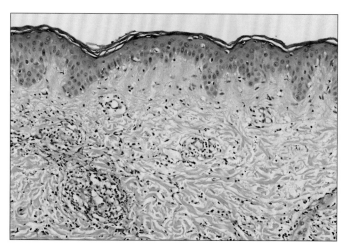

图 7.2.5-2　**亚急性皮肤红斑狼疮**

具有 DLE 基本的病理改变。即

- 浅层与深层血管丛及附属器周围淋巴细胞为主浸润；
- 基底细胞液化变性，界面改变；
- 真皮胶原间黏蛋白沉积增多，胶原间距增宽。

但 SCLE 无表皮角化亢进及毛囊角栓，基底细胞液化变性可有可无。表皮突变平，表皮有轻度萎缩改变，基底膜带并不增厚。真皮浅层水肿及黏蛋白的沉积则较 DLE 显著，真皮内炎症细胞浸润以浅层血管周围为主。

临床特点：图 7.2.5-3、4、5

皮肤损害有两型即环状红斑型和丘疹鳞屑型，以环状红斑型多见。皮损好发于面部、胸背上部及上臂伸侧等暴露于日光的部位，女性多见。患者可有低热、关节痛等全身症状，但不侵犯肾脏、中枢神经系统等内脏，预后亦好。

病理改变与临床所见一致。除丘疹鳞屑型的皮损

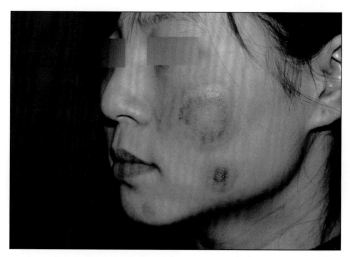

图 7.2.5-3　**亚急性皮肤红斑狼疮**

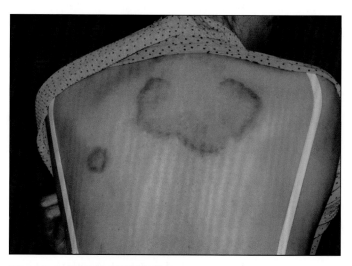

图 7.2.5-4　**亚急性皮肤红斑狼疮**

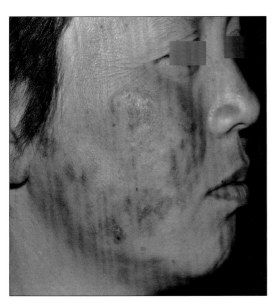

图 7.2.5-5　**亚急性皮肤红斑狼疮型**

可有角化不全外，多数 SCLE 的皮疹表现为大小不等的环状红斑，一般没有鳞屑，病理上，表皮改变是不明显的。SCLE 皮损消退后并无瘢痕形成，亦无萎缩改变。

实验室检查：免疫学特点是血清中抗 Ro/SSA 抗体的阳性率较高。狼疮带试验阳性率在 60% 左右。

7.2.6　系统性红斑狼疮（systemic lupus erythematosus，SLE）

患者不仅有皮肤损害，还有内脏如心、肝、肾及精神神经系统方面的损害，严重时可危及生命。就皮肤损害而言，除了常见的盘状红斑狼疮皮损外，还可见白细胞碎裂性血管炎、网状青斑、雷诺现象、面部蝶形红斑、甲周毛细血管扩张、脱发、紫癜及大疱性损害等。

SLE 时盘状红斑狼疮损害的组织学改变与前述盘状红斑狼疮的改变相同。

面部蝶形红斑皮损的组织学改变缺乏特征性，仅为真皮浅层血管扩张，乳头水肿及浅层血管周围稀疏淋巴细胞为主浸润。

在 SLE 的红斑水肿皮损，真皮小血管常可见白细胞碎裂性血管炎的改变，小血管周有中性粒细胞浸润及核尘，有时在管壁有纤维素样红染，结缔组织中亦可见纤维素样物质的沉积，这种嗜酸性红染、均一的物质见于胶原束间或其中，使胶原纤维显得增厚红染。若有浅层和深层血管周围炎，基底细胞液化变性、且真皮全层有白细胞碎裂性血管炎的改变（图 7.2.6-1、2、3），则应高度怀疑 SLE 的可能，应结合临床及免疫学检查进一

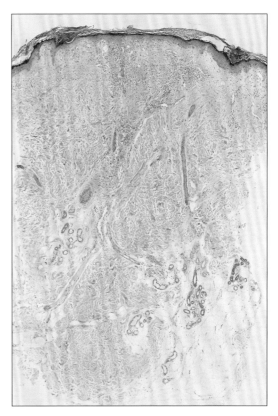

图 7.2.6-1　**系统性红斑狼疮**
真皮全层炎症细胞浸润

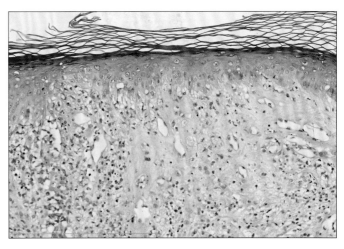

图 7.2.6-2　**系统性红斑狼疮**
基底细胞液化变性，真皮内淋巴细胞、中性粒细胞浸润

步确诊。实际上，SLE 作为自身免疫性疾病，患者血中有免疫复合物，这些免疫复合物沉积在小血管就可造成白细胞碎裂性血管炎。

临床特点：图 7.2.6-4、5

典型皮肤损害为面部蝶形红斑，患者常对日光过敏。手足背及指趾端有红斑及鳞屑性红斑。头面部及四肢可有典型 DLE 损害。头发稀疏，常有口腔溃疡，雷诺现象。可出现肾损害、肝功能异常、心电图异常、关节炎、

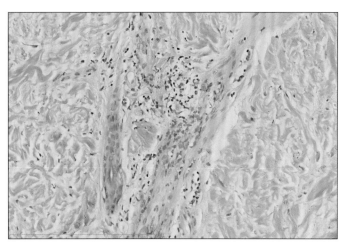

图 7.2.6-3   系统性红斑狼疮
淋巴细胞、中性粒细胞浸润，胶原间黏蛋白沉积

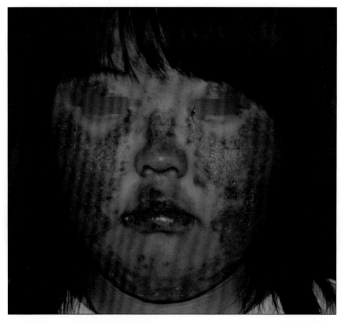

图 7.2.6-4   系统性红斑狼疮

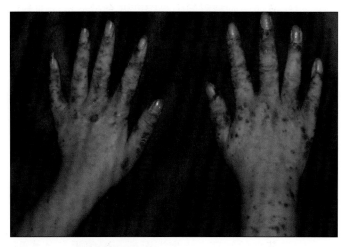

图 7.2.6-5   系统性红斑狼疮

严重时出现精神神经系统症状。患者全身乏力，高热。

实验室检查： 抗核抗体（ANA）阳性率在 95% 左右，抗双链 DNA 抗体及 Sm 抗体的特异性高。狼疮带试验自皮损处取材的阳性率为 90%，非皮损处取材的阳性率为 50% ～ 70%。患者血 WBC 偏低，血沉加快。有肝、肾损害者出现肝、肾功能异常。

7.2.7   大疱性系统性红斑狼疮（bullous systemic lupus erythematosus, BSLE）

组织病理特点： 图 7.2.7-1、2、3
- 基底细胞液化变性，表皮下疱，疱液内可见纤维素及多数中性粒细胞；
- 真皮乳头顶端有中性粒细胞浸润及核尘；
- 浅层及深层血管周围淋巴细胞浸润，可伴有白细胞碎裂性血管炎改变及核尘；
- 在真皮胶原束间，特别在真皮上部，可见多数黏蛋白沉积。

临床特点： 图 7.2.7-4、5

大疱性 SLE 见于活动性 SLE 患者，为直径在 0.5 ～ 1.0 cm 的张力性水疱，疱液清亮，尼氏征阴性，部分可呈环形分布。皮损常见于暴露于日光的部位如面、胸、

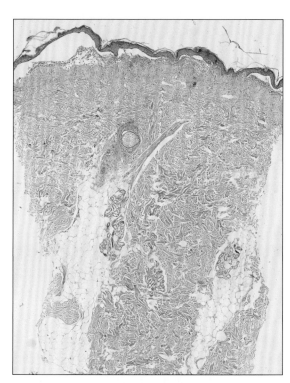

图 7.2.7-1   大疱性系统性红斑狼疮
表皮下疱，真皮浅中层炎症细胞浸润

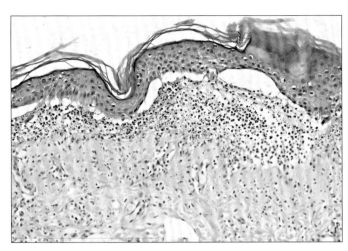

图 7.2.7-2　大疱性系统性红斑狼疮
疱内及真皮乳头内多数中性粒细胞为主浸润

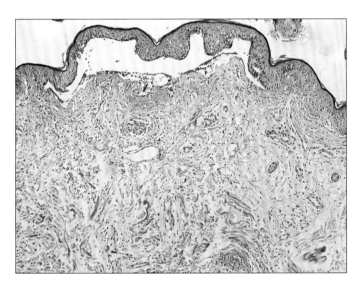

图 7.2.7-3　大疱性系统性红斑狼疮
真皮胶原束间黏蛋白沉积，真皮部分血管壁上炎症细胞浸润

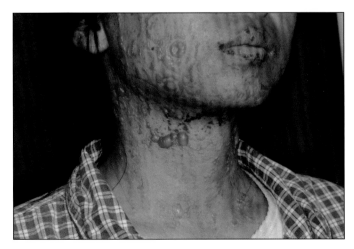

图 7.2.7-4　大疱性系统性红斑狼疮

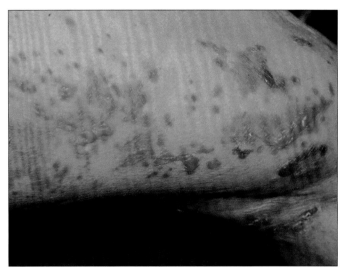

图 7.2.7-5　大疱性系统性红斑狼疮

背及上肢伸侧，患者常同时有全身症状及内脏损害。

　　实验室检查： 系统性红斑狼疮相关的实验室指标出现异常。狼疮带试验阳性，有的患者血中可检出循环抗基底膜带抗体。

　　鉴别诊断： 病理上，大疱性 SLE 需与疱疹样皮炎、线状 IgA 大疱性皮病、获得性大疱性表皮松解症相鉴别。它们的共同特点为表皮下疱，在真皮乳头有多数中性粒细胞的聚集。有助于判断大疱性 SLE 的特点是（1）浅层及深层血管丛周围炎症细胞浸润；（2）真皮内有多数黏蛋白的沉积；（3）基底细胞液化变性；（4）真皮内可见白细胞碎裂性血管炎。结合临床及自身抗体的检查鉴别是不困难的。

7.2.8　固定药疹（fixed drug eruption）

　　组织病理特点： 图 7.2.8-1、2、3
- 浅层及深层血管周围中等密度混合类型炎症细胞浸润，包括嗜酸性粒细胞、中性粒细胞、淋巴细胞及组织细胞；
- 真皮浅层可见数量不等的噬黑素细胞，在急性炎症消退后更为显著；
- 基底细胞液化变性，导致表皮下裂隙乃至表皮下大疱；
- 真皮乳头明显水肿，数量不等的血管外红细胞；
- 坏死的角质形成细胞散布于界面及整个表皮，有时为大片状表皮坏死；
- 表皮细胞间水肿及细胞内水肿，偶见表皮内疱。
固定药疹的红斑、水疱消退后，遗留褐色色素斑，

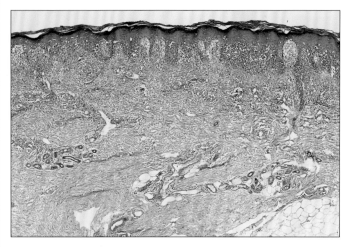

图 7.2.8-1　固定药疹

界面改变，真皮全层层血管周围炎症细胞浸润

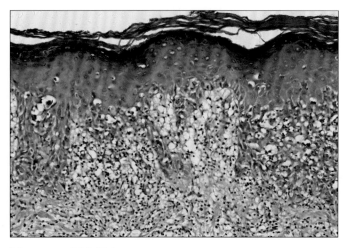

图 7.2.8-2　固定药疹

表皮内散在坏死角质形成细胞，基底细胞液化变性，真皮乳头炎症细胞浸润

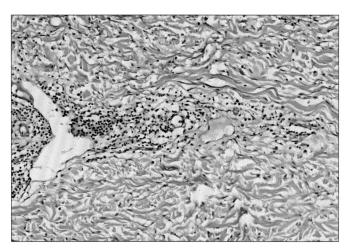

图 7.2.8-3　固定药疹

血管周围淋巴细胞、嗜酸性粒细胞浸润

不易消退。此时组织学改变缺乏特征性，真皮乳头增厚，血管丛周围稀疏淋巴组织细胞浸润与多数噬黑素细胞，与一般的炎症后色素沉着相同。固定药疹的噬黑素细胞不仅见于真皮乳头及浅层血管周围，还可见于深层血管周围。

药疹的皮损形态多种多样，可模拟多种皮肤病变，在组织学上缺乏特异性。固定药疹则无论在临床、还是组织学上都具有相当的特征性，并可从临床或组织学改变本身予以确诊。

临床特点：图 7.2.8-4、5

为大小不等紫红色的圆形或椭圆形斑，中央出现水疱或大疱。如不再继续服药，数日后红斑渐退，遗留褐色色素沉着斑，不易消退。当再次服药，常迅速在原处出现同样皮疹。固定药疹可发生在体表的任何部位，好发于皮肤黏膜交界部位如口唇、外阴部，手足背部。引起固定药疹的常见药物有磺胺药、解热镇痛类药物、四

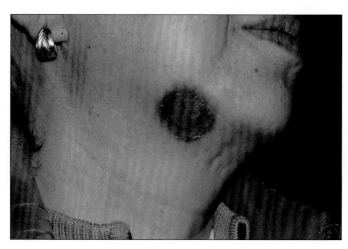

图 7.2.8-4　固定疹药（退烧药引起）

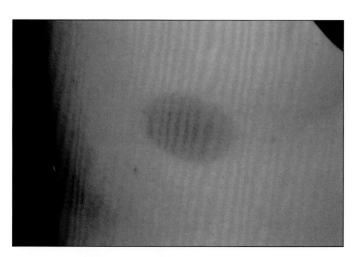

图 7.2.8-5　固定药疹（对乙酰氨基酚引起）

环素及巴比妥类。

鉴别诊断：在红斑期固定药疹的组织学改变应与多形红斑相鉴别。固定药疹炎症细胞浸润不仅在真皮浅层，还在深层血管丛周围，而多形红斑炎症细胞浸润仅在浅层血管周围；固定药疹浸润细胞中有嗜酸性粒细胞及中性粒细胞，而多形红斑为淋巴组织细胞浸润，很少有嗜酸性粒细胞浸润。

7.2.9 冻疮（chilblain，pernio）

组织病理特点：

以红斑损害为主的轻度冻疮：真皮乳头水肿，浅层小血管内皮细胞肿胀，血管周围稀疏至中等密度淋巴细胞浸润。表皮除轻度棘细胞间水肿外一般无改变；

以结节为主的重度冻疮：除真皮浅层改变外，深层乃至皮下组织血管内皮细胞肿胀、血管及汗腺周围淋巴细胞浸润。表皮角质形成细胞个别、甚至全层坏死。

临床特点： 图 7.2.9

冻疮多发生在天气湿冷的季节，皮损在外露部位如手背、手指端、足侧缘、足趾、耳廓、面颊等。轻者仅水肿性红斑，自觉瘙痒。重者为斑块、结节，紫红色，灼热、疼痛，少数皮损可破溃。我国北方天气寒冷，若仅穿牛仔裤可在大腿外侧出现冻疮样紫红斑块，灼痒或有压痛。轻者病理似冻疮改变，重者侵及脂膜，称为寒冷性脂膜炎。详可参阅脂膜炎章（14.2.9）。

7.3 海绵水肿型浅层和深层血管周围皮炎

这组病变的基本组织学改变为浅层和深层血管周围炎症细胞浸润及表皮棘细胞间水肿即海绵水肿。典型疾病是虫咬皮炎（丘疹性荨麻疹）。

7.3.1 昆虫叮咬所致皮炎（dermatitis caused by insect bite），丘疹性荨麻疹（urticaria papulosa）

组织病理特点： 图 7.3.1-1、2、3

- 浅层及深层血管周围有中等密度嗜酸性粒细胞、淋巴细胞、组织细胞及中性粒细胞浸润，浸润细胞在真皮成上宽下窄的楔形分布（在真皮浅层浸润细胞多，分布宽，往下则浸润细胞逐渐减少，缩窄）；
- 浸润细胞不但在血管周围还在胶原束间，胶原束间水肿；
- 真皮乳头水肿，血管外红细胞，严重时成为表皮下水疱；
- 表皮内灶性海绵水肿及细胞内水肿，重时形成表皮内疱；
- 有时因搔抓出现糜烂，则表面可见痂（渗出物）、

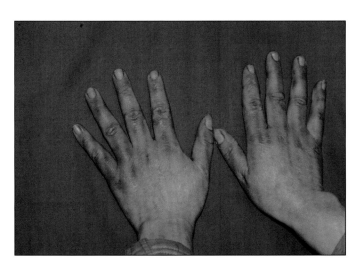

图 7.2.9 **冻疮**

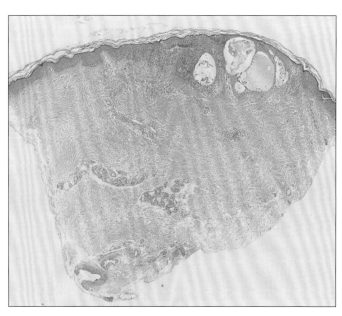

图 7.3.1-1 **昆虫叮咬所致皮炎**
表皮内水疱，真皮全层炎症细胞浸润

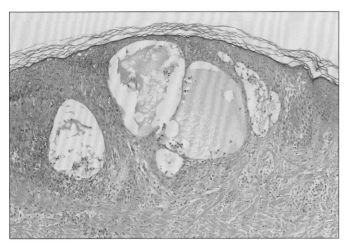

图 7.3.1-2　**昆虫叮咬所致皮炎**
明显海绵水肿，表皮内水疱

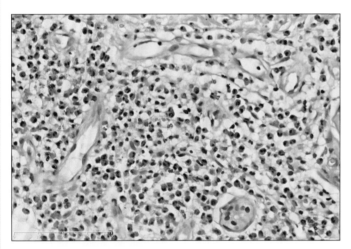

图 7.3.1-3　**昆虫叮咬所致皮炎**
真皮大量嗜酸性粒细胞浸润

屑（角化不全）。

　　虫咬皮炎可因蚊子、跳蚤、壁虱、疥螨、蜂、蚂蚁等节肢动物叮咬所致。由于昆虫不同、所释出的毒液不同、虫咬深度、机体对虫咬反应性的不同及取材时皮损的表现，虫咬皮炎无论在临床、还是组织学上都有很大不同。以上所描述的是对大多数节肢动物如蚊子、臭虫等叮咬后所呈现的组织病理学改变。

　　最初的水肿性红斑或丘疹损害，主要为浅层及深层血管周围及间质中包括有嗜酸性粒细胞、中性粒细胞的混合类型炎症细胞浸润。有的病例，炎症浸润细胞可仅限于真皮浅层。炎症浸润细胞在真皮内的分布常呈上宽、下窄的倒三角形或楔形，这是因为距叮咬部位越近，所受刺激或对毒素的反应越强，越往下则所受刺激越弱的缘故。在被叮咬的中心，如喙器所进入部位，表

　　皮内可见灶性海绵水肿及细胞内水肿，相应的真皮乳头明显水肿，血管扩张，可见血管外红细胞。病变进展，表皮内细胞间海绵水肿及细胞内气球变性日渐加重，最终成为水疱。虫咬皮炎的水疱大多是表皮内疱，少数情况下由于真皮乳头高度水肿而发展成表皮下疱。临床上则可见水肿性红斑或丘疹中央出现水疱或大疱。

　　虫咬皮炎浸润的炎症细胞是混合类型的，即有嗜酸性粒细胞、中性粒细胞、淋巴细胞和组织细胞等，以那种细胞浸润为主亦因虫咬种类、个体反应等而异。蚊子、臭虫等叮咬常可见数量不等嗜酸性粒细胞，不仅在血管周围还在胶原束间，在表皮海绵水肿及水疱内。壁虱、跳蚤等叮咬则炎性浸润细胞以中性粒细胞为主，浸润细胞数量较多且深。若叮咬动物的喙器（如壁虱）或利刺（如蜂）留在被螫者的皮内，则还可出现以组织细胞浸润为主的异物肉芽肿反应，或以致密混合类型炎症细胞浸润的假性淋巴瘤改变，如疥疮结节。

　　临床特点：图 7.3.1-4、5

　　虫咬后反应轻者为红斑、丘疹、风团及水疱，称为丘疹性荨麻疹，重者中央出现大疱；也可呈大片状水肿

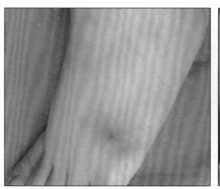
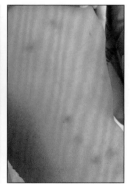

图 7.3.1-4　**虫咬皮炎**

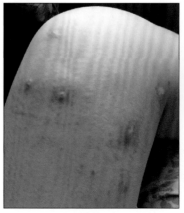
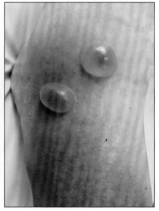

图 7.3.1-5　**虫咬皮炎**

性红斑。在蛰咬部位可见到瘀点，自觉痒痛。虫咬皮炎可发生在任何部位，四肢等外露部位最为多见。

7.3.2 匐行疹（creeping eruption）

匐行疹又称移行性幼虫疹（larv migrans）。

组织病理特点：图 7.3.2-1、2、3

- 真皮浅层及深层较为致密炎症细胞浸润，包括淋巴细胞、多数嗜酸性粒细胞、中性粒细胞等；
- 真皮乳头水肿，网状层胶原束间水肿，其间可见嗜酸性粒细胞浸润；

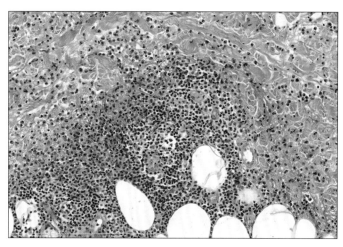

图 7.3.2-3　**匐行疹**
脂肪小叶多数嗜酸性粒细胞、淋巴细胞浸润

- 匐行疹的发生是由于寄生虫幼虫在皮内或皮下游走，如果在皮损内见到幼虫，诊断就容易作出。但这样的机会很小，这是因为幼虫在皮内呈匐行向前移动，在取材时，很有可能是幼虫从刀尖"溜跑了"。

临床特点：图 7.3.2-4、5

本病系钩虫、裂口和丝虫等的幼虫钻入皮肤并在其中蜿蜒前进，在皮肤上出现鲜红或暗红色线状损害，多见于四肢远端及躯干。幼虫在不停地移动，皮疹亦不断地匐行向前。自觉轻度疼痒。

鉴别诊断：尾蚴皮炎（cercarial dermatitis）为血吸虫等的尾蚴钻入皮肤后所致的皮疹。因常在水中劳动或游泳时受染，故又称为游泳者痒。临床表现为针头大小淡红色的丘疹或丘疱疹，中心有一瘀点，自觉疼痒显著。皮疹的组织学改变与上述虫咬皮炎相似。若在表皮

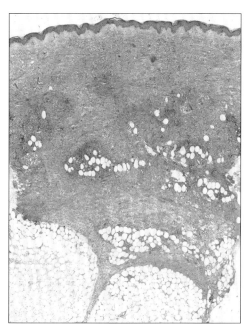

图 7.3.2-1　**匐行疹**
真皮浅层及深层炎症细胞浸润较为致密

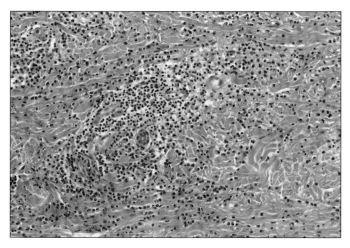

图 7.3.2-2　**匐行疹**
真皮血管周及胶原间可见多数嗜酸性性粒细胞及淋巴细胞、组织细胞浸润

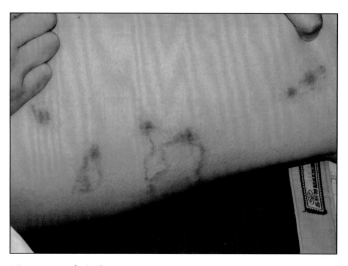

图 7.3.2-4　**匐行疹**

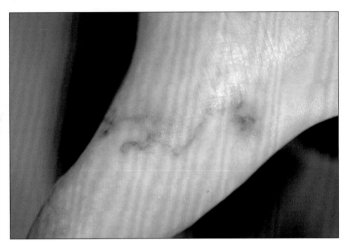

图 7.3.2-5　**匐行疹**

海绵水肿性水疱内见到尾蚴则可确诊。

7.3.3　疥疮（scabies）及疥疮结节

疥疮的组织病理特点：图 7.3.3-1、2、3
- 真皮浅层及深层血管丛周围及胶原束间有淋巴细胞、嗜酸性粒细胞、组织细胞的炎症浸润；
- 棘细胞层可见细胞间水肿即海绵水肿，偶可见表皮内水疱；
- 角化亢进与角化不全。角质层内偶可见到疥虫或疥虫卵。

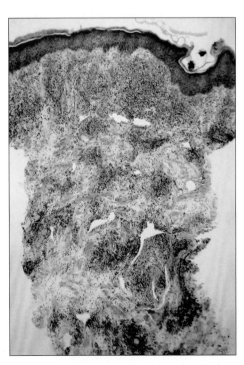

图 7.3.3-1　**疥疮**
真皮全层炎症细胞浸润。表皮角质层内可见虫体

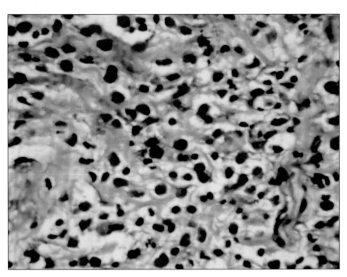

图 7.3.3-2　**疥疮**
真皮血管周围及胶原束间可见多数嗜酸性粒细胞、淋巴细胞等炎症细胞浸润

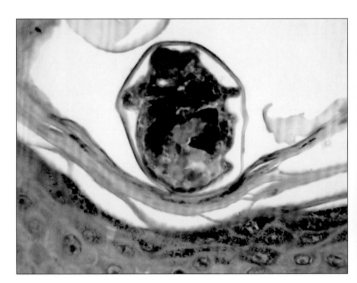

图 7.3.3-3　**疥疮**
角质层内的疥虫虫体

雌性与雄性疥虫在人体表交配后，雌性疥虫钻入并寄生在角质层内，以便产卵，掘凿隧道的机械性刺激及分泌毒素的刺激造成皮疹，在取材的皮肤标本中有时在角质层内可见到雌性疥虫或其产的卵（在隧道顶端取材见到疥虫的概率大些）。若能找到疥虫或其卵则可确诊，必要时作连续切片以寻找角质层中的疥虫。

疥疮结节的组织病理特点：图 7.3.3-4、5
- 真皮全层、乃至皮下组织中血管周围及胶原束间有较致密的以淋巴细胞、嗜酸性粒细胞及组织细胞（包括多核巨细胞）为主的炎症浸润，若结节发生在外阴部，尚可见浆细胞；
- 表皮角化过度，棘层轻度增厚，伴轻度海绵水肿；

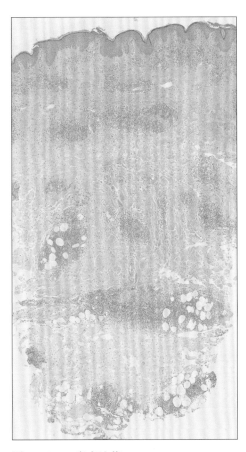

图 7.3.3-4　**疥疮结节**
真皮全层及皮下脂肪炎症细胞结节状浸润

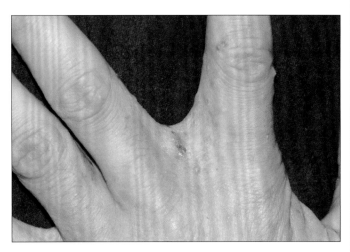

图 7.3.3-6　**疥疮**

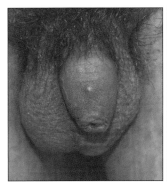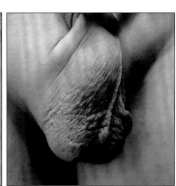

图 7.3.3-7　**疥疮结节**

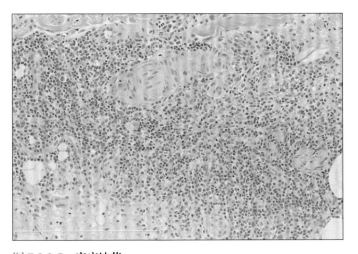

图 7.3.3-5　**疥疮结节**
致密的淋巴细胞浸润，伴明显嗜酸性粒细胞

- 由于长期搔抓，真皮乳头内可见与表皮垂直走行、粗厚红染的胶原纤维。

临床特点：图 7.3.3-6、7

　　为针帽大丘疹及丘疱疹，好发于手指缝、手腕屈侧、女性乳房下、男性阴囊，阴茎等皮肤皱折部位。在指缝有时可见线形匍行疹，这是疥螨所掘的隧道。患者自觉瘙痒，晚间尤甚。有时，皮疹可泛发全身，表现为形态单一的潮红丘疹，可误诊为丘疹性湿疹。一定要检查手指及外阴部是否有皮疹，并在手指缝刮些皮屑作镜检，若是疥疮，是不难发现疥虫的。在男性阴囊、阴茎和龟头，常可见如绿豆大小结节性损害，此为疥疮结节，瘙痒显著，在疥疮治愈后仍不易消退。

　　结痂性疥疮（又称挪威疥）是一种发生在身体虚弱、免疫力低下者如艾滋病患者，或长期误诊的疥疮患者。由于在角质层内有滋生了大量疥虫，加之长期搔抓，使表皮增生，上附厚层有臭味的痂屑（图 7.3.3-8）。组织学上为真皮浅层、深层血管周围及胶原束间致密混合类型炎症细胞浸润，表皮呈银屑病样增生，海绵水肿，成层的角化亢进及角化不全，在角质层内可见到疥虫及其卵。

　　实验室检查：在皮疹中找到疥虫可确诊。从指缝线状损害的末端，用针头挑破皮肤后取材，在显微镜下检查较易找到疥虫及其卵。

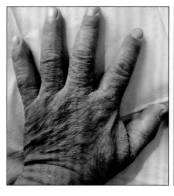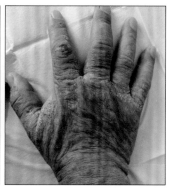

图 7.3.3-8　**结痂性疥疮**

7.3.4　慢性游走性红斑（erythema chronicum migrans）

组织病理特点：

- 浅层及深层血管周围及间质中混合类型炎症细胞浸润，淋巴细胞、组织细胞和嗜酸性粒细胞，有时还可见中性粒细胞及浆细胞；
- 表皮内可有灶性海绵水肿及细胞内水肿；
- 以嗜银染色偶可在真皮上部和表皮真皮交界处见到少量螺旋体。

临床特点：图 7.3.4

为呈圆形的红斑性损害，它缓慢地离心扩展，中央消退，而边缘为较宽的红斑。皮损单发或多发，好发于躯干及四肢近端，自觉轻度瘙痒。

慢性游走性红斑的发生可能与昆虫叮咬、特别是蜱的叮咬有关。

莱姆病是 20 世纪 70 年代在美国康奈狄克州的 Lyme 地区发现。病因为疏螺旋体感染，由蜱叮咬后螺

旋体随蜱的涎液进入人体后所致的疾病。初期在皮肤上表现为慢性游走性红斑，之后还可出现神经系统、心血管及关节炎的症状。

实验室检查：以免疫荧光法或其他方法测定血清中抗螺旋体抗体，以 PCR 检查血液、皮肤中是否有疏螺旋体将有助于诊断。

7.4　银屑病样型浅层和深层血管周围皮炎

基本特点是浅层和深层血管丛周围炎症细胞浸润及表皮棘细胞增生即银屑病样增生。典型病变是二期梅毒。

7.4.1　二期梅毒（secondary syphilis）

组织病理特点：图 7.4.1-1、2、3、4、5、6

- 浅层及深层血管周围淋巴细胞、组织细胞和浆细胞浸润，浆细胞在真皮深层更易见到；
- 真皮乳头炎症浸润较为致密，成苔藓样，界面模糊不清，可见灶性基底细胞空泡改变；
- 浅层血管扩张，管壁增厚，内皮细胞肿胀，数目增多；
- 表皮增生，呈不规则性或银屑病样；可有角化不全；
- 脓疱性损害，在真皮乳头及表皮内有中性粒细胞浸润，个别病例可见表皮内中性粒细胞性脓肿（海绵

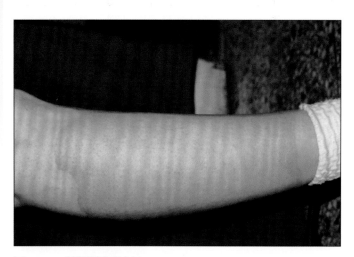

图 7.3.4　**慢性游走性红斑**

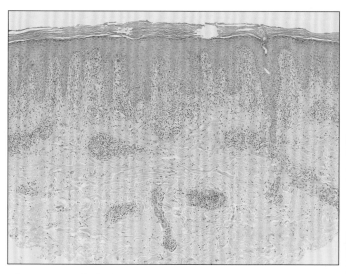

图 7.4.1-1　**二期梅毒**
表皮呈银屑病样增生，真皮全层炎症细胞浸润

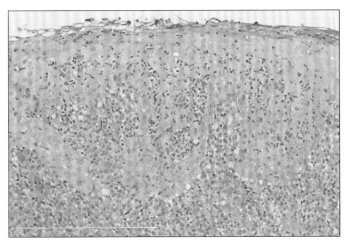

图 7.4.1-2 　二期梅毒
表皮增生，表皮内中性粒细胞浸润

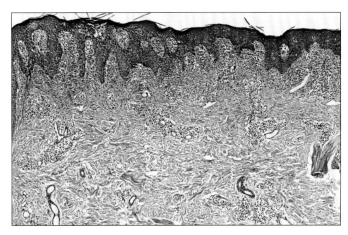

图 7.4.1-5 　二期梅毒
炎症在真皮乳头更为致密，成苔藓样。界面模糊不清

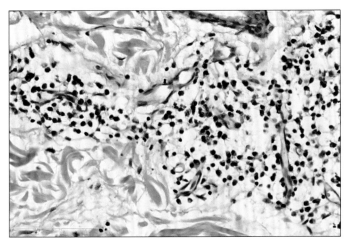

图 7.4.1-3 　二期梅毒
真皮血管周围淋巴细胞、浆细胞浸润

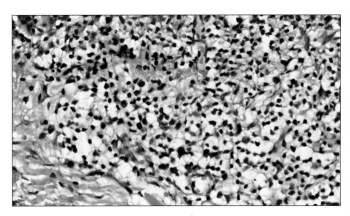

图 7.4.1-6 　二期梅毒
混合类型炎症细胞浸润，可见浆细胞浸润

性脓疱）；

- 免疫组化及嗜银染色可显示病变内的梅毒螺旋体（图 7.4.1-7），它们大多在表皮内，少数在真皮乳头血管周围。

浸润细胞中有浆细胞是梅毒感染的特点，浆细胞数量不等。若在真皮中下层血管周围见到浆细胞浸润，伴血管壁增厚，内皮细胞肿胀，则一定要想到梅毒的可能，作免疫组化染色，并作梅毒血清学检查。

临床特点：图 7.4.1-8、9、10、11

二期梅毒的皮疹形态多种多样，一般可分为斑疹、丘疹和脓疱疹三型，以斑疹最常见，为直径 1 ~ 2 cm 的圆形或椭圆形淡红斑或铜红色斑，全身泛发，特别是手掌、足跖，颇具诊断意义；其次是丘疹，常见发生在外阴部、肛门周围的扁平湿疣，表面湿润，渗液中含多量梅毒螺旋体；脓疱疹少见。二期梅毒疹一般出现在下疳消退后 3 ~ 4 周，常无自觉症状。

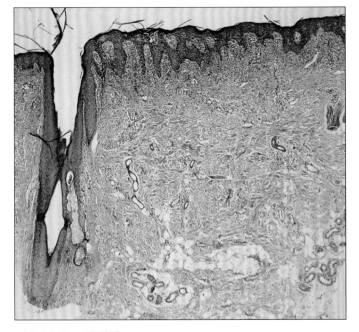

图 7.4.1-4 　二期梅毒
真皮全层炎症细胞浸润

图 7.4.1-7 二期梅毒

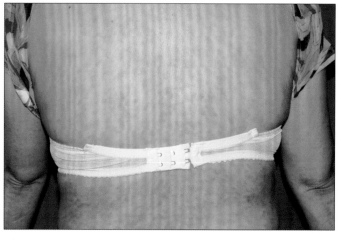

图 7.4.1-10 二期梅毒疹

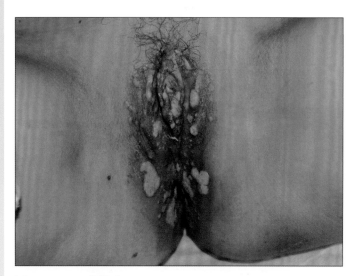

图 7.4.1-8 二期梅毒
扁平湿疣

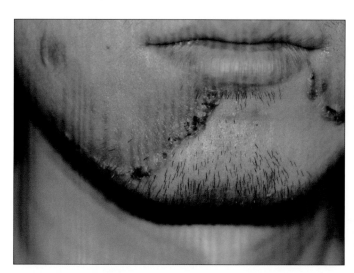

图 7.4.1-11 二期梅毒

扁平湿疣（condyloma latum）

组织病理特点：

- 表皮呈乳头瘤样增生；
- 棘细胞上层可见海绵状脓疱，棘细胞间水肿，有散在中性粒细胞浸润；
- 真皮浅层及深层血管周围有淋巴细胞、多数浆细胞、及中性粒细胞的浸润；
- 免疫组化及嗜银染色可在皮损，尤其是表皮内见到梅毒螺旋体。

临床特点： 为发生在外阴、肛门周围及皮肤皱褶部位的二期梅毒，呈疣状增殖，表面湿润，分泌物中有多数梅毒螺旋体，传染性较强。

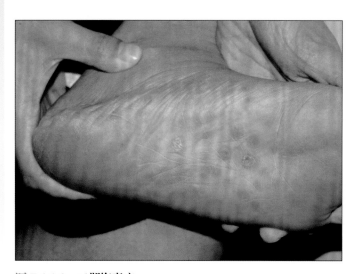

图 7.4.1-9 二期梅毒疹

各期梅毒皮损组织病理学改变有两个基本特点：（1）真皮全层血管周围炎症细胞浸润，有数量不等浆细胞浸润；（2）血管壁增厚，内皮细胞肿胀。在二期晚及三期梅毒的皮损，还可见以上皮样细胞及多核巨细胞的肉芽肿性浸润。二期梅毒的临床表现多种多样，可类似多种皮肤病。如玫瑰糠疹、扁平苔藓、银屑病、药疹等。与临床表现的多样性一致，在组织病理学改变上也有很大差别。如浸润浆细胞的数量可多可少，血管损害可有可无，给作出特异诊断带来困难。

　　实验室检查：取硬下疳或扁平湿疣表面渗液作印片，置暗视野显微镜下检查，可见到活动的梅毒螺旋体。血清学试验有非特异性的快速过筛试验 VDRL，RPR 等，特异性的 TPHA，梅毒螺旋体荧光抗体吸收试验（FTA-ABS）等。

7.4.2　一期梅毒——硬下疳（hard chancre）

　　组织病理特点：图 7.4.2-1、2、3
- 表皮增生，皮肤表面常有溃疡形成，邻近上皮则呈假上皮瘤样增生，棘层增厚；
- 真皮内为致密、弥漫的炎症细胞浸润，多数为中性粒细胞、浆细胞、淋巴细胞、组织细胞；
- 血管扩张、管壁增厚，内皮细胞肿胀、肥大；
- 免疫组化、嗜银染色在表皮内及真皮乳头血管周围可见到梅毒螺旋体。

　　临床特点：图 7.4.2-4、5、6

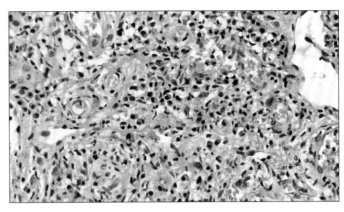

图 7.4.2-2　一期梅毒
混合炎症细胞浸润，可见多数浆细胞

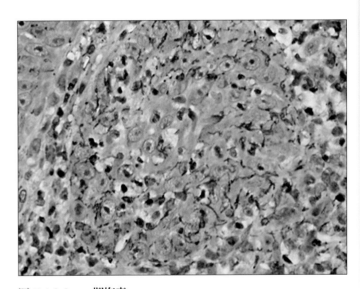

图 7.4.2-3　一期梅毒
组织化学染色：可见螺旋体

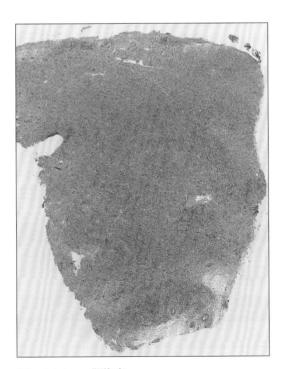

图 7.4.2-1　一期梅毒
表皮缺失，真皮全层致密炎症细胞浸润

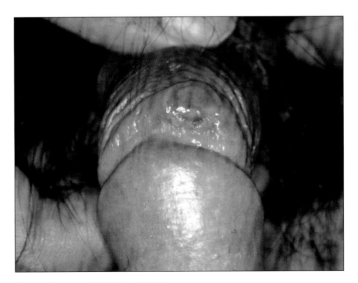

图 7.4.2-4　一期梅毒：硬下疳

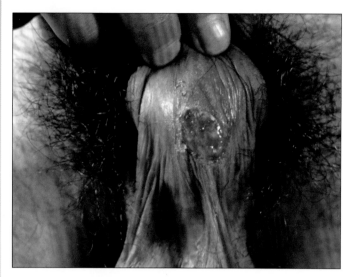

图 7.4.2-5　一期梅毒：硬下疳

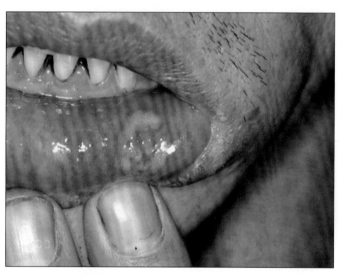

图 7.4.2-6　一期梅毒
发生在下唇的硬下疳

　　硬下疳为后天梅毒的最初表现（一期梅毒），大多发生在外阴部，如男性的龟头、冠状沟，女性的大小阴唇、子宫颈等。初为水肿性硬结，之后表面糜烂、溃疡，有分泌物及结痂。损害约 1 cm 大小，境界清楚，浸润显著，触之较硬，无疼痛感是其特点。口交者，硬下疳可发生在口唇、舌、甚至咽喉部、乳头乳晕部位。

　　实验室检查：取硬下疳分泌物涂片，在暗视野显微镜检查可找到呈螺旋状活动的梅毒螺旋体。梅毒螺旋体长约 7 μm，螺旋数目从 6 ~ 24 个不等。在硬下疳损害中，可见到多数螺旋体。

7.4.3　三期梅毒（tertiary syphilis）

　　结节性梅毒疹的组织病理特点：
- 真皮内可见由上皮样细胞及多核巨细胞组成的肉芽肿性结节，周围有淋巴细胞和浆细胞浸润；
- 结节中央干酪坏死轻微或无；
- 血管壁肿胀，内皮细胞肥大。

　　树胶样肿的组织病理特点：
- 真皮及皮下组织内可见结节性或弥漫性的上皮样细胞及多核巨细胞组成的肉芽肿改变；周围有淋巴细胞、浆细胞浸润；
- 结节中央大片干酪坏死；
- 血管壁肿胀及内皮细胞增生，不仅见于真皮，还见于皮下组织比较大的血管，内皮细胞增生及动脉内膜炎使管腔狭窄，甚至闭塞；
- 表皮正常、或萎缩变薄或有溃疡。

　　三期梅毒的肉芽肿性损害一般是找不到梅毒螺旋体的。

　　临床特点：结节性梅毒疹为多个粟粒至豌豆大小红色略隆起的结节，集簇成环形或蛇形，愈后留有萎缩性瘢痕。树胶样肿皮损较大，位置更深，开始为皮下硬结，以后中央坏死溃疡，基底凹凸不平，分泌黏稠脓液，状如树胶，故名树胶样肿。好发于头面部及小腿。自觉症状轻微。

　　二期梅毒可以复发，此时皮疹与结节性梅毒疹相似，组织病理学也表现为肉芽肿性改变。

　　鉴别诊断：三期梅毒的肉芽肿应与结核、麻风的肉芽肿损害相鉴别。这三个病均出现结核样肉芽肿改变。梅毒区别于结核及麻风的要点是：（1）在上皮样细胞结节周围有较多浆细胞浸润；（2）血管壁肿胀、内皮细胞肥大、数目增多。

7.4.4　慢性光化性皮炎（chronic actinic dermatitis，CAD）

　　组织病理特点：图 7.4.4-1、2、3
- 真皮浅层及深层血管丛周围有较为致密的混合类型炎症细胞浸润，包括淋巴细胞、组织细胞、浆细胞和嗜酸性粒细胞，还有不典型的单一核细胞；
- 真皮乳头层增厚，有与表皮呈垂直走行的粗厚胶原，其间有肥大、星状或多核的成纤维细胞；
- 表皮增生，棘层肥厚，呈银屑病样，可见灶性海绵水肿。

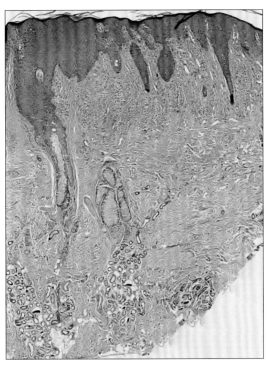

图 7.4.4-1 慢性光化性皮炎
真皮全层炎症细胞灶状及结节状浸润

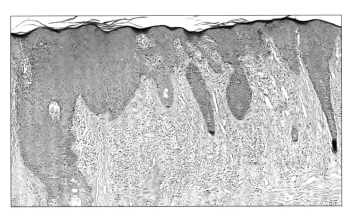

图 7.4.4-2 慢性光化性皮炎
表皮海绵水肿，真皮内淋巴细胞结节状浸润伴嗜酸性粒细胞

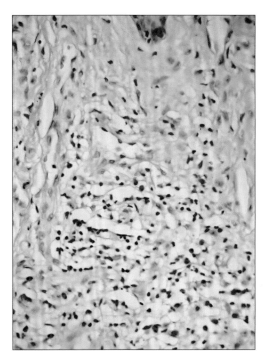

图 7.4.4-3 慢性光化性皮炎
真皮深层淋巴细胞及嗜酸性粒细胞浸润

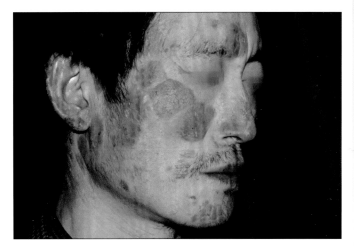

图 7.4.4-4 慢性光化性皮炎

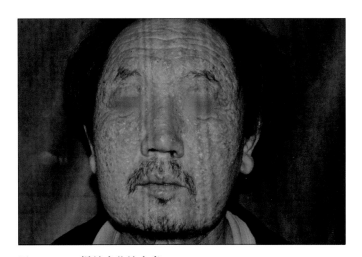

图 7.4.4-5 慢性光化性皮炎

● 轻度角化亢进及角化不全。

临床特点：图 7.4.4-4、5

皮疹发生在暴露部位，主要在面部，为暗红色肥厚性斑块，皮肤纹理显著，并有鳞屑。自觉显著瘙痒。以中老年男性多见。病程慢性，剧烈的搔抓常使皮肤明显增厚。

临床上将轻症称为光敏性皮炎（或光敏性湿疹），重症则称为光线性类网织细胞增生症（actinic reticuloid hyperplasia）。

鉴别诊断：组织病理上，本病需与皮肤 T 细胞淋巴瘤即蕈样肉芽肿相鉴别，两者均可有真皮全层浸润，特别是真皮乳头层浸润呈苔藓样。不同之处是慢性光化性皮炎时真皮浅层常见日光弹力变性，浸润细胞一般并不侵入表皮；而蕈样肉芽肿浸润的细胞有亲表皮性，在表皮内、主要是表皮下层可见单个或成巢单一核细胞浸润。慢性重症 CAD 即光化性类网织细胞增生症，皮肤瘙痒剧烈，光暴露部位皮肤增厚、苔藓样变。病理除慢性皮炎改变、真皮浅层致密苔藓样炎症细胞浸润外，还可见不典型单一核细胞浸润，甚至在表皮内出现 Pautrier 微脓肿。建议作免疫组化，必要时作 T 细胞基因重排。CAD 主要浸润细胞为 CD8 阳性淋巴细胞，且 T 细胞受体基因重排阴性。临床上，慢性光化性皮炎的皮疹限于光暴露部位，尤其是面部，而蕈样肉芽肿皮疹常泛发全身，与光照无关。

（朱学骏）

8

肉芽肿性炎症性皮病

肉芽肿（granuloma）是指以组织细胞浸润为主的损害。浸润细胞除组织细胞外，还可有淋巴细胞、中性粒细胞、嗜酸性粒细胞及浆细胞等，浸润在真皮内和（或）皮下呈结节状或弥漫状。肉芽肿性炎症性皮肤病是临床上诊断较为困难的一组疾病，皮损常为结节状或浸润性的斑块，病变较深，病程慢性，确诊常需依赖于病损的组织病理学检查。本章在前两版的标题是"结节性和弥漫性皮炎"，从上版起，改为"肉芽肿性炎症性皮病"，强调了皮肤组织病理对肉芽肿性炎症性皮病在诊断上的重要性。

组织细胞属单核—吞噬细胞系统，该系统细胞均源于骨髓干细胞，进入外周血循环后则为单核细胞。单核细胞形体较大，具有吞噬异物的能力，当游走至组织中就称为巨噬细胞。巨噬细胞在不同组织中又赋予不同的名称，如肝巨噬细胞称为枯否（Kupffer）细胞，肺的为尘细胞，脾及淋巴结的为网状细胞（reticulum cell），中枢神经系统的为小神经胶质细胞，皮肤的则为组织细胞，表皮的朗格汉斯细胞也属于来源于单核—吞噬系统细胞。

组织细胞较大，直径为 15 ~ 25 μm（中性粒细胞为 10 ~ 20 μm），核大、染色较浅，在 HE 染色切片呈灰蓝色，圆形、肾形、可有深的切迹，也可呈多叶状。胞浆丰富淡染，细胞轮廓常不甚清晰。

组织细胞在皮肤中主要起吞噬及清除异物的"清道夫"作用，专司清理组织中衰老死亡的细胞等，在正常皮肤中仅少量存在。炎症时，组织细胞数量迅速增加。组织细胞在肉芽肿性炎症中形态各异，上皮样细胞是指群集的组织细胞，就像上皮细胞那样，一个紧挨一个故名，这类组织细胞的特点是核长形或卵圆形、空泡状、胞浆丰富呈嗜酸性，细胞间的界限不清。泡沫状组织细胞是由于组织细胞吞噬了脂质后，胞浆呈泡沫状而得名。噬黑素细胞是指吞噬了黑素的组织细胞，黑素一般来自表皮黑素细胞的产物，若炎症造成基底细胞的损伤，则常在真皮乳头见到噬黑素细胞。噬含铁血黄素细胞是指吞噬了红细胞破坏后产生的含铁血黄素的组织细胞，常见于急性炎症或出血性疾患等红细胞外渗的疾病。为了吞噬异物，组织细胞还可联合起来，融合成多核组织细胞，常见的有三种：朗格汉斯巨细胞（Langhan's giant cell）：核以环形或半环形排列在细胞周缘；异物巨细胞：核以杂乱的方式散布于胞浆中；吐通（Touton）巨细胞：核排列成花环状，环内为均一、两染性的胞浆，而环外则为具有多数泡沫状的胞浆。

对所有肉芽肿性浸润的组织病理检查视需要应作：

（1）偏振光检查以发现具有双折射特性的异物如二氧化硅；

（2）PAS 或六甲四胺银染色以检查有否真菌，常见于着色霉菌病及孢子丝菌病；

（3）特殊染色如耐酸染色、Fite 染色或 Auramine 染色以发现结核杆菌、非结核分枝杆菌或麻风杆菌，嗜银染色检查梅毒螺旋体，姬姆萨染色发现利什曼小体，必要时应同时取组织块作培养。若怀疑有异物，必要时需对活检标本作化学分析。

对疑似感染性肉芽肿的患者，建议病理标本采用手术切除法，将标本分为三块，一块作组织病理检查及特殊染色，一块作组织培养，一块提取核糖核酸后，作分子生物学检测如 PCR，以发现可能存在的病原体。

8.1　结核样型肉芽肿

结核样结节以上皮样细胞为主要成分，周围绕以较为致密淋巴细胞浸润，结节内可见朗罕巨细胞，在结节中央，可见程度不等红染、无定形的干酪样坏死，但亦可无坏死。

8.1.1　寻常狼疮（lupus vulgaris）

组织病理特点：图 8.1.1-1、2、3

- 真皮内，尤其在真皮中、上部有结核样结节，其间有朗格汉斯巨细胞，周围有较为致密淋巴细胞浸润；
- 结节中央可见干酪坏死，亦可无干酪坏死；
- 由于结节向上压迫，表皮常萎缩变薄，有的病例可发生溃疡，愈合后表皮可向内呈假上皮瘤样增生；
- 在病程长的病例可见明显的纤维化及毛细血管扩张；
- 皮损中很难找到结核杆菌。

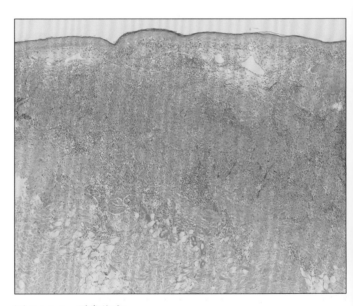

图 8.1.1-1　**寻常狼疮**
表皮萎缩，真皮内多数组织细胞为主的结节

图 8.1.1-2　**寻常狼疮**
结节主要由上皮样细胞组成，结节中心干酪样坏死，周围有淋巴细胞浸润

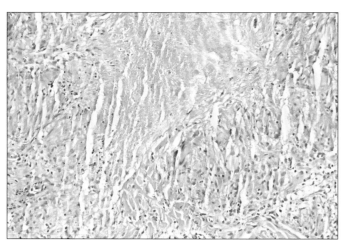

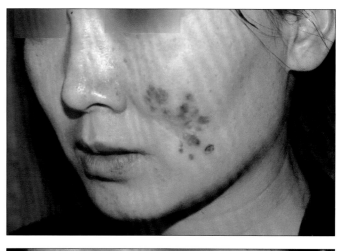

图 8.1.1-3　**寻常狼疮**
结节中心的干酪样坏死

干酪坏死是组织的凝固性坏死或缺血性坏死．坏死组织丧失了结构轮廓，在 HE 染色切片中为淡红染的细颗粒，有时其中可见核缩、核碎等。

临床特点：图 8.1.1-4、5、6

特征性损害是狼疮结节，直径 0.2 ~ 0.3 cm，半球形稍隆起皮面，色红褐或棕褐。以玻片压诊，可见中心为淡黄色如果酱，故称为"果酱样结节"。皮损好发于面颈部，若不及时治疗，结节可彼此融合成为大的红褐色浸润性损害，有的可以破溃成溃疡，病程长的病例可造成大片溃疡及萎缩性瘢痕。

结核病随着我国人民生活水平的不断提高，生态环境的不断改善，发病率已大为下降。但我国仍然是结核病高发区。寻常狼疮是皮肤结核病中最常见的一型，系结核杆菌从外界或经血循环侵入皮肤而发病。

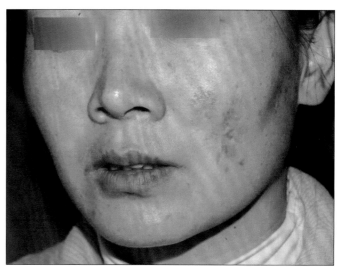

图 8.1.1-5　**寻常狼疮**
抗结核治疗 6 个月的前后变化

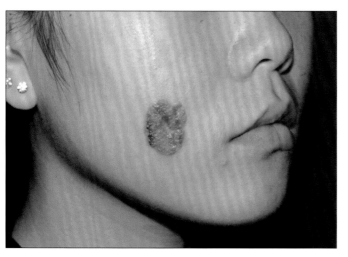

图 8.1.1-4　**寻常狼疮**

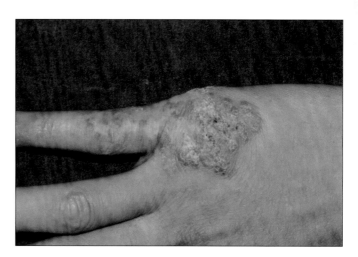

图 8.1.1-6　**寻常狼疮**

8.1.2　瘰疬性皮肤结核（scrofuloderma）

组织病理特点：

- 表皮萎缩或为溃疡；
- 其下真皮及皮下组织内可见结核性肉芽肿，中央为大片的干酪坏死；
- 若取材自溃疡区域，则为慢性炎症改变，可见淋巴细胞及浆细胞浸润，有时可见以中性粒细胞为主的脓肿；
- 耐酸染色在干酪坏死区域常能找到结核杆菌。

临床特点： 本病系皮肤下的淋巴结、骨或关节等结核病灶直接扩展或经淋巴管蔓延至皮肤而发病。损害初起为枣大的皮下结节，以后结节彼此融合成大的斑块，中央溃破形成溃疡及瘘管。病程慢性，经久不愈。好发于颈、腋及胸上部，患者以青少年居多。

8.1.3　瘰疬性苔藓（lichen scrofulosorum）

瘰疬性苔藓又称苔藓样皮肤结核（tuberculosis cutis lichenoides）

组织病理特点

- 真皮上部毛囊或汗管周围上皮样细胞结节，周围有淋巴细胞浸润；
- 结节中央常无干酪坏死；
- 毛囊角栓，可有灶性角化不全。

临床特点： 好发于躯干部，为成簇成片多数与毛囊一致的针帽大丘疹，皮色或淡红色，上覆细小鳞屑。无明显自觉症状。患者常有活动结核病灶，本病系一种结核疹。

实验室检查： 结核菌素试验阳性。

8.1.4　疣状皮肤结核（tuberculosis verrucosa cutis）

组织病理特点： 图 8.1.4-1、2

- 表皮呈乳头瘤样或假上皮瘤样增生，角化亢进及角化不全；
- 表皮内可见中性粒细胞组成的小脓肿；
- 真皮内有弥漫性炎症细胞浸润，多数为淋巴细胞、中性粒细胞及组织细胞，浆细胞很少或无；
- 真皮中下层可见上皮样细胞结节，周围有淋巴细胞，构成结核样结节，有朗格汉斯巨细胞。结节中

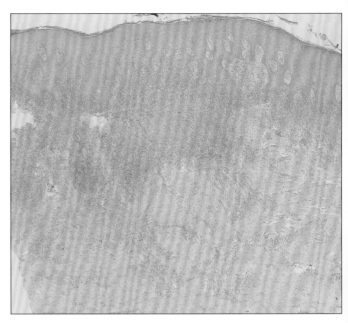

图 8.1.4-1　疣状皮肤结核
表皮增厚，真皮浅中层组织细胞、淋巴细胞片状结节状浸润

图 8.1.4-2　疣状皮肤结核
上皮样细胞结节伴淋巴细胞及少许中性粒细胞

央有程度不等的干酪坏死；

- 程度不等的纤维化。

耐酸染色很少能在病变组织中找到结核杆菌。

临床特点： 图 8.1.4-3、4

本病系结核杆菌经皮肤外伤直接接种于皮肤而发病，患者多为曾感染结核者。典型损害为表面呈疣状增生、粗糙不平的斑块或结节，四周有炎性红晕。皮损缓慢向四周扩大，中央成萎缩性瘢痕，边缘为疣状增生性损害。无明显自觉症状。好发于手足背、臀部等。

实验室检查： 结核菌素试验阳性。

鉴别诊断： 本病组织学改变的基本特点与深部真菌病相似，本病鉴别要点是：（1）可见典型的结核样结节

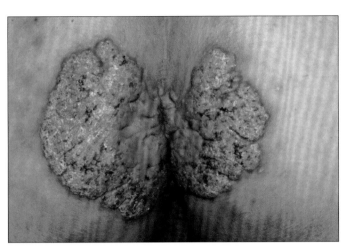

图 8.1.4-3　**疣状皮肤结核**

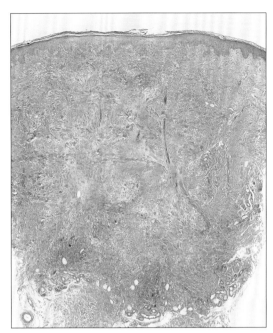

图 8.1.5-1　**丘疹坏死性结核疹**
真皮全层炎症细胞结节状浸润，真皮中层胶原变性坏死

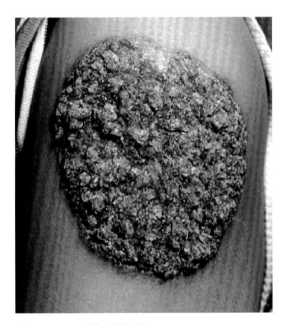

图 8.1.4-4　**疣状皮肤结核**

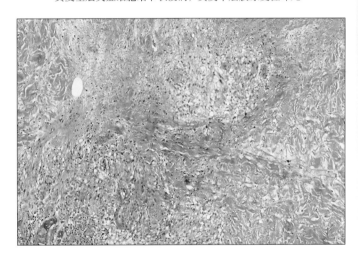

图 8.1.5-2　**丘疹坏死性结核疹**
干酪样坏死伴中性粒细胞、组织细胞、淋巴细胞浸润

（2）浸润内浆细胞数量较少，嗜酸性粒细胞很少或没有；（3）真菌镜检或培养阴性。

8.1.5　丘疹坏死性结核疹
（papulonecrotic tuberculid）

组织病理特点：图 8.1.5-1、2、3
- 局灶性表皮坏死和溃疡形成；
- 其下方真皮呈"V"形坏死，可见组织细胞、多核巨细胞、中性粒细胞及淋巴细胞的浸润；有时在坏死组织周围可见呈栅状排列的组织细胞。
- 血管壁肿胀，内皮细胞肥大，血管周围有淋巴细胞浸润；部分血管壁可见坏死改变。

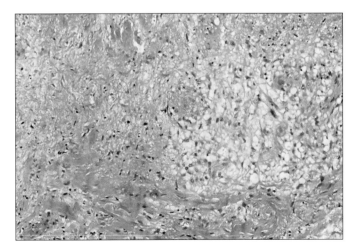

图 8.1.5-3　**丘疹坏死性结核疹**
胶原变性及血管壁坏死

临床特点：图 8.1.5-4、5、6

典型损害为绿豆大丘疹，中央坏死附有黑色固着痂皮，去除痂皮则为火山口样大小的溃疡面，无明显自觉症状。病程慢性，反复发生，常可见到丘疹、坏死、溃疡及色素沉着斑或不同时期的皮疹。好发于四肢伸侧及躯干部，也可见于男性龟头。

实验室检查：结核菌素试验阳性。

本病与瘰疬性苔藓、颜面播散性粟粒狼疮及硬红斑均为皮肤结核疹，患者体内大多有活动性结核病灶者，但患者有强的免疫力，结核疹是机体对结核感染的一个反应。

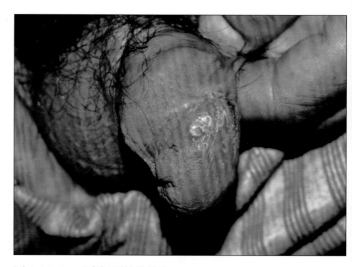

图 8.1.5-6　**丘疹坏死性结核疹**

8.1.6　颜面播散性粟粒狼疮（lupus miliaris disseminatus faciei，LMDF）

组织病理特点：图 8.1.6-1、2

● 真皮内，尤其在真皮中、上部可见上皮样结节，有少许朗格汉斯巨细胞，结节周围有较多淋巴细胞浸润；

● 在结核样结节中心可见干酪坏死；

● 由于本病发生在面部，自鼻周取材可见多数皮脂腺及开张的毛囊口，自眼周取材则可见多数毳毛。

临床特点：图 8.1.6-3、4、5、6

典型损害为粟粒大小半球形、略高出皮面的丘疹或结节，色黄红或红褐色，用玻片压之呈果酱样，即狼疮

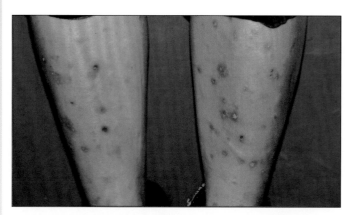

图 8.1.5-4　**丘疹坏死性结核疹**

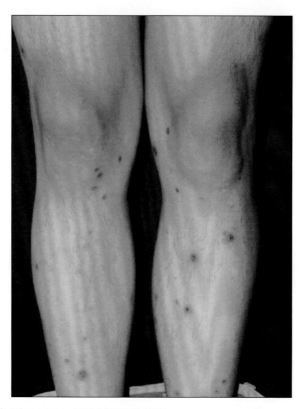

图 8.1.5-5　**丘疹坏死性结核疹**

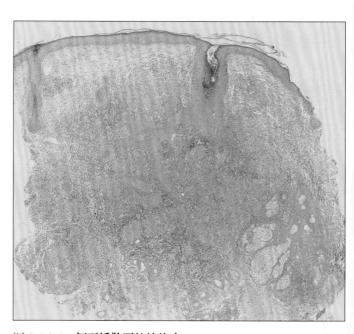

图 8.1.6-1　**颜面播散粟粒性狼疮**
真皮内多数结核样肉芽肿结节

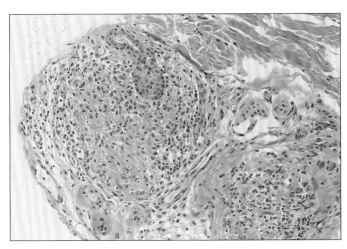

图 8.1.6-2　**颜面播散粟粒性狼疮**
上皮样细胞结节伴淋巴细胞浸润

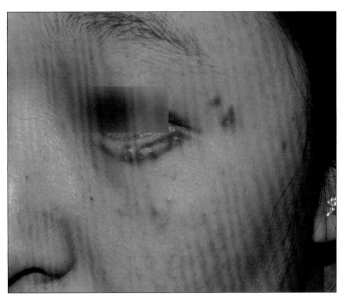

图 8.1.6-5　**颜面播散性粟粒狼疮**
示下睑排列成堤状的结节

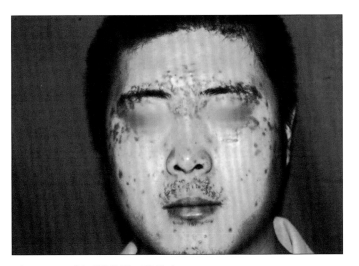

图 8.1.6.3　**颜面播散性粟粒狼疮**

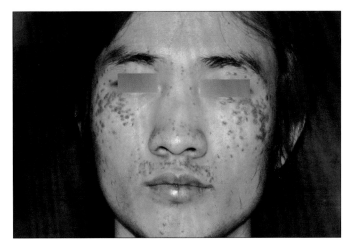

图 8.1.6-6　**颜面播散性粟粒狼疮**
示治疗后的萎缩性瘢痕

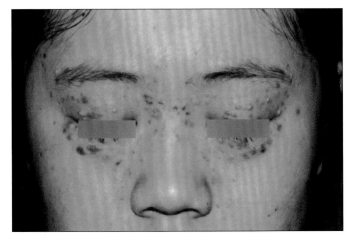

图 8.1.6-4　**颜面播散性粟粒狼疮**

结节。皮疹除面中部外，结节在下眼睑下方成堤状排列为本病特点。愈后可遗留点状萎缩性瘢痕。皮损以耐酸染色不能发现有结核杆菌。本病好发于中青年男性，系一种结核疹，由于患者常找不到明确的结核灶，结核菌素试验可呈阴性，因此对其病因尚有争论。

　　硬红斑：见脂膜炎章（14.2.1）。

8.1.7　非结核分枝杆菌（non-tuberculous mycobacteria，NTM）所致的皮肤病

　　非结核分枝杆菌（NTM）系指除结核分枝杆菌和麻

风分枝杆菌以外分枝杆菌的总称，曾称为"非典型分枝杆菌（atypical mycobacteria）"。NTM 在环境中广泛存在，属条件致病菌，水和土壤是重要的传播途径。根据 NTM 的生长速度，可分为快速生长型和缓慢生长型两大类，前者包括脓肿分枝杆菌、偶发分枝杆菌、龟分枝杆菌等，后者包括海分枝杆菌、鸟分枝杆菌、溃疡分枝杆菌等。

NTM 病是指人体感染了 NTM，并引起相关组织、脏器的病变。近年来，皮肤 NTM 感染呈增多趋势，应予重视。我科近年来遇到的 NTM 感染者，究其原因，大体有两类：一类为观赏鱼爱好者，在清理鱼缸时受染，或餐饮业从业者或家庭主妇，在处理鱼时皮肤被鱼刺扎伤感染而发病；另一类在作有创美容手术或注射美容如水光针、填充剂等，因器械污染等因素而导致感染。大多系脓肿分枝杆菌、龟分枝杆菌和海分枝杆菌等引起。

NTM 与结核分枝杆菌在菌体成分和抗原上多具共同性，但毒力较弱。皮肤感染 NTM 的病理改变与结核病相似，但机体组织反应较弱，病变相对较轻。组织病理学表现可分为四类：①结核性肉芽肿；②结核样肉芽肿（无干酪样坏死），以上两型可见于分枝杆菌等缓慢生长型 NTM 感染；③化脓性肉芽肿，主要见于快生长型 NTM 感染；④感染性肉芽肿改变，可见于各型分枝杆菌感染。

组织病理特点：图 8.1.7-1、2、3、4、5
早期损害：
● 真皮内有弥漫性以中性粒细胞为主的混合类型炎症浸

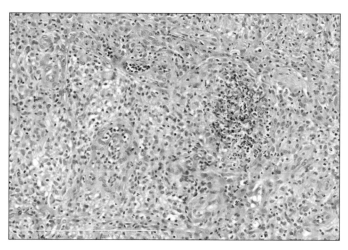
图 8.1.7-2　**非结核分枝杆菌感染**
真皮内组织细胞、中性粒细胞、淋巴细胞弥漫性浸润

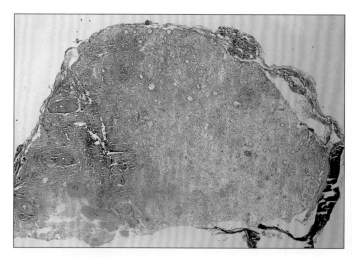
图 8.1.7-3　**非结核分枝杆菌感染**
真皮内弥漫混合类型炎症浸润

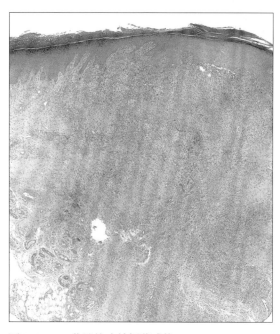
图 8.1.7-1　**非结核分枝杆菌感染**
表皮增生，真皮内弥漫性炎症细胞浸润

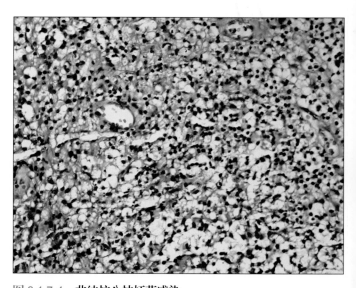
图 8.1.7-4　**非结核分枝杆菌感染**
真皮内弥漫的中性粒白细胞、组织细胞、淋巴细胞、浆细胞及嗜酸性粒细胞浸润

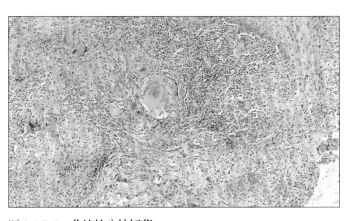

图 8.1.7-5　**非结核分枝杆菌**
真皮上皮样细胞及多核巨细胞结节，周围有淋巴细胞

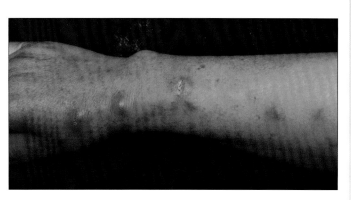

图 8.1.7-7　**非结核分枝杆菌感染；经常清理观赏鱼缸**

润，包括淋巴细胞、组织细胞等。以抗酸染色偶可在组织细胞内找到较结核杆菌长而粗的抗酸杆菌。

后期损害：

- 表皮增生，不规则增生的表皮内可见中性粒细胞性脓肿；
- 真皮乳头及网状层上部水肿；
- 真皮内有弥漫性肉芽肿性炎症浸润，有组织细胞、上皮样细胞、多核巨细胞、淋巴细胞及浆细胞；
- 在真皮下部常可见上皮样细胞结节，周围有淋巴细胞，结节中央有或无干酪样坏死。

临床特点：图 8.1.7-6、7、8、9

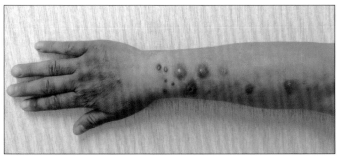

治疗前

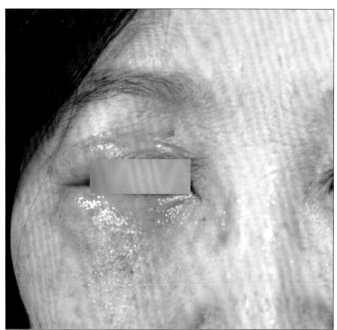

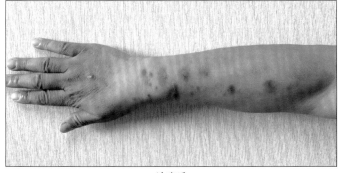

治疗后

图 8.1.7-6　**非结核分枝杆菌感染**
处理鲈鱼时扎伤，右手食指出现"脓肿"，1 个月后右手背及前臂多个结节。按 NTM 治疗半年后皮疹基本消退

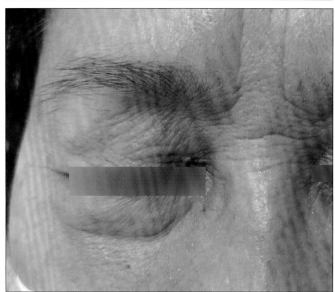

图 8.1.7-8　**非结核分枝杆菌感染**
眼袋术后 1 周右眼红肿，一般抗感染治疗无效，4 个月后来我院就诊。按抗 NTM 治疗 9 个月后治愈

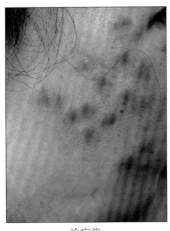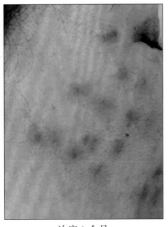

治疗前   治疗 1 个月

图 8.1.7-9   非典型结核分枝杆菌感染
注射水光针后 1 周，在注射部位出现结节，按 NTM 治疗 1 个月后明显好转，半年后随访皮疹已完全消退

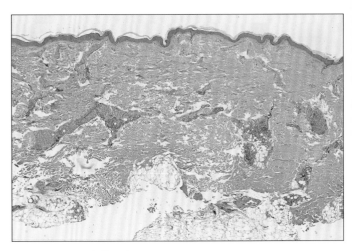

图 8.1.8-1   结核样型麻风
真皮全层沿血管走行方向、呈椭圆形的结核样结节

红褐色的结节或斑块，中央可发生溃疡。病程慢性，皮疹可沿淋巴管逐渐发展，成串状排列，炎性症状如红肿热疼并不明显，好发于手足、四肢伸侧等易受外伤的部位。因有创美容手术或注射美容的则多见于面部，但也可见于其他部位。

实验室检查：急性皮损处涂片作抗酸染色可见耐酸杆菌，细菌培养可确诊。也可采用特异引物 PCR 诊断或进行鉴定。

鉴别诊断：若细菌培养阴性或不能发现病原体，则与寻常狼疮、孢子丝菌病等的鉴别会有困难。此时应结合病史、临床特点及实验室检查综合考虑。

8.1.8   结核样型麻风（leprosy，tuberculoid type）

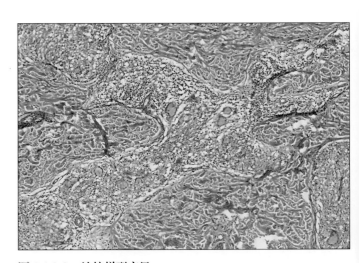

图 8.1.8-2   结核样型麻风
上皮样细胞，多核巨细胞及淋巴细胞浸润为主

组织病理特点：图 8.1.8-1、2、3、4

- 真皮全层可见结核样肉芽肿，它们常沿血管走行方向，呈椭圆形，浸润以真皮下部更明显；
- 在神经束内及其周围常有组织细胞浸润；
- 在上皮样细胞周围浸润细胞中除淋巴细胞外，还可见浆细胞。

结核样型麻风的组织学特点是组织细胞沿血管走行方向呈椭圆形的结节，周围有淋巴细胞，偶可见浆细胞；有时可见多核巨细胞，但较皮肤结核时少，且结节中央无干酪坏死。由于麻风杆菌具有亲神经性，应仔细检查神经束内及其周围有否组织细胞的浸润；皮肤小神经束存在于真皮深层与皮下组织交界处的血管周围，故麻风的浸润以真皮下部更明显。

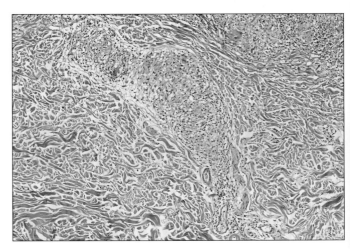

图 8.1.8-3   结核样型麻风
外周神经周围组织细胞及淋巴细胞浸润

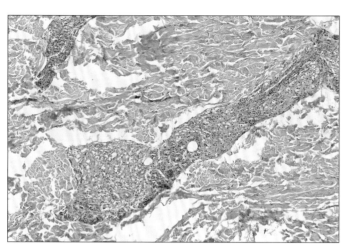

图 8.1.8-4　结核样型麻风
血管、小汗腺周围组织细胞及淋巴细胞浸润

以耐酸染色极少能找到麻风杆菌，需检查多张切片。若有，则在活动性损害的周边。

　　临床特点：图 8.1.8-5、6

　　为数片大小不等的暗红色斑疹或斑块，境界清楚，表面干燥，有少许鳞屑。明显感觉障碍。好发于面部、肩部、臀部和四肢伸侧易受摩擦部位。耳大神经、尺神经、腓总神经等常肿大，质硬呈索状。

　　实验室检查：麻风菌素试验阳性。一般常规查菌为阴性。

　　鉴别诊断：应与结节病相鉴别。要点是：①结核样型麻风炎症细胞浸润常侵及神经及立毛肌，而结节病不侵及；②结核样型麻风上皮样细胞结节周围有较多淋巴细胞及浆细胞，而结节病少或无；③结核样型麻风结节中央无纤维素，而结节病时有；④结核样型麻风上皮样细胞结节常在血管周围呈椭圆形，而结节病常

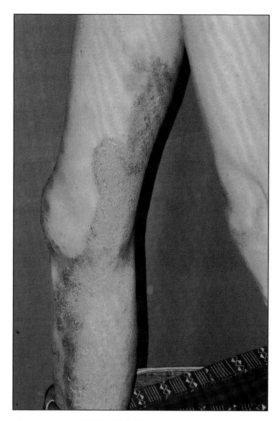

图 8.1.8-6　结核样型麻风

为圆形。

8.1.9　瘤型麻风（lepromatous leprosy）

　　组织病理特点：图 8.1.9-1、2、3、4
- 真皮内大结节状或弥漫的组织细胞浸润；

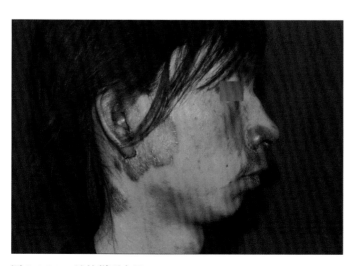

图 8.1.8-5　结核样型麻风

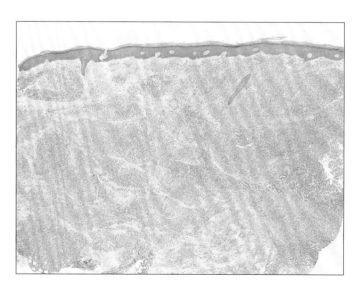

图 8.1.9-1　瘤型麻风
真皮内成大结节状组织细胞浸润

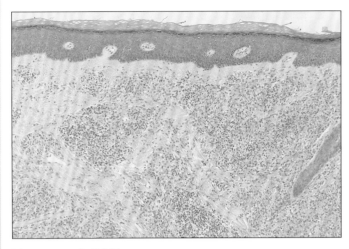

图 8.1.9-2　**瘤型麻风**
表皮与下方病变间有一窄的正常胶原带

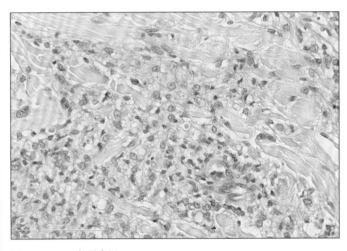

图 8.1.9-3　**瘤型麻风**
组织细胞胞浆呈泡沫状

图 8.1.9-4　**瘤型麻风**
Fite 抗酸染色显示组织细胞内的麻风杆菌

- 组织细胞胞浆呈泡沫状，HE 染色呈灰色；
- 表皮变薄，表皮突变平消失。表皮与其下方病变间有一窄的正常胶原带，即无浸润带；
- 在真皮深层神经束内可见少许炎性浸润。

由于有成群细胞质呈泡沫状的组织细胞，容易使人想到黄色瘤。但瘤型麻风时组织细胞呈泡沫状并不是由于黄色瘤时的脂质，而是由于大量含脂质的耐酸杆菌——麻风杆菌成团地存在在组织细胞中所致。用 Fite 抗酸染色可以清楚地显示这些麻风杆菌（图 8.1.9-4）。在 HE 染色的切片，诊断瘤型麻风的重要线索是泡沫状组织细胞胞浆呈灰色，真皮深层神经束内有炎症细胞浸润。以 Fite 染色则可确诊，多数麻风杆菌不仅见于组织细胞内，还见于神经束内。

临床特点： 图 8.1.9-5、6、7

典型损害为弥漫性浸润斑块及结节，可全身对称分布。在面部可呈现"狮容"，眉毛、头发明显脱落。由

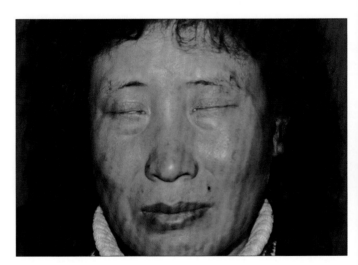

图 8.1.9-5　**瘤型麻风**

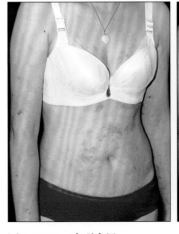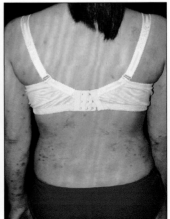

图 8.1.9-6　**瘤型麻风**

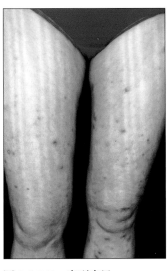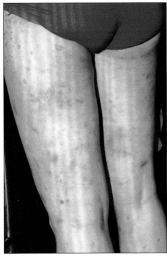

图 8.1.9-7 **瘤型麻风**

于周围神经普遍受累，患者出现感觉障碍及运动障碍。

实验室检查：麻风菌素试验阴性。自皮损处涂片可查到大量麻风杆菌。

8.1.10 界线类麻风（borderline leprosy）

组织病理学改变的谱较广，取决它是偏向于结核样型麻风还是瘤型麻风。一般来说，界线类麻风兼有这二型麻风的特点，即既有结核样肉芽肿，又有泡沫组织细胞，在皮肤神经束中有炎性细胞浸润。以耐酸染色（Fite 染色）在泡沫状组织细胞中可见到麻风杆菌。

临床特点亦取决于偏向哪一型的麻风，或相似于结核样型麻风或相似于瘤型麻风（图 8.1.10）。

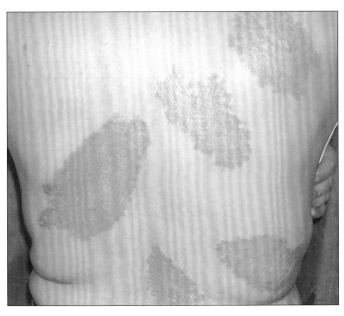

图 8.1.10 **界线类偏结核样型麻风**

实验室检查，从皮肤黏膜常规涂片查菌可见麻风杆菌。

8.1.11 皮肤黑热病（leishmaniasis cutis）

皮肤黑热病又称皮肤利什曼病或东方疖。
组织病理特点：图 8.1.11-1、2、3
急性期：

- 真皮内有弥漫性炎症细胞浸润，包括淋巴细胞、组织细胞及少数嗜酸性粒细胞、浆细胞等；
- 特征性表现为内含利杜小体（LD body）的组织细胞及多核巨细胞。HE 染色切片为 2 ~ 4 μm 大小圆形或卵圆性的嗜碱性颗粒。以 Giemsa 染色可更清楚地显示利杜小体，呈圆形或椭圆形，有一个紫红或深红色较大的圆形核及一个小呈短棒状的副核。

慢性期：

- 为结核性肉芽肿改变，以上皮样细胞浸润为主，可见多核巨细胞、周围有淋巴细胞、浆细胞浸润；
- 结节中央无干酪坏死；

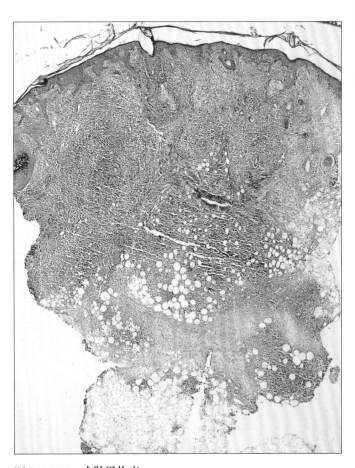

图 8.1.11-1 **皮肤黑热病**
真皮内弥漫炎症细胞浸润

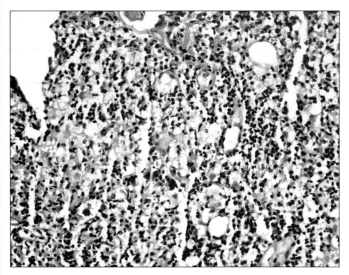

图 8.1.11-2   皮肤黑热病
淋巴细胞、组织细胞及少数嗜酸性粒细胞、浆细胞等浸润

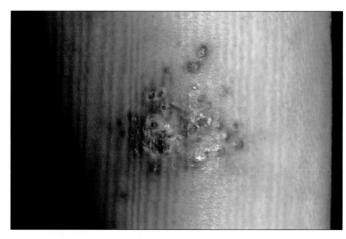

图 8.1.11-4   皮肤黑热病，患者曾在中东工作

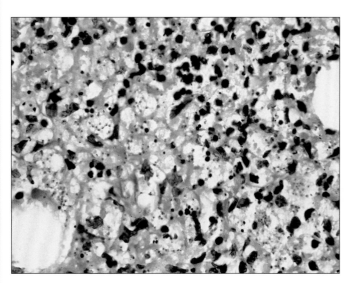

图 8.1.11-3   皮肤黑热病
组织细胞及多核巨细胞内的利杜小体，可据此确诊

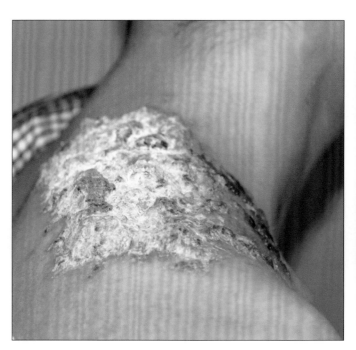

图 8.1.11-5   皮肤黑热病，患者曾在非洲工作

● LD 小体的数量明显减少，但仔细检查仍可在组织细胞内见到。以 Giemsa 染色将提高检出率。

与寻常狼疮的区别是本病上皮样细胞结节周围有较多浆细胞浸润。确诊靠找到利什曼原虫即利杜小体。它存在于组织细胞中，以 Giemsa 染色可清楚显示。在慢性、病程长的病例，有时可找不到病原体。

临床特点：图 8.1.11-4、5

本病系利什曼原虫侵犯皮肤或黏膜所引起的慢性皮肤炎症性病变，损害常单发，初为丘疹，渐增大成片状浸润性斑块及结节，紫红色或棕红色，可溃破成溃疡，愈后成为萎缩性瘢痕，无自觉症状。少数病例皮损可多发。本病病原为热带利什曼原虫。该型只侵犯皮肤，无内脏损害。利什曼原虫通过白蛉叮咬而传播，好发于暴露部位，如面颈部及四肢。本病在我国罕见。国内近年来报告的病例大多为援外劳务人员，均为男性，在流行区受染后带回国内。

实验室检查：皮损处刮取组织涂片，以 Giemsa 染色查到 LD 小体可确诊。

8.1.12 玫瑰痤疮（酒渣鼻）和口周皮炎（详见第 11 章 11.2.2.1 及 11.2.2.2）

8.2 结节病型肉芽肿

由上皮样细胞组成境界清楚的结节，周围淋巴细胞很少或无，故结节病型肉芽肿又称为"裸结节"，它与上述结核样型肉芽肿在上皮样细胞结节周围有多数淋巴细胞浸润不同，典型病变是结节病。

8.2.1 结节病（sarcoidosis）

组织病理特点：图 8.2.1-1、2、3

- 真皮全层，有时皮下组织内可见由上皮样细胞所组成的结节，境界清楚，周围很少乃至无淋巴细胞，又称"裸结节"；
- 在上皮样细胞结节中偶见多核巨细胞；

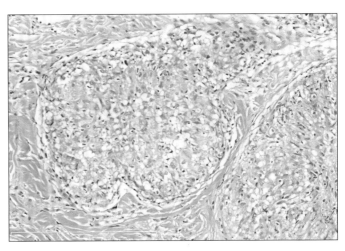

图 8.2.1-2　**结节病**
结节由上皮样细胞构成，周围很少甚至无淋巴细胞浸润，故称"裸结节"。结节中央无干酪坏死，周围纤维包绕

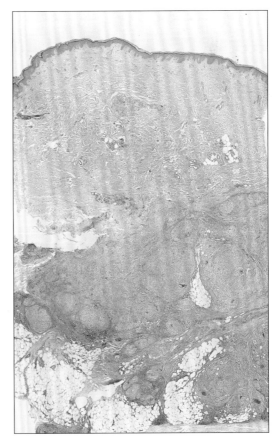

图 8.2.1-3　**结节病**
深在性结节病，上皮样细胞结节状浸润仅见于真皮深部及皮下

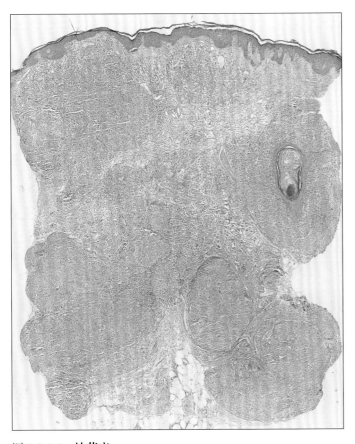

图 8.2.1-1　**结节病**
真皮全层多数由上皮样细胞所组成的结节

- 在上皮样细胞和（或）多核巨细胞中有时可见嗜酸性的星状体或 Schaumann 体（一种嗜碱性、向心性、多层的钙化环状体）；
- 结节中央无干酪坏死，但常见纤维素。在 HE 染色切片，干酪坏死呈淡红染，均一细小颗粒状，纤维素则为淡红染纤维状。

- 表皮一般正常，可萎缩变薄，表皮突减少或消失。

临床特点：图 8.2.1-4、5、6、7、8

结节病是一个系统性疾病，主要侵犯肺及淋巴结。不少患者有皮肤损害。基本损害为丘疹、结节或斑块，自绿豆、蚕豆或更大，色暗红或紫红色，质硬，无皮屑，不破溃。结节病的皮肤表现多种多样，皮疹好发于面部及四肢伸侧，也可在躯干等部位。患者以中年人居多，大多无自觉症状。

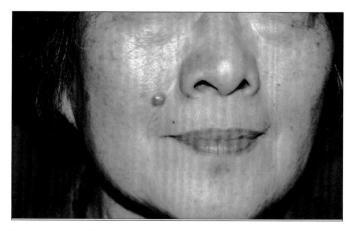

图 8.2.1-6　**结节病**

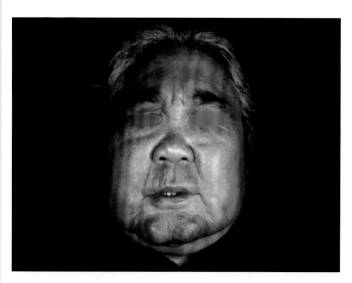

图 8.2.1-4　**结节病**

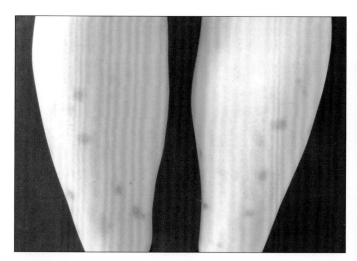

图 8.2.1-7　**结节病**

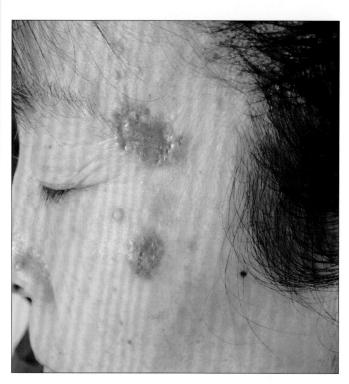

图 8.2.1-5　**结节病**

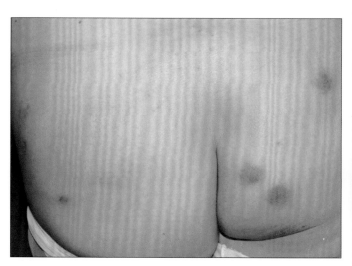

图 8.2.1-8　**结节病**

实验室检查：对结节病患者应常规摄胸片，以检查有否肺门淋巴结肿大，肺纹理粗重。皮肤结核菌素试验一般为阴性。血清紧张素转换酶（ACE）增高。Kvein试验：以结节病患者病变组织或淋巴结的 10% 生理盐水悬液 0.2 ml，注入被试者上臂内侧皮内，六周后若在注射部位出现结节，则予切除作组织病理学检查，若见到典型的"裸结节"则可确诊为结节病。

鉴别诊断：若在真皮内见到多个"裸结节"，对结节病诊断很有特征性。由矽、铍、锆等进入皮肤后也可造成与结节病相似的组织学改变即裸结节，因此，在见到裸结节时应注意除外因矽、铍、锆所致的可能。矽及铍用偏振光检查可见明亮、双折光的物质。锆则要用光谱分析等技术才能发现。

结节病上皮样结节周围可有数量不等淋巴细胞。当淋巴细胞数量较多时就与结核样型肉芽肿相似，以下两点可有助于鉴别：（1）寻找结核病灶，若无结核灶则以结节病的可能性大；（2）结节中央是干酪坏死还是纤维素，前者呈淡红染、均一细小的颗粒状，后者为纤维状，若为纤维素则为结节病。此外，结节周围见到浆细胞则以结核样型肉芽肿类疾病可能性大。尽管有以上几点，有时从组织病理学角度鉴别仍十分困难，此时应结合临床及实验室检查特点综合考虑。

8.2.2　硅、铍、锆肉芽肿（silica、beryllium and zirconium granuloma）

组织病理特点：

- 真皮内，有时皮下组织内可见由上皮样细胞组成的结节，境界清楚，周围很少乃至无淋巴细胞浸润，与结节病相似，基本特点是"裸结节"；
- 上皮样结节中有少许多核巨细胞，有的吞噬有异物，以偏振光检查可以见到硅颗粒；锆颗粒很小，以偏振光检查亦不易发现，而需采用光谱分析；铍颗粒则只有以光谱分析才能测出；
- 硅、锆肉芽肿的中央无坏死，铍肉芽肿中央常可见明显坏死；
- 有时在组织切片内可见到刀痕，这是由于在制作切片时，坚硬的硅、铍、锆异物在切片刀上造成了一个微小的损伤所致。

临床特点：硅（又称矽）肉芽肿系硅的微粒如石英、滑石和石棉等进入皮肤所致；铍肉芽肿系铍的微粒进入皮肤所致，可因荧光灯灯管破裂刺伤皮肤而进入；锆则在去污剂、除臭剂中含有。当硅、铍、锆进入皮肤后有

少部分病例将出现肉芽肿反应，局部呈淡红色或褐红色的丘疹或结节，表面皮肤光滑无鳞屑，有轻度压痛，常持久存在。

8.3　栅栏状型肉芽肿

组织细胞围绕着变性的胶原或黏蛋白等物质，损害成栅栏状排列为栅栏状型肉芽肿。属于这一组的病变有环状肉芽肿（中心为黏蛋白），类脂质渐进性坏死（为变性胶原），类风湿性结节（为纤维素）及痛风结节（为尿酸盐）。需要指出上述病变中组织细胞并不多呈栅栏状排列。事实上，在病损组织切片中多数并不呈栅栏状肉芽肿改变，特别是环状肉芽肿及类脂质渐进性坏死，更多见的是组织细胞呈灶性散布于胶原束间。还有在同一张组织切片中，既可见组织细胞呈栅状排列，又可见散在于胶原束间，如环状肉芽肿。

8.3.1　环状肉芽肿（granuloma annulare，GA）

组织病理特点：图 8.3.1-1、2、3、4

- 组织细胞排列或成栅栏状，称栅栏型；或散布于真皮胶原间，少数呈集合状，间有多核巨细胞，称间

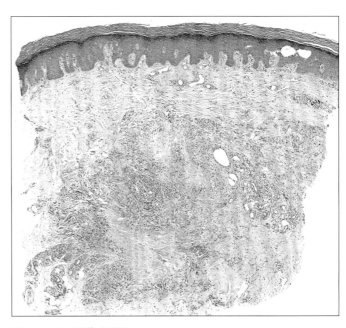

图 8.3.1-1　**环状肉芽肿**
真皮内组织细胞排列成栅栏状

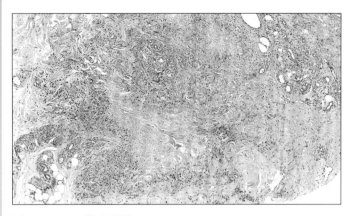

图 8.3.1-2　环状肉芽肿
栅栏状排列组织细胞的中央可见黏蛋白沉积

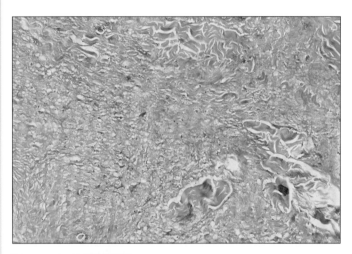

图 8.3.1-3　环状肉芽肿
阿申兰染色：黏蛋白阳性

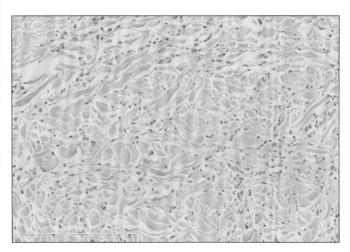

图 8.3.1-4　环状肉芽肿
组织细胞散布于真皮胶原间

质型；组织细胞核染色质少，胞浆淡染，且境界不清。不同于呈长梭形的成纤维细胞。

- 在成栅栏状排列组织细胞的中央可见颗粒状、纤状、轻度嗜碱性的物质（黏蛋白）；而间质型病变部位的胶原束因其间黏蛋白沉积而彼此有一定间隔。
- 在栅栏状肉芽肿间有正常真皮的区域；
- 真皮浅层及深层血管丛周围淋巴细胞浸润；
- 表皮一般是正常的。

黏蛋白沉积的数量可多可少，它在 HE 染色的切片上呈轻度嗜碱性，颗粒状或纤维状。以阿申蓝或胶样铁染色可更清楚地显示黏蛋白。

临床特点： 图 8.3.1-5、6、7、8

典型损害为皮色或淡红色的丘疹或结节，彼此融合或排列成环状，直径自数毫米至数厘米不等。损害单发或多发，好发于手足背，以儿童及青壮年多见。播散型的皮疹较小，直径数毫米，可广泛分布于全身，尤其是

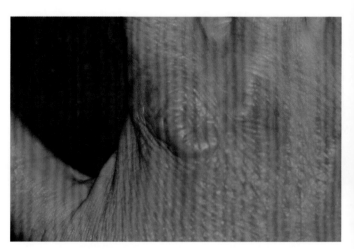

图 8.3.1-5　环状肉芽肿

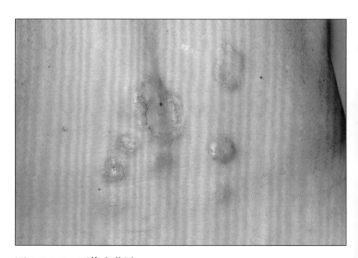

图 8.3.1-6　环状肉芽肿

别要点是：

①GA 栅栏状肉芽肿呈灶性，灶间仍为正常真皮，而类脂质渐进坏死病理改变弥漫侵及整个真皮；

②GA 病变一般在真皮上部，而类脂质渐进坏死病变以真皮下部及皮下组织更明显；

③GA 常有黏蛋白沉积，而类脂质渐进坏死时并无黏蛋白沉积；

④类脂质渐进坏死有以组织细胞浸润为主的肉芽肿性血管炎，血管壁常被堵塞，而 GA 并无肉芽肿性血管炎；

⑤类脂质渐进坏死常有浆细胞浸润，在 GA 则很少见；

⑥临床上，环状肉芽肿在数月后可自愈而不留瘢痕，类脂质渐进性坏死病程慢性，愈后留下瘢痕。

8.3.2　类脂质渐进性坏死（necrobiosis lipoidica）

组织病理特点：图 8.3.2-1、2、3、4、5

● 表皮变薄，表皮突与真皮乳头间犬牙交错的结构变平、消失。

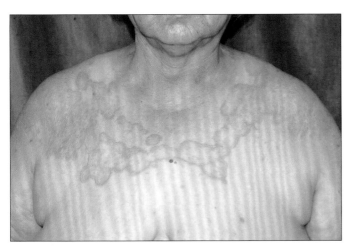

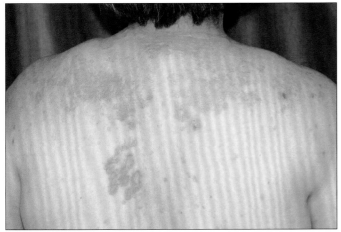

图 8.3.1-7　**环状肉芽肿**

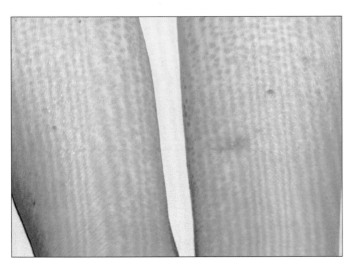

图 8.3.1-8　**泛发性环状肉芽肿**

四肢伸侧。无自觉症状。播散型患者常患有糖尿病。皮下型皮损深位于皮下组织，需用手触诊才能感知。一般见于儿童，好发于下肢、臀部及头皮。

鉴别诊断：本病与类脂质渐进性坏死在病理上的鉴

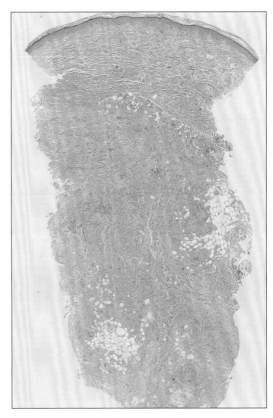

图 8.3.2-1　**类脂质渐进性坏死**
真皮全层及皮下脂肪淋巴细胞、组织细胞浸润呈栅栏状排列

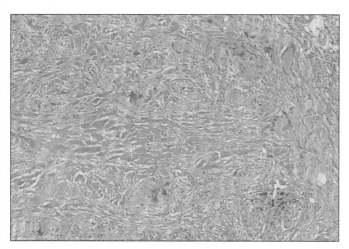

图 8.3.2-2　类脂质渐进性坏死
真皮胶原变性，外周有呈栅栏状排列的组织细胞

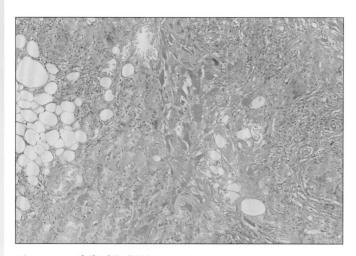

图 8.3.2-3　类脂质渐进性坏死
皮下脂肪胶原变性，外周有呈栅栏状排列的组织细胞

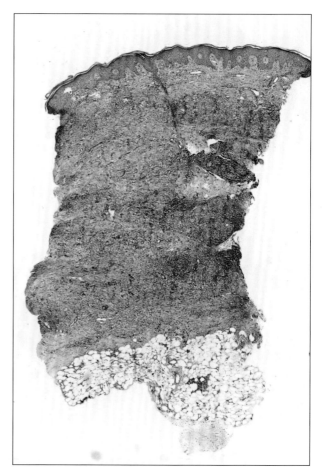

图 8.3.2-4　类脂质渐进性坏死
真皮全层及皮下脂肪多数炎症细胞浸润

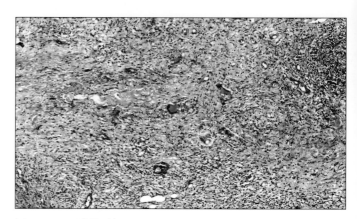

图 8.3.2-5　类脂质渐进性坏死
真皮淋巴细胞、组织细胞浸润，可见多核巨细胞

- 真皮，特别是中下部呈栅栏状肉芽肿。肉芽肿中央初为嗜酸性肿胀、变性的胶原，之后则发生纤维化，周围为呈栅栏状排列组织细胞、多核巨细胞，还有淋巴细胞、浆细胞的炎性浸润。
- 渐进性坏死从真皮中下部逐渐进展至皮下组织，呈现出成层的多个栅栏状肉芽肿，犹如三明治。最终皮下组织发生纤维化，间隔增厚，小叶逐渐为纤维化所取代。
- 真皮血管管壁增厚、管腔窄狭，血管可因硬化而闭塞。在合并糖尿病的病例，血管改变尤为明显。

临床特点：图 8.3.2-6、7

多见于中年女性，好发于小腿胫前，为黄红色、不规则形的浸润性斑块，大小不等；病程慢性，皮损缓慢扩大，中心成为淡红色、表面光滑的硬化斑，边缘则为红色或紫红色的活动皮损。患者常有糖尿病。

实验室检查：血糖及尿糖，检查有否糖尿病。

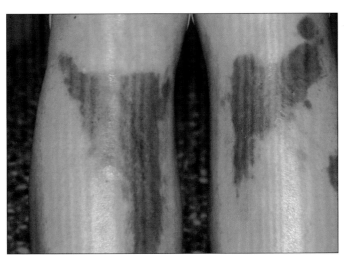

图 8.3.2-6 类脂质渐进性坏死

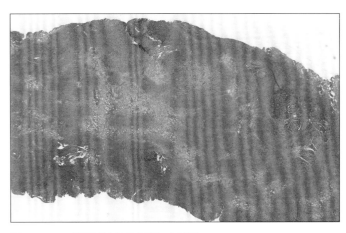

图 8.3.3-1 渐进性坏死性黄色肉芽肿
表皮缺如。真皮全层结节状炎细胞浸润（上海市皮肤病医院提供）

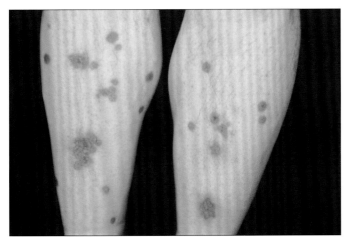

图 8.3.2-7 类脂质渐进性坏死

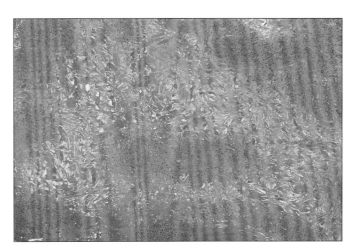

图 8.3.3-2 渐进性坏死性黄色肉芽肿
嗜酸性变性的胶原，其中常可见较多胆固醇结晶（上海市皮肤病医院提供）

8.3.3 渐进性坏死性黄色肉芽肿
（ necrobiotic xanthogranuloma ）

组织病理特点：图 8.3.3-1、2、3
- 渐进性坏死：胶原变性较为广泛，表现为真皮内多片无定形嗜酸性变性的胶原，其中常可见较多胆固醇结晶；
- 黄色肉芽肿：在变性胶原周围有上皮样细胞、泡沫细胞和多核组织细胞、淋巴细胞及浆细胞的浸润；
- 多核组织细胞中包括 Touton 巨细胞，异物巨细胞及形状奇特、胞浆嗜酸性的巨细胞，巨细胞内有时可见星状小体；
- 渐进性坏死可发展至皮下组织，主要累及皮下间隔。

临床特点：图 8.3.3-4
典型表现为淡黄色的结节及斑块，境界清楚，好发

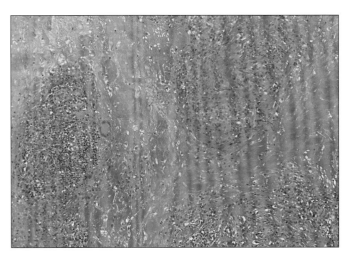

图 8.3.3-3 渐进性坏死性黄色肉芽肿
以组织细胞、多核巨细胞、淋巴细胞为主炎性浸润，周围为嗜酸性变性的胶原（上海市皮肤病医院提供）

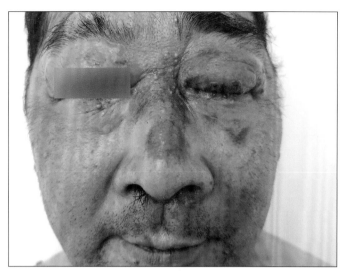

图 8.3.3-4　**渐进性坏死性黄色肉芽肿（上海市皮肤病医院提供）**

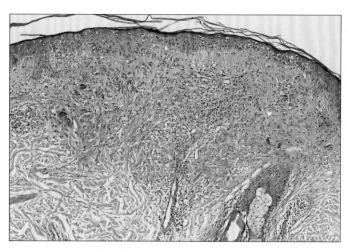

图 8.3.4-2　**光线性肉芽肿**
明显组织细胞、多核巨细胞

于眼周，患者大多为中老年人。本病也可发生在躯干、四肢，皮损大小不等。中央可出现坏死、溃疡，之后结痂、形成萎缩性瘢痕，其上毛细血管扩张，周边则为活动性炎症。患者常伴单克隆副球蛋白血症，可累及肺脏、肾等内脏器官及关节炎、神经病变等症状。应对患者作全面检查。

8.3.4　**光线性肉芽肿**（actinic granuloma）

组织病理特点：图 8.3.4-1、2
- 真皮浅层明显日光弹力变性；
- 真皮浅中层灶状肉芽肿性损害，有组织细胞、淋巴

细胞及浆细胞浸润；
- 在肉芽肿边缘有多核巨细胞，吞噬有变性的弹力纤维；
- 表皮正常或萎缩。

临床特点：图 8.3.4-3、4

皮疹好发于日光暴露部位如前额、面颊部、上胸部等，为皮色或淡红色的丘疹或斑块，斑块边缘常呈堤状隆起，无自觉症状，病程慢性．患者多为中老年人。

鉴别诊断：在病理上需与环状肉芽肿鉴别。本病肉芽肿的组织细胞并不呈栅栏状排列，亦无黏蛋白的沉积。光线性肉芽肿明显的日光弹力变性及多核巨细胞内吞噬有弹力纤维均不同于环状肉芽肿。

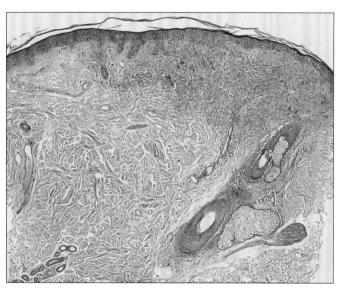

图 8.3.4-1　**光线性肉芽肿**
真皮浅中层灶状肉芽肿改变

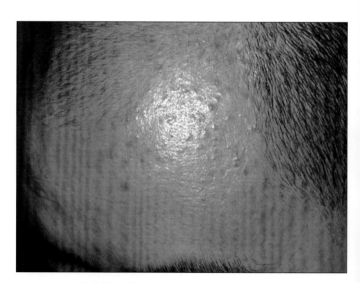

图 8.3.4-3　**光线性肉芽肿**

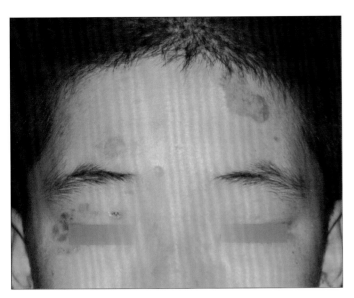

图 8.3.4-4　　**光线性肉芽肿**

8.3.5　面部盘状肉芽肿病
（granulomatosis disciformis of face）

组织病理特点：

- 真皮内，特别是真皮上部栅栏状肉芽肿；
- 胶原束间及血管周围有组织细胞及淋巴细胞浸润；
- 可见多数多核巨细胞，有的含有星状体；
- 弹力纤维染色示肉芽肿浸润区域的弹力纤维丧失，在多核巨细胞内有吞噬的弹力纤维。

临床特点：图 8.3.5-1、2

多见于头面部，尤其是前额。女性多见。损害呈环状边缘隆起，色红，中央色素减退。皮损一个或多个，经数年后可自然消退而不留痕迹。

鉴别诊断：本病的组织学改变与环状肉芽肿相似，

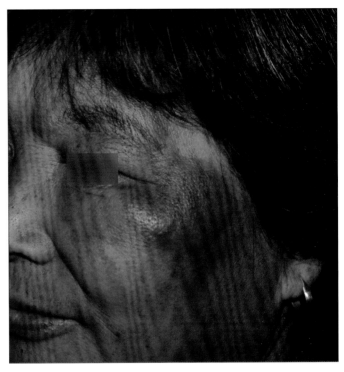

图 8.3.5-2　　**面部盘状肉芽肿病**

应予鉴别。本病诊断要点：（1）有多数多核巨细胞，有的内有星状体；（2）无黏蛋白沉积；（3）肉芽肿区域弹力纤维丧失。

与光线性肉芽肿的区别是真皮上部无明显日光弹力变性。

8.3.6　类风湿结节及风湿结节
（rheumatoid nodule and rheumatic nodule）

组织病理特点：图 8.3.6-1、2

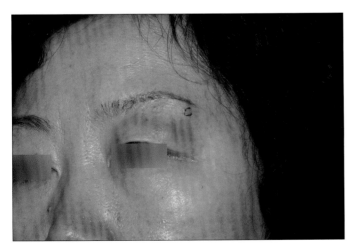

图 8.3.5-1　　**面部盘状肉芽肿病**

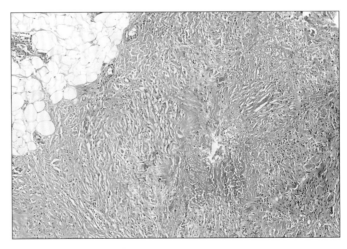

图 8.3.6-1　　**类风湿结节**

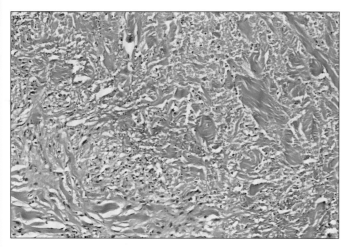

图 8.3.6-2　**类风湿结节**

- 皮下组织和（或）真皮网状层下部大片呈不规则形嗜酸性染、无定形的纤维素样物质；
- 纤维素样物质周围有呈栅栏状排列的组织细胞及淋巴细胞；
- 可见血管增生及纤维化改变。

与环状肉芽肿有栅栏状肉芽肿不同，在肉芽肿中心是纤维素样物质沉积，这种纤维素样物质可能是纤维素样变性的胶原，而环状肉芽肿时为黏蛋白的沉积。此外，类风湿结节常位于皮下或真皮下部，而环状肉芽肿的主要病理改变常在真皮上部。

类风湿结节与风湿结节的组织学改变大致相同，无法区别。一般风湿结节的炎症改变更明显，有中性粒细胞浸润，而类风湿结节时胶原变性及纤维化更突出。

临床特点：图 8.3.6-3

类风湿结节为半球形隆起、质硬、皮肤颜色的皮下结节，一般无压痛。发生在大关节附近，尤其是肘部。

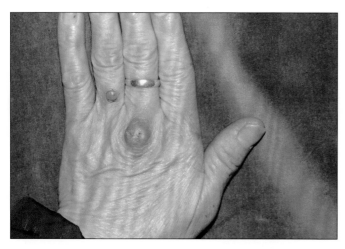

图 8.3.6-3　**类风湿结节**

风湿结节亦为质硬的皮下结节，触之不痛，好发于肘、膝关节附近及枕部、前额等骨质隆起部位。

实验室检查：骨 X 线检查可见典型类风湿性关节炎的改变，血沉快，类风湿因子阳性。风湿结节患者血沉快，抗"O"高。

8.4　异物肉芽肿

组织病理特点：图 8.4-1、2、3、4、5、6、7

- 异物肉芽肿（foreign body granulomas）最初是急性炎症，可见多数中性粒细胞，还有嗜酸性粒细胞、淋巴细胞浸润；
- 急性炎症消退后，代之以肉芽肿，为多数组织细胞、多核的异物巨细胞、淋巴细胞及浆细胞等浸润；
- 后期成纤维细胞增生，发生纤维化；
- 病变多发生在真皮或皮下组织，可见内生或外来的异物；
- 病变内可见异物，如表皮样囊肿破裂的角质物，手术后残留的缝线，扎入的木刺等。

在皮肤，最常引起异物肉芽肿的是破裂的表皮样囊肿（即毛囊漏斗部囊肿）。在囊肿破裂早期，可见破裂囊肿的上皮及其内容物，经过短暂的急性炎症后，出现多数组织细胞及多核的异物巨细胞。囊肿的上皮细胞很

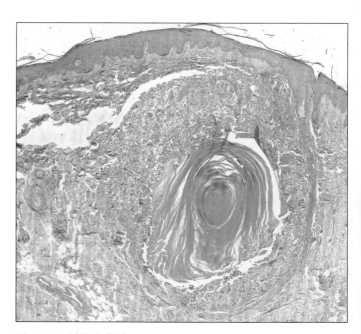

图 8.4-1　**异物肉芽肿**
囊肿破裂异物肉芽肿：中心为角质物，周围为组织细胞、中性粒细胞等

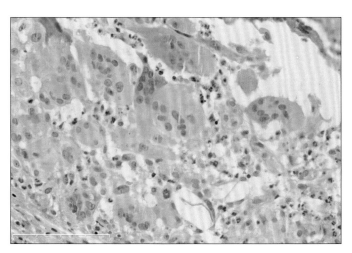

图 8.4-2　**异物肉芽肿**
异物巨细胞及吞噬的角质物

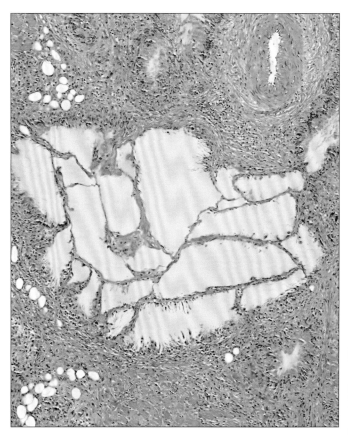

图 8.4-5　**注射玻尿酸的异物反应**

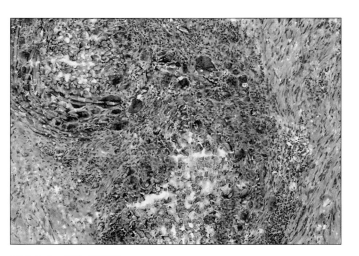

图 8.4-3　**异物肉芽肿**
异物肉芽肿内的缝线

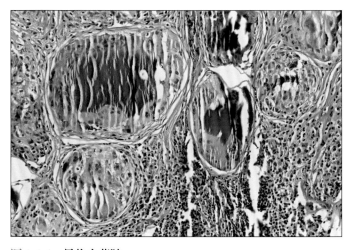

图 8.4-4　**异物肉芽肿**
异物肉芽肿内的钙质沉积

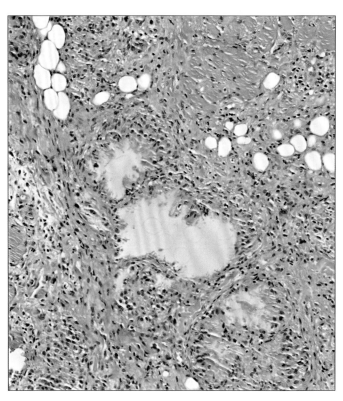

图 8.4-6　**注射玻尿酸的异物反应**
炎症浸润以组织细胞为主，少许淋巴细胞

沉积可见于皮肌炎、硬皮病如 CREST 患者的皮内，也可见于钙和（或）磷代谢不正常的患者，在皮内或皮下出现钙沉着，可不伴炎症反应，又如毛母质瘤（钙化上皮瘤）破裂后，钙化的上皮引起异物肉芽肿反应。

临床特点：图 8.4-8、9、10

囊肿性痤疮是常见的异物肉芽肿，它实为毛囊漏斗部囊肿破裂所致。有时色素痣突然隆起，基底潮红、有压痛（这常见于中年人面部的皮内痣），实为色素痣下方的毛囊漏斗部囊肿破裂所致。文身（包括文眉，文唇等）在个别人可出现异物肉芽肿反应。近年来，美容填充如面部水光针（玻尿酸）注射引起的异物反应也时有所见。

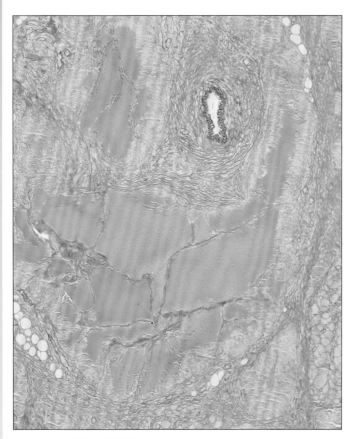

图 8.4-7　**特染示玻尿酸**

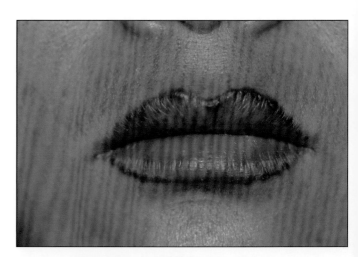

图 8.4-8　**异物肉芽肿（文唇线所致）**

脆弱，容易被组织细胞吞噬、破坏，但囊肿的内容物角质物则十分坚硬，不易被破坏。它成为诊断表皮样囊肿破裂所致异物肉芽肿的重要线索：在肉芽肿部位见到红染的角质物，或游离存在或在多核巨细胞的胞浆内。

引起皮肤异物肉芽肿的另一个常见原因是外来的异物，如扎入皮内的木刺、缝合伤口的缝线，前者在镜下为如仙人掌似的纤维，后者为均一、淡黄染的物质，它们被组织细胞或多核巨细胞所包绕或吞噬，呈典型异物肉芽肿的组织学改变。如本章开始时所描述，异物巨细胞核的排列常不规则，可以在细胞内沿周缘呈马蹄状排列，也可在胞浆内杂乱分布。并不是所有的外来异物都引起异物肉芽肿改变，有的异物如硅、铍、锆进入皮肤引起的结节病型肉芽肿反应（见 8.2.2），有的异物，为文身或意外事故所致，如碳、银、煤渣等进入皮肤则可不引起炎症反应。近年来，我科遇到数例因文身所用红色染料所致异物肉芽肿。

不正常的内源性沉积是引起异物肉芽肿的又一原因，如痛风结节是由于尿酸盐结晶沉积所致。内源性钙

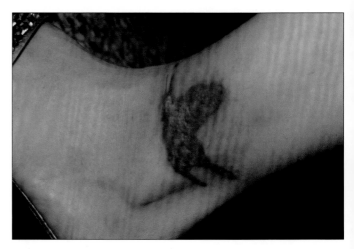

图 8.4-9　**文身肉芽肿**

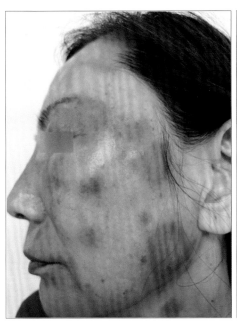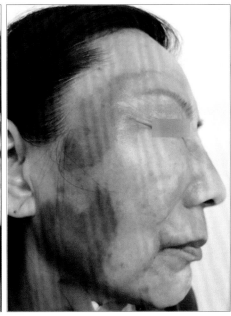

图 8.4-10　**注射玻尿酸后异物反应**

8.5　中性粒细胞及组织细胞为主的浸润

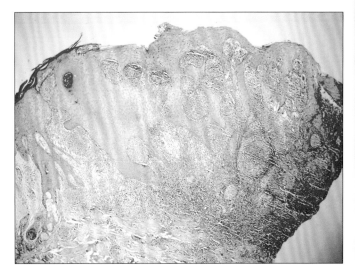

图 8.5.1-1　**慢性感染性肉芽肿**
表皮不规则增生，真皮乳头及浅层多数炎症细胞浸润

该组病理表现最常见于深部真菌病及其他慢性感染性肉芽肿，如放线菌病和足菌肿等。这组疾病的共同特点是慢性病程，间有急性炎症发作，因此在组织中既可见以中性粒细胞为主的急性化脓性改变，又可见以组织细胞、多核巨细胞为主的肉芽肿改变。由于长期的炎症刺激，表皮或向外呈乳头瘤样增生，或向内呈假上皮瘤样增生，真皮明显纤维化。

8.5.1　慢性感染性肉芽肿（infectious granuloma，chronic）

慢性感染性肉芽肿大多具有相似的组织学改变，往往同时出现急性炎症、肉芽肿及纤维化三个不同阶段的改变。

组织病理特点：图 8.5.1-1、2、3、4
- 表皮呈明显的乳头瘤样或假上皮瘤样增生，常有海绵水肿，表面可有脓性痂屑；
- 真皮内弥漫或结节状混合炎症细胞浸润，包括淋巴细胞、组织细胞、浆细胞及数量不等的嗜酸性粒细胞，有时可见多核巨细胞；
- 真皮乳头层明显增厚，胶原增粗，有多数成纤维

细胞；
- 在表皮及真皮内均可见小脓肿，有多数中性粒细胞及其碎核；
- PAS 及其他特殊染色常不能发现病原菌。

部分慢性感染性肉芽肿病例可明确病原体，如皮肤结核及深部真菌病等。部分病例虽高度怀疑感染，但受制于检测手段，难以确定病原体，此时，病理只能笼统诊断为感染性肉芽肿，这类病例并不少见。随着分子生物学技术及其他更为敏感、特异检测手段的应用，如采用实时荧光定量 PCR 和宏基因组测序技术检测皮肤

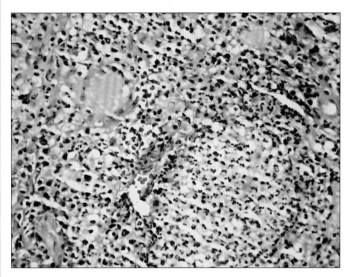

图 8.5.1-2 慢性感染性肉芽肿
中性粒细胞的小脓疡，组织细胞及多核巨细胞

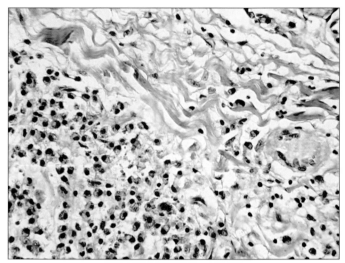

图 8.5.1-4 慢性感染性肉芽肿
有时炎性浸润中可见多数浆细胞

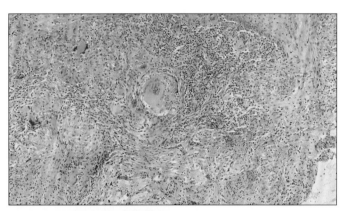

图 8.5.1-3 慢性感染性肉芽肿
以淋巴细胞、组织细胞、多核巨细胞为主的炎性结节，周围为纤维组织所包绕

组织中难培养的病原体，使感染性肉芽肿能够搞清楚病原，从而提高了这组疾病的特异诊断水平。

临床特点：图 8.5.1-5

慢性病程，皮损单发或多发，好发于面部及肢端，

为半球形隆起皮面的暗红色结节或疣状增生性斑块，表面可有脓性分泌物及溃疡和结痂。对于皮肤慢性感染性肉芽肿的诊断，推荐图 8.5.1-6 所示流程，以提高病原学检出率。

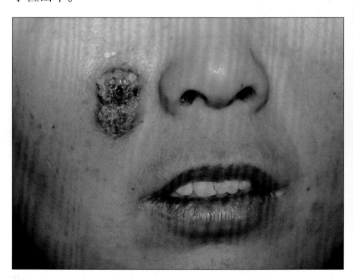

图 8.5.1-5 慢性感染性肉芽肿

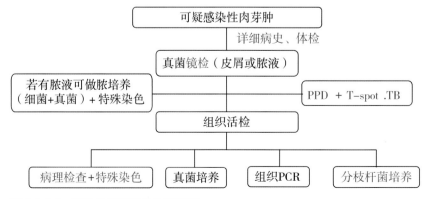

图 8.5.1-6 感染性肉芽肿的诊断流程

8.5.2 深部真菌病（deep fungal infections）

深部真菌病主要包括皮下组织真菌病和侵袭性（系统性）真菌病。前者主要包括侵犯真皮、皮下组织和骨骼的真菌感染，如孢子丝菌病、着色芽生菌病等，病原菌通过外伤植入皮肤，病损比较限局。后者常发生在免疫功能缺陷宿主，病原菌常为条件致病菌，如念珠菌、曲霉和毛霉等。患者常通过吸入真菌孢子而发生肺部感染，可经血行播散到全身器官，包括皮肤。在免疫功能缺陷患者，偶见浅部真菌侵犯皮下组织，甚至引起系统播散性感染。

皮肤深部真菌病主要包括孢子丝菌病（sporotrichosis）及着色芽生菌病（chromoblastomycosis）。病理学诊断的线索是表皮不规则增生，呈乳头瘤样或假上皮瘤样增生，真皮及皮下组织可见以组织细胞及多核巨细胞为主的肉芽肿改变，多数浆细胞及少许嗜酸性粒细胞浸润。确诊需找到病原体即真菌成分，应注意在坏死、脓肿区域和组织细胞聚集、特别是多核巨细胞的胞浆内寻找。孢子丝菌病病原体可呈现圆形、卵圆形或细长的单个或出芽细胞。着色芽生菌病病原体为棕黑色、厚壁、圆形或卵圆形、分隔的硬壳小体。若未发现真菌病原体而又高度怀疑真菌感染，则应以采用特殊染色，包括过碘酸锡夫氏染色（PAS）或六甲烯四胺银染色（GMS）显示真菌成分。凡临床怀疑为深部真菌病的病例，应采用切除法进行组织活检，活检组织分别进行组织病理检查真菌培养及分子生物学检查等。

深部真菌病病程慢性，可继发细菌感染，因此组织学所见常因病程长短、是否合并化脓感染以及机体的抵抗力强弱等而有所不同。如在急性炎症阶段，可见多数中性粒细胞及化脓改变、真皮乳头水肿、血管扩张明显、内皮细胞肿胀等。在慢性增殖阶段，可见表皮明显增生，真皮纤维化，成纤维细胞数量增多，在纤维化的真皮及皮下组织内可见结节状肉芽肿性浸润，有组织细胞、多核巨细胞、淋巴细胞、浆细胞及少量嗜酸性粒细胞。

8.5.2.1 孢子丝菌病（sporotrichosis）

组织病理特点：图 8.5.2.1-1、2、3、4、5、6

- 表皮无明显改变或呈轻度棘层增生，少见乳头瘤样增生或假上皮瘤样增生；
- 真皮和皮下组织可见化脓性肉芽肿性炎；
- 多见组织细胞、多核巨细胞、淋巴细胞和浆细胞为主的结节状浸润，偶可见少许嗜酸性粒细胞；

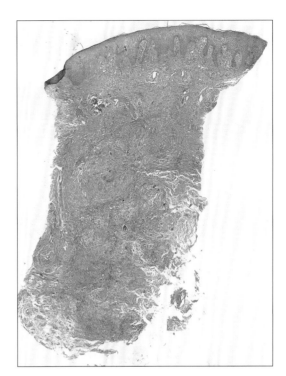

图 8.5.2.1-1　**孢子丝菌病**
表皮增生，真皮内致密炎症细胞浸润

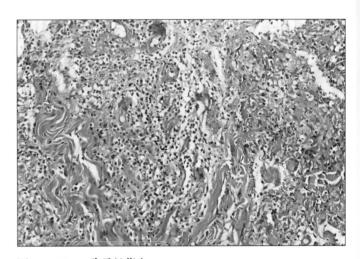

图 8.5.2.1-2　**孢子丝菌病**
真皮内混合类型炎症细胞浸润

- 结节中浸润细胞形成特征性的"三带肉芽肿"（three zone granuloma），中央为慢性化脓层，以中性粒细胞为主，间有少量淋巴细胞和多核巨细胞；其外为结核样层，可见多数上皮样细胞及多核巨细胞；最外层主要为淋巴细胞和浆细胞等，称为梅毒样层。
- 有时可见到孢子丝菌病原体，特别在坏死组织或巨细胞内。PAS、GMS 或荧光白染色（Calcofluor white）可见直径 2 ~ 6 μm 的圆形、卵圆形或细长的单个或出芽酵母细胞，可呈梭形雪茄烟样。

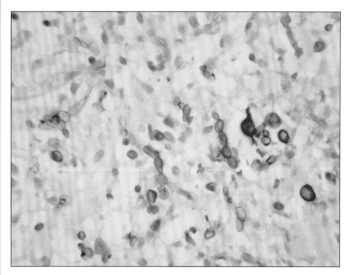

图 8.5.2.1-3   **孢子丝菌病**
PAS 染色示圆形或椭圆形孢子，可见出芽

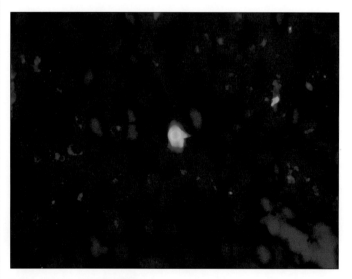

图 8.5.2.1-4   **孢子丝菌病**
组织荧光白染色示酵母细胞

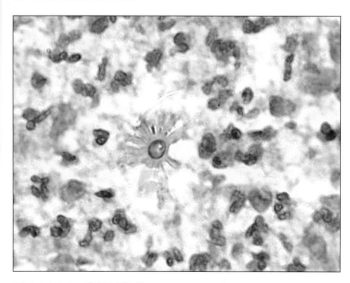

图 8.5.2.1-5   **孢子丝菌病**
星状小体

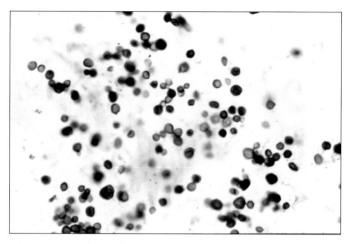

图 8.5.2.1-6   **孢子丝菌病**
GMS 染色示大量酵母细胞，呈圆形或椭圆形，可见出芽

- 偶可见星状小体，即真菌孢子周围绕以嗜伊红物质。PAS 染色呈紫红色。

临床特点：图 8.5.2.1-7、8、9

本病系由双相真菌 - 孢子丝菌引起的皮肤、皮下组织及其邻近淋巴系统的慢性感染。我国最常见致病菌为球形孢子丝菌。病原菌常由外伤植入。临床常见固定型和淋巴管型，前者为原发感染部位的限局损害，后者为病原菌沿淋巴管播散的类型。典型皮肤损害为初发部位暗红色浸润性斑块或结节。表面可呈轻度疣状增生，挤压有少许脓性分泌物，破溃、结痂。数周后，病变可沿淋巴管走行方向扩散，出现成串分布的结节、脓肿和溃疡。播散型很少见，患者常有免疫功能缺陷。

鉴别诊断：孢子丝菌病应与非结核分枝杆菌感染和着色芽生菌病相鉴别。由于病原菌在直接镜检和组织病理检查中并不典型，因此脓液或组织的病原菌培养对于

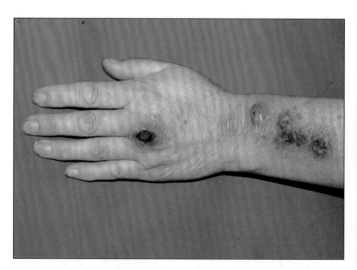

图 8.5.2.1-7   **孢子丝菌病**
淋巴管型

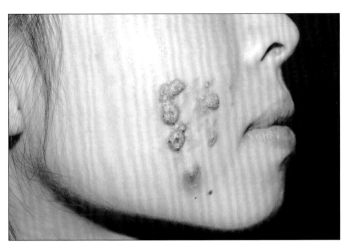

图 8.5.2.1-8　**孢子丝菌病**
淋巴管型

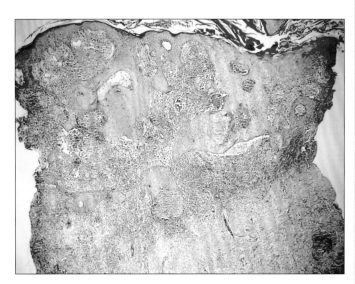

图 8.5.2.2-1　**着色芽生菌病**
表皮不规则增生；真皮内致密、弥漫的炎症浸润

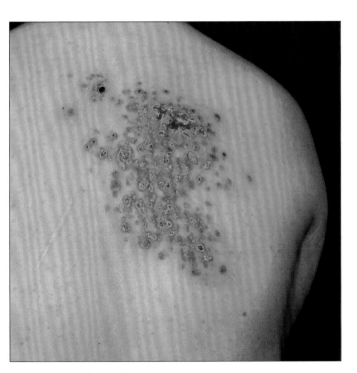

图 8.5.2.1-9　**孢子丝菌病**

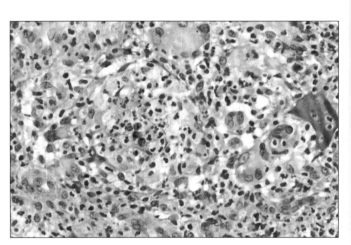

图 8.5.2.2-2　**着色芽生菌病**
脓肿内可见棕色硬壳小体（切片中央）

诊断十分重要。孢子丝菌培养阳性率高，为典型的双相真菌，具有显著的形态学特征。

8.5.2.2　着色芽生菌病（chromoblastomycosis）

组织病理特点：图 8.5.2.2-1、2、3、4

- 表皮不规则增生，可呈乳头瘤样或假上皮瘤样增生，其上可附鳞屑结痂；
- 增生的表皮、毛囊漏斗部及真皮上部可见灶性坏死及脓肿；
- 真皮内有致密、弥漫的炎症细胞浸润，可见中性粒细胞、组织细胞、多核巨细胞、淋巴细胞、浆细胞

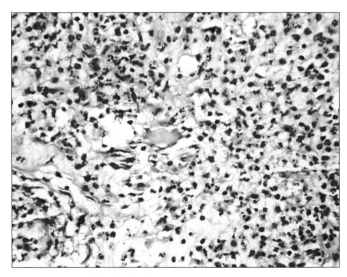

图 8.5.2.2-3　**着色芽生菌病**
真皮内多数中性粒细胞、组织细胞、多核巨细胞、淋巴细胞、浆细胞及少数嗜酸性细胞浸润

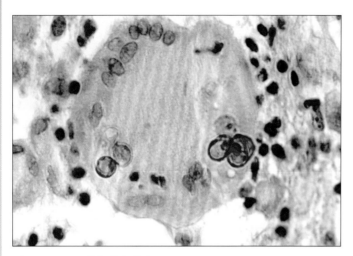

图 8.5.2.2-4   **着色芽生菌病**
多核巨细胞内可见棕色圆形厚壁分隔的硬壳小体

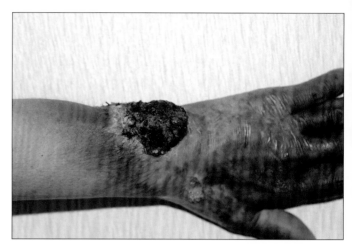

图 8.5.2.2-6   **着色芽生菌病**

及少数嗜酸性粒细胞，炎症可深达皮下组织；

- 脓肿及多核巨细胞内可见圆形、厚壁、分隔、类似铜币的暗棕色小体，称"硬壳小体"，具诊断特征性，偶可见少量暗色菌丝；

- 血管扩张，管壁增厚，内皮细胞肿胀，病程长者真皮及皮下组织可见程度不等的纤维化。

临床特点：图 8.5.2.2-5、6、7

本病系暗色真菌所引起的皮肤及皮下组织慢性感染。病程慢性，迁延不愈，常见致病菌为卡氏枝孢瓶霉、裴氏着色霉、单梗着色霉及疣状瓶霉，存在于朽木或土壤中，通过外伤等途径而感染。好发人群为农民，大多为成人。皮疹好发于四肢等暴露部位。典型损害为表面呈疣状增生的结节或斑块，暗红色或灰褐色，中央消退成瘢痕，边缘进展呈环状。表面可破溃、溢脓、结痂，覆有鳞屑。皮损可发展至大片状斑块（图

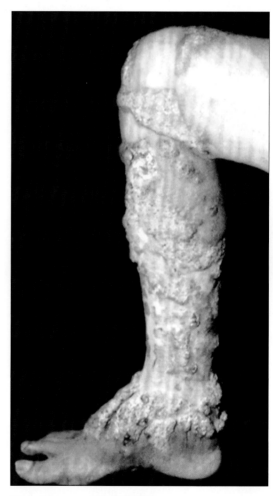

图 8.5.2.2-7   **着色芽生菌病**
下肢多发融合性斑块

8.5.2.2-7）。长期慢性炎症形成瘢痕的基础上可继发鳞状细胞癌。

在损害表面可见黑色点状血痂，系病原体排出到表皮表面所致，内含较多菌体成分，有助于诊断。取痂皮、脓液等滴加 KOH 做显微镜检，发现硬壳小体具有

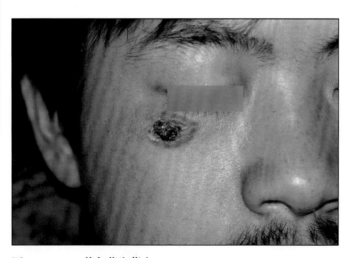

图 8.5.2.2-5   **着色芽生菌病**

诊断意义。

8.5.2.3　暗色丝孢霉病（phaeohyphomycosis）

组织病理特点： 图 8.5.2.3-1、2

- 表皮不规则增生，可呈乳头瘤样或假上皮瘤样，其上可附鳞屑结痂；
- 真皮内致密、弥漫的炎细胞浸润，可见中性粒细胞、组织细胞、多核巨细胞、淋巴细胞、浆细胞及少数嗜酸性粒细胞；炎症可达皮下组织；
- 炎症细胞间、多核巨细胞内可见棕色分隔的菌丝或串珠状菌丝，有时含有厚壁、肿胀的酵母样细胞；
- 损害也可为限局性单发囊肿，有包膜包裹。

临床特点： 图 8.5.2.3-3、4

暗色丝孢霉病系多种暗色真菌（dematiaceous fungi）

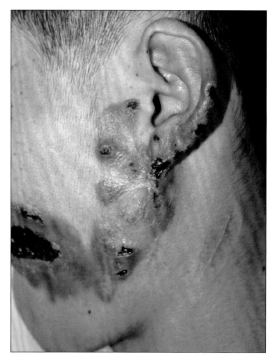

图 8.5.2.3-3　**暗色丝孢霉病**

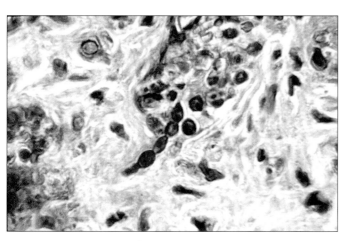

图 8.5.2.3-1　**暗色丝孢霉病**
肉芽肿组织中可见串珠状酵母样细胞

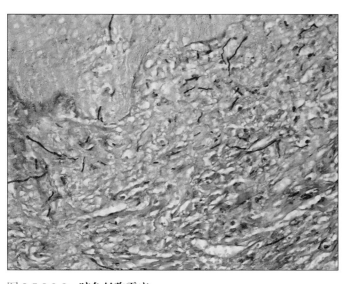

图 8.5.2.3-2　**暗色丝孢霉病**
真皮中可见大量真菌菌丝

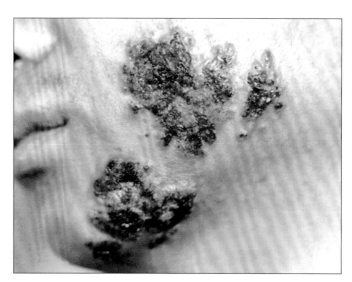

图 8.5.2.3-4　**暗色丝孢霉病**

所致的浅表组织、皮肤、皮下乃至深部脏器的感染。与着色芽生菌病不同，该病病原菌在组织中形成棕色的酵母样细胞、串珠状菌丝或菌丝样结构，而非硬壳小体。本病病程慢性，顽固难治，严重的脑部感染常可危及生命。皮肤和皮下组织型暗色丝孢霉病最常见。好发于头面部及四肢暴露部位。表现为肉芽肿性结节、斑块、脓肿或囊肿，表面颜色较暗。无明显自觉症状，一般单发，偶有多发。多见于免疫缺陷者。

鉴别诊断： 本病应与着色芽生菌病及其他原因所致

的感染性肉芽肿性疾病相鉴别。通过组织病理和真菌学检查，观察病原体寄生形态是最主要的鉴别手段。直接镜检和病理学检查在标本中可见棕色分隔菌丝或串珠状菌丝及酵母细胞，而非硬壳小体。

8.5.2.4　皮肤癣菌性肉芽肿

属于深在皮肤癣菌病（deep dermatophytosis），由于皮肤癣菌侵犯毛囊壁后形成深在化脓性肉芽肿性毛囊炎，又称 Majocchi 肉芽肿（Majocchi's granuloma）。主要病原菌为红色毛癣菌。

组织病理特点：图 8.5.2.4-1、2

- 在毛囊角化上皮及毛干内出现多数真菌孢子及菌丝，伴大量中性粒细胞浸润，呈化脓性毛囊炎改变；

- 当毛囊破裂，内有孢子和菌丝的角化上皮及毛干进入真皮成为异物，出现中性粒细胞、组织细胞及多核巨细胞浸润，呈异物肉芽肿改变；

- HE 染色切片毛囊的角化上皮及毛干中可见真菌菌丝及孢子（需仔细查找）。可疑病例应完善 PAS 或 GMS 染色。确诊的标准是发现真菌菌丝和（或）孢子。

临床特点：图 8.5.2.4-3、4

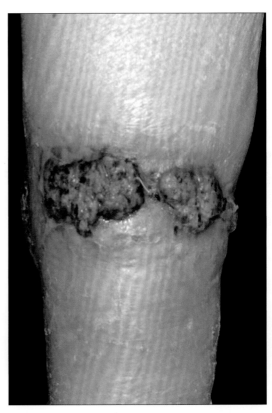

图 8.5.2.4-3　**皮肤癣菌性肉芽肿**

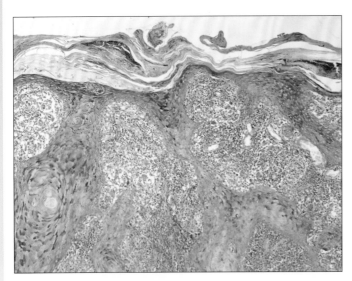

图 8.5.2.4-1　**皮肤癣菌性肉芽肿**
表皮增生毛囊破坏，表皮内炎症细胞及真菌成分

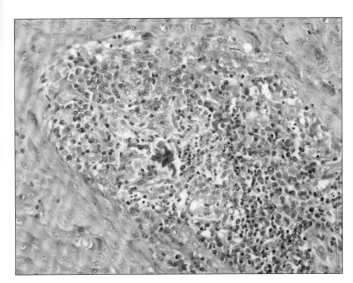

图 8.5.2.4-2　**皮肤癣菌性肉芽肿**
PAS 染色示真皮内真菌菌丝和孢子

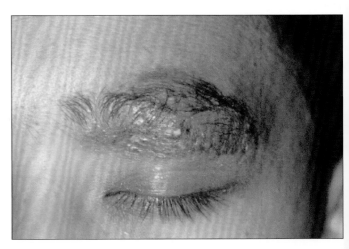

图 8.5.2.4-4　**皮肤癣菌性肉芽肿**
深在性须癣毛癣菌感染，呈蜂窝状毛囊炎

多见于成人，好发于有体毛的肢体、尤其是胫前。表现为毛囊性丘疹、脓疱或结节。有两种临床类型：经典型主要见于患足癣或甲癣并常刮腿毛的女性，表现为类似于脓癣的蜂窝状毛囊炎或深在性脓肿等；另一种类型主要发生于免疫缺陷者，表现为紫红色结节、斑块及疣状增生等，损害往往比较局限。

对可疑病例，应进行真菌镜检，阳性者进一步完善真菌培养，鉴定致病菌种。

8.5.2.5　其他深部真菌病

除以上几种常见的深部真菌病以外，其他深部真菌病的病原体组织学特征如下：

球孢子菌病（coccidioidomycosis），切片中可见大小不一的球形体，细胞壁双层有折光性，其中含内孢子（图 8.5.2.5-1）；

副球孢子菌病（paracoccidioidomycosis），可见无芽、单芽或多芽的酵母细胞，窄基出芽，芽颈较细，典型为多个出芽孢子，横切面如驾驶盘（图 8.5.2.5-2）；

组织胞浆菌病（histoplasmosis），可见位于巨噬细胞内的酵母细胞和芽孢，外围一层有如荚膜的透亮晕（HE 染色）（图 8.5.2.5-3）；

芽生菌病（blastomycosis），在巨噬细胞的内外可见酵母细胞及芽孢，多为单芽生，宽基出芽，芽颈较粗，具特征性；（图 8.5.2.5-4）

隐球菌病（cryptococcosis），可见包绕厚且透亮荚膜的酵母细胞（图 8.5.2.5-5、6）；

念珠菌性肉芽肿（candida granuloma），在切片中可

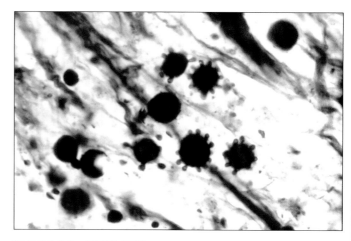

图 8.5.2.5-2　**副球孢子菌**

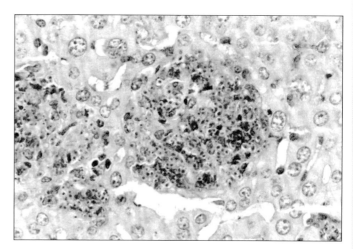

图 8.5.2.5-3　**组织胞浆菌**

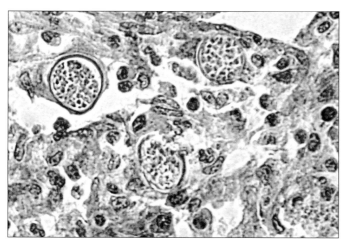

图 8.5.2.5-1　**球孢子菌**

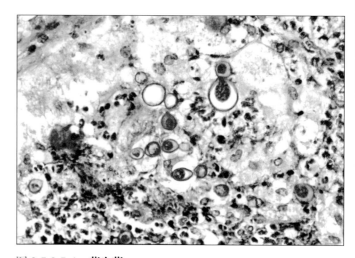

图 8.5.2.5-4　**芽生菌**

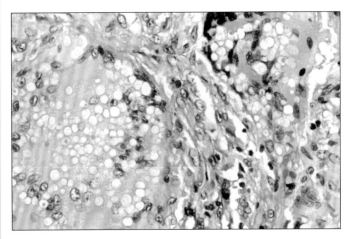

图 8.5.2.5-5　**隐球菌**

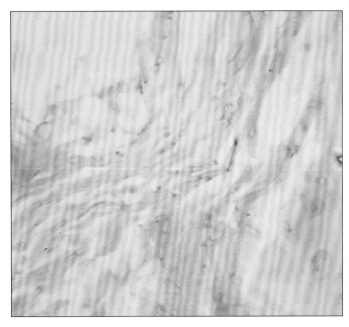

图 8.5.2.5-7　**念珠菌**

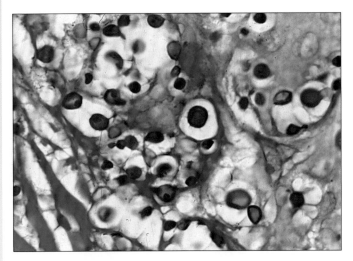

图 8.5.2.5-6　**隐球菌**

见圆形芽孢及假菌丝（图 8.5.2.5-7）；

　　曲霉病（aspergillosis）：为呈放射状规则排列的锐角分枝分隔菌丝（图 8.5.2.5-8）。

　　毛霉病（mucormycosis）：为具有不规则分枝（多为直角）、无分隔或少分隔的薄壁粗大菌丝，有时呈缎带样（图 8.5.2.5-9）。

　　以上真菌结构以 PAS 染色或 GMS 染色，观察更为清晰。

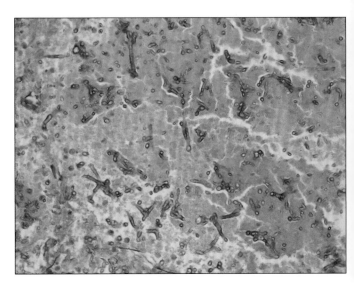

图 8.5.2.5-8　**曲霉菌**

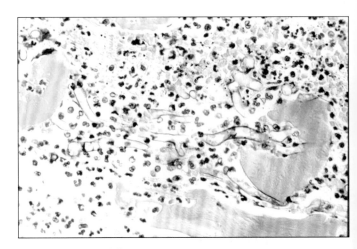

图 8.5.2.5-9　**毛霉菌**

8.5.3　足菌肿（mycetoma）

组织病理特点： 图 8.5.3-1、2

基本病理变化为化脓性肉芽肿性炎症；

- 表皮常见假上皮瘤样增生；
- 真皮及皮下组织见化脓性肉芽肿性炎症和皮下组织纤维化；
- 脓肿内可见颗粒，系真菌或放线菌与炎性物质聚集而成，颗粒中心为化脓区，外围由栅状组织细胞围绕，再外层为炎细胞浸润，边缘可见包裹颗粒的菌丝呈放射状排列；
- 真菌性颗粒因病原菌不同呈现不同颜色，可呈黑色、白色及黄色；放线菌颗粒呈白色、红色或黄色；
- 放线菌性颗粒中的菌丝纤细，直径 < 1 μm；真菌性颗粒中含有短菌丝，直径 2 ～ 4 μm，还可见肿胀细胞和厚膜孢子。

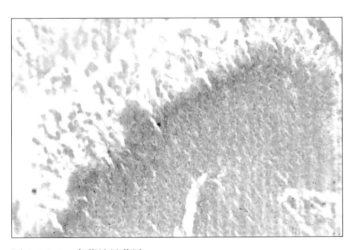

图 8.5.3-1　**真菌性足菌肿**
颗粒，可见边缘包裹颗粒的真菌菌丝

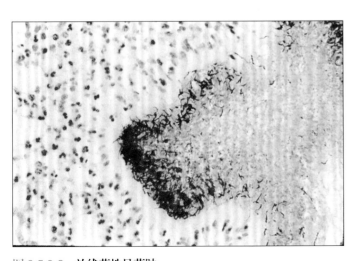

图 8.5.3-2　**放线菌性足菌肿**
颗粒，可见边缘包裹颗粒的放线菌菌丝

临床特点： 图 8.5.3-3

足菌肿系真菌、放线菌或细菌引起的慢性肉芽肿性疾病，主要侵犯皮肤和皮下组织，有时可侵犯邻近骨骼和器官。可通过镜检和致病菌分离培养确诊。主要包括三个典型特征：限局性皮肤肿胀、窦道形成及颗粒排出。好发于足部等外露部位，病程长者可引起骨和关节的炎症。

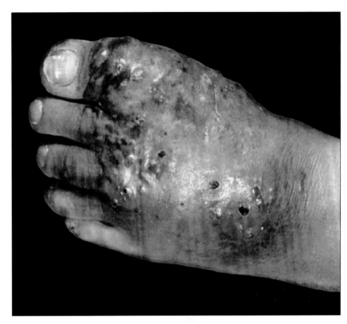

图 8.5.3-3　**足菌肿**

8.5.4　放线菌病（actinomycosis）

组织病理特点：

- 真皮下部或皮下组织可见被肉芽肿性炎症及纤维化所包绕的脓肿，内有多数中性粒细胞，脓肿常多发；
- 脓肿可向表皮溃破，形成窦道，排出硫黄颗粒，窦道旁为肉芽组织；
- 脓肿中可见放线菌和炎性物质组成的颗粒，直径 30 ～ 400 μm，呈不规则分叶状。HE 染色颗粒中央嗜碱性，边缘嗜酸性。菌丝直径 < 1 μm，呈放射状排列。

临床特点： 本病为厌氧放线菌所致的慢性化脓性肉芽肿。好发于面、颈部，放线菌经口腔黏膜、龋齿等部位入侵。病变常向四周扩展至邻近组织，形成多发排脓窦道，排出由放线菌组成的坚硬的硫黄颗粒。

8.5.5 诺卡菌病（nocardiosis）

组织病理特点：

- 为真皮下部或皮下化脓性肉芽肿性炎症，中央常有脓肿形成，有多数中性粒细胞，周围为肉芽组织；
- 可见革兰染色阳性纤细的菌丝，有的呈分枝状或串珠状，抗酸染色阳性。

临床特点： 图 8.5.5

系诺卡菌所致的急性或慢性化脓性或肉芽肿性病变。致病菌主要为星形诺卡菌及巴西诺卡菌。本病多为肺部感染，系吸入病原菌所致。皮肤感染少见，病原菌可由皮肤外伤处进入，造成慢性化脓性肉芽肿性皮炎改变，多表现为链状排列的皮下结节。

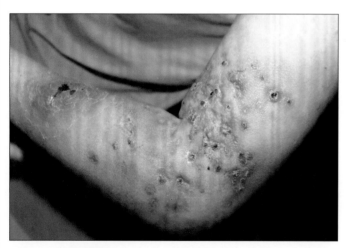

图 8.5.5　**诺卡菌病**

8.5.6 无绿藻病（protothecosis）

组织病理特点： 图 8.5.6-1

- 在组织切片中无绿藻形成圆形、卵圆形或椭圆形孢子囊，可呈桑葚样，直径 10 ~ 30 μm，内含数个厚壁内孢子，不出芽。HE 染色在显示病原菌细胞形态方面价值有限，PAS 或 GMS 染色显示更为清楚。

临床特点： 图 8.5.6-2

本病系真菌类似生物—无绿藻所致的皮肤感染。病原体多由外伤侵入，可在真皮、皮下组织及淋巴结中生长。主要表现为丘疹、结节、溃疡、疣状增生性斑块等。免疫缺陷者可发生播散性损害。

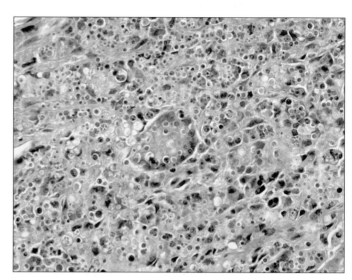

图 8.5.6-1　**无绿藻病**
可见多个孢子囊及内孢子（江苏省人民医院皮肤科提供）

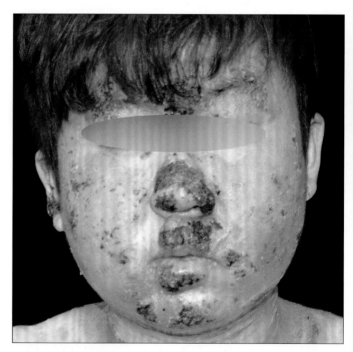

图 8.5.6-2　**无绿藻病**
（江苏省人民医院皮肤科提供）

（朱学骏）

9

表皮内水疱和脓疱性
皮肤病

　　表皮内水疱可根据发生机制分类：①细胞间水肿（海绵水肿）性水疱；②细胞内水肿（气球变性、网状变性）性水疱；③棘细胞松解性水疱。有的水疱可兼有两者。如单纯疱疹时的疱可既由细胞内水肿，也可同时由棘细胞松解所致。海绵水肿及气球变性一般都发生在棘细胞层，因此引起的疱也大多位于表皮中层。棘细胞松解则可发生在表皮各层，由此引起的疱可见于表皮各层，常见的位于基底细胞层上的水疱及角层下或颗粒层的水疱。

　　表皮内水疱还可根据发生的部位分类：①基底细胞层内如单纯性大疱性表皮松解症；②基底细胞层上如寻常型天疱疮；③棘细胞层内如变态反应性接触性皮炎；④角层下如红斑型天疱疮。

9.1　海绵水肿性水疱性皮肤病

9.1.1　淋巴细胞性海绵水肿（lymphocytic sponge edema）

　　海绵水肿即指细胞间水肿，是炎症导致浆液性的渗出液积聚于表皮棘细胞间，最初造成细胞间距加宽、细胞间桥拉长；以后渗出液进一步积聚，可导致细胞间桥断裂，成为表皮内微水疱；继续发展，表皮内微水疱相互融合，就成为肉眼可见的水疱了。

　　在造成表皮内水疱性皮炎的浸润细胞中，以淋巴细胞最为多见，如常见的变态反应性接触性皮炎、湿疹、汗疱疹、皮肤癣菌病水疱损害、光变态反应性接触性皮炎及光变态反应性皮炎等；其次是嗜酸性细胞，如色素失禁症，增殖型天疱疮、虫咬皮炎的表皮内水疱。再次是中性粒细胞，中性白细胞性海绵水肿，即 Kogoj 海绵状脓疱，常进一步发展为脓疱，故将在下面的表皮脓疱性皮炎中详述。

9.2　气球变性水疱性皮肤病

　　细胞内水肿在 HE 染色的切片上，最初表现为细胞肿胀，胞浆丰富、淡染，状如气球，故称气球变性。进一步发展，细胞膜终因张力过大而破裂。如有多数棘细胞破裂则成为表皮内水疱。刚破裂时，由于细胞膜仍存在，相邻细胞的胞膜交织成网状，所以称为网状变性。出现气球变性及网状变性是表皮因细胞内水肿所致水疱的特点，也是病毒感染所致表皮内疱的特点。

9.2.1　单纯疱疹（herpes simplex）、带状疱疹（herpes zoster）及水痘（varicella）

　　组织病理特：图 9.2.1-1、2、3、4、5
- 表皮内水疱，内含棘刺松解细胞及多核上皮巨细胞；
- 棘细胞气球变性，胞浆丰富淡染，核呈钢灰色，边缘浓染；
- 有坏死的角质形成细胞；
- 真皮乳头水肿，可见血管外红细胞；

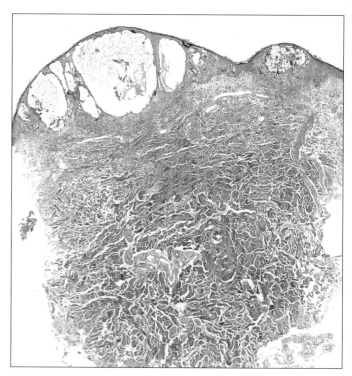

图 9.2.1-1　**疱疹病毒**
表皮内多个水疱形成

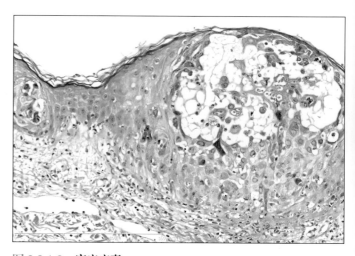

图 9.2.1-2　**疱疹病毒**
棘细胞气球变性，胞浆丰富淡染，核呈钢灰色，边缘浓染；部分区域发展为网状变性

- 真皮内程度不等炎症细胞浸润。

　　最早期的改变是气球变性，即棘细胞苍白淡染、核呈钢灰色、边缘浓染。不久，出现多核表皮巨细胞。气球变性进一步发展为网状变性，表皮内水疱形成，疱内可见多数棘刺松解细胞、多核表皮巨细胞及少数坏死角质形成细胞。在疱的周边仍可见到明显气球变性的棘细胞，同时亦可见轻度的海绵水肿。有时，由于表皮内水疱的张力造成基底膜破裂，可出现继发性的表皮下疱。

　　真皮内炎症浸润的程度可轻可重。轻者仅在浅层血管丛周围有中等密度以淋巴组织细胞为主的浸润，重者浸润细胞更为致密，且也存在于深层血管丛周围。在个别单纯疱疹及带状疱疹的皮损内，可见白细胞碎裂性血管炎的改变，部分浅层血管的管壁上有纤维素沉积，有中性粒细胞浸润及核尘，还有多数血管外红细胞。

临床特点：

单纯疱疹：图 9.2.1-6、7；为红斑基础上发生的集簇性小水疱，自觉灼痒。好发于口唇部、鼻唇沟、外阴部等皮肤黏膜交界处。病程 3～5 天。

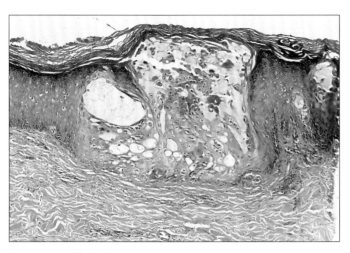

图 9.2.1-3　**疱疹病毒**
皮内水疱，伴坏死角质形成细胞

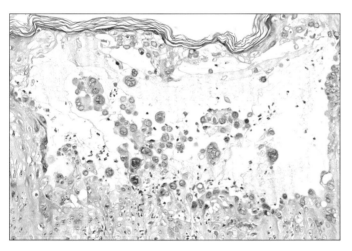

图 9.2.1-4　**疱疹病毒**
表皮水疱内多个棘层松解细胞及多核上皮巨细胞

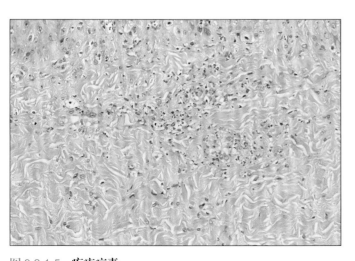

图 9.2.1-5　**疱疹病毒**
真皮内炎症细胞浸润，部分血管壁上中性粒细胞及核尘

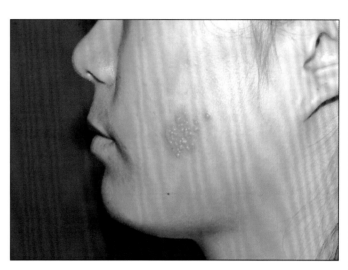

图 9.2.1-6　**单纯疱疹**

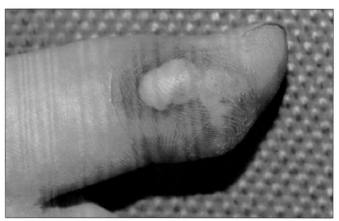

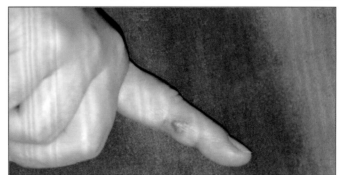

图 9.2.1-7　**发生在手指的单纯疱疹（瘭疽）**

带状疱疹：图 9.2.1-8、9、10：基本损害为在红斑基础上发生的数群集簇水疱，沿周围神经单侧分布，自觉疼痛，病程 2～3 周。

水痘：图 9.2.1-11、12：基本损害为红斑基础上绿豆大小的水疱，在头面及躯干、四肢呈向心性分布。由于皮疹分批出现，故同时可见不同发展阶段的皮疹，为水痘的一个皮损特点。

实验室检查：诊断疱疹病毒感染最特征性的改变是具有苍白淡染胞浆及边缘浓染呈钢灰色胞核、气球变性的棘细胞及多核表皮巨细胞。若挑破疱顶，以疱内容物的刮片或印片作 Giemsa 或 Wright 染色，见到多核表皮巨细胞及棘刺松解细胞则对疱疹病毒感染具有很大的诊

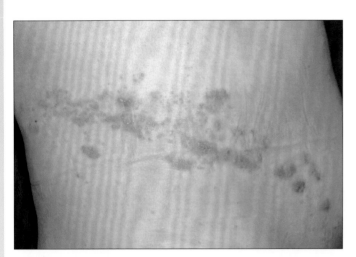

图 9.2.1-8　**带状疱疹**

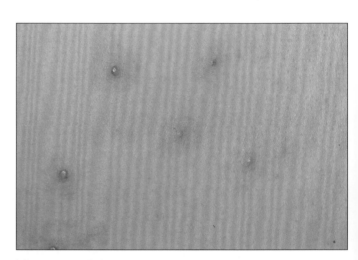

图 9.2.1-11　**水痘**

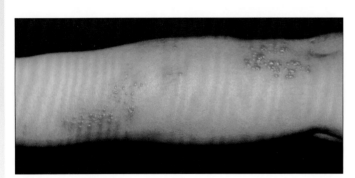

图 9.2.1-9　**带状疱疹**

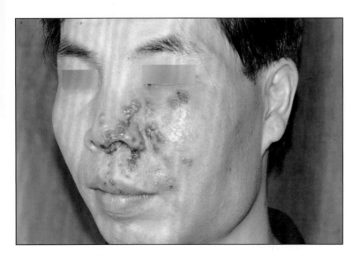

图 9.2.1-10　**带状疱疹**

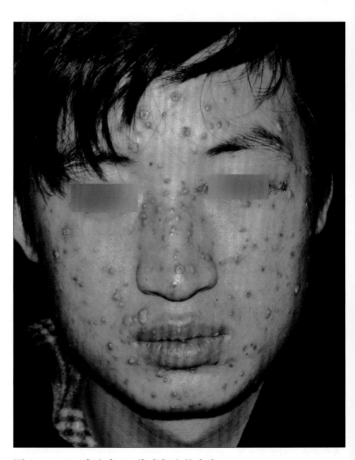

图 9.2.1-12　**发生在 23 岁成年人的水痘**

断意义。这种细胞学检查法称为 Tzanck 涂片。

9.2.2 牛痘（vaccinia）

组织病理特点：

- 表皮内多房性水疱，系细胞内水肿、网状变性所致；
- 在细胞胞浆内可见嗜酸性的病毒包涵体；
- 大多数表皮细胞的核大、空泡样，具有明显的核膜；
- 真皮浅层淋巴细胞、组织细胞，偶尔中性粒细胞浸润。

临床特点：

受感染动物接触部位呈痛性水肿性丘疹，迅速发展为水疱脓疱并形成溃疡，可伴有淋巴结肿大和发热。

9.2.3 挤奶人结节（milker's nodule）和羊痘（Orf）

组织病理特点： 图 9.2.3-1、2、3、4、5

- 表皮内多房性水疱，系细胞内水肿、网状变性及细胞间海绵水肿所致。在病变早期，气球变性及网状变性主要发生在表皮上半部。
- 在气球变性细胞的胞浆内可见多数嗜酸性包涵体，偶在胞核内也能见到。
- 表皮内数量不等坏死角质形成细胞，大片坏死可造成糜烂、溃疡，并导致中性粒细胞浸润。
- 表皮增生，表皮突下延。

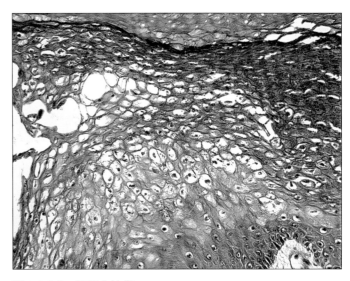

图 9.2.3-2 挤奶人结节
在气球变性细胞的胞浆内可见多数嗜酸性包涵体

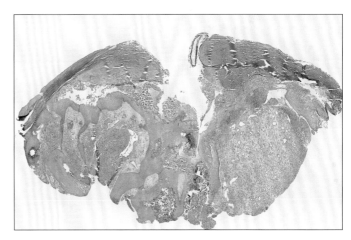

图 9.2.3-3 羊痘
表皮明显增生，部分表皮坏死，真皮多数小血管增生，扩张

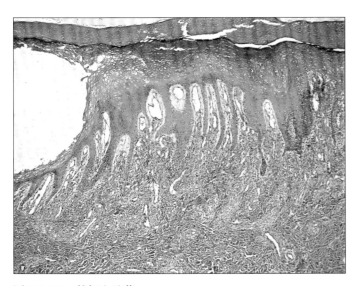

图 9.2.3-1 挤奶人结节
表皮增生，表皮突下延。表皮内水疱，表皮上部可见细胞内水肿及网状变性。真皮浅层致密炎症细胞浸润

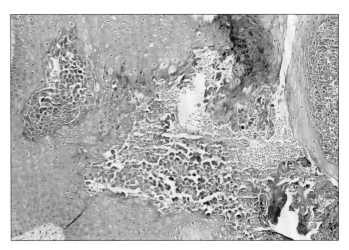

图 9.2.3-4 羊痘
细胞内水肿，表皮内多数坏死角质形成细胞

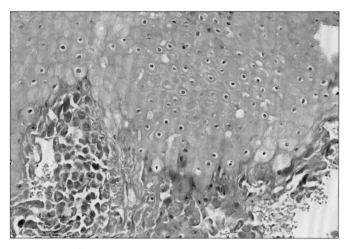

图 9.2.3-5　羊痘
表皮内多数气球变性细胞

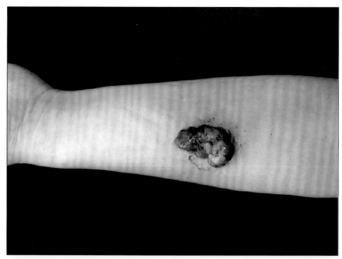

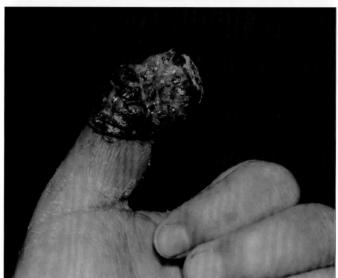

- 真皮浅层有致密炎症细胞浸润，有淋巴细胞、组织细胞、浆细胞，还有中性粒细胞。
- 真皮浅层毛细血管扩张，乳头水肿。

临床特点：

挤奶人结节：图 9.2.3-6：特征性损害初为暗红色丘疹，后发展成质软、无压痛的结节。单发或数个损害。好发于手背、前臂等部位。为接触感染了病牛乳房上副牛痘病毒所致。多见于挤奶工人。

羊痘：图 9.2.3-7、8；多见于牧羊人、兽医等。接触了病羊的口疮病毒后发病。初起为紫红色丘疹，之后成为水疱或脓疱，有的中央有脐凹，再发展则成乳头瘤样结节。

这两个病的皮损均可自然消退。

实验室检查：作病毒的组织培养及电镜检查有助确诊（图 9.2.3-9）。

图 9.2.3-7　羊口疮病毒感染

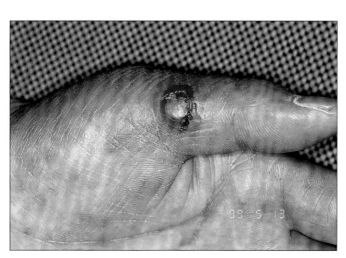

图 9.2.3-6　挤奶人结节

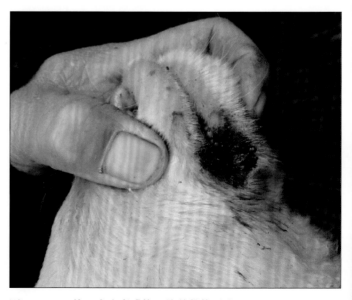

图 9.2.3-8　羊口疮病毒感染，从羊传染至人

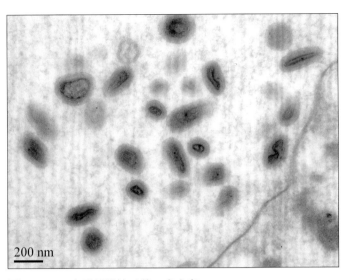

图 9.2.3-9　电子显微镜示羊口疮病毒

9.2.4　手足口病（hand-foot-mouth disease）

组织病理特点：
- 表皮内多房性水疱，系气球变性及网状变性所致，当表皮内疱达到相当压力，可使基底破裂成为表皮下疱，表皮常随之坏死；
- 真皮浅层淋巴组织细胞浸润；
- 无胞内包涵体，亦无多核上皮巨细胞。

临床特点：图 9.2.4-1、2、3

基本损害为水疱，椭圆形，直径 0.2 ～ 0.3 cm，疱紧张，周围绕以红晕，见于手足及口腔黏膜，患者以学龄前儿童居多。病源主要为柯萨奇 A16 病毒。

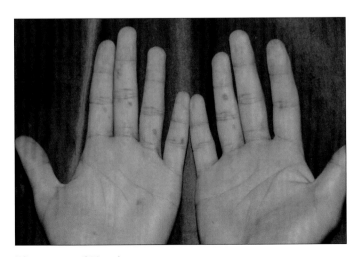

图 9.2.4-1　手足口病

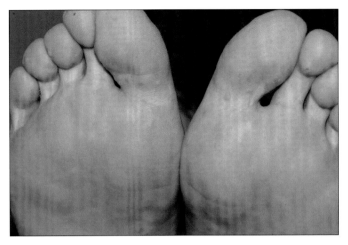

图 9.2.4-2　手足口病

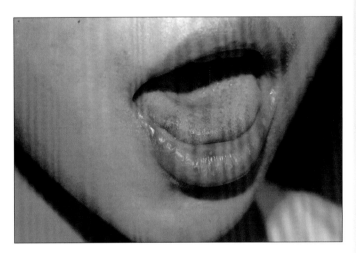

图 9.2.4-3　手足口病

9.2.5　种痘样水疱病（hydroa vacciniforme）

组织病理特点：图 9.2.5-1、2、3
- 表皮内由于细胞间及细胞内水肿所致的多房性或单房性水疱；
- 表皮内有坏死角质形成细胞，尤其见于表皮水疱的部位；
- 浅层血管周围以淋巴组织细胞为主浸润；
- 可见血管外红细胞。

临床特点：图 9.2.5-4、5

特征性损害为中央有脐窝的水疱，四周有红晕，以后中央坏死、结痂，愈后留有萎缩性瘢痕。好发于面部、上肢伸侧及手背。幼年发病，每年春夏加重。本病发病与病毒无关，而与日光照晒，主要是 UVA 的照晒有关。

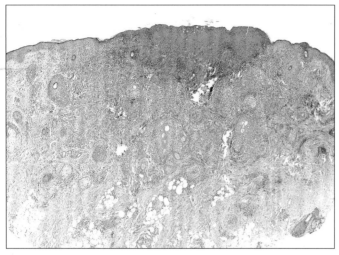

图 9.2.5-1　种痘样水疱病
表皮及真皮上层局限性的坏死、红染，真皮内多数炎症细胞浸润

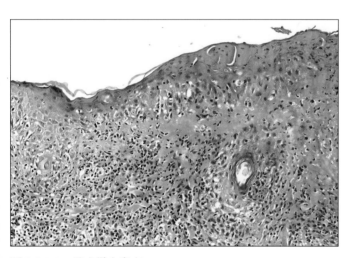

图 9.2.5-2　种痘样水疱病
表皮内坏死的角质形成细胞

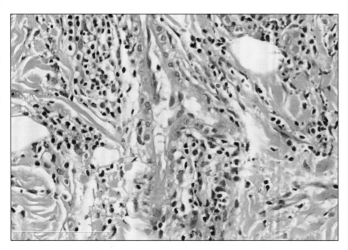

图 9.2.5-3　种痘样水疱病
真皮血管周围以淋巴组织细胞为主浸润，少许血管外红细胞

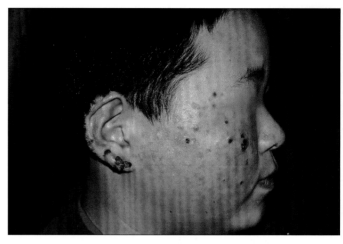

图 9.2.5-4　种痘样水疱病

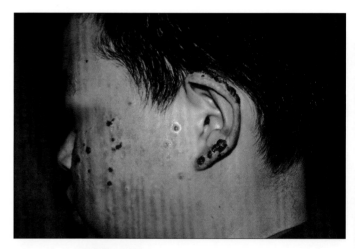

图 9.2.5-5　种痘样水疱病

9.2.6　坏死松解性游走性红斑（necrolytic migratory erythema）

大多数患者是胰高血糖素瘤综合征（glucagonoma syndrome）的皮肤表现，也有部分患者是营养不良造成的左旋氨基酸缺乏所致。

组织病理特点：图 9.2.6-1、2

● 表皮上半部棘细胞气球变性及网状变性，导致水疱形成；

● 水疱上方表皮可发生坏死，胞浆淡染，嗜酸性，核固缩；

● 坏死上皮将吸引中性粒细胞，使表皮内水疱出现海绵状水疱的特点；

● 真皮浅层血管周围以淋巴细胞为主浸润；

● 真皮浅层血管扩张，乳头水肿。

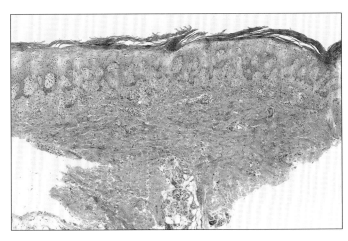

图 9.2.6-1　坏死松解性游走性红斑
角化不全，表皮增生，表皮上半部棘细胞水肿、淡染，真皮浅层炎症细胞浸润

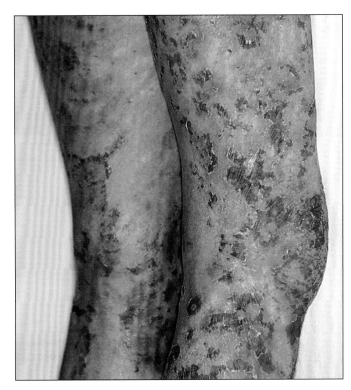

图 9.2.6-3　坏死松解性游走性红斑

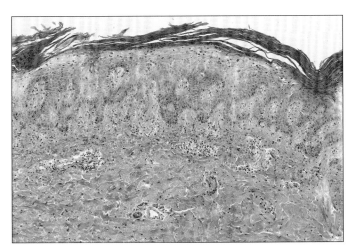

图 9.2.6-2　坏死松解性游走性红斑
角化不全，外层 1/3 角质形成细胞水肿淡染

临床特点： 图 9.2.6-3、4

皮疹最初为红斑，渐向四周扩展，中央出现浅表的水疱及脓疱。皮疹不断出现，边缘呈环状或弧状。好发于四肢屈侧皱褶部位、下腹部、外阴部等。常有较严重的舌炎。

实验室检查： 患者常有继发性糖尿病，血糖高，葡萄糖耐量试验异常，尿糖阳性。血中胰高血糖素水平增高，CT 检查可示胰腺肿物。

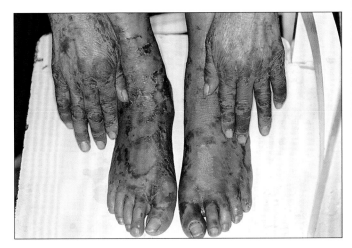

图 9.2.6-4　坏死松解性游走性红斑

9.2.7　表皮松解性角化过度
（epidermolytic hyperkeratosis）

组织病理特点： 图 9.2.7-1、2、3、4

- 在棘细胞层及颗粒层核的四周有程度不等的空泡化；
- 网状、轻度两染的胞浆构成了羽毛状细胞分界；
- 颗粒层增厚，内含大小不等、不规则形，与透明角质颗粒相似的嗜碱性小体及与毛透明颗粒相似的均一嗜酸性小体；

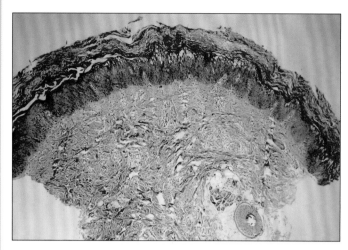

图 9.2.7-1　**表皮松解性角化过度**
明显的角化亢进

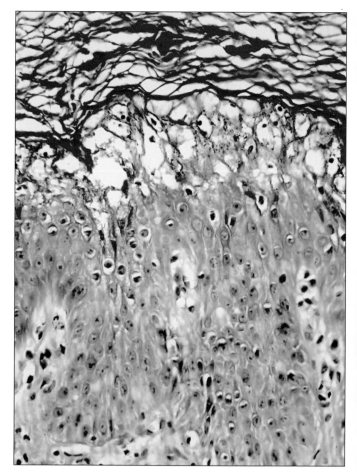

图 9.2.7-3　**表皮松解性角化过度**
颗粒层内含大小不等、不规则形的嗜碱性小体

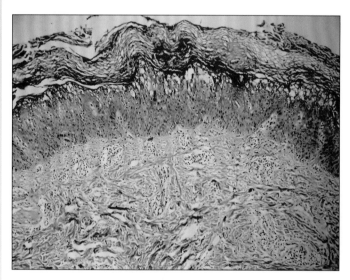

图 9.2.7-2　**表皮松解性角化过度**
示棘细胞上层及颗粒层核四周的空泡化

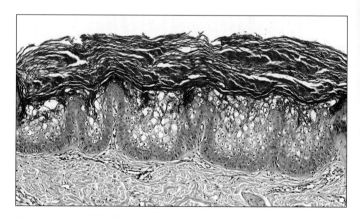

图 9.2.7-4　**表皮松解性角化过度**
致密角化亢进，颗粒层内多数嗜碱性小体，棘细胞层及颗粒层核周空泡化，网状的胞浆成羽毛状

- 致密的角化过度。

　　在组织学上气球变性的水疱应与表皮松解性角化过渡性水疱相鉴别。表皮松解性角化过度时，表皮细胞核四周的空泡并不像气球变性那样是由于细胞内水肿，而是由于角蛋白缺失所致，在棘细胞层这些大、苍白淡染的细胞破裂并融合成了表皮内水疱。

　　表皮松解性角化过度的代表病变是先天性大疱性鱼鳞病样红皮病（图 9.2.7-5），它还可见于其他一些皮肤病，如表皮痣、豪猪状鱼鳞病、掌跖表皮松解性角化症、单发或播散性表皮松解性棘皮瘤，也偶可见于许多其他皮肤病包括皮肤肿瘤，如日光角化症、毛鞘囊肿、

脂溢性角化症等。在这些皮肤病变中，表皮松解性角化过度是限局性的，可局限于一个表皮突，也可局限于表皮内的外泌腺导管。

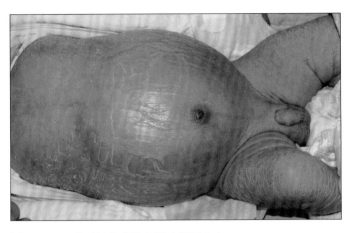

图 9.2.7-5　先天性大疱性鱼鳞病样红皮病

9.3　棘层松解性水疱性皮肤病

　　表皮棘细胞间的连接主要靠两个因素：桥粒及细胞间的黏合物质。若各种原因造成棘细胞间连结能力的丧失，则将发生棘细胞间的松解。Tzanck 涂片是检查表皮内有否棘刺松解细胞的有用技术，方法是剪破或挑破疱顶，吸去疱液，以刀片刮疱底后涂片或直接以干净的玻片在疱底印片，然后作 Giemsa 染色或 Wright 染色。镜下检查棘层松解细胞失去其多角形，而成圆形，核大而圆，核周有一苍白的晕，周边胞浆则浓缩深染。

　　对棘层松解性水疱性皮肤病另一具有重要辅助诊断价值的是免疫荧光检查和血清特异抗体的检查。它或是用患者血清以检查是否含有抗棘细胞间物质的自身抗体（间接免疫荧光检查和 ELISA）；或是取患者的皮损以检查棘细胞间是否有免疫球蛋白或补体的沉积（直接免疫荧光检查）。

　　棘层松解性水疱性皮肤病的典型病变是天疱疮。天疱疮最常见的四个亚型，即寻常型、增殖型、红斑型和落叶型。共同的特点是它们均为棘细胞松解所致的表皮内疱，不同之处是松解的层次不同。寻常型及增殖型的棘细胞松解发生在基底细胞层上，红斑型和落叶型发生在颗粒细胞层或角层下。在寻常型天疱疮的组织切片上，有时可呈现在表皮不同水平上的分离。若从糜烂面取材，可因继发感染后出现有多数炎症细胞，尤其是中性粒细胞的浸润而影响诊断。因此，正确的选择病变部位做病理检查是很重要的。

9.3.1　寻常型天疱疮（pemphigus vulgaris）

组织病理特点：图 9.3.1-1、2、3、4、5、6

- 基底细胞层上水疱，基底细胞与棘细胞之间呈连续性分离；
- 在基底细胞层上的裂隙或水疱内可见棘层松解细胞；
- 在裂隙或水疱上方的表皮一般是完整的，棘细胞仍彼此黏合在一起；
- 基底细胞层上的裂隙可一直向下伸至皮肤附属器的结构如毛囊、真皮内的外泌腺导管；
- 浅层血管周围混合类型细胞浸润，包括淋巴细胞、组织细胞、数量不等的中性粒细胞和嗜酸性细胞。

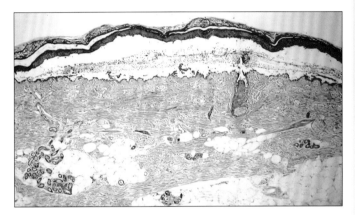

图 9.3.1-1　**寻常型天疱疮**
表皮内疱，基底细胞与棘细胞之间呈连续性分离，水疱内可见棘层松解细胞

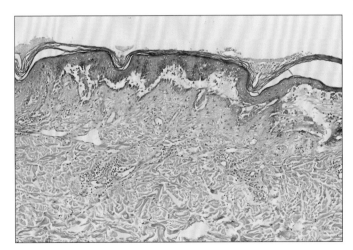

图 9.3.1-2　**寻常型天疱疮**
基底细胞层上松解，从裂隙发展成表皮内疱

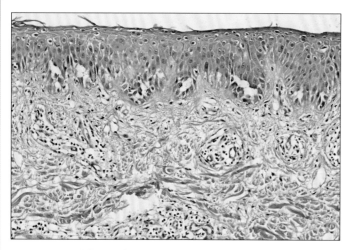

图 9.3.1-3　寻常型天疱疮
早期在基层上可见多个限局性裂隙，其中有棘层松解细胞

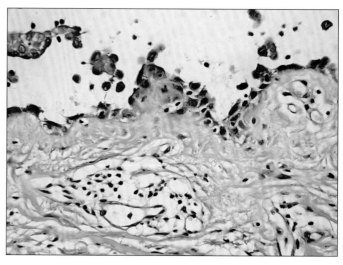

图 9.3.1-6　寻常型天疱疮
在基底细胞层上，可见棘层松解细胞。反映了这是棘层松解性疱

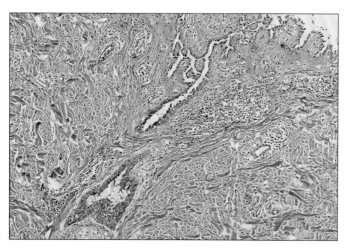

图 9.3.1-4　寻常型天疱疮
毛囊上皮棘层松解导致的裂隙

以上是从刚出现的水疱处取材，所见到的寻常型天疱疮典型改变。在天疱疮的早期损害，临床上尚无肉眼可见的疱。此时取皮损做检查为真皮浅层血管周围炎症细胞浸润。有时可在表皮基底细胞层上出现限局性的裂隙，这就是早期的疱了。取充分发展的大疱，切片上有时表皮仅见单层的基底细胞，其上有少许棘层松解细胞，这是由于疱底、疱顶已完全分离，在取材时或标本制作过程中，疱顶被丢失的结果，我们称为"绒毛现象"。

临床特点：图 9.3.1-7、8、9

发病以 30 ～ 50 岁居多。为松弛的大疱、壁薄，很易溃破成为糜烂面，且不易愈合。水疱大小不等，一般在外观正常的皮肤上发生。尼氏征阳性。大部分患者有口腔黏膜损害。且往往是最先出现的症状。重症病例，皮损泛发全身，若不及时治疗，可危及生命。

实验室检查：取皮损周围正常皮肤作直接免疫荧光检查可示棘细胞间荧光，系 IgG、C3 沉积所致。患者血清中含有抗棘细胞间物质抗体，间接免疫荧光检查阳性（图 9.3.1-10）。天疱疮抗原为桥粒芯蛋白（desmoglein，Dsg）。它们在表皮角质形成细胞相互间黏合上起重要作用。寻常型天疱疮抗原为 Dsg3 和 Dsg1，分子量分别为 130 KD 和 160 KD。

剪破天疱疮的水疱，刮取疱底细胞作 Tzanck 涂片，可见多数棘刺松解细胞；若在涂片上滴上以异硫氰荧光素标记的抗人 IgG，则可在细胞周边见到荧光。

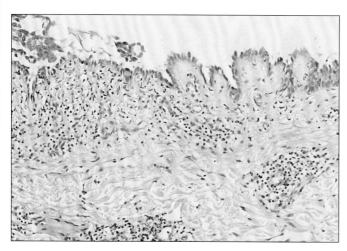

图 9.3.1-5　寻常型天疱疮
在取材或制片过程中，疱顶可丢失，表皮仅见基底细胞层，其上可见棘层松解细胞

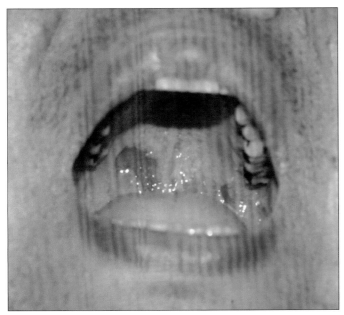

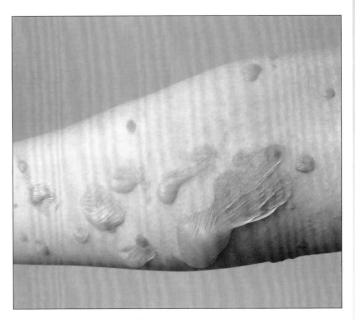

图 9.3.1-9　寻常型天疱疮

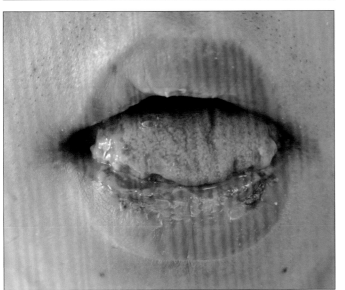

图 9.3.1-7　寻常型天疱疮

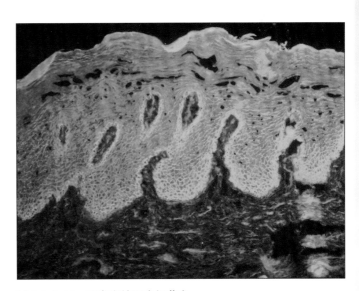

图 9.3.1-10　天疱疮棘细胞间荧光

9.3.2　增殖型天疱疮（pemphigus vegetans）

组织病理特点：图 9.3.2-1、2、3、4

- 表皮及附属器在基底层上分离，成为表皮内裂隙或水疱；
- 表皮明显增生，在增生棘细胞层内可见由嗜酸性粒细胞和中性粒细胞组成的微脓肿；
- 在基底细胞层上的裂隙内有棘层松解细胞；
- 真皮乳头水肿，在浅层血周围有淋巴细胞、嗜酸性粒细胞，中性粒细胞浸润。

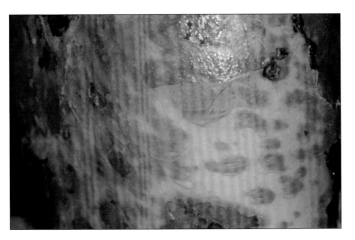

图 9.3.1-8　寻常型天疱疮

诊断的关键是①基底细胞层上裂隙或水疱，并有棘刺松解细胞；②表皮增厚，其中有嗜酸性细胞脓肿。

增殖型天疱疮与寻常型天疱疮的水疱均发生基底细胞层上，但有区别：①增殖型天疱疮的表皮明显增厚，并有嗜酸性脓肿，寻常型天疱疮表皮不增厚，亦无嗜酸性脓肿；②增殖型天疱疮常见不到寻常型天疱疮的表皮内大疱，更多见的是基底细胞层上呈半月形的裂隙。

临床特点：图 9.3.2-5

皮损以增殖性损害为主，表面可呈乳头状，上有水疱、脓疱、浆液或脓液伴腥臭。水疱松弛，很易破裂，有时可见不到疱。好发于颈、腋窝、脐周、腹股沟及外阴等间擦部位。本病患者的一般健康状况较好，预后亦好，可认为是寻常型天疱疮的良性型。免疫荧光检查示表皮内棘细胞间荧光。靶抗原与寻常型天疱疮相同。

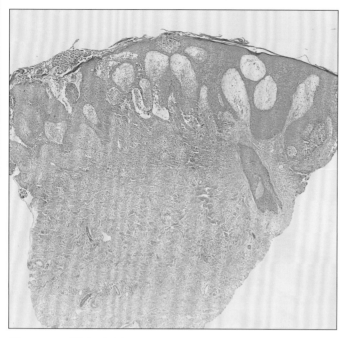

图 9.3.2-1　增殖型天疱疮
表皮增生，表皮内水疱，表皮及真皮内多数炎症细胞浸润

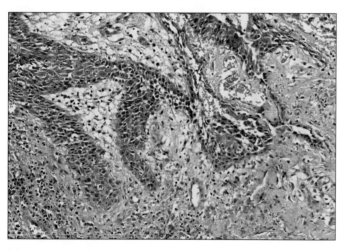

图 9.3.2-2　增殖型天疱疮
表皮基底细胞层上裂隙，裂隙内可见棘层松解细胞

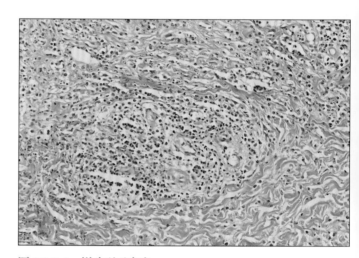

图 9.3.2-4　增殖型天疱疮
真皮内多数嗜酸性粒细胞和中性粒细胞浸润

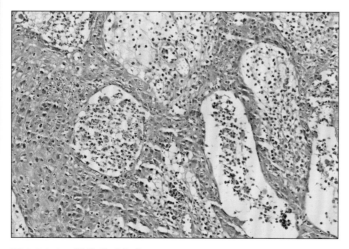

图 9.3.2-3　增殖型天疱疮
增生棘细胞层内有微脓肿，主要由嗜酸性粒细胞和中性粒细胞组成

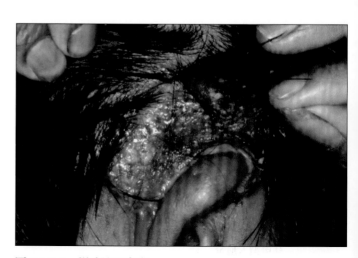

图 9.3.2-5　增殖性天疱疮

9.3.3　红斑型天疱疮及落叶型天疱疮（pemphigus foliaceus and erythematosus）

组织病理特点：图 9.3.3-1、2、3、4、5

- 大疱位于颗粒层或角层下，疱内可见棘层松解细胞；
- 在疱内有时可见数量不等的中性粒白细胞；
- 浅层血管丛周围淋巴细胞，有时还有少许嗜酸性粒细胞及中性粒白细胞浸润。

红斑型天疱疮及落叶型天疱疮的组织病理学改变完全是相同的。最初是发生在颗粒层或角层下的松解，细胞间出现空隙，彼此分离。与海绵水肿不同，此时本病的细胞间并无炎症细胞浸润。以后水疱形成，在疱底及疱内可见棘层松解细胞。有时水疱位于角层下，棘层松解细胞数量较少，容易被忽略掉。由于水疱位置浅表，疱内容易继发细菌感染，而出现数量不等的中性粒细

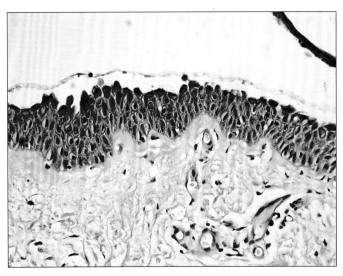

图 9.3.3-3　红斑型天疱疮
棘层松解位于颗粒层，疱内可见棘层松解细胞

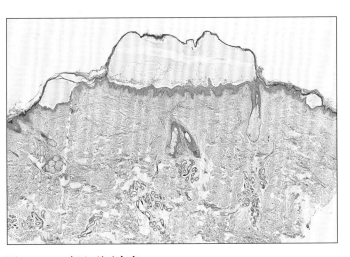

图 9.3.3-1　红斑型天疱疮
表皮内疱，疱位于颗粒层或角层下

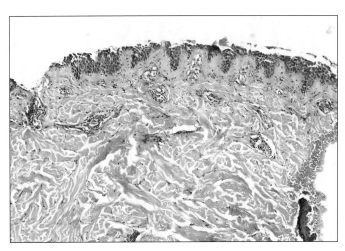

图 9.3.3-4　红斑型天疱疮
由于疱的位置十分浅表，在取材或切片制作过程中，作为疱顶的角质层可能脱落，疱底可见棘层松解细胞

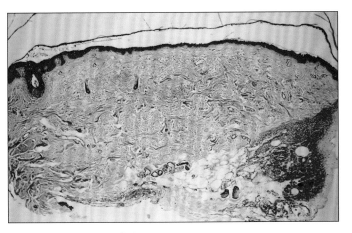

图 9.3.3-2　红斑型天疱疮
表皮内疱，疱位于颗粒层或角层下

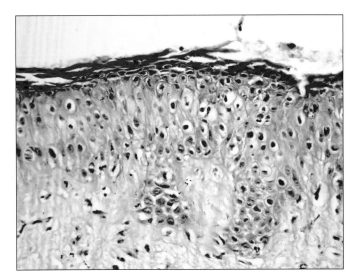

图 9.3.3-5　红斑型天疱疮
疱底部棘层松解细胞及嗜酸性粒细胞浸润

胞，甚至成为角层下脓疱，此时的病理改变与大疱性脓疱疮无法区别。

由于水疱位置浅表，在取皮损做活检或在标本处理过程中，疱顶可人为的被掀掉，在组织切片中无角层及颗粒层，此时应注意寻找是否存在散在的棘层松解细胞，有则有助于诊断为红斑型或落叶型天疱疮。

临床特点： 图 9.3.3-6、7、8

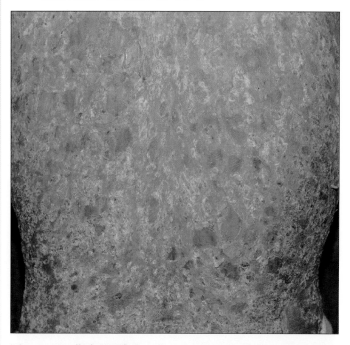

图 9.3.3-6　**落叶型天疱疮**

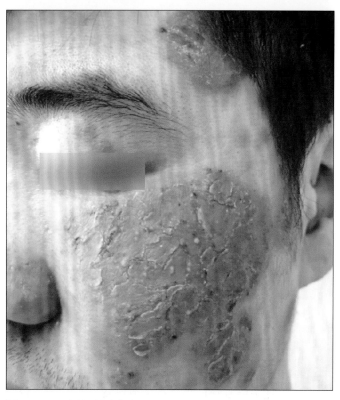

图 9.3.3-7　**红斑型天疱疮**

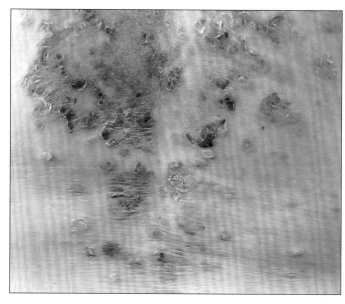

图 9.3.3-8　**红斑型天疱疮**

水疱表浅，疱壁薄且松弛，易破裂或干枯，在表面上出现大片状的痂屑如落叶状，故名落叶型天疱疮。在痂皮下有渗出物，分解后产生臭味。皮损可泛发全身，口腔黏膜较少受累。红斑型天疱疮为落叶型天疱疮的轻型，皮损较为局限，好发于头面部及躯干中部。

实验室检查： 皮损的直接免疫荧光检查示棘细胞间有免疫球蛋白和（或）C3 沉积，以患者血清作间接免疫荧光检查，有天疱疮抗体即抗棘细胞间物质抗体，抗原为桥粒芯蛋白 Dsg1，分子量 160 KD。

9.3.4　**疱疹样天疱疮**（pemphigus herpetiform）

组织病理特点： 图 9.3.4-1、2、3
- 疱发生在棘细胞中层，疱内偶见棘层松解细胞；
- 疱内可见嗜酸性细胞和（或）中性粒细胞浸润；
- 疱周有海绵水肿，有时可见嗜酸性海绵水肿；
- 真皮浅层淋巴组织细胞浸润伴部分嗜酸性细胞。

临床特点： 图 9.3.4-4

皮疹以 5 ~ 10 mm 大小的水疱为多见，散在或在红斑边缘呈环状排列，疱壁较紧张，尼氏征大多阴性。好发于躯干及四肢近端，黏膜一般不受侵 . 患者以中老年居多，预后较好。

实验室检查： 直接免疫荧光检查及取患者血清作间接免疫荧光检查示棘细胞间荧光，系 IgG、C3 沉积所致，但滴度较低。大部分患者血清中有抗桥粒芯蛋白 Dsg1 的抗体，部分有抗桥粒芯蛋白 Dsg3 的抗体。

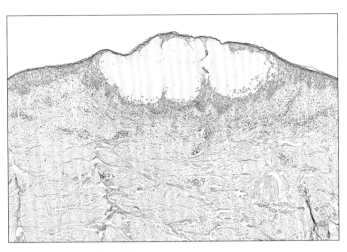

图 9.3.4-1　疱疹样天疱疮
表皮内疱，疱位于棘层细胞中层

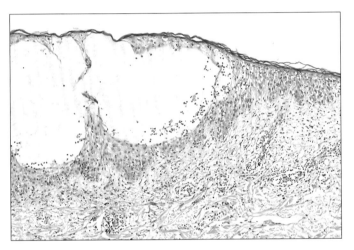

图 9.3.4-2　疱疹样天疱疮
水疱内及真皮多数嗜酸细胞浸润，水疱周围表皮海绵水肿

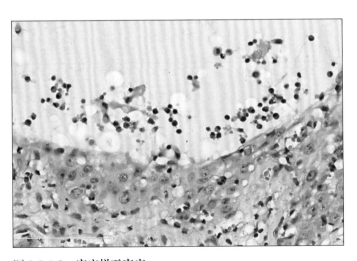

图 9.3.4-3　疱疹样天疱疮
水疱内多数嗜酸细胞及散在棘层松解细胞

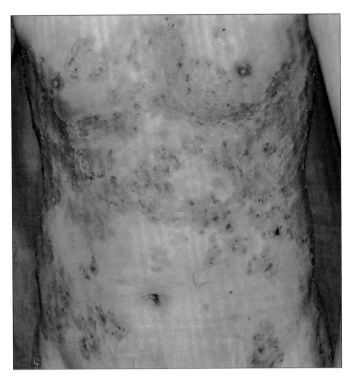

图 9.3.4-4　疱疹样天疱疮

　　疱疹样天疱疮是一个以棘细胞中层松解为特点的天疱疮亚型。这样天疱疮在组织学上有一个连续的谱：寻常型及增殖型天疱疮以基底细胞层上松解为特征，红斑型及落叶型天疱疮以颗粒层或角层下松解为特征，而疱疹样天疱疮的松解部位则介于这两者之间。

9.3.5　**副肿瘤性天疱疮**
（ paraneoplastic pemphigus， PNP ）

　　此病是一种特殊类型的天疱疮，它与肿瘤伴发，无论在临床，病理上均有特征性的表现。
　　组织病理特点：图 9.3.5-1、2、3、4
　　红斑或水疱性损害
- 表皮内疱，可以在基底层上裂隙或水疱，也可在颗粒层或角层下，疱内可见棘层松解细胞；
- 表皮内散在坏死、红染的角质形成细胞；
- 基底细胞空泡样变性；
- 真皮浅层血管扩张，管周以淋巴细胞为主浸润，血管外红细胞。
　　苔藓样损害
- 表皮全层散在坏死、红染的角质形成细胞；
- 基底细胞液化变性，界面模糊；
- 真皮乳头层血管扩张，有多数血管外红细胞。较为

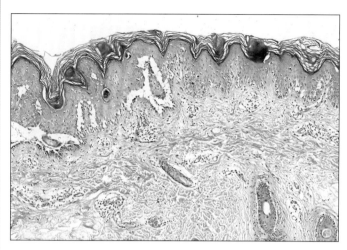

图 9.3.5-1   副肿瘤性天疱疮
表皮基底细胞层上水疱。疱顶上皮内可见散在红染的坏死角质形成细胞

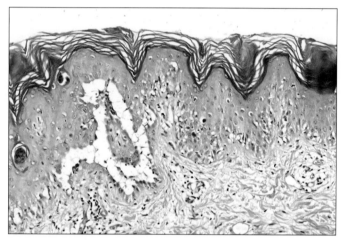

图 9.3.5-2   副肿瘤性天疱疮
基层上水疱。疱顶上皮内可见个别坏死红染的角质形成细胞，部分区域基底细胞空泡性变性

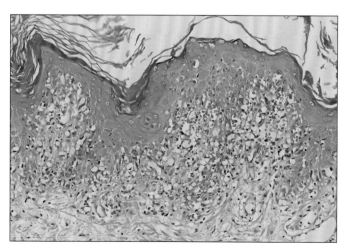

图 9.3.5-3   副肿瘤性天疱疮
真皮浅层致密炎症细胞浸润，界面模糊

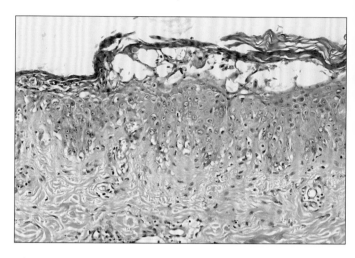

图 9.3.5-4   副肿瘤性天疱疮
表皮颗粒层棘层松解，基底细胞空泡样变性。这是罕见的 PF 型的 PNP

致密以淋巴细胞为主浸润，还可见噬黑素细胞。

表皮内出现棘层松解、界面改变和表皮内有散在坏死、红染角质形成细胞是本病组织学上颇具特征性的改变。见到这样的组织学改变，若患者有顽固难治的黏膜损害，应建议临床医生重点筛查淋巴血液系统的肿瘤。

临床特点：图 9.3.5-5、6、7

任何年龄组均可发病，亦无性别差异。皮肤损害有两大特点，第一是黏膜损害突出，口腔黏膜、眼结膜及外阴黏膜均可累及，黏膜发生广泛的糜烂，分泌物明显增多；第二是皮疹的多形性，可以是扁平苔藓样的损害，也可以是多形红斑样、寻常型天疱疮样、类天疱疮样、甚至全身皮肤异色、掌跖红斑角化。

本病特点是患者均伴发淋巴血液系统相关肿瘤。肿瘤可以是良性也可以是恶性的。在我国，与 PNP 伴发的肿瘤以 Castleman's 病、胸腺瘤为常见。肿瘤切除后，皮疹可得到缓解。部分病例出现阻塞性支气管炎，进行性加重可导致死亡。

实验室检查：取皮损做直接免疫荧光检查见棘细胞间 IgG 荧光，基底膜带亦可有 IgG 及 C3 沉积。取患者血清，以鼠膀胱上皮为底物作间接免疫荧光检查，示患者血清中有抗棘细胞间物质抗体（图 9.3.5-8）。已知抗原为表皮棘细胞间的连接蛋白—斑蛋白家族。

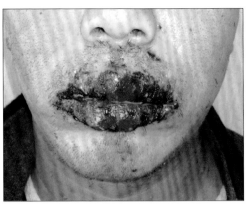
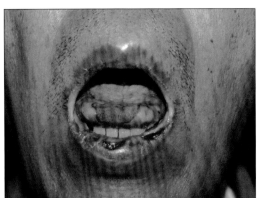
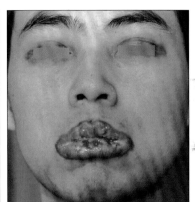

图 9.3.5-5 副肿瘤性天疱疮

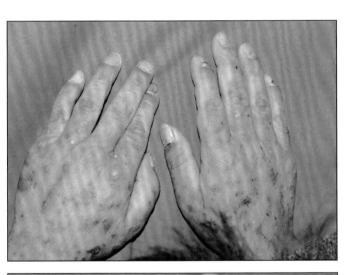

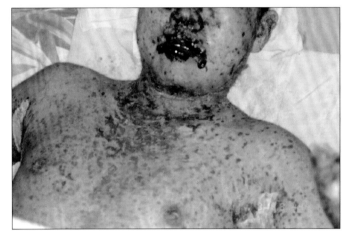

图 9.3.5-7 副肿瘤性天疱疮

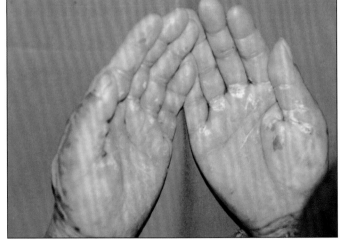

图 9.3.5-6 副肿瘤性天疱疮

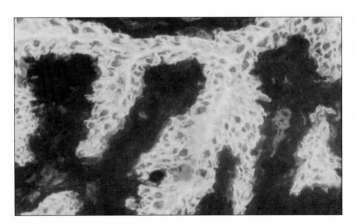

图 9.3.5-8 鼠膀胱为底物示棘细胞间荧光

9.3.6　家族性良性慢性天疱疮（benign familial chronic pemphigus，BFCP）

此病又称 Hailey-Hailey 病

组织病理特点： 图 9.3.6-1、2、3、4

- 表皮内水疱；
- 表皮的下半部为主的多层棘层松解，犹如倒塌的砖墙；在某些局部，棘层松解细胞见于表皮全层；
- 表皮轻度增生，棘层肥厚；
- 真皮乳头水肿，浅层血管周围以淋巴细胞为主的浸润。

临床特点： 图 9.3.6-5、6、7

基本损害为薄壁水疱，0.2～0.3 cm 大小，极少见到大疱。好发于颈、腋窝、腰、腹股沟、股内侧和臀沟

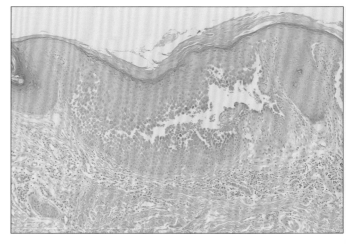

图 9.3.6-3　家族性良性慢性天疱疮
棘层肥厚，表皮内棘层松解性水疱

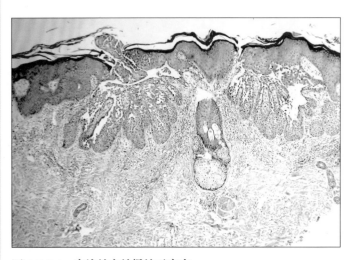

图 9.3.6-1　家族性良性慢性天疱疮
表皮内棘层松解性水疱

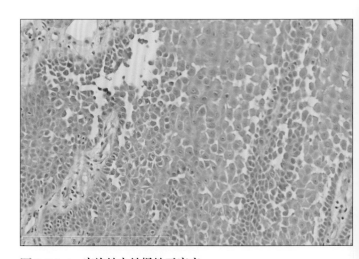

图 9.3.6-4　家族性良性慢性天疱疮
表皮全层并以中下层为主的多层棘层松解细胞

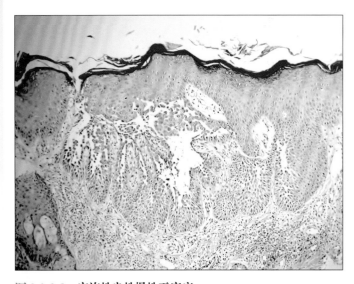

图 9.3.6-2　家族性良性慢性天疱疮
轻度棘层肥厚，基层上疱

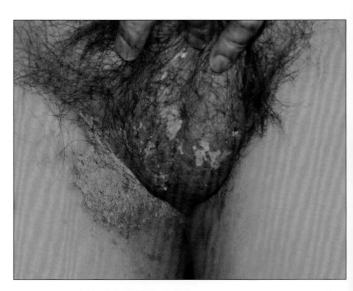

图 9.3.6-5　家族性良性慢性天疱疮

③本病时常有表皮增生，而寻常型天疱疮无表皮增生；

④天疱疮皮损的直接荧光检查可显示棘细胞间有免疫球蛋白或（和）补体的沉积，血清中存在有天疱疮抗体。本病患者血清中无自身抗体，在皮损中无免疫球蛋白及补体的沉积。

9.3.7　限局性棘层松解性角化不良（focal acantholytic dyskeratosis）

指组织学上具有相同改变即棘层松解及角化不良的一组皮肤病变，毛囊角化病就是一个典型的病变。棘层松解已在前面讲述了，角化不良则是指表皮内个别角质形成细胞的角化异常，或是提前角化（过早成熟）或异常角化，表现为核浓缩变小，呈均一深染嗜碱性，胞浆均匀红染。圆体细胞在棘细胞及粒层，胞体圆、较大；谷粒细胞位于角层内，胞体小，因状如谷粒而得名。圆体及谷粒细胞都是角化不良细胞。

限局性棘层松解性角化不良除见于毛囊角化病（详见 17 章角化性皮肤病）外，还见于暂时性棘刺松解性皮病即 Grover 病、线状表皮痣、疣状角化不良瘤等，还偶见于一些炎症性、增生性皮肤病及皮肤肿瘤。限局性棘层松解性角化不良可以与上述的角化过渡性棘刺松解在同一张切片中相邻发生。

9.3.8　暂时性棘层松解性皮病（trasient acantholytic dermatosis）

此病又称 Grover 病

组织病理特点：

- 限局性基底细胞层上裂隙或水疱；
- 偶见圆体细胞及谷粒细胞；
- 真皮浅层血管周围以淋巴组织细胞为主浸润，还可见数量不等的嗜酸性细胞及浆细胞。

本病组织学改变有多种形式，可与毛囊角化病，寻常型天疱疮或 BFCP 相似，其共同特点是有棘层松解细胞。与这几个病的不同之处是本病的棘层松解改变十分局限，有时在同一张切片上可以见到不同类型的病变。

临床特点：本病很少见，多见于中年男性。为针帽至绿豆大的丘疹或丘疱疹，散在分布，以躯干部，尤以上胸、后背为多见，自觉程度不等的瘙痒。

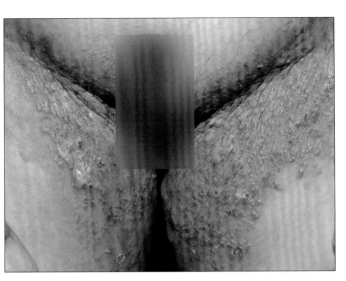

图 9.3.6-6　**家族性良性慢性天疱疮**

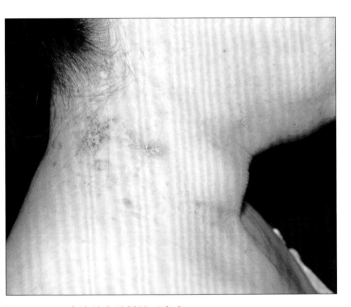

图 9.3.6-7　**家族性良性慢性天疱疮**

等间擦部位。由于易受摩擦，很易破溃，成为小的糜烂面，上附渗出结痂。皮疹常在夏季加重，冬季减轻。本病为常染色体显性遗传，患者大多在 20 ～ 30 岁发病。约半数患者有家族发病史。

鉴别诊断：本病与寻常型天疱疮均可发生棘细胞在基底层上松解所致的表皮内疱。鉴别的要点是：

①本病为全层表皮或至少是表皮下半部棘细胞的松解，而寻常型天疱疮仅为基层上棘细胞的松解，在疱顶仅少许棘层松解细胞，绝大部分细胞仍黏合在一起没有松解；

②本病棘细胞的松解不侵及表皮附属器，而寻常型天疱疮的棘细胞松解可发生在表皮附属器如毛囊、汗腺导管上皮等；

9.4　其他

9.4.1　摩擦性大疱 (friction blister)

组织病理特点：

● 大疱位于颗粒层或棘细胞上层；

● 大疱上方表皮坏死；

● 真皮浅层炎症浸润细胞稀少或无。

由于水疱常发生在肢端，因此水疱上方常可见较厚但坏死、红染的角质层。

临床特点：本病由于摩擦所致，可发生在皮肤的任何部位，最常见于肢端，尤其是手掌及足跖。如由于鞋太小，长期走路后可在足前弓出现水疱；持镐劳动时可在手掌因强摩擦出现水疱。

9.4.2　先天性大疱性表皮松解症，单纯性：见 10.1.1

9.5　表皮内脓疱性皮肤病

表皮水疱内有多数中性粒细胞的集合则成为表皮内脓疱。中性粒细胞是由真皮乳头部的毛细血管中逸出，向上穿过基底膜而进入表皮的。由于取材时间的不同，我们可以看到中性粒细胞可存在于表皮不同的层次内，可散布于棘细胞层，可聚集于颗粒层内或角层下。Kagoj 脓疱是中性粒细胞聚集于棘细胞上部所致，由于浸润炎症细胞使棘层细胞胞浆及胞核溶解，残余的胞壁形成网状，其似海绵，故又称为海绵状脓疱。在脓疱形成早期，中性粒细胞散布于表皮下部；在脓疱形成后期，则位于表皮上部，如角层下脓疱。

表皮内脓疱可以是原发性，也可以是继发性的。原发性的大多是无菌性的，如脓疱性银屑病、疱疹样脓疱病、连续性肢端皮炎及角层下脓疱病等。也有感染性的，如脓疱疮。继发性的大多是原有表皮内水疱继发感染所致，如红斑性天疱疮的疱内由于细菌感染而出现多数中性粒细胞，成为脓疱；如接触性皮炎、湿疹、皮肤癣菌病的水疱损害均可继发感染而成为脓疱。

9.5.1　脓疱性银屑病 (pustular psoriasis)

组织病理特点：图 9.5.1-1、2

● 表皮中上层可见多数中性粒细胞聚焦，成为海绵状脓疱；

● 表皮内脓疱，脓疱大多位于棘细胞上层，也可在角层下，其上角层菲薄；

● 有时可在角化不全的痂屑中见到多数中性粒细胞；

● 棘细胞层可轻度增厚；

● 真皮浅层及乳头血管扩张，轻度水肿，管周有淋巴细胞及中性粒细胞浸润。

脓疱性银屑病、连续性肢端皮炎、疱疹样脓疱病脓疱的组织病理学改变完全相同，无法区别，因此有人假设以上三个海绵状脓疱病可能都是银屑病的不同变异。

临床特点：图 9.5.1-3、4

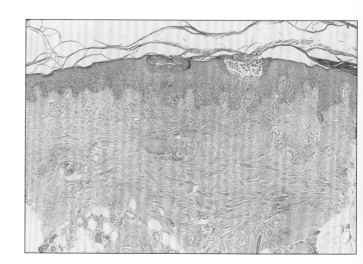

图 9.5.1-1　脓疱性银屑病
表皮内脓疱，位于棘细胞上层及角层下

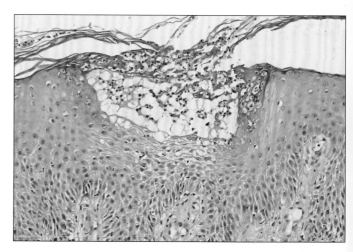

图 9.5.1-2　脓疱性银屑病
棘细胞上层有多数中性粒细胞的浸润，成为海绵状脓疱（Kagoj 脓疱）

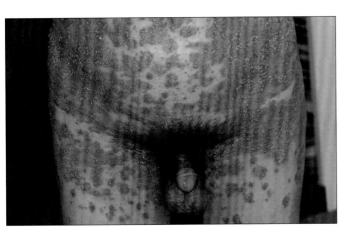

图 9.5.1-3　**脓疱性银屑病**

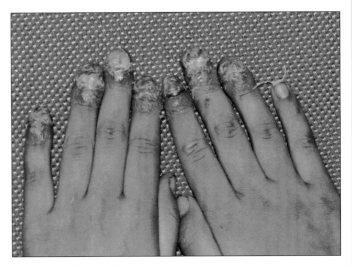

图 9.5.1-5　**连续性肢端皮炎**

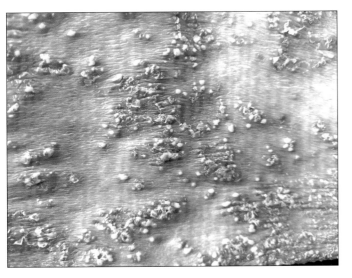

图 9.5.1-4　**脓疱性银屑病**

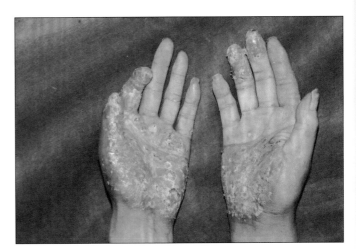

图 9.5.1-6　**连续性肢端皮炎**

　　本病和连续性肢端皮炎（图 9.5.1-5、6、7）及疱疹样脓疱病都具有以下共同点：①基本损害为针帽至绿豆大的无菌性脓疱，反复发作，成批出现，最终可泛发全身成为红皮病。脓疱多在红斑基础上出现，脓疱可彼此融合成脓湖；②皮疹泛发时均有高热、周身不适等全身症状；③均可有黏膜的损害如沟纹舌。但这三个病在临床上还是有所区别的。脓疱性银屑病在脓疱出现前可有典型银屑病的皮损，也有的在脓疱消退后出现。疱疹样脓疱病多见于女性，尤其是妊娠期妇女，分娩后皮疹自然消退、缓解，再次妊娠可复发。连续性肢端皮炎先在指趾端出现群集的脓疱、甲下脓湖，病变可局限于几个指趾（局限型），也可在以后泛发全身。

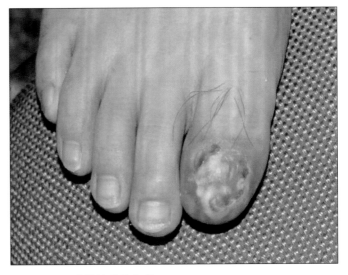

图 9.5.1-7　**连续性肢端皮炎**

9.5.2   Reiter 综合征（Reiter's syndrome）

Reiter 综合征的临床表现为非化脓性关节炎、尿道炎、结膜炎及皮肤黏膜病变。皮肤黏膜为蛎壳样银屑病改变，在掌跖可见潮红鳞屑性脓疱性损害。这种脓疱性损害还可见于体表其他部位及黏膜如龟头（图 9.5.2-1）等。有些皮肤损害与银屑病很相似。本病的组织病理改变与脓疱性银屑病相同（图 9.5.2-2）。有的学者认为本病有以下特点：①角质较厚；②海绵状脓疱更为显著，范围更广；③乳头上表皮变薄不明显。本病病因不清，患者 HLA-B27 常为阳性。部分病例与衣原体或解脲支原体的感染有关。

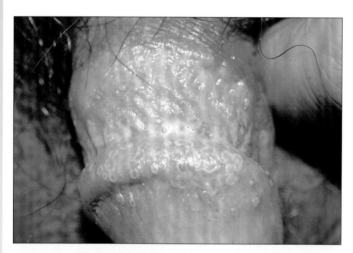

图 9.5.2-1   Reiter 综合征的环状龟头炎

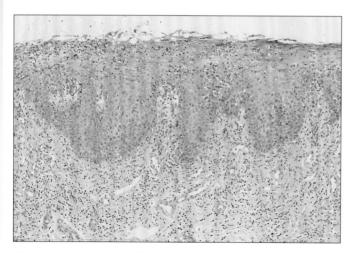

图 9.5.2-2   Reiter 龟头炎
表皮增厚，海绵水肿，表皮上层多数中性粒细胞

9.5.3   地图舌（geographic tongue）

组织学上也表现为上皮的海绵状脓疱，它可单独发生。泛发脓疱性银屑病常有地图舌。

临床特点：舌背黏膜损害排列状如地图而得名（图 9.5.3）。

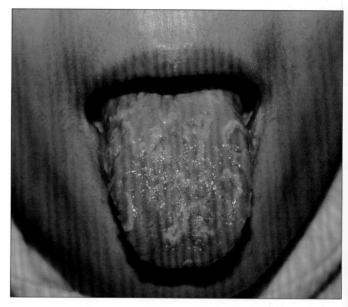

图 9.5.3   地图舌

9.5.4   掌跖脓疱病（palmoplantar pustulosis）

组织病理特点：图 9.5.4-1、2

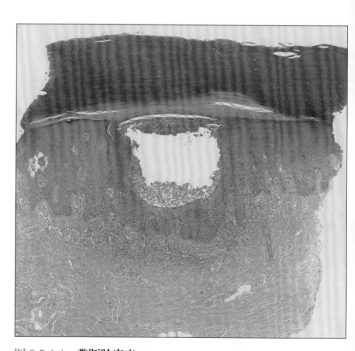

图 9.5.4-1   掌跖脓疱病
表皮内脓疱，其中有多数中性粒细胞。由于取材自掌跖，可见明显增厚的角质层

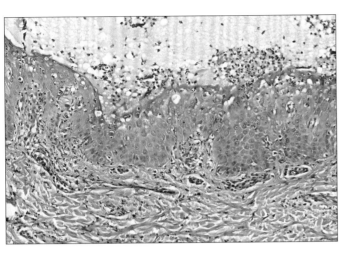

图 9.5.4-2　掌跖脓疱病
疱内、表皮内及真皮乳头内可见多数中性粒细胞浸润

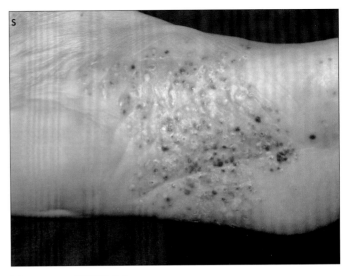

图 9.5.4-4　掌跖脓疱病

- 表皮内单个大脓疱，其中有多数中性粒白细胞，其上为角质层；
- 疱周表皮内可见中性粒细胞性海绵状脓疱；
- 棘层轻度肥厚；
- 真皮浅层血管丛周围淋巴细胞及中性粒细胞浸润；
- 由于均取材自掌跖，故角质层明显厚。

　　临床特点：图 9.5.4-3、4

　　为发生在手掌、足跖以无菌性小脓疱为基本损害、反复发作、病程慢性为特征的皮肤病。由于基本损害及组织病理学改变均与脓疱性银屑病相同，有的学者认为掌跖脓疱病是脓疱性银屑病的局限型。但组织病理上，本病的突出改变是单房性的脓疱，而海绵状脓疱则不如脓疱性银屑病。

9.5.5　角层下脓疱病（subcorneal pustular dermatosis）

　　组织病理特点：图 9.5.5-1、2

- 角层下疱，内有多数中性粒细胞，偶有少数嗜酸性细胞；
- 脓疱下方的棘细胞层有散在少许中性粒细胞浸润及轻度海绵水肿；
- 脓疱内有时可见少许棘层松解细胞；
- 真皮浅层血管周围中性粒细胞、淋巴细胞及少许嗜酸性细胞浸润。

　　临床特点：图 9.5.5-3、4

　　患者多为中年女性。基本损害为无菌性小脓疱，直

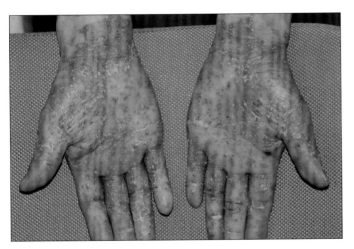

图 9.5.4-3　掌跖脓疱病

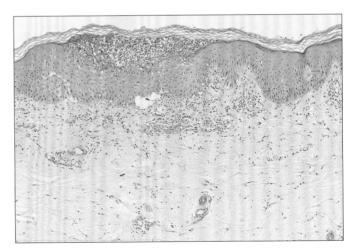

图 9.5.5-1　角层下脓疱性皮病
角层下疱

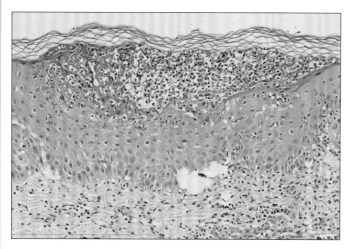

图 9.5.5-2　角层下脓疱性皮病
疱内多数中性粒细胞浸润

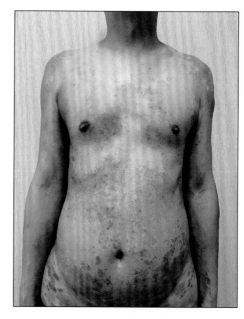

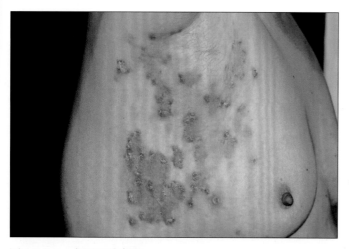

图 9.5.5-3　角层下脓疱病

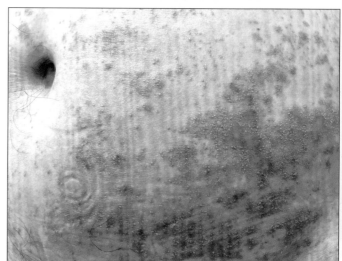

图 9.5.5-4　角层下脓疱病
反复发作 10 年

径 0.2 ~ 0.3 cm，疱壁薄，松弛，可彼此融合成脓湖，数日后干涸脱屑。好发于腋下、前胸、腹部及四肢近端。病程慢性反复发作，无明显全身症状，一般健康状况良好。

　　鉴别诊断：脓疱性银屑病也可出现角层下脓疱，应与角层下脓疱病相鉴别。脓疱性银屑病的脓疱，常可见海绵状脓疱，而角层下脓疱病时，由真皮浅层毛细胞血管中逸出的中性粒细胞一旦穿过基底膜后，似乎很快就通过棘细胞层而积聚于角层下，因此组织学上很少能见到海绵状脓疱。此外，脓疱性银屑病常有棘层轻度增厚，而本病无棘层肥厚。尽管如此，有时仅从组织学角度是很难区分两者的。

　　角质层下的脓疱性损害可以是无菌性，也可以是有菌性的。在 HE 染色的切片上两者无法区别。以 Gram 染色可显示脓疱疮及大疱性脓疱疮疱内的金黄色葡萄球菌，以 PAS 染色或六甲烯四胺银染色可显示角层中的菌丝或

急性念珠菌病及皮肤癣菌病角层下脓疱中的菌丝。

9.5.6　IgA 天疱疮（IgA pemphigus）

组织病理特点：图 9.5.6-1、2

- 为表皮内脓疱，疱内有多数中性粒细胞浸润，少许棘层松解细胞。
- 表皮内疱的位置不尽相同，若为角层下脓疱型则表皮内疱位于角质层下；若为落叶性天疱疮型，则疱位于颗粒层或棘细胞上层；若为疱疹样天疱疮型，则疱位于棘细胞层中部。

临床特点：图 9.5.6-3、4

好发于中老年人。皮肤损害有三种类型，一种与

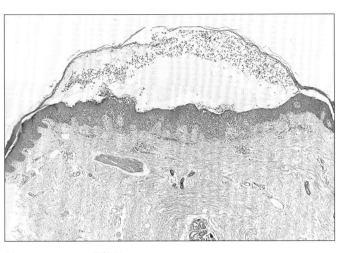

图 9.5.6-1　IgA 天疱疮
脓疱位于表皮角层下

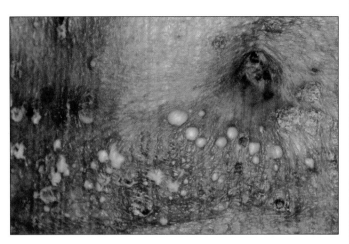

图 9.5.6-4　IgA 天疱疮

角层下脓疱性皮病相似，表现为薄壁的水疱或脓疱，直径约 0.5 cm，该脓疱为无菌性。一种与落叶性天疱疮相似，也是薄壁松弛的水疱，直径 0.5 ~ 1.0 cm，易破溃，上附薄的痂屑。还有的损害可与疱疹样天疱疮相似，为约 0.5 cm 直径，轻度张力的水疱、大疱，尼氏征不明显，皮损散布于躯干四肢，少数可呈环状或弧形排列，口腔黏膜损害少见。病程慢性，患者的一般状况良好。本病预后较好。

实验室检查：取邻近脓疱周围的皮肤作直接免疫荧光检查，示棘细胞间 IgA 沉积，有的病例可同时有 IgG、IgM 的沉积。间接免疫荧光检查约半数患者血清中可检测出低滴度 IgA 抗表皮棘细胞间物质抗体。抗原为 desmocollin（Dsc）。它与桥粒芯蛋白（desmoglein，Dsg）同属于桥粒钙粘连素（Cadherin）。Desmocollin 有三个亚型，即 Dsc1、Dsc2 及 Dsc3。具有角层下脓疱性皮病表现的 IgA 天疱疮具有抗 Dsc1 抗体。

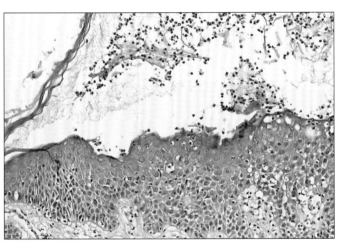

图 9.5.6-2　IgA 天疱疮
脓疱内多数中性粒细胞，其下方棘细胞内可见少许中性粒细胞浸润及轻度海绵水肿

9.5.7　脓疱疮（impetigo）

脓疱疮，俗称黄水疮。
组织病理特点：
- 角层下脓疱，疱内充满着中性粒细胞，可有少许棘层松解细胞；
- 疱下方及近旁细胞间水肿，可散在中性粒细胞；
- 真皮浅层中性粒细胞、淋巴细胞为主浸润，真皮乳头水肿；
- Gram 染色可见疱内阳性球菌。

临床特点：图 9.5.7-1、2
常见的感染性皮肤病，由金黄色葡萄球菌和溶血性链球菌所致，有较强的传染性。患者以儿童多见，夏秋

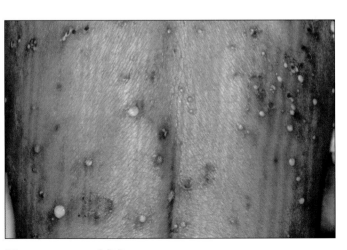

图 9.5.6-3　IgA 天疱疮

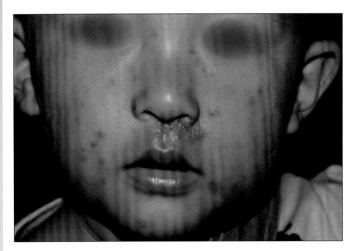

图 9.5.7-1　**脓疱疮**

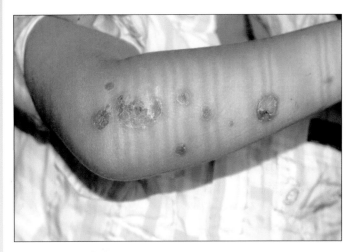

图 9.5.7-2　**脓疱疮**

多发。典型损害为薄壁脓疱，很快破裂成为上附蜜黄色痂的糜烂面。好发于面部，尤口鼻周围。大疱性脓疱疮是脓疱疮的一个类型，大疱性脓疱疮初起疱小，内容物较清，但 1～2 日内水疱迅速增大，且内容物渐浑浊，呈半月形积脓现象，好发于面部及四肢暴露部位。

实验室检查： 以脓液涂片或培养可确定致病菌。

鉴别诊断： 红斑性天疱疮及落叶性天疱疮有继发感染时，仅从组织学角度难以与脓疱疮相鉴别，但结合临床表现很易鉴别，必要时作免疫学检查。

9.5.8　金黄色葡萄球菌性烫伤样皮肤综合征（staphylococcal scalded-skin syndrome，SSSS）

组织病理特点：

- 大疱位于颗粒层内或角层下，大疱上表皮可坏死；

- 疱内可见少许棘刺松解细胞；
- 疱内炎症细胞很少或无；
- 真皮浅层的炎症浸润细胞稀少。

临床特点： 图 9.5.8-1、2

SSSS 是由凝固酶阳性第 Ⅱ 噬菌体组金黄色葡萄球菌（主要是第 71 型）感染后，所产生表皮松解性外毒素所致的浅层表皮内疱。患者以婴儿及儿童居多，常有结膜炎和（或）鼻炎等前驱症状。最初症状为红斑、松弛性大疱、大片状表皮剥脱及糜烂面。患者高热、寒战、全身中毒症状明显。本综合征虽然系金黄色葡萄球菌所致，但疱的形成系细菌毒素所致，在完整的疱内不易分离到病原菌。

鉴别诊断： 应与中毒性表皮坏死松解症作鉴别，详见（6.2.2）。还应与大疱性脓疱疮作鉴别，要点是大疱性脓疱病：①疱内有多数中性粒细胞，形成角层下脓疱；②从完整水疱内容易分离出病原菌，组织切片以 Gram 染色可显示致病菌。

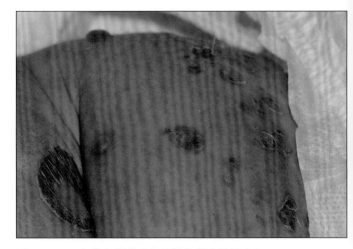

图 9.5.8-1　**金黄色葡萄球菌性烫伤样皮肤综合征**

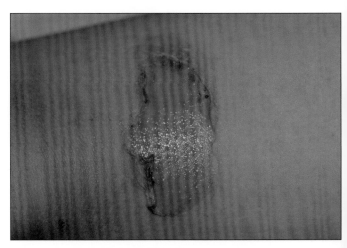

图 9.5.8-2　**金黄色葡萄球菌性烫伤样皮肤综合征**

9.5.9 新生儿中毒性红斑（erythema toxicum neonatorum）

组织病理特点：

- 毛囊周围角层下脓疱，疱内为多数嗜酸性细胞及少许中性粒细胞；
- 真皮浅层血管周围以嗜酸性细胞为主的混合类型炎症细胞浸润；
- 真皮乳头水肿。

临床特点： 多在生后 2 ~ 3 天内出疹，为红斑、丘疹及脓疱，脓疱与毛囊一致或在毛囊周围。皮疹泛发，但很少见于手足。皮疹经 1 ~ 3 日后自行消退。

实验室检查： 血嗜酸性细胞增多。

9.5.10 新生儿暂时性脓疱性黑变病（transient neonatal pustular melanosis）

组织病理特点：

- 角层内或角层下脓疱，疱内为多数中性粒细胞，少许嗜酸性细胞；
- 真皮浅层血管周围少许嗜酸性粒细胞及中性粒细胞浸润；
- 基底层灶性色素增加。

临床特点： 新生儿出现的松弛水疱及脓疱，1 ~ 2 天后消退遗留色素沉着斑，此斑在数周或数月内可消退。

鉴别诊断： 与新生儿中毒性红斑的区别是本病脓疱内以中性粒细胞为主，而新生儿中毒性红斑的脓疱内以嗜酸性细胞为主。

9.5.11 皮肤念珠菌感染（cutaneous candidiasis）

组织病理特点：

- 角层下脓疱或角层内中性粒细胞的集聚，有时还有少数嗜酸性粒细胞；
- 在慢性感染病例表皮呈银屑病样增生；
- 真皮浅层血管扩张，管周有淋巴细胞、中性粒细胞等混合类型细胞浸润；
- 确诊的关键是在角层内找到菌丝及孢子，必要时应作 PAS 染色。

中性粒细胞在角层的角化不全细胞中，最常见于急性点滴状银屑病，其他有脂溢性皮炎、浅表化脓感染性皮肤病及有些二期梅毒疹，另一个常见病是皮肤念珠菌病及皮肤癣菌病。凡见到表皮中银屑病样增生，角层内有中性粒细胞的皮损，一定要仔细检查角质层，有否孢子及菌丝，必要时作特染，以除外皮肤念珠菌病及皮肤癣菌病的可能。

临床特点： 图 9.5.11

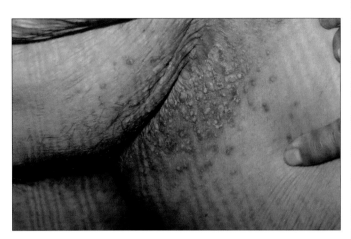

图 9.5.11 **糖尿病合并念珠菌感染**

皮肤念珠菌感染好发于皮肤间擦部位，如指缝、腹股沟，女性乳房下等，黏膜如口腔黏膜、男性龟头包皮、女性阴道及外阴也是念珠球菌的好发部位，糖尿病患者、肥胖者、免疫缺陷者易感。详见第 6 章（6.5.12）。

9.5.12 色素失禁症

此病是一种罕见的 X 连锁显性遗传疾病。分为红斑水疱期、疣状增生期和色素沉着期。在红斑水疱期除了出现水疱还可以出现脓疱，主要是因为表皮内嗜酸性细胞聚集所致。具体详见第 6 章（6.4.12）。

9.5.13 急性泛发性发疹性脓疱病（acute generalized exanthematous pustulosis，AGEP）

组织病理特点： 图 9.5.13-1、2、3

- 角层下或者表皮中上层可见多数中性粒细胞聚焦，成为表皮内脓疱；
- 表皮内海绵水肿，可伴坏死角质形成细胞；
- 真皮乳头水肿，浅层周围淋巴细胞、中性粒细胞浸润，有时伴有嗜酸性粒细胞；
- 部分患者的真皮内可见白细胞碎裂性血管炎。

临床特点： 图 9.5.13-4、5

属于以脓疱为表现的急性药疹。先出现多数水肿的

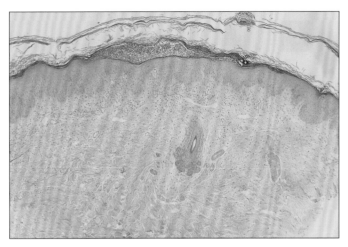

图 9.5.13-1　**AGEP**
表皮内脓疱位于表皮中上层，疱内多数炎症细胞聚焦

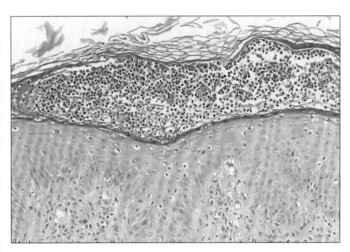

图 9.5.13-2　**AGEP**
疱内多数中性粒细胞和嗜酸性粒细胞

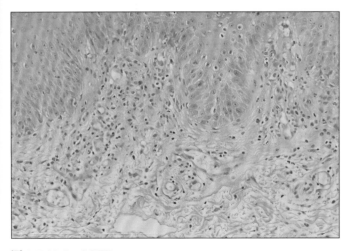

图 9.5.13-3　**AGEP**
真皮浅层淋巴细胞、中性粒细胞浸润

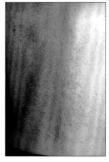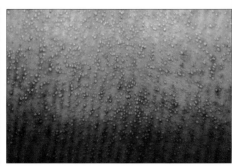

图 9.5.13-4　**急性泛发性发疹性脓疱病**

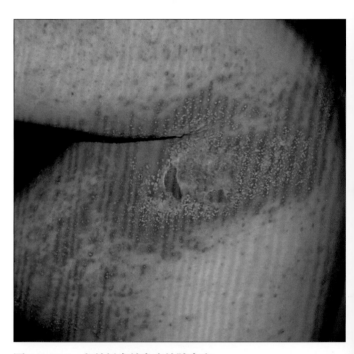

图 9.5.13-5　**急性泛发性发疹性脓疱病**

红斑，在红斑基础上迅速出现大量无菌性小脓疱并伴高热。90% 以上的患者都有前驱服药史，抗生素类药物引起最常见。

　　鉴别诊断：AGEP 需要与脓疱型银屑病鉴别。皮损的临床表现都是广泛的红斑基础上多数的小脓疱，也都可以伴发高热，非常相似。但是 AGEP 往往有服药史，脓疱型银屑病患者一般都有银屑病的反复发作。从病理上，这两个疾病也是非常相似，但是如果表皮存在棘层肥厚通常见于脓疱型银屑病；表皮中易见坏死角质形成细胞、真皮内可见嗜酸性粒细胞和血管炎改变则提示 AGEP。

（陈喜雪）

10

表皮下水疱性皮肤病

正常皮肤切片以 PAS 染色，在表皮及真皮间可见一均匀一致的紫红色带，这就是基底膜带（basement membrane zone，BMZ），它是连接表皮真皮的重要结构，同时还具有一定的渗透屏障作用，可防止有害的物质通过。基底膜带很窄，仅 50～90 nm 宽，以 HE 染色在普通光学显微镜下是见不到的，但由于基底膜中富含糖蛋白，所以用 PAS 可以显示出来。

以电镜检查，皮肤基底膜带则是一个复杂的结构。从表皮向真皮可以分为四层：①基底细胞浆膜：为与真皮相邻的基底细胞浆膜，其上有在表皮真皮连接上起关键作用半桥粒；②透明板：位于基底细胞浆膜下方，是基底膜最薄弱的一层；③致密板；④致密板下带：在 BMZ 的表皮侧，可见一些电子致密区—半桥粒（hemidesmosome），它在将表皮连接到真皮上起着重要的作用。表皮下疱发生在基底膜带的不同层次，具体部位只有在电镜下才能识别出来。因此，对表皮下水疱性

皮炎的分类就不是依据水疱发生的部位，而是根据炎症浸润细胞的类型及浸润部位的深浅度。

在判断是否为表皮下疱时有两点应予注意，首先，一个原发的表皮内疱，如由于海绵水肿所致的疱（见于接触性皮炎、湿疹时），因疱内张力使基底膜破裂，而表现为表皮下疱，但其本质乃是表皮内疱。第二，一个陈旧的表皮下疱，可由于疱底出现了新生的上皮，使表皮下疱成了表皮内疱，但其本质乃是表皮下疱。

10.1 无或很少炎症细胞浸润

10.1.1 大疱性表皮松解症（epidermolysis bullosa，EB）

这是一组遗传性大疱性皮肤病，根据水疱发生的部

位分类：①单纯型大疱性表皮松解症：最初的改变是基底细胞液化变性，是表皮内疱；②交界型大疱性表皮松解症：电镜示水疱位于透明板；③真皮型（营养不良型）大疱性表皮松解症：电镜下水疱位于致密板下带。

10.1.1.1　单纯型大疱性表皮松解症（epidermolysis bullosa simplex，EBS）

组织病理特点：图 10.1.1.1-1、2

- 在某些局部可见基底细胞层内裂隙，多数则为表皮下疱；
- 在水疱、裂隙的周围，可见基底细胞的液化变性，细胞彼此分离；
- 真皮乳头完整无损，很好地保持着其原有形态；
- 真皮浅层及疱内的炎性细胞很少、甚至没有。

组织学上，本病大多表现为表皮下疱。但本质上，本病多数是由于编码角蛋白 5 或 14 的基因发生突变，导致基底细胞结构蛋白张力微丝的缺陷，因此，最初的

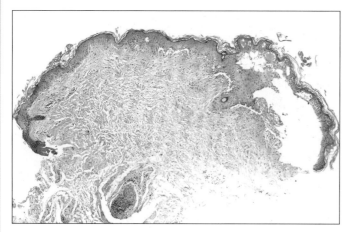

图 10.1.1.1-1　**单纯型大疱性表皮松解症**
表皮下疱，真皮内轻度炎症细胞浸润

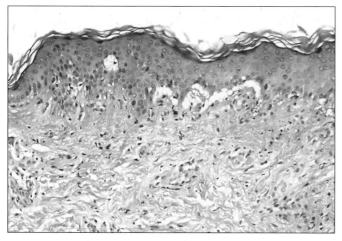

图 10.1.1.1-2　**单纯型大疱性表皮松解症**
表皮下疱，部分基底细胞空泡样变，真皮浅层轻度淋巴细胞浸润

病变表现为基底细胞液化变性，继之表皮与真皮分离，以 PAS 染色可见基底膜位于疱的真皮一侧。这种早期组织学改变容易在受到轻度创伤或摩擦后的皮损标本上见到，由于临床上大多取材自水疱部位，组织病理检查多呈表皮下疱改变。

临床特点：图 10.1.1.1-3、4

为常染色体显性遗传的先天性皮肤病。特征是生后或生后不久在摩擦或创伤部位如手足、肘膝等处出现水疱或大疱，愈后一般不留瘢痕，黏膜及指甲一般不受累。本病持续终生，随年龄增长而渐减轻。

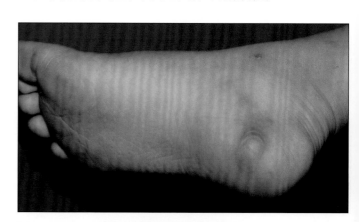

图 10.1.1.1-3　**单纯型大疱性表皮松解症**

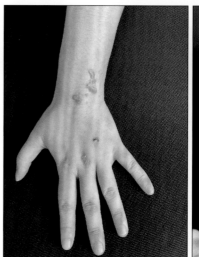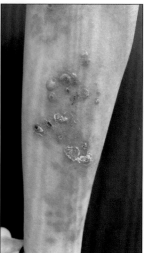

图 10.1.1.1-4　**单纯型大疱性表皮松解症**

10.1.1.2　交界型大疱性表皮松解症（junctional epidermolysis bullosa，JEB）

组织病理特点：

- 表皮下疱；
- 偶见基底层坏死的角质生成细胞；
- 真皮内炎症细胞很少或无。

临床特点：本病常在初生时就已存在，为广泛分布

的大疱及糜烂面，皮损愈合缓慢，患者大多于生后数日至数月内死亡。

我科曾见几例泛发性萎缩性良性大疱性表皮松解症（generalized atrophic benign epidermolysis bullosa，GABEB），是交界性大疱性表皮松解症的一种少见类型。表现较轻，属于非致死型。临床特点是秃发和水疱愈后皮肤萎缩（图10.1.1.2-1、2），无粟丘疹形成。

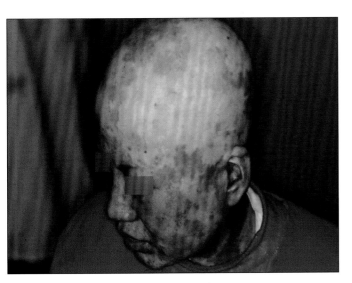

图 10.1.1.2-1　**交界型大疱性表皮松解症**
女性，29 岁

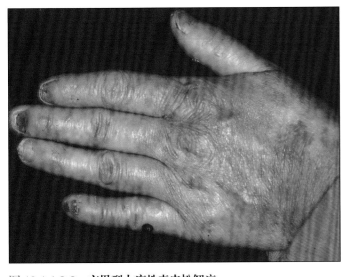

图 10.1.1.2-2　**交界型大疱性表皮松解症**
女性，29 岁

10.1.1.3　真皮型（营养不良型）大疱性表皮松解症（dystrophic epidermolysis bullosa，DEB）

组织病理特点： 图 10.1.1.3-1、2

- 表皮下疱，疱内常有红细胞；
- 真皮内炎症细胞很少或无；

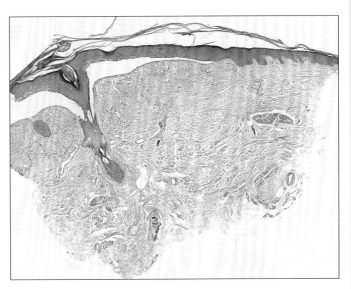

图 10.1.1.3-1　**真皮型大疱性表皮松解症**
表皮下疱，血管周围灶状炎症细胞浸润

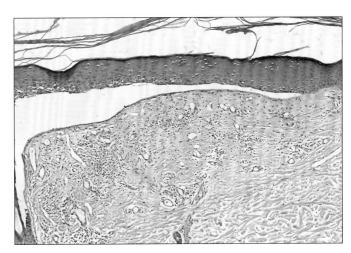

图 10.1.1.3-2　**真皮型大疱性表皮松解症**
表皮下疱，真皮浅层明显小血管增生，血管周围灶状淋巴细胞浸润

- 疱上方的表皮大致正常，疱下方的真皮乳头小血管增生。

电镜检查示水疱位于致密板下带，锚状纤维数量明显减少乃至缺如。

临床特点： DEB 在又分显性遗传及隐性遗传两个亚型。它们除了在遗传类型上不同外，临床表现上也不相同。显性型（图 10.1.1.3-3、4）的皮肤表现较轻，皮损以肢端及易受摩擦、创伤部位为主，大疱为张力性，疱液可呈血性，愈后形成轻度萎缩性瘢痕，表皮呈皱纹纸样。甲床受侵，指甲畸形或脱落，甲床上瘢痕形成。口腔黏膜常有损害，但较轻，患者的一般健康状况不受影响。隐性型（图 10.1.1.3-5、6）的临床表现严重，皮损广泛，除了肢端外，全身皮肤均易出现大疱、血疱及水疱破后的糜烂面，尼氏征阳性，愈后遗留瘢痕，其上皮

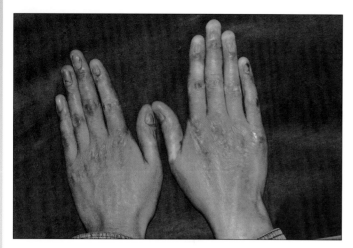

图 10.1.1.3-3　真皮型大疱性表皮松解症
男性，21 岁。显性遗传

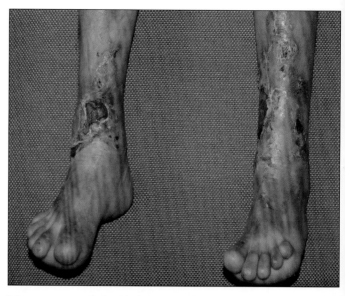

图 10.1.1.3-5　真皮型大疱性表皮松解症
隐性遗传

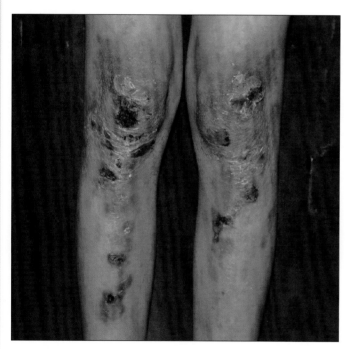

图 10.1.1.3-4　真皮型大疱性表皮松解症
女性，12 岁。显性遗传

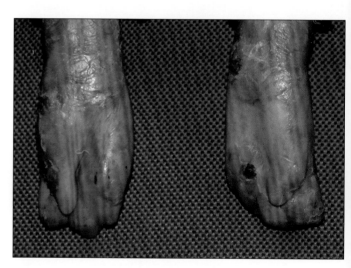

图 10.1.1.3-6　真皮型大疱性表皮松解症
隐性遗传

肤菲薄，成香烟纸样。在肢端形成的瘢痕可将手指、足趾融合。甲均脱落，黏膜亦明显受损，因瘢痕可使口腔活动受限，食管狭窄。患者的健康状况明显影响，发育受阻，常致早夭。

　　将营养不良型改为真皮型，理由有二。一是因为本病的发生是编码Ⅶ型胶原的基因突变，是遗传性皮肤病。营养不良型的命名易导致误解，认为本病系营养不良所致，其实本病的发生与营养状况毫不相关。二是因为这样更符合病理改变：本病疱发生在致密板下带，即为真皮内疱。

10.1.1.4　痒疹样型真皮性大疱性表皮松解症（dystrophic epidermolysis bullosa pruriginosa）

组织病理特点：图 10.1.1.4-1、2
- 角化亢进，粒层增厚，棘层轻度增生；
- 表皮下裂隙或表皮下疱；
- 真皮内炎症细胞有时很少，但有时也可出现多数淋巴细胞、嗜酸性粒细胞的浸润。

临床特点：图 10.1.1.4-3、4

除具有皮肤受摩擦、创伤部位易出疱、破溃外，在小腿胫前出现扁平丘疹或斑丘疹，自觉明显瘙痒是其特点，在临床上易误诊为痒疹或扁平苔藓。类似的皮疹还可出现在上肢及腰骶部。本型为常染色体显性遗传 DEB

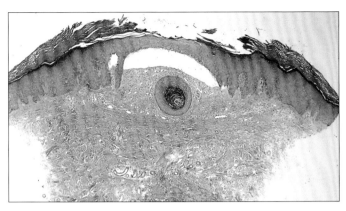

图 10.1.1.4-1　**痒疹样型大疱性表皮松解症**
表皮全层、尤其是角质层明显增厚。表皮下疱，真皮浅层小血管明显增生，粟丘疹形成，炎症细胞灶状浸润

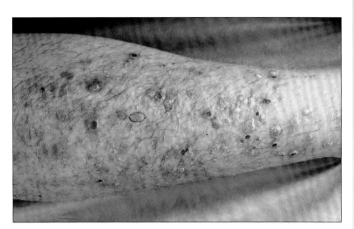

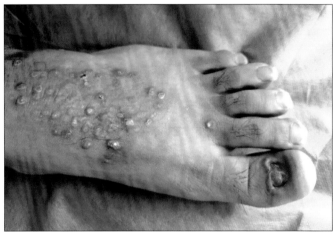

图 10.1.1.4-3　**痒疹样型真皮型大疱性表皮松解症**

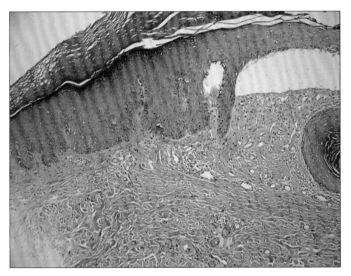

图 10.1.1.4-2　**痒疹样型大疱性表皮松解症**
表皮下疱，真皮乳头胶原粗厚、红染

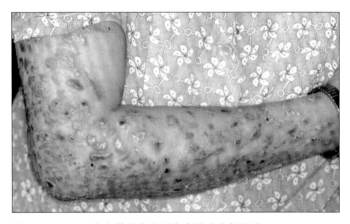

图 10.1.1.4-4　**痒疹样型真皮型大疱性表皮松解症**

的一个特殊类型，在东方人中较为常见。

尽管本组疾病的发病多数与炎症无关，但由于在某些部位反复发病，常继发各种炎症，因此临床实际切片中也时常有炎症细胞浸润，此时与后面要介绍的获得性表皮下大疱性皮肤病需要鉴别。

10.1.2　卟啉症（porphyrias）

卟啉症是一类少见代谢性疾病，病理上可出现表皮下水疱。各型卟啉病的病理表现相似，只是程度不同（详见 16.1）。

10.1.3　吸吮大疱（suction blister）

组织病理特点：

- 表皮下疱；
- 疱下真皮乳头完整；
- 炎症浸润细胞少或无。

吸吮大疱最初的组织学改变为表皮真皮界面空泡改变，这些空泡迅即融合成为表皮下裂隙，最终则成为表皮下疱。电镜检查示大疱位于透明板，有证据表明透明板是表皮真皮连结的薄弱部位，以 1M NaCl 处理皮肤即所称的盐裂技术，就是在透明板部位分离的。治疗白癜风的自体表皮移植采用负压吸引，就是在透明板部位分离而获得表皮的。

10.1.4　继发于缺氧或局部压力而出现的疱（blister secondary to hypoxia or local pressure）

组织病理特点：
- 表皮下疱，偶亦可见表皮内疱；
- 表皮坏死；
- 附属器上皮坏死，特别是外泌汗腺腺体及导管坏死，毛囊上皮也可坏死；
- 在坏死组织周围程度不等淋巴细胞、组织细胞及中性粒细胞浸润；
- 真皮内红细胞外渗；
- 皮下组织内可见局灶性坏死、水肿及急性炎症改变。

这类水疱常见于一氧化碳中毒、服用过量药物如巴比妥及中枢神经系统疾病等，患者缺氧或昏迷，在压迫部位先出现红斑，继之为水疱或大疱。组织学上为表皮下疱，特征性的改变是皮肤附属器如毛囊、外泌汗腺上皮的坏死，其中最早发生的是外泌汗腺腺体坏死，以后发生表皮坏死。

10.1.5　水肿性大疱（edema bullae）

组织病理特点：图 10.1.5-1、2
- 表皮海绵水肿；
- 真皮血管扩张伴水肿；
- 部分出现表皮下水疱；
- 真皮内少许炎症细胞。

临床特点：图 10.1.5-3

水疱、大疱通常发生于下肢尤其是小腿、足面和踝部，都是出现在慢性淋巴水肿急性加重的皮肤表面。水疱逐渐增大可至数厘米，疱壁紧张，不伴痒痛。水肿缓解后水疱可逐渐消退。

鉴别诊断：主要需要与类天疱疮鉴别。本病水疱都

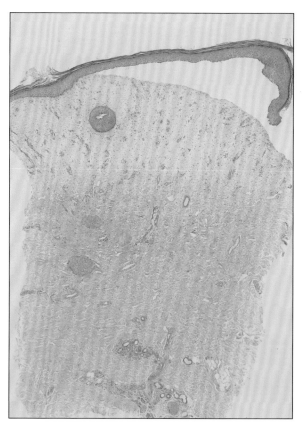

图 10.1.5-1　**水肿性大疱**
表皮下疱，真皮浅中层水肿，小血管增生扩张，炎症细胞稀疏

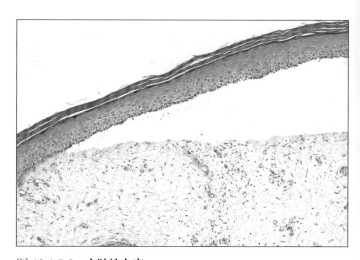

图 10.1.5-2　**水肿性大疱**
表皮下疱，真皮稀疏淋巴细胞、嗜酸性粒细胞浸润

发生在慢性水肿急性加重的皮肤基础上，并且没有明显瘙痒症状。通过组织病理无法与乏细胞浸润的类天疱疮鉴别，必要时可以通过直接免疫荧光鉴别。

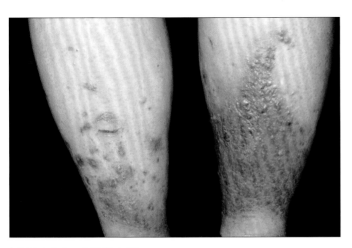

图 10.1.5-3　**水肿性大疱**

10.2　有炎症细胞浸润

若有炎症细胞浸润，则可根据浸润细胞的类型及浸润的深浅而进一步分类。

10.2.1　以淋巴组织细胞浸润为主（lymphocytes infitralim）

凡原发有基底细胞液化变性或坏死的病变，若界面的改变剧烈则均可出现表皮下疱。如属于浅层血管周围炎的多形红斑、中毒性表皮坏死松解症、大疱性扁平苔藓、大疱性固定药疹；属于浅层及深层血管周围炎的红斑狼疮、急性痘疮样苔藓样糠疹等，这些病都在前几章作了介绍，此处不再重复。

10.2.2　以嗜酸性粒细胞浸润为主（eosinophic infitralim）

10.2.2.1　大疱性类天疱疮（bullous pemphigoid, BP）

组织病理特点：图 10.2.2.1-1、2、3、4、5、6、7
- 表皮下疱，疱顶表皮大致正常，疱内有嗜酸性粒细胞；
- 真皮乳头水肿；
- 真皮浅层血管周围及乳头有淋巴细胞及数量不等嗜酸性粒细胞浸润，可能有少数中性粒细胞。

BP 是以有嗜酸性粒细胞浸润为特点的表皮下疱，浸润细胞包括淋巴细胞、组织细胞，嗜酸性粒细胞及中

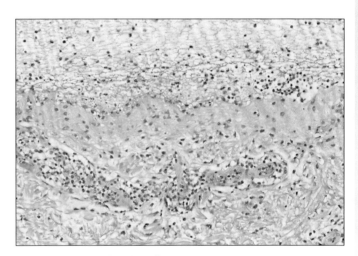

图 10.2.2.1-1　**大疱性类天疱疮**
表皮下疱，疱顶表皮完整

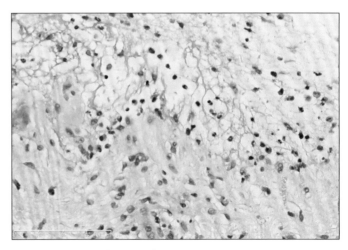

图 10.2.2.1-2　**大疱性类天疱疮**
水疱和真皮内明显嗜酸性粒细胞浸润

图 10.2.2.1-3　**大疱性类天疱疮**
真皮乳头水肿，明显嗜酸性粒细胞浸润

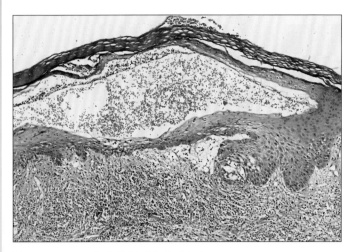

图 10.2.2.1-4　**大疱性类天疱疮再生疱**
水疱处已有新生上皮出现，但陈旧性上皮未脱落，容易误诊为表皮内水疱，实则为表皮下疱，真皮内淋巴细胞和嗜酸性粒细胞浸润

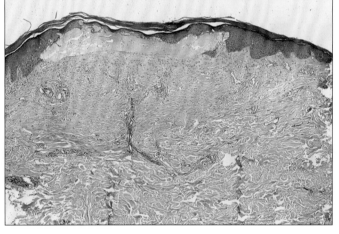

图 10.2.2.1-5　**结节性类天疱疮**
表皮下水疱，真皮浅中层炎症细胞浸润

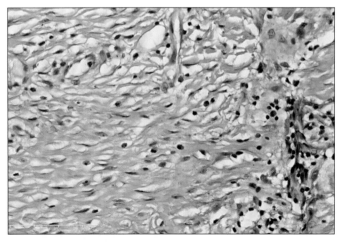

图 10.2.2.1-6　**结节性类天疱疮**
真皮内淋巴细胞及明显嗜酸性粒细胞浸润

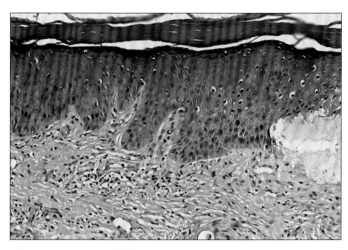

图 10.2.2.1-7　**结节性类天疱疮**
角化亢进，表皮增厚，表皮下疱，真皮嗜酸性粒细胞浸润

性粒细胞。其中嗜酸性粒细胞的存在是诊断的要点。类天疱疮疱内及疱下真皮内可有中性粒细胞浸润，但数量远较嗜酸性粒细胞为少，这也是类天疱疮与以中性粒细胞浸润为主的如疱疹样皮炎等的鉴别诊断要点。

　　BP 真皮浅层炎症浸润细胞的数量可多可少。若有多数炎症细胞浸润，其中有较多嗜酸性粒细胞，则诊断一般是不困难的。若炎症浸润细胞很稀疏，则应与前述的大疱性表皮松解症及迟发性皮肤卟啉症作鉴别。

　　大疱性类天疱疮红斑损害：图 10.2.2.1-8、9、10
- 真皮乳头及浅层血管丛周围淋巴细胞及数量不等嗜酸性粒细胞浸润；
- 真皮乳头血管扩张，高度水肿，淡染；
- 有时嗜酸性粒细胞侵入表皮，出现嗜酸性海绵水肿。

　　诊断线索是真皮乳头的水肿和真皮内嗜酸性粒细胞浸润。若标本取材于 50 岁以上的中老年人，出现上述组

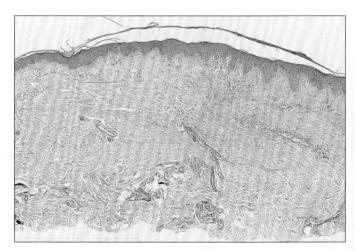

图 10.2.2.1-8　**类天疱疮早期**
浅层血管周围炎

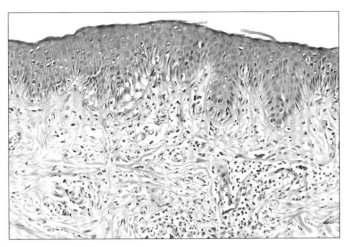

图 10.2.2.1-9　**类天疱疮早期**
部分基底细胞水肿，真皮乳头嗜酸性粒细胞浸润

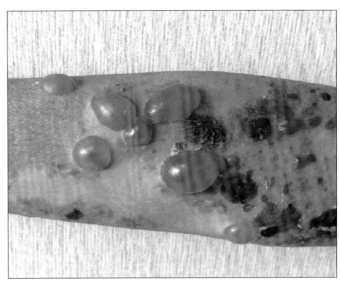

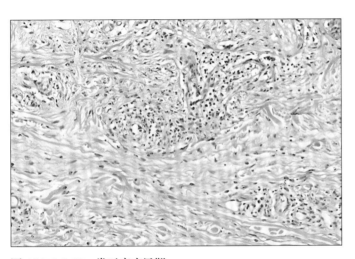

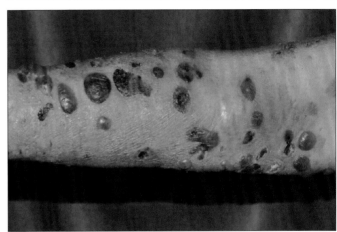

图 10.2.2.1-11　**大疱性类天疱疮**

图 10.2.2.1-10　**类天疱疮早期**
真皮明显嗜酸性粒细胞浸润

织学改变，应建议临床医师进一步取材作免疫学检查。

临床特点：图 10.2.2.1-11、12、13、14

多见于 50 岁以上的中老年人，基本损害为张力性大疱、疱壁厚、尼氏征阴性。水疱常在红斑基础上发生，皮疹以胸、腹及四肢屈侧较多见。少数病例（约1/4）可出现黏膜损害。

类天疱疮早期表现多种多样，如湿疹样、结节痒疹样、多形红斑样、药疹样等，不易消退，自觉瘙痒。此时取材并不能见到表皮下疱，而是如上的组织改变。此改变虽非特异性，但有很大辅助诊断价值，患者应进一步做直接及间接免疫荧光检查，或血清学检查患者的自身抗体如 BP180、BP230 以确诊。

随着我国人口老龄化，类天疱疮患者日益增多，对六七十岁以上老人，躯干、四肢发生不易消退的水肿性红斑、丘疹，常规治疗无明显效果的，建议做病理检查

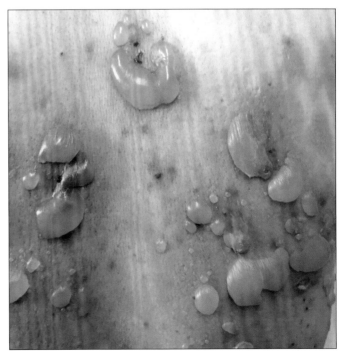

图 10.2.2.1-12　**大疱性类天疱疮**

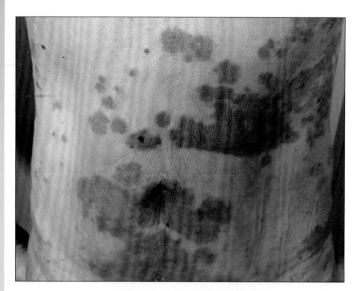

图 10.2.2.1-13　**大疱性类天疱疮早期的浮肿性红斑**

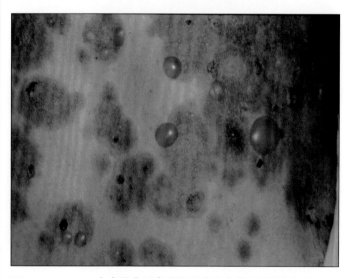

图 10.2.2.1-14　**大疱性类天疱疮的张力性大疱及浮肿性红斑**

及疱病血清学检查，对本病的早期诊断、早期治疗是非常重要的。

实验室检查：取红斑性损害或疱周正常皮肤做直接免疫荧光检查示基底膜带线状荧光，系 IgG、C3 等的沉积所致。间接免疫荧光 70% 患者示血清中有抗基膜带抗体。血清中可检测到 BP180 和 BP230 抗体的存在。电镜示大疱位于基底细胞浆膜与致密板之间，免疫电镜示免疫球蛋白沉积在透明板。

鉴别诊断：对在真皮浅层仅少许炎症细胞浸润的病例，应注意与先天性大疱性表皮松解症及迟发性皮肤卟啉症相鉴别。鉴别一靠临床资料，二靠免疫学检查，类天疱疮在基底膜带有线状荧光，而后二者为阴性结果。

BP 还应与获得性大疱性表皮松解症（EBA）相鉴别。一般来说，EBA 的皮损常与创伤有关，好发于肢端及肘膝伸侧，组织病理学上为表皮下疱，有稀疏淋巴细胞或以中性粒细胞为主的浸润，以此易与 BP 相鉴别。少数 EBA 病例皮损可泛发，真皮内有嗜酸性粒细胞浸润，加之免疫荧光检查均示基底膜带线状荧光，鉴别较难。在这种情况下，可以 1M NaCl 盐裂皮肤为底物做直接免疫荧光检查，类天疱疮示分离皮肤表皮侧荧光，而 EBA 示分离皮肤真皮侧荧光；以免疫电镜检查示类天疱疮时免疫球蛋白沉积部位在基底膜的透明板，而 EBA 是在致密板及以下部位。当然，如果患者的血清中存在类天疱疮的特异抗体（BP180\BP230）则考虑类天疱疮，如果存在抗 VII 胶原的抗体则考虑 EBA。

10.2.2.2　扁平苔藓类天疱疮（lichen planus pemphigoid）

组织病理特点：

- 表皮颗粒层楔形增厚；
- 基底细胞液化变性，表皮下水疱形成；
- 真皮内数量不等的淋巴细胞和嗜酸性粒细胞浸润。

临床特点：通常在典型的扁平苔藓的皮疹基础上出现疱壁紧张的水疱、大疱，也有水疱大疱出现在水肿性红斑上或者正常皮肤上。四肢常见，也可泛发全身。

实验室检查：取水疱旁正常皮肤做直接免疫荧光检查，示基底膜带 IgG、C3 沉积形成的线状荧光。间接免疫荧光 50% 患者示血清中有抗基膜带 IgG 抗体。患者血清中可检测到 BP180 和 BP230 抗体。

鉴别诊断：本病最需要与水疱型扁平苔藓鉴别。水疱型扁平苔藓的水疱都出现在典型的扁平苔藓的皮疹基础上，一般没有水肿性红斑，并且组织病理上真皮的炎症细胞以淋巴细胞浸润为主，极难见到嗜酸性粒细胞。最关键的鉴别点还是免疫学的检查结果，扁平苔藓类天疱疮无论在皮损处还是血清中均存在类天疱疮相关的抗体，而水疱型扁平苔藓则都是阴性的。

10.2.2.3　妊娠疱疹（herpes gestationis）也称为妊娠类天疱疮

组织病理特点：

- 表皮下疱，偶可见表皮内海绵水肿性水疱；
- 基底细胞空泡改变，基底层有坏死角质形成细胞；
- 真皮浅层，有时深层血管丛周围淋巴组织细胞浸润，还有多数嗜酸性粒细胞，偶见中性粒细胞；
- 真皮乳头明显水肿，使乳头呈泪滴状；在有的乳头顶上可见嗜酸性粒细胞的集聚。

组织学上妊娠疱疹的疱为表皮下疱，真皮乳头水肿，有多数嗜酸性粒细胞浸润。水肿性红斑样损害的组织学改变为浅层、有时深层血管丛周围中等致密混合类型炎症细胞，包括淋巴细胞、组织细胞及嗜酸性粒细胞的浸润；真皮乳头水肿；真皮乳头顶上方的基底细胞坏死，表皮有海绵水肿；在表皮内、特别是海绵水肿灶内可见嗜酸性粒细胞浸润，有的病例，还可见少数中性粒细胞的浸润。真皮乳头高度水肿，成为泪滴状，内有嗜酸性粒细胞积聚，其上方表皮基底细胞坏死是妊娠疱疹颇具特征性的改变。

临床特点：见于妊娠期妇女，常在妊娠 4～6 月时出现，皮疹呈多形性，有红斑、水疱、大疱等伴剧烈瘙痒。产后可自然缓解，但常在下次妊娠时复发。偶尔在新生儿的皮肤上亦出现水疱大疱，这种皮疹在生后数周即消退，且不会复发。母亲及新生儿皮疹的临床、组织学及免疫学表现是相同的。

实验室检查：取皮损做直接免疫荧光检查示基底膜带补体 C3 线状沉积，有时还有 Clq、备解素及 IgG 沉积。以患者血清作间接免疫荧光检查（补体法），则示血清中有妊娠疱疹因子（HG 因子），该因子具有很强结合补体的能力。免疫电镜示 IgG 及 C3 沉积在基底膜的透明板。

10.2.2.4　昆虫叮咬所致大疱（bulls caused by insect bites）

组织病理特点：图 10.2.2.4-1、2、3

一般为表皮内疱，系细胞间水肿所致，偶尔也可为表皮下疱，那是继发于真皮乳头的高度水肿。

判断虫咬皮炎的线索：（1）炎性浸润常呈楔形，上宽下窄；（2）有嗜酸性粒细胞浸润，它们不仅在疱内、

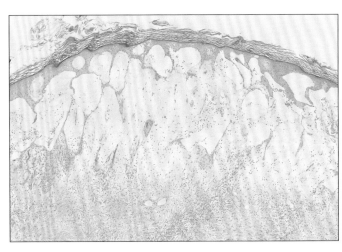

图 10.2.2.4-2　**虫咬皮炎**
真皮乳头高度水肿形成表皮下水疱

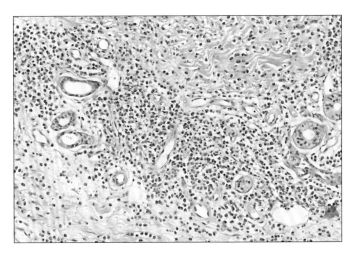

图 10.2.2.4-3　**虫咬皮炎**
真皮内大量嗜酸性粒细胞浸润

血管周围，还在胶原束之间，偶尔还可见于皮下组织（详见 7.3.1）。

临床特点：图 10.2.2.4-4

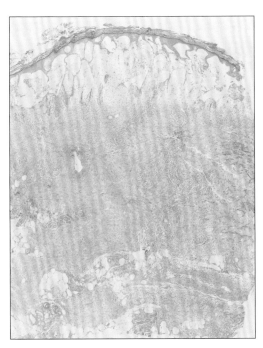

图 10.2.2.4-1　**虫咬皮炎**
真皮乳头高度水肿，真皮全层大量炎症细胞浸润

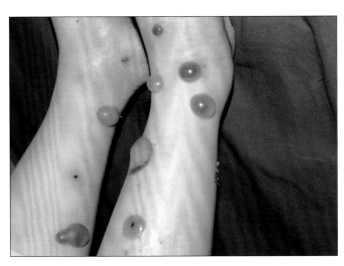

图 10.2.2.4-4　**昆虫叮咬所致大疱**

为张力性大疱，单发或多发。多见于儿童及年轻女性，在春夏季昆虫滋生的季节，暴露部位如小腿远端常见。可伴有昆虫叮咬的其他皮疹，自觉瘙痒。

10.2.3　以中性粒细胞浸润为主（neutrophil infiltration）

10.2.3.1　疱疹样皮炎（dermatitis herpetiformis，DH）

组织病理特点： 图 10.2.3.1-1、2
- 表皮下疱；
- 在真皮乳头顶部有多数中性粒细胞及核尘构成微脓肿，微脓肿与其上表皮间有裂隙；
- 真皮乳头水肿，乳头内胶原嗜碱性变性；
- 浅层血管丛周围淋巴细胞及中性粒细胞浸润，在后

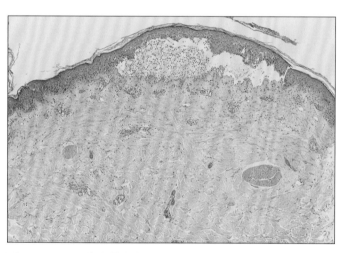

图 10.2.3.1-1　**疱疹样皮炎**
表皮下疱，真皮浅层多数炎症细胞浸润

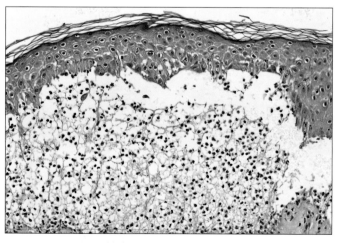

图 10.2.3.1-2　**疱疹样皮炎**
真皮乳头大量中性粒细胞浸润

期损害的真皮乳头内有嗜酸性粒细胞浸润；
- 在表皮下裂隙及水疱内常有纤维素；
- 在疱顶的表皮下层，偶可见单个或成群的棘层松解细胞；
- 常可见坏死的基底细胞。

疱疹样皮炎的诊断要点是具有多数中性粒细胞的表皮下疱，这是它与以嗜酸性粒细胞浸润为特点的大疱性类天疱疮的主要区别。在疱疹样皮炎的早期，临床上为红斑或丘疹，此时组织切片上并无表皮下疱，而是以真皮乳头顶部多数中性粒细胞的集聚（数量多时称为"脓肿"）为特点，同时可见核尘、纤维素的沉积及胶原的嗜碱变性，在乳头顶部与表皮间常出现裂隙，这个改变对疱疹样皮炎来说是颇具特征性的。即使在表皮下大疱形成的病例，在大疱两侧的乳头也常可见到以上的改变。除了乳头顶部，浅层血管丛周围也可见包括中性粒细胞在内的混合类型炎症细胞浸润，有时还可见嗜酸性粒细胞。

在疱疹样皮炎的疱顶或裂隙顶部，常可见坏死的角质形成细胞及单个或成群的棘层松解细胞，它们的出现可能与乳头顶部多数中性粒细胞的集聚有关，后者释出的溶酶体酶造成角质形成细胞间黏合的丧失，从而出现松解及坏死的细胞。所以说，棘层松解细胞并不是天疱疮、家族性良性天疱疮的特征性改变，它们也可见于表皮下疱，如上述疱疹样皮炎，这些病变时棘层松解细胞的出现都与大量中性粒细胞浸润及所释放的溶酶体酶有关。

疱疹样皮炎患者大多伴有谷胶（又称麦胶，俗称面筋）敏感性肠病，取空肠黏膜活检，可见肠黏膜绒毛萎缩变平，上皮内有淋巴细胞及浆细胞浸润。

临床特点： 图 10.2.3.1-3、4

患者以中青年居多。皮疹呈多形性，有红斑、丘疹及水疱。疱直径约 0.5 cm，壁厚有张力，不易破溃，尼氏征阴性。有的水疱排列成环状。好发于四肢伸侧、肩背部及臀部。瘙痒剧烈，病程慢性。

实验室检查： 皮损直接免疫荧光检查示真皮乳头颗粒状 IgA 沉积，有的病例在基底膜带亦可见颗粒状荧光，间接免疫荧光检查 70% 病例有循环 IgA 类抗体，免疫电镜示 IgA 主要沉积在基底板下方。

鉴别诊断： 本病无论从临床还是组织学上均应与大疱性类天疱疮相鉴别。因为两者都是表皮下疱，临床上均为厚壁的张力性疱，尼氏征阴性。但疱疹样皮炎好发于青壮年，皮疹多形性，以 0.5 cm 左右大小的水疱为多见，有的呈环形排列，瘙痒剧烈。大疱性类天疱疮以中

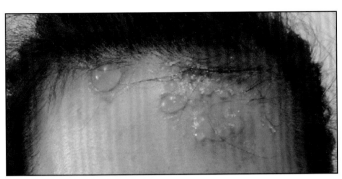

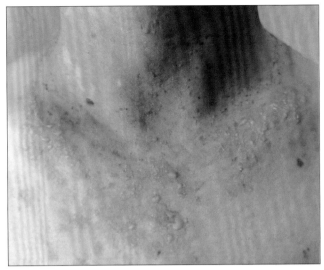

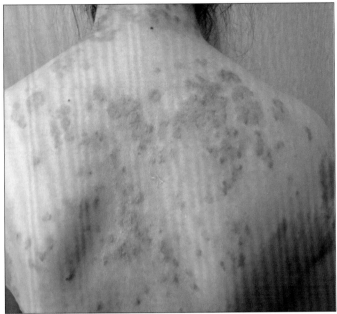

图 10.2.3.1-3　**疱疹样皮炎**

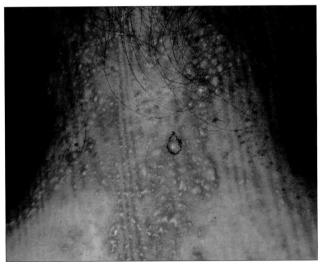

图 10.2.3.1-4　**疱疹样皮炎**

老年患者居多，疱较大，可如鸽蛋大小，常在红斑基础上出现，瘙痒程度不一，一般不如疱疹样皮炎剧烈。组织学上疱疹样皮炎以多数中性粒细胞浸润，特别是乳头顶部的中性粒细胞脓肿为其特点，大疱性类天疱疮则以具有嗜酸性粒细胞浸润为特点。若疱疹样皮炎有多数嗜酸性粒细胞浸润，而类天疱疮出现多数中性粒细胞浸润，则两者的鉴别较为困难。需要依靠免疫荧光检查，取皮损周围皮肤做直接免疫荧光检查，疱疹样皮炎为乳头顶部及基底膜带颗粒状 IgA 沉积，大疱性类天疱疮则为基底膜带线状 IgG 及 C3 的沉积。间接免疫荧光检查疱疹样皮炎为 IgA 类抗体，而类天疱疮为 IgG 类抗基底膜带的自身抗体。总之，综合临床、组织病理学及免疫荧光检查，两者的鉴别是不困难的。

10.2.3.2　线状 IgA 大疱性皮病（linear IgA bullous dermatosis，LABD）

组织病理特点：图 10.2.3.2-1、2、3

- 表皮下疱；
- 疱内及真皮浅层可见中性粒细胞及淋巴组织细胞浸润；
- 有的病例真皮乳头顶部可见中性粒细胞集聚而成的微脓肿，与疱疹样皮炎相似；
- 少数病例在真皮浅层可见嗜酸性粒细胞浸润，与类天疱疮相似。

LABD 是在 20 世纪 70 年代提出的，以水疱周围皮肤直接做免疫荧光检查显示基底膜带有线状均质的 IgA 沉积为特点。最初认为本病仅见于儿童，故又称儿童良性慢性大疱性皮肤病，以后发现不仅儿童，成人亦有此病。发生在成人的线状 IgA 大疱性皮肤病以往都认为是

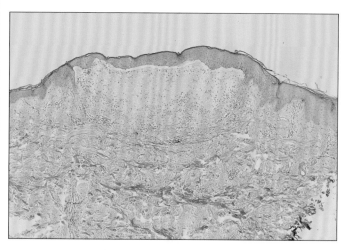

图 10.2.3.2-1　线状 IgA 大疱性皮病
表皮下疱，真皮浅层明显炎症细胞浸润

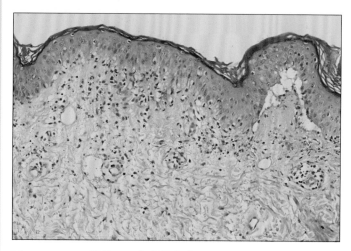

图 10.2.3.2-2　线状 IgA 大疱性皮病
真皮浅层、靠近表皮处中性粒细胞浸润为本病特点

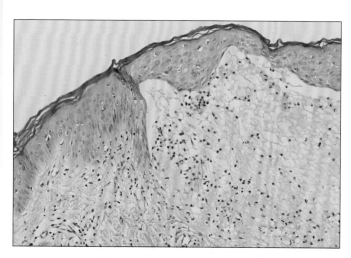

图 10.2.3.2-3　线状 IgA 大疱性皮病
真皮乳头大量中性粒细胞集聚成，间有个别嗜酸性粒细胞

疱疹样皮炎。如前节所述，疱疹样皮炎时为乳头顶部及基底膜带颗粒状 IgA 沉积，出现这型沉积的患者都伴发谷胶敏感性肠病，空肠黏膜有萎缩改变。而呈线状 IgA 沉积的则无谷胶敏感性肠病，亦无空肠黏膜的改变，因此目前将基底出现线状 IgA 沉积的病例均归入"线状 IgA 大疱性皮肤病"。

临床特点：图 10.2.3.2-4、5、6

为张力性水疱，疱壁厚，尼氏征阴性。疱在外观正常或在红斑基础上发生，瘙痒较轻。儿童 LABD 皮疹好发于面部，特别是口周、股内侧和生殖器周围，皮疹常呈弧形红斑，边缘出现水疱。少数病例有黏膜损害。

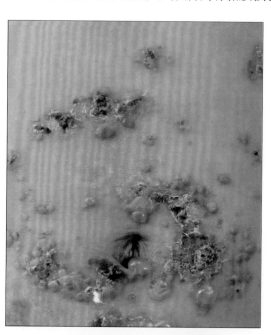

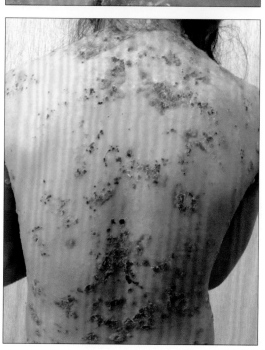

图 10.2.3.2-4　线状 IgA 大疱性皮病

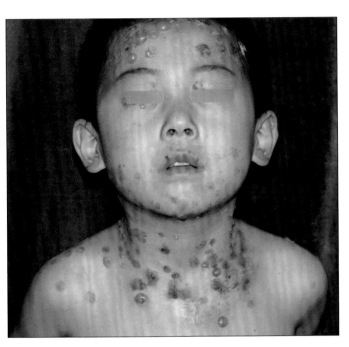

图 10.2.3.2-5 **线状 IgA 大疱性皮病**

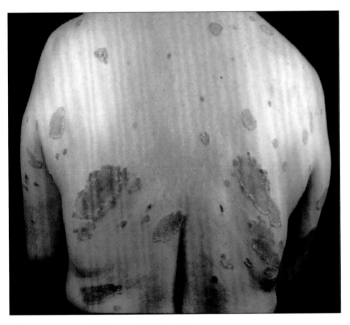

图 10.2.3.2-6 **线状 IgA 大疱性皮病**

实验室检查：直接免疫荧光检查示基底膜带有均质型线状 IgA 沉积，这是诊断 LABD 最关键的条件，间接免疫荧光检查部分病例示血清中有循环 IgA 抗体。

鉴别诊断：本病无论在临床上还是组织学上，都应与疱疹样皮炎或类天疱疮相鉴别，关键是皮肤直接免疫荧光检查，本病为基底膜带线状均质 IgA 沉积，类天疱疮为线状 IgG 沉积，而疱疹样皮疹为基底膜带或真皮乳头顶部颗粒状 IgA 沉积。

10.2.3.3 获得性大疱性表皮松解症（epidermolysis bullosa acquisita，EBA）

组织病理特点：图 10.2.3.3-1、2、3

- 表皮下疱；
- 疱内及与疱相邻的乳头内有中性粒细胞及淋巴细胞为主浸润；
- 真皮浅层血管周围稀疏以淋巴细胞为主的浸润；
- 若取材自肢端，可见角质层增厚。

中性粒细胞为主浸润是本病的一个特点，也是组织病理上与大疱性类天疱疮相鉴别的要点，后者在疱内及浅层血管周围以嗜酸性粒细胞浸润为主。

临床特点：图 10.2.3.3-4、5、6

本病为获得性，无家族发病史。以成年发病居多，也可在儿童发病。表现为皮肤脆性增加，在创伤部位

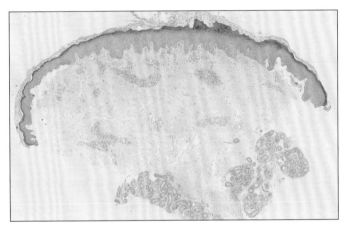

图 10.2.3.3-1 **获得性大疱性表皮松解症**
表皮下裂隙。角质层增厚，表明皮损取材自肢端

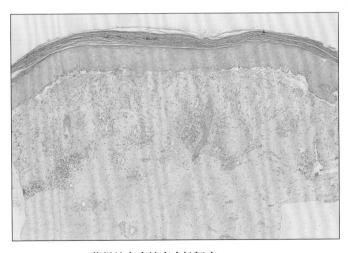

图 10.2.3.3-2 **获得性大疱性表皮松解症**
角化亢进、表皮增厚，表明皮损取材自肢端。表皮下裂隙，真皮浅层小血管增生，血管周围炎症细胞浸润

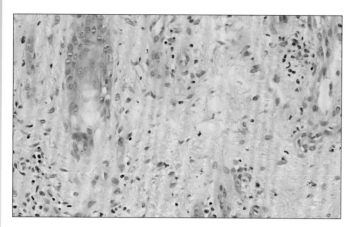

图 10.2.3.3-3   **获得性大疱性表皮松解症**
真皮内淋巴细胞、中性粒细胞浸润

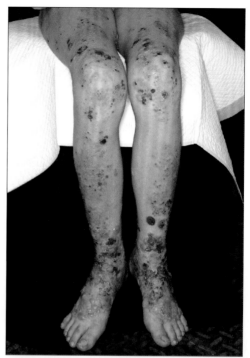

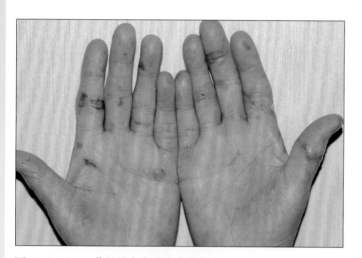

图 10.2.3.3-4   **获得性大疱性表皮松解症**

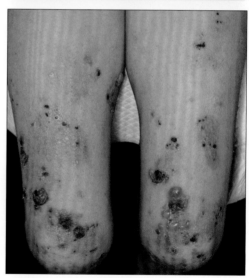

出现水疱及糜烂，水疱为张力性，尼氏征阴性，好发
于肘膝伸侧及手足背，也可泛发全身，愈后常有瘢痕和
（或）粟丘疹。

图 10.2.3.3-5   **获得性大疱性表皮松解症（男性，8 岁）**

实验室检查：电镜检查水疱在基底膜致密板下方。
取大疱周围皮肤做直接免疫荧光（DIF）检查示 IgG、
C3 沉积在基底膜带，呈均一线状较宽的荧光带。取患
者的外周血作间接免疫荧光（IIF）检查，20% ～ 60%
患者有循环抗基底膜带抗体。以 1M Nacl 处理的盐裂皮
肤为底物作免疫荧光检查可提高检出的阳性率，也有助
于区别 BP 及本病，BP 的荧光在盐裂皮肤的表皮侧，而
EBA 的荧光在盐裂皮肤的真皮侧。

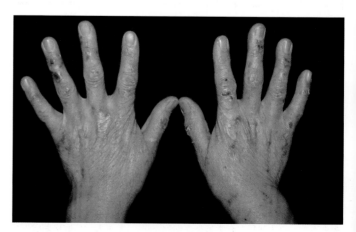

图 10.2.3.3-6   **获得性大疱性表皮松解症**

10.2.3.4 黏膜类天疱疮（mucous membrane pemphigoid，MMP）

组织病理特点：图 10.2.3.4-1、2

- 表皮下疱；
- 疱液及真皮乳头内有淋巴细胞和中性粒细胞浸润；
- 浅层血管丛周围淋巴细胞及中性粒细胞浸润，偶见嗜酸性粒细胞。

本病虽然亦称类天疱疮，但无论在临床上还是组织学上，均与类天疱疮很不相同。类天疱疮时很少有黏膜损害，而黏膜类天疱疮的损害以黏膜、特别是眼结膜及口腔黏膜的损害为主，且愈后遗留瘢痕。组织学上类天疱疮常有多数嗜酸性粒细胞浸润，而黏膜类天疱疮多数为淋巴细胞和中性粒细胞浸润。

临床特点：图 10.2.3.4-3、4、5

损害主要发生在黏膜部位，特别是眼结膜及口腔黏膜，可见水疱、糜烂或浅溃疡，愈后有瘢痕形成。发生在眼结膜者，由于反复发作，可导致睑结膜粘连、角膜损害而失明。其他的黏膜部位也可受累，如外阴、气道、食道等。少数患者有皮肤损害，易发生在头面颈部。

实验室检查：皮损直接免疫荧光检查示基底膜带有线状 IgG 及 C3 沉积，间接免疫荧光检查仅个别阳性，

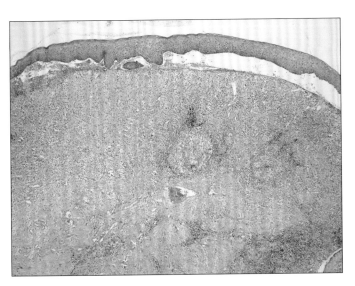

图 10.2.3.4-1　黏膜类天疱疮
取材自黏膜。表皮下疱，疱内多数红细胞。（北京大学口腔医院病理科高岩医生提供）

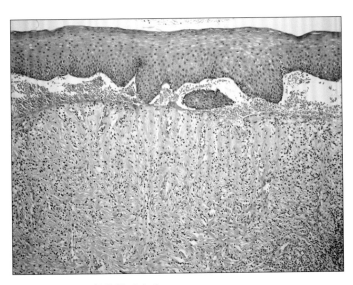

图 10.2.3.4-2　黏膜类天疱疮
表皮下疱，真皮浅层混合类型炎症细胞浸润。（北京大学口腔医院病理科高岩医生提供）

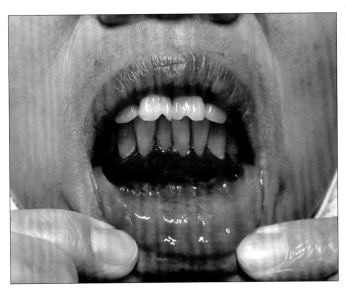

图 10.2.3.4-3　黏膜类天疱疮

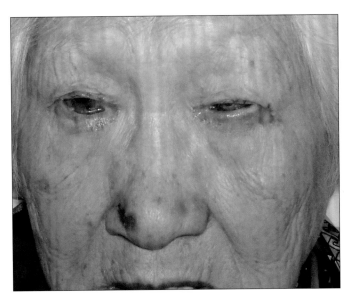

图 10.2.3.4-4　黏膜类天疱疮

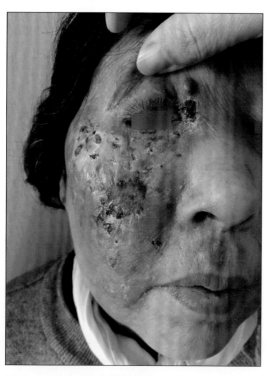

图 10.2.3.4-5　**黏膜类天疱疮**

且滴度较低。

10.2.3.5　大疱性系统性红斑狼疮（bullous systemic lupus erythematosus，BSLE）

详见第 7 章（7.2.7）

10.2.4　以肥大细胞浸润为主（mast cell infiltration）

大疱性色素性荨麻疹（bullous urticaria pigmentosa）见（27.3）。

（陈喜雪）

11

毛囊炎及毛囊周围炎

毛囊炎是指毛囊上皮内有炎症细胞浸润。毛囊周围炎则是指毛囊周围结缔组织中血管周围有炎症细胞浸润。无论是毛囊炎还是毛囊周围炎，可以是感染性的，也可以是非感染性的。一般来说，毛囊炎以感染性的多见，浸润细胞常以中性粒细胞为主，如毛囊炎、疖肿等；毛囊周围炎则以非感染性的多见，浸润细胞以淋巴细胞

及组织细胞为主，如毛囊性扁平苔藓、发生在头皮的盘状红斑狼疮等。

除掌跖、指趾末节背面、唇红区、龟头及大小阴唇内侧等部位，毛囊遍布全身。在不同部位，毛囊的大小与形状各不相同；在头皮，毛囊长而宽，毛球深达皮下脂肪，毛囊中为粗而黑的终毛；在成人面中部，特别是

鼻或鼻旁，毛囊短而宽、毛囊漏斗部宽，开口大，中央有毳毛通过，周围有丰富的皮脂腺；四肢的毛囊短而细。组织学上，毛囊分漏斗部、峡部及毛囊下部。皮脂腺导管开口于漏斗部，为漏斗部与峡部的分界，立毛肌附着于毛囊峡部，为峡部与毛囊下部的分界。毛囊受到炎症破坏时，立毛肌一般仍然存在，由此可发现毛囊被破坏后纤维化的残迹。毛囊漏斗部上皮与表皮无异，同样有角层、粒层、棘层及基层，角质层呈网篮状。

毛囊漏斗部可发生不正常角化，而不伴炎症。如粉刺及粟丘疹就是在毛囊漏斗部有成层的正角化细胞；毛囊角化症时可在毛囊漏斗部见到角化不全栓；扁平苔藓及盘状红斑狼疮时毛囊同为正角化栓；而在毛发红糠疹时，则为角化不全及正角化相互交叉存在的角栓。

在毛囊开口内有时可见一些正常寄生的微生物，如马拉色菌、毛囊虫（一种蠕形螨）等，后者在鼻及鼻周的毛囊漏斗部中尤其易见到。有时在毛囊炎及毛囊周围炎的漏斗部见到多数上述微生物，它们可能是正常寄生的微生物，而非造成毛囊炎症的原因。

11.1　毛囊炎

凡毛囊上皮内有炎症细胞浸润的称为毛囊炎。

按毛囊炎症细胞浸润的深浅可将毛囊炎分为浅表性和深在性两类；按引起毛囊炎的原因可分为感染性和非感染性两类；按病程又有急性、慢性之分。

11.1.1　浅表感染性毛囊炎（superficial infectious folliculitis）

这类毛囊炎的炎症细胞仅限于毛囊漏斗部，致病原可以是细菌、真菌或病毒，以金黄色葡萄球菌引起的最为常见。临床上为与毛囊一致的丘疹、脓疱，无明显自觉症状，愈后不留瘢痕，病程大多急性。

组织学改变具有以下共同的特点：图 11.1.1-1、2
- 毛囊漏斗部数量不等中性粒细胞浸润；
- 毛囊漏斗部周围、浅层血管丛周围有以中性粒细胞为主的浸润，还有淋巴细胞、组织细胞，偶可见嗜酸性粒细胞及浆细胞的浸润；
- 有时炎症可致毛囊漏斗部破裂；
- 在病变部位，特别在脓液中可找到病原菌。必要时需作特殊染色。

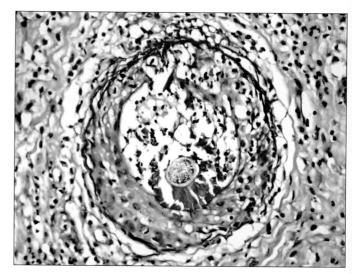

图 11.1.1.-1　**浅表感染性毛囊炎**
毛囊壁及毛囊内多数嗜中性粒细胞浸润。中央为毛干

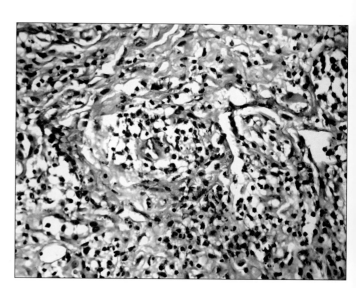

图 11.1.1-2　**浅表感染性毛囊炎**
毛囊周围组织中可见以嗜中性粒细胞为主的炎性浸润

11.1.1.1　急性浅表性毛囊炎（acute superficial folliculitis）

此病又称毛囊性脓疱病（follicular impetigo）

组织病理特点：
- 毛囊口角层下脓疱，脓疱内为多数中性粒细胞及坏死上皮细胞等；
- 脓疱周围表皮细胞间水肿；
- 真皮浅层血管周围以中性粒细胞为主的炎性浸润；
- 致病原大多为金黄色葡萄球菌，以 Gram 染色可在脓液中找到病原菌。

临床特点：图 11.1.1.1

为与毛囊开口一致的表浅针帽大小脓疱，中央可见一毛穿过，四周绕以红晕，一般经数天可愈，不留瘢

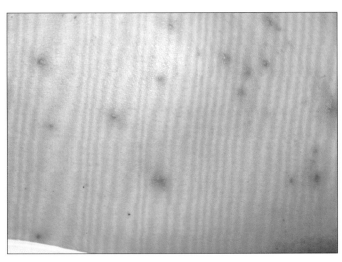

图 11.1.1.1　**急性浅表性毛囊炎**

痕，好发于头面部及四肢。

11.1.1.2　皮肤癣菌性毛囊炎（dermatophytic folliculitis）

组织病理特点：

- 毛囊漏斗部上皮内淋巴细胞、中性粒细胞浸润；
- 炎症可导致毛囊破裂，破裂毛囊周围可见异物巨细胞；
- 在毛囊的角质层，包括毛干、毛根鞘及毛囊漏斗部角层内找到孢子和（或）菌丝，PAS 染色可更清楚的显示孢子或菌丝；
- 毛囊周围真皮内炎细胞浸润。

临床特点：图 11.1.1.2

为浅表化脓性毛囊炎，由亲动物的表皮癣菌如狗小孢子菌感染所致，可合并化脓菌感染。体癣及念珠菌感染时的炎症常较显著，可误诊为湿疹。取皮屑作真菌检查可明确诊断。

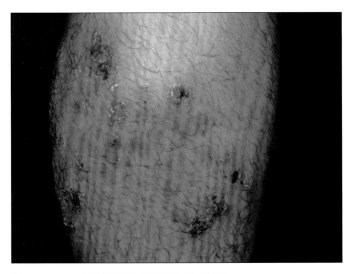

图 11.1.1.2　**皮肤癣菌性毛囊炎及浅表感染**

11.1.1.3　马拉色菌性毛囊炎（Pityrosporum folliculitis）

组织病理特点：图 11.1.1.3-1、2、3

- 病变毛囊口扩大，内有角质物及碎屑构成的栓；
- 毛囊漏斗部上皮内以淋巴细胞为主浸润，从脓疱处取材则为中性粒细胞为主浸润；
- 有时可见毛囊上皮破裂，在破裂部位真皮内有嗜碱性碎片、角质物、淋巴细胞及中性粒细胞浸润，还可见异物巨细胞；
- 毛囊周围真皮内炎细胞浸润；
- 以 PAS 或环六甲基四胺银染色，可见毛囊内马拉色菌。

临床特点：图 11.1.1.3-4、5

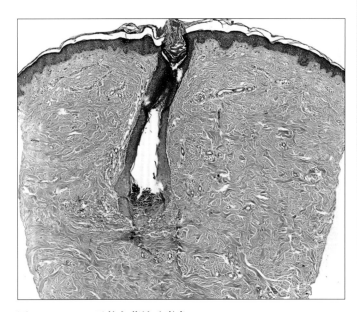

图 11.1.1.3-1　**马拉色菌性毛囊炎**
毛囊漏斗部及周围真皮内炎症细胞浸润

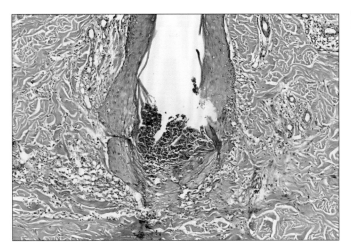

图 11.1.1.3-2　**马拉色菌性毛囊炎**
毛囊及周围真皮内淋巴细胞、中性粒细胞浸润

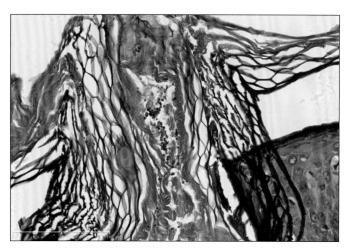

图 11.1.1.3-3   **马拉色菌性毛囊炎**
毛囊角质层内圆形的真菌孢子

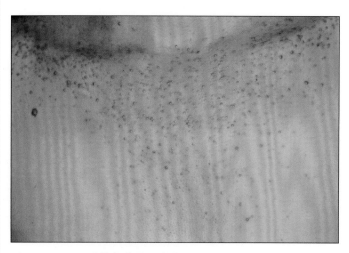

图 11.1.1.3-4   **马拉色菌性毛囊炎**

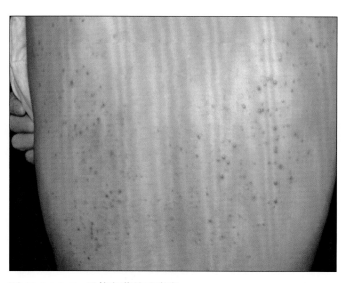

图 11.1.1.3-5   **马拉色菌性毛囊炎**

为毛囊性丘疹或脓疱,好发于上背部、胸部和上臂。自觉瘙痒。患者以中青年人居多。致病菌为卵圆形马拉色菌。

11.1.2 深在感染性毛囊炎(deep infections folliculitis)

大多由浅表感染性毛囊炎发展而来。当毛囊漏斗部的病原菌沿毛囊向下发展,最终将侵及整个毛囊及毛囊周围组织,就成为深在性毛囊炎。引起这类毛囊炎的病原菌以细菌及真菌居多。组织学改变具有以下共同特点:

- 早期在毛囊及毛囊周围组织可见多数中性粒细胞为主的浸润,中央为坏死组织,构成一脓肿;
- 急性炎症消退后,浸润细胞以淋巴细胞及组织细胞,包括多核组织细胞为主,成为化脓 - 肉芽肿性改变,乃至肉芽肿性改变;
- 最终真皮内出现多数成纤维细胞修复损伤和破坏的组织,导致纤维化、瘢痕形成。
- 在早期急性炎症的脓肿内,常可找到病原菌,必要时需作特殊染色。

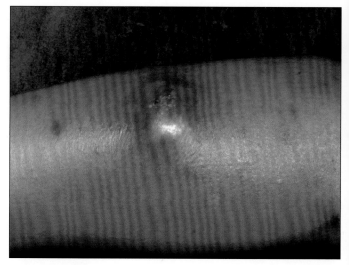

图 11.1.2   **疖肿**

临床特点:图 11.1.2

为丘疹、结节,乃至脓肿形成,周围常有红肿,为疖肿,自觉疼痛,愈后留下瘢痕。

11.1.2.1 须疮(sycosis)

组织病理特点:

- 最初为毛囊周围以中性粒细胞为主浸润,还有淋巴细胞、组织细胞及浆细胞;

- 进一步发展成脓肿，毛囊上皮坏死、破坏；毛囊内容物进入真皮中；
- 其后成肉芽肿改变，有多数浆细胞及组织细胞，包括异物巨细胞以吞噬残存的角质物；

临床特点：图 11.1.2.1

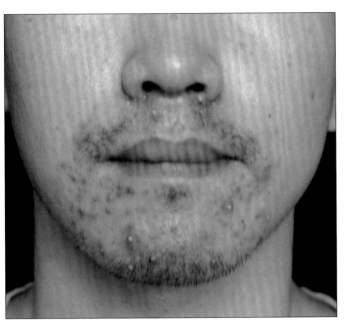

图 11.1.2.1 **须疮**

须疮：即须部毛囊炎（Folliculitis barbae），为发生在男性胡须部位的化脓性毛囊炎。大多发生在上唇靠近鼻部的胡须，严重时可有睑缘炎及结膜炎。

须疮的病原菌都是金黄色葡萄球菌。

11.1.2.2 黄癣（favus）

由许兰毛癣菌（即黄癣菌）所致的严重化脓性肉芽肿性毛囊炎。在活动损害中，真皮浅层有明显的炎症细胞浸润，其中有多核巨细胞及多数浆细胞，还可见变性的毛囊。黄癣痂由角质形成细胞、角化不全细胞、渗出物、炎症细胞及孢子、菌丝所组成。陈旧损害则为纤维化，毛囊皮脂腺结构均已遭破坏而为纤维化所代替。

临床特点：图 11.1.2.2

先是毛囊性脓疱，干涸后成黄痂，它们彼此融合成蝶状，其下为糜烂面或浅溃疡，愈合成为萎缩性秃发瘢痕。

11.1.2.3 脓癣（kerrion）

大多为由羊毛样小孢子菌或石膏样毛癣菌所致的深在性化脓性毛囊炎，在真皮内有弥漫致密以中性粒细胞为主的浸润，在切片中不易找到致病菌。

临床特点：图 11.1.2.3

为由多数毛囊性脓疱组成的隆起性肿块，质软，表

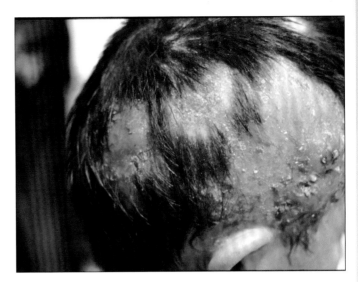

图 11.1.2.2 **黄癣**

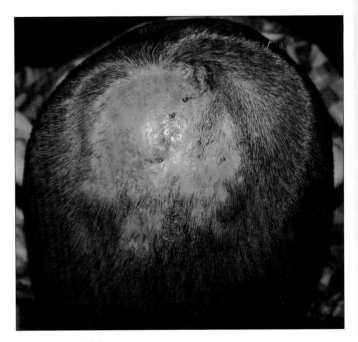

图 11.1.2.3 **脓癣**

面有多数蜂窝状小孔，可挤出脓液。愈后形成瘢痕。患者多为儿童。

11.1.3 浅表非感染性毛囊炎（superficial non infectious folliculitis）

11.1.3.1 粉刺（comedo）

组织病理特点：图 11.1.3.1-1

- 毛囊漏斗部扩张，其中含有角化上皮、皮脂及微生物如痤疮棒状杆菌、卵圆形糠秕孢子菌等；
- 毛囊开口狭小；

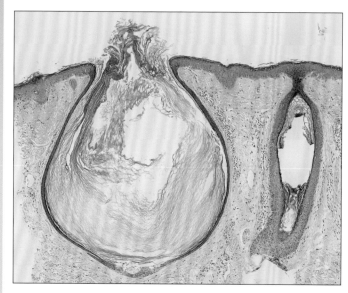

图 11.1.3.1-1　**粉刺**
扩张的毛囊漏斗部，开口狭小，内含大量角质物，毛囊上皮因压迫而变薄

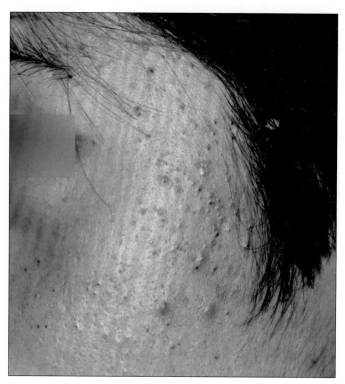

图 11.1.3.1-2　**痤疮早期，以粉刺为主**

- 毛囊上皮由于内容物的压迫而变薄。

　　临床特点：图 11.1.3.1-2

　　为与毛囊一致的小丘疹，用力挤之自毛囊口可挤出角质刺状物。根据形态有黑头粉刺及白头粉刺之分，前者在毛囊口可见黑色或灰褐色的角栓。

11.1.3.2　寻常痤疮（acne vulgaris）

　　组织病理特点：

- 具有上述粉刺的特点；

- 丘疹损害在毛囊周围真皮浅层可见以淋巴细胞为主的浸润；

- 脓疱损害为毛囊漏斗部破裂，粉刺内容物进入真皮；在真皮浅层出现灶性以中性粒细胞为主的集聚；

- 若在真皮内中性粒细胞集聚范围广而深，则为结节或囊肿损害。在损害中还常可见残存的毛囊漏斗部上皮及异物巨细胞。

　　临床特点：图 11.1.3.2-1、2

　　寻常痤疮是青春期男女的一个常见病。初起为粉

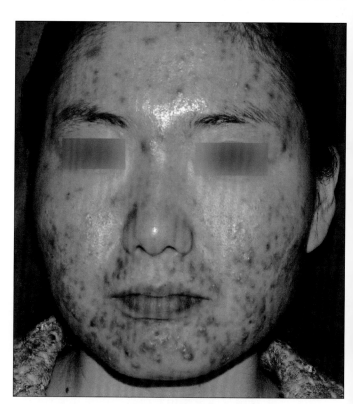

图 11.1.3.2-1　**痤疮，以炎性丘疹为主**

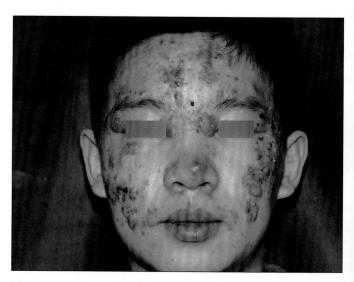

图 11.1.3.2-2　**痤疮，以囊肿为主**

刺、丘疹。由于挤压、细菌感染等因素可出现程度不等的炎症、脓疱，少数病例可出现结节及囊肿。好发于颜面及胸背部。

鉴别诊断：职业性因素如机械刺激或经常与机油、石油等接触的人可在接触部位出现痤疮样损害，如油性痤疮。其组织学改变与寻常痤疮相同，依病史、皮疹分布可资鉴别。长期服用卤族元素可出现碘疹、溴疹，早期在面部亦呈痤疮样改变，组织学上卤族皮炎的炎症浸润更弥漫致密，还有数量不等嗜酸性粒细胞浸润。结合病史鉴别并不困难的。

11.1.3.3　顶泌腺痒疹

此病又称 Fox-Fordyce 病（Fox-Fordyce disease）

组织病理特点

- 毛囊漏斗部扩张，其中为角质栓；
- 由于角质栓堵塞了顶泌腺开口，汗液潴留导致毛囊漏斗部上皮海绵水肿，乃至水疱形成；
- 真皮浅层稀疏以淋巴细胞为主的浸润。

临床特点：图 11.1.3.3

多见于中青年女性，损害限于顶泌腺分布的部位，主要是腋窝、外阴部。典型损害为坚实的毛囊丘疹，群集而又彼此孤立，瘙痒剧烈，患处的毛发稀疏或缺如。

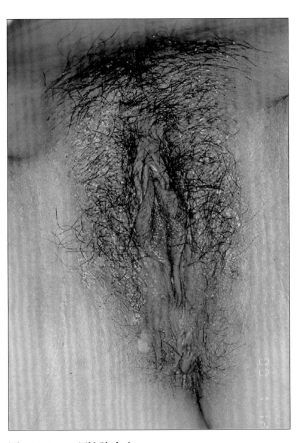

图 11.1.3.3　**顶泌腺痒疹**

11.1.3.4　嗜酸性毛囊炎（eosinophilic folliculitis）

嗜酸性毛囊炎又称嗜酸性脓疱性毛囊炎，Ofuji's 病见 12 章（12.2.4）。

11.1.4　**深在非感染性毛囊炎**（deep non infectious folliculitis）

11.1.4.1　脓肿性穿掘性头部毛囊周围炎（perifolliculitis capitis abscedens et suffodiens）、化脓性汗腺炎（hidradenitis suppurativa）及聚合性痤疮（acne conglobata）

脓肿性穿掘性头部毛囊周围炎、化脓性汗腺炎及聚合性痤疮这三个病虽然临床表现、发病部位不同，但可以发生在同一患者，称为毛囊闭锁性三联征（follicular occlusive triad）。毛囊闭锁性四联征（follicular occlusive tetrad）还包括了藏毛窦（pilonidal cyst）。这几个病的组织学改变大致相同，由于发病部位不同，病理切片上可显示不同部位的组织学特点，如头皮毛囊多且深在，腋窝富含顶泌腺等。病因尚不确定，发病似乎均与毛囊角质阻塞有关。

组织病理特点：

- 早期为毛囊及毛囊周围广泛的炎症细胞浸润，浸润细胞以中性粒细胞为主。
- 炎性破坏造成毛囊皮脂腺单位及周围组织的坏死，导致脓肿形成，脓肿可深达皮下组织，甚至更深。
- 毛囊的破裂在真皮内造成异物肉芽肿反应，可见淋巴细胞、组织细胞、多核巨细胞及浆细胞的浸润；在肉芽肿内有毛囊上皮的碎片、毛囊漏斗部或毛囊囊肿内角化的上皮细胞及毛干。
- 在慢性进行的病程中，残余的毛囊上皮不断增生，以试图包绕肉芽肿，或恢复正常的毛囊结构，这些新生的上皮可在真皮内形成窦道。
- 同时不断对炎症修复，出现许多成纤维细胞及纤维化。
- 化脓性汗腺炎炎症细胞波及病变区附近的顶泌汗腺。

在有活动病变的患者，在切片中往往可以同时见到急性的化脓性炎症，因毛囊破裂所致的异物肉芽肿反应及慢性期的纤维化改变。

临床表现：

脓肿性穿掘性头部毛囊周围炎：图 11.1.4.1-1

患者多为中青年男性，发生在头皮。皮损初起为多发、坚实的结节，常发于冠状区、头顶及上枕部。结节迅速进展为坑洼不平、有波动感，卵圆形或线状隆起，

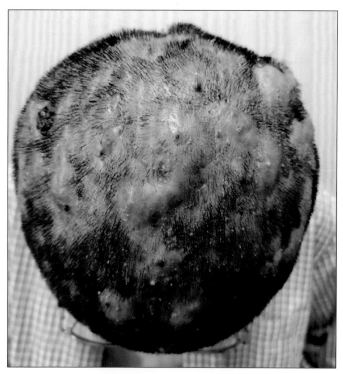
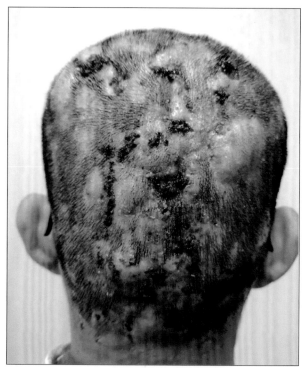

图 11.1.4.1-1　**脓肿性穿掘性头部毛囊周围炎**

最后排出脓性物质。皮损常相互交通，所以压迫一个波动区域可导致数厘米外头皮穿孔处排脓。疼痛轻微，患者主诉多为毛发脱落和恶臭分泌物。病程慢性，可绵延数年至十余年，最终形成窦道、瘢痕和永久性秃发。个别患者病变不仅在头皮，在上胸、后背及臂部亦可出现类似皮疹，称为脓肿性穿掘性慢性脓皮病。

化脓性汗腺炎：图 11.1.4.1-2

此病是一种发生在顶泌腺的慢性化脓性炎症。患者以中青年女性居多，好发于腋窝、外阴部及肛周等顶泌腺的分布区域。初为一个或数个皮下结节，渐转化成为脓肿，破溃流脓，成为瘘管。脓肿基底彼此相通，形成多数窦道及较大的潜行性不规则溃疡。可继发细菌感染。本病顽固难治，病程慢性。

聚合性痤疮：图 11.1.4.1-3、4

此病是一种严重的结节囊肿性痤疮。多见于青壮年男性，好发于头面部，也可发生在躯干及臀部。为多发的结节或囊肿，其上可有多数黑头粉刺或开口，流出脓液，愈后遗留残毁性的瘢痕，病程慢性。

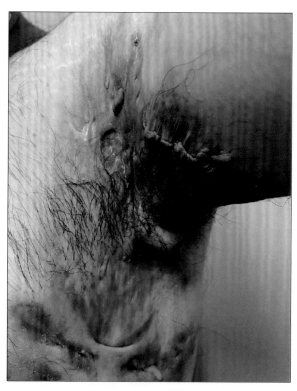

图 11.1.4.1-2　**化脓性汗腺炎**

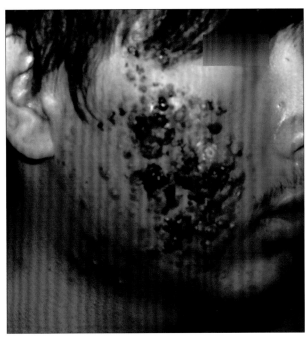

图 11.1.4.1-3　**聚合性痤疮**

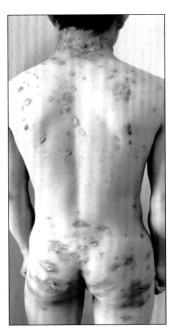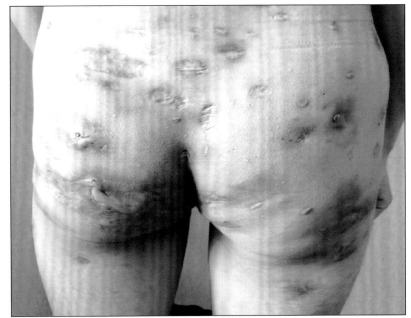

图 11.1.4.1-4　**毛囊闭锁性四联征**

11.1.4.2　穿通性毛囊炎（perforating folliculitis）

组织病理特点：

- 毛囊口扩张，其中有角化细胞、角化不全细胞，嗜碱性的变性胶原及嗜酸性的变性弹力纤维，有时还可见一卷曲的毛发；
- 在毛囊漏斗部可见穿通部位；
- 在穿通部位真皮有灶性炎症细胞浸润、变性胶原及嗜酸性变性弹力纤维；
- 炎症细胞先是中性粒细胞，以后则是淋巴细胞及组织细胞、包括多核巨细胞的浸润；
- 弹力纤维染色示真皮内弹力纤维数量并不增加。

临床特点：直径为 2～8 mm 的毛囊性丘疹、基底潮红，中心有一角质栓。皮疹彼此孤立散在，好发于四肢伸侧及臀部。

11.1.4.3 穿通性角化过度症（hyperkeratosis penetrans）

穿通性角化过度症又名 Kyrle 病（Kyrle's disease）

组织病理特点：

- 表皮反折，其中充满着一大的角质栓，内有角化不全细胞及嗜碱性的碎片；
- 有时角质栓不是在反折的表皮内，而位于毛囊漏斗部；
- 反折底部的表皮变薄，颗粒层消失，角质栓由此穿入真皮；
- 穿入部位真皮出现异物肉芽肿反应，有淋巴细胞、组织细胞、包括异物巨细胞；
- 病变部位真皮内有轻度变性的胶原，但无弹力纤维变性。

临床特点：

为角质性毛囊丘疹，中央角质栓易被剥除，遗留凹坑。皮损直径 0.5 ~ 1.0 cm，常多发，可彼此融合，无自觉症状。好发于四肢伸侧。患者以中年人居多。

鉴别诊断：本病与穿通性毛囊炎无论在临床还是组织学上均相似，鉴别有时很困难。要点是：（1）本病的穿通部位大多在表皮，而非毛囊。为了在组织切片中显示穿通部位，必要时应作连续切片；（2）在角质栓中无嗜酸性变性的弹力纤维。

发生在皮肤的穿通性疾病共四个，除了上述穿通性毛囊炎及穿通性角化过度症外，还有匐行性穿通性皮病及反应性穿通性胶原病（详见 15.15 及 15.16）。这四个病均具有"穿通排出"的特点，临床上基本损害均为角化性丘疹，在组织病理上均可见经表皮和（或）毛囊上皮穿通排出的现象；在穿通性毛囊炎及穿通性角化过度症时穿通排出的是毛发角质，反应性穿通性胶原病时穿通排出的是变性胶原纤维，匐行性穿通性皮病可能伴有弹力纤维增加。结合临床及组织学改变的特点，一般是不难鉴别的。

11.2　毛囊周围炎

指炎症浸润细胞主要在毛囊周围结缔组织的一组疾病。

11.2.1 以淋巴细胞浸润为主（Lymphocytes infiltration）

11.2.1.1 毛发扁平苔藓（lichen planopilaris，LPP）

主要发生在头皮，是累及毛囊、淋巴细胞介导的苔藓样炎症反应，晚期造成永久性秃发。LPP 的典型病理变化在垂直切片和水平切片均可见，但水平切片更有诊断价值。

组织病理特点：图 11.2.1.1-1、2、3、4、5、6、7

- 累及毛囊峡部和漏斗部的苔藓样界面炎症，毛囊上皮基底细胞坏死或空泡变性；毛囊间表皮一般不受累，罕有苔藓样界面炎症。
- 受累毛囊峡部颗粒层增厚，角化亢进，形成毛囊角栓。

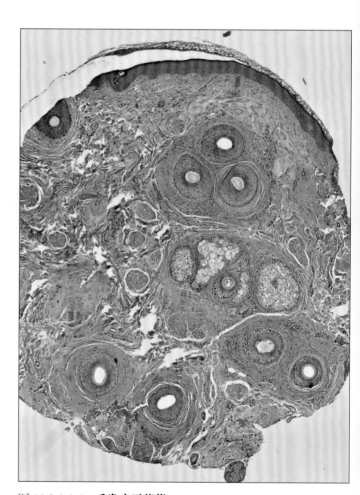

图 11.2.1.1-1　**毛发扁平苔藓**
水平片切至表皮。表皮正常，毛囊减少，皮脂腺消失。毛囊周围有炎症细胞和同心圆样纤维化

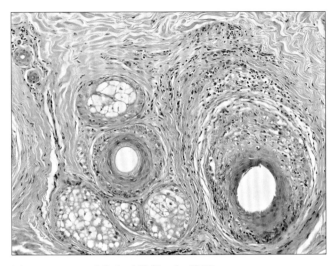

图 11.2.1.1-2　**毛发扁平苔藓，水平切片**
毛囊内根鞘过早消失伴有淋巴细胞浸润。左侧毛囊有内根鞘，可见皮脂腺，说明切片在毛囊峡部水平。右侧毛囊已经没有内根鞘，说明其过早消失，为病理变化。毛囊上皮基底细胞空泡变性，有坏死细胞，毛囊周和毛囊上皮内有淋巴细胞浸润

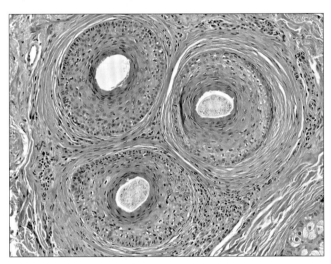

图 11.2.1.1-3　**毛发扁平苔藓，水平切片**
毛囊周围有同心圆样纤维化

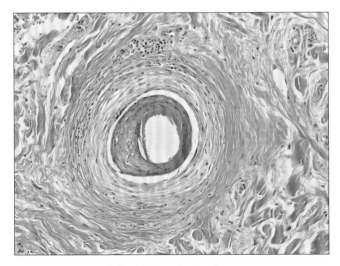

图 11.2.1.1-4　**毛发扁平苔藓，水平切片**
毛囊上皮和毛周同心圆纤维间质之间可见人工裂隙

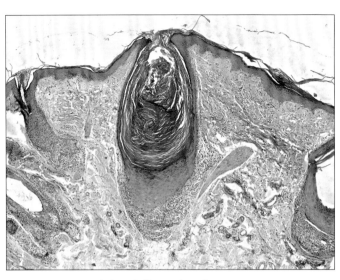

图 11.2.1.1-5　**毛发扁平苔藓，垂直切片**
毛囊角栓，颗粒层增生，基底细胞液化变性，毛囊周围致密淋巴细胞浸润

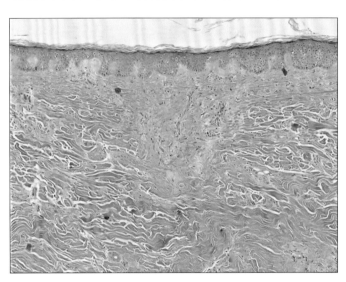

图 11.2.1.1-6　**毛发扁平苔藓，垂直切片**
晚期毛囊消失，原毛囊部位被漏斗形的纤维索条代替

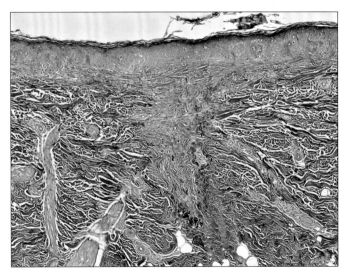

图 11.2.1.1-7　**毛发扁平苔藓，垂直切片**
EVG 染色显示漏斗型的弹力纤维消失，此为原毛囊部位

- 受炎症侵犯的毛囊内根鞘过早消失。
- 在水平切片可见毛囊周围同心圆样纤维化，毛囊上皮和纤维间质之间可见人工裂隙，纤维带周围有淋巴细胞浸润。
- 在垂直切片，毛囊上皮萎缩变细，伴同心性纤维化，可造成毛囊呈"沙漏"样结构。
- 受累毛囊的皮脂腺小叶减少至消失。
- 毛囊上皮的破坏和周围纤维化可造成多个毛囊漏斗部的融合（簇毛症）。
- 陈旧损害可见原毛囊部位为纤维化的索条代替。垂直切片弹力染色显示弹力纤维楔形缺失。

正常毛囊内根鞘在毛囊峡部上段消失，峡部上段位于真皮内。因而，如在皮下脂肪及真皮脂肪交界处的毛囊提早失去了内根鞘，则为病理变化。毛囊内根鞘过早消失不仅见于 LPP，更常见于另一种瘢痕性秃发，即中央离心性瘢痕性秃发（central centrifugal cicatricial alopecia，CCCA）。

临床特点：图 11.2.1.1-8

多见于中年女性。为与毛囊一致的角化丘疹，中央为角质栓，毛囊周围有红斑。皮疹单发或多发，常累及头皮颞部和顶部，也可发生在体表的其他部位。头部的毛发扁平苔藓可单独发生，约半数患者有典型皮肤扁平苔藓损害。发生在头皮的毛发扁平苔藓常导致永久性秃发，成为不规则的无发萎缩斑。终末期损害与其他瘢痕性秃发，特别是 Brocq 假性斑秃，有很多相似之处。

鉴别诊断：

- 额部纤维性秃发（frontal fibrosing alopecia，FFA）

图 11.2.1.1-9。认为是 LPP 的一种亚型。病理表现和 LPP 基本一致，但 LPP 炎症较 FFA 更为致密。FFA 毛囊之间的表皮不受累，而 LPP 偶有累及。临床表现也不同。FFA 最常见于绝经后妇女，沿前发际线、颞部和眉部发生的进行性脱发。
- 雄激素性秃发分布的纤维性秃发（fibrosing alopecia in a pattern distribution，FAPD）。此病同时具有 LPP 和雄激素性秃发的病理特点，表现为毛囊微型化伴有受累毛囊漏斗部和峡部周围的淋巴细胞浸润，以及毛囊周同心圆性纤维化。男女均可发病。临床为典型的雄激素性秃发表现，但在秃发区可见毛囊周围红斑和毛囊角化。
- 中央离心性瘢痕性秃发（central centrifugal cicatricial alopecia，CCCA）主要发生于非裔女性，其他种族罕见。病因不明，可能和遗传因素及毛发护理和造型方式有关。秃发始于头皮的顶部，逐渐以离心性模式扩展。CCCA 的典型病理表现如毛囊内根鞘过早消失、同心圆性毛囊周围纤维化和炎症浸润。这些与 LPP 极为相似，但 CCCA 毛囊上皮无基底细胞坏死或空泡变性。
- 盘状红斑狼疮（discoid lupus erythematosus）。发生在头皮的盘型红斑狼疮也造成秃发，病理表现与 LPP 相似，应予鉴别诊断。详见下一节即 11.2.1.2。

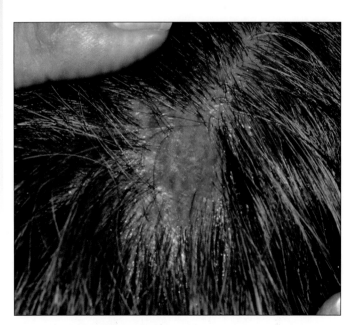

图 11.2.1.1-8　**毛发扁平苔藓**

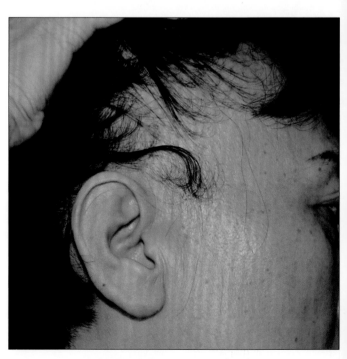

图 11.2.1.1-9　**额部纤维性秃发**

11.2.1.2 盘状红斑狼疮（discoid lupus erythematosus，DLE）

组织病理特点：图 11.2.1.2-1、2、3、4

- 整个毛囊周围为致密以淋巴细胞为主的浸润，并使界面模糊不清；
- 毛囊上皮与周围结缔组织及表皮真皮界面空泡改变，在慢性病例则可见基底膜增厚；

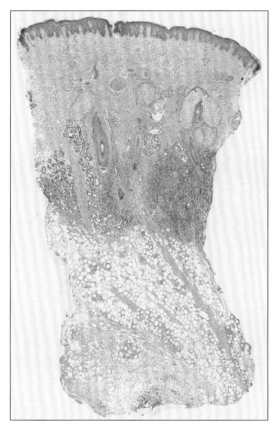

图 11.2.1.2-1　**盘状红斑狼疮**
真皮全层及脂肪小叶血管、附属器周围致密的炎症细胞浸润

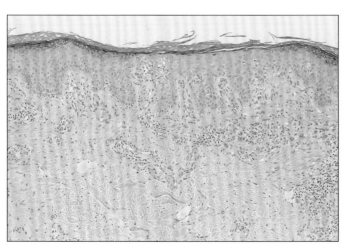

图 11.2.1.2-2　**盘状红斑狼疮**
表皮基底细胞液化变性，真皮浅层散在噬黑素细胞

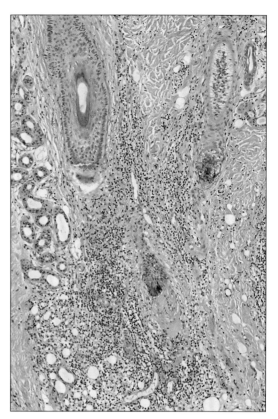

图 11.2.1.2-3　**盘状红斑狼疮**
毛囊周围致密淋巴细胞浸润，可见休止期毛囊和毛囊下方纤维化

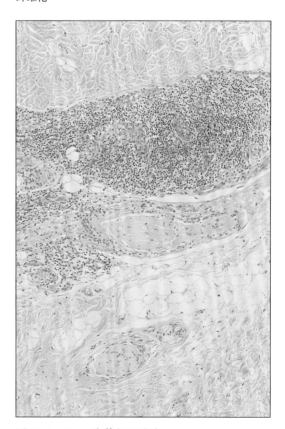

图 11.2.1.2-4　**盘状红斑狼疮**
真皮深层致密淋巴细胞浸润，立毛肌的存在说明毛囊已被炎症所破坏

- 角化亢进，毛囊口扩张，角栓形成；
- 表皮变薄，表皮突变平，有时可间有限局性棘层增生；
- 真皮浅层及深层血管丛周围灶性以淋巴细胞为主的浸润；
- 急性、亚急性损害在真皮胶原束间、特别是真皮上部可见黏蛋白的沉积。在慢性损害毛囊可完全被破坏，仅存纤维化的残迹。

关于盘状红斑狼疮已在第 7 章（7.2.1）详细描述，这里着重讨论发生在毛发部位，特别是头皮的 DLE。急性期，临床表现为浸润性红斑，组织学特点是伴界面空泡改变的浅层及深层血管周围炎，在毛囊周围亦有多数以淋巴细胞为主的浸润，并有界面改变。在慢性病例，毛囊常因炎症浸润而破坏，发生纤维化，组织切片中可以看不到毛囊，但根据立毛肌可发现原有毛囊的残迹，特别在真皮深层及皮下脂肪，常可见纤维化取代了原有的毛乳头及毛球部。此时，炎症浸润不如急性期致密，但在真皮全层血管周围及皮下脂肪中，仍可见灶性以淋巴细胞为主的浸润；真皮浅层的炎症消退后发生纤维化，其中可见噬黑素细胞，血管扩张充血，最特征性的改变是基底膜增厚。

临床特点：图 11.2.1.2-5、6

头皮萎缩性瘢痕，其上毛发脱落，有时在边缘仍可见活动性的浸润性红斑。面部或其他部位可有盘状红斑狼疮皮损。

鉴别诊断：发生在头皮的红斑狼疮应与毛发扁平苔藓相鉴别。有时损害仅见于头皮，两者的鉴别颇为困难。①临床上头皮扁平苔藓可见与毛囊一致的角化性丘疹，损害呈紫红色，后期为多发性、小灶状类似于虫蚀状的脱发；而 DLE 损害为红色浸润性斑块，在充分发

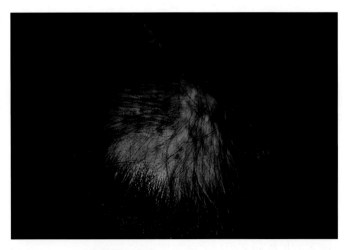

图 11.2.1.2-5　**盘状红斑狼疮**

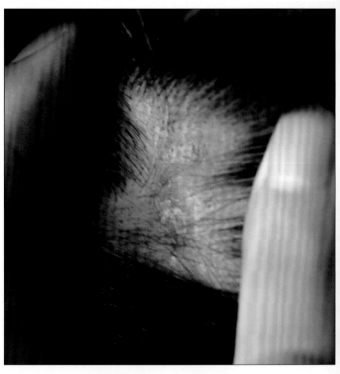

图 11.2.1.2-6　**盘状红斑狼疮**

展的损害揭下表面的角质物，可见角质性倒刺（相当于组织学上所见毛囊角栓）。组织学上毛发扁平苔藓炎性浸润可仅限于毛囊，而毛囊间上皮不受侵犯，但 DLE 时毛囊上皮及毛囊间上皮均受侵犯。②两个病都有基底细胞液化变性，但扁平苔藓基底膜并不增厚，而 DLE 基底膜可明显增厚。③ DLE 炎症浸润部位较深，可达皮下，而扁平苔藓仅浅层、中层有炎症细胞浸润，深层及皮下是没有炎性浸润的。若鉴别仍有困难时，则应取皮损做直接免疫荧光检查，若在基底膜带有免疫球蛋白和 / 或补体 C3 的沉积，则支持 DLE 的诊断。

11.2.1.3　毛发苔藓（lichen pilaris）

毛发苔藓又称毛周角化病。

组织病理特点：

- 毛囊漏斗部扩大，其中为成层的角化细胞，偶有角化不全细胞。可见盘曲的毛发；
- 呈圆锥形的毛囊角栓轻度高出皮肤表面；
- 毛囊周围及真皮浅层血管周围稀疏淋巴细胞浸润。

临床特点：图 11.2.1.3-1、2

典型表现为双上臂伸侧及大腿伸侧多数与毛囊一致的针头大丘疹，顶端为圆锥形角栓，剥去角栓，可见一毳毛蜷曲其中。摸之有"锉刀样"的感觉。无自觉症状。皮疹大多在十来岁时出现，至青壮年期最为明显，以后又逐渐减轻。本病易见于皮肤干燥者。在鱼鳞病及特应性皮炎患者毛发苔藓常见。重症者，在后背、臀部

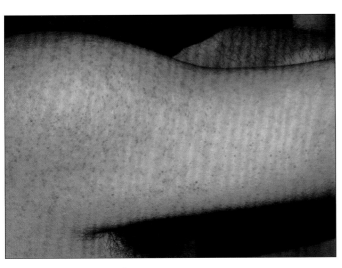

图 11.2.1.3-1　**毛发苔藓**

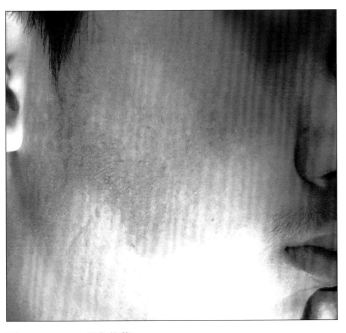

图 11.2.1.3-2　**毛发苔藓**

及面颊等也可有类似皮疹。

　　眉部和颊部瘢痕性红斑（ulerythema of eyebrows and cheeks）：为毛发苔藓的特殊类型。眉部瘢痕性红斑发生在眉毛，为持久性红斑及毛囊角化性丘疹，愈后留有萎缩性点状瘢痕。发生在颊部的又称为网状红斑萎缩性毛囊炎（folliculitis ulerythematosa reticulata），为前额两侧及颊部对称性红斑及毛囊角化性丘疹，毛囊角栓一般并不高出皮面，伴有网状萎缩。

11.2.1.4　小棘苔藓（lichen spinulosus）

组织病理特点：

- 毛囊漏斗部扩大，其中为多层正角化细胞组成的角栓；

- 呈圆锥形的毛囊角栓轻度高出皮肤表面；
- 毛囊周围较为致密淋巴细胞浸润。
  　　与毛发苔藓的区别是本病的炎症浸润较为致密。
  　　临床特点：图 11.2.1.4
  　　角化性毛囊丘疹，中央有一根丝状角质小棘突出。皮疹大多群集成片，成直径 3 ～ 4 cm 的圆形斑片。好发于颈项、躯干、上臂伸侧及臀部。无自觉症状。

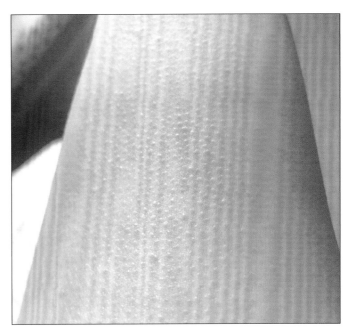

图 11.2.1.4　**小棘苔藓**

11.2.2　**以组织细胞浸润为主**（tissue cell infiltration）

11.2.2.1　玫瑰痤疮（rosacea）
此病又称酒渣鼻。

　　组织病理特点：图 11.2.2.1-1、2

- 毛囊周围炎性结节，中央为上皮样细胞，周围绕以淋巴细胞及浆细胞；
- 真皮浅中层毛细血管扩张；
- 上皮样细胞结节也见于真皮上部，而不一定与毛囊毗邻。

　　以上为玫瑰痤疮结节性损害组织学改变的特点。玫瑰痤疮早期为面部红斑，出现脓疱、丘疹等。脓疱损害的组织学改变为浅表化脓性毛囊炎，丘疹性损害则为深在性化脓性毛囊炎，以后渐发展成以上皮样细胞为主的肉芽肿性毛囊炎及毛囊周围炎。至鼻赘期，则为大量皮脂腺增生，伴有大小不等的毛囊漏斗部囊肿，有的囊肿破裂后形成肉芽肿性炎症及瘢痕。

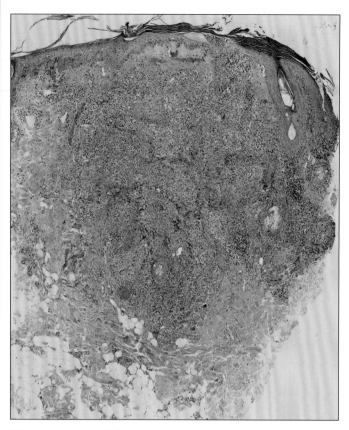

图 11.2.2.1-1　**玫瑰痤疮**
毛囊周围混合炎症细胞结节状浸润

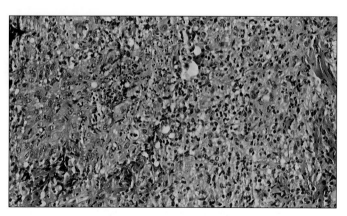

图 11.2.2.1-2　**玫瑰痤疮**
毛囊周围组织细胞、淋巴细胞、嗜中性粒细胞浸润

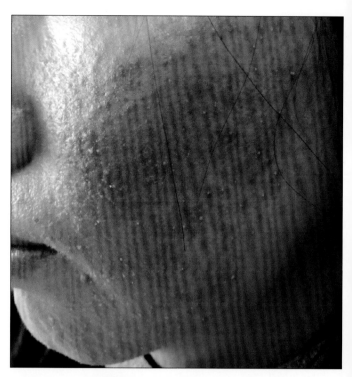

图 11.2.2.1-3　**玫瑰痤疮**
示红斑基础上丘疹、脓疱

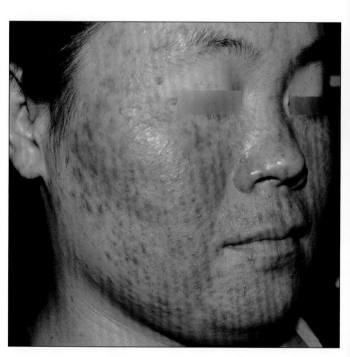

图 11.2.2.1-4　**玫瑰痤疮**
示红斑基础上丘疹、结节

临床特点：图 11.2.2.1-3、4、5、6

玫瑰痤疮多见于中年人，特点为颜面中部弥漫性潮红，上有丘疹、脓疱、结节及毛细血管扩张。病程慢性，可分为红斑丘疹期、脓疱结节期及鼻赘期。

鉴别诊断：本病的主要特点是毛囊周围上皮样细胞结节。若由于病变破坏了毛囊或由于切片方向，未能显示肉芽肿与毛囊的关系，本病就应与寻常狼疮、结节病等相鉴别。要点是：①玫瑰痤疮时真皮浅中层血管、尤其是毛细血管明显扩张；②作连续切片，若上皮样细胞结节主要位于毛囊周围则支持玫瑰痤疮；③玫瑰痤疮时常可见浅表化脓性毛囊炎，有多数中性粒细胞浸润。

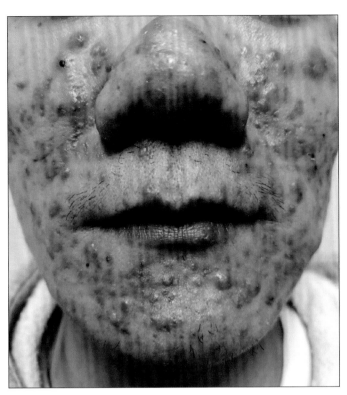

图 11.2.2.1-5 **玫瑰痤疮，示结节损害**

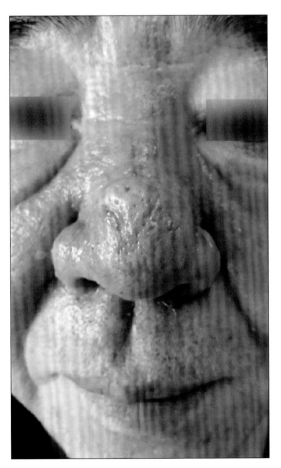

图 11.2.2.1-6 **玫瑰痤疮，鼻赘期**

11.2.2.2 口周皮炎（perioral dermatitis）

患者大多为中年女性，皮疹主要在口周（图 11.2.2.2）。皮疹与玫瑰痤疮（鼻赘期除外）时相仿，为丘疹、脓疱及结节，组织学改变均为毛囊内或毛囊周围炎症，与玫瑰痤疮时的组织学改变大致相同。局部长期应用糖皮质激素制剂，可引起玫瑰痤疮及口周皮炎的改变。

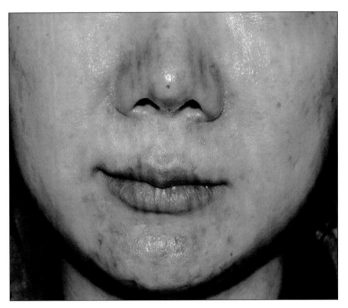

图 11.2.2.2 **口周皮炎**

11.3 脱发

脱发是很常见的，类型亦很多。组织学检查对于正确辨认脱发性质，乃至进一步探讨其病因很重要。从组织病理学角度，可将脱发分为非瘢痕性脱发和瘢痕性脱发两大类。

对头皮标本的取材及组织切片的阅读，以下几点应予注意。

对头皮标本的取材及组织切片的阅读，以下几点应予注意。

1. 头皮的毛囊大而深在，毛球位于皮下组织内。因此取材应足够深，需包括皮下组织。毛发的病理标本制作有两种方式：传统的垂直切片和新兴的水平切片／横切片。后者可以详尽了解毛囊的结构并且检测到更多的毛囊，便于对毛囊进行精确的计数和分类，对诊断非瘢痕性脱发有很大的优势，受到大多数毛发病理学家的推崇。水平制片的基本要点是：①取 4 mm 环钻，需达到皮下脂肪层；②在表皮表面下 1 mm 处（约真皮与皮下脂肪交界处）横向切开标本，两块组织均切面向下包埋；③连续切片直至见到表皮。详细的水平制片法请参阅有关专著（《毛发病理学及其临床表现图谱》第 2 版，Leonared C Sperling，Shawn E Cowper，Eleanor A Knopp 著，杨淑霞主译，涂平 李宁主审，北京大学医学部出版社，2018.）。各种脱发疾病在垂直切片和水平切片的组织学表现是一致的，只是因水平切片可以检测到更多的毛囊，诊断更为精准。如没有条件制作水平切片，可以将传统的垂直切片尽可能地进行连续深切，将每张切片新出现的毛囊叠加计数，也可达到一定的水平切片的诊断效果。

2．应熟悉正常毛发的组织学及生长周期，以便对毛囊进行精确的分类。正常的毛囊包括终毛和毳毛，每一个毛囊（包括毳毛）其生长周期都要经过生长期、退行期和休止期。非瘢痕性脱发的诊断依赖于辨别出毛囊的细微异常，包括毛囊结构的异常、数量的异常、处于不同周期毛囊比例的异常，如退行期 / 休止期毛囊数量百分比增加，终毛和毳毛的比值降低等。因而熟悉毛囊结构，正确辨认处于不同周期的毛囊对于正确诊断非瘢痕性脱发非常重要。

3．镜下首先要判断脱发的性质，检查是否有瘢痕性脱发的病理表现：如毛囊皮脂腺单位明显减少，真皮纤维化，真皮内出现游离毛干，毛囊周围洋葱皮样纤维化，毛囊峡部、漏斗部周围的炎症浸润，表皮和毛囊上皮出现界面空泡变性等。出现以上表现，即提示为瘢痕性脱发，则无须进一步作毛囊分类和计数。

4．必须注意将休止期毛乳头消退后残留的纤维索条 / 柱与瘢痕性脱发时在原毛囊部位出现的纤维化索条相鉴别。前者为纤细的胶原纤维，水平切面呈洋葱皮样，富含小血管。当毛囊重新由休止期进入生长期后，又为毛囊下部所占据；瘢痕性脱发中的常是硬化、粗厚的胶原纤维，血管不多。特殊染色显示弹力纤维缺失，它实际上是原有毛囊破坏后所形成的瘢痕，该部位的毛囊是不可能再生了。

11.3.1　非瘢痕形成性脱发（non-scarring alopecia）

非瘢痕性脱发病理诊断的基础是熟悉并识别各种不同毛囊的正常形态学表现，特别是在水平切片上，以下是基本要点：

1．毛发根据大小分为终毛（terminal hair），未

分类毛（indeterminate hair）和毳毛（vellus hair）（图 11.3.1-1、2）。终毛是粗的毛发，毛干直径＞ 0.06 mm，毛球位于脂肪层。毳毛细小，毛干直径＜ 0.03 mm，位置浅，毛球位于真皮中上层。未分类毛大小介于终毛和毳毛之间，毛干直径介于 0.03 ～ 0.06 mm。实践中有一些简单易行的方法来区分三者。首先确认标本中最大的毛干。如一根毛干的直径小于大毛干的 1/2，而大于 1/3，则标为未分类毛；若毛干直径小于大毛干 1/3 则标为毳毛。另外，毳毛毛干的直径小于内毛根鞘的厚度，这也是确认毳毛的简易方法。

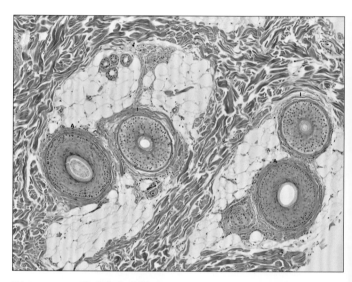

图 11.3.1-1　**终毛和未分类毛**
两个大毛囊为生长期终毛（A）。两个中等毛囊为未分类毛囊（I），其毛干大于终毛毛干的 1/3，但小于 1/2。因未分类毛囊毛干直径大于内根鞘直径，故不是毳毛

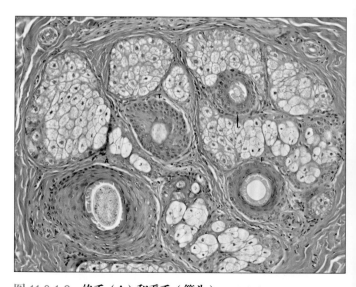

图 11.3.1-2　**终毛（A）和毳毛（箭头）**
毳毛的直径与其内根鞘的厚度相当，而且直径小于大毛囊（A）毛干的 1/3。其他毛囊为休止毛发（T），未分类毛（I），毛干在其他切面可见

2. 生长期毛囊结构最为完整（图 11.3.1-3、4、5、6、7、8）。由下至上，生长期毛囊分为 4 个区域：毛球，毛球上区域，峡部和漏斗部。毛囊下段毛球的横面由嗜碱性毛母质细胞围绕中心毛乳头构成。毛球上区域的横切面可见毛干皮质、含毛透明蛋白颗粒的内毛根鞘、透明细胞的外毛根鞘及外围的玻璃层和纤维层，由内向外呈同心环结构。终毛的毛囊下段位于皮下脂肪层。毛囊中段是峡部，其下缘是立毛肌嵌入处，上缘是皮脂腺导管开口处。峡部下段的横截面仍可见内毛根鞘和外毛根鞘，但内毛根鞘已无毛透明蛋白颗粒。在峡部的上段，

内根鞘脱落，故毛囊此处的横截面无内根鞘，外根鞘出现角化但不伴颗粒层形成。终毛峡部的下段仍位于脂肪层与真皮交界处以及真皮下部，上段位于真皮中部。毛囊漏斗部为毛囊最浅区，位于真皮浅层，以皮脂腺导管入口为下缘。此处横截面的毛囊外根鞘角化伴有颗粒层，于表皮相似。毳毛的所有结构均位于真皮浅中层。生长期终毛的横截面根据不同的横切部位有不同的组织学特征：①毛球横截面：毛母质上皮环绕毛乳头，似甜面圈样，位于皮下；②毛球上区横截面：环形结构，由内至外为毛干（髓质和皮质）、内根鞘、外根鞘、玻璃

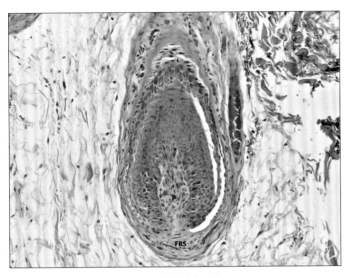

图 11.3.1-3 生长期终毛，毛球垂直切面
终毛毛球位于皮下脂肪。嗜碱性的毛母质上皮像钳子一样包绕着毛乳头（P），外有纤维根鞘（FRS）

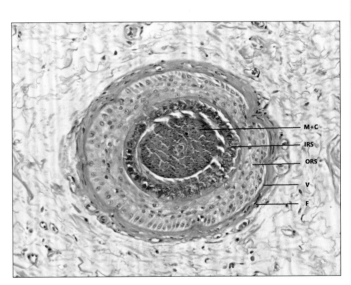

图 11.3.1-5 生长期终毛，毛球上区横切面
毛干（髓质和皮质，M+C）；内根鞘含嗜酸角质颗粒（IRS）；外根鞘透明细胞（ORS）；玻璃层（V）；纤维层（F）

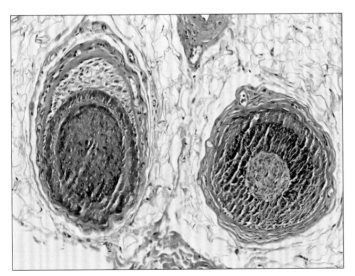

图 11.3.1-4 生长期终毛，毛球横切面
嗜碱性的毛母质上皮环绕毛乳头，像甜面圈样。毛母质上皮内含有色素。左侧毛囊为毛球上区横切面

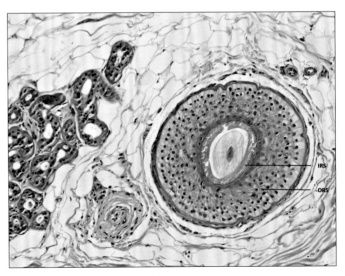

图 11.3.1-6 生长期终毛，峡部下段横切面
内根鞘（IRS）已经没有嗜酸角质颗粒，为一厚层玻璃样膜；外根鞘含透明细胞（ORS）；外有玻璃层和纤维层。毛囊内含毛干

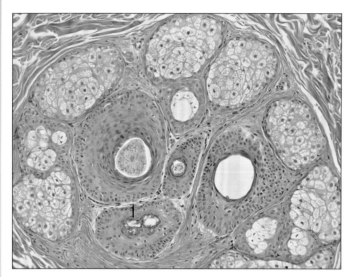

图 11.3.1-7　生长期终毛，峡部上段横切面（箭头）
内根鞘（IRS）消失；外根鞘出现角化但不伴颗粒层形成。旁边有一毫毛

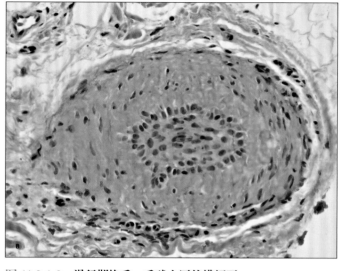

图 11.3.1-9　退行期终毛，毛球上区的横切面
上皮层明显变薄，可见固缩的细胞核，玻璃层明显增厚。塌陷萎缩的上皮形成花瓣或星形图案

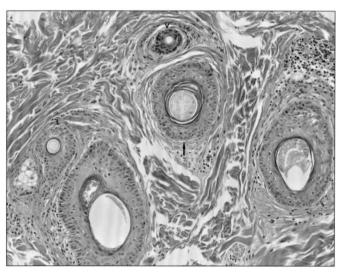

图 11.3.1-8　生长期终毛，漏斗部横切面（箭头）
毛囊上皮可见颗粒细胞层，有表皮样的角质。在漏斗部见到的终毛，不能区别生长期或退行期。同时可见未分类毛（I）、毫毛（V）

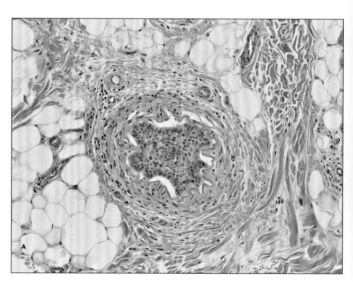

图 11.3.1-10　退行期终毛，毛球上区的横切面
上皮层明显变薄，可见固缩的细胞核

层、纤维层。此处特点为内根鞘仍含毛透明蛋白质颗粒；③峡部下段横截面：位于真皮深部，结构与毛球上区相似，但内根鞘已无含毛透明蛋白质颗粒；④峡部上段横截面：位于真皮中上部，毛囊已无内根鞘，外根鞘出现角化但无颗粒层；⑤漏斗部横截面：位于真皮浅层，毛囊上皮结构和表皮一致。

3．退行期毛囊结构发生很大变化（图 11.3.1-9、10、11）。毛母质细胞凋亡，毛球部上皮逐渐变薄。退化的毛囊上皮鞘形成上皮细胞索，横截面呈星状，上皮细胞索逐渐缩短、消失，毛乳头细胞外基质减少，细胞浓缩，毛乳头细胞团随退缩的上皮细胞索上移，至毛

囊永久部的下方（即隆突区的下方），遗留下塌陷的纤维根鞘，形成纤维柱（stela），或纤维条带（streamer）。纤维柱表现为同心圆结构（洋葱皮样）的纤维组织，富含小血管，终毛的纤维柱一般位于脂肪层内。退行期毛囊的毛球和毛球上区的横截面有特征性的组织学表现：①毛球上区横截面为星状毛囊上皮，或外形不规则的圆形上皮细胞团，仍有核固缩的凋亡细胞，周围有明显增厚的、皱褶的玻璃层，纤维根鞘也增厚；②毛球上区横截面的杵状发前体，为圆形上皮细胞团，其中心角化，形成锯齿边缘与周围的外根鞘上皮相互交错，有核固缩的凋亡细胞。对退行期毛囊计数时，主要依靠上述两种

毛囊结构，它们通常在真皮与皮下脂肪交界处可见。由于退行期毛囊仍有完整的毛囊结构，如内根鞘和外根鞘，故在峡部见到的生长期终毛与退行期终毛横截面非常相似，虽然退行期可见凋亡细胞，但两者鉴别有时仍较困难。在漏斗部见到的终毛横截面，则不能区别生长期或退行期。

4. 休止期毛囊结构主要是次级毛胚芽，在杵状毛发脱落后又称休止期毛胚芽单位。在休止期早期，残存的毛球上皮形成乳头状，称为次级毛胚芽，原毛乳头浓缩成一个密集梭形细胞团，位于次级毛胚芽下方。次级毛胚芽与隆突区和杵状发前体相邻。杵状发脱落后，则仅见休止期毛胚芽单位。休止期毛囊身后遗留纤维柱。休止期毛囊横截面有四种典型组织学表现：①次级毛胚芽横截面为星状的上皮细胞团，无增厚的玻璃层；②位于杵状发和次级毛胚芽之间的毛囊横截面表现为形状略不规则的圆形上皮细胞团；③休止期早期毛球横截面表现为杵状发前体，为一圆形上皮细胞团，中心角化，形成锯齿边缘与周围的外根鞘上皮相互交错；④休止期晚期形成杵状发：已经角化的杵状毛根和周围毛囊外根鞘分离，或仅有部分相连，杵状发准备脱落。以上这些休止期毛囊的组织学表现与退行期毛囊有许多相似之处，但休止期毛囊没有核固缩的凋亡细胞（图 11.3.1-12、13、14、15、16、17）。

非瘢痕性脱发的水平切片检查要包括三个水平：

1. 皮下脂肪层。主要可见生长期毛囊。正常头皮生长期毛囊大小一致，分布均匀。若毛囊数量减少，大小不一，并出现很多纤维柱，则提示有毛囊微型化改变。

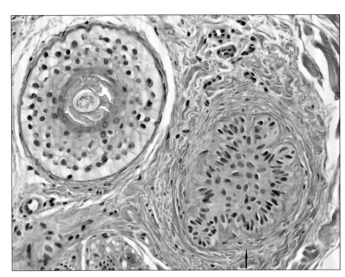

图 11.3.1-12　**休止期毛发（T），早期毛球横切面**
右侧毛囊为正在角化的杵状末端，其中心角化有锯齿边缘与周围的外根鞘上皮相互交错，无核固缩的凋亡细胞。左侧为生长期终毛（A）峡部下段

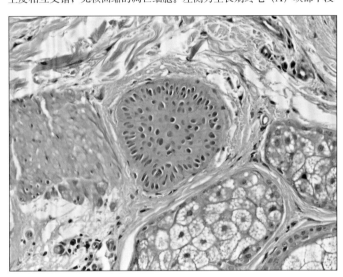

图 11.3.1-13　**休止期毛发，杵状发横切面（箭头）**
已经角化的杵状末端和周围非角化的外根鞘边缘只有部分连接，行将脱落

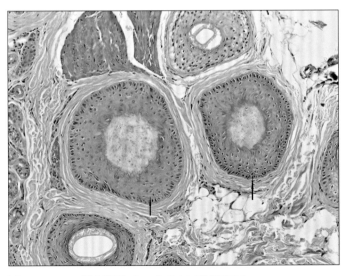

图 11.3.1-11　**退行期终毛，毛球上区的横切面**
其中心角化有锯齿边缘与周围的外根鞘上皮相互交错，毛囊上皮可见凋亡细胞（箭头）

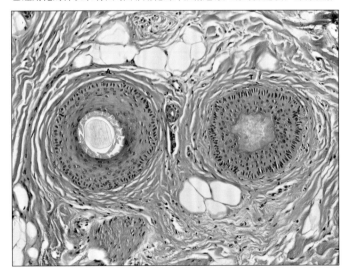

图 11.3.1-14　**休止期毛发，晚期毛球上部横切面**
轮廓略不规则的圆形毛囊上皮团块

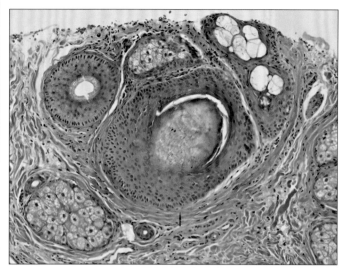

图 11.3.1-15　**休止期毛发，休止期胚芽单元的横切面（箭头）**
毛囊上皮萎缩形成星形图案。无玻璃层。左侧为一生长期的毳毛

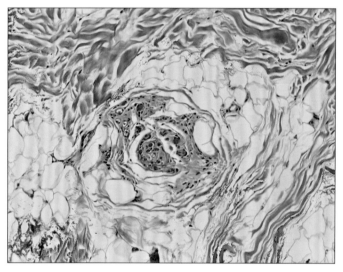

图 11.3.1-16　**毛囊性纤维柱**
同心圆排列的胶原纤维，有丰富小血管

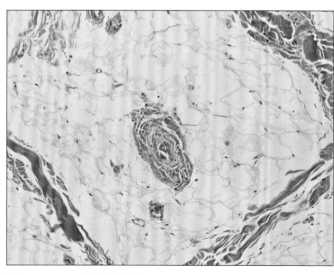

图 11.3.1-17　**毛囊性纤维柱**
陈旧的纤维柱小血管数量明显减少。此图来源于一雄激素性脱发的病人

　　2．真皮中层及下层，毛囊峡部下段，皮脂腺导管入口前。此切面已经可见皮脂腺和毛囊皮脂腺单位。此层面主要可见退行期／休止期毛发。

　　3．真皮浅层，毛囊漏斗部。此层面主要可见毳毛，以及所有的终毛（此层面已不能区分终毛是生长期还是退行期／休止期）。此层面出现的休止期毛胚芽单位一般是毳毛毛囊的休止期。此层面还可以检查表皮的病变。毛囊计数时，要累加各层切面新出现的毛囊。

　　非瘢痕性脱发的诊断要依靠对毛囊的分类和计数。在对毛囊进行分类和计数时，要分别记录终毛毛囊和毳毛毛囊。终毛毛囊要将生长期和退行期／休止期毛发分别记录。由于退行期毛发的周期很短，且终将转换为休止期，因而在分类计数时将两者合为一组，简称休止期毛发，而不分别计算。毳毛毛囊则不需要将生长期和退行期／休止期分开记录，仅需记录总数。微型化的毛囊虽然毛球深置于皮下脂肪（由终毛转变而来），但因其毛干直径＜ 0.03 mm，故也计入毳毛。未分类毛的归属有不同的方法。一般会在计出总数后，将一半归入终毛（生长期或退行期／休止期），一半归入毳毛。

　　在对毛囊进行分类和计数后要总结以下几点：

　　1．毛囊总数：终毛＋毳毛的总和。随人种和个体有差异。白人 4 mm 环钻标本平均有 38 个毛囊，其中 25 ～ 30 个终毛，非裔平均 21 个毛囊（18 个终毛 +3 毳毛），亚裔（如韩国人）平均有 16 个毛囊（15 终毛 +1 毳毛）。

　　2．生长期：休止期毛发比值，即休止期毛发计数百分比（Telogen count）。此百分比只计算终毛毛囊，毳毛毛囊不计算在内。它等于休止期毛囊总数 ÷ 所有终毛毛囊（生长期＋休止期毛囊）的百分比。休止期毛发计数的百分比正常值是 0 ～ 15%，一般不超过 20%。精确计算休止期毛囊通常需要检查多个横切片水平面，叠加所有新出现的休止期终毛毛囊而得出的休止期毛囊总数。

　　3．终毛：毳毛的比值。如果未分类毛发在计数时一半归入终毛，一半归入毳毛，这样终毛：毳毛的正常比值将大于 2 ：1。但有作者将未分类毛全部计入终毛，则终毛：毳毛的正常比值将大于 4 ：1。

　　以上三个数据对常见的非瘢痕性脱发的鉴别诊断非常重要。

11.3.1.1　雄激素性秃发（androgenetic alopecia，AGA）

　　主要病理表现为毛囊微型化，即毳毛数量明显增多。终毛：毳毛比值为 2 ：1 或更低。本病为非炎症性脱发。

组织病理特点：图 11.3.1.1-1、2、3

- 毛囊总数保持正常（终毛＋毳毛的总数），可以在真皮浅层进行此计数（深层至浅层水平切片新增毛囊数叠加总和较为准确）；
- 在真皮／脂肪交界处可见的毛囊数量（终毛＋未分类毛）减少，但残留的毛囊纤维柱增多；
- 特征性的诊断标准是终毛：毳毛的比值为 2：1 或

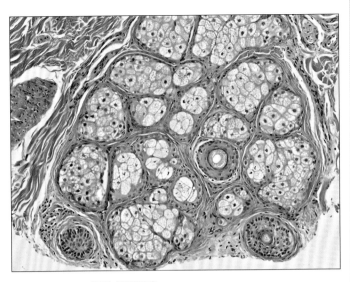

图 11.3.1.1-3 **雄激素性脱发**
当一个毛囊皮脂腺单位内毳毛数量增多，则提示雄激素性脱发。此毛囊皮脂腺单位仅见毳毛，无终毛，是不正常的表现

更少，终毛为生长期和休止期终毛毛囊的总和；

- 毛囊皮脂腺结构保留，真皮浅层可有轻微的毛囊周围炎症；
- 受累区头皮可伴有轻度的休止期毛囊增多。

AGA 可伴有轻度的休止期毛囊增多，有时休止期毛发计数可达 15%～20%。而休止期脱发常常和 AGA 并发。因而建议取一对活检，受累区（顶部或额部）和未受累区（枕部）各取一个。如仅有受累区休止期毛囊轻度增加，未受累区正常，则诊断为单纯的 AGA。如受累和未受累区均出现休止期毛囊增加，则应考虑 AGA 合并了休止期秃发。

临床表现：图 11.3.1.1-4

AGA 是最常见的一种非瘢痕性脱发。男性和女性均可受累。到 50 岁时，50% 的男性和 40% 女性会有 AGA 的表现，并随年龄增长，毛发稀疏逐渐明显。典型的男性型 AGA 始于额部发际线后退，同时或随后顶部头发稀疏并逐渐加重至出现明显秃发，头发稀疏区逐渐扩大，最终只有两侧颞部和后枕部毛发保留。女性型 AGA 表现略有不同，一部分患者毛发稀疏以额部为重，向后减轻，呈圣诞树样，更多的患者毛发稀疏是以顶部为重。女性型表现常伴有颞部毛发稀疏。男性型和女性型的 AGA 表现可重叠。长期的 AGA 会出现毛囊数量降低，因而，AGA 是一种双相性脱发，最终会发生永久性秃发，类似瘢痕性秃发。

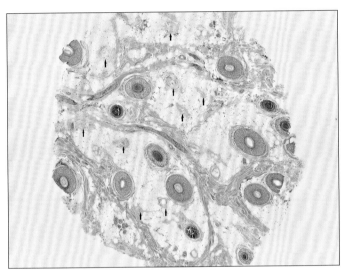

图 11.3.1.1-1 **雄激素性脱发**
皮下脂肪层毛囊数量减少，大小不一，很多小毛囊，毛囊纤维柱增多（箭头），提示有毛囊微型化。10 个生长期毛发，其他为毳毛或未分类毛

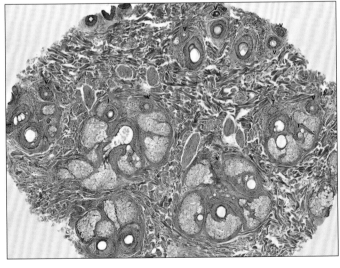

图 11.3.1.1-2 **雄激素性脱发**
毳毛数量增多。毛囊计数：毳毛（V）8；未分类毛（I）2；休止期毛（T）1；其他终毛毛囊 10。终毛总数 12（10+1 未分类毛 +1 休止期毛）；毳毛总数 9（8+1 未分类毛）。终毛：毳毛比值 1.3：1（＜ 2：1），符合休止期脱发

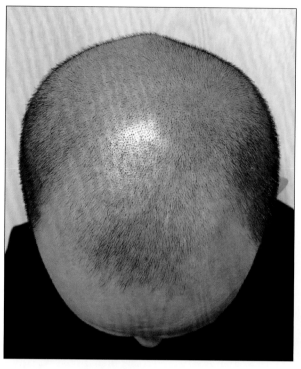
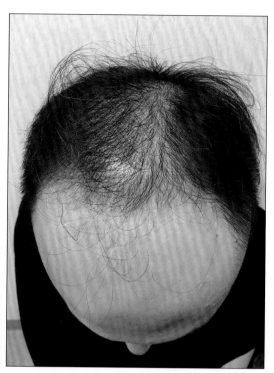

图 11.3.1.1-4　**雄激素性脱发**

11.3.1.2　休止期脱发（telogen effluvium，TE）

组织病理特点：图 11.3.1.2-1

- 毛囊总数保持正常（终毛＋毳毛总和），可以在真皮浅层进行此计数（深层至浅层水平切片新增毛囊数的叠加总和较为准确）；

- 在真皮/脂肪交界处可见的毛囊数量减少，但残留的毛囊纤维柱增多；

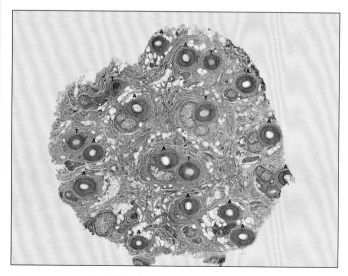

图 11.3.1.2-1　**休止期脱发**
毛囊数量基本正常。毛囊计数：生长期毛发（A）12；退行期/休止期毛发（T）5；毳毛（V）1。休止期毛发计数百分比为 29.4%（5/12+5 %），远大于 20%，支持休止期脱发的诊断

- 特征性的诊断标志是休止期毛发计数百分比超过 20%，但一般不会超过 50%。如计数在 15% ～ 20%，则为"疑似"；

- 无毛囊微型化，故终毛：毳毛的比值正常；

- 毛囊皮脂腺结构保留；

- 本病为非炎炎症性脱发，无明显炎症。

　　主要特点是退行期/休止期毛发增多，休止期毛发计数百分比超过 20%。

　　休止期毛发的百分比低于 20% 并不能完全排除 TE 的诊断。因为在正常个体中，休止期计数存在很大的个体差异，在 0 ～ 15%（基于组织学切片）范围内均为正常。对于基数低的患者（如 5%），休止期计数 15% 显然不正常。但每个个体休止期毛发计数的百分比基数很难评估。因此，如计数在 15% ～ 20%，则应视为"疑似"。另外，慢性的和非常轻度的 TE，其休止期毛发的百分比经常低于典型的急性 TE，会在 15% ～ 20%。所以诊断是不能完全以 20% 来划分的，需结合临床。

临床特点：图 11.3.1.2-2

　　TE 常和全身性疾病，特别是慢性及衰弱性疾病相关。患者常有一个诱发事件（大约在 3 个月前），如分娩、大手术或严重疾病、使用某些药物，以及在节食、贫血、体重迅速减少、心理应激等原因临床中常见。但

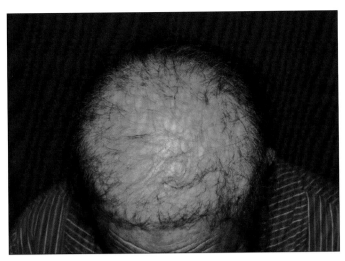

图 11.3.1.2-2　**休止期脱发（子宫内膜癌术后化疗中）**

许多慢性 TE 患者无明确诱因。在发病早期，尽管患者抱怨有大量脱发，但外表看头发密度减少不明显。当毛发脱落超过 25% 时，才能在临床上引起注意。TE 整个头皮均匀受累，表现为弥漫性、均匀性的毛发稀疏。临床检查时，额部和冠状区的头皮与顶后和枕部的头皮分缝宽度相等。头皮拔发镜检可见休止期毛发增多。拔出的休止期毛发为杵状发，有一个扩大、无色素或色素减退的杵状毛球。

鉴别诊断： 主要应与以下脱发性疾病作鉴别

- 拔毛癖和急性牵拉性秃发：毛囊数量正常伴有休止期毛发计数百分比增加，还可见色素管型及扭曲、破裂的毛囊结构。
- 雄激素性秃发：可有轻度的退行期 / 休止期百分比增加，同时有毛囊微型化。
- 术后（压力诱导的）脱发：几乎所有的毛发都处于退行期 / 休止期，其百分比远大于 TE 的 20% ~ 50%。还可见脂肪坏死，血管血栓形成和毛软化。
- 斑秃：休止期毛发计数百分比明显高于 TE（通常高于 50%），同时伴有毛囊微型化。

11.3.1.3　斑秃（alopecia areata，AA）

组织病理特点： 图 11.3.1.3-1、2、3、4、5、6、7、8、9

主要病理表现是退行期 / 休止期毛囊明显增多（百分比通常超过 50%），同时伴有毛囊微型化（毳毛增多）。本病为炎症性脱发，在毛球周围有淋巴细胞浸润。

急性期和亚急性期

- 毛囊总数保持正常（终毛 + 毳毛总和），可以在真皮浅层进行此计数（深层至浅层水平切片新增毛囊数的叠加总和较为准确）。

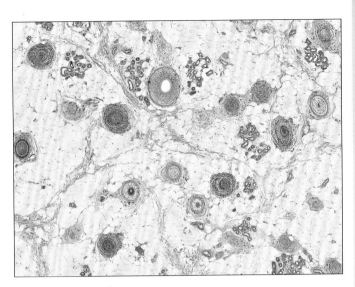

图 11.3.1.3-1　**斑秃**
皮下脂肪水平几乎所有毛囊变小，许多毛球周围有淋巴细胞浸润。毛囊纤维柱也增多，提示有毛囊微型化

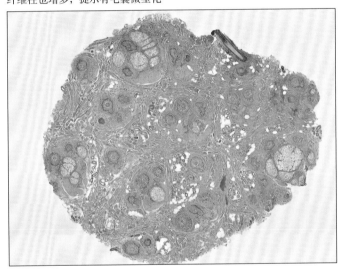

图 11.3.1.3-2　**斑秃**
几乎所有毛囊（> 90%）都是休止期毛囊，加之毛囊微型化，两者共存为典型的斑秃表现

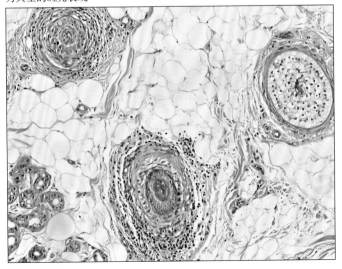

图 11.3.1.3-3　**斑秃**
毛球周围淋巴细胞浸润是斑秃的特征性表现，但非诊断所必需

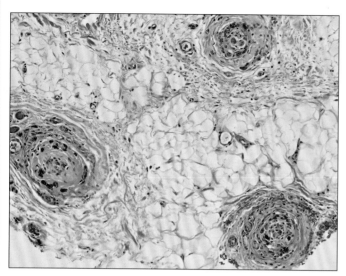

图 11.3.1.3-4 斑秃
纤维柱内可见淋巴细胞和黑色素失禁

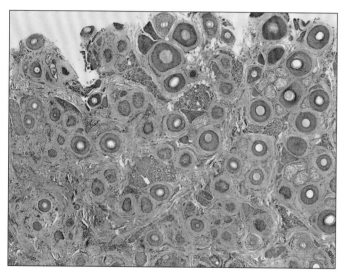

图 11.3.1.3-5 斑秃
70% 以上的毛发为休止期毛发

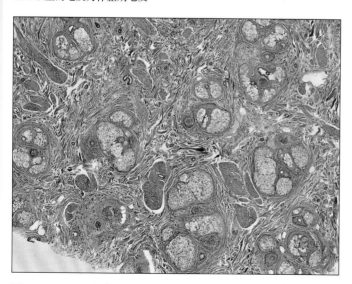

图 11.3.1.3-6 斑秃
伴有毛囊微型化，毳毛增多

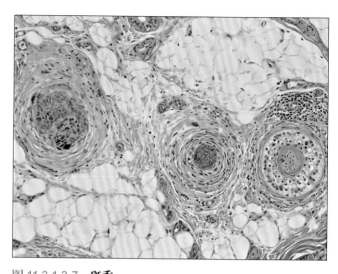

图 11.3.1.3-7 斑秃
慢性期可见特征性的侏儒发，为发育不良的微型化毛发。右侧毛囊类似生长期毛囊峡部，有透明细胞外根鞘、内根鞘，但无毛干。中间毛囊类似生长期毛囊的毛球上部，有嗜酸角质颗粒但无毛干形成。左侧的类似生长期毛球、毛乳头部，但生发毛母质上皮层很薄

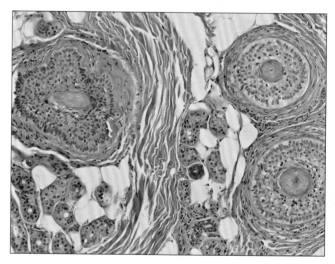

图 11.3.1.3-8 斑秃
右侧两个为侏儒发，类似生长期毛囊峡部，但无毛干

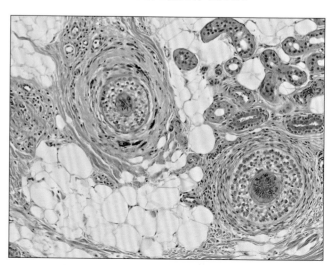

图 11.3.1.3-9 斑秃
两个侏儒发，类似生长期毛囊的毛球上部，均无毛干

- 退行期/休止期的毛囊明显增多，急性期休止期毛发计数百分比中度增高，亚急性期百分比超过50%。
- 微型化毛囊数量增加，随病程的延长而更为显著。
- 毛球周围有轻度淋巴细胞浸润，呈"蜂群"样，偶有嗜酸细胞，少数淋巴细胞侵入毛球上皮。炎症主要累及生长期毛囊。
- 毛母质细胞退行性变化（核固缩，胞浆空泡，细胞坏死等），毛乳头内可见色素失禁。
- 在深部脂肪层内，有许多毛囊微型化后残留的纤维柱/索条（原毛囊下部部位），有丰富小血管。有时纤维柱内可见淋巴细胞和色素失禁。

慢性期

- 大部分毛囊处在退行期/休止期，接近100%。
- 所有或大部分毛囊变小，终毛和毳毛比值可达1：10（正常＞2：1）。
- 出现大量形态异常的微型化毛囊，即侏儒毛囊。这些异常毛囊常常有生长期、退行期和休止期的混合形态，多数没有毛干形成。侏儒期毛囊是慢性期的典型表现。
- 毛球周围炎症通常不明显，但侏儒期毛球周围可见少许炎症细胞。
- 在深部脂肪层内，有许多毛囊微型化后残留的纤维柱/索条（原毛囊下部），有丰富小血管。

毛球周围炎症为本病特征，但不是诊断所必需的，因有许多病例见不到毛球周围炎症。慢性期AA镜下很有特点，看到的几乎所有毛囊都处在退行期/休止期，且都是微小化毛囊。因为镜下终毛数量非常少，难以进行精确的退行期/休止期百分比计算。

临床特点： 图11.3.1.3-10

典型表现为头皮境界清楚、圆形至椭圆形、大小不等的秃发区，皮肤光滑，无炎症现象。斑秃还有多种临床表现，其中容易误诊的是匐行性斑秃（或称带状斑秃，为沿发际线分布的秃发区域）和急性弥漫型斑秃（脱发区域广泛，脱落数量非常大，有或没有典型的秃发斑，可1～3个月内发展为全秃）。临床检查病情进展区域可见"惊叹号"发，为向头皮近端逐渐变细的短毛发，对斑秃很有特征性。若病变处于活动期，秃发区的边缘头发松动，轻拉下容易脱落许多休止期毛发和锥形的"铅笔尖样毛发"。稳定期毛发镜检查可见皮肤"黄点"和细小的再生毛发。"黄点"是由于退行期、休止期毛囊扩张的漏斗部有角化物堆积造成，对斑秃相对特异，但也可见于雄激素性秃发。患者以年轻人居多。一般斑秃区在数月后又有新发长出而自愈。新长出的发

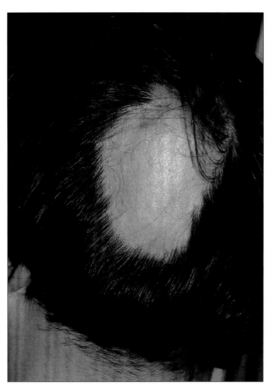

图 11.3.1.3-10　**斑秃**

最初可能是毳毛，以后成为终毛。若头发全部脱落为全秃，若头发、腋毛、阴毛等，甚至全身毳毛脱落则为普秃。斑秃患者除了毛发不正常外，在指甲上可出现沟嵴或凹点。可伴发白癜风。

鉴别诊断： 有一些病的组织病理表现酷似斑秃，在缺乏临床信息的情况下，单凭病理改变，难以百分之百做出斑秃的诊断。

- 银屑病性脱发：和斑秃的病理表现相似，即也有退行期/休止期毛囊明显增多（常超过50%），同时伴有毛囊微型化（毳毛增多），以及毛球周围淋巴细胞浸润。但银屑病性脱发有明显的皮脂腺萎缩，皮脂腺甚至成索条状（为本病特点），而在斑秃中皮脂腺保持完整。毛囊间表皮如出现银屑病的病理改变也有助于诊断。TNF-α抑制剂相关的脱发也有相似的病理表现，但有明显浅层深层毛囊周围炎症，浆细胞和嗜酸性粒细胞增多。
- 系统性红斑狼疮的非瘢痕性脱发：和斑秃的病理表现非常相似。鉴别要点是本病表皮及毛囊漏斗部上皮有界面空泡变性，真皮内黏蛋白沉积，血管和附属器周围淋巴细胞和浆细胞浸润。
- 梅毒性脱发：和斑秃的病理表现非常相似，只是本病在毛球周围可见多数浆细胞浸润，螺旋体免疫组化染色阳性。临床表现为斑状（"虫蛀状"）、弥漫

性秃发或两者的组合。结合血清学检查确诊是不困难的。

11.3.1.4　拔毛癖（trichotillomania）

组织病理特点：图 11.3.1.4-1、2、3

- 主要改变是存在扭曲、变形毛囊结构，毛球周围没有淋巴细胞浸润；
- 毛球扭曲变形，内根鞘塌陷，有些毛囊内见不到毛发；
- 毛囊内可见断裂的毛干，或变形扭曲、色素不均匀的毛干（毛软化）；
- 毛囊内可见色素管型，为被拔出毛发的残余根鞘部分和有色素的毛母质细胞碎片等组成；

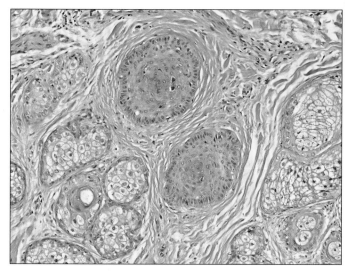

图 11.3.1.4-3　**拔毛癖**
退行期的毛球，可见凋亡细胞

- 可见毛囊内及毛囊周围出血；
- 退行期 / 休止期毛发的百分比有不同程度的增加。

临床特点：图 11.3.1.4-4

患者常以手或铁夹等强行拔去自己的头发。典型表现是儿童或年轻人出现边界清楚，但形状不规则的（如几何形状的，线状的，弯曲的）脱发区域，并且脱发区内常仍可见到正常头发及断发。

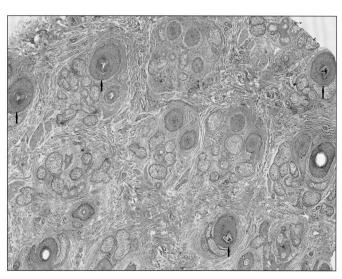

图 11.3.1.4-1　**拔毛癖**
多个毛囊内根鞘变形，退行期毛囊数量增多

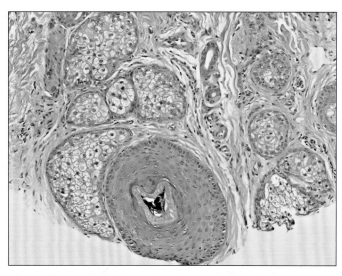

图 11.3.1.4-2　**拔毛癖**
毛囊内根鞘塌陷变形，内有色素管型，但无毛干

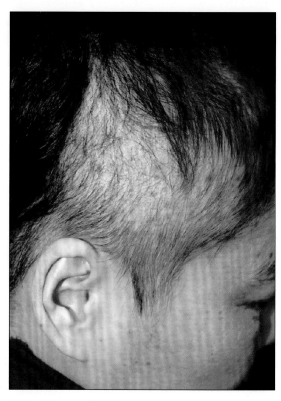

图 11.3.1.4-4　**拔毛癖**

11.3.1.5 术后（压力所致）脱发［postoperative（pressure-induced）alopecia］

组织病理特点

- 特征性的改变是几乎所有终毛毛囊都处于退行期或休止期阶段；
- 常见变形扭曲、色素不均匀的毛干（毛软化），但毛囊结构并无扭曲变形；
- 常见色素管型；
- 真皮内可见炎症、附属器坏死和血管内血栓；皮下脂肪可见脂肪坏死伴有泡沫巨细胞；
- 早期毛囊总数基本正常，后期和终末期类似瘢痕性秃发。

临床表现： 常见于经受长时间外科手术、需要全身麻醉的患者。通常发生在术后数周内，表现为枕部一境界清楚的脱发斑。一般毛发可完全再生，但也有少数病例成为永久性（瘢痕性）秃发。此类脱发有时也见于头皮钝挫伤的患者。

鉴别诊断

- 拔毛癖：有毛囊结构扭曲变形，而术后脱发无此表现。结合手术病史或长期压迫史则可鉴别。
- 斑秃：相同处是休止期毛发增加，并有色素管型。不同是斑秃有毛囊微型化及毛球周围炎症。

11.3.1.6 牵拉性秃发（traction alopecia）

组织病理特点： 图11.3.1.6-1、2

早期或急性疾病（类似拔毛癖）

- 毛囊总数正常（终毛＋毳毛）；
- 退行期和休止期毛囊数量增加（为最显著表现），可见毛囊纤维柱；
- 毛球周围无明显炎症细胞浸润；
- 偶见变形毛干（毛软化）、色素管型和变形毛囊。

终末期

- 毛囊总数和终毛毛囊明显减少，而毳毛数量正常；
- 在皮下脂肪和真皮脂肪交界处可见老化的纤维柱（原毛囊下部部位），为圆形、同心圆排列的结缔组织，含少许血管；
- 多数毛囊皮脂腺单位保留；个别毛囊皮脂腺单位消失，被纤维条带取代；
- 毛球周围无明显炎症。

临床表现

本病是一种机械性外伤造成的脱发，而非炎症性脱发。非裔美国女孩常见，因她们喜欢编结很紧的发型。但在其他种族中也可见到，像有些喜欢扎很紧"马尾辫"的女孩。脱发通常呈周边型，累及前额、颞部和颅

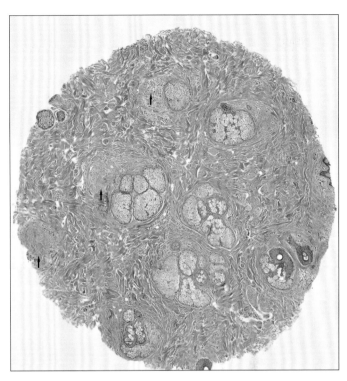

图 11.3.1.6-1　**牵拉性秃发**
慢性期。终毛毛囊数量减少。毛囊消失，留下纤维索条（箭头）

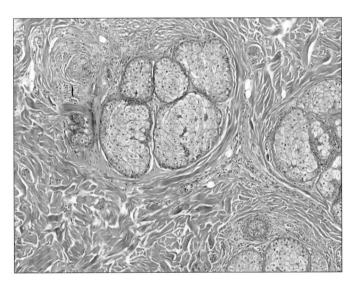

图 11.3.1.6-2　**牵拉性秃发**
慢性期。高倍镜下纤维索条（箭头）。可见毳毛，无终毛

侧，表现为毛发稀疏。牵拉性脱发是一种双相性脱发。早期脱发是暂时的，毛发可再生，类似于非瘢痕脱发。如果过度牵拉持续多年，则最终可能成为永久性的，类似瘢痕性秃发。

鉴别诊断

由于本病终毛毛囊数量减少，而毳毛数量保留，造成终毛：毳毛比例减少、毛囊微型化的假相。需要和以下疾病鉴别：

- 颞部三角形秃发：为先天性秃发，发生于颞部。秃发区几乎所有的毛发出生时即为毳毛，而非毛囊微型化所致。故在皮下脂肪层无残留的毛囊纤维柱。而牵拉性秃发则可见毛囊纤维柱。
- 雄激素性秃发：有真正的毛囊微型化，所以可见毛囊纤维柱增多。有一定数量的终毛，退行期/休止期毛囊计数轻度增加。

11.3.1.7　毛囊黏蛋白沉积症（follicular mucinosis）和黏蛋白性脱发（alopecia mucinosa）

组织病理特点

- 在毛囊外根鞘、皮脂腺、有时还在毛囊间表皮内有黏蛋白的沉积；
- 在病变毛囊内和毛囊周围有淋巴细胞、组织细胞、多核巨细胞、浆细胞及嗜酸性粒细胞等炎性浸润；
- 在毛囊内沉积的黏蛋白一般是酸性黏多糖，在 HE 染色的切片呈淡的、松散嗜碱性的颗粒状。以胶样铁、阿申蓝等染色可更清楚显示。

临床特点：图 11.3.1.7

皮疹为群集的毛囊性丘疹或斑块，质硬如胶状，有时挤之可有黏蛋白。好发于头皮、颈及脊背部。在头皮会造成局部脱发，称为黏蛋白性脱发。

毛囊黏蛋白沉积症是一种组织反应形式，见于不同疾病，如嗜酸性毛囊炎、HIV 相关的嗜酸性毛囊炎、伴嗜酸性粒细胞增多的血管淋巴样增生、虫咬皮炎等。黏蛋白性脱发曾分为特发性和继发性。前者指毛囊黏蛋白沉积症发病时没有其他皮肤或皮肤外的相关病变。继发性是指蕈样肉芽肿伴发的毛囊黏蛋白沉积。目前没有可靠病理和检测方法区分两者，而且 50% 特发型病例也可以检测到单克隆 T 细胞的 TCR 基因重组，故特发

型可能并不是独立的疾病，而是一种局限型蕈样肉芽肿，预后良好。建议将毛囊黏蛋白沉积症归于亲毛囊性蕈样肉芽肿。详见 26.2.1.1。

11.3.2　瘢痕形成性脱发（scarring alopecia，cicatricial alopecia）

瘢痕性秃发是指毛囊永久缺失性秃发。有两个主要类型：一为原发性，发生在毛囊部位，炎症破坏毛囊，如毛发扁平苔藓，组织学上在原毛囊部位出现纤维化的索条；二为继发性，发生在整个真皮，毛囊是"无辜受累者"，如二度烧伤，组织学上真皮广泛纤维化，皮肤附属器明显减少或消失。以下主要讨论原发性瘢痕性秃发，也属于毛囊周围炎。

瘢痕性秃发病理检查理想的是同时制作垂直切片和水平切片。如果二选一，水平切片更有优越性。取材要从秃发边缘的活跃病变处取。组织病理表现提示瘢痕性秃发的要点包括：毛囊隆突区和峡部周围炎症细胞浸润和皮脂腺缺失，这是具有特征性的；毛囊周围同心圆样纤维化，原毛囊部被纤维带取代；游离毛干（毛干周围的上皮鞘被炎症破坏后，毛干裸露于周围组织中）；毛囊融合等。

根据北美毛发研究学会（2001）提出的原发性瘢痕性秃发的分类，基于毛囊周围浸润炎症细胞的类型，将其分为：①淋巴细胞性：包括慢性皮肤红斑狼疮，毛囊性扁平苔藓，中央离心性瘢痕性秃发，Brocq 假性斑秃等；②中性粒细胞性：如秃发性毛囊炎，穿掘性蜂窝织炎/毛囊炎（脓肿性穿掘性头皮毛囊周围炎）；③混合性：瘢痕疙瘩型毛囊炎（痤疮），坏死性毛囊炎（痤疮）；④非特异性。

瘢痕性脱发是永久性的，毛囊已完全为纤维化组织所取代，毛发生长的基础已不复存在。非瘢痕性脱发一般是暂时性的，一旦造成脱发的原因解除（如化疗）后，毛囊可恢复其正常的生长周期，毛发将重新长出。但有些非瘢痕性脱发是双向性的，后期也可以成为永久性的，如雄激素性秃发、牵拉性秃发及斑秃。这些疾病早期脱发都是可恢复的，但个别长期慢性病例是不可复的。特别是全秃、普秃，有时恢复很困难。取头皮病变处皮肤作活检，若在原有毛球及毛乳头部位均已为洋葱头样硬化的胶原，则证明毛发已无再生的可能，成为永久性秃发。

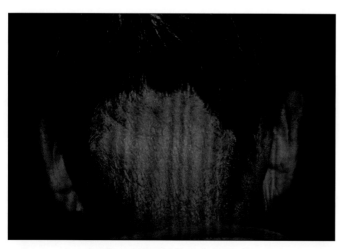

图 11.3.1.7　**毛囊黏蛋白沉积症（蕈样肉芽肿患者）**

11.3.2.1　毛发扁平苔藓（lichen planopilaris，LPP）

详见 11.2.1.1。

11.3.2.2　盘状红斑狼疮（discoid lupus erythematosus，DLE）

详见 11.2.1.2。

11.3.2.3　秃发性毛囊炎（folliculitis decalvans）

一种以中性粒细胞浸润为主的，炎症明显的瘢痕性秃发。

组织病理特点：图 11.3.2.3-1、2、3、4

- 炎症浅表，主要累及毛囊上部，特别是漏斗部；
- 典型的脓疱性皮损表现为化脓性毛囊炎，扩张的毛囊漏斗内和毛囊周围均有大量中性粒细胞和淋巴细

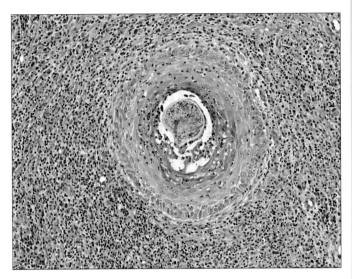

图 11.3.2.3-3　**秃发性毛囊炎**
高倍镜下毛囊上皮内有中性粒细胞浸润，毛囊周围有大量的淋巴细胞和浆细胞浸润

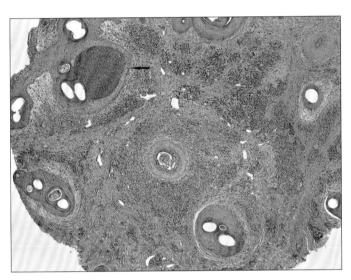

图 11.3.2.3-1　**秃发性毛囊炎**
毛囊周围炎症明显，毛囊漏斗部可见中性粒细胞脓肿（箭头）

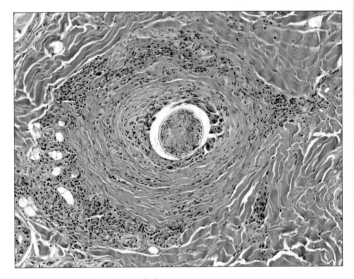

图 11.3.2.3-4　**秃发性毛囊炎**
"裸"毛干，毛干脱离毛囊，游离于真皮内，伴有异物巨细胞反应。是所有瘢痕性脱发的共同特点

胞、浆细胞浸润；
- 毛囊上皮变薄，毛囊周围有同心圆形的纤维化，皮脂腺消失；
- 簇毛症明显（即多个毛囊的漏斗部融合）；
- 由于毛囊破裂，毛干游离，引发异物巨细胞和吞噬细胞反应；
- 非脓疱区主要表现为毛囊周围同心圆形的纤维化和簇毛症，炎症轻微，仍可见少许中性粒细胞。

临床表现：图 11.3.2.3-5

常见于青中年男性，好发于头皮枕部和顶部。初起时头皮出现许多毛囊性丘疹，逐渐发展成小脓疱。脓疱破溃愈合后，头发脱落，留下萎缩性瘢痕。毛囊丘疹和

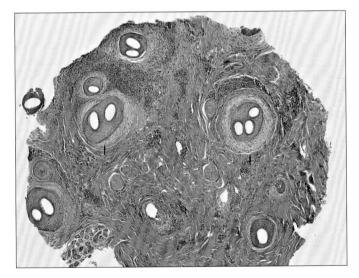

图 11.3.2.3-2　**秃发性毛囊炎**
毛囊周围同心圆样纤维化，毛囊融合（箭头），毛囊纤维带外有致密的炎细胞浸润

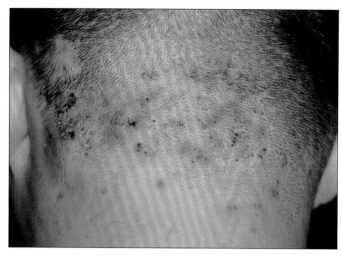

图 11.3.2.3-5 **秃发性毛囊炎**

脓疱频繁反复发作，常在脱发瘢痕边缘处又出现毛囊炎性脓疱。秃发区不断扩展，在头顶和枕部形成明显的秃发区，类似 CCCA。

鉴别诊断

- 本病属于中性粒细胞性瘢痕性秃发，需与其他以中性粒细胞浸润为主的瘢痕性秃发相鉴别，如穿掘性蜂窝织炎／毛囊炎。后者有典型的内衬鳞状上皮的窦管，且炎症深，累及真皮深部和皮下组织。也需考虑真菌性和细菌性毛囊炎，需作特殊染色，如 PAS 和 Gram 染色。必要时做组织培养。

11.3.2.4 瘢痕疙瘩性痤疮／毛囊炎（acne keloidalis，folliculitis keloidalis）

此病也称为项部瘢痕疙瘩性痤疮（acne keloidalis nuchae）

组织病理特点：图 11.3.2.4-1、2、3

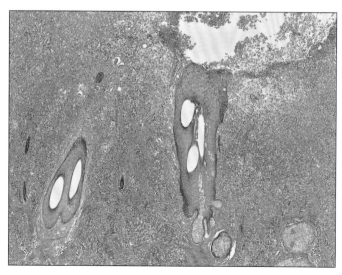

图 11.3.2.4-1 **瘢痕疙瘩性毛囊炎**

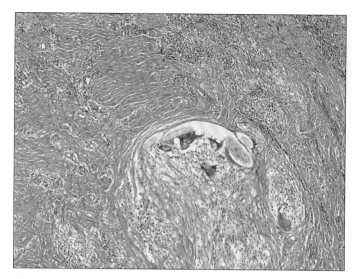

图 11.3.2.4-2 **瘢痕疙瘩性毛囊炎**

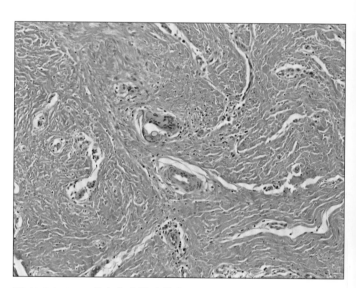

图 11.3.2.4-3 **瘢痕疙瘩性毛囊炎**

- 早期表现为化脓性毛囊炎，累及漏斗部和峡部，以中性粒细胞浸润为主；
- 充分发展期毛囊周围慢性炎症浸润，有淋巴细胞和浆细胞，后者非常显著；
- 毛囊周围洋葱皮样纤维化，毛囊上皮变薄、破坏，毛干游离至真皮中，诱发异物巨细胞反应；
- 晚期出现肥厚性瘢痕（但无瘢痕疙瘩），内含游离毛囊。

临床特点：图 11.3.2.4-4

主要发生于枕部头皮和后颈部，男性好发。最初是毛囊性小丘疹，偶伴小脓疱，消退后留下小的秃发区。晚期丘疹融合成坚实的瘢痕疙瘩样增生性瘢痕。

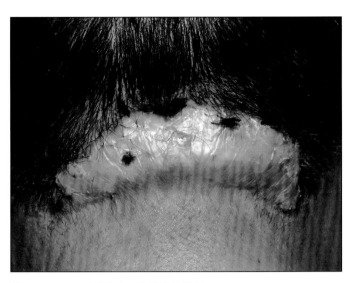

图 11.3.2.4-4　**项部瘢痕疙瘩性毛囊炎**

11.3.2.5 假性斑秃（pesudopelade）和终末期瘢痕性秃发（end-stage cicatricial alopecia）

组织病理特点

- 毛发总数明显减少，尤其是终毛；
- 皮脂腺消失；
- 游离毛干和周围轻度的异物肉芽肿性炎症；
- 有许多毛囊纤维柱，但无对应的毛囊，出现毛囊瘢痕（纤维柱完全被胶原取代，小血管消失）。

临床特点：图 11.3.2.5

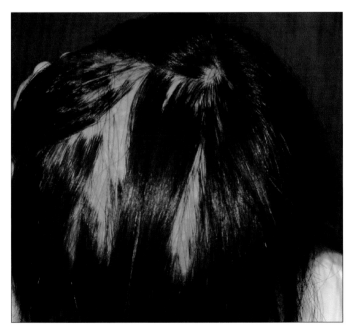

图 11.3.2.5　**假性斑秃**

为头部形状不规则的秃发斑，可累及头皮任何部位。目前认为假性斑秃不是一种独立的疾病，而是代表着几种不同形式瘢痕性秃发的终末阶段。故又称终末期瘢痕性秃发，原发疾病已不再活动，无法分类了。

11.3.2.6 硬皮病（scleroderma）

发生在头皮的带状硬皮病（图 11.3.2.6）等均可造成继发性瘢痕性秃发。这是因为硬皮病是侵及真皮全层，乃至皮下组织、筋膜的炎性疾患，当急性期的炎性浸润消退后，就出现胶原的变性，最后发生硬化。广泛硬化最终将"勒死"皮肤附属器、特别是毛囊皮脂腺，使其萎缩、消失。所以在硬皮病后期可见真皮胶原纤维的广泛变性及硬化，皮肤附属器则大部消失。残存的立毛肌表明以前曾有毛囊，一般它是不被破坏的。

另外，凡炎性浸润较为深在，炎症破坏较为剧烈的皮肤病变，也都可造成瘢痕性秃发，如前述的深在感染性毛囊炎、疖、痈、须疮，黄癣及脓癣等。

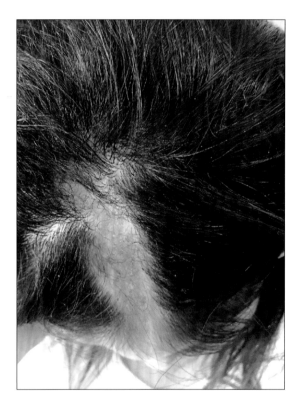

图 11.3.2.6　**带状硬皮病**

（李　宁　陈喜雪）

12

以中性粒细胞、嗜酸性粒细胞及浆细胞浸润为主的皮病

12.1　以中性粒细胞浸润为主

以中性粒细胞为主的皮肤疾病可以见于以下几类：

1. 感染性皮肤病，无论是原发的，还是继发的，特别是以细菌感染为主的皮肤病：如脓疱病，毛囊炎，脓肿。

2. 无菌性脓疱病：如脓疱性银屑病，疱疹样脓疱病，急性泛发性发疹性脓疱病，角层下脓疱病。

3. 白细胞碎裂性血管炎：如过敏性紫癜，持久性隆起性红斑，变应性血管炎，白塞病。

4. 以中性粒细胞浸润为主的大疱病：如疱疹样皮炎，线状 IgA 大疱性皮病，获得性大疱性表皮松解症，大疱性系统性红斑狼疮，IgA 天疱疮。

5. 嗜中性皮病（neutrophilic dermatosis）：指真皮内弥漫性中性粒细胞浸润为主、非感染性的一组疾病。包括坏疽性脓皮病，急性发热性嗜中性皮病及类风湿性嗜中性皮病等，是本章主要论述的疾病。

6. 其他：如面部肉芽肿，毛囊闭锁三联征，包括脓肿性穿掘性头部毛囊周围炎、化脓性汗腺炎及聚合性痤疮等。

12.1.1 坏疽性脓皮病（pyoderma gangrenosum）

组织病理特点：图 12.1.1-1、2

从溃疡处取材：

- 表皮缺如；
- 真皮全层乃至皮下组织中弥漫、致密以中性粒细胞为主的浸润，可见多核组织细胞；
- 一般近溃疡处为以中性粒细胞为主的急性炎症改变，溃疡处则为慢性炎症或肉芽组织改变。

从溃疡边缘的活动性损害处取材：

- 表皮细胞间水肿，并可致表皮内水疱形成；
- 表皮内可出现以中性粒细胞集聚而成的脓疱；
- 脓肿周围可见肉芽肿性炎症，淋巴细胞、组织细胞、浆细胞及少许嗜酸性粒细胞浸润。

- 真皮内可见血管炎改变，或为淋巴细胞性血管炎，即血管周淋巴细胞浸润，血管壁纤维素样坏死；或为白细胞碎裂性血管炎，血管周有中性粒细胞浸润，核尘，血管壁纤维素物质沉积，有血管外红细胞。
- 真皮乳头水肿，严重时可致表皮下水疱形成。

坏疽性脓皮病在溃疡及其附近常见到血管炎改变，有报告为淋巴细胞血管炎，血管壁呈纤维素样坏死，管周为淋巴细胞浸润，血管中可见血栓，这在溃疡活动性边缘较易见到。有报告为白细胞碎裂性血管炎，血管壁呈纤维素样坏死，有中性粒细胞浸润及核尘。但是原发性还是继发性血管炎尚有争论。鉴于在其他溃疡性损害中也常见到血管炎表现，而且近来发现坏疽性脓皮病的发病机制与肿瘤坏死因子关系密切，因此认为此病的血管炎主要是继发性的。

临床特点：图 12.1.1-3、4、5

初起为丘疹、水疱，很快中心破溃，不断向四周

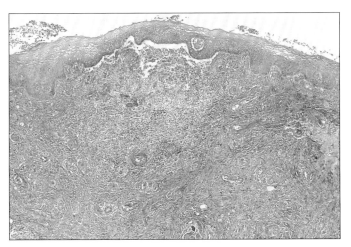

图 12.1.1-1 **坏疽性脓皮病**
表皮有脓痂，真皮浅中层弥漫性炎症细胞浸润

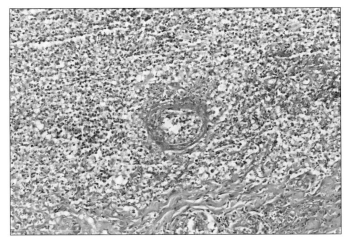

图 12.1.1-2 **坏疽性脓皮病**
皮内弥漫性中性粒白细胞浸润，部分小血管壁纤维素样变性，这是由于血管周围的炎症造成的继发性血管炎改变，而不是原发性血管炎

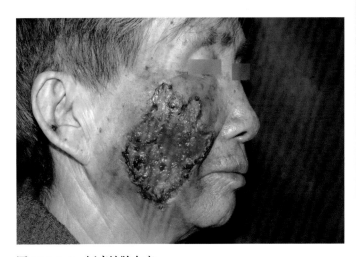

图 12.1.1-3 **坏疽性脓皮病**

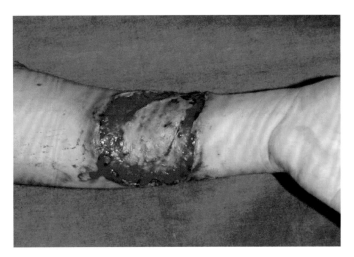

图 12.1.1-4 **坏疽性脓皮病**

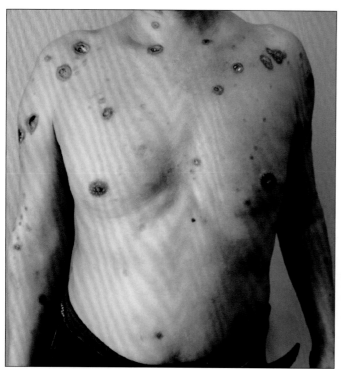
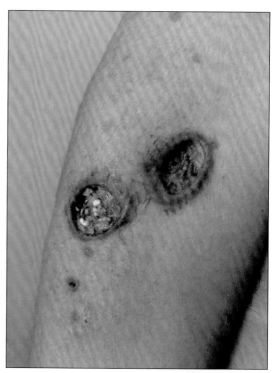

图 12.1.1-5 **坏疽性脓皮病**

扩大，且向深部发展。中央为溃疡面，边缘为紫红色隆起，边缘下方组织有潜行性破坏。皮损的直径大小不等，可达 10 cm 或更大。单发或多发。好发于下肢、臀部及躯干。自觉疼痛。病程慢性。患者可伴有炎症性肠病、类风湿性关节炎或骨髓增生性疾病。

实验室检查：蛋白电泳可示 γ 球蛋白增高，血清免疫球蛋白定量可有异常。

12.1.2 急性发热性嗜中性皮病（acute febrile neutrophilic dermatosis, Sweet's disease）

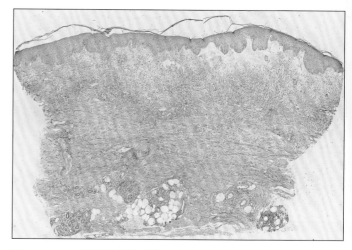

图 12.1.2-1 **急性发热性嗜中性皮病**
表皮轻度增生，真皮乳头层明显水肿，真皮全层弥漫性炎症细胞浸润

组织病理特点：图 12.1.2-1、2、3

- 真皮全层结节状或弥漫性炎症细胞浸润，以中性粒细胞为主，还有淋巴细胞、组织细胞及少数嗜酸性粒细胞；
- 真皮全层内可见数量不等的核尘；
- 真皮乳头高度水肿，可见血管外红细胞；
- 真皮小血管扩张充血，内皮细胞肿胀，但管壁无纤维素样物质的沉积。
- 表皮大致正常。偶可见轻度海绵水肿。

本病的组织学改变早期以血管周围多数中性粒细胞浸润及其核尘为特点，小静脉及毛细血管明显扩张充血，有血管外红细胞，但血管壁上无纤维素样物质沉积。随疾病发展，浸润细胞的数量增加，不仅在血管周围，还在胶原束之间，浸润细胞中可见少数嗜酸性粒细胞，后期，中性粒细胞数量减少，代之以多数淋巴细胞及组织细胞。

本病是否有血管炎是有争论的。组织学上，除了在毛细血管及小静脉管壁内没有纤维素的沉积外，具有白细胞碎裂性血管炎其余的组织学特点。皮损的直接免疫荧光检查有时可见血管壁有免疫球蛋白及补体的沉积，因

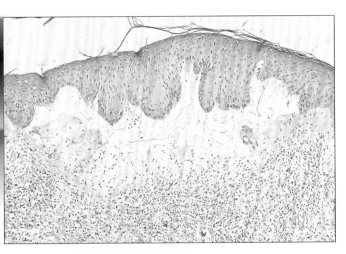

图 12.1.2-2　急性发热性嗜中性皮病
真皮乳头层高度水肿，其下方明显炎症细胞浸润

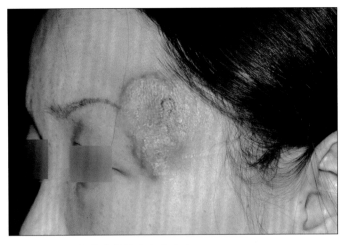

图 12.1.2-4　急性发热性嗜中性皮病

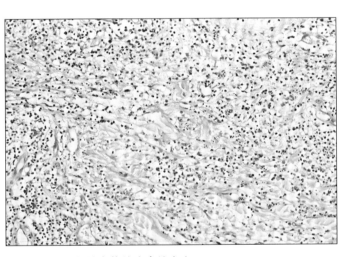

图 12.1.2-3　急性发热性嗜中性皮病
真皮内弥漫性中性粒白细胞为主浸润，伴核尘，还有淋巴细胞及少许嗜酸性粒细胞

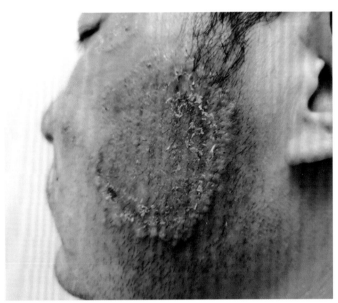

此有学者认为本病为白细胞碎裂性血管炎的轻型或亚型。

临床特点：图 12.1.2-4、5、6

患者以中年以上女性多见。发病较急，可伴发热，体温在 38℃ 以上。典型皮损为红色隆起皮面斑块，由于真皮乳头高度水肿，可呈假水疱改变，患处有轻度压痛。皮损单发或多发。好发于面、颈、躯干上部和上肢。有的患者可伴关节炎和结膜炎。本病病因不明，部分患者与感染、免疫性疾病、血液病甚至肿瘤有关。

实验室检查：末梢血白细胞总数增高。

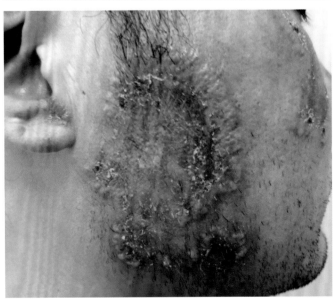

图 12.1.2-5　急性发热性嗜中性皮病
注意皮损边缘的假水疱

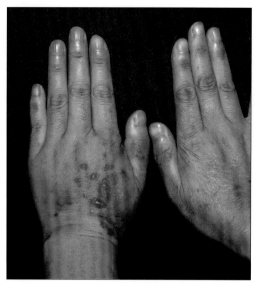
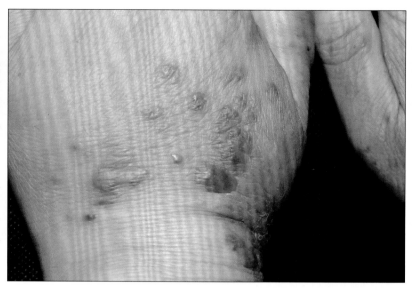

图 12.1.2-6   **急性发热性嗜中性皮病**

12.1.3   类风湿性嗜中性皮病（rheumatoid neutrophilic dermatosis）

组织病理特点：图 12.1.3-1，2

- 真皮内弥漫中性粒细胞浸润，有较多核尘；
- 间有淋巴细胞，组织细胞，浆细胞及嗜酸性粒细胞浸润；
- 浸润上方表皮可有海绵水肿。

临床特点：见于类风湿关节炎患者。在患者的颈部、上胸部及四肢伸侧可见淡红的丘疹、结节或斑块，自觉瘙痒或疼痛。

实验室检查：血类风湿因子阳性，血沉快。

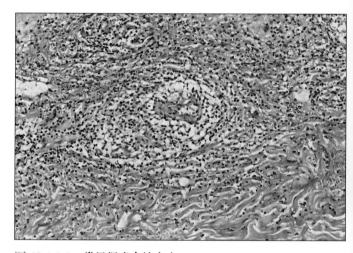

图 12.1.3-2   **类风湿嗜中性皮病**
真皮内弥漫性中性粒细胞为主浸润，伴核尘，还有淋巴细胞浸润

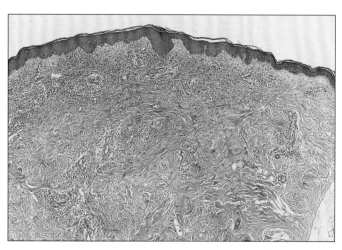

图 12.1.3-1   **类风湿嗜中性皮病**
表皮轻度增生，真皮浅中层弥漫性及结节状炎症细胞浸润

12.1.4   脓肿（abscess）

组织病理特点：

- 病变主要在真皮内。早期为结节状中性粒细胞浸润，有坏死改变。
- 以后结节周围出现淋巴细胞、浆细胞及组织细胞，包括多核组织细胞，呈现肉芽肿改变。
- 最后，炎症消退而代之以成纤维细胞增生，发生纤维化。

以上组织学改变在许多炎症性皮肤病，特别是感染性皮肤病时具有共性。第一阶段"敌我对峙"，为急性炎症，最先是中性粒细胞为主的浸润（非特异性防御反应），以后出现淋巴细胞、浆细胞等的浸润（特异性防御反应）；第二阶段"清扫战场"，此阶段皮肤内的"清道夫"即组织细胞，包括多核组织细胞，吞噬、清除急性炎症阶段所造成坏死的组织及细胞成分、各种病原菌、异物等；第三阶段"重建家园"，此时成纤维细胞数量明显增多，以修复被破坏的组织结构，在炎症破坏明显的部位，则发生纤维化，形成瘢痕。

在急性化脓性炎症，就经历以上三个阶段的改变，在慢性感染性疾患如深部真菌病，由于病程中炎症反复发作，往往急性炎症与慢性修复并存，所以可同时见到以上三阶段的改变。取决于取材部位炎症情况，也可以某一阶段改变为主。

当皮肤中见到多数中性粒细胞的集聚，无论是位于真皮还是皮下组织，无论是在表皮内还是毛囊内，都应仔细寻找病因。

脓肿可因多种感染因子所致，包括细菌、真菌、原虫等。细菌如链球菌、葡萄球菌，它们可以 Gram 染色显示；真菌如孢子丝菌病、着色霉菌病、皮肤癣菌病（皮肤癣菌性毛囊炎，如 Majocchi 肉芽肿），以 PAS 染色或六甲烯四胺银染色可显示其病原体；放线菌病及奴卡氏菌病，其病原菌即放线菌及奴卡氏菌，在 HE 染色的切片中为颗粒状的菌落，并有成放射状的菌体；原虫如阿米巴、利什曼原虫等。脓肿还可因毛囊囊肿破裂或异物所致，前者常可在脓肿中，特别是组织细胞聚集的部位或多核组织细胞（异物巨细胞）内见到角化的上皮碎屑及角质物，后者则常可见到异物如木刺、手术缝线等。脓肿还见于毛囊闭锁三联征，包括化脓性汗腺炎、聚合性痤疮、脓肿性穿掘性头部毛囊周围炎等。

临床特点：图 12.1.4

为具有波动感的结节，可伴红肿热痛等急性炎症表现，如疖肿。

12.1.5 　面部肉芽肿（granuloma faciale）

组织病理特点：图 12.1.5-1、2、3、4

- 真皮内弥漫致密的炎症细胞浸润。在真皮乳头与表皮间及毛囊皮脂腺周围有无浸润带；
- 浸润的细胞早期以中性粒细胞为主，不久嗜酸性粒细胞数目增多，甚至可以嗜酸性粒细胞为主，以后淋巴细胞、组织细胞及浆细胞逐渐增多；
- 浸润常限于真皮中上层，但亦可达到皮下；
- 病变早期可见白细胞碎裂性血管炎改变，除中性粒细胞、核尘外，血管壁上有纤维素的沉积。还可见血管外红细胞；

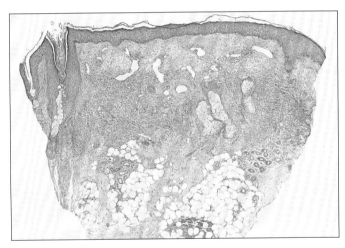

图 12.1.5-1　**面部肉芽肿**
真皮内片状及结节状炎症细胞浸润，真皮乳头及毛囊皮脂腺周围无炎症浸润

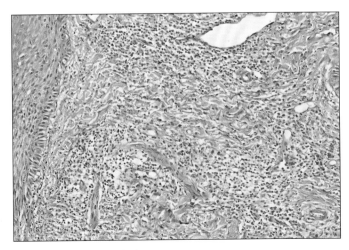

图 12.1.5-2　**面部肉芽肿**
真皮炎症细胞结节状浸润，毛囊周围不受累

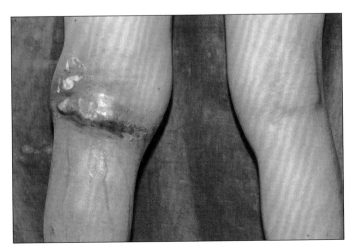

图 12.1.4　**脓肿**

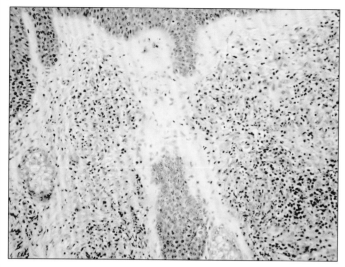

图 12.1.5-3　面部肉芽肿
真皮内明显中性粒白细胞、淋巴细胞、嗜酸性粒细胞及组织细胞浸润，乳头层、毛囊、皮脂腺周围有无浸润带

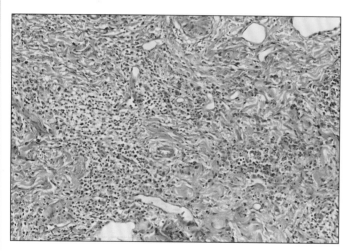

图 12.1.5-4　面部肉芽肿
真皮片状中性白细胞、淋巴细胞、嗜酸性粒细胞及组织细胞浸润

- 视病期可见不同程度的纤维化；
- 表皮大致正常。

面部肉芽肿的命名并不恰当，因为在大多数损害的病程中组织细胞并非炎症浸润的主要成分。

临床特点：图 12.1.5-5、6

本病少见。仅见于面部，为单发或多发的丘疹、结节或斑块，色红或橘红色，表面光滑，其上可见扩张的毛囊口。患者一般无自觉症状。皮损的硬度及颜色随病程而异，早期损害呈皮肤颜色，之后变为实性，呈红棕色，最后变硬，呈紫色。此改变是与组织病理上损害从炎症细胞浸润向纤维化的变化是一致的。纤维化越明显，皮损越硬。

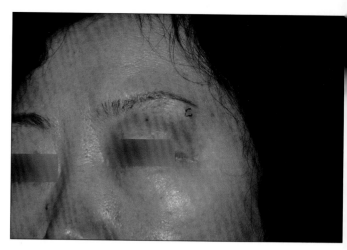

图 12.1.5-5　面部肉芽肿

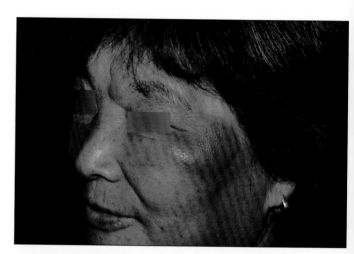

图 12.1.5-6　面部肉芽肿

12.2　以嗜酸性粒细胞浸润为主

组织病理上出现嗜酸性粒细胞浸润的皮肤疾病可见于以下几类：

1. 变态反应性皮肤病：如变应性接触性皮炎，特应性皮炎，湿疹，药物性皮炎，荨麻疹及荨麻疹性血管炎，变应性肉芽肿病。

2. 自身免疫性大疱性皮肤病，如大疱性类天疱疮，妊娠疱疹，各型天疱疮，其中增殖型天疱疮在表皮内的嗜酸性粒细胞微脓肿具有诊断价值。

3. 某些感染性皮肤病：如虫咬皮炎，疥疮结节，寄生虫感染，深部真菌病。

4. 对异物的反应。

5. 特发性嗜酸细胞增多性皮病，如嗜酸性粒细胞增多性皮炎，嗜酸性粒细胞增多综合征，嗜酸性蜂窝织炎等。

6．其他：如色素色禁症水疱大疱阶段的表皮内多数嗜酸性粒细胞聚集具有诊断价值，嗜酸性毛囊炎，假性淋巴瘤，肥大细胞增多症如色素性荨麻疹等。

12.2.1　嗜酸性粒细胞增多性皮炎
（hypereosinophilic dermatitis）

组织病理特点： 12.2.1-1、2、3

- 真皮全层血管丛周围稀疏至中等密度嗜酸性粒细胞、淋巴细胞及组织细胞浸润；
- 真皮中上层小血管管壁增厚，内皮细胞肿胀；
- 表皮轻度棘层肥厚、海绵水肿，可有灶性角化不全。

临床特点： 12.2.1-4、5

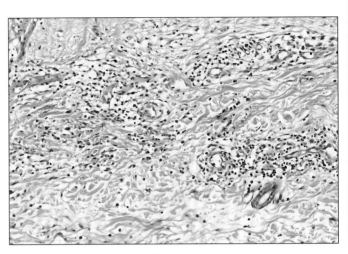

图 12.2.1-3　**嗜酸性粒细胞增多性皮炎**
真皮血管周围及间质内明显嗜酸性粒细胞浸润，伴有轻度淋巴细胞浸润

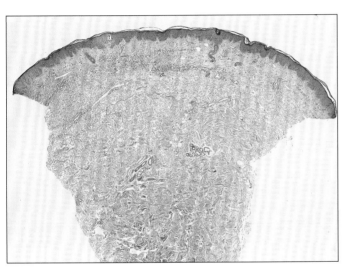

图 12.2.1-1　**嗜酸性粒细胞增多性皮炎**
表皮轻度海绵水肿，真皮浅中层血管周围轻度炎症细胞浸润

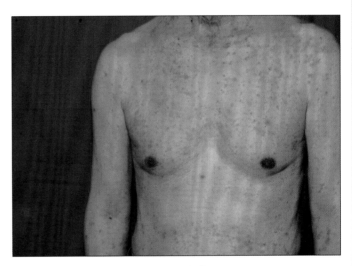

图 12.2.1-4　**嗜酸性粒细胞增多性皮炎**

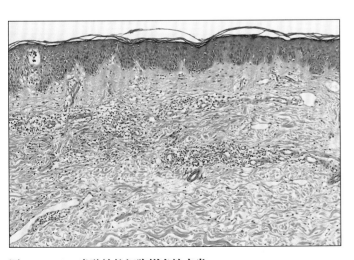

图 12.2.1-2　**嗜酸性粒细胞增多性皮炎**
真皮浅中层血管周围轻度淋巴细胞浸润，伴有明显嗜酸性粒细胞浸润

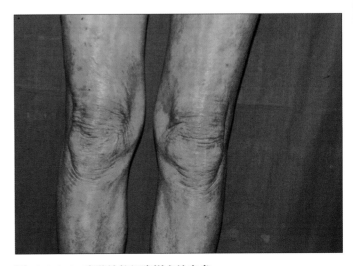

图 12.2.1-5　**嗜酸性粒细胞增多性皮炎**

皮疹泛发,多形性,有红斑、丘疹、风团、结节等,瘙痒剧烈。病程慢性者,因长期搔抓可致皮肤出现苔藓样改变。患者以中老年居多。一般健康状况好。在除外了系统性病变,亦无寄生虫感染等明确的引起嗜酸性粒细胞增多的原因后,可下此诊断。

实验室检查:外周血中嗜酸性粒细胞可明显增多。

12.2.2 嗜酸性粒细胞增多综合征 (hypereosinophilic syndrome,HES)

组织病理特点:图 12.2.2-1、2

与上述嗜酸性粒细胞增多性皮炎相似。

临床特点:图 12.2.2-3、4

本病的诊断标准有三条:①外周血嗜酸性粒细胞增多(≥ 1500/μl),持续至少 6 个月,或虽不足 6 个月,但有器官损伤的证据;②多器官受累的症状和体征;③排除寄生虫和过敏性疾病,或其他可能造成嗜酸性粒细胞增多的原因。症状和体征决定于嗜酸性粒细胞浸润累及的器官系统,约半数患者有皮肤表现,为红斑、丘

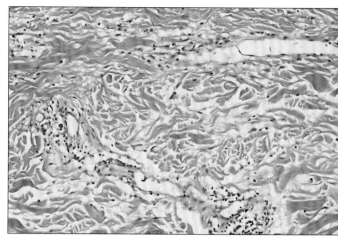

图 12.2.2-2   **嗜酸性粒细胞增多综合征**
真皮浅层和中层血管周围及间质内明显嗜酸性粒细胞浸润

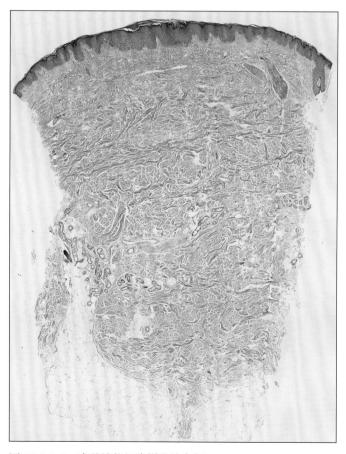

图 12.2.2-1   **嗜酸性粒细胞增多综合征**
表皮轻度棘层分肥厚,真皮浅中层轻度炎症细胞浸润

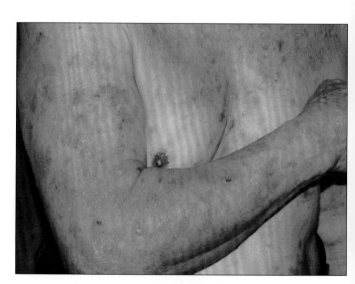

图 12.2.2-3   **嗜酸性粒细胞增多综合征**

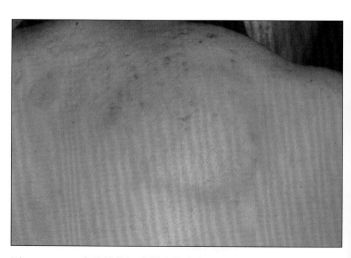

图 12.2.2-4   **嗜酸性粒细胞增多综合征**

疹、斑块、风团和血管性水肿，自觉瘙痒。偶见结节、溃疡。黏膜溃疡也可以发生，位于口咽或肛门外生殖器部位，与骨髓增生性 HES 有关。系统损害包括心肌病、瓣膜病、肝脾肿大等。

实验室检查：外周血中嗜酸性粒细胞可明显增多。患者应做骨髓穿刺检查。

12.2.3　嗜酸性蜂窝织炎（eosinophilic cellulitis）

此病又称 Well's 综合征

组织病理特点：图 12.2.3-1、2、3、4

- 表皮大致正常；
- 真皮内以嗜酸性粒细胞为主的弥漫浸润，还有淋巴细胞、组织细胞，偶见多核巨细胞，炎症浸润可向下达皮下脂肪、筋膜乃至肌肉；
- 真皮内明显水肿，偶可见表皮下疱；
- 真皮胶原纤维变性，周围有嗜酸性物质及核尘的沉积，多数嗜酸性粒细胞，呈鲜红色，似"火焰征"，外周有组织细胞浸润。

"火焰征"是本病的一个特征性改变，但也可见于

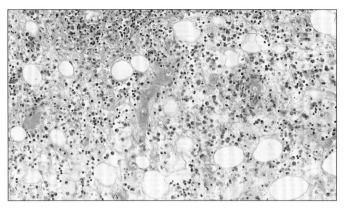
图 12.2.3-2　**嗜酸性蜂窝织炎**
真皮全层及皮下组织弥漫嗜酸性粒细胞浸润，伴多数中性粒细胞及碎核

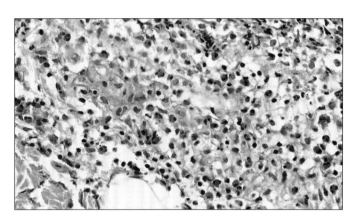
图 12.2.3-3　**嗜酸性蜂窝织炎**
真皮内密集大片嗜酸性粒细胞为主浸润

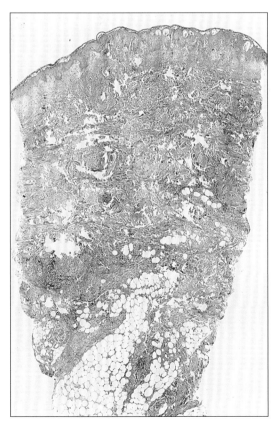
图 12.2.3-1　**嗜酸性蜂窝织炎**
真皮全层片状及弥漫性炎症细胞浸润

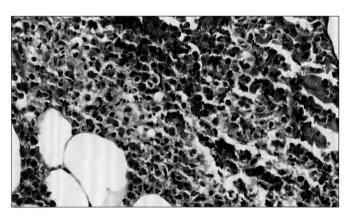
图 12.2.3-4　**嗜酸性蜂窝织炎**
真皮内密集嗜酸性粒细胞浸润，可见"火焰征"

其他以嗜酸性粒细胞浸润为主的疾病，如昆虫叮咬反应、嗜酸性毛囊炎。

临床特点：患者多为中年人，女性多见。发病较急，初为浮肿性亮红色的斑块，有压痛，可误诊为丹毒。逐渐变硬，成坚实的斑块。好发于下肢。患者可有发热、关节痛等全身不适，对抗生素治疗无明显效果。本病有

反复发作的倾向。愈后无瘢痕。

实验室检查： 外周血中嗜酸性粒细胞增多。

12.2.4　嗜酸性脓疱性毛囊炎（eosinophilic pustular folliculitis）

组织病理特点： 图 12.2.4-1、2、3

- 表皮轻度增生；
- 早期真皮内毛囊漏斗部海绵水肿，毛囊上皮及相连的皮脂腺和导管轻度淋巴细胞及少量嗜酸性粒细胞浸润；
- 充分发展阶段毛囊上皮明显嗜酸性粒细胞为主浸润，可在毛囊漏斗部形成嗜酸性粒细胞微脓疡；
- 邻近毛囊上皮嗜酸性粒细胞浸润并可形成脓疱；
- 毛囊周围及其真皮浅中层血管周围淋巴细胞及嗜酸性粒细胞浸润。

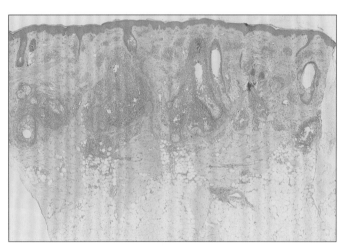

图 12.2.4-1　**嗜酸性脓疱性毛囊炎**
真皮毛囊上皮及其周围明显炎症细胞浸润

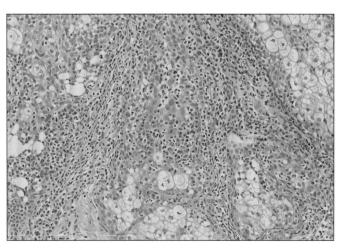

图 12.2.4-2　**嗜酸性脓疱性毛囊炎**
毛囊上皮及其周围明显嗜酸性粒细胞浸润，伴有中性粒细胞及淋巴细胞

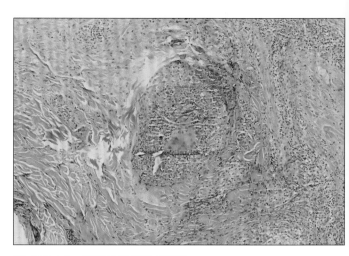

图 12.2.4-3　**嗜酸性脓疱性毛囊炎**
毛囊内多数嗜酸性粒细胞浸润

临床特点： 图 12.2.4-4

主要发生在面部，也可见于躯干及上肢。可以表现为散在红色丘疹、丘疱疹，也可以融合成浸润性或水肿性斑块，表面聚集性红色丘疹、脓疱。自觉瘙痒。皮疹持续不容易消退。临床需要与马拉色菌性毛囊炎及 HIV 感染有关的嗜酸性毛囊炎鉴别。

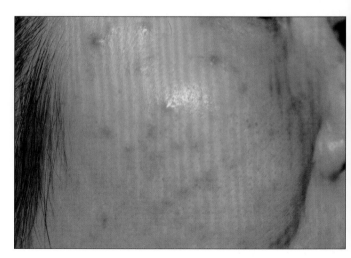

图 12.2.4-4　**嗜酸性脓疱性毛囊炎**

12.2.5　嗜酸性筋膜炎（eosinophilic fasciitis）

见 14.1.3。

12.3　以浆细胞浸润为主

这是一组在真皮炎症细胞浸润中，有多数浆细胞浸

润的疾病。主要可见于

1．性病，包括梅毒硬下疳、二期梅毒疹、扁平湿疣、软下疳、腹股沟肉芽肿等。

2．慢性感染性皮肤病，如鼻硬结症、皮肤黑热病及深部真菌病等。这些疾病的表皮常增生，或向外呈乳头瘤样增生，或向内呈假上皮瘤样增生。在炎症浸润细胞中，除淋巴细胞、组织细胞、多核组织细胞外，还常可见散在嗜酸性粒细胞的浸润。

3．凡发生在孔口及黏膜，如口唇、外阴、肛门部位及其周围的炎症或肿瘤性疾病，如浆细胞性唇炎、浆细胞性龟头炎。

4．发生在顶泌汗腺分布部位如头皮、腋窝、脐周、乳房及外阴等或与顶泌汗腺有关的病变。如生乳头汗管囊腺瘤、乳头糜烂性腺瘤病、帕哲病等。

5．浆细胞的肿瘤性增生：如多发性骨髓瘤、皮肤浆细胞瘤。

浆细胞是 B 淋巴细胞受抗原刺激后分化、成熟而成，其作用是合成并分泌抗体。在正常皮肤组织内是没有浆细胞的，在疾病状态，特别是某些慢性感染性皮肤病时，可出现大量浆细胞浸润。浆细胞为椭圆形，胞浆丰富，呈均一的嗜碱性染色，在 HE 染色的切片上呈紫蓝色。胞核圆形或椭圆形，位于细胞的一端。核的染色质呈轮辐状排列，使浆细胞在镜下很容易被辨认。浆细胞有合成及分泌免疫球蛋白的能力，在活跃时，它不断合成免疫球蛋白，它们积聚在浆细胞内，成为均一红染的小体称 Russel 小体。Russel 小体在 HE 染色的切片上呈圆形，鲜红色，它的大小可以达到浆细胞的两倍，因此可以将合成它的浆细胞挤到边上。有时在组织中可以见到游离的 Russel 小体，这尤多见于鼻硬结症时。Russel 小体还可以 Gram 染色和 PAS 染色显现出来。

根据皮肤损害有否溃疡，可将以浆细胞浸润为主疾病的组织学分为两类：

第一类有溃疡的：包括梅毒硬下疳、软下疳、腹股沟肉芽肿、性病性淋巴肉芽肿、鼻硬结病、皮肤及黏膜型黑热病等，它们均具有一些相似的组织学特点，往往靠找到病原菌才能确诊。

第二类无溃疡的：属于这组的疾病有浆细胞性龟头炎，浆细胞性唇炎及二期梅毒疹等。

12.3.1　软下疳（chancroid）

组织病理特点：

- 中央为溃疡，溃疡边缘表皮增生；

- 在溃疡下方，可见三个炎症带：

浅表带：以中性粒细胞为主，混有纤维素及坏死的组织，有血管外红细胞；

中间带：宽，组织明显水肿，有许多与表面垂直的新生血管，有中性粒细胞、淋巴细胞、组织细胞等浸润，成纤维细胞数量增多；

深在带：弥漫以淋巴细胞及浆细胞为主的浸润，尤以血管周围为著。

临床特点：本病特点是在外阴部的圆形溃疡，边缘不整齐呈潜行性，溃疡上有污灰色的脓性分泌物。在此溃疡周围常有数个小的卫星溃疡。皮损有明显疼痛。好发于男性的包皮、阴茎、龟头，女性的阴唇、阴蒂、肛门等处。大多数患者伴有单侧腹股沟淋巴结炎，它可以化脓破溃，成为横痃。

实验室检查：病原菌为杜克雷嗜血杆菌，成对或链状排列。皮损涂片以 Gram 染色可查到病原菌，为 Gram 阴性杆菌，呈"鱼群"样排列。必要时应培养检查。

12.3.2　腹股沟肉芽肿（granuloma inguinale）

此病又称为性病肉芽肿（granuloma venereum）

组织病理特点：

- 中央为溃疡，溃疡边缘表皮增生，伴海绵水肿及表皮内中性粒细胞性微脓肿；

- 真皮内致密炎症细胞浸润，除了大的组织细胞外，还有多数浆细胞、淋巴细胞及中性粒细胞，偶见嗜酸性粒细胞；

- 在真皮弥漫浸润内，可见中性粒细胞为主组成的小脓肿。

临床特点：本病可通过性交传染。好发于外阴部、腹股沟和肛门等。为境界清楚的溃疡，其上为牛肉样红色的肉芽组织，表面覆有脓性分泌物，边缘突起或呈乳头瘤样增生，溃疡不疼。腹股沟淋巴结一般并不肿大。

实验室检查：病原菌为肉芽肿荚膜杆菌，它是一种 Gram 阴性短杆菌，直径 1～2 μm。存在在皮损中大的组织细胞、中性粒细胞内，这种胞浆内空泡状的细菌包涵体称为多诺万小体（Donovan bodies）。多诺万小体呈卵圆形，两端染色深，在 HE 染色切片中不易显现，以 Giemsa 及银染色可使其清楚地被显现出来，前者呈红色，后者呈黑色。在组织细胞中找到多诺万小体可确诊。

12.3.3　性病性淋巴肉芽肿（lymphogranuloma venereum，LGV）

此病又称为腹股沟淋巴肉芽肿（lymphogranuloma inguinale）。

组织病理特点：

- 特征性的组织学改变发生在淋巴结，最初为淋巴结内可见小的、散在的上皮样细胞集合，偶有少许多核巨细胞；
- 上皮样细胞的集合渐增大呈星状，中央发生坏死，成为星状的脓肿；
- 坏死形成的脓肿增大、融合，脓肿内及脓肿周围有多数中性粒细胞及浆细胞；上皮样细胞在脓肿周围呈栅栏状排列；
- 后期发生广泛的纤维化。

临床特点： 本病是性传播病。病原菌为沙眼衣原体L1、L2、L3型。不洁性交后生殖器部位出现"初疮"，随后腹股沟淋巴结疼痛肿大。肿大的淋巴结彼此融合，被腹腔股沟韧带上下分开成为特殊性的"沟槽征"，淋巴结可溃破流脓，成瘘管及瘢痕形成。

实验室检查： 补体结合试验 1：64 以上，或分离培养沙眼衣原体等可以诊断。

12.3.4　鼻硬结症（rhinoscleroma）

组织病理特点：

- 真皮内弥漫、致密大量浆细胞浸润，还有组织细胞、淋巴细胞及中性粒细胞；
- 可见多数吞噬有鼻硬结杆菌的组织细胞，这种组织细胞大，胞浆苍白淡染、空泡状，特称为 Mikulicz 细胞；
- 在 HE 染色的细胞切片，可在 Mikulicz 细胞内见到许多 1～2 μm 长的鼻硬结杆菌，以 Giemsa，Gram 或 Warthin-starry 银染色可更清楚显示病原菌；
- 真皮内可见多数 Russell 小体，它们均一红染，圆形或椭圆形；
- 在陈旧性损害中可见明显纤维化，胶原组织增生。

临床特点： 本病仅侵犯鼻，病程慢性，分鼻炎期、浸润期及结节期。典型病变鼻部为弥漫性硬块，坚硬如石，呈紫红色，鼻孔也可完全被堵塞。上述组织学改变为浸润期及结节期的特点。

实验室检查： 病原菌为克雷伯鼻硬结杆菌，它是 Gram 阴性杆菌，呈短棒状，有胶性荚膜。皮损切口处涂片 Giemsa 或 Gram 染色可查到此菌。

12.3.5　婴儿臀部肉芽肿（granuloma gluteale infantum）

组织病理特点：

- 真皮内弥漫、致密混合类型炎症细胞浸润，包括淋巴细胞、组织细胞、嗜酸性粒细胞及浆细胞等；
- 可见由中性粒细胞及嗜酸性粒细胞组成的脓肿；
- 毛细血管增生，血管外红细胞。

临床特点： 见于婴儿尿布部位。为圆形，色淡红或棕红的结节，常多发。一般无自觉症状。

12.3.6　浆细胞性龟头炎（balanitis plasmacellularis）

此病又称 Zoon's 龟头炎

组织病理特点： 图 12.3.6-1、2、3

- 表皮变薄，表皮突平坦；
- 表皮细胞间水肿；
- 真皮上部致密、呈带状浆细胞浸润；还可见淋巴细胞及组织细胞。
- 毛细血管扩张，血管外红细胞。

临床特点： 图 12.3.6-4、5

见于中年男性。为限局性境界清楚的浸润性红斑，2～3 cm 大小，单发或多方，形状可不规则，无明显自觉症状。

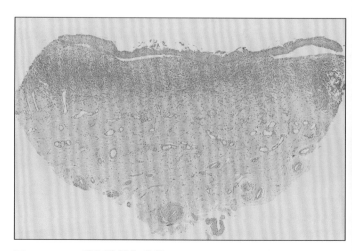

图 12.3.6-1　**浆细胞性龟头炎**
上皮部分缺失，皮突变平，固有层内苔藓样炎症细胞浸润

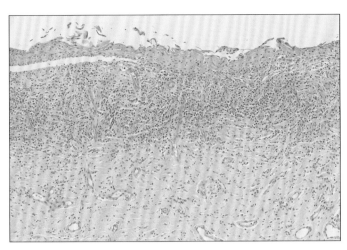

图 12.3.6-2 浆细胞性龟头炎
上皮轻度角化不全，少许中性粒细胞聚集，固有层苔藓样浆细胞为主浸润

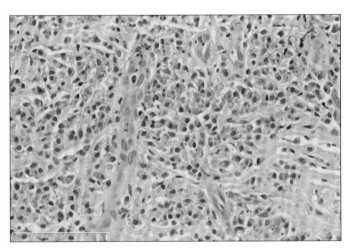

图 12.3.6-3 浆细胞性龟头炎
固有层内密集浆细胞为主浸润，伴有淋巴细胞及中性粒细胞

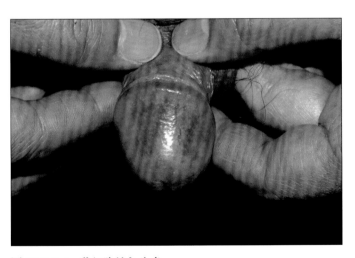

图 12.3.6-4 浆细胞性龟头炎

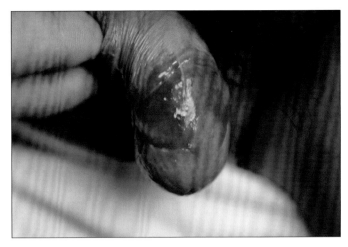

图 12.3.6-5 浆细胞性龟头炎

12.3.7 浆细胞性唇炎（cheilitis plasma cellularis）

组织病理特点：

- 黏膜上皮轻度增生，细胞间水肿；
- 真皮内弥漫以浆细胞为主浸润；
- 血管扩张，组织水肿。

临床特点：图 12.3.7

好发于下唇，为水肿性浸润性斑块，色暗红。无明显自觉症状。病程慢性。

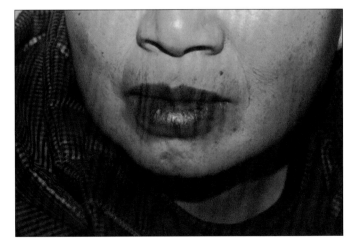

图 12.3.7 浆细胞性唇炎

12.3.8 肉芽肿性唇炎（cheilitis gran-ulomatosa）

组织病理特点：图 12.3.8-1、2、3

- 真皮内结节性或弥漫性炎症细胞浸润，有淋巴细

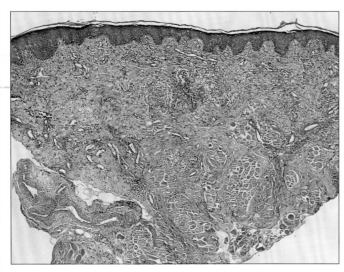

图 12.3.8-1　**肉芽肿性唇炎**
真皮全层结节状炎症细胞浸润

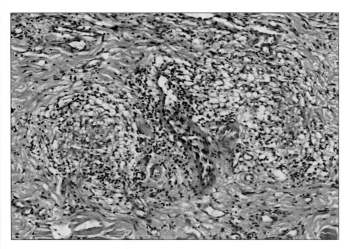

图 12.3.8-2　**肉芽肿性唇炎**
真皮内一些组织细胞团块，周边淋巴细胞，浆细胞等浸润

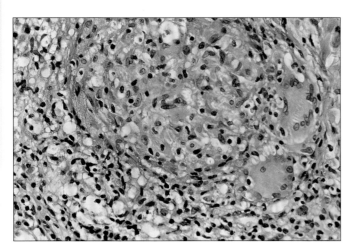

图 12.3.8-3　**肉芽肿性唇炎**
可见结核样肉芽肿，没有干酪样坏死，组织细胞结节外周淋巴细胞，浆细胞浸润

胞、组织细胞及浆细胞等；

- 可出现上皮样细胞结节，周围或有淋巴细胞浸润，与结核样结节相似，或无明显淋巴细胞浸润，与裸结节相似；
- 血管数目增多，管壁肥厚，内皮细胞增生；
- 淋巴管扩张，数目增多。

  临床特点： 图 12.3.8-4、5

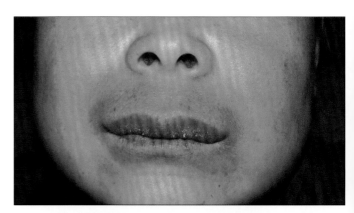

图 12.3.8-4　**肉芽肿性唇炎（Melkersson-Rosenthal 综合征）**

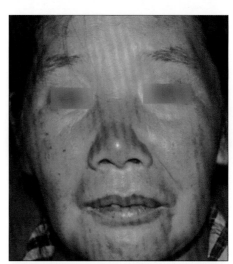

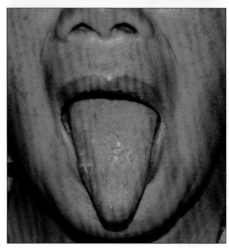

图 12.3.8-5　**面瘫 - 肉芽肿性唇炎 - 沟纹舌综合征**

唇部明显肿胀，呈弥漫性，触之为橡皮样感觉，正常皮色或淡红、暗红。肿胀可时轻时重，病程慢性。皮损也可位于面颊或者下颏区域。

若患者同时伴有面神经麻痹及沟纹舌，则称为Melkerson-Rosenthal 综合征。

12.3.9　梅毒（syphilis）

12.3.9.1　一期梅毒：硬下疳（syphilitic chancre）

组织病理特点：图 12.3.9.1-1、2、3

- 表皮增生，棘层增厚。皮肤表面常有溃疡形成，邻近上皮则呈假上皮瘤样增生；
- 真皮内为致密、弥漫炎症细胞浸润，有多数中性粒细胞、浆细胞、淋巴细胞、组织细胞；
- 血管扩张、管壁增厚，内皮细胞肿胀、肥大；
- 以免疫组化、嗜银染色，在表皮内及真皮乳头血管周围常可见到梅毒螺旋体。

临床特点：图 12.3.9.1-4、5、6

硬下疳为后天梅毒的最初表现（一期梅毒），大多

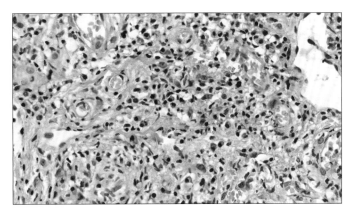

图 12.3.9.1-2　**一期梅毒**
混合炎症细胞浸润，可见多数浆细胞

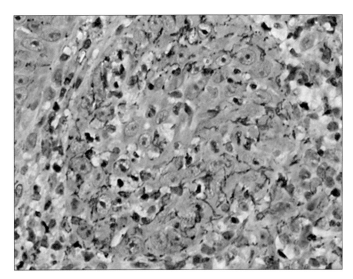

图 12.3.9.1-3　**一期梅毒**
组织化学染色可见螺旋体

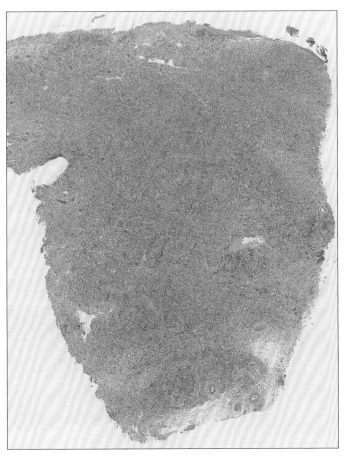

图 12.3.9.1-1　**一期梅毒**
表皮缺失，真皮全层致密炎症细胞浸润

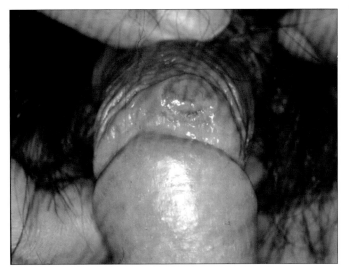

图 12.3.9.1-4　**一期梅毒：硬下疳**

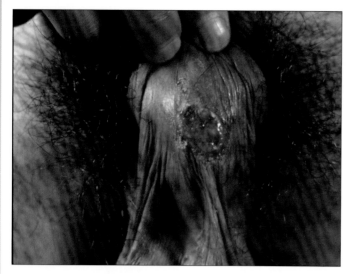

图 12.3.9.1-5　一期梅毒：硬下疳

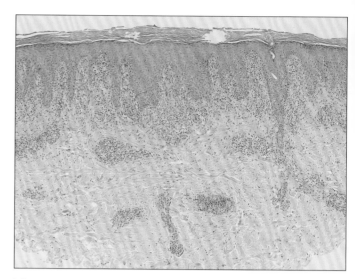

图 12.3.9.2-1　二期梅毒
表皮呈银屑病样增生，真皮全层炎症细胞浸润

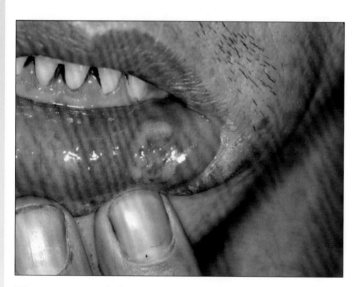

图 12.3.9.1-6　一期梅毒：发生在下唇的硬下疳

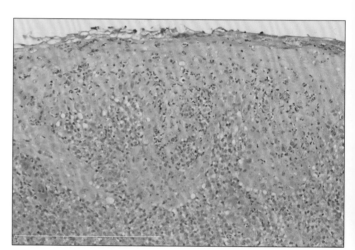

图 12.3.9.2-2　二期梅毒
表皮增生，表皮内中性粒细胞浸润

发生在外阴部，如男性的龟头、冠状沟，女性的大小阴唇、子宫颈等。初为水肿性硬结，之后表面糜烂、溃疡，上有分泌物及结痂。损害约 1 cm 大小，境界清楚，浸润显著，触之较硬，无疼痛感是其特点。口交者，硬下疳可发生在口唇、舌、甚至咽喉部、乳头乳晕部位。

　　实验室检查：取硬下疳上分泌物涂片，在暗视野显微镜下检查可找到呈螺旋状活动的梅毒螺旋体。梅毒螺旋体长约 7 μm，螺旋数目从 6～24 个不等。在硬下疳损害中，可见到多数螺旋体。

12.3.9.2　二期梅毒（secondary syphilis）

组织病理特点：图 12.3.9.2-1、2、3、4、5、6、7、8
- 浅层及深层血管周围淋巴细胞、组织细胞和浆细胞的浸润，浆细胞在真皮深层更易见到；
- 真皮乳头层炎症浸润较为致密，成苔藓样，并造成

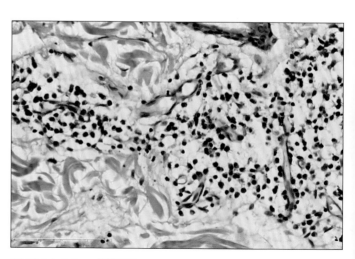

图 12.3.9.2-3　二期梅毒
真皮血管周围淋巴细胞、浆细胞浸润

图 12.3.9.2-7　**二期梅毒**
组织化学染色：可见螺旋体

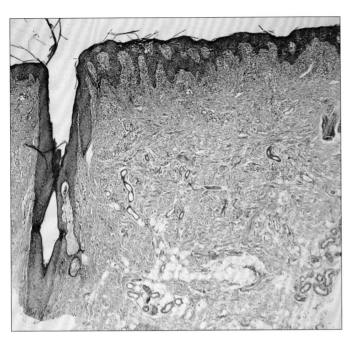

图 12.3.9.2-4　**二期梅毒**
真皮全层炎症细胞浸润

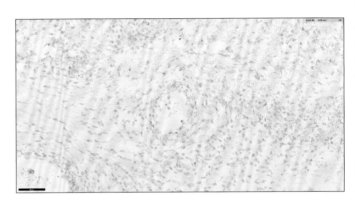

图 12.3.9.2-8　**二期梅毒**
组织化学染色：可见螺旋体

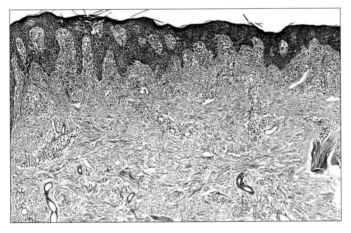

图 12.3.9.2-5　**二期梅毒**
炎症在真皮乳头更为致密，成苔藓样。界面模糊不清

界面模糊不清，可见灶性基底细胞空泡改变；

- 浅层血管扩张，管壁增厚，内皮细胞肿胀，数目增多；
- 表皮增生，呈不规则性或银屑病样；可有角化不全。
- 对脓疱性损害，在真皮乳头及表皮内有中性粒细胞浸润，个别病例可见表皮内中性粒细胞性脓肿（海绵性脓疱）；
- 以免疫组化及嗜银染色，可显示病变内的梅毒螺旋体，它们大多在表皮内，少数在真皮乳头的血管周围。

在浸润细胞中有浆细胞是梅毒感染的特点，浆细胞的数量不等。若在真皮中下层血管周围见到浆细胞浸润，伴血管壁增厚，内皮细胞肿胀，则一定要想到梅毒的可能，应作免疫组化染色，并建议临床医生做梅毒血清学检查。

临床特点：图 12.3.9.2-9、10、11、12

二期梅毒的皮疹形态多种多样，一般可分为斑疹、丘疹和脓疱疹三型。以斑疹最为常见，为直径 1 ~ 2 cm 的圆形或椭圆形淡红斑或铜红色斑，全身泛发，特别是手掌、足跖，是颇具诊断意义的；其次是丘疹，常见发生在外阴部、肛门周围的扁平湿疣，表面湿润，渗

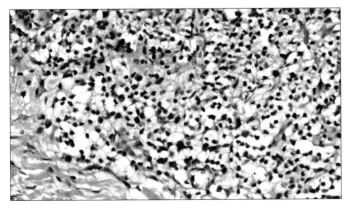

图 12.3.9.2-6　**二期梅毒**
混合类型炎症细胞浸润，可见浆细胞浸润

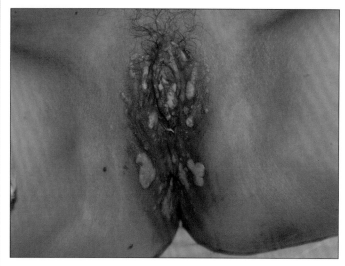

图 12.3.9.2-9　二期梅毒：扁平湿疣

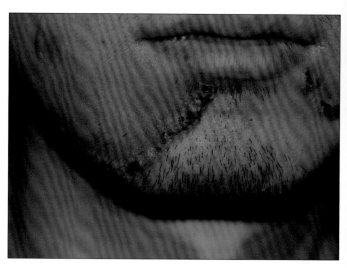

图 12.3.9.2-12　二期梅毒

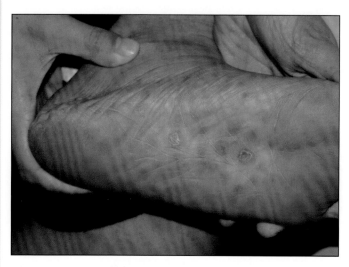

图 12.3.9.2-10　二期梅毒疹

液中含多量梅毒螺旋体；脓疱疹少见。二期梅毒疹一般出现在下疳消退后 3 ～ 4 周，常无自觉症状。

扁平湿疣（condyloma latum）

组织病理特点：

● 表皮呈乳头瘤样增生；

● 棘细胞上层可见海绵状脓疱，棘细胞间水肿，有散在中性粒细胞浸润；

● 真皮浅层及深层血管周围淋巴细胞、多数浆细胞，还有中性粒细胞浸润；

● 以免疫组化及嗜银染色，可在皮损，尤其表皮内见到梅毒螺旋体。

临床特点：为发生在外阴、肛门周围及皮肤皱褶部位的二期梅毒疹，呈疣状增殖，表面湿润，分泌物中有多数梅毒螺旋体，传染性较强。

各期梅毒皮损组织病理学改变有两个基本特点：（1）真皮全层血管周围炎症细胞浸润，有数量不等的浆细胞浸润；（2）血管壁增厚，内皮细胞肿胀。在二期晚及三期梅毒的皮损，还可见以上皮样细胞及多核巨细胞所成的肉芽肿性浸润。二期梅毒疹的临床表现多种多样，可类似多种皮肤病。如玫瑰糠疹、扁平苔藓、银屑病、药疹等。与临床表现的多样性一致，在组织病理学的改变上也有很大的差别。如浸润浆细胞的数量可多可少，血管损害可有可无，给作出特异诊断带来困难。

实验室检查：取硬下疳或扁平湿疣表面渗液作印片，置暗视野显微镜下检查，可见到活动的梅毒螺旋体。血清学试验有非特异性的快速过筛试验 VDRL，RPR 等，特异性的 TPHA，梅毒螺旋体荧光抗体吸收试验（FTA-ABS）等。

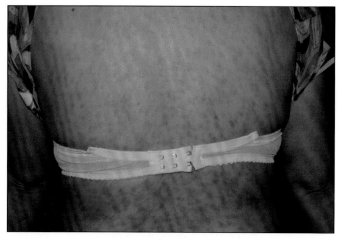

图 12.3.9.2-11　二期梅毒疹

12.3.9.3　三期梅毒（tertiary syphilis）

结节性梅毒疹

- 真皮内可见由上皮样细胞及多核巨细胞组成的肉芽肿性结节，周围有淋巴细胞和浆细胞浸润；

- 结节中央干酪坏死轻微或无；

- 血管壁肿胀，内皮细胞肥大。

树胶样肿

- 真皮及皮下组织内可见结节性或弥漫性的上皮样细胞及多核巨细胞组成的肉芽肿改变；周围有淋巴细胞、浆细胞浸润；

- 结节中央大片干酪坏死；

- 血管壁的肿胀及内皮细胞增生，不仅见于真皮，还见于皮下组织比较大的血管，内皮细胞增生及动脉内膜炎使管腔狭窄，甚至闭塞；

- 表皮正常、或萎缩变薄或有溃疡。

在三期梅毒的肉芽肿性损害中一般是找不到梅毒螺旋体的。

临床特点： 结节性梅毒疹为多个粟粒至豌豆大小红色略隆起的结节，集簇成环形或蛇形，愈后留有萎缩性瘢痕。树胶样肿皮损较大，位置更深，开始为皮下硬结，以后中央坏死溃疡，基底凹凸不平，分泌黏稠脓液，状如树胶，故名树胶样肿。好发于头面部及小腿。自觉症状轻微。

二期梅毒可以复发，此时皮疹与结节性梅毒疹相似，组织病理学上也表现为肉芽肿性改变。

鉴别诊断： 三期梅毒的肉芽肿应与结核、麻风时的肉芽肿损害相鉴别。这三个病均出现结核样肉芽肿改变。梅毒区别于结核及麻风的要点是：（1）在上皮样细胞结节周围有较多浆细胞浸润；（2）血管壁肿胀、内皮细胞肥大、数目增多，是区别于结核与麻风的要点。

12.3.10　原发性皮肤浆细胞增生（primary cutaneous plasmacytosis，PCP）

组织病理特点： 图 12.3.10-1、2、3、4

- 表皮轻度增生，基底层色素增加；

- 真皮全层血管及附属器周围结节状，或者片状成熟浆细胞为主浸润，细胞无异形性，伴有一些淋巴细胞及组织细胞；

- 皮下脂肪层可有明显成熟浆细胞浸润；

- 免疫组化染色，CD38、CD138、CD97a 阳性，CD20 阴性，同时表达 κ 和 λ 轻链。

临床特点： 图 12.3.10-5、6

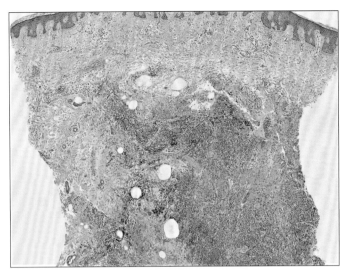

图 12.3.10-1　**原发性皮肤浆细胞增生**
真皮深层片状密集炎症细胞浸润

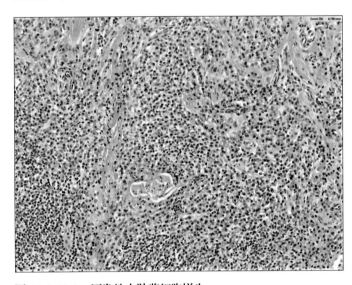

图 12.3.10-2　**原发性皮肤浆细胞增生**
真皮深层结节状淋巴细胞和成熟浆细胞浸润

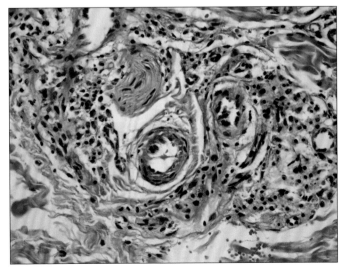

图 12.3.10-3　**原发性皮肤浆细胞增生**
真皮内结节状浆细胞为主浸润，伴有淋巴细胞，细胞无异形性

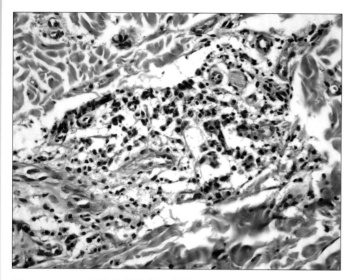

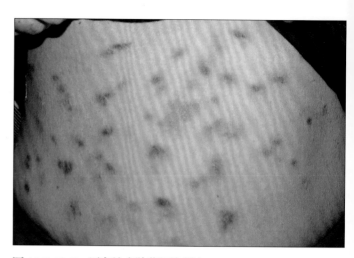

图 12.3.10-5　原发性皮肤浆细胞增生

图 12.3.10-4　原发性皮肤浆细胞增生
真皮内结节状浆细胞为主浸润，伴有淋巴细胞，细胞无异形性

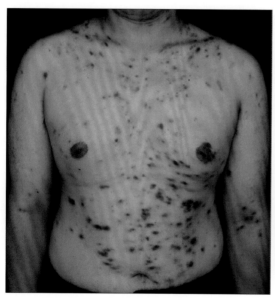

图 12.3.10-6　原发性皮肤浆细胞增生

皮疹好发于躯干，限局性或散在分布的红棕色结节和斑块，浸润性，境界不很清楚，鳞屑不明显。慢性病程，不易自然消退。没有其他器官受累的表现，同时排除了各种感染性疾病。

涂　平

13

血管炎及血管病

　　严格而言，血管炎是一个组织学概念，指血管壁及血管周围有炎症细胞浸润，同时伴有血管壁损伤，包括纤维素沉积、胶原变性、内皮细胞及肌细胞坏死等炎症过程。

　　所有的皮肤血管，从最小的真皮乳头层毛细血管至位于皮下的中等大动脉都可能发生血管炎。在皮肤科临床中，以小血管，主要是毛细血管后静脉及真皮内小静脉的血管炎为主。血管炎基本的组织学改变是血管壁有炎症细胞浸润，并伴有均一或颗粒状嗜酸性的纤维素沉

积和（或）血管壁的变性和坏死，也可有血栓形成。虽然血管炎和血管周围炎都是炎症性病变，但前者主要的病理改变在血管壁，后者则主要在血管周围，且没有上述血管炎的基本组织学改变。血管炎的炎症细胞以中性粒细胞为主，称中性粒细胞性血管炎；以淋巴细胞为主称淋巴细胞性血管炎；以组织细胞为主称肉芽肿性血管炎。

　　阿克曼教授对血管炎分类是按照：①血管壁中炎症细胞以哪种类型为主（中性粒细胞、淋巴细胞或组织细

胞）；②受侵皮肤血管的大小。此外，病变的部位也要考虑，是仅限于皮肤，还是既有皮肤也有内脏器官血管的病变。

我们必须了解以下事实：每一型血管炎，无论是中性粒细胞性、淋巴细胞性还是肉芽肿性，浸润的炎症细胞都不是单一种类，而是混合性的。例如，在白细胞碎裂性血管炎，不仅有中性粒细胞，还常有嗜酸性粒细胞的浸润。再者，在血管炎病变发展的不同阶段，主要浸润细胞的类型亦可不同，如变应性肉芽肿病的早期损害，浸润细胞以中性粒细胞及嗜酸性粒细胞为主，晚期损害则以组织细胞为主。所以，同所有的炎症性皮肤病一样，我们应视血管炎为一个过程，在疾病进程的不同阶段具有不同的临床及组织学特点。

在以往血管性疾病的临床和病理中，有一类疾病，主要表现为血管壁纤维素变性，和（或）血管腔内不同类型血栓形成，而炎症细胞浸润不明显，并不完全符合血管炎的病理诊断要件，而在临床常表现为不规则的蔓状红斑或者溃疡，与血管炎的皮疹不尽相同。因此将此类疾病称为血管病，其中包括了青斑样血管病 / 白色萎缩、抗磷脂抗体综合征、胆固醇结晶栓塞等微血管阻塞性病变。

13.1 中性粒细胞性血管炎

中性粒细胞性血管炎可分为两类，一类为白细胞碎裂性血管炎，病变中有核尘（中性粒细胞核的碎片），另一类为非白细胞碎裂性血管炎，病变中几乎无核尘。

13.1.1 白细胞碎裂性血管炎
（leukocytoclastic vasculitis，LCCV）

即皮肤小血管炎（cutaneouo small vessel vasculitis，CSVV）。

关于"白细胞碎裂性血管炎"这一名词的使用较为混乱。严格地讲，白细胞碎裂性血管炎是一个组织病理学上的概念，泛指小血管周围有中性粒细胞浸润及核尘、小血管管壁及管周有纤维素沉积的一组病变。白细胞碎裂性血管炎可见于许多疾病，如过敏性紫癜、冷球蛋白血症、系统性红斑狼疮、持久性隆起性红斑等。也有的学者将白细胞碎裂性血管炎作为一个独立的疾病，而且世界各地学者给它起了许多不同的病名，如变应性皮肤血管炎、变应性皮肤细小动脉炎、坏死性血管炎、

过敏性血管炎等。因此当"白细胞碎裂性血管炎"作为一个临床诊断出现时，我们就不知道患者得的是过敏性紫癜，还是冷球蛋白血症，还是变应性皮肤血管炎。如同我们见到"肝炎"诊断，不知道是甲肝、乙肝还是药物中毒性肝炎，见到"心脏病"诊断，不知道是高动心、肺心，风心还是先天性心脏病一样。

笔者认为"白细胞碎裂性血管炎"可以作为一个病理诊断，但不主张将"白细胞碎裂性血管炎"作为临床诊断，作为一个独立的疾病。事实上，白细胞碎裂性血管炎是许多皮肤病及系统性疾病的一个基本组织学改变。由于病因、侵犯血管大小的不同、侵犯血管是动脉或是静脉的不同、皮损部位及病期的不同，在具体病变中中性粒细胞、核尘、纤维素及血管外红细胞的数量可有很大的差别，临床表现也各异，临床医师需综合临床、组织病理及实验室检查等才能确定诊断。2012 年，已将"白细胞碎裂性血管炎"更名为"皮肤小血管炎"。

组织学上，白细胞碎裂性血管炎有以下共同的特点：
- 真皮浅层和（或）深层血管丛周围有以中性粒细胞为主的浸润，可有数量不等嗜酸性粒细胞，还有淋巴细胞浸润；
- 血管周围多数核尘，为中性粒细胞的碎核；
- 血管壁及管周有红染的纤维素沉积；
- 常见血管外红细胞。

白细胞碎裂性血管炎的急性阶段一般无表皮改变。若病变导致小血管内血栓形成或管腔阻塞，尤其当发生在真皮乳头层的小血管时，就可导致其上表皮细胞的缺血性坏死。坏死始于基底层，可见基底细胞液化变性及坏死，可导致表皮下疱形成，疱内有多数红细胞，临床上为血疱；坏死渐发展至表皮下部，最后表皮全层坏死。此时表皮全层红染，核失去了嗜碱性染色，细胞的结构模糊不清。坏死的组织对中性粒细胞具有趋化作用，故在真皮浅层及表皮内可见到多数中性粒细胞的浸润。

大部分白细胞碎裂性血管炎已证实系循环抗原抗体复合物在血管壁及其周围沉积所致。抗原抗体复合物激活补体系统，产生趋化因子，吸引中性粒细胞至沉积部位，继之中性粒细胞破坏，成为核尘，并活化血凝系统使纤维蛋白原转化成纤维素。直接免疫荧光研究示早期损害的血管壁及血管周围有 IgG、IgM 及补体沉积。因此白细胞碎裂性血管炎代表了 Ⅲ 型变态反应，即免疫复合物性血管炎的组织学改变。

电镜检查显示病变主要侵犯毛细血管后静脉，内皮细胞明显肿胀，在血管壁及管周有大量纤维素的沉积。由于内皮细胞肿胀及纤维素的沉积可堵塞了血管腔。本

质上本病并不是坏死性血管炎。

　　在白细胞碎裂性血管炎的早期损害，镜下可仅见毛细血管和小静脉管壁及管周有中性粒细胞浸润，而无核尘及纤维素，对这样的组织学改变并不足以作出白细胞碎裂性血管炎的诊断。同样的损害若再过几小时取材，就可能在血管壁内见到中性粒细胞、核尘及纤维素，这时诊断就确凿无疑了。需强调指出的是，若仅在小血管管壁内见到炎症细胞，是不足以诊断为血管炎的，因为炎症时，组织内的炎症细胞均是经小血管逸出的，所以小血管管壁上的中性粒细胞可以是炎症过程中正由血管腔进入周围组织的细胞（血球游出 diapedesis）。另外，若在大血管管壁内存在有炎症细胞，则可肯定是血管炎。

　　下面讲述组织学上以白细胞碎裂性血管炎为特征的皮肤疾患。

13.1.1.1　过敏性紫癜（anaphylactoid purpura）

　　文献中多称为 Henoch-Schonlein 紫癜，近期有文献根据发病机制，将此病称为 IgA 血管炎。

　　组织病理特点：图 13.1.1.1-1、2、3
- 真皮浅层及乳头部小血管为主的白细胞碎裂性血管炎；
- 由于血管壁及管周多数纤维素沉积及中性粒细胞浸润，血管内皮细胞的肿胀可致血管堵塞；
- 血管周可见嗜酸性粒细胞浸润；
- 真皮乳头水肿，有多数血管外红细胞；
- 其上表皮发生缺血性改变，出现细胞内及细胞间水肿，严重时整个表皮坏死，表皮下疱形成。

　　临床特点：图 13.1.1.1-4、5
　　本病的基本损害为紫癜，最初为小而散的瘀点，可

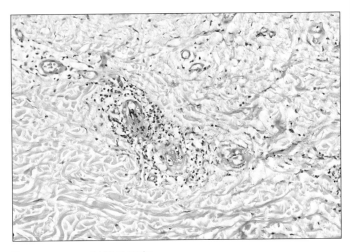

图 13.1.1.1-2　**过敏性紫癜**
真皮浅层小血管壁纤维素变性，血管壁及其周围中性粒细胞浸润，伴有碎核

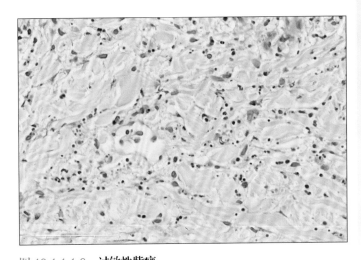

图 13.1.1.1-3　**过敏性紫癜**
部分病例在真皮浅层血管周围胶原组织间明显嗜中性粒细胞及碎核，血管壁病变可不明显

彼此融合。好发于双下肢，尤其是小腿伸侧，呈对称性，重者躯干、上肢也可发生，且在瘀斑上出现水疱等。仅皮肤损害者可无明显自觉症状。部分患者常并有关节疼痛、乏力等不适。有的患者伴有剧烈腹痛、恶心、呕吐、便血等，称为腹型紫癜。有的患者出现肾的损害，尿中有蛋白、血球乃至管型，称为肾型紫癜。过敏性紫癜好发于儿童及青年，以女性多见，病程长短不一，皮疹常成批发生，易复发。

　　实验室检查：血小板计数正常，出凝血时间正常。毛细血管脆性试验阳性。腹型紫癜者大便潜血可阳性。肾型紫癜时尿中有蛋白、血球等。损害组织中小静脉壁可有 **IgA** 沉积。

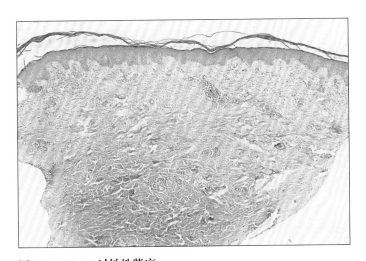

图 13.1.1.1-1　**过敏性紫癜**
真皮浅层小血管壁红染，炎症细胞浸润

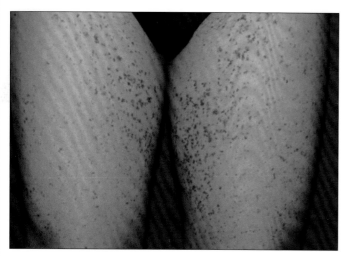

图 13.1.1.1-4　过敏性紫癜

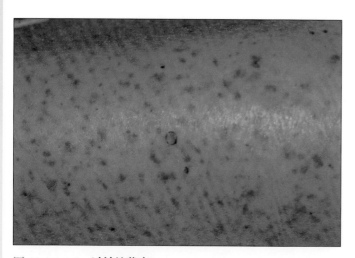

图 13.1.1.1-5　过敏性紫癜

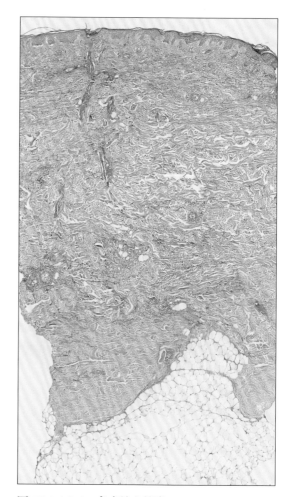

图 13.1.1.2-1　变应性血管炎
真皮浅层及深层小静脉管壁红染，有炎症细胞浸润

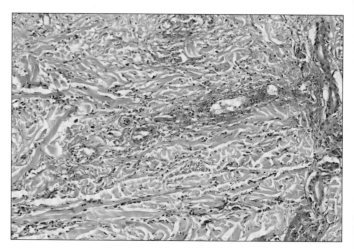

图 13.1.1.2-2　变应性血管炎
真皮深层小静脉壁纤维蛋白沉积，管壁及其周围中性粒细胞及碎核

鉴别诊断：与变应性血管炎的鉴别：（1）过敏性紫癜的皮疹较为单一，即瘀点或瘀斑，而变应性血管炎的皮疹呈多形性，有红斑、丘疹、紫癜、小结节、风团等，特别是小结节，一般并不见于过敏性紫癜；（2）过敏性紫癜病变的血管以真皮乳头及浅层为主，一般不侵及皮下组织的小血管，而变应性血管炎则病变侵入真皮浅层及深层，有时还包括皮下组织的小血管。尽管如此，有时鉴别是很困难的，这是因为这两个病的病因及基本组织病理学改变基本相同。

13.1.1.2　变应性血管炎（allergic vasculitis）
此病又称变应性皮肤血管炎（allergic cutaneous vasculitis）。

组织病理特点：图 13.1.1.2-1、2、3
- 真皮全层血管，即浅层及深层血管的白细胞碎裂性血管炎改变；

- 血管壁及管周多数纤维素沉积及中性粒细胞浸润，血管内皮细胞的肿胀可致血管堵塞；
- 血管周可见嗜酸性粒细胞浸润；

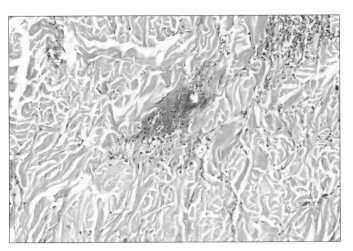

图 13.1.1.2-3　**变应性血管炎**
真皮血管内血栓形成及血管外红细胞

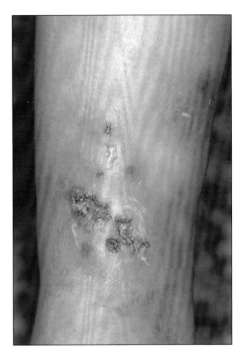

图 13.1.1.2-5　**变应性血管炎**

- 有的病例在皮下组织的小血管也有白细胞碎裂性血管炎改变；
- 当供应表皮的血管发生阻塞，则表皮出现缺血坏死改变。

临床特点：图 13.1.1.2-4、5

皮疹呈多形性，有红斑、丘疹、风团、紫癜、血疱、小结节及溃疡等。病变触之浸润较深。好发于下肢，亦可出现在上肢及躯干等而全身泛发。皮疹常对称分布。变应性血管炎可以是一个系统性病变，患者可有发热、关节痛等全身症状，少数有肾、消化道等内脏损害。当损害仅限于皮肤时，称为变应性皮肤血管炎。

13.1.1.3　持久性隆起性红斑（erythema elevatum diutinum）

组织病理特点：

本病是一个慢性白细胞碎裂性血管炎。

早期：图 13.1.1.3-1、2、3

- 真皮全层及其血管周围弥漫、致密以中性粒细胞为

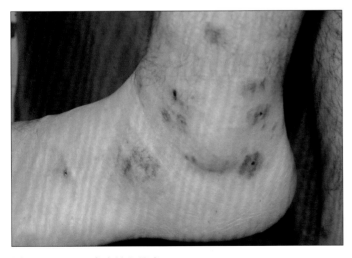

图 13.1.1.2-4　**变应性血管炎**

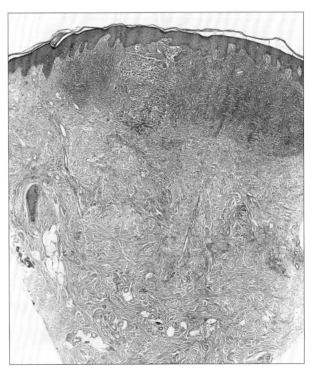

图 13.1.1.3-1　**持久性隆起性红斑**
表皮轻度增厚，真皮浅中层弥漫性、深层血管周围炎症细胞浸润

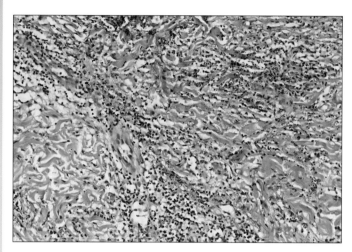

图 13.1.1.3-2　**持久性隆起性红斑**
部分小血管壁纤维素样变性，血管壁及其周围中性粒细胞浸润伴碎核

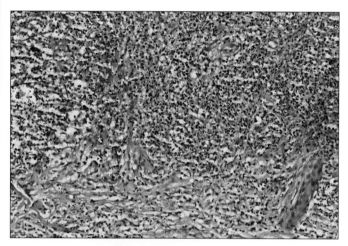

图 13.1.1.3-3　**持久性隆起性红斑**
真皮内弥漫性嗜中性粒细胞浸润，伴很多碎核

主的浸润，还有组织细胞及少数嗜酸性粒细胞；
- 真皮全层血管有白细胞碎裂性血管炎改变，管壁肿胀、红染，有多数纤维素样物质沉积，管周中性粒细胞、核尘及少许血管外红细胞。

后期：
- 浸润细胞数量减少，淋巴细胞、组织细胞逐渐增多，但一般仍以中性粒细胞居多；
- 成纤维细胞量增多，发生纤维化；
- 血管壁纤维性增厚；
- 在真皮内可见脂质的沉积。

临床特点：图 13.1.1.3-4、5、6、7

患者多为成年人，好发于四肢伸侧，特别是手、足、肘膝关节的伸侧面，个别病例皮损可泛发全身。典型损害为钱币状大小，鲜红色或紫红色隆起皮面的斑块，早期表面光滑。自觉轻度瘙痒，可有压痛。后期可有坏死，结痂，纤维硬化。

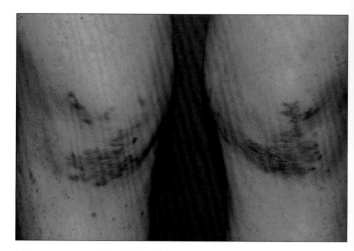

图 13.1.1.3-4　**持久性隆起性红斑**

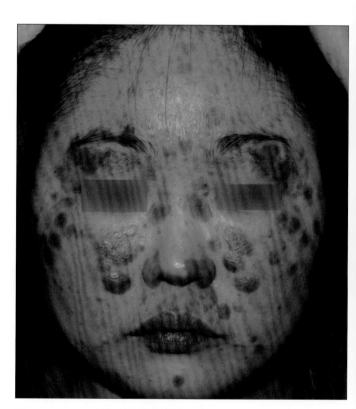

图 13.1.1.3-5　**持久性隆起性红斑**

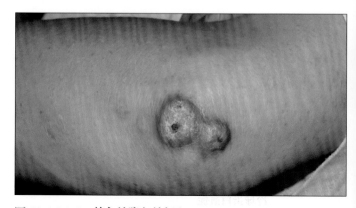

图 13.1.1.3-6　**持久性隆起性红斑**

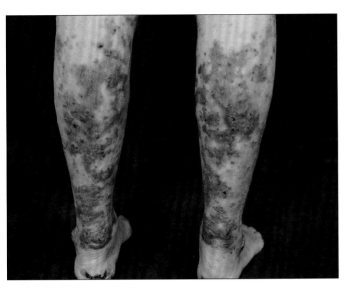

图 13.1.1.3-7 **持久性隆起性红斑**

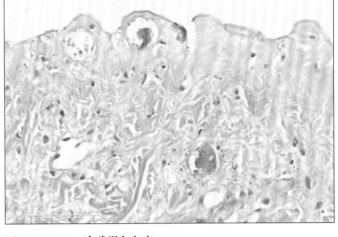

图 13.1.1.4-2 **冷球蛋白血症**
真皮血管腔内冷球蛋白形成均质性红染血栓，周围炎症浸润轻微

13.1.1.4 冷球蛋白血症（cryoglobulinemia）（多克隆型）

冷球蛋白是一种免疫球蛋白，在温度低时（4℃）时沉淀，复温时又可溶解。冷球蛋白血症分两大类，一类为单株型，表现为血管病；另一类为混合型，最常见的是 IgM-IgG。后者为免疫复合物，IgG 为抗原，IgM 则为抗体，这种免疫球蛋白遇冷沉积在血管壁上，进而结合补体，造成免疫复合物性血管炎，出现白细胞碎裂性血管炎的改变。

组织病理特点：图 13.1.1.4-1、2

混合型冷球蛋白血症：主要是白细胞碎裂性血管炎，直接免疫荧光检查在病变血管壁上可示 IgM、IgG 或 C3，这些都表示免疫复合物在血管腔及血管壁的沉积血管管腔内见均一嗜酸性物质的沉积，多见于单克隆型。

临床特点：图 13.1.1.4-3、4

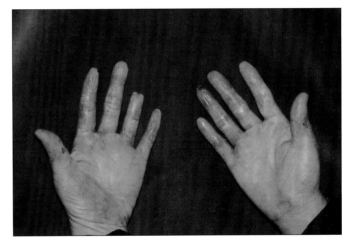

图 13.1.1.4-3 **冷球蛋白血症**

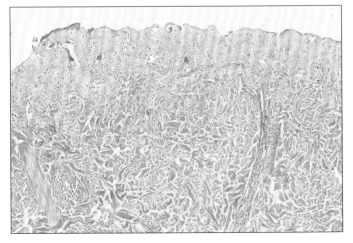

图 13.1.1.4-1 **冷球蛋白血症**
表皮部分缺失，真皮浅中层小血管腔内血栓形成，炎症浸润不明显

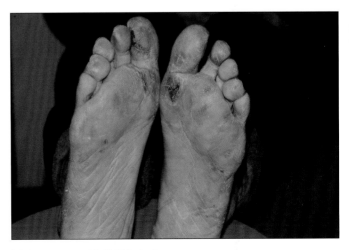

图 13.1.1.4-4 **冷球蛋白血症**

肢端遇冷后发紫，出现紫癜、甚至坏死、溃疡。伴关节痛、无力等全身不适。有的患者可有肾损害。患者可有网状青斑、雷诺征。

实验室检查：末梢血中可查到冷球蛋白，IgM 常增高，血清补体水平低。部分患者与病毒感染，如丙肝或乙肝病毒感染有关。

13.1.1.5 股臀皮肤血管炎（femoro-gluteal cutaneous vasculitis）

组织病理特点：

可见白细胞碎裂性血管炎的改变，有时在血管管腔内可见均一嗜酸性物质的沉积，与上述冷球蛋白血症相仿。但有的患者可主要表现为血管周围淋巴细胞浸润，而无白细胞碎裂性血管炎的改变。

临床特点：图 13.1.1.5

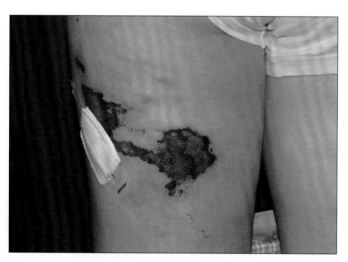

图 13.1.1.5　**股臀皮肤血管炎**

以股外上侧及臀部出现圆形或椭圆形、潮红、轻度水肿性红斑为特点，常有结节和浸润性斑块，有轻度压痛，严重时可破溃。患处皮肤温度低；也有的患者表现为紫红色或暗红色的网状斑。患者多为较肥胖的中青年女性，多在寒冷季节，长时间待在室外，因裤子较薄，保温不够而诱发本病。本病发生与冻疮类似，国外归为寒冷性脂膜炎。

实验室检查：取静脉血检查患者有否冷球蛋白血症或冷纤维蛋白血症。

13.1.1.6 麻风反应：Lucio 现象及麻风性结节红斑（leprosy in reaction：Lucio's phenomenon，erythema nodosum leprosum）

Lucio 现象又称为坏死性红斑（erythema necroticans）或残毁性麻风（lazarine leprosy），发生在弥漫性瘤型麻风的患者。由于患者细胞免疫功能低下，机体对麻风杆

菌的抵抗力很差，结果皮肤内麻风杆菌大量增殖，镜下可见皮肤内有充满麻风杆菌的泡沫状组织细胞浸润。

组织病理特点：

可见白细胞碎裂性血管炎及弥漫性瘤型麻风的特点，后者为真皮全层，有时还在皮下脂肪内有致密、弥漫泡沫状组织细胞的浸润。溃疡损害用 Fite 染色可显示麻风杆菌数量减少，死亡的麻风杆菌呈碎片及颗粒状。在周围皮肤内则仍可见到大量麻风杆菌。

临床特点：

为潮红斑疹、丘疹及斑块，可进一步发展为水疱、脓疱、坏死及溃疡，愈后常留有萎缩性瘢痕。全身症状有寒战和发热、鼻出血、胃肠道功能障碍及神经痛。

麻风性结节性红斑（erythema nodosa leprae）

组织病理特点：在真皮全层、有时在皮下泡沫组织细胞间散布以中性粒细胞为主，还有嗜酸性粒细胞、淋巴细胞及浆细胞的浸润。大部分病例有白细胞碎裂性血管炎．损害中麻风杆菌数量减少。

临床特点：图 13.1.1.6

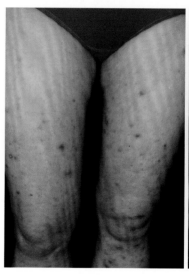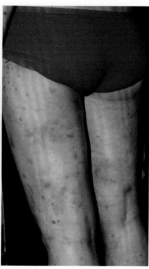

图 13.1.1.6　**麻风性结节性红斑**

发生在有斑块及结节的瘤型麻风患者。麻风性结节性红斑与结节性红斑相似，但分布更广，可遍及全身，且偶可发生坏死及溃疡。患者常伴全身症状如发热、神经肿胀和疼痛、骨痛、睾丸炎、虹膜炎和多发性关节炎等。

实验室检查：皮损涂片可见大量麻风杆菌。

13.1.1.7 荨麻疹性血管炎（urticariall vasculitis）

组织病理特点：图 13.1.1.7-1、2、3

● 真皮全层可见白细胞碎裂性血管炎改变，以浅层血管为主。血管炎可以很轻，仅为局灶性的纤维素样

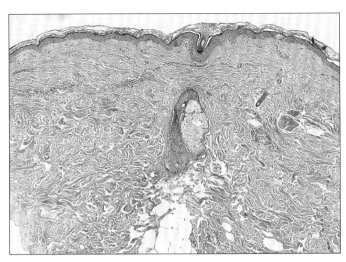

图 13.1.1.7-1 荨麻疹性血管炎

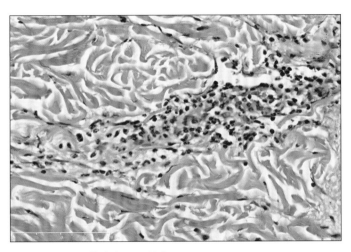

图 13.1.1.7-2 荨麻疹性血管炎

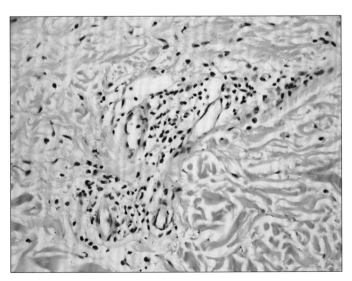

图 13.1.1.7-3 荨麻疹性血管炎

血管改变，少许中性粒细胞及核尘。少许血管外红细胞。

● 血管周围浸润细胞较为稀疏，以中性粒细胞为主，有时嗜酸性粒细胞相对较多。

● 真皮浅层组织水肿。

● 表皮正常。

临床特点： 图 13.1.1.7-4

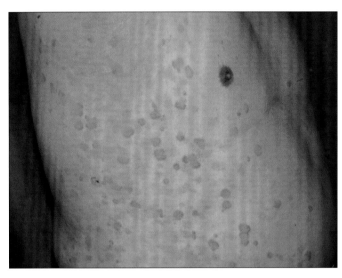

图 13.1.1.7-4 荨麻疹性血管炎

以风团为主要症状，该风团与荨麻疹的风团不同，它不易消退，常持续 24 ~ 72 小时以上，除了瘙痒外，可以有灼痛。皮疹消退后常遗留轻度色素沉着。患者以中年妇女居多，常同时有关节疼痛等不适。

实验室检查： 低补体血症，皮损的直接免疫荧光检查示血管壁上有免疫球蛋白及补体的沉积。

13.1.1.8 结节性多动脉炎（polyarteritis nodosa）
此病又称结节性动脉周围炎（periarteritis nodosa）

这是一个中等至小动脉受侵的白细胞碎裂性血管炎性疾病。有系统型及良性皮肤型。

组织病理特点： 图 13.1.1.8-1、2、3

● 在中等至小动脉可见白细胞碎裂性血管炎的特点，即管壁及管周多数纤维素的沉积，中性粒细胞及其核尘，有时还有嗜酸性粒细胞浸润。

● 动脉管壁的坏死可导致小动脉瘤形成，破裂后在管周可见出血。

● 受累的动脉腔内可见血栓形成。

● 后期在坏死血管壁中出现组织细胞浸润，呈肉芽肿性动脉炎改变。血管内膜增殖使管腔变窄，其至阻塞。最后发生纤维化，管腔上形成瘢痕，管腔狭小，阻塞或再通。

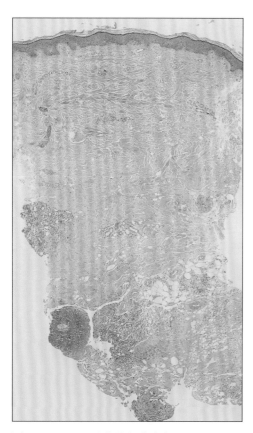

图 13.1.1.8-1 结节性多动脉炎
皮下脂肪层内一个中等大血管壁红染，结构破坏，炎症细胞浸润

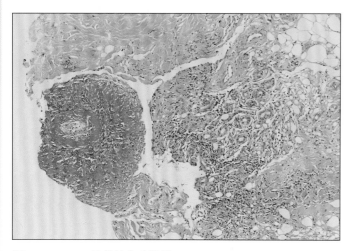

图 13.1.1.8-2 结节性多动脉炎
中等大血管壁厚，管腔较小，符合动脉特点。血管内皮及血管壁明显红染纤维素样变性

- 以弹力纤维染色，可显示管壁断裂的内弹力膜。
- 可出现小叶性脂膜炎改变，皮下脂肪坏死，多数中性粒细胞及淋巴细胞浸润。

临床特点： 图 13.1.1.8-4、5

本病以成年男性居多。为皮下结节，直径在 1 cm 左右，质硬，表面潮红，有压痛及自发痛。好发于四

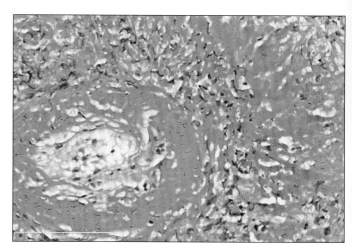

图 13.1.1.8-3 结节性多动脉炎
动脉血管内皮及血管壁明显红染纤维素样变性，伴有中性粒细胞浸润及碎核

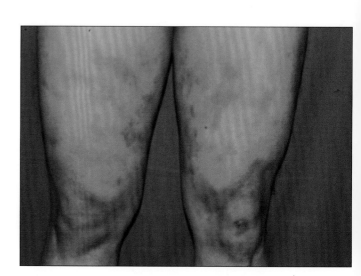

图 13.1.1.8-4 结节性多动脉炎，可见网状青斑

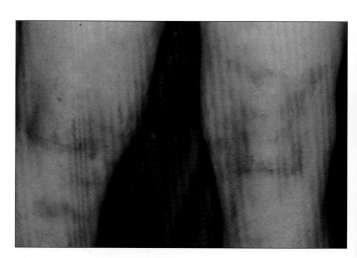

图 13.1.1.8-5 结节性多动脉炎

肢，皮损常多发。当局部血管阻塞后可发生瘀斑、水疱、坏死或溃疡，甚至指趾坏疽。本病可仅侵犯皮肤血管，为疼痛性皮下结节，常伴有网状青斑，特别在双下肢。称为良性皮肤型。更多的是同时有内脏损害，称为系统性结节性多动脉炎。不少病例肾受侵，肾功能不全是一个常见的死亡原因。此外，冠状动脉炎可造成冠脉闭塞，发生心肌梗死，肠系膜动脉炎可引起肠穿孔和出血等，预后不好。

实验室检查： 部分病例 p-ANCA 阳性。直接免疫荧光示动脉管壁有 IgM 及 C3 的沉积。

13.1.1.9　结节性血管炎（nodular vasculitis）

组织病理特点： 图 13.1.1.9-1、2、3

- 真皮深部及皮下脂肪的纤维间隔中中等大小静脉或动脉管壁内中性粒细胞、淋巴细胞及组织细胞的浸润（早期）和（或）组织细胞（晚期）浸润；
- 在血管壁内有纤维素沉积和（或）血管腔内有血栓；
- 在血管壁内和（或）管周有核尘；内膜增厚，管壁肌纤维束间的间隔加宽，以弹力组织染色显示内弹力膜及外弹力膜的弹力纤维严重断裂；
- 皮下脂肪广泛坏死，早期脂肪细胞因缺血发生坏

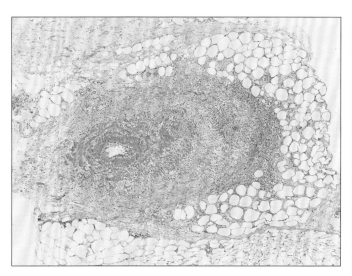

图 13.1.1.9-2　**结节性血管炎**
皮下脂肪层一个中等大血管管壁明显炎症细胞浸润，伴脂肪小叶弥漫炎症

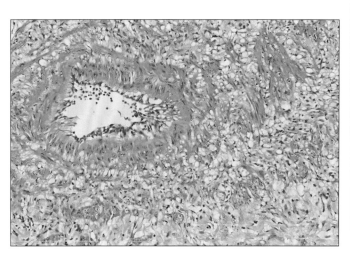

图 13.1.1.9-3　**结节性血管炎**
血管内皮细胞及其血管壁有中性粒细胞浸润及碎核，血管周围脂肪小叶片状淋巴细胞、组织细胞浸润

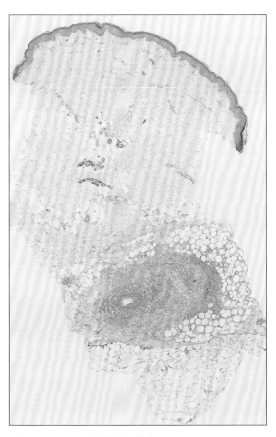

图 13.1.1.9-1　**结节性血管炎**
皮下脂肪层一个中等大血管管壁明显炎症细胞浸润，伴脂肪小叶弥漫炎症

死，呈大片红染，核碎、核缩及核溶，为中性粒细胞浸润；继之以肉芽肿性炎症，组织细胞、噬脂泡沫细胞及多核巨细胞浸润，后期为成纤维细胞增生，发生纤维化。

本病的基本组织学改变是皮下组织血管炎，并导致相应小叶区域的缺血性凝固性坏死。诊断结节性血管炎的关键是必须具备大血管的炎症。对可疑的病例，应对组织块作连续切片，以发现有否大血管的炎症。若无，则不能肯定地作出结节性血管炎的诊断。

临床特点： 图 13.1.1.9-4、5

好发于中青年，以女性居多。与硬红斑相同，在双小腿屈侧有数量不等的枣大结节。结节较为深在，表面红色或暗红色。与硬红斑不同的是除小腿外，在其他部

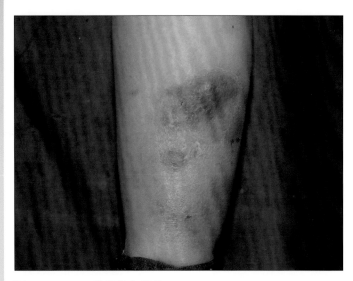

图 13.1.1.9-4　**结节性血管炎**

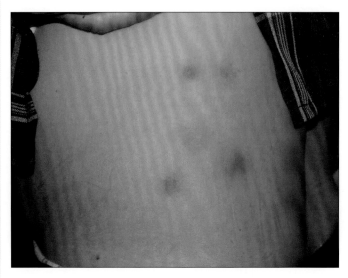

图 13.1.1.9-5　**结节性血管炎**

位，如股部、腹部及上肢亦可出现类似的结节。有轻度压痛，病程慢性，单个结节 3～4 周后可消退，但不时有新出结节。本病病因不清，部分病例与结核有关，有认为它是对分枝杆菌抗原的一种过敏反应。

鉴别诊断：本病需与皮肤型结节性多动脉炎相鉴别，要点是本病小叶的病变范围广泛，而皮下结节性多动脉炎小叶的病变仅限于血管周围。本病还需与硬红斑鉴别（详见 14.2.1），硬红斑患者患有结核，PPD 试验强阳性，皮损仅限于双小腿。

13.1.1.10　急性发热性皮肤黏膜淋巴结综合征（acute febrile mucocutaneous lymph node syndrome）川崎病（Kawasaki's disease）

组织病理特点：无特异性。

真皮乳头明显水肿，真皮浅层血管扩张、充血，内

皮细胞肿胀。偶可见白细胞碎裂性血管炎。

浅层血管周围淋巴细胞为主浸润。

临床特点：

患者多为婴幼儿及青少年。患儿常持续高热，结膜充血，舌呈草莓状。发热 3～5 天后出现皮疹，为多形性，躯干四肢出现红斑，丘疹，荨麻疹及多形红斑样皮疹，口唇及肢端肿胀发硬。颈部浅表淋巴结肿大，轻度压痛。本病是一个多系统的疾病，患儿可有关节痛、腹泻、心肌炎及心血管的合并症，如冠状动脉病变及动脉瘤。本病病因不明，可能与感染有关。

13.1.2　非白细胞碎裂性血管炎（non leukocytic fragmented vasculitis）

主要是指败血症所致的血管炎改变。败血症血管炎主要侵犯小血管，炎症浸润细胞以中性粒细胞为主，一般并无核尘。败血症时的细菌栓子常在小血管内造成血栓，导致局部坏死、出血。

13.1.2.1　淋球菌性败血症（gonococcemia）**和脑膜炎双球菌性败血症**（meningococcemia）

急性淋球菌性败血症及急性脑膜炎双球菌性败血症较为少见。

组织病理特点：图 13.1.2.1-1、2

慢性淋球菌性败血症和慢性脑膜炎双球菌性败血症早期损害的组织学改变为：

● 真皮全层血管壁内及管周以中性粒细胞为主的浸润；

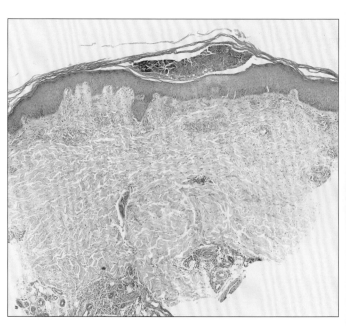

图 13.1.2.1-1　**败血症性血管炎**
表皮角层内有脓疱，真皮浅层小血管内血栓及炎症细胞浸润

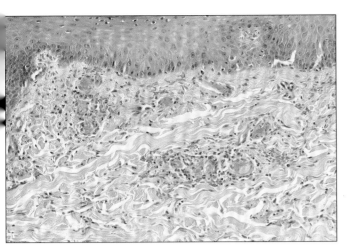

图 13.1.2.1-2 败血症性血管炎
真皮血管腔内血栓形成，血管周围中性粒细胞浸润，有明显血管外红细胞

- 毛细血管及小静脉内常为血栓所堵塞，特别是在真皮上部的血管；
- 血管壁内可见纤维素；
- 乳头真皮水肿，有中性粒细胞浸润及多数血管外红细胞。严重的乳头真皮水肿可导致表皮下水疱的形成；
- 表皮内细胞间及细胞内水肿，中性粒细胞浸润，可发展成表皮内水疱及脓疱；
- 表皮及附属器上皮可发生坏死，在坏死上皮内常有中性粒细胞的浸润；
- 在网状真皮的中、下层，有时在皮下组织可能有小动脉血管炎改变。

临床特点：慢性淋球菌性败血症及慢性脑膜炎双球菌性败血症表现为发热、游走性关节痛、常为腕、膝、踝关节炎。皮疹数量少，好发于四肢远端。皮疹有三种类型，①紫癜：常为手掌、足趾的瘀点和（或）小片瘀斑；②水疱脓疱：它常在红斑基础上出现；③出血性大疱：很少见。慢性淋球菌性败血症可发生腱鞘炎，这是将它与慢性脑膜炎双球菌性败血症鉴别的一个临床特点。

急性淋球菌性败血症和急性脑膜炎双球菌性败血症在临床上均有广泛的紫癜性皮损和内脏出血，这是由于坏死性血管炎及播散性血管内凝血的结果。其并发症有脑膜炎、心内膜炎和肾炎，可导致患者死亡。

实验室检查：从急性败血症患者出血性皮损处挑破作涂片检查易找到 Gram 阴性双球菌，培养可进一步确定菌种。但对慢性败血症的病例，无论作 Gram 染色检查皮损涂片、组织切片，还是对皮损做细菌培养都不能查到致病菌。

鉴别诊断：败血症性血管炎应与上述白细胞碎裂性血管炎作鉴别，要点：①血栓较常见于败血症性血管炎，而核尘及纤维素多见于白细胞碎裂性血管炎；②白细胞碎裂性血管炎仅侵及毛细血管及小静脉，败血症性血管炎则亦可累及小动脉；③白细胞碎裂性（变应性）血管炎有多数嗜酸性粒细胞浸润，而败血症性血管炎很少嗜酸性粒细胞浸润；④败血症性血管炎比白细胞碎裂性血管炎更多见表皮的改变。

亚急性细菌性心内膜炎（subacute bacterial endocarditis）

患者心瓣膜上细菌栓子脱落，可在末梢小血管内造成栓塞，出现与败血症性血管炎相似的改变。组织学所见与上述慢性淋球菌性败血症相同，在真皮浅层血管丛的小血管为纤维素性微血栓所堵塞，伴有中性粒细胞性血管炎，真皮乳头脓肿及表皮坏死。临床上表现为淤斑、甲床出血、手足掌及指趾端屈侧米粒大、潮红浮肿性有压痛的结节（Osler 结节）及掌趾小的红斑性损害。

13.1.2.2 假单胞菌性血管炎（pseudomonas vasculitis）

临床上常见的假单胞菌为铜绿假单胞菌，其败血症的常见皮疹为坏疽性臁疮（erythema gangrenosum）

组织病理特点：

- 真皮全层血管腔及血管壁内有多数 Gram 阴性杆菌；
- 表皮常坏死和（或）溃疡，有时表皮下大疱形成；
- 真皮小血管内多数血栓；
- 血管壁变性红染，内皮细胞坏死，炎症细胞相对稀少。

假单胞菌败血症的血管炎改变与急性淋球菌性及脑膜炎双球菌性败血症的组织学改变相似。相比起来，本病更易发生大疱、溃疡及焦痂。

临床特点：坏疽性臁疮开始为红斑，很快成紫癜性，其上出现出血性大疱，破溃后成为溃疡，中心坏死发黑。多见于四肢及臀部，单发或多发。患者高热、肝脾大、全身中毒症状重。

实验室检查：无论从皮损处涂片检查还是从组织切片上都容易找到 Gram 阴性杆菌。皮损处脓液培养及血培养有铜绿假单胞菌生长可确诊。

13.2 淋巴细胞性血管炎

13.2.1 白塞综合征（Behcet's syndrome）

组织病理特点：无特异性

从结节红斑样损害部位取材（图 13.2.1-1、2、3）

- 真皮全层及附属器血管周围淋巴细胞为主浸润，有时炎症浸润可见于皮下组织间隔；
- 血管内皮细胞肿胀，但管壁无纤维素的沉积；
- 有时可见皮下组织静脉内血栓形成，管壁有淋巴细胞浸润。

从溃疡周围及毛囊炎样皮损取材：

- 真皮内致密中性粒细胞浸润；
- 管壁纤维素样沉积，管周有白细胞核尘；
- 无肉芽肿性改变。

本病的发病机理仍不清楚。血管病变及自身免疫反

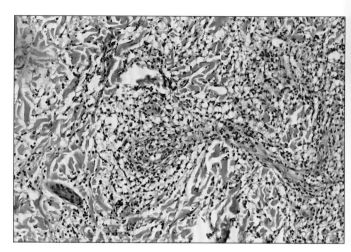

图 13.2.1-2　**白塞病**
小静脉血管壁淋巴细胞浸润

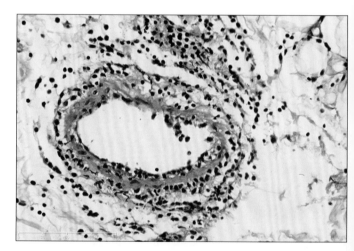

图 13.2.1-3　**白塞病**
皮下脂肪层内小静脉管壁及其周围，淋巴细胞浸润

应是两个主要方面。血管病变抑或是白细胞碎裂性血管炎，抑或是淋巴细胞性血管炎。可能因病期或皮损形态而异，如结节红斑样损害为淋巴细胞性血管炎改变，口腔及外阴溃疡则可能是白细胞碎裂性血管炎改变。在临床实际中，部分患者皮疹活检主要表现为嗜中性皮病，没有典型血管炎的表现。

临床特点：图 13.2.1-4、5、6

典型症状是复发性口腔溃疡及生殖器溃疡、眼虹膜睫状体炎，皮肤损害则多种多样，常见的为毛囊炎、无菌性丘疹脓疱及下肢的结节性红斑。

实验室检查：以 0.1 ml 生理盐水作皮内注射，24～48 小时后注射局部出现红肿、丘疹或脓疱为阳性。这是一个具有重要辅助诊断价值的试验

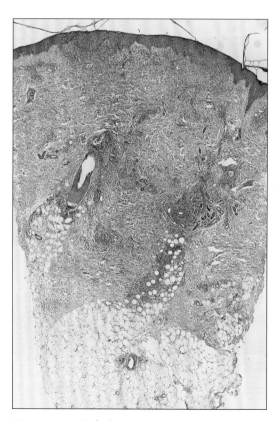

图 13.2.1-1　**白塞病**
真皮全层血管附属器周围轻中度炎症细胞浸润，部分皮下脂肪小叶受累

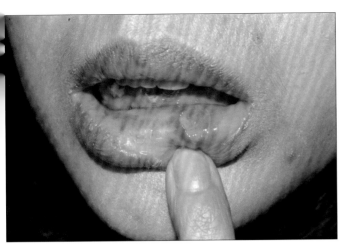

图 13.2.1-4　白塞综合征

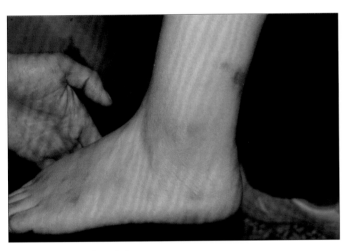

图 13.2.1-5　白塞综合征

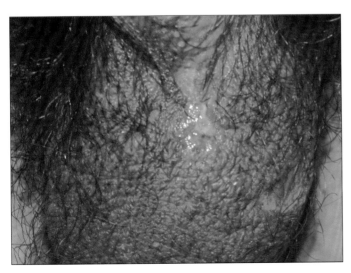

图 13.2.1-6　白塞综合征

13.2.2　恶性萎缩性丘疹病（malignant atrophic papulosis，Degos'病）

组织病理特点：图 13.2.2-1、2

- 早期表皮坏死，后期表皮萎缩变薄、表皮突变平。
- 皮肤早期呈楔形梗塞坏死，后期则为真皮硬化。
- 在梗塞部位基底的小动脉血管内有血栓形成，内膜下硬化。血管周围以淋巴细胞为主，还有中性粒细胞和组织细胞的浸润。
- 在真皮硬化区域内常有丰富的黏蛋白。

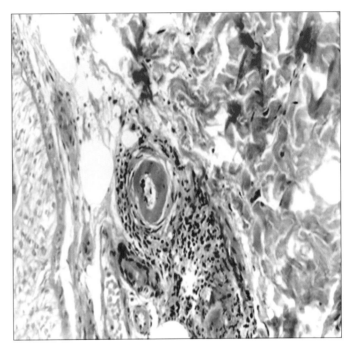

图 13.2.2-1　**恶性萎缩性丘疹病**
动脉管壁增厚，周围炎症细胞浸润

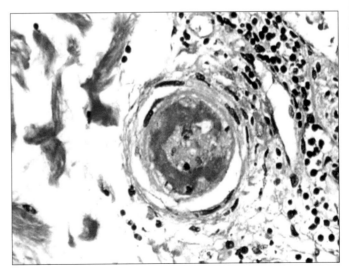

图 13.2.2-2　**恶性萎缩性丘疹病**
小血管炎伴血栓形成

- 皮下组织可呈现玻璃样（hyalinized）脂肪坏死。

恶性萎缩性丘疹病是一个系统性血管疾患，小动脉及中等动脉发生进行性的内膜纤维化，造成局灶性梗死，损害多见于皮肤真皮中下层的小动脉，管壁上有中性粒细胞、淋巴细胞和组织细胞的浸润，浸润细胞同时也在血管周围及胶原束之间。相应的临床表现为以躯干、四肢为主的粉红色丘疹。随着病情进展，血栓形成及内皮细胞下的硬化使管腔阻塞，发生梗死，表皮及附属器上皮坏死，胶原变性。临床上为中心坏死、溃疡，有脐样凹陷，周围轻度隆起的损害。梗死的终末阶段在镜下表现为楔形区域真皮硬化，表皮明显变薄，表皮突消失，轻度角化亢进及角化不全，该区域中附属器丧失。在硬化区域有丰富的黏蛋白。临床表现为中央轻度凹陷、平坦、瓷白色的萎缩性瘢痕，有时表面覆有细碎鳞屑，周围有一轻度隆起、毛细血管扩张的粉红环。同样的闭塞性小动脉炎及继之发生的硬化性病理改变也发生在整个胃肠道的中小动脉。

临床特点：图 13.2.2-3、4

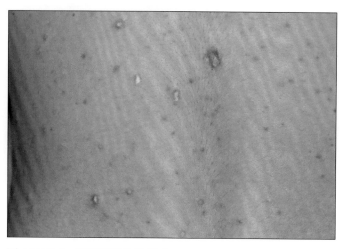

图 13.2.2-3　**恶性萎缩性丘疹病**

皮肤损害颇具特征性。初起为粉红色水肿性丘疹，之后中央坏死、溃疡，愈后成为中央凹陷、瓷白色的萎缩性瘢痕，周围绕有一圈红晕，并有毛细血管扩张。皮疹主要见于躯干部，分批发生。如果肠道动脉闭塞，可造成多发性肠穿孔、弥漫性腹膜炎，患者腹痛剧烈，可致死亡。本病患者以中年男性多见。如果累及肠道或中枢神经系统，则预后不好。

13.2.3　**急性痘疮样苔藓样糠疹**（pityriasis lichenoides et varioliformis acuta）

见第 6 章（6.3.7）。

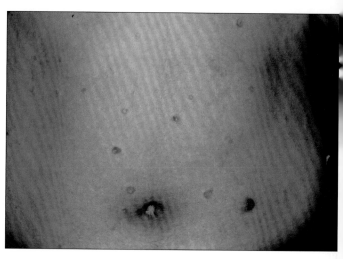

图 13.2.2-4　**恶性萎缩性丘疹病**

13.2.4　**色素性紫癜性苔藓样皮炎**

见第 6 章（6.3.6）。

13.3　组织细胞性血管炎（肉芽肿性血管炎）

13.3.1　**变应性肉芽肿病**（allergic granulomatosis）

本病又称 Churg-Straus 综合征。

组织病理特点：

- 中等及小动脉管壁内中性粒细胞、嗜酸性粒细胞、组织细胞及多核巨细胞的浸润；
- 动脉管壁内及胶原纤维上有纤维素沉积和（或）有时管腔内有血栓；
- 在动脉管壁和（或）管周的肉芽肿中心，有中性粒细胞和嗜酸性粒细胞核尘；
- 在血管外可见集聚的组织细胞，它们排列成栅状，包绕着位于中央的纤维素、变性胶原及坏死的浸润细胞。这种栅栏状肉芽肿不仅见于真皮，还见于皮下组织内。

临床特点：典型症状为哮喘、发热及血嗜酸性粒细胞明显增高。以后陆续出现系统性症状如高血压、肾损害及心衰等。2/3 患者皮肤损害为紫癜及皮下结节，有时表面发生坏死溃疡。皮损常见于四肢，但躯干部也可发生。本病预后不好，患者常死于心功能衰竭。

实验室检查：末梢血嗜酸性粒细胞计数明显增高。胸部 X 线检查有肺部病变。部分病例 ANCA 阳性。

鉴别诊断：本病应与结节性多动脉炎鉴别，要点：①常先有呼吸道症状，常见的是哮喘；②末梢血中嗜酸性粒细胞明显增多；③为肉芽肿性血管炎，而非白细胞碎裂性血管炎；④血管外，在真皮及皮下组织内可见栅栏状肉芽肿，中央为纤维素、变性胶原及坏死的浸润细胞，特别是坏死的嗜酸性粒细胞；⑤肺的浸润性病变。

13.3.2 肉芽肿性多血管炎 (granulomatosis with polyangiitis，GPA)

肉芽肿性多血管炎又称 Wegener 肉芽肿病（Wegener's granulomatosis）。

组织病理特点： 有坏死性肉芽肿和坏死性血管炎两种改变。

坏死性肉芽肿改变：图 13.3.2-1、2、3

- 部分血管壁坏死；
- 坏死血管壁及其周围肉芽肿性炎症浸润，浸润细胞包括有组织细胞、淋巴细胞、中性粒细胞及浆细胞等；
- 浸润细胞中有多数多核巨细胞，嗜酸性粒细胞则很少。

坏死性血管炎改变：

- 发生在真皮的小动脉及小静脉；
- 管壁有纤维素的沉积及以中性粒细胞为主的浸润，有核尘；
- 血管腔中可见血栓。

临床特点： 图 13.3.2-4

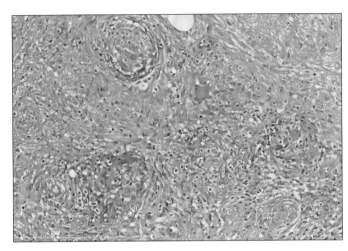

图 13.3.2-2　Wegener 肉芽肿
真皮内多个血管壁及管腔明显组织细胞浸润

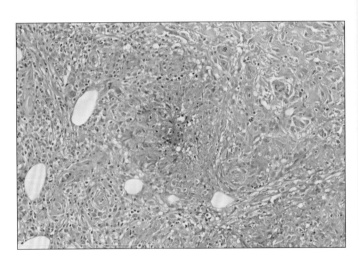

图 13.3.2-3　Wegener 肉芽肿
血管壁明显组织细胞浸润，管腔闭塞

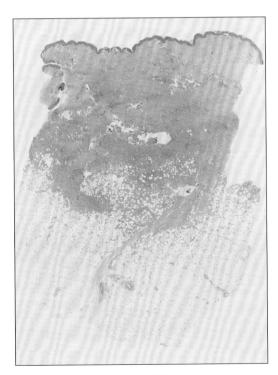

图 13.3.2-1　Wegener 肉芽肿
真皮深层多发结节性炎症浸润

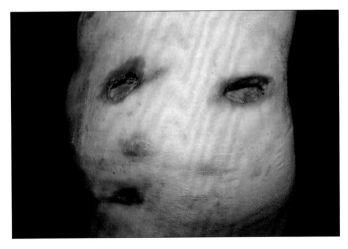

图 13.3.2-4　肉芽肿性血管炎

本病以上、下呼吸道，包括鼻、咽、气管、支气管及肺的坏死性肉芽肿；泛发性坏死性血管炎，特别是肺部小动脉及小静脉的坏死性血管炎及局灶性坏死性肾小球肾炎为特点。约半数患者可出现皮肤损害，皮疹有瘀点、瘀斑、中央坏死的丘疹、结节及溃疡，以四肢伸侧多见。患者多为成人，有肾损害者预后不好。

实验室检查： 血沉升高，C 反应蛋白（CRP）增高，部分病例 ANCA 阳性。应常规做尿常规及肾功能检查。

鉴别诊断： 本病应与结节性多动脉炎相鉴别。Wegener 肉芽肿病的全身型与结节性多动脉炎在某些方面相似，这两个病的肾病变均为坏死性肾小球肾炎。虽然 Wegener 肉芽肿病更多见肉芽肿的改变，但组织学改变有时难以与结节性多动脉炎相区别。Wegener 肉芽肿病的动脉炎具有与典型结节性多动脉炎相同的组织学改，即白细胞碎裂性血管炎、血栓形成和纤维化。鉴别要点是：①本病有肺的病变，而结节性多动脉炎不侵及肺；②本病无高血压，而结节性多动脉炎时常有高血压。所以结合临床鉴别是不困难的。

本病还应与变应性肉芽肿病相鉴别。这两个病都有坏死性血管炎和肉芽肿性血管炎改变，但本病常因上呼吸道的肉芽肿性病变，如鼻部或鼻咽部溃疡、出血来就诊，而变应性肉芽肿病最初症状是哮喘；组织学上本病的炎性浸润中可见多数多核巨细胞，而变应性肉芽肿病时浸润中有较多嗜酸性粒细胞，在血管外可见栅栏状肉芽肿。

13.3.3 　巨细胞动脉炎（giant cell arteritis）

组织病理特点：

- 动脉内弹力膜变性、断裂是最初的改变；
- 组织细胞及多核巨细胞浸润，以吞噬断裂变性的弹力纤维；
- 继之内膜由于纤维化而增厚；
- 内膜和血管中层间有淋巴细胞、浆细胞及组织细胞浸润，偶有嗜酸性粒细胞浸润；
- 动脉管腔变窄，阻塞。

巨细胞动脉炎为发生在中等及大动脉的肉芽肿性血管炎，病变可累及许多动脉，如肾动脉和冠状动脉等，但最常侵及主动脉弓的主要动脉和颅顶脉，特别是颞动脉。颞动脉受累时称为颞动脉炎（temporal arteritis）。若侵犯主动脉及其主要分支，可导致血管狭窄和脉搏减弱或消失，则为无脉症（pulseless disease, Takayasu's arteritis）。

临床特点： 图 13.3.3

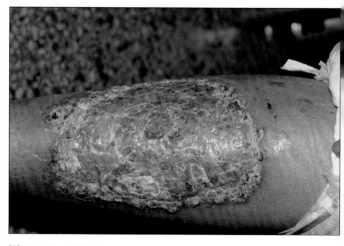

图 13.3.3　无脉症
皮肤上出现坏疽性脓皮病改变

颞动脉炎时患者感头痛，颞部皮肤红斑、水肿，沿颞动脉走行方向可及硬的索条及压痛，无搏动。有时可在支配区域出现缺血性坏死、溃疡。患者可合并其他颅动脉炎，当支配视网膜的动脉受侵时，将发生视力障碍乃至失明。本病患者老年人居多。无脉症均在 40 岁前发病，主要见于女性，一侧或双侧肱动脉搏动减弱或消失，双臂收缩压差 > 10 mmHg。约 20% 患者可出现皮肤损害，呈结节性红斑样或坏疽性脓皮病样。

13.4　静脉血栓性疾患

此病主要发生在中等大小、肌性静脉的血栓，多伴有程度不等炎症细胞的浸润。静脉内血栓形成可以是炎症或血管内皮细胞变化的结果，也可以是由于血液淤滞、凝血机制障碍等因素所改。

13.4.1　游走性血栓性静脉炎（migratory thrombophlebitis）

本病又称为多发性节段性血栓性静脉炎（multiple segmental thrombophleb-itis）

组织病理特点： 图 13.4.1-1、2

- 血栓发生在真皮与皮下组织交界部位或皮下组织内较大的静脉，它们具有较厚的肌层及内膜，其中有弹力纤维；
- 血管壁增厚、水肿，全层有炎症细胞浸润，早期为多数中性粒细胞，以后则为淋巴细胞、组织细胞及

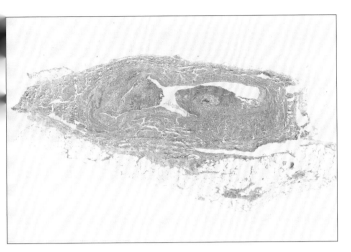

图 13.4.1-1　**血栓性静脉炎**

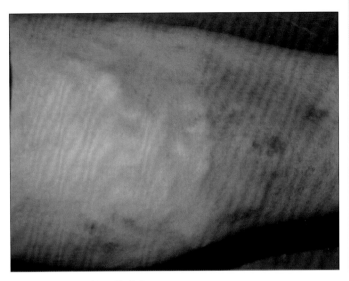

图 13.4.1-3　**血栓性静脉炎**

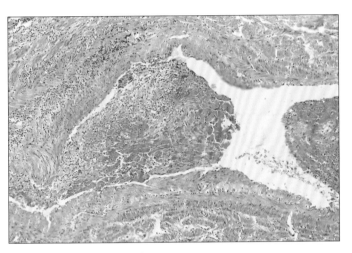

图 13.4.1-2　**血栓性静脉炎**

多核巨细胞所代替；
- 整个血管腔内为血栓，病程长的病例可发生再通，此时在血管腔原血栓内及血管壁内有肉芽肿改变，其中有较多异物巨细胞；
- 在血栓静脉的邻近组织内有少许炎症细胞浸润。

临床特点：图 13.4.1-3

好发于下肢，也可见于上肢等其他部位。为浅表静脉节段性发红、肿胀，有压痛。有时为皮下结节，有压痛，呈线状排列。炎症消退后则为一实性的索条，而无明显疼痛。结节可在 1～2 周内消退，但易复发。事实上，本静脉炎并不游走，而是静脉多中心性节段性受损。患者多为中老年男性，可同时有一条或多条静脉的节段受侵。本病病因不明，有认为与内部脏器的恶性肿瘤有关，游走性血栓性静脉炎亦可见于前述的白塞病。

鉴别诊断：血栓闭塞性脉管炎（thromboangiitis obliterans），即 Buerger 病：主要见于中青年男性，患者

常有长期大量吸烟的历史，好发于下肢。典型症状为间歇性跛行、疼痛，足背动脉搏动减弱乃至消失，趾端皮肤温度低，严重时发生溃疡、坏疽。本病主要侵犯中、小动脉，血管硬化，血栓形成，常伴发游走性血栓性静脉炎。

13.4.2　浅表性血栓性静脉炎（superficial thrombophlebitis）

组织病理特点：
- 皮下组织内静脉腔内血栓，可部分或完全阻塞管腔；
- 管壁及管周程度不等炎症细胞浸润；
- 机化血栓可以发生再沟通。

浅表性血栓静脉炎可因多种原因所致，临床上常见发生在静脉输液后，外伤后及下肢静脉曲张者，也可见于脓毒败血症时的化脓性血栓性静脉炎，所以组织学改变还需结合原发疾病的特点。

临床特点：沿浅表静脉走行方向红肿、压痛，可及条索状物，炎症消退后则为硬的索条。如果发生在深部静脉，如下肢深部静脉的血栓，则可造成阻塞部位以下肢体的明显肿胀。

13.4.3　硬化性血栓性静脉炎（sclerosing thrombophlebitis）

本病又称 Mordor's 病（Mondor's disease）

为发生在乳房及胸前壁皮下组织内浅表静脉的血栓性静脉炎。临床表现为皮下索状物，有触痛，上面的

皮肤有线状凹陷（图13.4.3）。除见于乳房及胸前壁外，还常见于胸侧、上腹部及阴茎。本病的发生可能与创伤等有关。

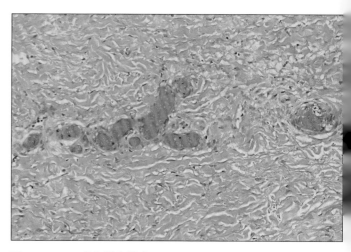

图 13.5.1-2　**青斑样血管病**
真皮内明显血栓形成，血管壁及其周围炎性细胞浸润不明显

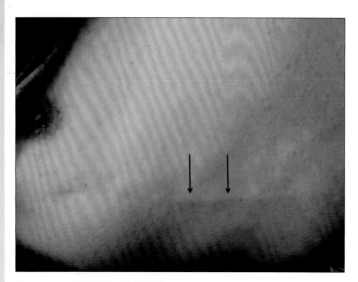

图 13.4.3　**硬化性血栓静脉炎**

13.5　血管病

13.5.1　青斑血管病及白色萎缩（livedo vasculitis and atrophie blanche）

组织病理特点：图 13.5.1-1、2、3
- 真皮血管管腔内有纤维素性血栓，小静脉管壁内有

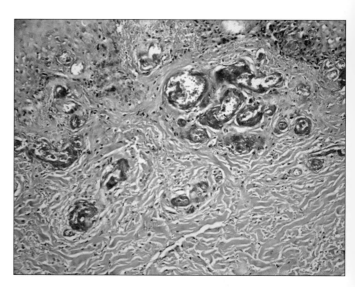

图 13.5.1-3　**青斑样血管病**

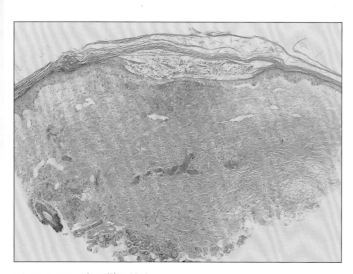

图 13.5.1-1　**青斑样血管病**
表皮坏死后再生，真皮全层小血管血栓形成，真皮浅层明显血管外红细胞

纤维素的沉积；
- 在血管壁内及管周有稀疏中性粒细胞及淋巴细胞浸润及核尘；
- 常见表皮坏死及溃疡形成；
- 真皮乳头水肿，有多数血管外红细胞；
- 后期表皮萎缩，表皮突消失变平，分小静脉扩张，有些腔内有血栓。部分胶原组织纤维化、硬化。

青斑血管病及白色萎缩好发于小腿下部及踝部，患者大多为女性。该部位的真皮浅层血管由于长期站立的姿势而有淤滞改变。血管由于迂曲而显得数目增多，管壁厚，内皮细胞肥大。青斑血管病是否系血管炎是有争论的。阿克曼教授认为最初可能是白细胞碎裂性血管炎，侵及真皮全层，特别是真皮上半部的毛细血管及小静脉。但近来也有认为本病的突出病变是纤维素性血栓，因此属于凝血方面的微血管阻塞性疾病，而称为青斑性血管病。白色萎缩是指青斑血管病后期即终末阶段，此时真皮硬化，表皮变薄，表皮突变平，真皮浅层小血管壁增厚，均一化红染，又称为阶段透明性血管炎。

临床特点： 图 13.5.1-4、5、6

青斑血管病开始表现为足背及小腿的紫癜性斑疹，中央可出现水疱、坏死，小溃疡。溃疡疼痛，不易愈合。愈后成为不规则形的白色萎缩瘢痕，周围有色素沉着及毛细血管扩张。本病好发于小腿下方，尤其是踝部及足背，患者大多是中青年妇女。少数患者青斑血管病可以是系统性红斑狼疮或抗磷脂综合征的一个表现。

实验室检查： 皮损直接免疫荧光检查示血管壁上有免疫球蛋白，主要是 IgM、补体及纤维素的沉积。

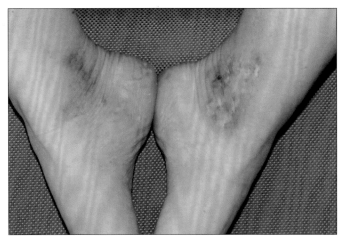

图 13.5.1-6　青斑血管病

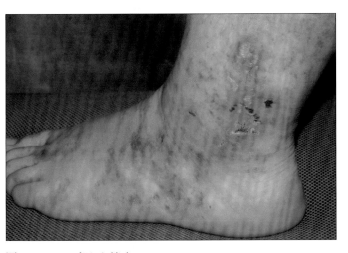

图 13.5.1-4　青斑血管病

13.5.2　冷球蛋白血症（cryoglobulinemia）（单克隆型）

单克隆型冷球蛋白血症为免疫球蛋白轻链或 κ 型或 λ 型属于血管病。

组织病理特点：

主要表现为受累的小血管扩张，内皮细胞肿胀，血管管腔内可见均一嗜酸性物质的沉积，以 PAS 染色可更清楚地显示。

临床特点： 图 13.5.2

肢端遇冷后发紫，出现紫癜、甚至坏死、溃疡。伴关节痛、无力等全身不适。有的患者可有肾损害。患者可有网状青斑、雷诺征。

实验室检查： 血清固定免疫电泳可以查到单克隆免

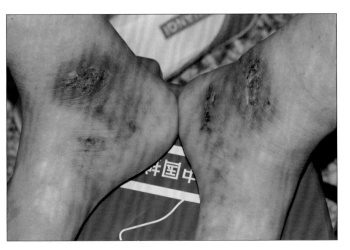

图 13.5.1-5　青斑血管病

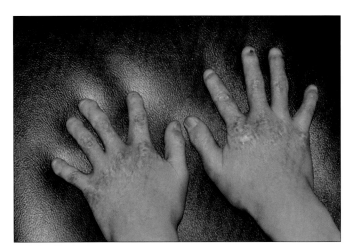

图 13.5.2　冷球蛋白血症

疫球蛋白。

13.5.3　播散性血管内凝血（disseminated intravascular coagulation，DIC）

组织病理特点：
- 真皮全层及皮下组织的毛细血管及小静脉内可见由纤维素及血小板组成的血栓；
- 栓塞血管周围多数血管外红细胞；
- 表皮坏死，表皮下疱，其中有多数红细胞；
- 真皮内有程度不等的坏死，很少炎性浸润。

同样的病理改变也可发生在内脏器官，常见的是肾、肺、肠、肾上腺及脑。

播散性血管内凝血并不是一个独立的疾病，而是继发于各种内外因素所致的获得性出血性症候群。其特点是在微循环内发生广泛的血小板聚集和纤维素沉积，形成弥漫性微血栓。由于凝血过程的激活，造成纤维素、血小板及某些凝血因子的大量消耗，临床上出现广泛的出血。暴发性紫癜、血栓性血小板减少性紫癜、异型输血、细菌性败血症、系统性红斑狼疮等都可诱发 DIC。

临床特点： 最初为红斑，迅速变成紫癜及大片状瘀斑、出血性大疱，疱顶为呈灰色坏死的上皮。患者全身脏器均可因微血栓而发生缺血、缺氧、坏死改变，出现呕血、便血、尿血、咯血等，血压下降，如不及时抢救，死亡率很高。

13.5.4　抗磷脂抗体综合征（antiphospholipid antibody syndrome）

组织病理特点： 图 13.5.4-1、2
- 真皮或皮下组织血管内血栓形成，而管壁及管周无明显炎症；
- 全层表皮缺血坏死。

血管内血栓形成是本病病理学改变的基本特点。血栓可发生在动脉，静脉，可发生在皮肤及各内脏器官。抗磷脂抗体（IgG 或 IgM）在血栓形成中起重要作用，但具体机制尚不清楚。

临床特点： 图 13.5.4-3、4
皮肤限局性坏死、坏疽、紫癜、瘀斑。下肢及后背网状青斑，可出现青斑性血管病改变。除皮损外，患者可出现因内脏发生静脉血栓，造成肺栓塞、肾梗死、心

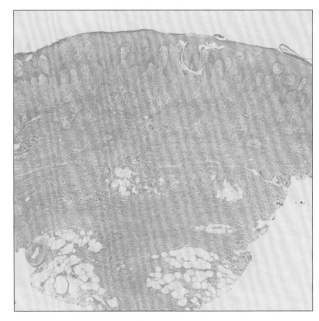

图 13.5.4-1　**抗磷脂抗体综合征**

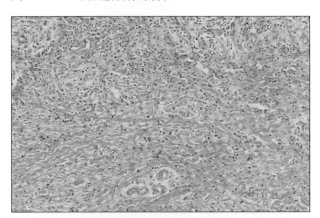

图 13.5.4-2　**抗磷脂抗体综合征**

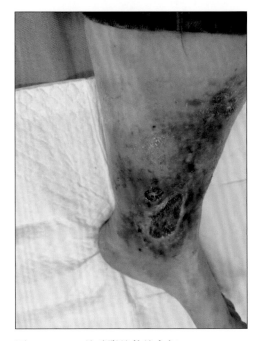

图 13.5.4-3　**抗磷脂抗体综合征**

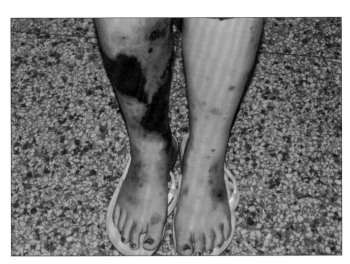

图 13.5.4-4　**抗磷脂抗体综合征**

肌梗死等相应的症状。好发于青年女性。常有习惯性流产史。本病可与系统性红斑狼疮及其他自身免疫性疾病如类风湿性关节炎等伴发。

实验室检查：血中可检出抗磷脂抗体。

13.5.5　胆固醇结晶栓塞的皮肤表现（dermatological manefestations of cholesterol crystal embolism）

组织病理特点：

- 真皮或皮下组织中动脉或微动脉血管内栓子形成；
- 栓塞以上组织缺血性坏死改变。

胆固醇结晶在 HE 染色的切片上为双凸面的裂隙或针形空隙（代表在组织处理过程中渐消失的胆固醇结晶）。

临床特点：图 13.5.5

临床特点取决于栓塞动脉的大小，皮肤表现可发生相应区域的紫癜、发疹、坏死及溃疡。本病多发生在老年人，可出现肌痛及突发性高血压。目前，介入治疗的开展日渐普遍，如果患者原有高血压、高血脂，动脉粥样硬化，则有可能在介入治疗的过程中使血管内壁的胆固醇结晶脱落，阻塞下行动脉而发生皮肤梗塞表现。

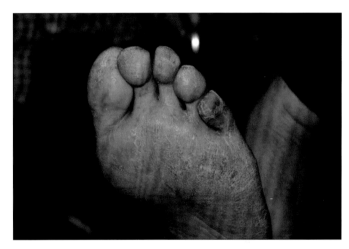

图 13.5.5　**胆固醇栓塞**

（涂　平）

14

脂 膜 炎

　　皮下脂肪层又称皮下组织。它与表皮、真皮构成皮肤的三个主要层次。皮下脂肪层上方与真皮的网状层相连，下方以筋膜与肌肉相隔。皮下脂肪分为脂肪小叶及间隔，前者主要为脂肪细胞所组成，后者主要为纤维结缔组织所组成，其中有血管、淋巴管及神经。

　　皮下脂肪中有较为大的动脉和静脉，通过它们的分支与真皮网状层及乳头层的深层及浅层血管丛相连，构成皮肤内主要的血管。

　　按照炎症浸润主要位于脂肪小叶还是小叶间隔，可将脂膜炎大体上分为小叶性脂膜炎和间隔性脂膜炎两大类。

　　对于脂膜炎，以下几点应予注意。

　　1. 凡怀疑皮下脂肪的病变，取材时应用切除法，而不宜用环钻法。因为皮下脂肪一旦有炎症，它与真皮间的连接常变得很脆弱。以环钻法取材，虽然环钻可钻至相当的深度，但当环钻上提时，有炎症的皮下脂肪部位常常并不随环钻提起，因此关键部分常取不到，而不能作出适当的诊断。所以说，脂膜炎作活检以切除法

为宜，深度应达皮下脂肪，而且应足够大。若为环形损害，以取周围活动性损害为宜；若为结节性损害，应选择新起的结节。

　　由于皮下脂肪病变的取材较大，在标本制作过程中，应在不同层次上多做几张切片，特别是怀疑有血管炎的病例，如果在切片上没有深在的血管，则应要求再切片，否则是不能除外伴有血管炎的脂膜炎的。再者，为了判断血管的病变是发生在动脉还是静脉，除了根据形态如静脉腔大壁薄，常呈椭圆形，有时腔内可见瓣膜；而动脉腔小壁厚，常呈圆形，有时可见内弹力膜而有助于区别外，必要时应作弹力组织染色，在动脉可见内弹力膜，而静脉无。

　　2. 脂膜炎虽然大体上可分为小叶性和间隔性两类，但它们之间并无严格的界限。我们只是根据炎症细胞主要是位于小叶还是间隔来判断的。事实上，炎症细胞是不可能仅限于小叶或仅限于间隔的。譬如，小叶的炎性病变就常常是由于血管病变如动脉炎症，甚至动脉阻塞所致，而血管都是位于小叶间隔的。因此，有时表现像

是小叶性脂膜炎，实质则是间隔中的血管炎。

　　另外，脂膜炎时也常伴有真皮的炎症，其程度视具体病变而异。反过来，真皮内炎性病变可波及皮下脂肪，如前述的硬皮病及红斑狼疮，均可同时出现皮下脂肪的病变，有时甚至以皮下脂肪的病变为主，如深在性红斑狼疮，嗜酸性筋膜炎等。

　　3．皮下脂肪中有较大的动脉及静脉，动脉供应小叶中脂肪细胞代谢所需的营养。当动脉炎症时，由于小叶中脂肪细胞的供应受阻，常发生缺血坏死及其相应改变，表现为小叶性脂膜炎。当静脉炎症时，则主要表现为间隔性脂膜炎。

　　4．皮下脂肪的炎性病变大多为慢性经过，病程持续数周，数月乃至数年，而且在病程中病情常有反复，皮损成批出现。在同一时刻，既可有活动性损害，也可有处于消退期的损害；而在同一组织切片中，既可见到急性炎症的改变，也可见到修复阶段的改变。在大多数脂膜炎中，先后出现的炎症细胞常依次是中性粒细胞→淋巴细胞及组织细胞→成纤维细胞，最后终结于小叶或间隔的纤维化。所以当我们在镜下检查时，对于静止的画面应该有动态的观点，这样才能很好地解释所见到的现象。

　　5．本章所述的疾病大多有特征性的组织学改变，可据此作出特异性诊断。但在实际工作中，会有相当一部分病例，或因取材太浅，切片上未能显示病变组织，或因病检组织取材时被镊子挤压，使细胞形态及病变结构型式难以辨认，或因病变很早期，尚无出现特异改变，或因病变慢性期，均已为纤维化，已很少有炎症细胞，此时病理科医生就难以作出特异诊断，而只能笼统的诊断为"脂膜炎"。

14.1　间隔性脂膜炎

　　间隔性脂膜炎指炎症细胞浸润主要发生在皮下组织的小叶间隔内。在慢性炎症时，间隔由于纤维化可明显增厚，而挤占了原来小叶的空间。

14.1.1　结节性红斑（erythema nodosum）

组织病理特点：图 14.1.1-1、2、3

● 早期为急性炎症阶段，小叶间隔增宽、水肿，间隔

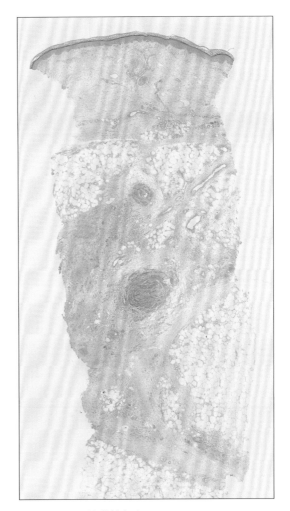

图 14.1.1-1　**结节性红斑**
皮下脂肪间隔明显增厚，伴有炎症，无血管炎表现

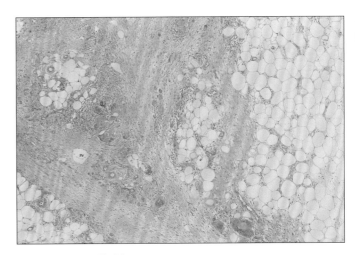

图 14.1.1-2　**结节性红斑**
皮下脂肪间隔明显增宽，纤维组织增生，有淋巴细胞，嗜酸性粒细胞，多核巨细胞浸润

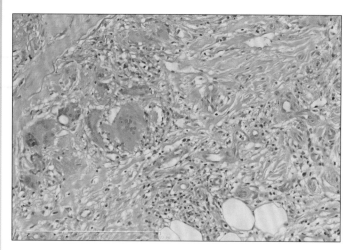

图 14.1.1-3　**结节性红斑**
脂肪小叶间隔增宽，淋巴细胞，多核巨细胞及嗜酸性粒细胞浸润

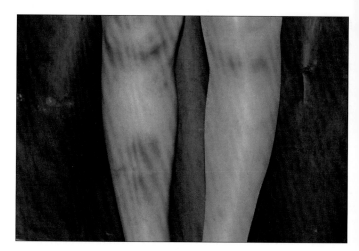

图 14.1.1-4　**结节性红斑**

内毛细血管及小血管扩张，血管周围有中性粒细胞，有时还有嗜酸性细胞浸润；

● 逐渐炎症细胞以淋巴细胞及组织细胞为主，还常可见数量不等的多核巨细胞，即为炎症的肉芽肿阶段。间隔增宽明显；

● 炎症浸润细胞可延及间隔邻近的脂肪小叶，可造成轻度脂肪坏死；

● 真皮全层血管周围稀疏淋巴细胞及组织细胞浸润；

● 慢性期间隔内成纤维细胞数量明显增多，发生纤维化。

以上三种变化，即急性炎症、肉芽肿性炎症及纤维化可同时见于同一张组织切片中。有时在同一个小叶间隔，中央为纤维化改变，邻近脂肪小叶为急性炎症，有中性粒细胞等浸润，而之间则是以组织细胞及多核巨细胞为主的肉芽肿炎症。在陈旧性损害，炎症大部分消退，遗留明显增厚的纤维性间隔，脂肪小叶则变小，甚至被纤维化所代替。

尽管很多皮肤科书籍将结节性红斑放在血管炎的章节内叙述，但在临床实际病例的组织切片中，仅偶见到血管炎的改变，主要表现为中等大小静脉血管内皮细胞增生，肌层水肿，管壁及管周有以淋巴细胞为主炎症细胞浸润，可见血管外红细胞，偶见血栓性静脉炎。在多数病例，则无血管炎改变。阿克曼教授认为，结节性红斑基本上是一个间隔性脂膜炎，很少有血管炎改变。

临床特点：图 14.1.1-4、5

多见于青年女性。好发于下肢，尤其是胫前。典型损害为鲜红色、轻度隆起皮肤表面的结节，触之有压痛，结节直径 1～3 cm，数目不等，常对称发生。结节不溃破，一般经 2～3 周后可逐渐消退，但不时会有新

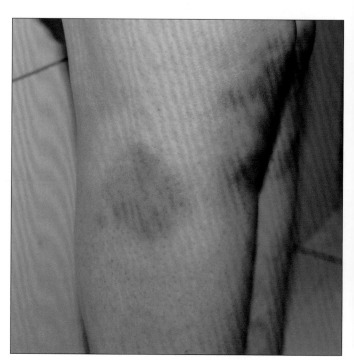

图 14.1.1-5　**结节性红斑**

结节出现，而使病程迁延。在急性发作期，患者可伴有发热和关节痛等。

鉴别诊断：本病应与结节性血管炎相鉴别。要点：①本病血管炎改变少见，且不侵犯大血管；②小叶仅轻度受侵，而且炎症细胞浸润多在与间隔相邻的部位，而小叶中央是不被累及的；③一般无坏死改变。

实验室检查：末梢血中中性粒细胞增高。血沉快。应取血查抗链 O 及 C 反应蛋白。

14.1.2　**硬皮病**（scleroderma）

特征性的改变是皮下组织间隔明显增宽，为硬化

红染的胶原。皮下脂肪小叶亦部分为新生硬化的胶原所代替；由于皮下组织的纤维化及硬化，使外泌汗腺腺体相对上移；在活动病变，靠近真皮网状层的脂肪小叶及靠近脂肪间隔的小叶中见到小群淋巴细胞浸润（详见7.1.4）。

14.1.3　嗜酸性筋膜炎（eosinophilic fasciitis）

组织病理特点：

- 病变部位主要在筋膜，可见多数嗜酸性粒细胞浸润，还有淋巴细胞、组织细胞及浆细胞。
- 病变常累及皮下组织间隔，间隔水肿，有炎症细胞浸润。有时真皮下部亦有改变。
- 后期筋膜明显增厚、纤维化及硬化，皮下组织间隔及真皮下部可出现相似改变。
- 表皮及真皮浅层常是正常的。

临床特点： 图 14.1.3-1、2

本病好发于四肢，面部及手指极少受累。初起为患处弥漫性硬肿，与下部组织紧贴，不能被捏起，以后发生关节活动常因此受累，变得僵硬。

实验室检查： 末梢血中嗜酸性粒细胞显著增高。血沉快，血清 γ 球蛋白，主要是 IgG 高。

本病是一个独立的疾病，还是硬皮病的一个特殊类型，目前尚无定论。组织学的改变表明很可能是一种深在型硬皮病。本病一般无内脏损害。

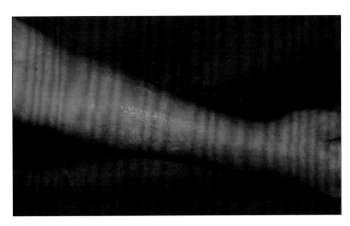

图 14.1.3-2　**嗜酸性筋膜炎**

14.1.4　硬化性脂膜炎（sclerosing panniculitis）

组织病理特点： 图 14.1.4-1、2、3

- 病变早期主要表现为皮下脂肪小叶间隔增宽，水肿，有中性粒细胞及淋巴细胞浸润，后期有组织细胞等浸润；

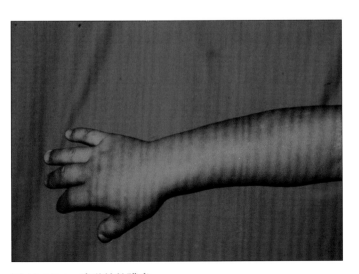

图 14.1.3-1　**嗜酸性筋膜炎**

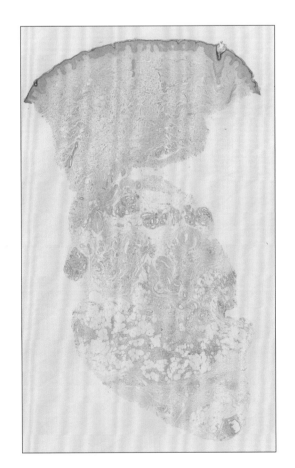

图 14.1.4-1　**硬化性脂膜炎**
皮下脂肪间隔增宽，脂肪小叶炎症细胞浸润

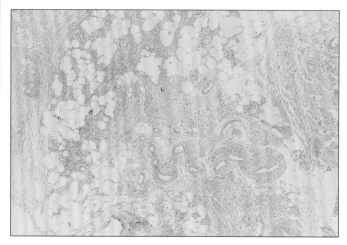

图 14.1.4-2　**硬化性脂膜炎**
皮下脂肪间隔增宽，纤维组织增生，轻度炎症细胞浸润。部分脂肪小叶局灶性炎症细胞浸润，可见膜性脂膜炎表现

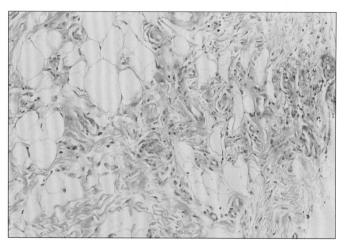

图 14.1.4-3　**硬化性脂膜炎**
部分脂肪间隔内小血管增多，明显含铁血黄素沉积，提示与慢性静脉淤积有关

- 部分病例表现为混合性脂膜炎，同时有脂肪小叶坏死，微囊性变及硬化；
- 早期真皮全层及皮下脂肪间隔淤积性皮炎表现，即小血管增多，扩张充血，有血管外红细胞及含铁血黄素沉积。

临床特点：图 14.1.4-4

本病好发于中老年女性的小腿下段，初起为红斑片、肿胀、疼痛，一般没有发热等全身症状，与丹毒类似。但是慢性病程，抗生素长期治疗效果不好。数月后形成暗红肿块，质地硬韧，境界不清楚，与深层粘连。

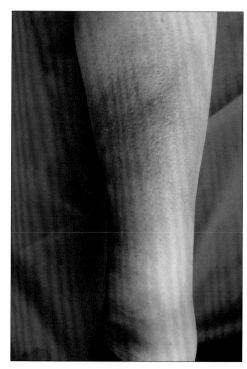

图 14.1.4-4　**硬化性脂膜炎**

14.1.5　类脂质渐进性坏死（necrobiosis lipoideca）

本病是以真皮全层及皮下组织出现栅栏状肉芽肿，后期广泛纤维化及硬化为特点（详见 8.3.2）。尤其在慢性阶段，皮下组织的间隔明显增宽，脂肪小叶常被纤维化所代替，终末阶段组织学改变与硬皮病时相仿。

本病好发于小腿胫前，为黄红色的浸润性斑块（图14.1.5），病程慢性。患者常有糖尿病，随着我国人口的老龄化，糖尿病发病率的增高，本病的发病人数亦随之增多，应予重视。

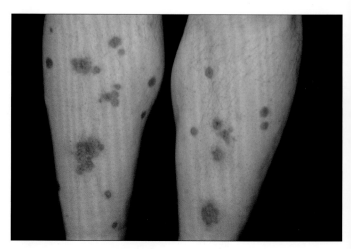

图 14.1.5　**类脂质渐进性坏死**

14.2 小叶性脂膜炎

此病指炎症细胞浸润主要发生在脂肪小叶内。小叶性脂膜炎易发生不同类型的脂肪坏死。有一种脂肪坏死始于脂肪细胞膜的溶解，相邻坏死的细胞成为小叶内假性微囊肿，这型坏死常见于结节性血管炎。另一种脂肪坏死始于脂肪细胞胞浆内嗜碱性染颗粒状改变，继之发展为广泛小叶坏死，这型见于胰腺性脂膜炎。不论何种原因（从创伤至酶反应），使正常存在在脂肪细胞内的中性脂肪分解成为脂肪酸，后者就很可能与钙结合，发生钙化，因此，皮下脂肪钙化是曾经发生过脂膜炎的一个标志。玻璃样硬化（hyalinized sclerosis）则是坏死性脂膜炎终末阶段的一个改变。

14.2.1　硬红斑（erythema induratum）

组织病理特点： 图 14.2.1-1、2、3、4

与结核有关，在病变中常可见结核性肉芽肿改变。

- 皮下组织小叶内脂肪细胞液化坏死、红染。在坏死组织内可见碎核及中性粒细胞的浸润。

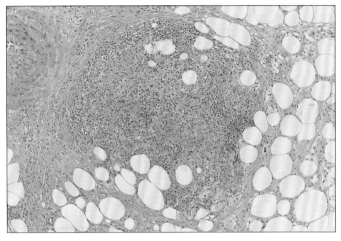

图 14.2.1-2　**硬红斑**
脂肪小叶弥漫性淋巴细胞、组织细胞浸润

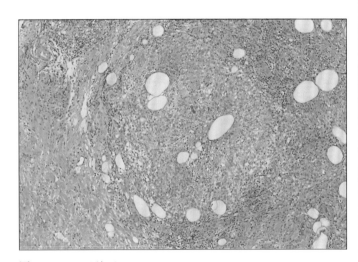

图 14.2.1-3　**硬红斑**
病情进展后期脂肪层可见多数组织细胞浸润

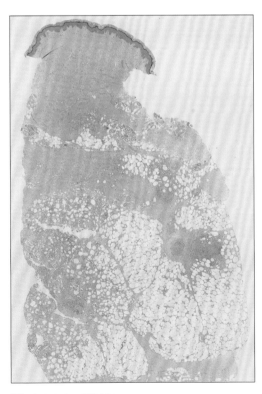

图 14.2.1-1　**硬红斑**
皮下脂肪小叶为主弥漫性炎症细胞浸润

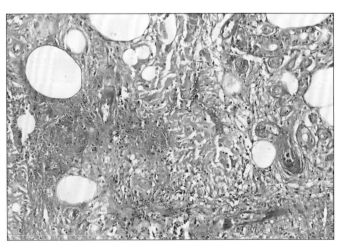

图 14.2.1-4　**硬红斑**

- 在小叶及间隔，甚至真皮深层可见由朗格汉斯细胞、多核巨细胞、上皮样细胞及淋巴细胞所组成的结核样结节，有时在结节中央可见干酪坏死。
- 有时可见血管炎，为皮下组织间隔中中等大小静脉炎症，有时也可见动脉的炎症，管壁肿胀，有中性粒细胞及淋巴细胞的浸润。可见管壁坏死，管腔内血栓形成。
- 真皮血管周围有以淋巴细胞为主的浸润。
- 由于本病多发生在小腿，故而真皮浅层血管数量多，且管壁较厚。

硬红斑病程慢性，在病变的不同时期取材，组织学改变是不相同的。早期主要是小叶脂肪细胞的坏死及结节样肉芽肿改变；晚期则主是纤维化，但仍可见多核巨细胞及淋巴细胞的浸润。血管炎则不一定能见到，也不是诊断所必需。

关于结节性血管炎（详见 13.1.1.9）与硬红斑的关系，阿克曼教授认为，结节性血管炎与硬红斑为同义词。当结核病累及脂肪时，它既可引起非液化性脂膜炎，又可引起液化性脂膜炎，如瘰疬性皮肤结核，但这些肉芽肿性脂膜炎均不伴有血管炎。结节性血管炎有血管的炎症，病因尚不完全搞清。部分病例与结核有关，有认为它是对分枝杆菌抗原的一种过敏反应。Lever 教授认为，结节性血管炎是早期及轻型的硬红斑，如果在组织切片中有明显血管炎，但结核性肉芽肿的改变很轻，且无或很少有干酪坏死者称为结节性血管炎。硬红斑时在皮下组织间隔中可见结核样肉芽肿，即由上皮样细胞及朗格汉斯细胞所组成的结节，其中有淋巴细胞、浆细胞浸润。血管炎表现为中小动脉及静脉的内皮细胞肿胀，管壁水肿，管壁中有炎症细胞浸润。管腔的血栓及堵塞可导致干酪坏死的发生，严重时可导致溃疡。

临床特点：图 14.2.1-5、6

以中青年女性居多。好发于小腿屈侧，为暗红色的结节或斑块，损害较深，有压痛。有的病例可发生破溃，溃疡不易愈合。愈后留有瘢痕。病程慢性，常反复发作。

实验室检查：结核菌素试验阳性，胸片等，以判断患者是否有肺结核或其他内脏结核。

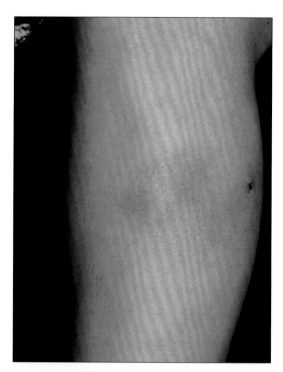

图 14.2.1-5   **硬红斑**

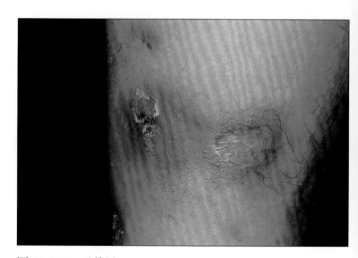

图 14.2.1-6   **硬红斑**

14.2.2   新生儿皮下脂肪坏死（subcutaneous fat necrosis of the newborn）

组织病理特点：图 14.2.2-1、2、3

- 脂肪小叶中灶性脂肪细胞坏死，呈片状红染，有核溶、核碎及核缩；
- 有多数组织细胞、噬脂泡沫细胞及多核巨细胞的肉芽肿性浸润；
- 在泡沫细胞及多核巨细胞胞浆内可见针状结晶。冰冻切片下以偏振光检查此结晶呈双折光性；
- 病期长者皮下脂肪呈纤维化，并可见散在钙质沉着。

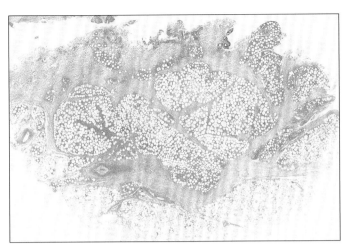

图 14.2.2-1 新生儿皮下脂肪坏死
皮下脂肪小叶为主大片炎症细胞浸润

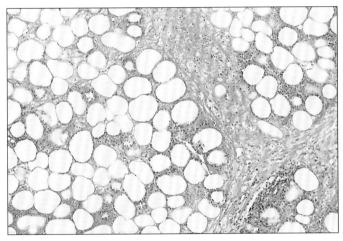

图 14.2.2-2 新生儿皮下脂肪坏死
皮下脂肪小叶弥漫炎症细胞及碎核。部分脂肪小叶内组织细胞浸润

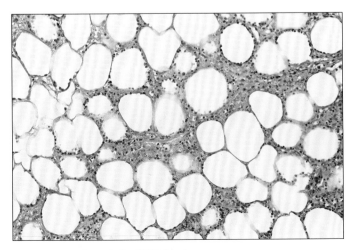

图 14.2.2-3 新生儿皮下脂肪坏死
皮下脂肪小叶大片中性粒细胞浸润，有明显碎核，少许淋巴细胞浸润

临床特点：本病见于健康的足月新生儿，发病可能与分娩时受伤、受冷和患儿缺氧血症有关。皮损为坚实的暗红色皮下结节，好发于臀部、腹部、肩背部及臂部。结节数周或数月后可自行消退。有时结节变软，出现波动感，破溃后流出油样液体而愈。

14.2.3 新生儿硬化症（sclerema neonatorum）

组织病理特点：

- 皮下脂肪层增厚，这是由于脂肪细胞形状增大。小叶间隔水肿，呈宽的纤维性带。
- 脂肪细胞内有呈放射排列的针形裂隙，以偏振光检查呈双折光性。
- 病变小叶内炎症浸润较轻，散布有中性粒细胞、嗜酸性粒细胞、组织细胞、有时还有多核巨细胞的浸润。有时在多核巨细胞内也可见针形结晶。
- 脂肪细胞坏死很轻。
- 陈旧损害中可见钙化及小叶间隔增宽。

临床特点：本病见于衰弱的新生儿，在初生时或生后数天内发病。皮肤呈蜡样，最初为臀部硬的结节及斑块，迅速向腹部、小腿及全身扩展。患儿肤温低，皮肤干。本病病因不清。大多数患儿在初生时衰弱，发绀，难以维持体温，且常有严重的呼吸道或胃肠道感染或发育上的缺陷，常死亡。

14.2.4 糖皮质激素治疗后脂膜炎（poststeroid panniculitis）

组织病理特点：

- 脂肪小叶内呈斑片状炎症浸润，有淋巴细胞、泡沫状组织细胞及多核巨细胞。
- 在脂肪细胞及组织细胞内有针形裂隙，周围常有多核巨细胞。针形裂隙是原先在细胞内脂肪酸结晶的部位，这些结晶在组织标本处理过程中被溶解掉了。
- 小叶间隔不受侵犯。

本病的组织学改变缺乏特异性，与上述新生儿皮下脂肪坏死相似。结合病史及临床表现区别是不困难的。

临床特点：患者以儿童多见，发生在长期大剂量全身应用糖皮质激素治疗某些疾病，如急性风湿热、肾炎或白血病等，突然停药后 1～14 天发病。表现为皮下结节，主要位于面颊部、臂部、躯干和臀部，结节境界清楚，有触痛，无全身不适。当重新恢复给予糖皮质激素，皮下结节常随之消退。否则，结节在数周或数月后亦可自然消退。

但组织学改变缺乏特异性。在临床实践中，是在排除了上述特异性疾病后，不得已的一种选择。

14.2.5　复发性发热性结节性非化脓性脂膜炎（relapsing febrile nodular nonsuppurative panniculitis，weber-Christian syndrome）

组织病理特点：

以小叶性脂膜炎为主，病变可分为三个阶段，即急性炎症、肉芽肿及纤维化阶段。

- 急性炎症：以中性粒细胞浸润为主，还有淋巴细胞、浆细胞及组织细胞。浸润细胞在小叶脂肪细胞间，可见脂肪细胞变性改变。
- 肉芽肿性炎症：以组织细胞为主的，组织细胞由于吞噬了脂肪细胞变性坏死后所释出的脂肪而成为胞体较大的泡沫状组织细胞，还可见多核巨细胞，浸润细胞中有淋巴细胞及浆细胞。
- 纤维化阶段：成纤维细胞增生，发生纤维化，小叶内变性坏死的脂肪细胞为新生胶原所代替。
- 皮下组织血管内皮细胞增生，管壁水肿增厚。

临床特点：图 14.2.5

为成批出现的皮下结节或斑块，有压痛，好发于双下肢、臀部，亦可见于躯干下部，反复发作，以中青年女性多见。患者常伴低热。结节为非化脓性，偶可发生液化，愈后遗留萎缩性瘢痕。

在学术界对本病颇多争议。有的学者认为本病并不存在；有的学者认为本病是系统疾病如狼疮性脂膜炎、胰腺疾病时皮下结节性脂肪坏死、抑或是 T 细胞淋巴瘤等在皮下组织的浸润；有的则认为本病是一个临床实体，

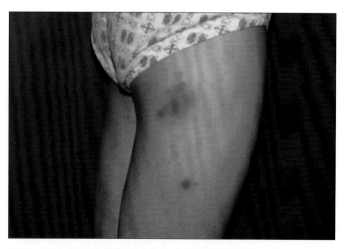

图 14.2.5　**复发性发热性结节性非化脓性脂膜炎**

14.2.6　α- 抗胰蛋白酶缺陷相关性脂膜炎（α-antitrypsin deficiency-associated panniculitis）

组织病理特点：

- 小叶内多灶性脂肪坏死；坏死脂肪细胞呈"鬼影样"，核消失，细胞膜模糊。
- 在坏死脂肪区域内可见不同程度的钙化，或颗粒状、或成层状，或在坏死灶周围呈斑点状。
- 坏死灶周围有数量不等中性粒细胞浸润。在真皮网状层的胶原纤维间亦有中性粒细胞的浸润。
- 有时皮下脂肪间隔内可见血管炎改变，管壁肿胀，炎症浸润，有血管外红细胞。
- 在陈旧性损害，则为泡沫状组织细胞、异物巨细胞、嗜含铁血黄素细胞及淋巴细胞的浸润。最后发生纤维化。

本病的组织学改变是颇具特征性的，脂肪小叶中有灶性脂肪细胞坏死，与坏死部分相邻的脂肪细胞则完全正常。坏死的发生可能是由于胰腺病变使胰蛋白酶、脂酶等分泌增多，使血管通透性增加。或血中 α- 抗胰蛋白酶水平降低，使血中胰蛋白酶水平升高，而使脂肪细胞坏死，由于脂肪细胞膜不易被脂酶所分解，故坏死脂肪细胞成鬼影样。坏死脂肪细胞所释出的脂肪酸易与钙发生结合成为钙化。

本病除侵犯皮下脂肪外，还侵犯胰腺周围脂肪及全身各处的脂肪组织，其病变的组织学改变都是相同的。

临床表现：患者以中年男性多见。好发于股部、臀部及躯干部位。为压痛、有波动的结节，表面潮红，可溃破成为窦道，不时流出油状透明物。患者常有胰腺疾病的症状如腹痛，还常有关节痛及多浆膜炎等。以往不少诊断为"复发性发热性结节性非化脓性脂膜炎"的病例可能是这一疾病。

14.2.7　创伤性和人为性脂膜炎（traumatic and factitial panniculitis）

组织病理特点：图 14.2.7-1、2、3、4、5、6、7

- 急性炎症：多数中性粒细胞浸润，有局灶性脂肪细胞坏死。

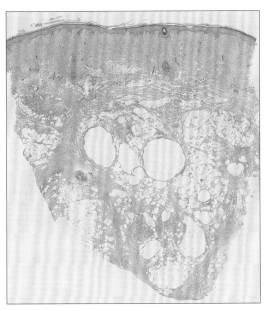

图 14.2.7-1　**创伤性脂膜炎**
皮下脂肪小叶炎症浸润，有微囊泡损害，小叶间隔增宽

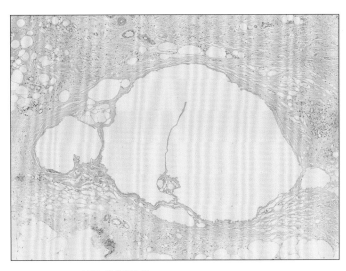

图 14.2.7-4　**创伤性脂膜炎**
部分区域可见膜性脂膜炎表现

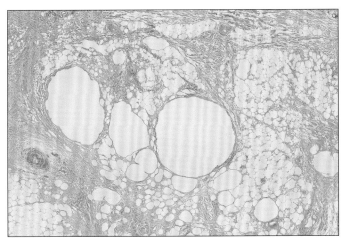

图 14.2.7-2　**创伤性脂膜炎**
脂肪小叶见一下微囊泡结构，对外伤性脂膜炎有一定提示作用

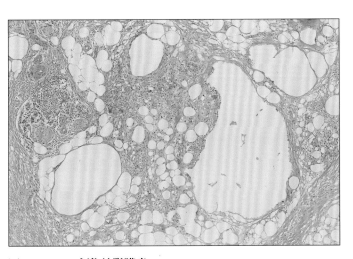

图 14.2.7-3　**创伤性脂膜炎**
脂肪小叶内除了微囊泡损害外，还有淋巴细胞、组织细胞浸润

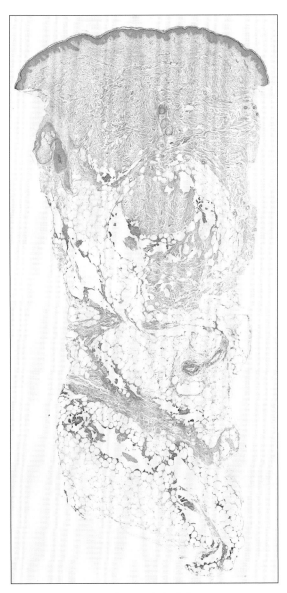

图 14.2.7-5　**注射黄体酮所致脂膜炎**
皮下脂肪小叶内小片状炎症

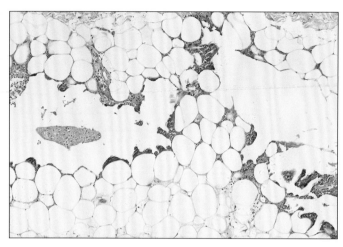

图 14.2.7-6　**注射黄体酮所致脂膜炎**
脂肪小叶内小片状坏死，碎核，炎症细胞浸润

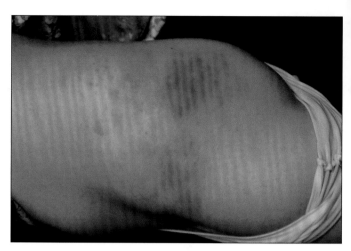

图 14.2.7-8　**注射黄体酮所致（准备试管婴儿）所致的脂膜炎**

病理过程的不同阶段而有不同。因注射牛奶、药物所致的脂膜炎组织学改变如上所述，缺乏特异性。但注入油性物质所致的肉芽肿，则是有特点的。

14.2.8　**硬化性脂肪肉芽肿**（sclerosing lipogranuloma）

此病又称石蜡瘤（paraffinoma）

组织病理特点：

- 皮下脂肪内可见大小不等的油性囊肿，周围可见吞噬有脂质小滴的异物巨细胞；
- 在油性囊肿间为红染、透明蛋白样纤维组织索条；
- 小叶间隔内有淋巴细胞、组织细胞及异物巨细胞浸润；
- 后期皮下组织内发生广泛的纤维化、硬化、其间仍可见残留的异物肉芽肿及油性囊肿；
- 皮下组织中的血管不受累；
- 偏振光显微镜或分光镜下检查可见异常折光的异物。
  在现代社会，为了追求美，隆乳、隆鼻或为了填充一个萎缩性瘢痕，往皮内注射或填充油性物质、硅胶或人工合成胶原等已不鲜见，硬化性脂肪肉芽肿是由于往皮下注入了硅胶或油性物质所致。

临床表现：注入部位及其周围皮肤潮红、硬肿，触诊如橡皮样或板样硬，有压痛。有的病例，液化的异物可自体表排出，形成窦道、溃疡等。

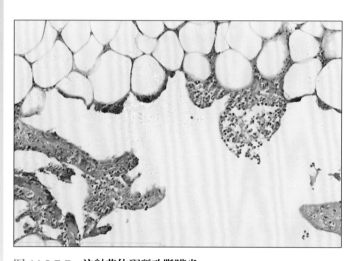

图 14.2.7-7　**注射黄体酮所致脂膜炎**
脂肪小叶灶状坏死及碎核，有中性粒细胞及淋巴细胞浸润

- 慢性炎症：为异物肉芽肿改变，可见多数组织细胞，包括异物巨细胞及泡沫状组织细胞。有时可见异物，后期发生纤维化。
- 炎症范围限于异物注入部位，故较为限局。
- 对任何不寻常或怪诞的化脓性脂膜炎或发生在皮下脂肪的异物肉芽肿，应使用偏振光显微镜等做检查，以发现异物。
  人为性脂膜炎是指人为的往皮下组织内注入有机物如牛奶、人工合成的胶原蛋白、硅胶，药物（如胰岛素、吗啡或糖皮质激素），或油性物质如石蜡油、矿物油，临床上也易见到为准备试管婴儿而多次注射黄体酮，由于是油性制剂，在臀部注射部位出现脂膜炎改变，局部大片红肿（图 14.2.7-8）。人为性脂膜炎的临床表现及组织学改变视注入物的理化性质、部位、数量及

14.2.9　**寒冷性脂膜炎**（cold panniculitis）

组织病理特点：图 14.2.9-1、2、3

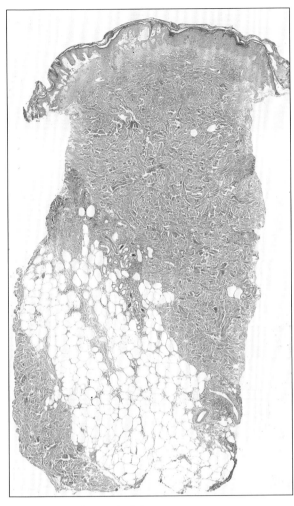

图 14.2.9-1　寒冷性脂膜炎
表皮坏死，真皮全层及皮下脂肪层灶状及结节状炎症细胞浸润

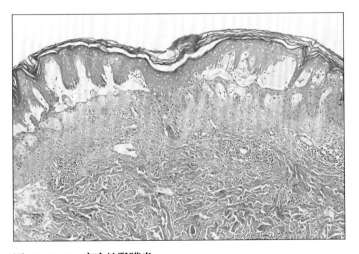

图 14.2.9-2　寒冷性脂膜炎
表皮坏死，真皮血管周围灶状淋巴细胞浸润

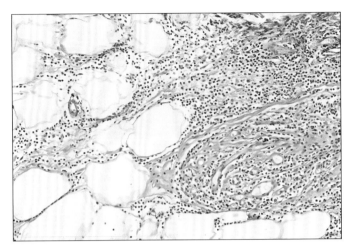

图 14.2.9-3　寒冷性脂膜炎
脂肪层片状淋巴细胞浸润

- 在脂肪小叶内可见脂肪细胞坏死，脂肪微囊肿；
- 小叶内中等致密混合类型炎症细胞浸润，包括中性粒细胞、淋巴细胞及组织细胞；
- 病理改变在真皮网状层与皮下组织交界处最为显著；
- 血管管壁增厚，管周以淋巴细胞为主浸润。

临床表现： 本病常在暴露于寒冷环境后数小时内发病。表现为坚实、发热、色红的斑块，一般在 72 小时达到高峰，约两周自然消退。本病好发于婴儿，也可见于中青年女性的股臀部，由于冬季穿着太少，如仅穿窄小的牛仔裤，受冻所致。本病与"股臀皮肤血管炎"（详见 13.1.1.5）相似，只是病变深浅的程度不同，前者主要侵及皮下脂肪，后者主要侵及真皮血管。

14.2.10　进行性皮下脂肪营养不良（progressive lipodystrophy）

组织病理特点：
- 早期为小叶内及小叶间隔血管周围以中性粒细胞为主的浸润；
- 继之出现淋巴细胞、组织细胞和多核组织细胞浸润；
- 最后皮下脂肪被破坏、消失，真皮下即为筋膜及肌肉。

临床表现： 图 14.2.10-1、2

为渐进性皮下脂肪坏死。病变部位有的病例在面、颈及躯干上部，有的病例则在躯干下部及下肢。若在萎缩阶段取材，则组织学上仅可见皮下脂肪消失，本病多见于儿童，患者以女性为多。

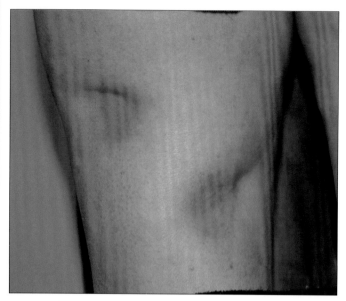

图 14.2.10-1   **进行性皮下脂肪萎缩**

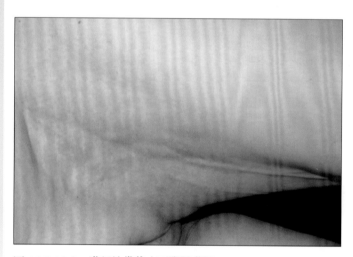

图 14.2.10-2   **进行性带状皮下脂肪萎缩**

14.2.11   幼儿腹部远心性脂肪营养不良（lipodystrophia centrifugaris abdominalis juvenilis）

组织病理特点：图 14.2.11-1、2
- 皮下脂肪小叶内淋巴细胞、组织细胞浸润。有的病例在真皮也可见少许炎症细胞浸润。
- 脂肪细胞坏死。
- 间隔及小叶内小血管内皮细胞增生，肿胀。
- 后期皮下脂肪变薄或消失。

临床特点：图 14.2.11-3、4
本病患者多在婴幼儿及学龄前发病，以女性多见。腹部出现凹陷的萎缩斑，边缘则为带状淡红浸润性的活

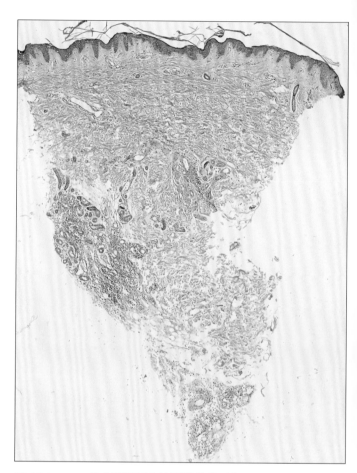

图 14.2.11-1   **幼儿腹部远心性脂肪营养不良**
皮下脂肪小叶体积缩小，有片状淋巴细胞浸润

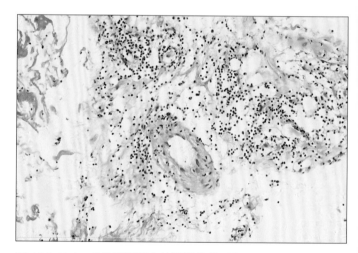

图 14.2.11-2   **幼儿腹部远心性脂肪营养不良**
皮下脂肪小叶内片状淋巴细胞浸润

动性损害。皮损不断向四周扩大，中心萎缩变薄，皮下血管清晰可见。好发部位在下腹部，向下可累及腹股沟区及外阴部，向上则至胸背部。患儿健康状况一般不受影响。

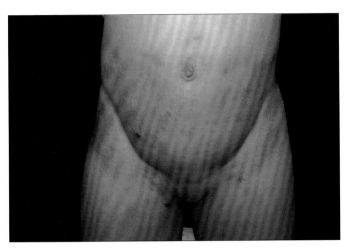

图 14.2.11-3　**幼儿腹部远心性脂肪营养不良**

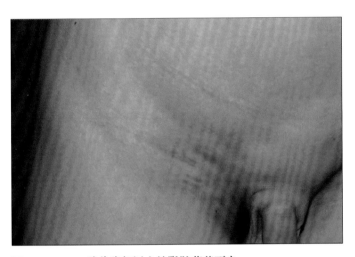

图 14.2.11-4　**幼儿腹部远心性脂肪营养不良**

14.2.12　**深在性红斑狼疮**（lupus erythematosus profundus）

此病又称狼疮性脂膜炎（lupus panniculitis）。为小叶性脂膜炎，是皮肤型红斑狼疮的一个少见类型（详见7.2.3）。

14.2.13　**嗜酸性脂膜炎**（eosinophilic panniculitis）

泛指在皮下组织，包括间隔及小叶内多数嗜酸性细胞浸润及"火焰征"改变即鲜红色条状的变性胶原纤维（图 14.2.13-1、2）。嗜酸性脂膜炎是一个组织病理学的诊断，而不是一个临床诊断。因为嗜酸性脂膜炎的组织病理学改变可见于多种疾病如匐行疹，疥疮结节等皮肤寄生虫感染、嗜酸性筋膜炎、嗜酸性细胞增多性皮炎等。

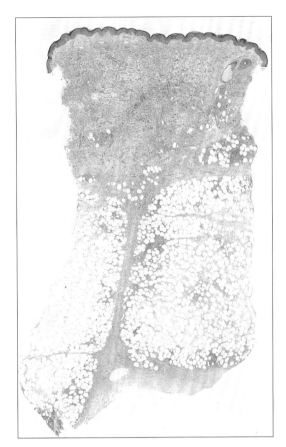

图 14.2.13-1　**嗜酸性脂膜炎**
真皮内及皮下脂肪层内灶状及片状炎症细胞浸润

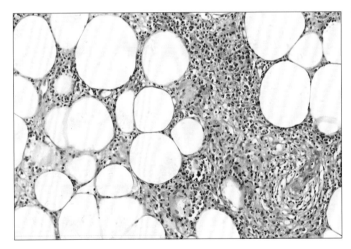

图 14.2.13-2　**嗜酸性脂膜炎**
脂肪小叶内弥漫性嗜酸性粒细胞浸润

14.2.14　**其他**

以前讲述的皮肤炎症疾患有的可侵及皮下组织，有时甚至以皮下组织的改变为主。

环状肉芽肿及结节病的组织学改变一般以真皮为主，有的病例同时有皮下组织的病变，有的病例则病变仅见于皮下组织内，称为皮下型环状肉芽肿或皮下型结节病，其基本组织病理学特点则与发生在真皮的相同，在此不重复。

痛风的尿酸盐结晶可仅仅沉积于皮下脂肪中，并造成脂肪坏死。

因减肥而施行空肠—回肠吻合术后，约5%可发生结节红斑样皮损，可见小叶脂肪细胞的坏死。

有些感染性疾患，如深部真菌病，瘰疬性皮肤结核、疖、痈等亦均可达到皮下组织，甚至更深的组织。

凡皮下组织中血管，无论是动脉还是静脉的炎症，如第13章所讲述的皮肤结节性多动脉炎、游走性血栓性静脉炎等均可在皮下组织中见到明显的炎症及改变。

最后，有些恶性肿瘤如白血病，恶性淋巴瘤常在脂肪小叶中有弥漫肿瘤细胞浸润。在扫视下，易误认为是小叶性脂膜炎。所以对小叶中有细胞浸润者，应在高倍镜下仔细检查有否细胞学上的非典型性、有否异常的吞噬现象，以除外恶性疾患的可能（详见第26、27章）。

（涂　平）

15

真皮胶原纤维及弹力纤维病

15.1　结缔组织痣

组织病理特点：图 15.1-1、2

- 结缔组织痣（connective tissue nevus）真皮内为无细胞成分，主要为致密的胶原束，胶原纤维粗厚。可深达皮下组织。
- 弹力纤维数量减少，乃至消失。

在病理上，部分结缔组织痣容易与硬皮病混淆，主要鉴别要点是后者有不同程度的淋巴细胞及浆细胞浸润，再有部分胶原纤维束硬化（见 7.1.4）。

临床特点：图 15.1-3、4、5

为大小不等、稍隆起皮面、表面不甚平整的淡黄色或皮色斑块，触之坚实。常单发。如结节性硬化症时的鲨鱼斑，好发于腰部及下背部。结缔组织痣也可单独发生，儿童时出现，为缓慢增长的结节或斑块，无自觉症状，可发生在任何部位，又称孤立性胶原瘤（isolated collagenoma）。

变形综合征时掌跖皮肤呈脑回状的增生，组织学上

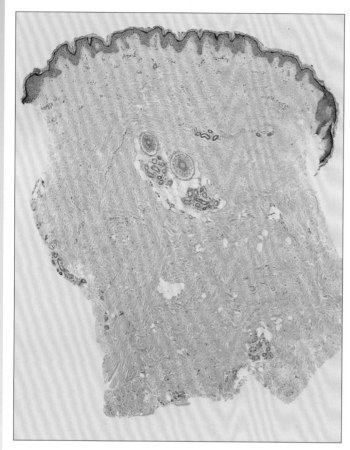

图 15.1-1 **结缔组织痣**
真皮全层至皮下组织致密、增粗的胶原纤维

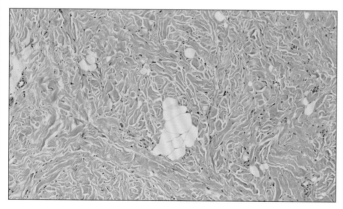

图 15.1-2 **结缔组织痣**
致密的胶原纤维

可见成纤维细胞增生所致的结缔组织增生。

部分发生在大腿及臀腰部的结缔组织痣，因为部位深在，局部硬韧，临床常误诊为硬皮病，临床特点是此病皮肤表面不平整，可有多毛，患侧较对侧粗大。

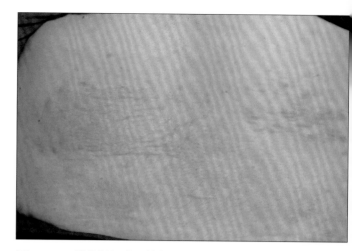

图 15.1-3 **结缔组织痣（鲨鱼斑），结节硬化症患者**

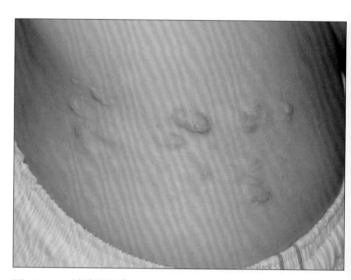

图 15.1-4 **结缔组织痣**

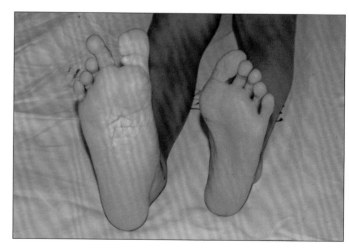

图 15.1-5 **变性综合征**

15.2　皮肤弹性过度

皮肤弹性过度（cutis hyperelastica）即 Ehlers-Danlos 综合征。

组织病理特点：

- HE 染色的切片上可无异常所见；
- 有的病例真皮胶原纤维减少变薄，弹力纤维染色示弹力纤维数量相对增多。

皮肤弹性过度是以胶原纤维合成异常为特征的一组遗传性疾病。研究表明本病主要系酶缺陷造成胶原生物合成障碍，而非弹力纤维增多所致。

临床特点：图 15.2

皮肤弹性过度，皮肤可过度地被伸展，关节可过度活动。皮肤脆性增加，外伤后愈合慢，愈后留下大的萎缩性瘢痕。此外，患者可有内脏病变，如多发性疝、憩室、动脉瘤等。

15.3　肥厚性瘢痕

组织病理特点：图 15.3-1、2

- 肥厚性瘢痕（hypertrophic scar）成纤维细胞数量增加，走向与皮肤表面平行。其新生的胶原纤维亦与表面平行。
- 新生的血管扩张，数目较多，其走向一般与表皮相垂直。

- 表皮一般变薄，表皮突与真皮乳头间犬牙交错的波状结构消失、变平。
- 皮肤附属器减少。

在瘢痕形成早期，切片中可见多数肥大、呈星状的成纤维细胞，黏蛋白较丰富，血管周围有炎症细胞浸润。到了后期，成纤维细胞变得细长，黏蛋白已不多，炎症细胞也大部消失，此时，正常的胶原束多为新生的原纤维胶原（fibrillary collagen）所代替。在扫视视野下，所有瘢痕的一个显著特点是新生、扩张的血管呈与表皮垂直走向，皮肤附属器尤其是毛囊皮脂腺大部分消失。以弹力纤维染色，显示在瘢痕组织内弹力纤维消失。

有时在瘢痕组织内，尚可见原来皮肤病变的痕迹。如因囊肿破裂所致炎症后的瘢痕组织内，就常常可以见到原来囊肿的内容物，如毛囊上皮、吞噬有角质物的巨噬细胞等。

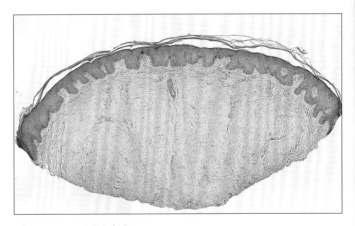

图 15.3-1　**肥厚性瘢痕**
真皮内成纤维细胞及胶原纤维增生，走行与表皮平行。增生小血管扩张，走行与表皮垂直

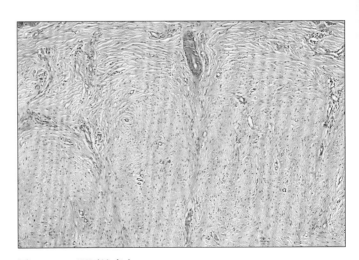

图 15.3-2　**肥厚性瘢痕**
增生的成纤维细胞、胶原纤维及小血管

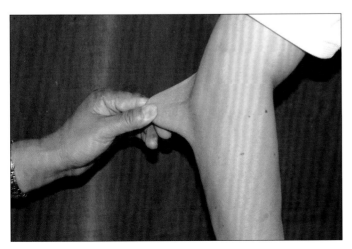

图 15.2　**皮肤弹性过度**

临床特点：图 15.3-3

在皮肤受到创伤如外伤、手术切口等，在该部位出现的隆起增厚瘢痕，淡红或红色，经数月后可逐渐自行缓解。

15.4　瘢痕疙瘩

组织病理特点：图 15.4-1、2、3

- 瘢痕疙瘩（keloid）多数粗厚、杂乱排列的胶原纤维束，其间可见均一性强嗜酸性染色的硬化胶原纤维；
- 与粗厚胶原束平行的肥大成纤维细胞；
- 胶原束间含黏蛋白；
- 皮肤附属器减少。

临床特点：图 15.4-4、5

好发于胸骨前区。皮损为表面光滑、暗红色隆起皮面的斑块或肿物，由于它常呈蟹足状向外扩展，故又称"蟹足肿"，自觉痒痛。皮损可在受轻微外伤后发生，有的则无明显的外伤史。皮损在早期常不断扩展，可以多发。

鉴别诊断：本病需与上述肥厚性瘢痕相鉴。临床上，这两个瘢痕均隆出皮肤表面，但肥厚性瘢痕限于创伤部位，经数月乃至数年后可逐渐变平，而瘢痕疙瘩则超出原创伤部位，呈蟹足状向外扩展，且不会自然消退。组织学上，肥厚性瘢痕新生的胶原均与皮肤表面平行排列，胶原纤细，而瘢痕疙瘩的胶原束粗厚、均一红染，排列杂乱。

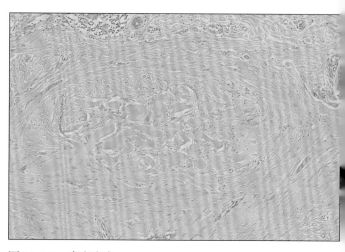

图 15.4-2　**瘢痕疙瘩**
部分区域有粗大的胶原纤维束玻璃样变，即硬化

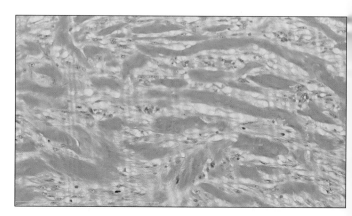

图 15.4-3　**瘢痕疙瘩**
不规则粗大硬化的胶原纤维束

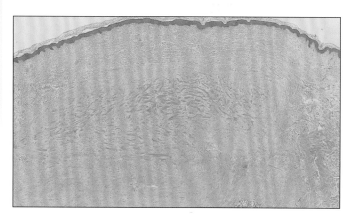

图 15.4-1　**瘢痕疙瘩**
真皮多数粗大红染胶原束，杂乱排列

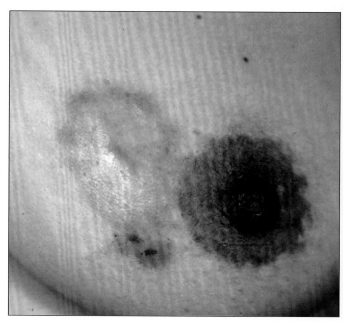

图 15.4-4　**肥厚性瘢痕**

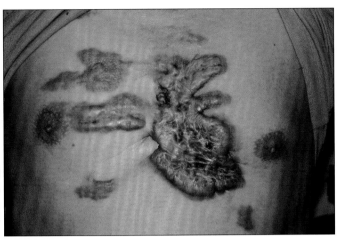

图 15.4-5　瘢痕疙瘩（"蟹足肿"）

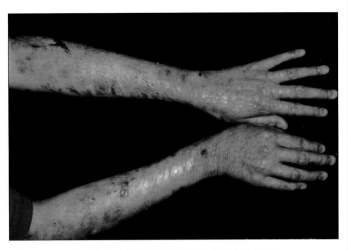

图 15.5-2　先天性大疱性表皮松解症患者的皮肤萎缩

15.5　萎缩性瘢痕

组织病理特点：
- 萎缩性瘢痕（atrophic scar）瘢痕部位真皮的厚度比周围正常皮肤要薄，主要是胶原组织厚度变薄，表面比周围正常皮肤要凹下。
- 有时在萎缩的表皮与其下纤维化的真皮间可见裂隙，甚至大疱。
- 表皮萎缩变薄，表皮突变平。
- 皮肤附属器减少或消失。

临床特点： 皮肤萎缩变薄，易起皱纹，略为下凹于皮面，皮下血管清晰可见。以表皮萎缩为主时，皮肤菲薄，皮纹消失。图 15.5-1 为局部注射糖皮质激素后引起的皮肤萎缩，图 15.5-2 则为先天性真皮型大疱性表皮松解症患者。

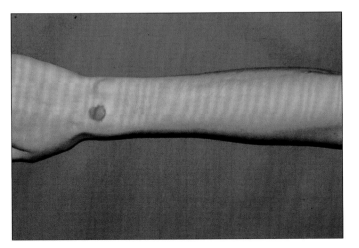

图 15.5-1　**局部注射糖皮质激素后引起的皮肤萎缩**

15.6　萎缩纹

组织病理特点：
急性期
- 萎缩纹（striae distensae）皮肤表面呈轻度半球形隆起；
- 浅层血管丛血管扩张，管周有稀疏、以淋巴细胞为主的浸润；
- 真皮乳头及网状层水肿；
- 以弹力组织染色可显示真皮网状层内多数断裂的弹力纤维。

慢性期
- 皮肤表面轻度凹下；
- 真皮上半部弹力纤维明显增多，排列致密且与皮肤表面平行，以弹力组织染色可更清楚地显示；
- 在弹力纤维改变的区域，胶原纤维束变细、真皮变薄，成纤维细胞数量减少；
- 真皮上半部毛细血管扩张，与皮肤表面平行走行。

慢性期的特点是真皮上半部有多数新生的弹力纤维，同时胶原纤维数量减少。

临床特点： 图 15.6-1、2

初起为紫红色稍隆起皮肤表面的条纹，以后紫红色渐消退，呈白色、轻度凹下的萎缩改变，表面平滑而有细微皱纹。萎缩纹多见于青春期体重增长迅速者、妊娠期妇女以及长期服用糖皮质激素者。

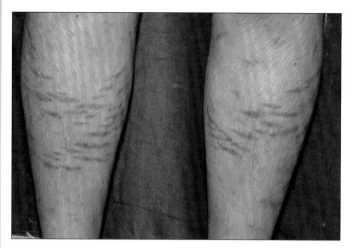

图 15.6-1 萎缩纹

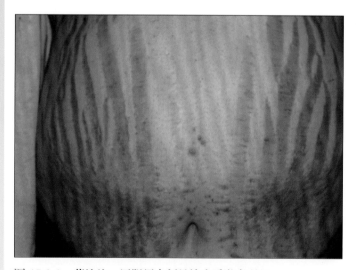

图 15.6-2 萎缩纹，因服用大剂量糖皮质激素引起

15.7 斑状萎缩

组织病理特点：图 15.7-1、2、3

● 斑状萎缩（macular atrophy）早期损害示真皮浅层血管周围稀疏至中等密度淋巴细胞浸润。有的病例可出现中性粒细胞、核尘及嗜酸性细胞浸润。

● 萎缩期示表皮萎缩，表皮突消失、变平，以弹力纤维染色示弹力纤维明显减少乃至消失，胶原纤维束变细，真皮亦变薄，皮肤附属器如毛囊、皮脂腺及外泌汗腺减少，甚至消失。

临床特点：图 15.7-4、5

典型损害为直径 1 至数厘米大小的圆形或卵圆形萎缩斑，该处皮肤弹性消失，有时可呈柔软的轻度隆起，

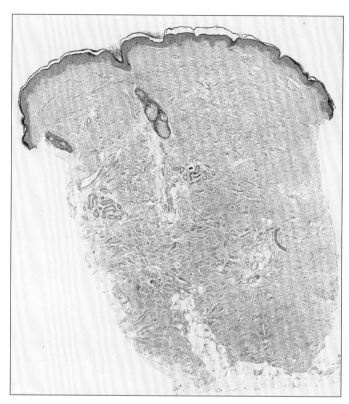

图 15.7-1 斑状萎缩

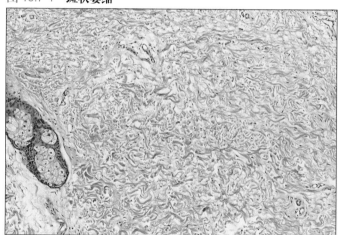

图 15.7-2 斑状萎缩

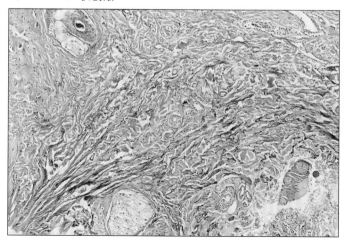

图 15.7-3 斑状萎缩

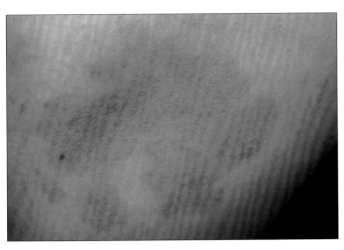

图 15.7-4　**斑状萎缩**

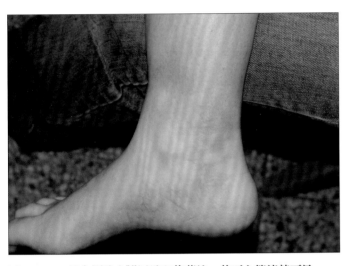

图 15.7-5　**足内侧及小腿远端斑状萎缩，其下血管清楚可见**

用手指按压有疝囊样感觉。有的病例在萎缩前为轻度炎症性红斑。斑状萎缩有原发性及继发性之分，前者原因不明，多见于中年女性，好发于腰背部；后者则继发于原有的皮肤疾患，如麻风、梅毒等。

15.8　萎缩性慢性肢端皮炎

组织病理特点：

- 萎缩性慢性肢端皮炎（acrodermatitis chronica atrophicans）表皮萎缩变薄，表皮突变平、消失；
- 真皮浅层较致密带状淋巴组织细胞浸润。在表皮与真皮炎症细胞间有一窄的无浸润带；
- 真皮中下层及皮下脂肪血管周围有散在淋巴组织细胞浸润，还可见浆细胞；

- 真皮间质水肿，胶原间距离增宽；
- 萎缩阶段真皮因胶原纤维、弹力纤维减少而明显变薄，皮下脂肪亦萎缩变薄；
- 毛囊、皮脂腺萎缩，小汗腺仍存在。

临床特点：病变始自肢体远端，为紫红色的浸润斑块或结节，渐向心性发展成片状皮损，数月后中央萎缩，皮肤菲薄，可见下方皮内血管，周围仍有活动损害。以下肢多见，患者以中年女性居多。本病系蜱叮咬后 Borrelia 螺旋体感染所致，是莱姆病慢性期的一个皮肤表现。

15.9　进行性特发性皮肤萎缩

组织病理特点：

- 进行性特发性皮肤萎缩（progressive idiopathic atrophoderma of Pasini and Pierini）早期为真皮内血管丛周围散在淋巴组织细胞浸润，胶原束轻度增粗；
- 陈旧损害中真皮深层胶原增粗且排列紧密，可呈均一玻璃样改变，表皮萎缩。

临床特点：图 15.9

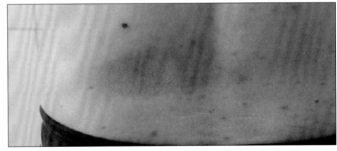

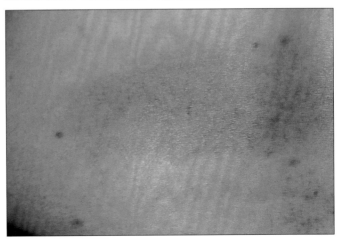

图 15.9　**进行性特发性皮肤萎缩**

为圆形、卵圆形境界清楚的萎缩斑，表面光滑，其下可见血管走行，陈旧损害中央轻度发硬。好发于躯干，特别是后背部。患者以女性居多。有人认为本病是硬斑病炎症消退后的一个表现形式。

15.10　日光弹力组织变性

日光弹力组织变性（solar elastosis）又称老年性弹力组织变性（senile elastosis）

组织病理特点：图 15.10-1、2

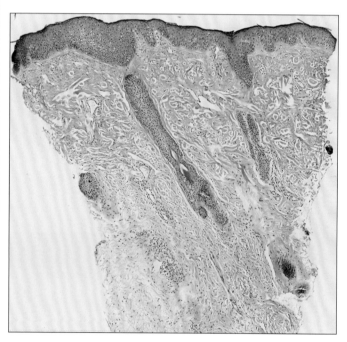

图 15.10-1　**日光弹力纤维变性**
真皮浅中层胶原组织嗜碱样变性

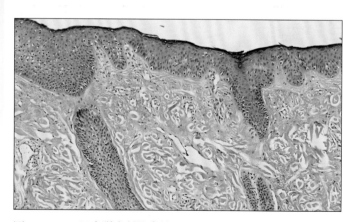

图 15.10-2　**日光弹力纤维变性**
浅中层胶原纤维肿胀，排列紊乱，嗜碱样变性，部分形成无定形团块

- 真皮上部及附属器周围胶原纤维被灰蓝色染、无定形或波状、轻度嗜碱性的纤维样物所取代。轻症病变则见灰蓝染无定形或波形的颗粒状物散布在真皮上层胶原纤维间；重症病变真皮浅中层片状嗜碱性物质沉积，纤维结构消失。
- 表皮萎缩变薄，表皮突变平乃至消失。基层黑素增加。

变性纤维以弹力纤维染色阳性，免疫组化染色显示嗜碱性的纤维样物中有弹性蛋白、纤维连接蛋白等，但胶原成分很少。

临床特点：图 15.10-3

本病系长期慢性暴露于日光所致。在暴露部位如面、颈项部的皮肤变得粗糙，增厚、皱纹明显增多，皮肤弹性差。可见色斑及毛细血管扩张。在颈项部皮肤则因增厚、沟纹明显交织成菱形，称为项部菱形皮肤（cutis rhomboidalis nuchae）。

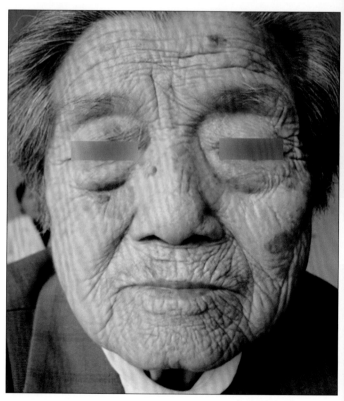

图 15.10-3　**日光弹力组织变性**

部在上述日光弹力变性皮肤的基础上淡黄色结节斑块，表面呈橘皮状，有多数黑头粉刺。

15.11 伴有囊肿及黑头粉刺的结节性弹力组织变性

组织病理特点：

- 伴有囊肿及黑头粉刺的结节性弹力组织变性（nodular elastosis with cysts and comedones）真皮上层具有上述日光弹力组织变性改变；
- 毛囊漏斗部明显扩大，可成一个大的圆形囊肿，周围的上皮被挤扁，囊内则充满着角质物及皮脂；
- 漏斗部开口的角质栓内有丰富的黑色素。

临床特点： 图 15.11-1、2

多发生在长期暴露于日光的老年人。在眼外侧及颧

15.12 手部弹力组织变性的胶原斑

组织病理特点：

手部弹力组织变性的胶原斑（collagenous plaques of the hand elastosis）与上述日光弹力组织变性相似。为真皮上部轻度嗜碱性、灰蓝色染无定形的颗粒状变性纤维。由于取材自手足，故角质层厚。

本病的发生亦与长期日光照晒或其他物理因素损伤有关。

临床特点： 表现为黄色或肉色的疣状斑块，好发于手掌侧缘，以大拇指第二指节桡侧为常见。

15.13 皮肤松弛症

组织病理特点： 图 15.13-1、2、3

- 皮肤松弛症（cutis laxa）HE 染色的切片上可无明显改变，或仅在真皮中部有断裂，呈颗粒状的弹力纤维；
- 以弹力纤维染色如地衣红染色，示真皮乳头及真皮中下部弹力纤维数量明显减少。

临床特点： 图 15.13-4、5

本病系各种原因导致的弹力纤维减少所致。皮肤症

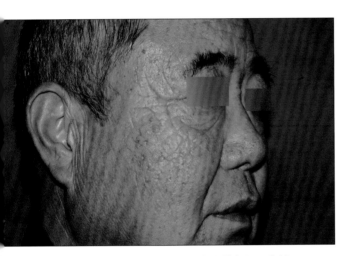

图 15.11-1 **伴有囊肿及黑头粉刺的结节性弹力组织变性**

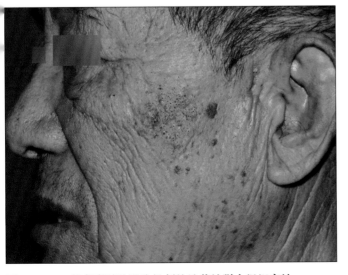

图 15.11-2 **伴有囊肿及黑头粉刺的结节性弹力组织变性**

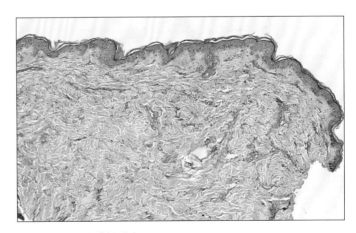

图 15.13-1 **皮肤松弛症**
真皮内胶原组织没有明显异常，小血管周围轻度炎症细胞浸润

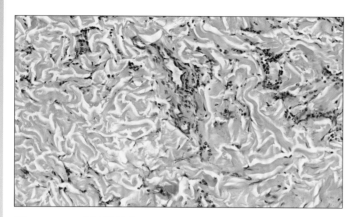

图 15.13-2 **皮肤松弛症**
真皮小血管周围及胶原束间中性粒细胞浸润

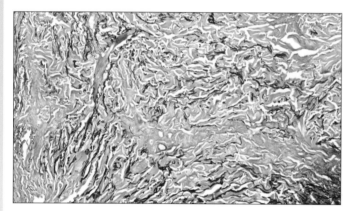

图 15.13-3 **皮肤松弛症**
弹性纤维染色显示部分区域弹性纤维减少

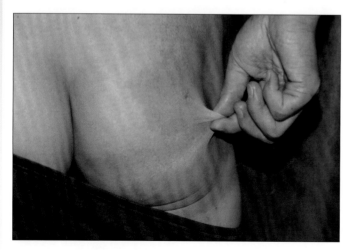

图 15.13-4 **继发性皮肤松弛**

状表现为皮肤松弛，起皱褶。面部皮肤松垂可使儿童呈现老人容貌。内脏器官弹力纤维缺陷可致多发性疝、憩室形成、肺气肿等。

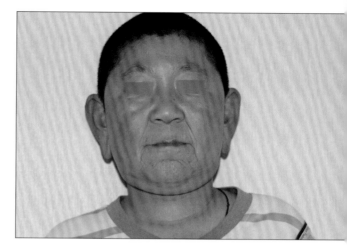

图 15.13-5 **皮肤松弛症（12 岁，早老表现）**

15.14 弹力纤维性假黄瘤

组织病理特点： 图 15.14-1、2、3

- 弹力纤维性假黄瘤（pseudoxanthoma elasticum）真皮中部有断裂、肿胀、成小集蔟、轻度蓝染嗜碱性碎片状或颗粒状物。此为变性弹力纤维加之有钙质沉积所致。以 Von Kossa 染色阳性可证实有钙，以地衣红或 Verhoef 染色呈黑色证实其为弹力纤维。
- 表皮大致正常。

视病变程度、弹力纤维改变的范围及程度在组织切片上有很大区别。对轻症病例如不仔细检查，或标本制

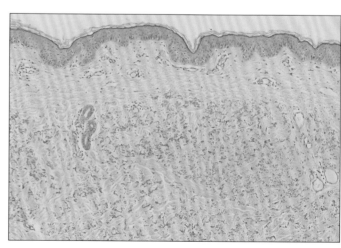

图 15.14-1 **弹力纤维性假黄瘤**
真皮浅中层多数紫蓝色或嗜碱性、集簇性碎片及颗粒状物质沉积

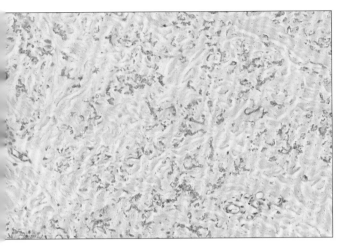

图 15.14-2 弹力纤维性假黄瘤
真皮胶原组织间明显集簇性碎片及颗粒状物质沉积

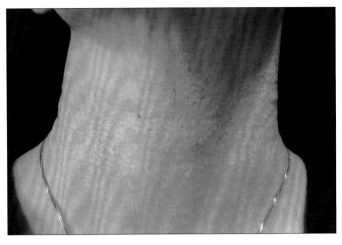

图 15.14-4 弹力纤维性假黄瘤

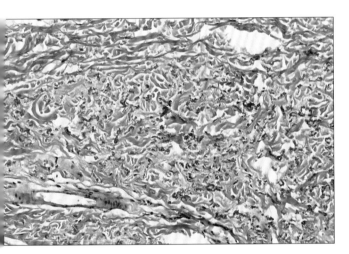

图 15.14-3 弹力纤维性假黄瘤
真皮胶原组织间明显集簇性碎片及颗粒状物质沉积

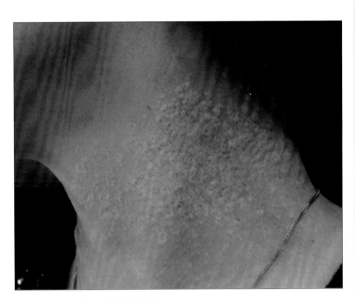

图 15.14-5 弹力纤维性假黄瘤

作欠佳或染色欠佳，则很容易忽略真皮中部轻度嗜碱性的小团块状物。对可疑病例应作特殊染色。本病系先天性弹力纤维缺陷，并有钙质沉着的疾病。由于弹力纤维分布广泛，因此本病除皮肤损害外，还常侵犯视网膜及动脉管壁，出现眼及内脏的损害。

临床特点：图 15.14-4、5

患者都在二三十岁时出现症状。典型皮损为颈侧有软、淡黄色的扁平丘疹，群集如鹅卵石样或皮革样。除颈侧外，类似皮疹还常见于腋部、腹股沟等部位。无自觉症状。眼底检查可见眼底乳头四周有放射性的血管样纹，为特征性改变。此外，病变侵及内脏动脉，可导致消化道出血、心血管症状等。

15.15 匐行性穿通性皮病

组织病理特点：图 15.15-1、2

- 匐行性穿通性皮病（dermatosis perforans serpiginosa）表皮增生，棘层肥厚，可见一个或数个穿通的管道。
- 管道可直行，也可成波纹或螺旋状。管道近真皮端的表皮常呈钳形增生，包绕管道入口。
- 管道内充满着角质物，在下半部为发蓝色的坏死物，由变性的上皮细胞、炎症细胞及嗜酸性染色变性的弹力纤维混合而成。

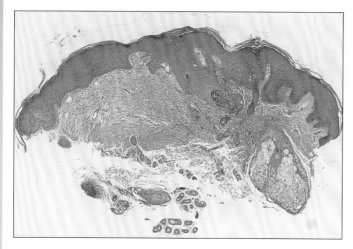

图 15.15-1　**匐行性穿通性皮病**

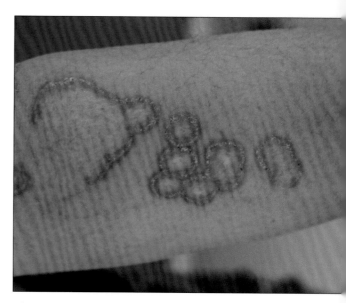

图 15.15-3　**匐行性穿通性皮病**

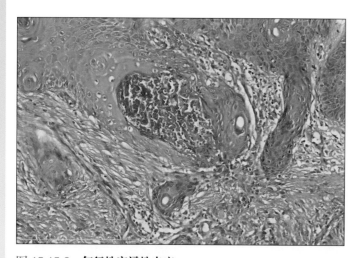

图 15.15-2　**匐行性穿通性皮病**

- 近管道入口的真皮有以淋巴细胞为主的浸润，常见异物巨细胞等异物肉芽肿改变。
- 以弹力纤维染色，在近管道入口处的真皮上部，特别是真皮乳头及管道的下半部内弹力纤维数量明显增加。图 15.15-1、2 病理取材自图 15.15-3 患者，毛囊内可见胶原纤维，但特殊染色并无弹力纤维。可命名为匐行性穿通性皮病。

临床特点：图 15.15-3

患者以青年人居多，好发于颈部两侧。为淡红色或正常肤色的角化性丘疹，排列成环状、匐行状。环状皮疹中央可有萎缩改变。病程慢性，呈匐行性扩展。无自觉症状。

15.16　反应性穿通性胶原病

组织病理特点：图 15.16-1、2、3、4

- 反应性穿通性胶原病（reactive perforating collagenosis）表皮呈杯状凹陷，内为角质栓，其中有角化上皮、角化不全细胞及嗜碱性变性的胶原纤维等；
- 杯状凹陷底部的表皮变薄、萎缩，可见嗜碱性胶原束自其下方真皮穿过表皮的管道；
- 真皮浅层淋巴细胞浸润；
- 以弹力纤维染色示真皮中弹力纤维数量不增加，角质栓中亦无弹力纤维。

临床特点：图 15.16-5

成人初起为小丘疹，渐增大至 0.5 cm 左右，中央为

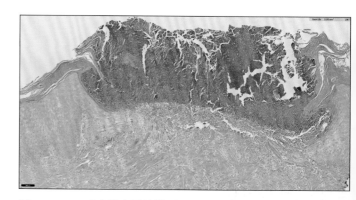

图 15.16-1　**反应性穿通性胶原病**
表皮呈杯状凹陷，其内有角质栓等变性物质

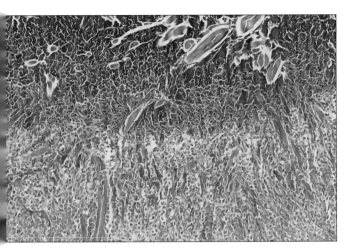

图 15.16-2　**反应性穿通性胶原病**
杯状凹陷内充满了嗜碱样变性的胶原组织及部分从真皮内排出断裂的胶原纤维束

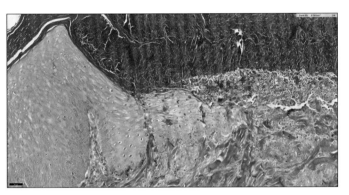

图 15.16-3　**反应性穿通性胶原病**
马松染色显示出部分蓝染的胶原纤维束从真皮通过表皮排出到角质栓内

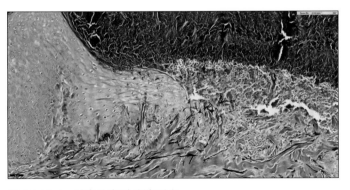

图 15.16-4　**反应性穿通性胶原病**
弹性纤维染色，真皮浅层明显弹性纤维，杯状凹陷内未见弹性纤维

脐凹，内充以棕褐色、不易揭去的角质栓。本病的发生多数与糖尿病有关。

　　鉴别诊断：本病以排出变性的胶原纤维而可与其他穿通性皮肤病相鉴别。

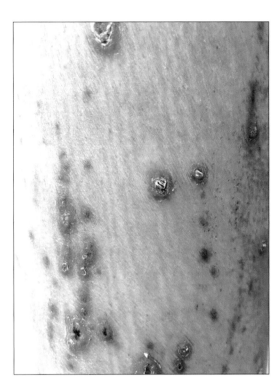

图 15.16-5　**反应性穿通性胶原病**

15.17　真皮中部弹力组织溶解

　　组织病理特点：

- 真皮中部弹力组织溶解（mid-dermal elastolysis）早期，在真皮中部血管周围或间质中可见小灶性淋巴细胞和组织细胞浸润，偶可见多核组织细胞。

- 后期，无炎症细胞。除真皮内胶原纤维稍增多外，无异常所见。

- 以弹力纤维染色，在真皮网状层中部弹力纤维减少或完全消失。依此可确诊。

　　临床特点：图 15.17

　　患者以女孩或青年女性多见。皮疹为直径 1 ~ 2 mm、白色、轻度皱缩的斑疹或斑丘疹，无自觉症状。常在无意中发现。好发于躯干、颈项部及四肢。不发生在头面部及手足。

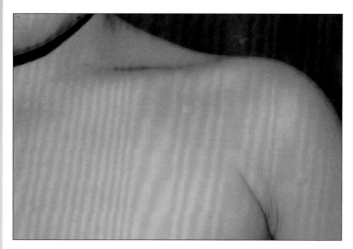

图 15.17　**真皮中部弹力组织溶解**
女性，6 岁

15.18　肾源性纤维化皮病

组织病理特点：图 15.18-1、2、3

- 肾源性纤维化皮病（nephrogenic fibrosing dermatopathy）真皮血管周围轻度淋巴细胞为主浸润。
- 真皮内成纤维细胞数量增加，有时可见成群的梭形

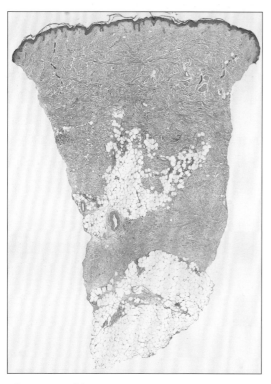

图 15.18-1　**肾源性纤维化皮病**
真皮全层血管周围轻度淋巴细胞浸润，胶原组织增生

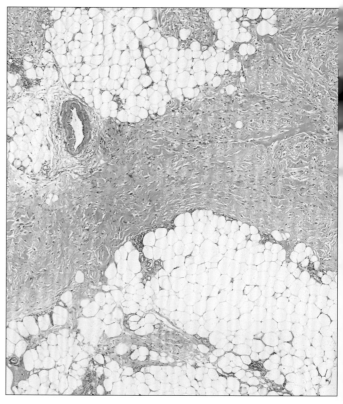

图 15.18-2　**肾源性纤维化皮病**
真皮全层及皮下脂肪间隔胶原纤维及成纤维细胞增生

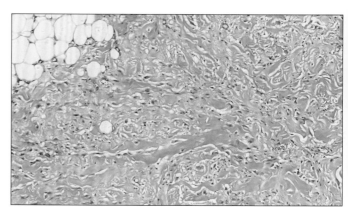

图 15.18-3　**肾源性纤维化皮病**
真皮成纤维细胞及胶原组织增生，胶原纤维束粗大，部分硬化

细胞，胶原束增厚。
- 纤维化发生在真皮全层，甚至皮下组织。

临床特点：图 15.18-4

本病多发生在透析的慢性肾功能不全患者。皮肤明显增厚，触之粗糙、发硬，有木质感。有时可呈橘皮状。好发于四肢，粗厚发硬的皮肤可使关节活动受限。

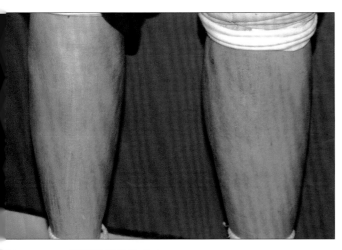

图 15.18-4　**肾源性纤维化皮病**
肾功能不全 10 年

15.19　慢性淋巴水肿所致纤维化

组织病理特点：

- 慢性淋巴水肿所致纤维化（fibrosing due to chronic lymphedema）真皮内多数成纤维细胞及原纤维胶原，它们与表皮平行排列；
- 淋巴管及小静脉数目增加、扩张，管壁增厚，走行的方向与表皮垂直；
- 表皮乳头状增生，有时在皮肤表面可见多数半球形隆起，真皮乳头层明显扩张的淋巴管，角化过度。

淋巴水肿早期的组织学改变为淋巴管扩张，真皮网状层高度水肿；至慢性阶段，真皮广泛纤维化，表皮增生，角化过度。

临床特点：图 15.19

慢性淋巴水肿有原发性及继发性两种。原发性系先天性淋巴管生长缺陷，而继发性则因后天病变使淋巴管发生阻塞所致，常见的如复发性丹毒、部分下肢慢性静脉曲张、血丝虫病所致的下肢慢性淋巴水肿或淤滞，病变显著者称象皮肿，此时下肢，尤小腿明显肿胀硬化，可见表皮角化过度及疣状改变；又如乳癌根治术后发生的一侧上肢淋巴水肿，其余如面部、外生殖器部也可发生慢性淋巴水肿。

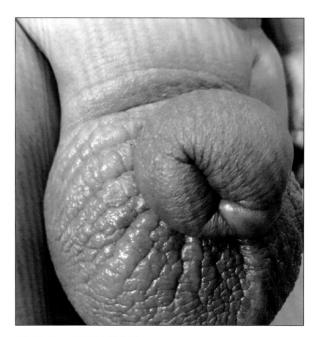

图 15.19　**慢性淋巴水肿**

（涂　平）

16
代谢性及内分泌性皮肤病

16.1　卟啉症

卟啉症（porphyrias）是一个少见的代谢性疾病，

以卟啉及卟啉前体生成增多为特征，排泄增加，并沉积于组织。由于卟啉是光敏性物质（卟啉能吸收波长在 400 ~ 410 nm 的紫外光），因此当卟啉沉积于皮肤，就易在暴露于日光部位出现皮疹。

卟啉主要在红细胞生成系统和肝中合成。卟啉症是由于调节血红素合成途径中的酶活性缺陷所致。根据异常卟啉的合成场所，卟啉症分为红细胞生成型和肝型两大类，前者有红细胞生成性卟啉症及红细胞生成性原卟啉症；后者包括急性间歇性卟啉症、混合性卟啉症、遗传性粪卟啉症及迟发性皮肤卟啉症等。卟啉症大部分是遗传性的，由于编码卟啉合成途径中酶的基因突变，但也有获得性的。卟啉症以迟发性皮肤卟啉症及红细胞生成性原卟啉症最为常见。

各型卟啉症皮肤损害的组织学改变大致相同，只是程度上的区别。真皮上层日光弹力变性及血管周围均一、嗜酸性红染的环是诊断卟啉症的重要线索。血管周围均一、红染的环可见于各型卟啉症，一般在真皮浅层血管周围，有时也可见于深层血管、甚至外泌汗腺周围。均一红染物质是玻璃样透明特质，PAS 染色阳性，耐淀粉酶。同样的改变还可见于类脂蛋白质沉积症。真皮上层日光弹力变性多见于成年患者，以迟发性皮肤卟啉症时为著。

16.1.1　红细胞生成性原卟啉症
（erythropoietic protoporphyria，EPP）

组织病理特点： 图 16.1.1-1、2
- 真皮乳头程度不等的水肿，可致表皮下疱形成，疱内及真皮乳头内多数血管外红细胞；
- 真皮浅层血管周围炎症细胞浸润，以中性粒细胞及其核尘为主，有时炎症浸润还可见于真皮深层；
- 真皮上部毛细血管及小静脉周围可见均一嗜酸性染的环。

临床特点： 图 16.1.1-3、4、5、6

本病为常染色体显性遗传。儿童发病，春夏加重。患者在日晒后，于外露部位出现红斑、水肿，继之出现丘疹、水疱及血痂，愈后留下虫蚀状萎缩性瘢痕。以男性患者居多。

实验室检查： 血浆、红细胞及粪中原卟啉增加，尿卟啉正常。在暗室内以患者末梢血涂片于荧光显微镜下

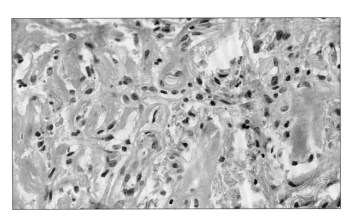
图 16.1.1-2　**红细胞生成性原卟啉症**
真皮部分血管壁增厚，血管壁及周围红染物质沉积，血管外红细胞及慢性炎症

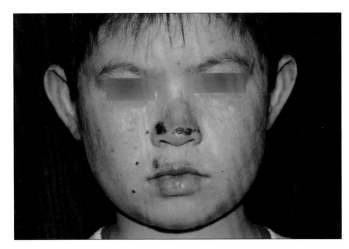
图 16.1.1-3　**红细胞生成性原卟啉症**

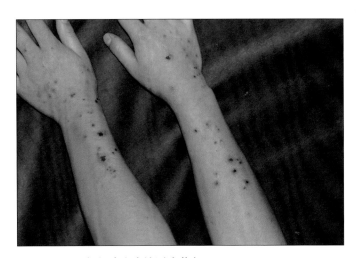
图 16.1.1-4　**红细胞生成性原卟啉症**

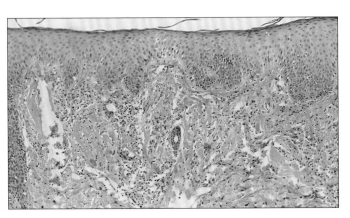
图 16.1.1-1　**红细胞生成性原卟啉症**
真皮胶原组织变性，血管周围慢性炎症细胞浸润

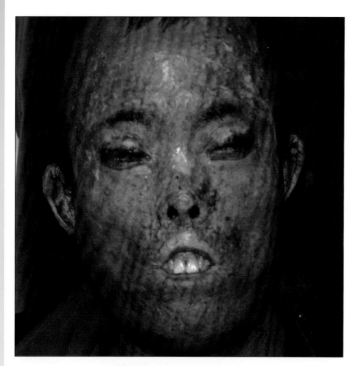

图 16.1.1-5 先天性红细胞生成性卟啉症
长期慢性光敏感导致严重瘢痕形成

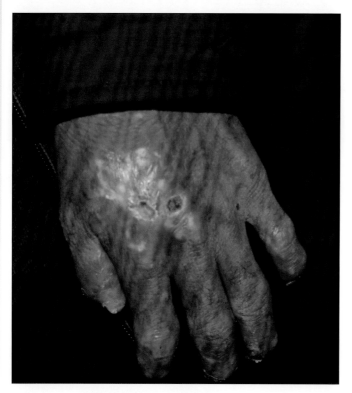

图 16.1.1-6 先天性红细胞生成性卟啉症
长期慢性光敏感导致严重瘢痕形成

检查，可见红细胞上有橘红色荧光，此荧光在 30 ~ 45 秒内即逐渐消失。皮损直接荧光检查示血管周有 IgG 沉积（与 PCT 的所见相同）。

16.1.2 迟发性皮肤卟啉症（porphyria cutanea tarda，PCT）

组织病理特点：图 16.1.2-1、2、3
- 表皮下疱，疱内常有红血球；
- 浅层血管周围稀疏淋巴细胞的浸润；
- 疱底的真皮乳头仍很好地保持着乳头状；
- 真皮上部胶原示日光弹力变性改变；
- 有时在真皮上部的毛细血管及小静脉周围可见均一、嗜酸性染的环。以 PAS 染色可清楚显示。

临床特点：图 16.1.2-4
本病多见于中年人，系长期酗酒、接触含卤族元素

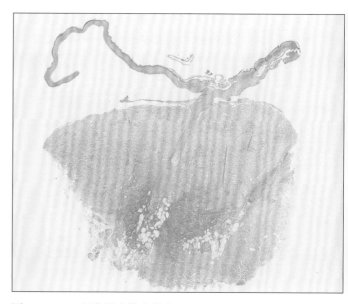

图 16.1.2-1 迟发性皮肤卟啉症
示表皮下疱

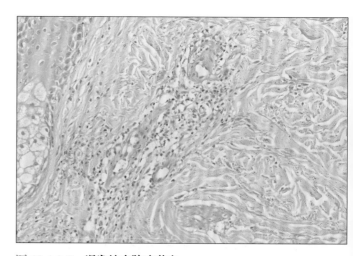

图 16.1.2-2 迟发性皮肤卟啉症
真皮部分血管壁增厚，血管壁及周围红染物质沉积，血管外红细胞及慢性炎症

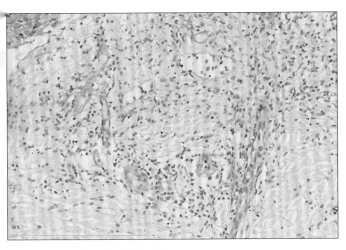

图 16.1.2-3　**迟发性皮肤卟啉症**
PAS 示真皮部分血管壁增厚，血管壁及周围红染物质沉积

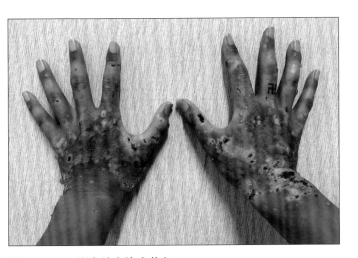

图 16.1.2-4　**迟发性皮肤卟啉症**

的农药等使肝功能受损，卟啉代谢受障所致的疾病。表现为光敏感性皮炎及皮肤脆性增加；面颈部、手背等暴露于日光的部位色素增加；受轻微外伤即出现水疱或表皮剥脱；水疱壁厚，尼氏征阴性。

实验室检查：尿中有大量尿卟啉，粪卟啉正常，肝功能异常，血清铁含量增高。

16.2　淀粉样变

淀粉样变（amyloidosis）淀粉样蛋白在 HE 染色组织切片上为均一红染、无结构的团块状物，之间可有裂隙；以甲基紫或结晶紫染色成鲜红、紫红色，以碱性刚果红染色后用偏振光检查呈浅绿的双折光。淀粉样变病

分系统性及局限性两型，前者少见，淀粉样蛋白广泛沉积于内脏、黏膜及皮肤；后者局限于皮肤，临床上大量见到的是后一种，即皮肤淀粉样变病。

16.2.1　皮肤淀粉样变病（cutaneous amyloidosis）

常见的有苔藓样淀粉样变病及斑片状淀粉样变病，少见的有结节状淀粉样变病等。

16.2.1.1　苔藓样淀粉样变（lichenoid amyloidosis）

组织病理特点：图 16.2.1.1-1、2

● 限局性角化亢进，棘层肥厚，表皮中可见散在少许坏死红染的角质形成细胞；

● 其下方真皮乳头增宽，乳头内可见均一嗜酸性的团块状物，即淀粉样蛋白；

● 在沉积物上方基底细胞液化变性或被破坏；

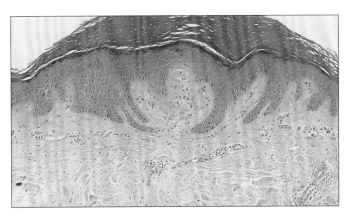

图 16.2.1.1-1　**苔藓样皮肤淀粉样变**
角化亢进，轻度棘层增厚，真皮浅层血管周围炎症细胞浸润，真皮乳头均质红染物质沉积

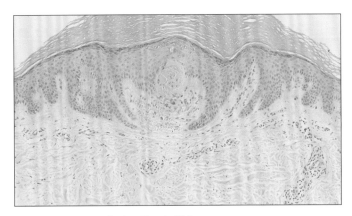

图 16.2.1.1-2　**苔藓样皮肤淀粉样变**
刚果红染色示真皮乳头团块状红染物质沉积，伴多数噬黑素细胞

- 真皮浅层血管周围可见噬黑素细胞，在均一红染物中可见游离黑素；
- 浅层血管丛周围稀疏淋巴细胞浸润；

临床特点：图 16.2.1.1-3、4

好发于小腿胫前。患者以中年人居多。典型损害为半球形或圆锥形，色棕褐，质硬，密集排列，但又互不融合的丘疹，常沿皮纹呈串珠状排列。表面粗糙，有少许鳞屑。自觉瘙痒，常因剧烈搔抓，组织学上同时出现慢性单纯性苔藓的相应改变，如表皮全层增厚，真皮乳头中胶原纤维粗厚、红染与表皮垂直及真皮浅层淋巴组织细胞浸润等。

鉴别诊断：应与肥厚性扁平苔藓相鉴别。要点是：（1）本病在真皮乳头内可见均一红染、团块状的淀粉样物质，扁平苔藓时虽可见嗜酸性小体，但不集合在一起成团块状，特殊染色亦可鉴别；（2）无颗粒层的楔形增厚；（3）真皮浅层仅稀疏炎症细胞浸润，与扁平苔藓时致密淋巴细胞的带状浸润是不同的。

16.2.1.2　斑状淀粉样变（macular amyloidosis）

组织病理特点：图 16.2.1.2-1、2、3、4

- 表皮轻度角化亢进，有时在表皮中可见散在红染、坏死的角质形成细胞；
- 真皮乳头中均一红染、团块状的沉积物；
- 沉积物上方表皮萎缩变薄，基底细胞液化变性或被破坏；
- 真皮乳头及浅层血管周围稀疏淋巴细胞浸润，可见噬黑素细胞。

在斑片状及苔藓样淀粉样变的皮损，已证明这两型的淀粉样蛋白来源自角质形成细胞，以角蛋白抗体染色呈阳性。慢性刺激（如搔抓）诱导角质形成细胞的凋

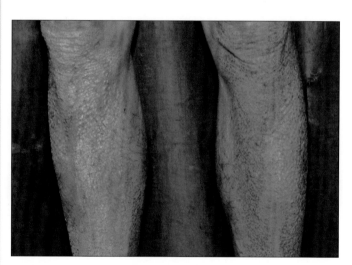

图 16.2.1.1-3　**苔藓样皮肤淀粉样变**

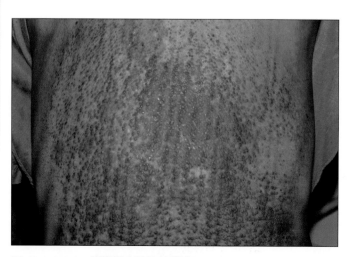

图 16.2.1.1-4　**苔藓样皮肤淀粉样变**

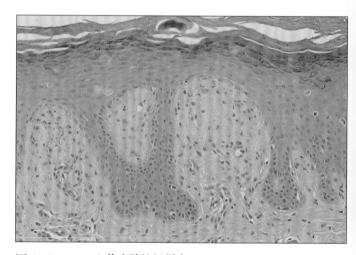

图 16.2.1.2-1　**斑状皮肤淀粉样变**
表皮轻度增生，可见散在角化不良的角质细胞。真皮乳头内均一红染物质，有噬黑素细胞

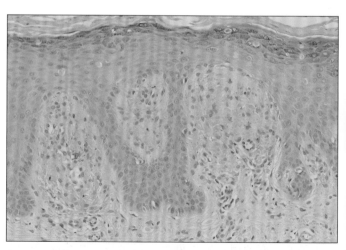

图 16.2.1.2-2　**斑状皮肤淀粉样变**
刚果红染色示真皮乳头团块状红染物质沉积

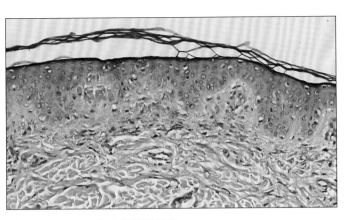

图 16.2.1.2-3　**斑状皮肤淀粉样变**
表皮正常，真皮乳头内均一红染物质，有噬黑素细胞

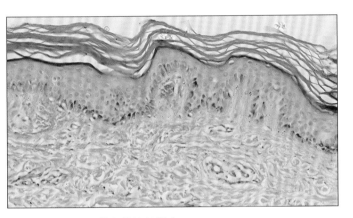

图 16.2.1.2-4　**斑状皮肤淀粉样变**
刚果红染色示真皮乳头内小状红染的淀粉样物质

亡，因此在表皮内可见散在的坏死角质形成细胞，并在真皮乳头成为淀粉样物质的沉积。

　　临床实践中，部分临床典型的皮肤淀粉样变的标本常规病理切片没有明显淀粉样蛋白沉积，此种情况，如果切片厚度增加到 10 ~ 20 μm 时，阳性率会有明显提高。

　　临床特点：图 16.2.1.2-5

　　大多见于上背部肩胛间区，患者都为成年人。损害为褐色，呈网状或波纹状的色素斑点或小的扁平丘疹，无明显自觉症状或感到轻度瘙痒。

　　鉴别诊断：炎症后色素沉着仅为真皮浅层血管周围噬黑素细胞，在乳头内无均一红染的淀粉样蛋白。但在有的病例，仅从 HE 染色组织学切片上难以辨认出均一红染的物质，此时就应作甲基紫、刚果红等特殊染色来鉴别。事实上，对浅层血管周围炎、血管周有噬黑素细胞者，在作出炎症后色素沉着的诊断前，应仔细检查各乳头顶部，必要时作特殊染色，以除外皮肤淀粉样变的可能（参阅 6.1.9）。

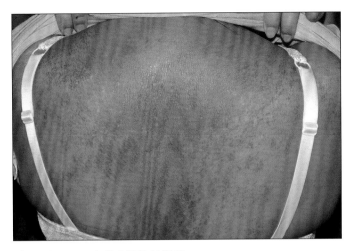

图 16.2.1.2-5　**斑状皮肤淀粉样变**

16.2.1.3　结节性淀粉样变（nodular amyloidosis）

　　组织病理特点：图 16.2.1.3-1、2
- 表皮萎缩变薄，表皮突消失变平；
- 在真皮乳头层、网状层及皮下组织中有大块状均一红染、团块状的淀粉样蛋白沉积；

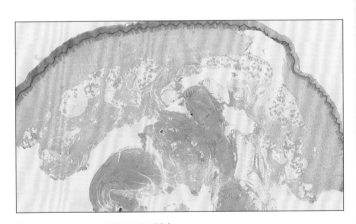

图 16.2.1.3-1　**结节性淀粉样变**
真皮深层及皮下脂肪层大片的均质红染的物质沉积

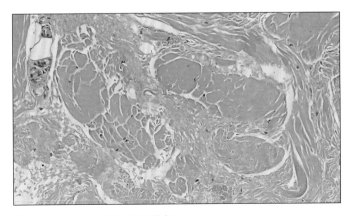

图 16.2.1.3-2　**结节性淀粉样变**
真皮及皮下脂肪层大片状均质红染的无定型物质沉积

- 在血管壁、外泌汗腺等皮肤附属器及脂肪细胞周围也有淀粉样蛋白沉积；
- 在淀粉样蛋白沉积的周围有淋巴细胞、浆细胞、组织细胞及多核巨细胞的浸润；
- 偶见灶性钙化。

临床特点：图 16.2.1.3-3、4、5

为黄褐色或皮肤色结节，单发或多发。本型很少见，我科曾见发生在龟头及头面部的结节性淀粉样变。少数病例将发展为系统性淀粉样变病。

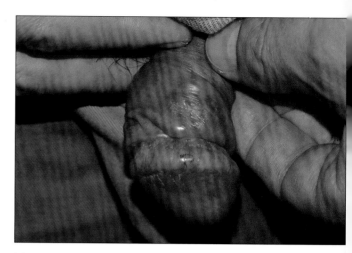

图 16.2.1.3-5　**结节性淀粉样变**

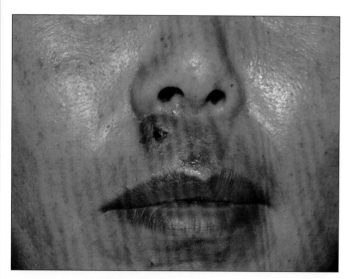

图 16.2.1.3-3　**结节性淀粉样变**

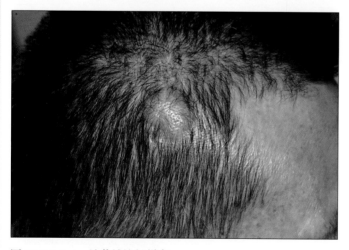

图 16.2.1.3-4　**结节性淀粉样变**

16.2.1.4　继发性限局性皮肤淀粉样变（secondary localized cutaneous amyloidosis）

许多皮肤肿瘤，包括基底细胞癌、汗腺肿瘤、毛发上皮瘤、毛母细胞瘤、皮内痣、日光性角化症和鲍恩病的组织病理切片中，可见到淀粉样蛋白。这些淀粉样蛋白大多来源自肿瘤细胞。

16.2.2　系统性淀粉样变（systemic amyloidosis）

组织病理特点：图 16.2.2-1、2、3、4

- 表皮可萎缩，表皮突变平；
- 真皮上部有均一红染、无定形、团块状的淀粉样蛋白，之间可有裂隙，有时可见真皮及皮下组织均为淀粉样蛋白的沉积；
- 当淀粉样蛋白沉积在血管壁时，有时会造成真皮乳头层小血管结构紊乱不清，可有明显血管外红细胞；
- 淀粉样蛋白沉积在脂肪细胞周围时，可出现特殊的

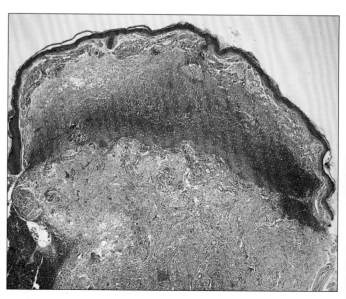

图 16.2.2-1　**系统性淀粉样变**
表皮萎缩，真皮内广泛血管外红细胞，真皮浅层小血管壁增厚，结构紊乱

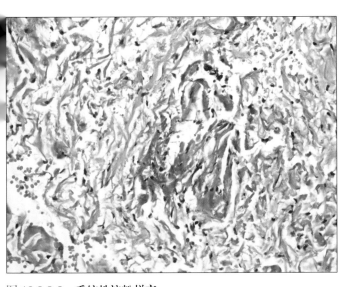

图 16.2.2-2　**系统性淀粉样变**
真皮血管壁结构不完整，管壁增厚，红染无结构物质沉积，明显血管外红细胞

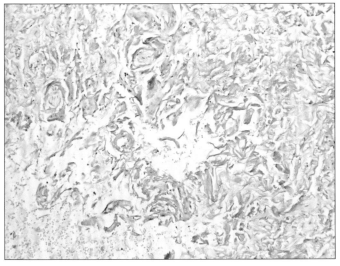

图 16.2.2-3　**系统性淀粉样变**
真皮内血管壁增厚，刚果红染色阳性物质沉积

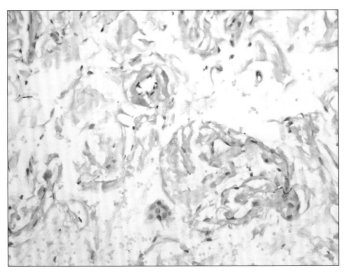

图 16.2.2-4　**系统性淀粉样变**
真皮血管壁不完整，增厚，有 PAS 染色阳性团块状物质沉积

淀粉样蛋白环；

- 炎症浸润细胞很少或无，无噬黑素细胞；
- 偶见表皮下裂隙或水疱。

除皮肤外，在黏膜、全身血管、心肌、胃肠道和泌尿系平滑肌等也有淀粉样蛋白的沉积。

临床特点： 图 16.2.2-5、6、7

最常见为出血，包括紫癜、瘀斑及瘀点，特征性的表现是眶周紫癜（状如棕熊眼）；其次为坚实、有蜡样光泽的丘疹、斑块，因出血可呈紫红色，以头面部、颈部为多见。患者常有巨舌，舌上有结节、斑块。本病预

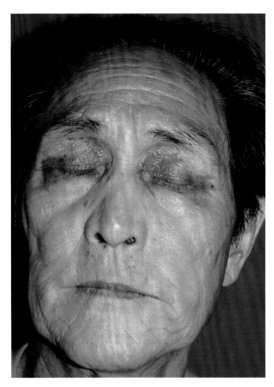

图 16.2.2-5　**系统性淀粉样变**

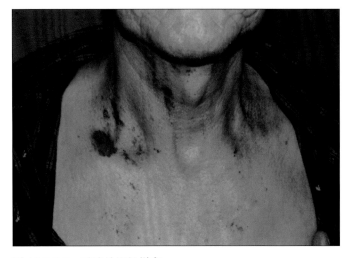

图 16.2.2-6　**系统性淀粉样变**

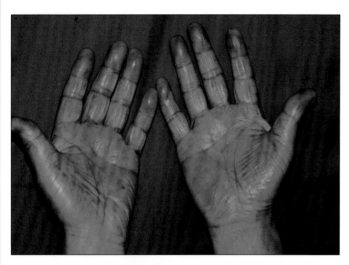

图 16.2.2-7 **系统性淀粉样变**

后不好，大多由于心脏或肾受累而致功能衰竭。

实验室检查：系统性皮肤淀粉样变患者应检查有否骨髓瘤，约40%原发性骨髓瘤患者可出现皮肤损害，患者应作血清及尿液的免疫固定电泳，淀粉样物质源自免疫球蛋白的轻链。

16.3 皮肤黏蛋白沉积症

黏蛋白是一组酸性氨基葡聚糖，主要是透明质酸，少量硫酸软骨素和肝素，由成纤维细胞分泌产生，正常存在于真皮的基质内。由于数量少，在HE染色时见不到。某些皮肤病如红斑狼疮、皮肌炎时，胶原间黏蛋白含量明显增多，可作为诊断皮肤黏蛋白沉积症（cutaneous mucinosis）的一个辅助指标。黏蛋白沉积症系各种代谢因素导致黏蛋白在皮肤中的沉积所致。在HE染色的切片中，黏蛋白呈淡蓝色，为丝状、颗粒状，以胶样铁、阿申蓝或甲苯胺蓝染色可更清楚地显示。

皮肤黏蛋白沉积症有五型，即泛发性黏液水肿、胫前黏液水肿、黏液水肿性苔藓或丘疹性黏蛋白沉积症、网状红斑性黏蛋白沉积症和硬肿病。

16.3.1 泛发性黏液水肿（generalized myxedema）

组织病理特点：图 16.3.1-1、2、3

- 胶原束肿胀；
- 胶原束间及胶原束内由于黏蛋白沉积使胶原束间距

离加宽，胶原束内纤维彼此分离，其间可见轻度嗜碱性蓝染、线状或颗粒状的黏蛋白；

- 以胶样铁等特殊染色可清楚显示黏蛋白的沉积，主要在血管及毛囊周围；
- 表皮角化亢进。

本病发生在甲状腺功能低下的患者，由于缺乏甲状腺素，导致黏多糖积聚在真皮内。轻症患者，黏多糖沉积量少，在HE染色的切片上不易显示，可误认为是正

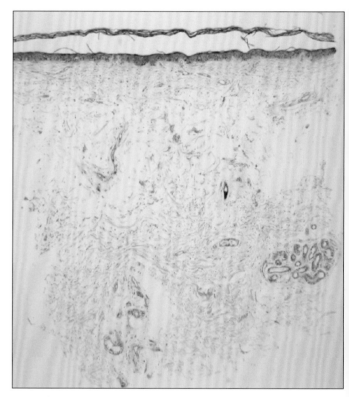

图 16.3.1-1 **泛发性黏液水肿**

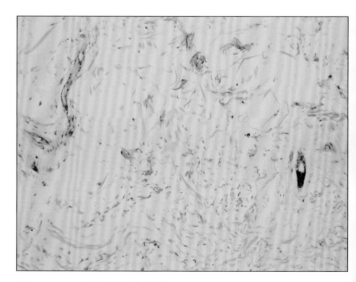

图 16.3.1-2 **泛发性黏液水肿**

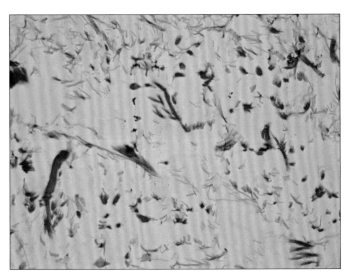

图 16.3.1-3 **黏液水肿**
真皮胶原组织疏松，阿申兰染色显示胶原束间明显黏蛋白沉积

常的皮肤切片，以胶样铁等特殊染色则可清楚地显示。

临床特点：图 16.3.1-4、5、6

全身皮肤肿胀、苍白、干燥、呈蜡样，按之无可凹性水肿，触之皮肤硬如板状。患者面部改变较为特殊：鼻增宽，唇肿胀，眼睑水肿，面部无表情。除了皮肤改变外，患者还常有甲状腺功能低下的其他表现，如无力、嗜睡，头发变粗、弥漫脱落等。

实验室检查：基础代谢率低，血清总 T4、蛋白结合碘（PBI）及甲状腺 I^{131} 吸收率均低于正常。

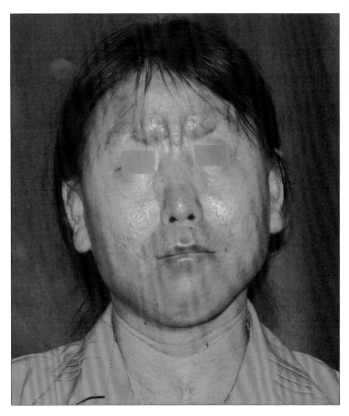

图 16.3.1-5 **泛发性黏液水肿**

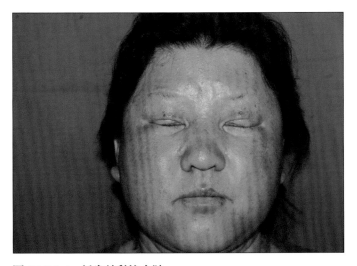

图 16.3.1-4 **泛发性黏液水肿**

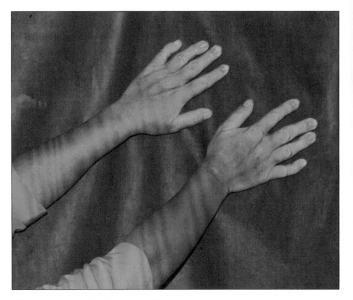

图 16.3.1-6 **泛发性黏液水肿**

16.3.2 胫前黏液水肿（pretibial myxedema）

组织病理特点：图 16.3.2-1、2

● 角化亢进，毛囊角栓，表皮变平；

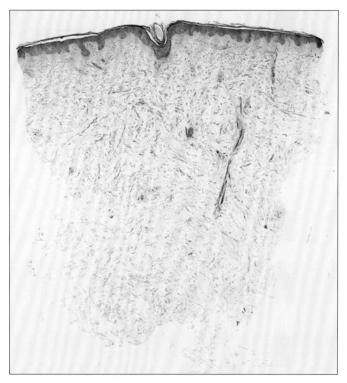

图 16.3.2-1　胫前黏液水肿
真皮内胶原间腔隙扩大，其间可见淡嗜碱性无定型物质，即黏蛋白沉积

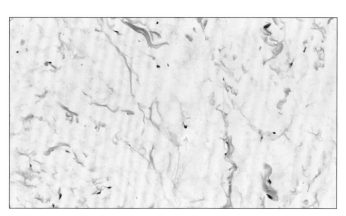

图 16.3.2-2　胫前黏液水肿
胶原间絮状或无定型嗜碱性黏蛋白沉积

- 真皮中下部有多数黏蛋白的沉积，真皮胶原纤维分离，其间可见淡蓝染的线状或颗粒状黏蛋白沉积。由于标本处理过程中脱水、固定，黏蛋白脱水收缩，在胶原间可见腔隙。
- 成纤维细胞数目不增加，但有的胞体较大呈星状，称为黏液母细胞（mucoblasts）。
- 在黏蛋白沉积部位，肥大细胞数目也增多。
- 由于黏蛋白在真皮内大量沉积，使真皮明显增厚，有的病例还可见黏蛋白沉积于皮下组织的脂肪细胞间。

　　本病常见于甲状腺功能亢进的患者，由于垂体分泌的甲状腺刺激激素（TSH）增多，导致酸性黏多糖在皮肤内积聚。

　　临床特点：图 16.3.2-3、4

　　为胫前坚实的肿胀，表面皮肤紧张，呈正常皮色或淡褐色，其上毛囊口扩大而呈特征性的橘皮状，压之为非可凹性肿胀。患者常多汗、多毛。有甲亢者常伴甲亢的其他表现，如易激动、突眼、食欲亢进，消瘦、心动过速等。

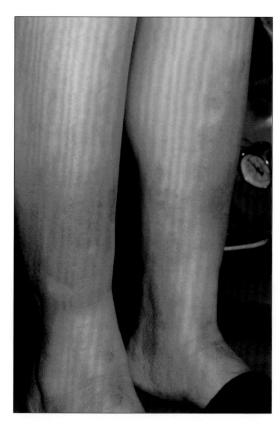

图 16.3.2-3　胫前黏液水肿

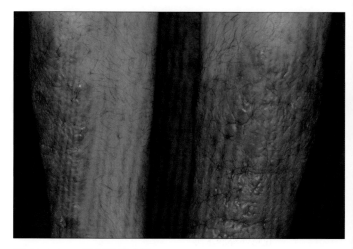

图 16.3.2-4　胫前黏液水肿

实验室检查：甲状腺 I^{131} 吸收率及基础代谢率增高，血清总 T4 及 PBI 高于正常。

16.3.3 黏液水肿性苔藓（lichen myxedematosus）

此病又称丘疹性黏蛋白沉积症（papular mucinosis），硬化性黏液水肿（scleromyxedema）。

组织病理特点：图 16.3.3-1、2
- 表皮突变平消失；
- 在真皮乳头及网状层上部有多数黏蛋白沉积；
- 在黏蛋白沉积部位的成纤维细胞明显增生，肥大细胞数量也增加；
- 胶原纤维数量增多，排列不规则。

临床特点：图 16.3.3-3、4

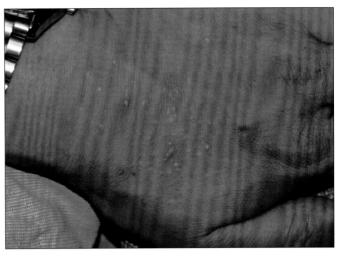

图 16.3.3-3　**黏液水肿性苔藓**

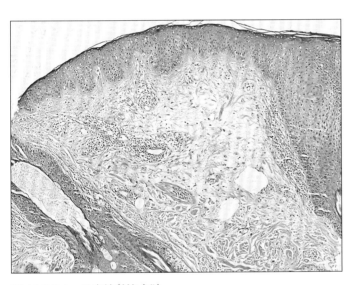

图 16.3.3-1　**丘疹性黏液水肿**
真皮浅中层胶原间隔增宽，淡染，伴成纤维细胞增多

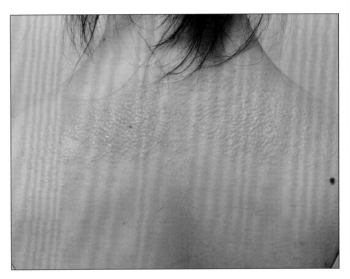

图 16.3.3-4　**黏液水肿性苔藓**

基本病变为直径 2 ~ 3 mm，质硬半球形丘疹，淡红或正常皮色，密集排列但不相互融合，好发于面部、前臂伸侧、手背及躯干上部，严重时可泛发。在面部由于皮肤弥漫性增厚、硬化、发红而呈特殊面容。本病病因不明，不伴有内分泌的异常，部分患者与肿瘤有关。患者以中年人居多。

实验室检查：应做蛋白电泳及血清免疫球蛋白定性及定量检查，必要时作骨髓穿刺。

16.3.4 网状红斑性黏蛋白病（reticular erythematous mucinosis）

见第 7 章（7.1.2）。

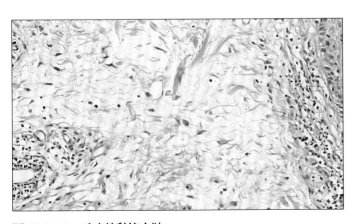

图 16.3.3-2　**丘疹性黏液水肿**
胶原间隙扩大，其间黏蛋白沉积，有成纤维细胞增多

16.3.5　硬肿病（scleredema）

此病又称成人硬肿病（scleredema adultorum）

组织病理特点：图 16.3.5-1、2、3

- 真皮明显增厚，胶原束增厚。
- 皮下组织部分为增厚的胶原束所代替，使汗腺相对上移。
- 胶原纤维肿胀，彼此分离。此种现象主要出现在真

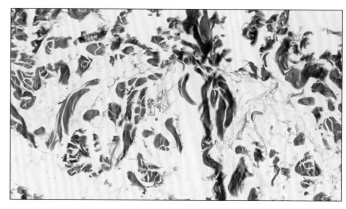

图 16.3.5-3　**硬肿病**
胶原束间明显黏蛋白沉积，阿申兰染色阳性

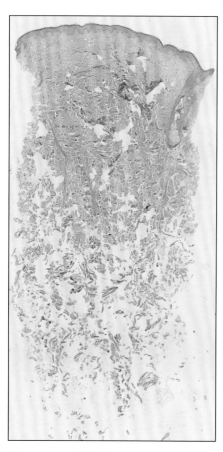

图 16.3.5-1　**硬肿病**
真皮胶原增生，深层胶原束间隙扩大

皮中层以下甚至皮下脂肪间隔。在病变早期，以胶样铁等特殊染色可显示沉积的黏蛋白。

- 真皮内炎症浸润细胞稀少。
- 表皮大致正常，有的病例可见表皮突变平。

临床特点：图 16.3.5-4、5

本病既可见于儿童，亦可发生在成人，以女性多见。患者头、面、颈部及躯干上部皮肤似板样发硬，肿胀，非可凹陷性，呈正常皮色。面部无表情，呈假面具状。张口受限，有的患者可发生吞咽困难。躯干下部及下肢一般并不累及。在发病前，多数患者有上呼吸道感染史。病程慢性，持续数月或一二年后可自愈。少数见于胰岛素依赖型糖尿病者，患者肥胖，以男性居多，称为糖尿病性硬肿病。常在颈项及背部大片硬肿，淡红。不易消退。

鉴别诊断：需与系统性硬皮病相鉴别，特别在病程长的慢性病例，胶原间常见不到黏蛋白的沉积，此时从组织学角度鉴别有一定困难：①硬皮病时真皮或皮下组织内可见小灶性淋巴细胞为主浸润，而硬肿病时

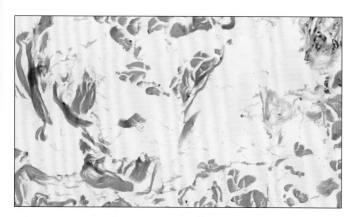

图 16.3.5-2　**硬肿病**
真皮深层胶原束间大量黏蛋白沉积

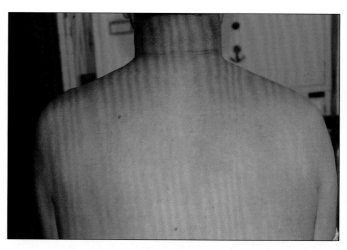

图 16.3.5-4　**硬肿病，患有糖尿病**

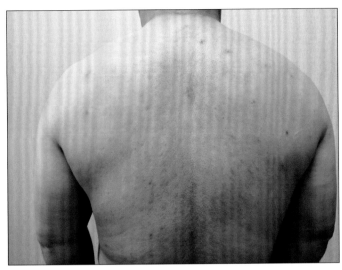

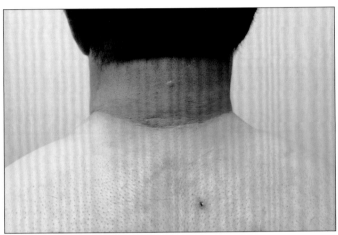

图 16.3.5-5　**硬肿病**

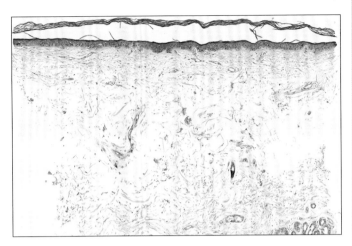

图 16.3.6-1　**限局性黏蛋白沉积**
表皮萎缩，真皮网状层胶原黏蛋白沉积

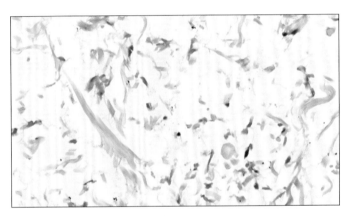

图 16.3.6-2　**限局性黏蛋白沉积**
胶原间黏蛋白沉积，可见散在成纤维细胞，胞体增大

无；②硬皮病真皮内附属器数量减少，而硬肿病时不减少；③结合临床及实验室检查鉴别是不困难的。

16.3.6　皮肤局灶性黏蛋白沉积症
（cutaneous focal mucinosis）

组织病理特点：图 16.3.6-1、2

- 表皮正常或萎缩变平；
- 真皮网状层内局灶性大量黏蛋白沉积，胶原纤维彼此分离，并为黏蛋白所代替，成为小囊腔；
- 在黏蛋白沉积部位成纤维细胞明显增生，可见胞体较大，有星状突起的黏液细胞。

本病系成纤维细胞（黏液细胞）限局性增生，产生过多的黏蛋白所致。

临床特点：

为单个、直径约 2 cm、皮肤色或淡红色的结节，无自觉症状。可见于面、躯干及四肢。本病又称皮肤黏液瘤（cutaneous myxoma），但它并不像良性皮肤肿瘤那样在真皮内有一明显的界限，相反，它与正常组织间的界线是不清楚的。

黏蛋白在皮肤黏膜的限局性积聚还可见于黏液样囊肿、口腔黏膜黏液囊肿等，将在肿瘤部分中详述。毛囊黏蛋白沉积症已在 11.3.17 中描述，不再重复。

16.4　类脂蛋白沉积症

组织病理特点：图 16.4-1、2、3

- 类脂蛋白沉积症（lipoid proteinosis）表皮可角化过度，乳头瘤样增生；
- 在真皮内有均一、嗜酸性透明蛋白的沉积；
- 真皮内的沉积最先发生在小血管及外泌汗腺腺体周围，以后沉积呈灶性分布．在血管壁、外泌汗腺、

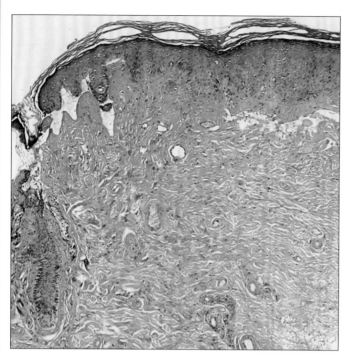

图 16.4-1　类脂蛋白沉积症
真皮内小血管壁增厚，均一红染

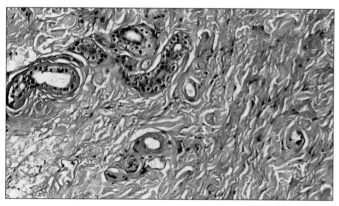

图 16.4-2　类脂蛋白沉积症
真皮内小血管壁及其周围均一 PAS 染色阳性透明蛋白沉积

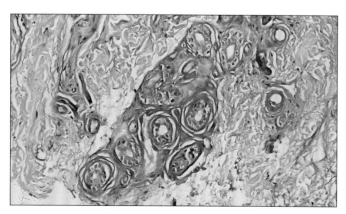

图 16.4-3　类脂蛋白沉积症
真皮内小血管壁及其周围均一 PAS 染色阳性透明蛋白沉积

毛囊皮脂腺及立毛肌周围均可见到透明蛋白的沉积；在血管壁周围的沉积可呈洋葱样；
● 肥大细胞数量增加。

本病是一个少见的遗传性代谢性疾病，系透明蛋白在皮肤、黏膜及内脏的沉积所致。透明蛋白以 PAS 染色呈强阳性，不被淀粉酶消化，说明透明蛋白的主要成分是中性黏多糖。

临床特点：图 16.4-4、5

婴儿时，主要症状是声音嘶哑，在咽、舌、唇黏膜上有黄白色浸润斑。幼儿期，面部出现丘疹和结节，在睑缘处成串珠状，舌变硬，在肘膝伸侧有似黄瘤样的浸润性斑块。

透明蛋白的沉积还可发生在内脏，如肺、肾、呼吸道及消化道的黏膜等。颅内可有钙化，可使患者发生癫痫。

实验室检查：头颅 X 线检查常见颅内钙化。

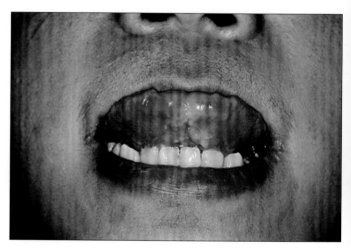

图 16.4-4　类脂蛋白沉积症

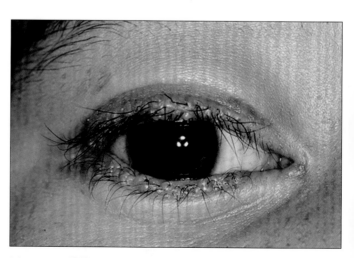

图 16.4-5　类脂蛋白沉着症
睑缘成串珠状排列的结节为本病的特点

16.5　黄色瘤

黄色瘤（xanthomatosis）在组织病理上的共同特点是真皮内有多数泡沫状组织细胞。由于循环中的脂蛋白从真皮毛细血管渗出，被组织细胞吞噬，成为泡沫状组织细胞，即泡沫细胞。黄色瘤大多见于高脂血症者。

组织病理特点：

- 真皮内多数泡沫状组织细胞，这种细胞开始时在血管周围，以后渐集合成结节或呈弥漫分布；
- 血管周围稀疏淋巴细胞浸润；
- 表皮一般变薄。

临床特点：为黄色或橙黄色的斑丘疹或结节。

实验室检查：对黄色瘤患者均应作血脂分析，以检查是何种类型的脂代谢异常。但并不是所有黄色瘤患者均有高脂血症。与高脂蛋白血症相关的主要有发疹性黄瘤、结节性黄瘤、腱黄瘤和扁平黄瘤（包括睑黄瘤）。播散性黄瘤则血脂水平是正常的。

16.5.1　发疹性黄瘤（eruptive xanthoma）

组织病理特点：图 16.5.1-1、2、3

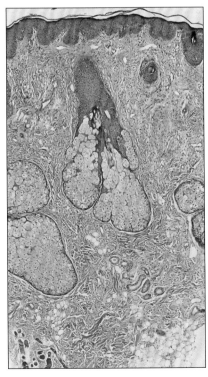

图 16.5.1-1　**发疹性黄瘤**
真皮血管、附属器周围灶状结节状泡沫状组织细胞浸润，伴淋巴细胞

- 表皮正常；
- 真皮上层弥漫或结节状泡沫组织细胞浸润，还有中性粒细胞及淋巴细胞的浸润。

临床特点：图 16.5.1-4、5、6

成群泛发小的橘黄色丘疹，好发于臀部及四肢伸侧。皮疹可成批出现，随血浆脂蛋白水平变化而增多或减少。

实用性检查：患者血中甘油三酯增高。

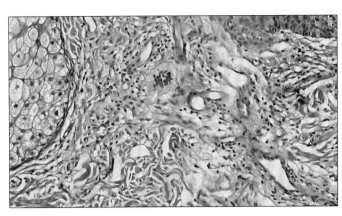

图 16.5.1-2　**发疹性黄瘤**
血管及皮脂腺周围泡沫状组织细胞及淋巴细胞浸润

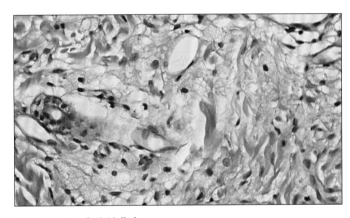

图 16.5.1-3　**发疹性黄瘤**
示泡沫状组织细胞

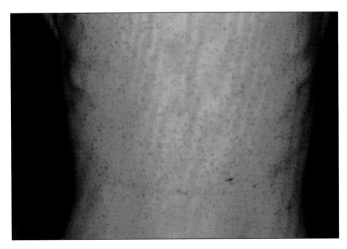

图 16.5.1-4　**发疹性黄瘤**

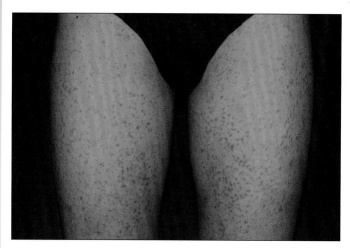

图 16.5.1-5 **发疹性黄瘤**

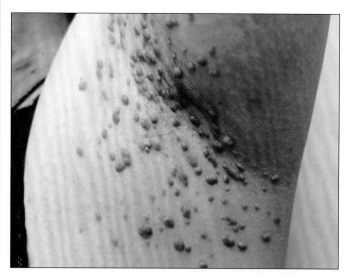

图 16.5.1-6 **发疹性黄瘤**

16.5.2 结节性黄瘤（tuberous xanthoma）及腱黄瘤（tendon xanthoma）

组织病理特点：图 16.5.2-1、2
- 表皮正常；
- 在网状真皮内弥漫泡沫状组织细胞浸润，常可见多核巨细胞；
- 在早期损害中还有淋巴细胞、组织细胞及中性粒细胞浸润，陈旧损害中则有明显纤维化。

临床特点：图 16.5.2-3、4、5

结节性黄瘤为黄色或橘黄色的结节或斑块，好发于关节伸侧，尤其是肘、膝关节伸侧。腱黄瘤为发生在跟腱，手足背伸肌腱的黄色瘤。

实验室外检查：结节性黄瘤患者血中胆固醇升高，有脂质代谢异常，应作血脂检查。腱黄瘤患者常见于家族性高胆固醇血症。

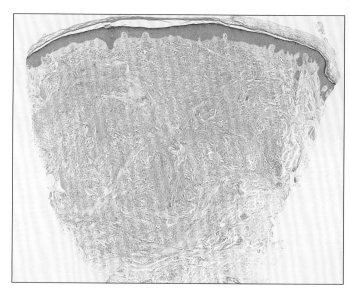

图 16.5.2-1 **结节性黄瘤**
网状真皮内弥漫泡沫状组织细胞浸润

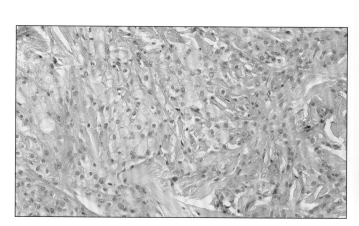

图 16.5.2-2 **结节性黄瘤**
真皮内弥漫的泡沫状组织细胞

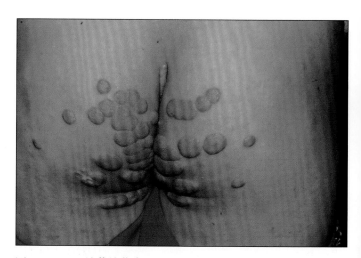

图 16.5.2-3 **结节性黄瘤**

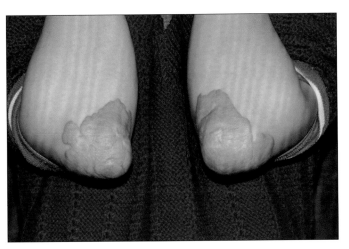

图 16.5.2-4　**结节性黄瘤，患有原发性高脂血症**

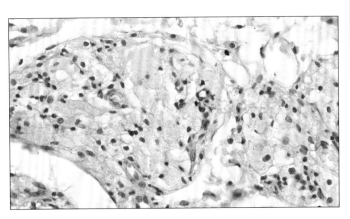

图 16.5.3-2　**睑黄瘤**
结节状浸润的泡沫状组织细胞

- 表皮突消失，表皮变平，有的可萎缩；
- 真皮乳头层及网状层上部血管周和血管间弥漫泡沫状组织细胞浸润，其间有稀疏淋巴细胞浸润。

临床特点：图 16.5.3-3、4

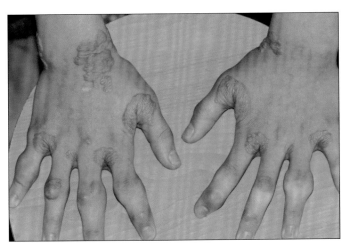

图 16.5.2-5　**结节性黄瘤　原发性高脂血症**

16.5.3　睑黄瘤（xanthelasma）

睑黄瘤又称睑黄疣

组织病理特点：图 16.5.3-1、2

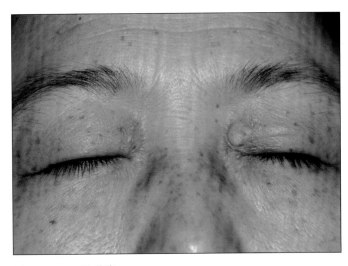

图 16.5.3-3　**睑黄疣**

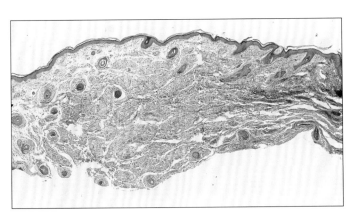

图 16.5.3-1　**睑黄瘤**
表皮突消失，表皮变平，真皮内泡沫状组织细胞结节状浸润，其间有稀疏淋巴细胞浸润

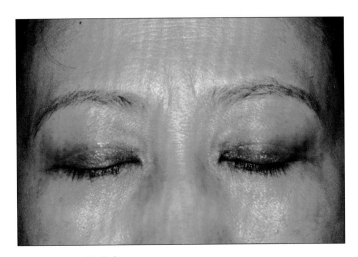

图 16.5.3-4　**睑黄疣**

为上眼睑内眦部橘黄色、稍隆起皮面的斑丘疹，常对称分布，见于中老年人。患者常有高胆固醇血症。

16.5.4 播散性黄瘤（xanthoma disseminatum）

组织病理特点：图 16.5.4-1、2
- 早期真皮内结节或弥漫性组织细胞浸润；
- 成熟损害中为多数泡沫状组织细胞及 Touton 巨细胞，还有淋巴细胞及组织细胞，无嗜酸性粒细胞及浆细胞。

临床特点：图 16.5.4-3、4

本病罕见。典型损害为棕黄色或黄红色丘疹或结节，皮疹多时可融合成片。好发于身体屈曲部位，如腹股沟、腋、颈、肘膝屈侧等。本病可侵及黏膜，可出现声音嘶哑和呼吸窘迫等症状。有的患者可伴系统性症状，常见的是尿崩症。

实验室检查：血脂水平正常。偶见于多发性骨髓瘤的患者。

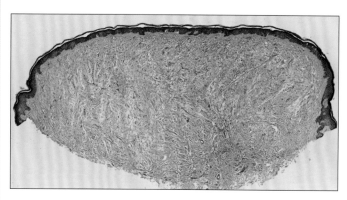

图 16.5.4-1 播散性黄瘤
真皮内弥漫的泡沫状组织细胞浸润伴淋巴细胞

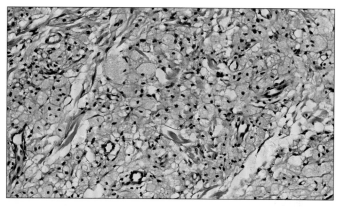

图 16.5.4-2 播散性黄瘤
弥漫的泡沫状组织细胞

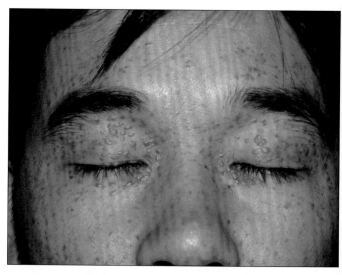

图 16.5.4-3 播散性黄瘤

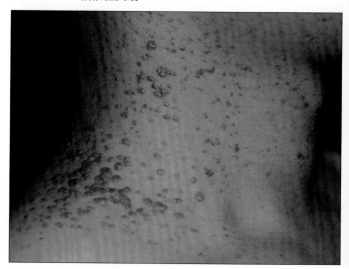

图 16.5.4-4 播散性黄瘤

16.5.5 疣状黄瘤（verruciform xanthoma）

组织病理特点：图 16.5.5-1、2、3、4

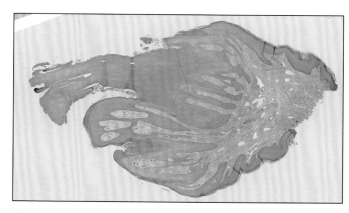

图 16.5.5-1 疣状黄瘤
皮损呈外生性生长。角化亢进、棘层增厚，表皮脚下延呈抱球状；表皮上层角质形成细胞坏死红染

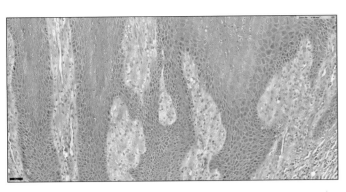

图 16.5.5-2　**疣状黄瘤**
真皮乳头内可见黄瘤样泡沫细胞是本病特异的标志，有少许淋巴细胞浸润

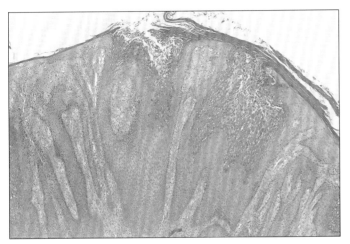

图 16.5.5-3　**疣状黄瘤**
角化不全、棘层增厚，表皮下延；表皮上层角质形成细胞坏死红染

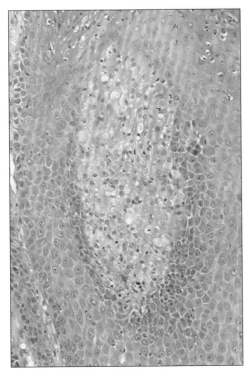

图 16.5.5-4　**疣状黄瘤**
真皮乳头内可见黄瘤样泡沫细胞

- 瘤体隆起皮肤表面，呈外生性生长。
- 角化过度伴有角化不全，棘层肥厚。上层角质形成细胞坏死红染。
- 真皮乳头层内可见黄瘤样泡沫细胞是本病的特点。

临床特点：图 16.5.5-5

本病罕见。是良性皮肤黏膜病变，主要发生于口腔黏膜。口腔外主要见于肛门生殖器部位。为单发的疣状或菜花样增生物，可呈黄色、白色、红色等色。

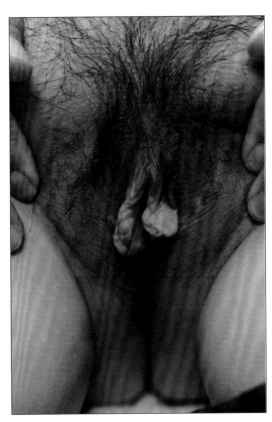

图 16.5.5-5　**疣状黄瘤**

16.6　胶样粟丘疹

组织病理特点：图 16.6-1、2

- 胶样粟丘疹（colloid milium）皮损常隆出皮肤表面，呈外生性生长；
- 角化亢进；棘层变薄，表皮突变平、消失；
- 真皮乳头明显扩大，其中充满着弱嗜酸性、均一、无定形的物质，可达真皮中部；
- 无定形物质间有裂隙，在裂隙边缘常可见成纤维细胞；
- 在表皮与真皮内沉积物之间可有一正常胶原带；

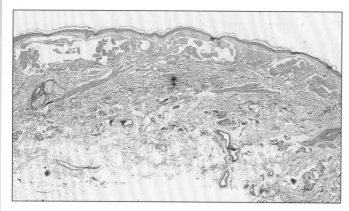

图 16.6-1　**胶样粟丘疹**
表皮萎缩，真皮乳头及网状层大团块状弱嗜碱性、均一、无定形物质

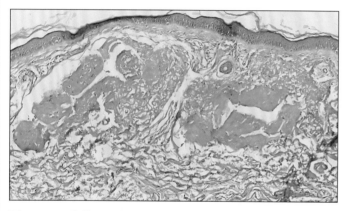

图 16.6-2　**胶样粟丘疹**
团块状弱嗜碱性、均一、无定形物质，其周围有裂隙，伴有日光弹性纤维变性

- 在沉积物下方及周围，常见日光弹力变性；
- 沉积物周围稀疏淋巴细胞浸润，亦可无炎症细胞浸润。

沉积物为真皮内变性的胶原纤维及弹力纤维。PAS染色阳性。Van Gieson 染色呈黄色。

临床特点：图 16.6-3、4

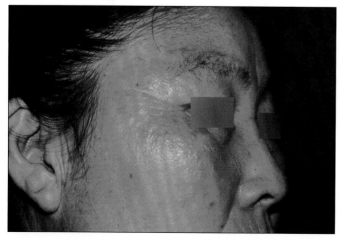

图 16.6-3　**胶样粟丘疹**

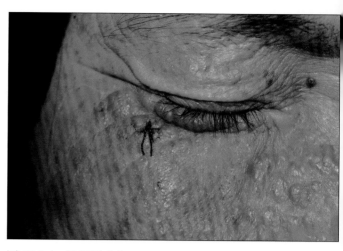

图 16.6-4　**胶样粟丘疹**

为淡黄色、绿豆至黄豆大，半球形或扁平轻度隆起皮面的丘疹、结节或斑块，用针挑破可挤出胶样物质。好发于面部、手背、前胸等暴露于日光的部位。本病分儿童型及成人型，成人型较多见，患者以中老年、长期户外工作者居多，皮肤上常可见其他老年性改变。儿童型多在幼年发病，至青壮年后可渐渐自然消退；

鉴别诊断：在组织学上应注意与皮肤淀粉样变相鉴别。一般来说，胶样粟丘疹沉积的范围更广，无基底细胞液化变性，常见日光弹力变性，常用的组织化学特殊染色不能鉴别，必要时可以抗角蛋白免疫组化染色鉴别。

16.7　皮肤钙沉积症

组织病理特点：图 16.7-1、2

- 皮肤钙沉积症（calcinosis cutis）表皮正常，偶见因

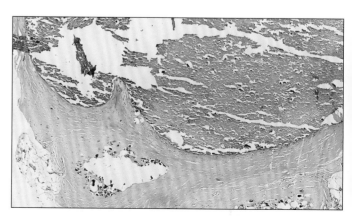

图 16.7-1　**皮肤钙沉积**
真皮及皮下组织内呈深蓝色团块状钙盐沉积

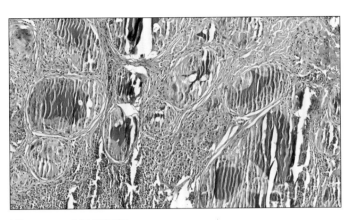

图 16.7-2 皮肤钙沉积
钙沉积物周围有时见组织细胞、异物巨细胞浸润

钙盐经表皮排出而形成的溃疡；
- 真皮及皮下组织内呈颗粒状或团块状、嗜碱性的钙盐沉积，HE 染色呈深蓝色，Von Kossa 染色呈黑色；
- 在真皮下部及皮下组织内的沉积常呈大的团块状，而在真皮上部的沉积则呈小球状或颗粒状；
- 沉积物周围有时可见异物肉芽肿反应，即有组织细胞、异物巨细胞浸润；
- 若继发于原有皮肤病如毛母质瘤（又称钙化上皮瘤），则可见到原有皮肤病的改变。

本病系不溶性钙盐沉积于真皮及皮下组织所致。

临床特点：图 16.7-3、4

为坚硬的丘疹、结节或肿块，触之表面高低不平，溃破后可排出坚硬的白色颗粒状物，皮损单发或多发。

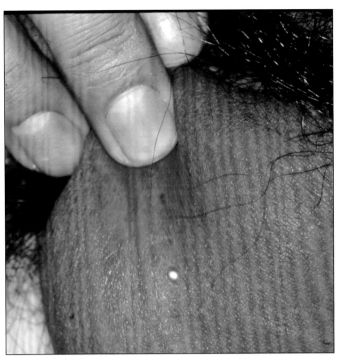

图 16.7-3 皮肤钙沉着症

引起钙盐沉着的原因有多种，可因钙、磷代谢障碍、高钙血症所致，如甲状旁腺机能亢进时；可在其他皮肤病的基础上发生，如系统性硬皮病、皮肌炎及系统性红斑狼疮时均可在皮肤出现钙沉着；毛母质瘤的瘤体中常发生钙化，故又称钙化上皮瘤。还有些病例则为特发性，找不到明确的原因。

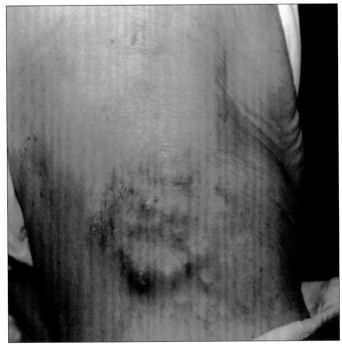
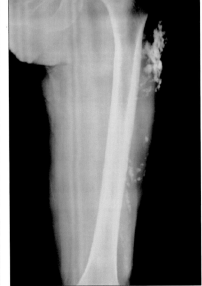

图 16.7-4 皮肌炎患者，X 线示皮肤钙沉积

16.8　皮肤骨化

组织病理特点：

- 皮肤骨化（osteosis cutis）真皮或皮下组织内有境界清楚的骨化区域；
- 骨化区内可见哈弗逊管（Haversian canals），管内有血管及结缔组织，管周呈层状结构；
- 可见数量不等的骨细胞，在骨化区边缘有时可见具有长形核的成骨细胞及破骨细胞。

临床特点：为坚硬的皮肤结节或肿块，圆形，境界清楚。溃破后可见骨刺排出。皮损单发或多发。

皮肤骨化有原发性及继发性，原发性无明显原因，系自然新骨形成。原发皮肤骨化又称为皮肤骨瘤（osteoma cutis）。继发者系在原有皮肤损害基础上发生，如上述引起皮肤钙化的皮肤病也可发生骨化。

16.9　痛风

组织病理特点：图 16.9-1、2、3

- 痛风（gout）表皮正常，偶见因尿酸盐结晶经表皮排出所致的溃疡；
- 以酒精固定的标本，在真皮及皮下组织内可见大小不等、境界清楚的尿酸盐结晶，其中可见彼此平行、针形的裂隙；
- 以甲醛固定的标本，尿酸盐结晶被溶解，成为粉染的无定形物；

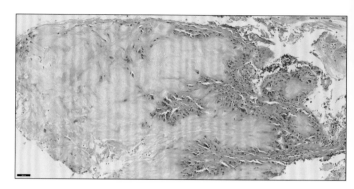

图 16.9-2　**痛风**
红染团块状物质中部分区域有针样结晶结构，为尿酸盐结晶

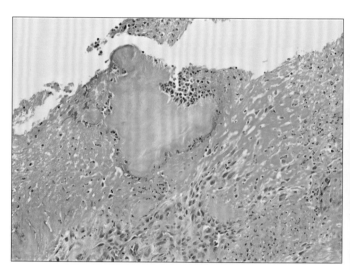

图 16.9-3　**痛风**
尿酸盐结晶周围可见呈栅栏状炎症细胞浸润

- 尿酸盐结晶以 Von Kossa 染色呈褐红色，De Galantha 染色呈棕黑色，以偏振光检查呈双折光性；
- 在尿酸盐结晶周围可见组织细胞、异物巨细胞浸润，典型者形成栅栏状肉芽肿；可伴有纤维组织增生，病程长的可发生钙化。

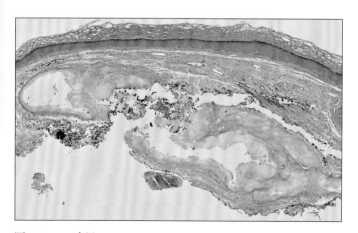

图 16.9-1　**痛风**
真皮浅中层大片状嗜伊红染色团块物质沉积，境界较清楚

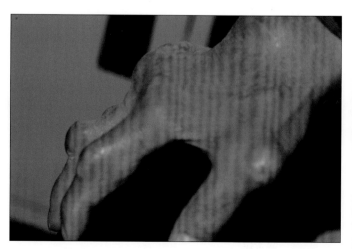

图 16.9-4　**痛风**

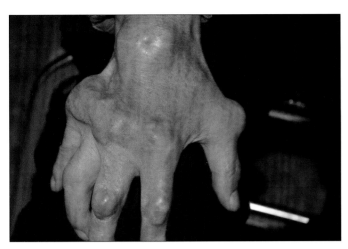

图 16.9-5　**痛风**

临床特点：图 16.9-4、5

痛风系嘌呤代谢障碍性疾病。患者血尿酸水平高，尿酸盐以结晶形式沉积于组织。当沉积于皮肤则为结节、丘疹性损害，称为痛风石（gouty tophus）。痛风石为绿豆大小，橙红或乳白色，无自觉症状或有剧痛。好发于耳轮、指趾关节周围软组织。患者以中年男性居多。

实验室检查：血中尿酸水平增高。X 线检查可见结石阴影。

16.10　褐黄病

组织病理特点：图 16.10-1、2

- 褐黄病（ochronosis）表皮大致正常；
- 真皮细胞内及胶原间可见黄色至浅棕色尿黑酸的颗粒状沉积，尤其在血管内皮细胞及外泌汗腺分泌细胞内；
- 在胶原束间有形状奇特、大而不规则的沉积；

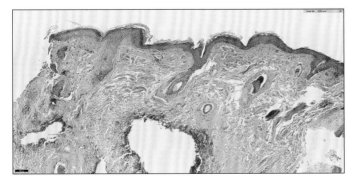

图 16.10-1　**褐黄病**
在真皮乳头及网状层胶原束间有形状各异的黄色或浅棕色沉积

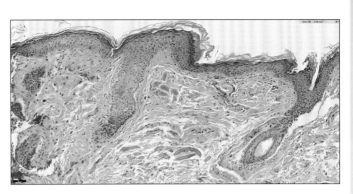

图 16.10-2　**褐黄病**
在真皮乳头及网状层胶原束间有形状各异的黄色或浅棕色沉积

- 尿黑酸沉积在 HE 染色切片上呈黄色或浅棕色，以甲苯紫（cresyl violet）及亚甲蓝（methylene blue）染色呈黑色；
- 胶原束肿胀、均质化变性，可发生断裂；
- 沉积部位周围可见少许异物巨细胞及组织细胞。
  本病为遗传性代谢性疾病。由于先天性尿黑酸氧化酶缺乏，尿黑酸不能被氧化成延胡索酸和乙酰醋酸而积聚在体内，它大部分从肾排出，排出的尿黑酸氧化后成黑色，称为尿黑酸尿（alkaptonuria），少部分与胶原纤维结合成不可逆的多聚物，由于色褐使皮肤呈褐色，称为褐黄病。

临床特点：本病虽为遗传性疾病，在儿童期时皮肤并不变色，家长可因患儿尿布或内裤等呈黑色引起注意而就诊。否则直至 30 ～ 40 岁时，皮肤、黏膜色变黑才显现出来，皮肤色素沉着，尤以面部、腋窝及外阴部为明显，黏膜如口腔黏膜、眼结膜、呼吸道黏膜等也都可以有尿黑酸的沉积。内脏、关节腔、肌腱中亦然。

实验室检查：尿液久置或加入碱性溶液后会变成黑色。血、尿中尿黑酸浓度明显增高。

16.11　血色病

血色病（hemochromatosis）又称青铜色糖尿病。
组织病理特点：

- 表皮基底细胞层中黑素颗粒数量增多；
- 真皮细胞间及细胞内有金黄棕色、不规则形、含铁血黄素及血棕色素（hemofuscin）沉积，多见于外泌汗腺基底膜、血管周围及组织细胞内，也可游离存在于真皮内；
- 以 Perl 染色可更清楚显示沉积的含铁血黄素。

本病有原发性及继发性。均系血清铁含量增高所致。原发性者系肠道黏膜过量吸收摄取的铁，并致血中转铁蛋白明显升高，大量铁质沉积在不同的器官组织，特别是肝、胰及心肌，最终导致肝硬化、糖尿病及心功能不全，沉积在皮肤则呈灰棕色或青灰色。继发性者可因反复输血所致，仅皮肤色泽改变，无肝、脾、心脏等损害。

临床特点：皮肤呈灰棕色或青灰色，以暴露部位和皮肤皱折处尤为明显，黏膜上也有色素沉着。患者皮肤干燥。

实验室检查：血清铁含量增高，铁饱和度可达80%～100%。对原发性患者，肝穿刺检查更具诊断价值。

鉴别诊断：下肢静脉曲张、有淤滞性皮炎的患者可出现类似的组织学改变，结合病史及体检是不难鉴别的。另一方面，对怀疑血色病的患者，最好在下肢以外部位皮肤取材作组织病理学检查。

16.12　文身

组织病理特点：图 16.12-1、2、3、4

- 文身（tattous）真皮内，一般在真皮上部可以见到游离的植入色素颗粒；
- 色素可被组织细胞所吞噬，并引起成纤维细胞增生；
- 色素周围可以出现程度不等以淋巴细胞为主浸润，还有浆细胞和嗜酸性细胞；

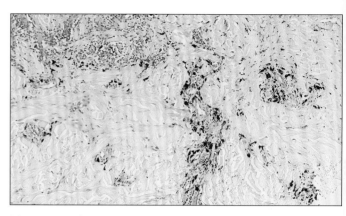

图 16.12-2　**文身**
蓝黑色色素颗粒

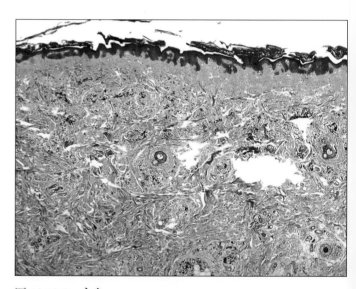

图 16.12-3　**文身**
真皮全层可见到游离的红色色素颗粒

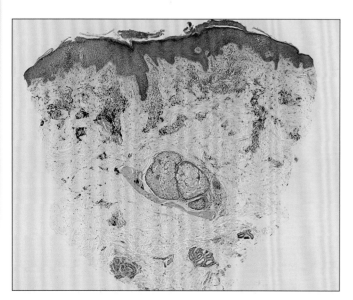

图 16.12-1　**文身**
真皮中上部可见到游离的蓝黑色色素颗粒

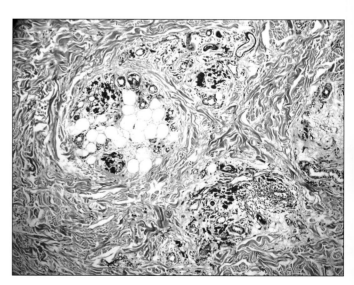

图 16.12-4　**文身**
红色色素颗粒，周围有炎症细胞

- 偶可出现异物肉芽肿反应。

临床特点：图 16.12-5、6

文身是通过人为手段，向真皮内注入不溶性色素所致。偶也可因工伤、鞭炮误伤，将碳或其他色素"植入"皮内。严重的反应常由于对色素的变态反应所致，但很少见。

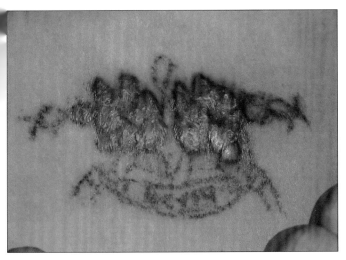

图 16.12-5 **文身反应**

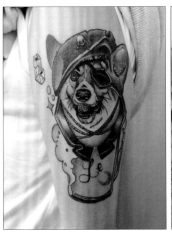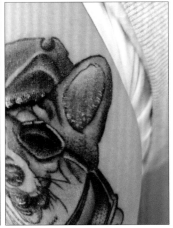

图 16.12-6 **文身反应**

16.13 金盐沉着症

组织病理特点：

- 金盐沉着症（gold deposition, chrysiasis）真皮内可见大小不一、圆形或椭圆形的黑色颗粒；
- 真皮中、上层血管周围有吞噬了黑色颗粒的巨噬细胞；

- 在暗视野显微镜可清楚显现金的颗粒，在偏振光下，呈橘红色双折光。

临床表现：皮肤呈蓝灰色，以外露部位尤为显著，可由于治疗类风湿性关节炎等疾病用了金制剂，金盐沉积于真皮内所致。

本病应与银盐沉积症鉴别：（1）金盐的颗粒较银盐要大；（2）金盐并不沉积于基底膜，而银盐常沉积于小血管及小汗腺的基底膜。

16.14 银盐沉着症

组织病理特点：

- 银盐沉着症（argyria）表皮基底细胞中黑素颗粒数量增多，真皮上层有散在噬黑素细胞；
- 真皮全层细胞内外可见均匀一致大小（直径约 1 μm）、圆形、棕黑色有折光的颗粒。
- 银盐颗粒的沉积尤其多见于小血管及小汗腺的基底膜、血管内皮细胞、毛囊及皮脂腺周围的结缔组织中，也可见于立毛肌、神经束内。
- 银盐颗粒以暗视野显微镜检查可更清楚地被显示，它在黑色背景上表现为白色发亮的颗粒。

除了皮肤外，银盐还沉积在内脏，如肝、脾及胃肠道黏膜等。

临床特点：皮肤呈银灰色，尤其在暴露部位更为明显，口腔牙龈黏膜及眼结膜也可见色素沉着。本病的发生或系长期摄入银盐或系长期外用于上呼吸道黏膜，经黏膜吸收后所致。

鉴别诊断：本病应与血色病、褐黄病、文身等鉴别，根据银盐沉积表现为均匀一致圆形、棕黑色有折光的颗粒，暗视野显微镜下为白色发亮的颗粒鉴别是不困难的。

16.15 其他金属沉着症

如砷、铅、铝、汞、铋等也可沉积于皮肤，因系统内用或外用后沉积于皮肤，传统医学中樟丹含有铅、朱砂含有汞、雄黄则含有砷，长期内服或外用，可造成药物中所含的铅、汞、砷等沉积在皮肤或黏膜，如牙龈黏膜上铅线就是由于硫化铅沉积于真皮所致；砷的沉积则可造成皮肤出现色素改变，躯干部有雨滴状的色素沉着或色素减退斑；砷在皮肤内长期沉积的结果还可导致表皮角质形成细胞角化的异常，出现掌跖点状角化，表皮出现原位癌（鲍温病），乃至发生鳞癌。

16.16　黑棘皮病

组织病理特点：图 16.16-1、2

● 黑棘皮病（acanthosis nigricans）表皮角化亢进，乳

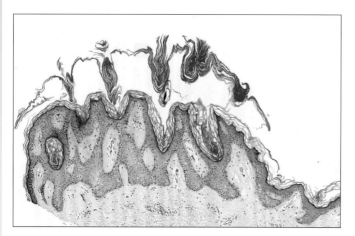

图 16.6-1　黑棘皮病
表皮角化亢进，乳头瘤样增生；基底细胞层轻度色素增加；真皮内无明显炎症细胞浸润

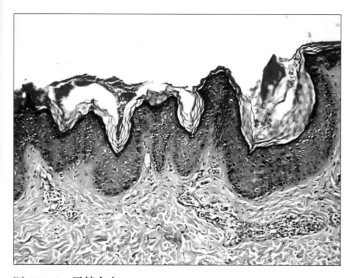

图 16.6-2　黑棘皮病
表皮角化亢进，乳头瘤样增生；基底细胞层轻度色素增加；真皮内无明显炎症细胞浸润

头瘤样增生；

● 真皮乳头似指样向上突起，突起部分的棘层变薄，而在两个突起间的棘层则轻度至中度增厚；

● 基底细胞层轻度色素增加；

● 真皮内一般无炎症细胞浸润。

临床特点：图 16.16-3、4、5

皮肤色素加深，轻度增厚，表面有小乳头状隆起，触之如天鹅绒状，重时表面呈轻度乳头瘤状隆起。皮损对称分布，好发于颈部、腋窝、手背、腹股沟及外阴部。常伴掌跖角化过度。

黑棘皮病有不同类型：恶性黑棘皮病见于内脏恶性肿瘤患者，皮损范围广泛，可全身性，且随肿瘤的恶化而加重；真性黑棘皮病有遗传性；假性黑棘皮病见于肥胖者；特发性黑棘皮病的发病则无明显原因。以上四型临床及组织学改变的基本特点是相同的。

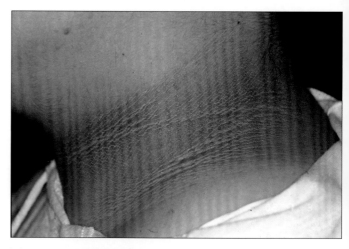

图 16.16-3　肥胖性黑棘皮病（17 岁，85 kg）

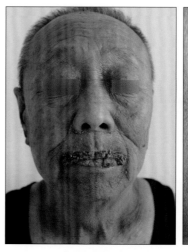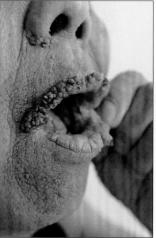

图 16.16-4　恶性黑棘皮病（胃癌）

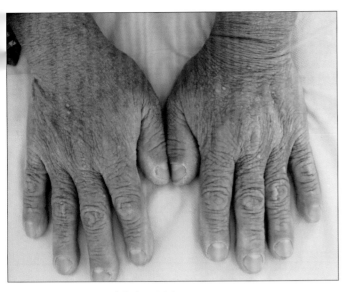

图 16.16-5 恶性黑棘皮病（胃癌）

（涂 平）

17

角化性皮肤病

17.1　先天性角化性皮肤病

17.1.1　**鱼鳞病**（ichthyosis）

　　鱼鳞病是种常见的遗传性角化性皮肤病，以角化异常为主要改变。临床上以皮肤上出现片状鱼鳞样黏着性鳞屑为共同特点。鱼鳞病的诊断随着基因诊断的普及和深入，其分类与以往有很大变化，总体分为鱼鳞病和伴有鱼鳞病的综合征两大类。因为在临床会出现临床或病理表型相近，但是基因型不同的情况。所以下面是按照传统鱼鳞病临床表型分类的鱼鳞病，在临床实践中，还需要结合基因型结果综合分析才能明确诊断。

17.1.1.1　寻常型鱼鳞病（ichthyosis vulgaris）

组织病理特点：图 17.1.1.1-1、2

- 角层显著增厚，为致密的正角化亢进；
- 毛囊角栓；
- 颗粒层减少或消失，棘层厚度正常。

　　本型鱼鳞病的特征性组织学改变是角层增厚，而颗

粒层减少或消失。

　　在临床中，部分疾病也可有寻常型鱼鳞病表现，如鳞状毛囊角化病等。

　　临床特点：17.1.1.1-3、4、5

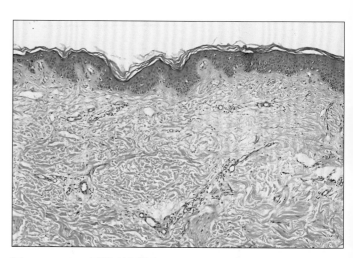

图 17.1.1.1-1　寻常型鱼鳞病

低倍镜下表皮大致正常，真皮全层几乎无炎症细胞浸润

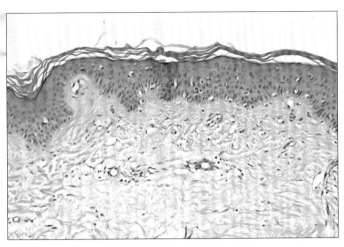

图 17.1.1.1-2 **寻常型鱼鳞病**
表皮轻中度网篮状角化过度；颗粒层很薄或者消失

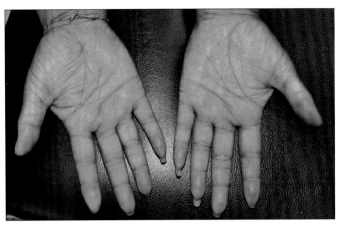

图 17.1.1.1-5 **寻常型鱼鳞病—掌纹粗大、深**

皮疹常在幼年时出现，至青春期后最明显。皮损对称分布，在四肢伸侧，尤胫前出现淡褐色菱形或多角形鳞屑，皮肤干燥。掌跖的皮纹明显，可伴角化过度。一般无明显自觉症状。四肢屈侧的皱折部位如肘窝、腋下及腘窝并不累及。

17.1.1.2 性联鱼鳞病（X-linked ichthyosis）

组织病理特点：

- 角层增厚，角化亢进；
- 颗粒层正常或轻度增厚；
- 棘层轻度增厚；
- 真皮浅层稀疏淋巴组织细胞浸润。

临床特点：图 17.1.1.2-1、2、3

为性联隐性遗传，仅见于男性，于生后或生后不久

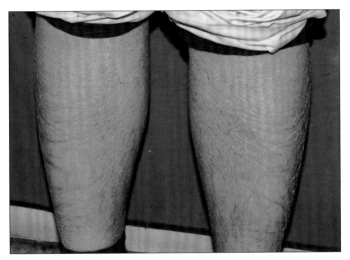

图 17.1.1.1-3 **寻常型鱼鳞病**

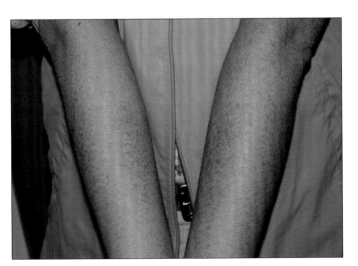

图 17.1.1.1-4 **寻常型鱼鳞病**

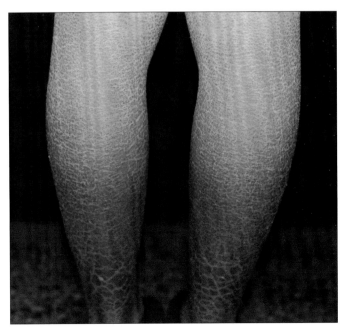

图 17.1.1.2-1 **性联鱼鳞病**

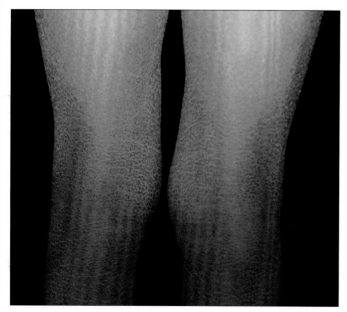

图 17.1.1.2-2　**性联鱼鳞病**

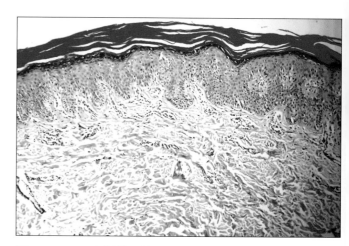

图 17.1.1.3-1　**板层状鱼鳞病**
表皮增厚，真皮轻度炎症细胞浸润

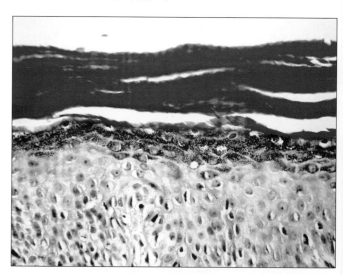

图 17.1.1.3-2　**板层状鱼鳞病**
致密角化亢进；颗粒层增厚；棘层轻度增厚

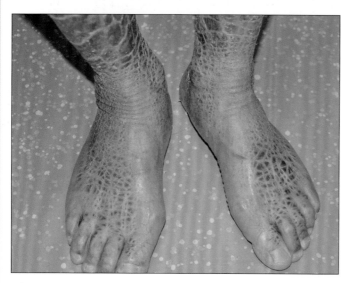

图 17.1.1.2-3　**性联鱼鳞病**

出现皮疹。鳞屑大而显著，呈污黑色，分布于全身，以四肢伸侧及躯干下部为重。与寻常型鱼鳞病不同，本病在四肢屈侧及皱折部位亦有皮疹，但无掌跖角化过度。

17.1.1.3　板层状鱼鳞病（lamellar ichthyosis）

组织病理特点：图 17.1.1.3-1、2
- 致密板层状的角化亢进；
- 表皮棘层增厚，表皮突延长，颗粒层正常或轻度增厚；
- 浅层血管扩张，血管周围稀疏淋巴组织细胞浸润。

临床特点：图 17.1.1.3-3、4、5
皮疹在出生时或出生后不久出现，皮肤广泛弥漫性潮红，上有灰褐色菱形大片鳞屑，中央粘着，边缘游

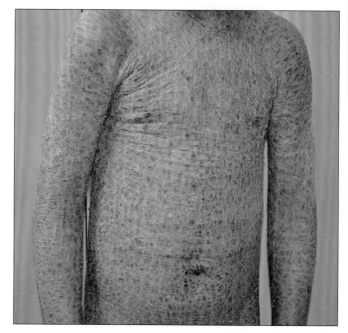

图 17.1.1.3-3　**板层状鱼鳞病**

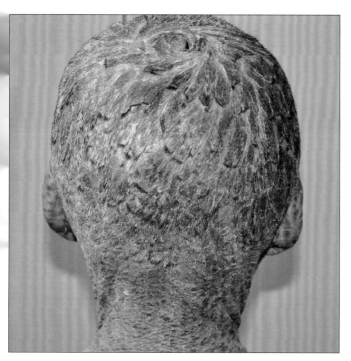

图 17.1.1.3-4　**板层状鱼鳞病**

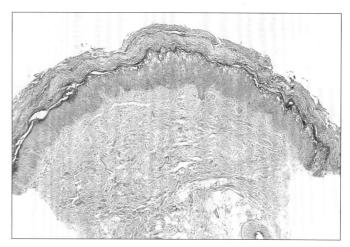

图 17.1.1.4-1　**大疱性先天性鱼鳞病样红皮病**
表皮致密角化亢进，轻度乳头瘤样增生，颗粒层明显空泡改变

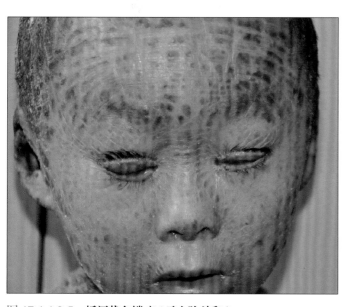

图 17.1.1.3-5　**板层状鱼鳞病（示上睑外翻）**

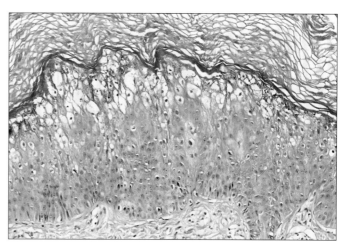

图 17.1.1.4-2　**大疱性先天性鱼鳞病样红皮病**
角化亢进，表皮颗粒层增厚，颗粒层及棘层中部细胞胞浆明显空泡化，部分融合成微疱，内含一些嗜碱性透明角质颗粒

离。皮疹以肢体屈侧及皱折处为重。掌跖的角化过度。

17.1.1.4　大疱性先天性鱼鳞病样红皮病
（bullous congenital ichthyosiform erythroderma，
BCIE）

此病又称为表皮松解性角化过渡性鱼鳞病
（epidermloytic hyperkeratosis ichthyosis）。

组织病理特点：图 17.1.1.4-1、2、3

● 致密的正角化亢进；

● 棘细胞中、上层及颗粒层细胞核周空泡改变，细胞

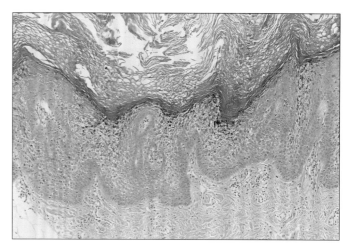

图 17.1.1.4-3　**大疱性先天性鱼鳞病样红皮病**
角化亢进，表皮颗粒层增厚，颗粒层及棘层中部细胞胞浆淡染空泡化，内含粗大嗜碱性透明角质颗粒

界限不清，可松解而造成表皮内疱；
- 颗粒层增厚，内含大小不等、不规则形的嗜碱性透明角质颗粒；
- 浅层血管周围稀疏淋巴组织细胞浸润。

临床特点：图 17.1.1.4-4、5、6

出生时全身覆有铠甲样厚屑，生后即脱落，皮肤泛发潮红，可有松弛性水疱，以上组织学改变即为此期改变。随年龄增长，症状逐渐减轻，至成人主要表现为四肢屈侧及皱折部位皮肤灰褐色增厚，上附鳞屑，不易见到水疱，此时的组织学改变可以表现为表皮松解性角化过度，也可以与板层状鱼鳞病相仿。

鉴别诊断：上述表皮松解性角化过度并非该型鱼鳞

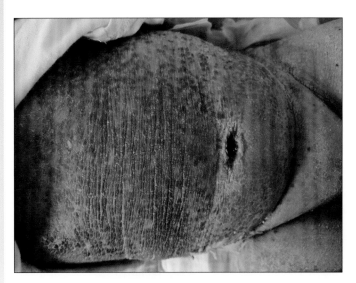

图 17.1.1.4-4　**先天性鱼鳞病样红皮病**

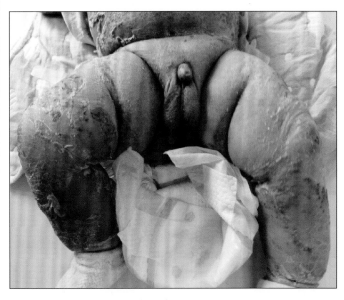

图 17.1.1.4-5　**先天性鱼鳞病样红皮病**

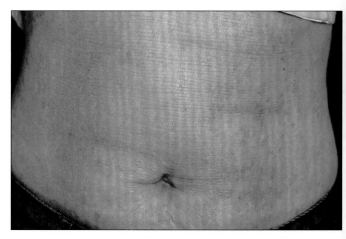

图 17.1.1.4-6　**先天性鱼鳞病样红皮病：成年后皮疹渐减轻**

病所特有，它还可见于其他一些皮肤病如表皮松解性棘皮瘤、掌跖表皮松解性角化症、表皮痣及日光性角化症等，结合临床表现是不难作出特异诊断的。

17.1.2　汗孔角化病（porokeratosis）

组织病理特点：图 17.1.2-1、2

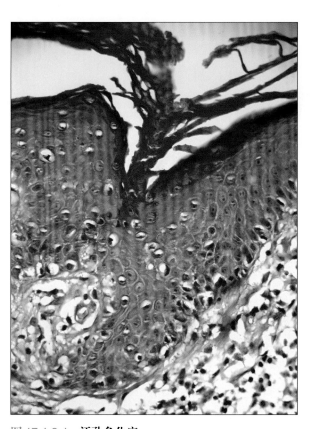

图 17.1.2-1　**汗孔角化症**
鸡眼样板：一角化不全的细胞柱充满在反折的表皮中，这是汗孔角化症特征性的组织学改变，鸡眼样板下方无颗粒层，其内有胞浆嗜酸性、核深染的角化不良细胞

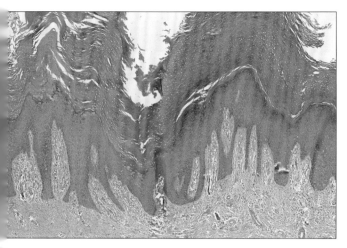

图 17.1.2-2　汗孔角化症
角化亢进（取材自手掌），示典型的鸡眼样板

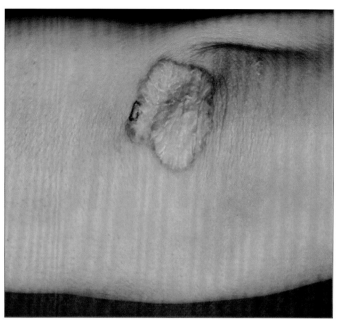

- 鸡眼样板：为一角化不全的细胞柱充满在反折的表皮中，这是汗孔角化症最具特征性的组织学改变；
- 鸡眼样板下方无颗粒层，棘层内细胞排列不甚规则，有胞浆嗜酸性、核深染的角化不良细胞；
- 在鸡眼样板之间的表皮可正常，萎缩变薄或增生，可见基底细胞水肿等界面改变；
- 真皮浅层血管周围不同程度淋巴组织细胞浸润。或者真皮浅层苔藓样淋巴组织细胞浸润。

临床特点：图 17.1.2-3、4、5、6、7、8

典型损害为圆形，边缘堤状、有沟槽的角质性隆起，中央平坦，淡褐色，轻度萎缩。损害境界清楚，大小数目因人而异。无自觉症状。好发生面、躯干及四肢。可见于掌跖，也可发生在口腔及阴部黏膜。

上述的鸡眼样板即相当于临床上的堤状角质隆起。鸡眼样板为一窄长的柱，成一定角度"插入"反折的表皮中，仅偶见鸡眼样板位于汗管或毛囊口，所以汗孔角化症的命名并不确切。

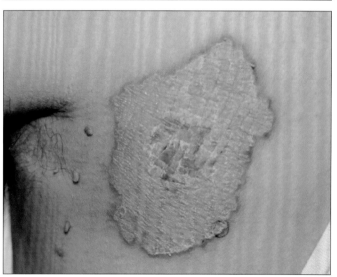

图 17.1.2-3　汗孔角化症

汗孔角化症有许多不同的类型。斑块型：单发或仅数个，直径数厘米，边缘角化隆起明显；浅表播散型：皮损小但数量多，好发于面、颈、躯干、上肢及掌跖；单侧线状型：单侧线状分布；角化肥厚型：常单发，角化十分显著，病程长者可在此基础上发生癌变；点状掌跖型：皮损以掌跖为主，与点状掌跖角化症相似。不管其临床类型，它们组织学改变的基本特点是相同的，区别只在程度上，如浅表播散型的鸡眼样板可很小，很浅表，位于轻度反折的表皮内。

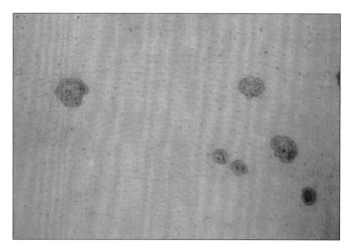

图 17.1.2-4　汗孔角化症：多发

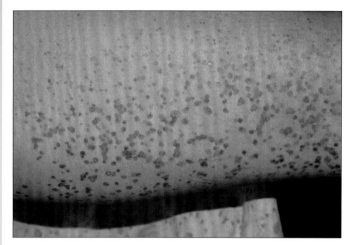

图 17.1.2-5　汗孔角化症：浅表播散型

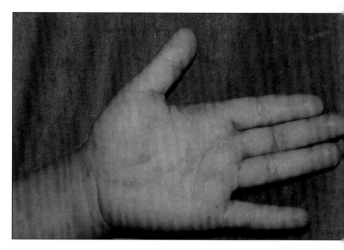

图 17.1.2-8　汗孔角化症：点状掌跖型

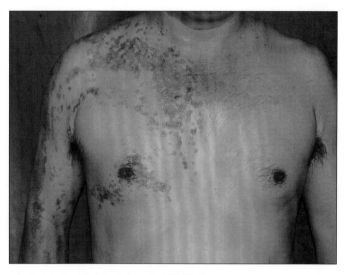

图 17.1.2-6　汗孔角化症：单侧线状型

17.1.2.1　播散性浅表性光线性汗孔角化症（disseminated superficial actinic porokeratosis）

组织病理特点：图 17.1.2.1-1、2

- 角层中有细长的角化不全柱称鸡眼样板，其下方的颗粒层减少，棘层中有少数角化不良细胞；
- 两个鸡眼样板之间的表皮萎缩变薄，表皮突变平，表皮真皮间波纹结构消失；
- 真皮乳头层早期为较为致密的淋巴组织细胞浸润，后期炎症消退，为纤维化及硬化所代替；
- 真皮浅层毛细血管扩张，可见噬黑素细胞。

临床特点：图 17.1.2.1-3

典型损害为中央平坦，萎缩，而周围绕以一角质性、崎状、轻度隆起的边缘，呈圆形或椭圆形，直径自数毫米至数厘米不等，于暴露日光的部位如面部及四肢

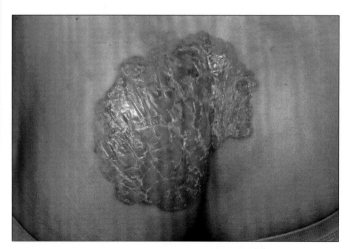

图 17.1.2-7　汗孔角化症：肥厚型

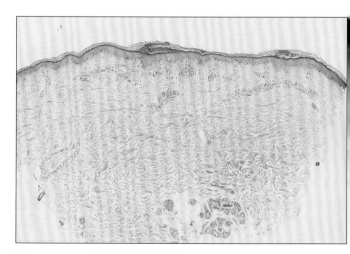

图 17.1.2.1-1　播散性汗孔角化症
此型皮疹很小，在一个完整皮疹的角质层内见两处鸡眼样板，表皮增生不明显

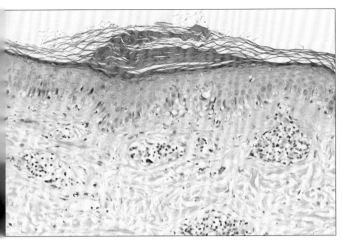

图 17.1.2.1-2 **播散性汗孔角化症**
角质层内限局性角化不全柱形成鸡眼样板，其下方表面内角化不良细胞，基底细胞水肿，真皮乳头层轻度淋巴细胞浸润，伴明显噬黑素细胞

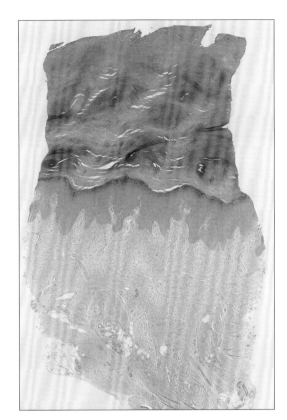

图 17.1.3-1 **掌跖角化症**
表皮高度角化亢进，颗粒层增厚，棘层肥厚，真皮小血管周围轻度炎症细胞浸润

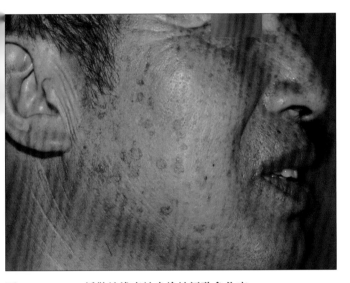

图 17.1.2.1-3 **播散性浅表性光线性汗孔角化症**

伸侧，皮疹多发。无明显自觉症状。

17.1.3 掌跖角化症（keratosis palmaris et plantaris）

组织病理特点：图 17.1.3-1、2、3
- 高度角化亢进，颗粒层增厚，棘层肥厚；
- 真皮浅层稀疏炎症细胞浸润；
- 有的皮损还可见表皮松解性角化过度的改变，此时称为表皮松解性掌跖角化症（epidermolytic keratosis palmaris et plantaris）。

临床特点：图 17.1.3-4、5、6

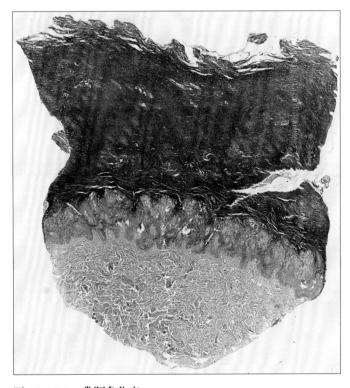

图 17.1.3-2 **掌跖角化症**
表皮明显角化亢进，棘层肥厚，颗粒层增厚，颗粒层细胞胞浆淡染，真皮轻度炎症

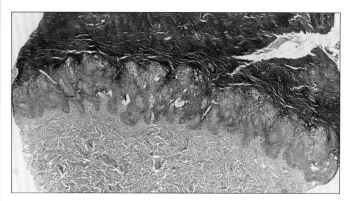

图 17.1.3-3　掌跖角化症
表皮轻度乳头瘤样增生，颗粒层细胞胞浆空泡变性，真皮浅层轻度炎症
细胞浸润

掌跖弥漫性或限局性角化过度偶可呈线状，有的病例还可表现为点状角化。病变部位境界清楚，角层明显增厚，色黄犹如胼胝。可因皲裂疼痛而影响。掌跖皮损常对称。本病大多为遗传性，婴幼儿期发病。

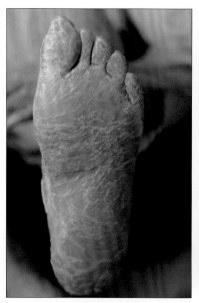

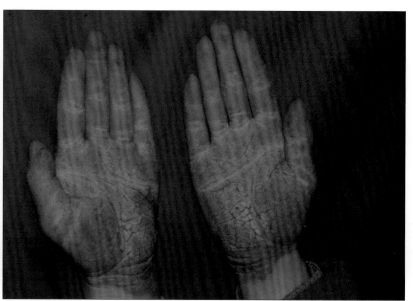

图 17.1.3-4　掌跖角化症

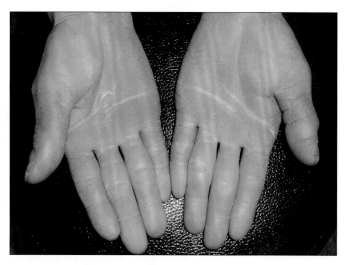

图 17.1.3-5　表皮松解性掌跖角化症

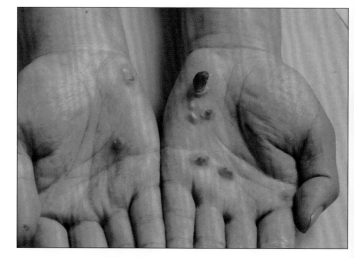

图 17.1.3-6　点状掌跖角化症

17.1.4 进行性对称性红斑角化症（erythrokeratoderma symmetrica progressiva）

组织病理特点：

- 表皮角化过度，角化不全；
- 不规则棘层增厚；
- 浅层血管扩张，管周轻度淋巴组织细胞浸润。

临床特点： 图 17.1.4-1、2、3、4

多在幼年或儿童期发病。初为双侧掌跖弥漫性红斑角化，境界清楚。皮损缓慢发展，渐至指趾背、手足背、踝间、手腕及肘膝伸侧，出现境界清楚的红斑角化，上附鳞屑。

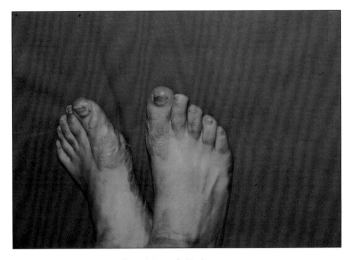

图 17.1.4-3 **进行性对称性红斑角化症**

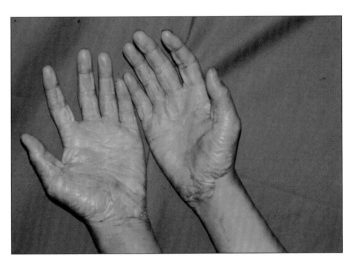

图 17.1.4-1 **进行性对称性红斑角化症**

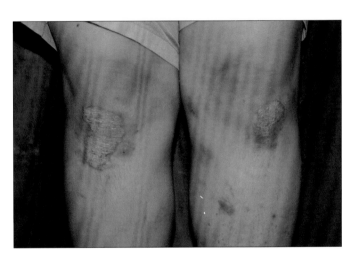

图 17.1.4-4 **进行性对称性红斑角化症**

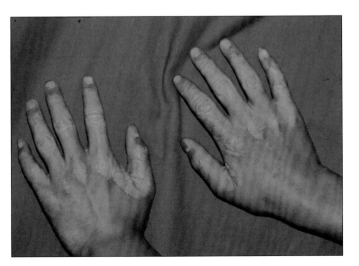

图 17.1.4-2 **进行性对称性红斑角化症**

17.1.5 先天性角化不良（dyskeratosis congenita）

这是一个少见的性联隐性遗传性疾患。患者多为男性。临床上有以下三个特点（图 17.1.5-1、2、3），①甲发育不良，不能形成甲板；②口腔黏膜发白增厚；③皮肤网状色素异常。组织病理学改变无特异性，从皮肤网状色素异常处取材可在真皮浅层血管周围见到噬黑素细胞及稀疏炎症细胞浸润。

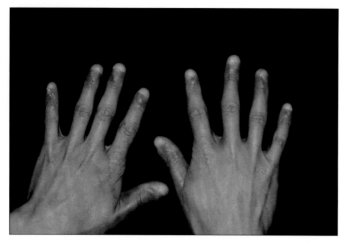

图 17.1.5-1　**先天性角化不良：示甲发育不良**

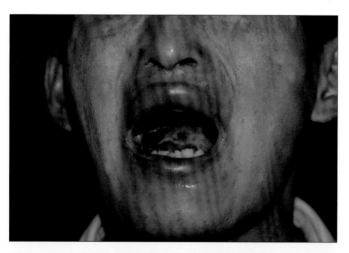

图 17.1.5-2　**先天性角化不良：示口腔黏膜发白增厚**

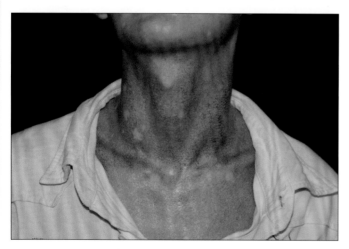

图 17.1.5-3　**先天性角化不良：示皮肤网状色素异常**

17.1.6　**疣状肢端角化症**（acroke-ratosus verruciformis）

组织病理特点：图 17.1.6-1、2

- 限局性明显角化亢进，颗粒层增厚，棘层肥厚；
- 表皮呈轻度乳头瘤状，有的乳头顶部犹似教堂的塔尖；
- 表皮突轻度下延，并大致在同一水平。

临床表现：图 17.1.6-3、4

本病是一个少见的常染色体显性遗传性疾病。为肢端，尤手足背多数角化性坚实的扁平丘疹，无自觉症状。常在幼年时发症。

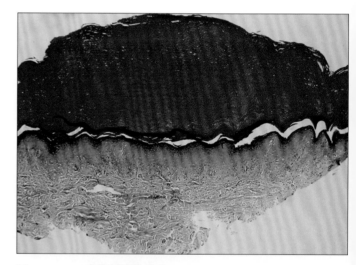

图 17.1.6-1　**疣状肢端角化症**
表皮限局性明显角化亢进，轻度乳头瘤样增生，表皮突轻度下延，大致在同一水平线上

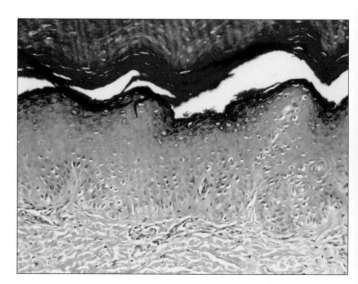

图 17.1.6-2　**疣状肢端角化症**
表皮颗粒层增厚，棘层肥厚，真皮乳头轻度淋巴细胞浸润

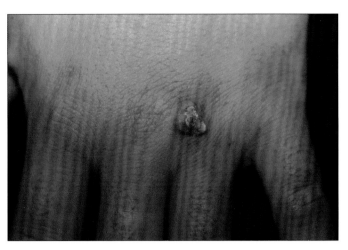

图 17.1.6-3 疣状肢端角化症

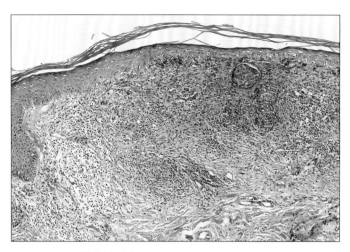

图 17.1.7-1 着色性干皮病
表皮角化亢进,表皮萎缩,真皮浅层充满色素的上皮样细胞团块,散在明显黑素及炎症细胞浸润

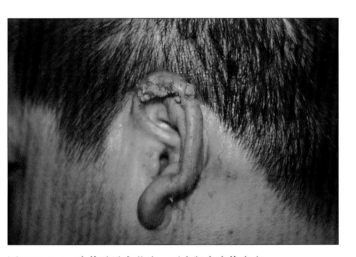

图 17.1.6-4 疣状肢端角化症:耳廓坚实疣状皮疹

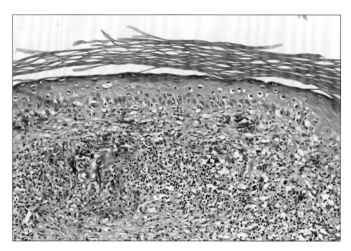

图 17.1.7-2 着色性干皮病
表皮基底细胞排列紧密、紊乱、部分区域呈多层细胞,细胞核异形性。真皮内明显慢性炎症及黑素颗粒。符合日光角化症

鉴别诊断: 本病的组织学改变与脂溢性角化症相似,鉴别需结合临床。与扁平疣的鉴别是本病的粒层及棘细胞上层中无空泡化细胞,与寻常疣的区别要点是本病无角化不全。

17.1.7 着色性干皮病(xeroderma pigmentosa)

组织病理特点: 图 17.1.7-1、2、3

- 最初的表现为角化亢进,棘层不规则,有的萎缩,有的增生,在基底细胞层黑素颗粒增多,真皮浅层以淋巴组织细胞为主的炎性浸润;
- 第二阶段上述表皮改变更为显著,特征性的改变是表皮内细胞排列紊乱,有向真皮方向芽蕾状生长,其中有不典型细胞,真皮浅层可见日光弹力变性改变;
- 第三阶段表皮出现基底细胞癌、鳞状细胞癌或恶性

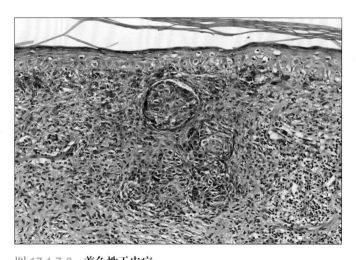

图 17.1.7-3 着色性干皮病
表皮下层异形上皮样细胞,有核异形,部分胞浆有色素颗粒。真皮浅中层呈巢黑素细胞增生,细胞成熟不明显,有核异形。周围慢性炎症细胞浸润。符合侵袭性黑素瘤

黑素瘤改变，这些改变的组织学特点详见肿瘤部分相应章节。

临床特点：图 17.1.7-4、5、6、7

本病为常染色体隐性遗传。家长能注意到的最初症状是患儿皮肤受日光照晒即发红，羞明，皮肤上有少许脱屑及色素沉着，如雀斑样改变；第二阶段在暴露日光的部位表现为斑点状色素沉着、毛细血管扩张及点状萎缩发白，如慢性放射性皮炎改变，还有如日光角化症那样上附鳞屑的角化性斑丘疹；在此基础上将发生皮肤癌，患者常在青春期前死于皮肤癌。

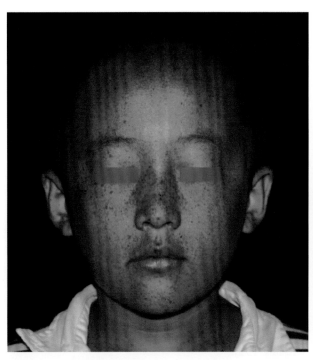
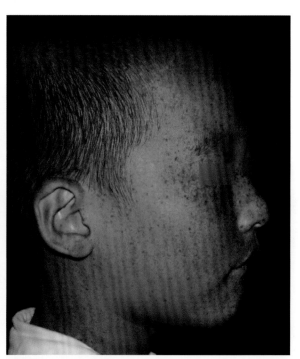

图 17.1.7-4　**着色性干皮病**
示雀斑样皮肤改变

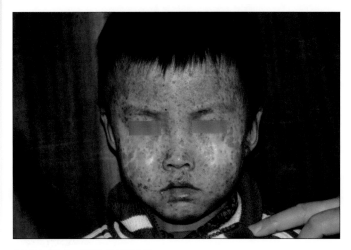

图 17.1.7-5　**着色性干皮病**
示斑点状色素沉着、毛细血管扩张及点状萎缩发白

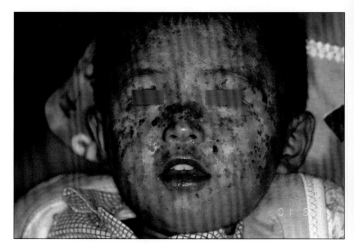

图 17.1.7-6　**着色性干皮病**
示斑点状色素沉着、毛细血管扩张及点状萎缩发白

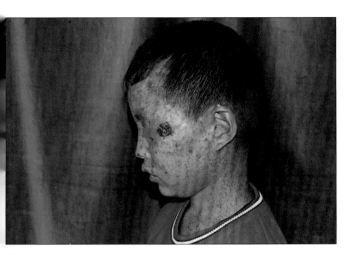

图 17.1.7-7 **着色性干皮病**
在原有病变基础上发生鳞状细胞癌

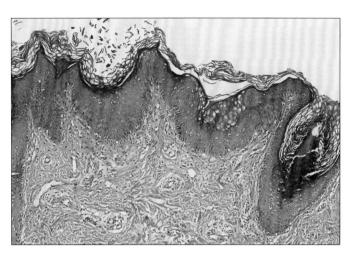

图 17.1.8-2 **先天性外胚叶发育不良**
真皮内毛囊、皮脂腺明显减少

17.1.8 先天性外胚叶发育不良
（congenital ectodermal dysplasia）

组织病理特点：图 17.1.8-1、2

- 毛发、皮脂腺数量明显减少，形状小；
- 小汗腺可有可无。在无汗性外胚叶发育不良患者皮损的切片上，小汗腺数量明显减少，分泌细胞扁而小，导管可仅由一层细胞而非两层细胞所组成，大汗腺亦可减少，变小；
- 表皮大致正常。

临床特点：图 17.1.8-3、4

典型损害为患者少毛或无毛，头皮稀少，细软；牙齿小且发育迟缓及不良，有的可缺如；甲发育不良，少汗或无汗。患儿在湿热天气，因不能排汗体温可升至 38～39℃ 以上，家长常因此带患儿去医院，怀疑本病

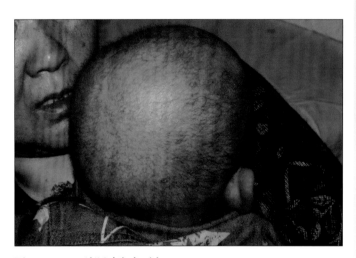

图 17.1.8-3 **外胚叶发育不良**

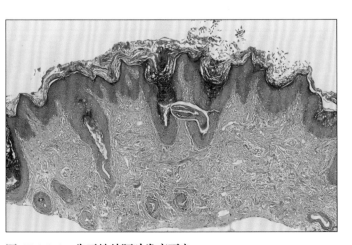

图 17.1.8-1 **先天性外胚叶发育不良**
表皮无特殊改变，真皮内毛囊、皮脂腺及汗腺明显减少，血管周围轻度炎症细胞浸润

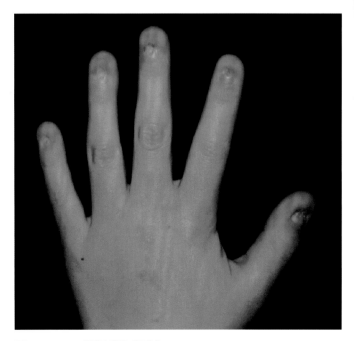

图 17.1.8-4 **外胚叶发育不良**

时取皮肤作组织病理学检查有助于确诊。有的患者出汗可大致正常。根据有汗及无汗，本病可分为无汗性外胚叶发育不良及有汗性外胚叶发育不良两型。

17.1.9　毛囊角化病（keratosis follicularis，Darier 病）

组织病理特点： 图 17.1.9-1、2、3
- 局灶性基底细胞层上裂隙，裂隙下方常有与其垂直的基底细胞索伸向真皮乳头；
- 在裂隙上，棘层及颗粒层内有棘刺松解性角化不良细胞，又称圆体细胞，角质层内有角化不良细胞即谷粒细胞；
- 表皮增生，轻度棘层肥厚；

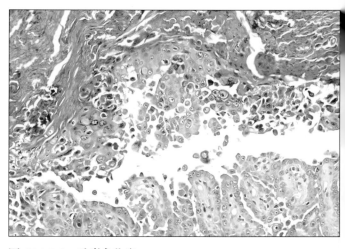

图 17.1.9-3　毛囊角化病
在裂隙上，棘层及颗粒层内有棘刺松解性角化不良细胞，又称圆体细胞，角层内有角化不良细胞即谷粒细胞

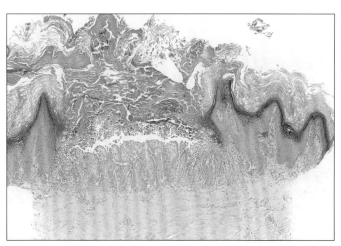

图 17.1.9-1　毛囊角化病
角化性丘疹，中央充满角化不全物质，轻度棘层肥厚，表皮内多数基底细胞层上裂隙，裂隙多与表皮垂直分布

- 真皮乳头不规则向上增生，形成绒毛；
- 在裂隙上的角层呈局灶性角化不全；
- 浅层血管周围淋巴组织细胞浸润。

　　毛囊角化病时的棘细胞松解都是限局性的，它们不像寻常型天疱疮时出现基底细胞与其上棘细胞间连续性的分离，因此在临床上很少见到水疱或大疱。其基本损害是污褐色或灰褐色的角化性丘疹，组织病理学上相当于裂隙上局灶性的角化不全。正如在组织学上所见的那样，角化不全灶大多数并不是与毛囊相一致，因此毛囊角化病的命名实际上并不确切，只是 Darier 在 1889 年首次描述了本病，1896 年 Bowen 将其称为毛囊角化病后就一直沿用了下来。

临床特点： 图 17.1.9-4、5、6、7、8、9
　　典型损害为污褐色或灰褐色的角化性丘疹，可渐增大呈疣状。好发于皮脂溢出部位如头皮、面部、前

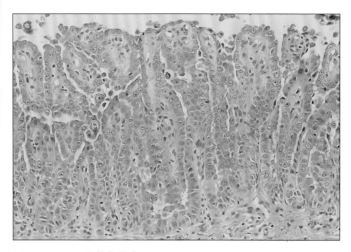

图 17.1.9-2　毛囊角化病
多数与表皮垂直的棘刺松解性裂隙

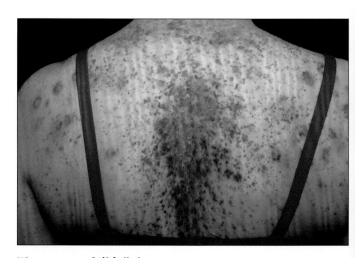

图 17.1.9-4　毛囊角化病

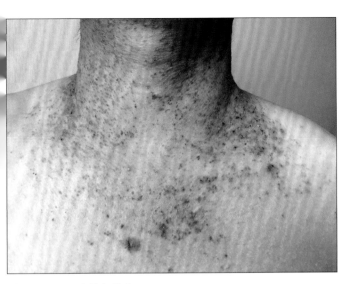

图 17.1.9-5 **毛囊角化病**

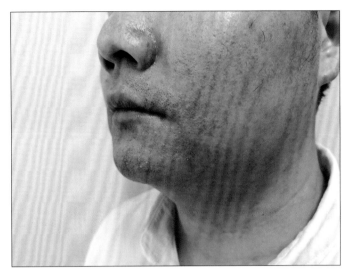

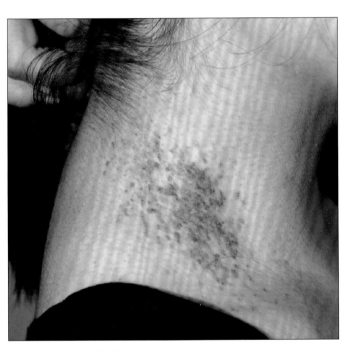

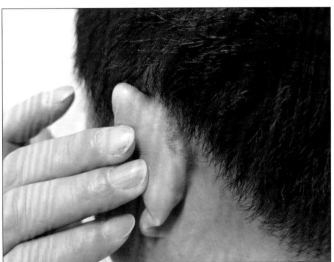

图 17.1.9-7 **毛囊角化病**

图 17.1.9-6 **毛囊角化病**

胸、后背中部及腋窝、腹股沟、外阴等皱折部位。除皮肤外，本病还可侵犯黏膜及趾指甲。自觉轻度瘙痒。病程慢性。发病与遗传有关，一般为常染色体不规则显性遗传。

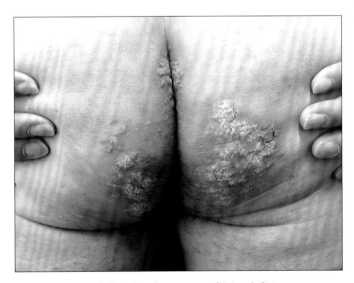

图 17.1.9-8 **毛囊角化病**（与 17.1.9-7 为同一患者）

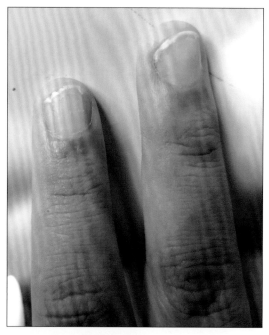

图 17.1.9-9　**毛囊角化病**

17.2　疣

主要由人类乳头瘤病毒（human papilloma virus. HPV）所引起，以表皮增生为特点的一组皮肤病。已证明某些 HPV 的慢性感染可导致皮肤癌的发生。

17.2.1　寻常疣（verruca vulgaris）

组织病理特点：图 17.2.1-1、2、3、4、5

- 表皮角化亢进，棘层肥厚，乳头瘤样增生；
- 在乳头状隆起嵴上方的角质层内有呈叠瓦状角化不全，其核较大，染色较深，在该处角层内常可见陈旧出血；
- 在棘细胞上层及颗粒层可见局灶性空泡化细胞，该细胞的核小、圆、嗜碱性，周围绕以一狭窄透亮晕，胞浆淡染，其中透明角质颗粒很少；
- 在两个乳头状嵴之间的凹陷处，颗粒细胞的大小及数量均增加，胞内有大而不规则的角质透明颗粒；
- 表皮突伸长，在疣周围的表皮突向中心弯曲呈抱球状；
- 真皮乳头上延，其中血管扩张，一直达到乳头顶部；
- 浅层血管丛周围少数淋巴细胞浸润。细胞浸润在寻常疣的消退期更为显著。

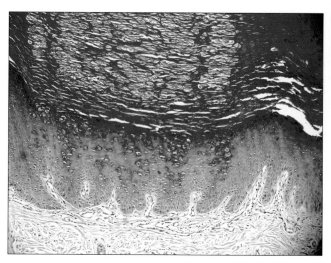

图 17.2.1-1　**寻常疣**
高度角化亢进，角质层内有呈叠瓦状角化不全，表皮棘层肥厚，颗粒层增厚，颗粒层部分细胞大，其内颗粒增多，这些细胞呈聚集性

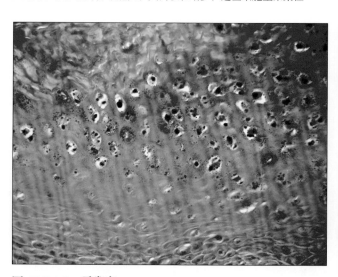

图 17.2.1-2　**寻常疣**
颗粒细胞部分数量细胞核深染，核周空晕状，内有大而不规则的角质透明颗粒

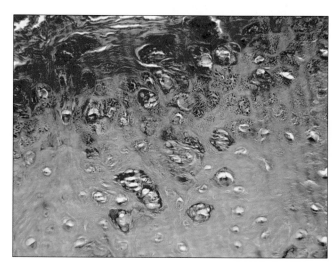

图 17.2.1-3　**寻常疣**
颗粒细胞增大，胞内有不规则的角质透明颗粒，即挖空细胞

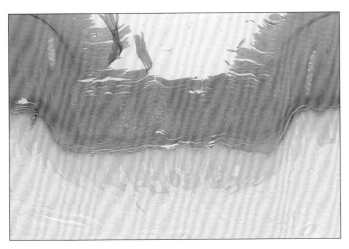

图 17.2.1-4 跖疣
表皮高度角化亢进，足底的疣体受到挤压不是乳头状外生性，而是向内生长。表皮明显棘层肥厚，皮突延伸

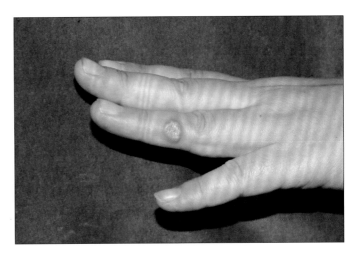

图 17.2.1-6 寻常疣

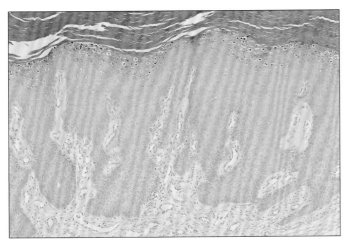

图 17.2.1-5 跖疣
表皮颗粒层增厚，颗粒层状分布空泡化细胞，与寻常疣不同的是，胞浆内的角质透明颗粒特别粗大，部分融合深染

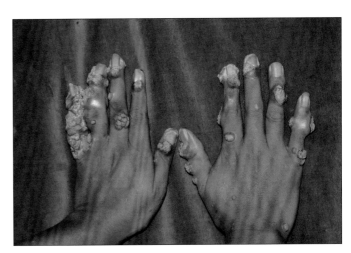

图 17.2.1-7 多发寻常疣

临床特点：图 17.2.1-6、7、8、9

典型损害为绿豆至黄豆大半球形隆起丘疹或结节，表面干燥粗糙，触之较硬，呈灰褐色或正常皮色。有的损害顶端分裂成刺状或花蕊状。无自觉症状。好发于手背、指背、甲周及面部。单发或多发。

跖疣（verruca plantaris）为发生在足跖的寻常疣.组织学上皮损不是向外、而因挤压而向内生长，除角质层明显增厚外，其组织学改变的基本特点与寻常疣相同。若多发且融合，称为镶嵌状疣。

丝状疣（filiform warts）为发生在眼睑、颈部等部位单发或者多发性细软的丝状突起，它是一个特殊类型的寻常疣。

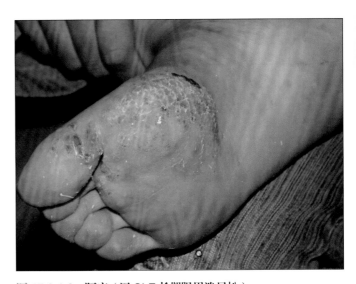

图 17.2.1-8 跖疣（因 SLE 长期服用泼尼松）

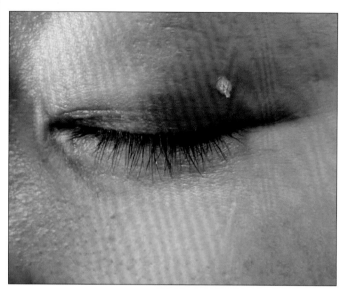

图 17.2.1-9 **丝状疣**

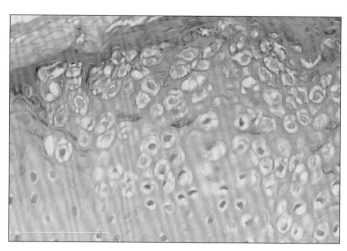

图 17.2.2-2 **扁平疣**
颗粒层见多数空泡化细胞，细胞较大，核周空晕，有放射状丝状物，也称为猫眼细胞

17.2.2 扁平疣（verruca plana）

组织病理特点：图 17.2.2-1、2

● 表皮角化亢进，粒层及棘层轻度肥厚.但并无乳头瘤样增生。

● 棘细胞上层及粒层内可见多数空泡化细胞，细胞胞体大，核位于中央核周空晕，有放射状丝状物，特称猫眼细胞。

● 真皮大致正常。在扁平疣消退期，真皮浅层血管周有以淋巴细胞为主的浸润。

临床特点：图 17.2.2-3、4

为约 2 mm 大小的扁平丘疹，正常皮色或淡褐色，表面无鳞屑，本病可自身接种，皮损成线状一般无自觉症状。好发于面部及手背。患者以青少年青壮年居多。

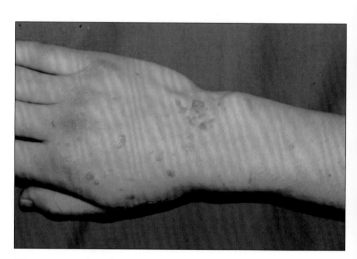

图 17.2.2-3 **扁平疣**

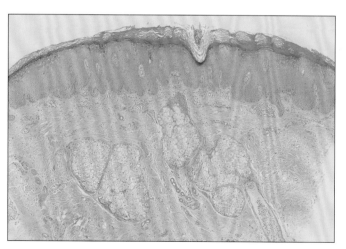

图 17.2.2-1 **扁平疣**
表皮角化亢进，棘层肥厚，颗粒层见群集性空泡化细胞

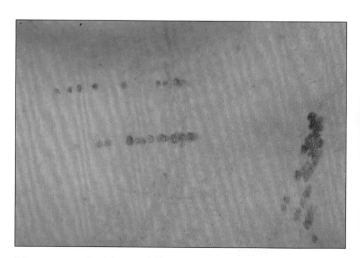

图 17.2.2-4 **扁平疣：呈线状皮损**

17.2.3 尖锐湿疣（condyloma acuminata）

组织病理特点： 图 17.2.3-1、2

- 损害隆起皮面，呈乳头瘤样增生，棘层肥厚，表面可有轻度角化亢进及角化不全。
- 棘细胞上层及粒层内可见空泡化细胞，细胞胞体较大，有一圆形深染的核，在核膜及浆膜间有丝状物相连，使细胞呈猫眼状。
- 真皮乳头增宽，上延，轻度水肿。血管扩张。
- 真皮浅层血管周围中等密度以淋巴细胞为主浸润，还有浆细胞。

临床特点： 图 17.2.3-3、4、5、6

本病好发于阴肛部，多见于男性的龟头冠状沟、包皮内侧、阴茎，女性的外阴部及两性的肛周。初起为针帽口淡红色柔软丘疹，之后增大至乳头状、乃至菜花状，表面凹凸不平，淡褐色或污灰色，湿润柔软，有分泌物。本病常通过性交传染，是一个常见的性传播疾病。

在尖锐湿疣的基础上可发生鲍温样丘疹病及鳞状细胞癌，将在肿瘤部分中讲述。

鉴别诊断： 女阴假性湿疣（pseudocondyloma of vulval），在女性小阴唇内侧，有时可见到多数如针帽大群集的丝绒状小丘疹，呈鱼卵状，此为一正常所见，也可为慢性炎症刺激所致。组织学上假性湿疣仅为轻度乳

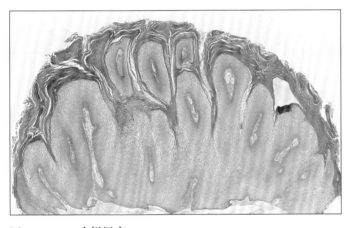

图 17.2.3-1 **尖锐湿疣**
疣体呈明显乳头瘤样增生，棘层肥厚，皮突延伸，颗粒层及棘层中部片状分布空泡化细胞

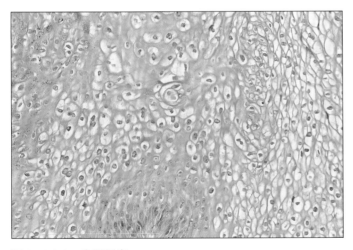

图 17.2.3-2 **尖锐湿疣**
空泡化细胞的胞体较大，核深染，核周淡染，核膜与细胞膜间有丝状物相连，形似猫眼

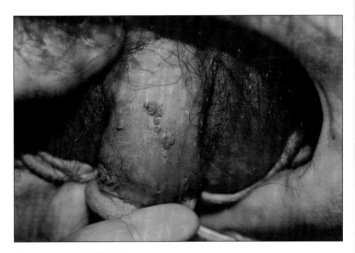

图 17.2.3-3 **尖锐湿疣**

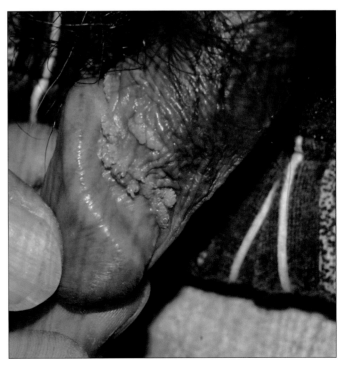

图 17.2.3-4 **尖锐湿疣**

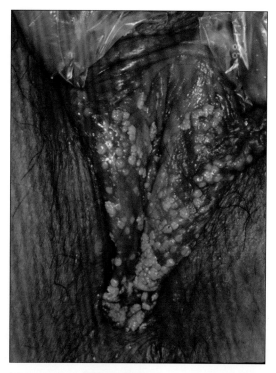

图 17.2.3-5　外阴尖锐湿疣

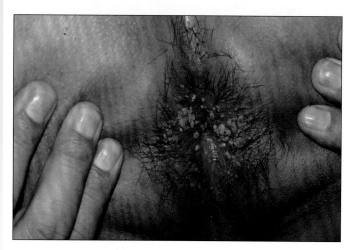

图 17.2.3-6　肛周尖锐湿疣

头瘤样增生，棘细胞上层为大小一致的空泡化细胞，且在核周为透明的空晕，无猫眼现象。

17.2.4　疣状表皮发育不良（epidermodysplasia verruciformis）

组织病理特点：图 17.2.4-1、2、3

● 表皮角化亢进，棘层肥厚；

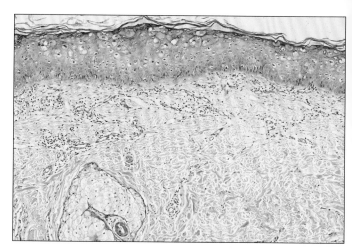

图 17.2.4-1　疣状表皮发育不良
表皮轻度角化亢进，轻度棘层肥厚，表皮颗粒层及棘层中部细胞体积增大，胞浆丰富

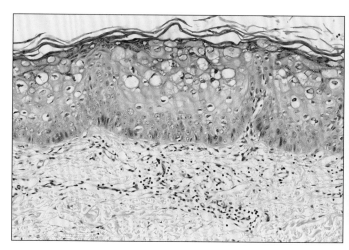

图 17.2.4-2　疣状表皮发育不良
表皮颗粒层及棘层中层细胞体积增大，胞浆丰富，淡染或蓝灰色

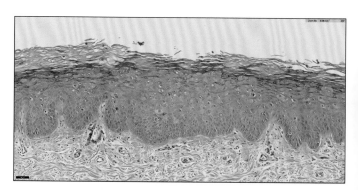

图 17.2.4-3　疣状表皮发育不良
表皮颗粒层及棘层中层细胞胞浆丰富，呈明显蓝灰色

- 在棘细胞上半及粒层内可见三五成群的病变细胞，它们胞体大，胞浆淡蓝染，有的可呈泡沫状，核大、圆，由于染色质位于核缘，故胞核内染色浅。这些细胞间无细胞间桥；
- 真皮无改变，或浅层血管周围有少许炎症细胞浸润。

临床特点：图 17.2.4-4、5、6、7、8

本病亦由 HPV 病毒感染所致，主要是 HPV-3 及 HPV-5。由 HPV-3 所致的临床及组织学特点均与上述扁平疣相似。由 HPV-5 所致的则可见红褐色及紫红色扁

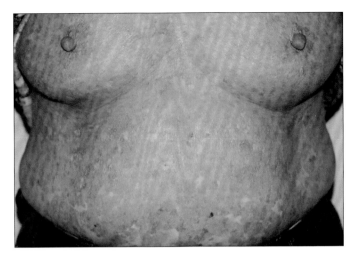

图 17.2.4-6　疣状表皮发育不良（与图 17.2.3-5 是同一个患者）

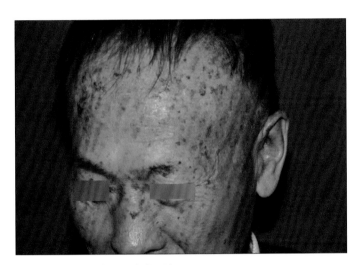

图 17.2.4-4　疣状表皮发育不良

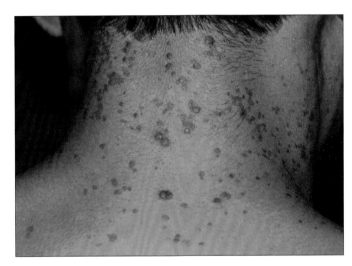

图 17.2.4-7　疣状表皮发育不良

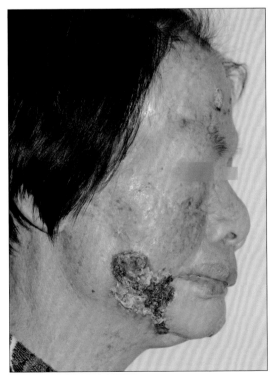

图 17.2.4-5　疣状表皮发育不良（64 岁，曾多次因皮肤癌手术切除）

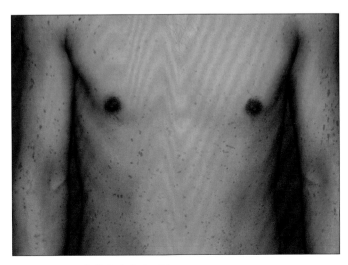

图 17.2.4-8　疣状表皮发育不良

平丘疹及轻度色素减退斑,有细小鳞屑,外观似花斑癣样。皮损以头面、手背等外露部位为主,亦可见于躯干、四肢等。患者常有家族史,发病年龄早。病程长者在原有皮损基础上常发生癌变,常见的是鳞状细胞癌和基底细胞癌。上述的组织学改变为 HPV-5 感染损害的特点。

17.2.5 传染性软疣(molluscum contagiosum)

组织病理特点:图 17.2.5-1、2

- 表皮明显增生,并向下伸入真皮,表面成火山口样。
- 增生表皮呈梨状,彼此相邻,其间的真皮乳头变窄,成为一狭窄的间隔。

- 表皮内除基底细胞外,在胞浆内可见病毒包涵体。它在棘细胞内为一个均一红染、嗜酸性的小体,称为软疣小体。软疣小体逐渐增大,至棘细胞上层时将细胞核挤至一边成半月形。至粒层,软疣小体染色成嗜碱性,这些增大的软疣小体最终突破角层,使表面呈火山口样开口。
- 若软疣小体进入真皮,则将出现异物肉芽肿反应。

临床特点:图 17.2.5-3、4

典型损害为半球形、具有蜡样光泽的丘疹,直径约 2～3 mm,顶端有一脐样凹陷。用力挤压可挤出乳酪状物,即软疣小体。本病多见于儿童及中青年女性,好发于面部和躯干部。传染性软疣系痘类病毒所致,而非 HPV 引起。

(涂 平)

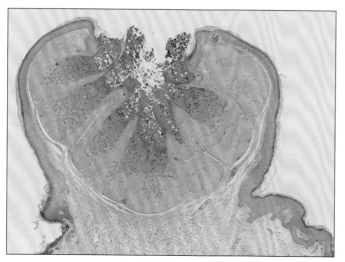

图 17.2.5-1 传染性软疣
疣体中央呈火山口样凹陷,角层内及表皮内多数嗜伊红染色的病毒包涵体

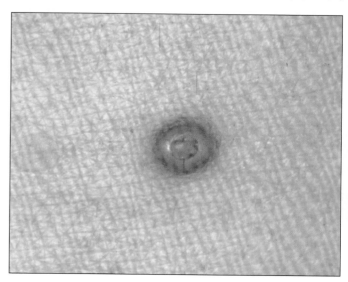

图 17.2.5-3 传染性软疣

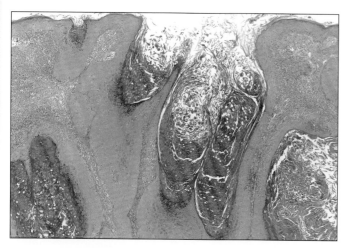

图 17.2.5-2 传染性软疣
表皮明显增生,角层内及表皮密集红染色病毒包涵体

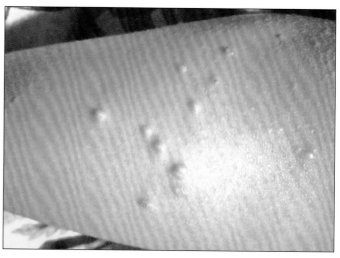

图 17.2.5-4 传染性软疣

第三部分
皮肤肿瘤

18
表皮肿瘤

表皮肿瘤指发生在表皮的良性和恶性肿瘤，是一类常见的上皮性皮肤肿瘤。

18.1　表皮痣

表皮痣（epidermal nevus）又称线状表皮痣（linear

epidermal nevus），疣状痣（verrucous nevus）。

组织病理特点：图 18.1-1

- 角化亢进；
- 棘层肥厚，表皮突下延，基层色素增多；
- 表皮呈乳头瘤状增生；
- 有的病例可见灶性表皮松解性角化过度，亦可见棘层松解性角化不良。

临床特点：图 18.1-2、3

大多为单侧限局性，呈线状或条带状分布的乳头状隆起性损害，大小在各病例互不相同，有的可沿单侧肢体呈线状。本病可发生在身体的任何部位，通常在出生时就有，但也可生后发生。偶见全身性，此时的基本损害与上述限局性相同，但分布广泛，特别在躯干部呈平行排列，皮损呈灰褐至棕褐色。

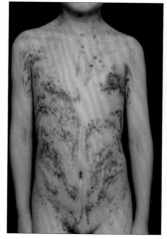
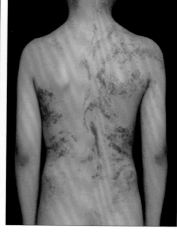

图 18.1-3　**表皮痣，广泛分布**

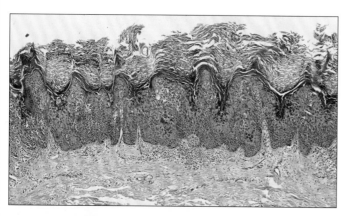

图 18.1-1　**表皮痣**
棘层肥厚角化亢进，表皮轻度乳头瘤样增生

18.2　炎性线状疣状表皮痣

组织病理特点：图 18.2-1

- 炎性线状疣状表皮痣（inflammatory linear verrucous epidermal nevus，ILVEN）角化不全、角化亢进间断出现；
- 颗粒层变薄、增厚间断出现；
- 棘层肥厚，表皮突较规则延伸；
- 真皮浅层小血管扩张，周围轻度淋巴细胞浸润。

临床特点：图 18.2-2、3

本病为表皮痣的特殊类型，幼年发病，常累及四肢，特别是下肢。由红色丘疹融合成线状或带状损害，境界清楚，表面有鳞屑。自觉瘙痒。

鉴别诊断：应与银屑病鉴别，后者表皮有融合性角化不全，有时可见 Munro 微脓疡，颗粒层减少或消失。

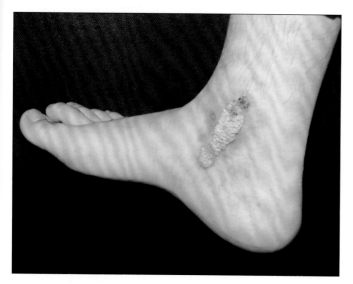

图 18.1-2　**表皮痣**

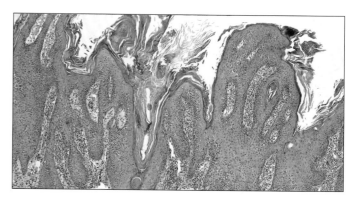

图 18.2-1　**炎性线状疣状表皮痣**
棘层肥厚角化亢进，表皮呈轻度乳头瘤样增生。真皮浅层炎症细胞浸润

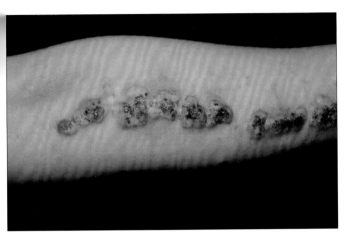

图 18.2-2 **炎性线状疣状表皮痣**

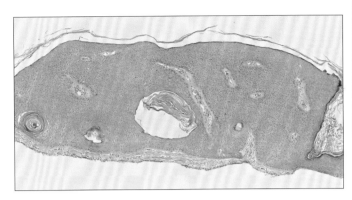

图 18.3-1 **脂溢性角化症**
棘层肥厚型 瘤体向外生长，其宽度大于高度，肿瘤下缘常与正常表皮平齐，可见假性角囊肿

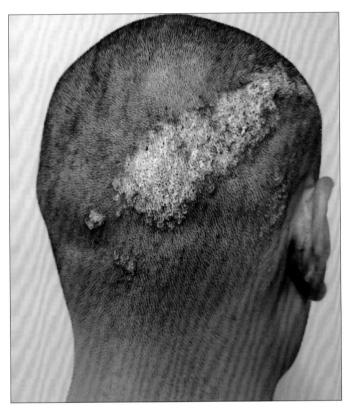

图 18.2-3 **炎性线状疣状表皮痣**

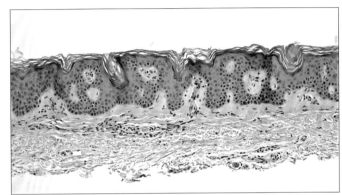

图 18.3-2 **脂溢性角化症**
扁平型 棘层肥厚不明显

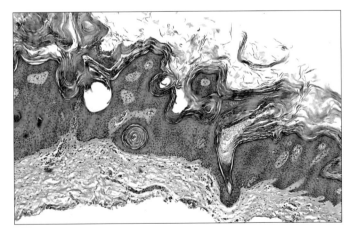

图 18.3-3 **脂溢性角化症**
色素沉着型 病变中有多数色素颗粒

18.3 脂溢性角化症

组织病理特点：

图 18.3-1、2、3、4、5、6、7

- 脂溢性角化症（seborrheic keratosis）角化亢进，棘层肥厚及乳头瘤样增生；
- 瘤体一般向外生长，其宽度大于高度，肿瘤的下缘常与正常表皮平齐；
- 组成瘤体的细胞有基底样细胞及鳞状细胞。前者类似基底细胞，胞体较小，形态一致，核相对较大；后者类似棘细胞。
- 可见假性角囊肿；

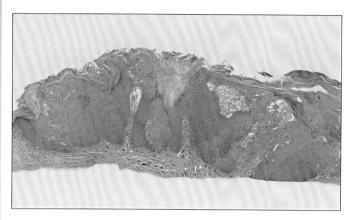

图 18.3-4　脂溢性角化症
激惹型　棘层肥厚、乳头瘤样增生

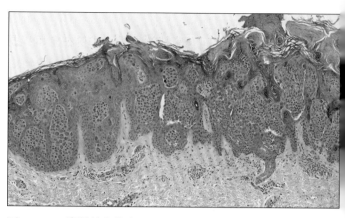

图 18.3-7　脂溢性角化症
克隆型

● 真皮浅层炎症浸润细胞稀少或无，有时可见程度不等的日光弹力组织变性。

　　以上是脂溢性角化症共同的组织学特点。本病有三个常见的组织学类型：棘层肥厚型、角化过度型和腺样型。

● 棘层肥厚型（acanthotic type）：棘细胞层明显增厚，而角化过度及乳头瘤样增生不明显。棘细胞层内主要为基底样细胞，它们组成宽的索相互交织，其间可见真皮乳头的胶原及血管。在基底细胞及其上棘细胞内可见黑素颗粒增多。

● 角化过度型（hyperkeratotic type）：角化过度及乳头瘤样增生明显，而棘层肥厚则较轻，基底样细胞和鳞状细胞有不同程度的增生，常见假性角囊肿。

● 腺样型（adenoid type）：可见多数由基底样细胞所组成的细条索由表皮向真皮延伸，它们分支并相互交织成网。肿瘤细胞内常含较多色素颗粒，假性角囊肿则不明显。

　　除了这三型常见的外，还可见以下两型：激惹型、克隆型。

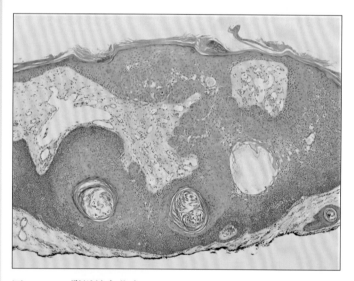

图 18.3-5　脂溢性角化症
激惹型　示假性角囊肿

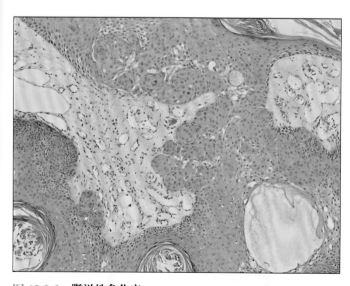

图 18.3-6　脂溢性角化症
激惹型　示特征性的鳞状涡

● 激惹型（irritated type）：有时又称为内翻性毛囊角化症（inverted follicular keratosis），特点是皮损内可见多数"鳞状涡"（squamous eddies），即成同心排列嗜伊红染扁平的成熟鳞状细胞，易与鳞状细胞癌中的"角珠"（squamous pearl）混淆。区别是激惹型脂溢性角化症的鳞状涡数量多，形状小，而且均在一限局的皮损内。皮损内鳞状细胞的数量多于基底样细胞。病变通常见于毛囊开口处，也有认为鳞状涡与毛囊结构有关联。核丝分裂象有时明显，有时可有细胞凋亡。有些病变有大量的假性角囊肿，在真皮浅层有较为致密以淋巴细胞为主的炎性浸润。

- 克隆型（clonal type）：皮损表皮内可见成巢的细胞，它们与周围细胞间有清楚的界线。成巢细胞可以是核小深染的基底样细胞所组成，也可以是胞体大、有细胞间桥的细胞所组成。成巢细胞形成表皮内上皮瘤（intraepidermal epithelioma）样的形态，即成巢的增生细胞被正常鳞状细胞所包围。它并不代表一个特定的疾病。在脂溢性角化症、鲍恩病、日光性角化症中均可见。

临床特点： 图 18.3-8、9、10

典型损害为淡褐、深褐色至黑色，境界清楚，表面粗糙或呈轻度乳头状，隆起皮面的肿物，大小多数在 0.5 ~ 1.0 cm 左右，亦可更大。好发于面部，尤颞部及颊部，亦可在头皮、躯干及上肢等，数目多少不等。皮损大多在 40 岁后出现，随年龄增长而逐渐增多。故本病俗称"老年疣"。无自觉症状。本病良性，是一个常见的老年性皮肤改变。

若短期内脂溢性角化症皮损数量明显增多，特别是以前无或很少有脂溢性角化症患者，应怀疑有否内脏恶性肿瘤，如消化道腺癌、膀胱癌等。这种短期内突然出现多数脂溢性角化症的现象，特称为 Leser-Trélat 征。

鉴别诊断： 与以下病变不同的是，脂溢性角化症一般有多数假性角囊肿。

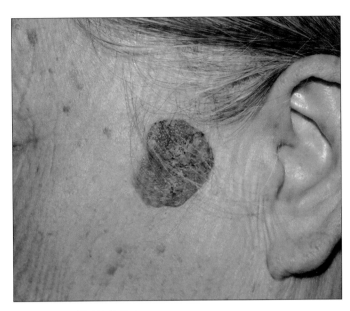

图 18.3-9　**脂溢性角化症**

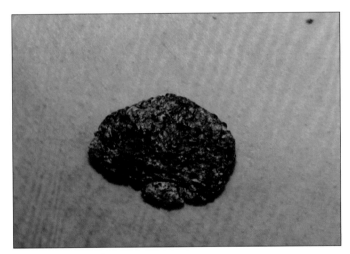

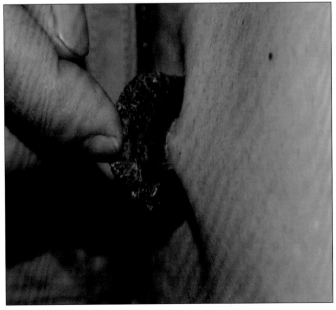

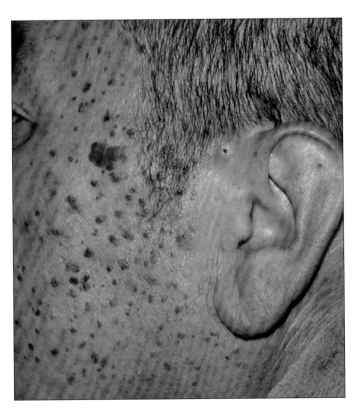

图 18.3-8　**脂溢性角化症**

图 18.3-10　**脂溢性角化症**

- 寻常疣的特点是棘细胞上层及颗粒层的空泡化细胞，其间可见粒大的颗粒；乳头状隆起上方的角质层内呈叠瓦状角化不全；疣体周连的表皮突向中心呈抱球状。
- 表皮痣在病理上有时与脂溢性角化症鉴别有困难。有助于鉴别的一个要点是前者真皮乳头胶原纤维纤细，胶原间有较多黏蛋白，染色较浅，这是因为患者多数为儿童或青少年，除表皮病变外皮肤未受到其他内外因素的刺激，所以完全呈现正常的形态。
- 黑棘皮病（acanthosis nigricans）也有类似的组织学改变，但一般黑棘皮病棘层肥厚不明显，基底细胞层色素增加可资鉴别。
- 光线性角化症的特点是表皮下半部细胞排列不规则，可见核的非典型性。

18.4　灰泥角化病

组织病理特点：

- 灰泥角化病（stucco keratosis）角化亢进，向上的乳头状生长或成教堂塔尖样棘层肥厚；
- 真皮无明显炎性细胞浸润。

临床特点： 图 18.4-1、2

好发于四肢远端，尤踝部。皮损小，直径 1 ～

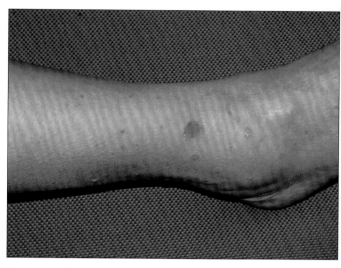

图 18.4-2　灰泥角化症

3 mm，灰褐色。易刮去而不出血。病人常有干皮症和脂溢性角化症。

鉴别诊断：

- 组织学上与疣状肢端角化症难以区分，不同的是灰泥角化病与毛囊角化症（Darier 病）无关联；
- 不同于脂溢性角化症的是，该病无基底细胞增生和角囊肿。

18.5　黑色丘疹性皮病

组织病理特点： 图 18.5

- 黑色丘疹性皮病（dermatosis papulosa nigra）轻度角化过度伴角化不全；

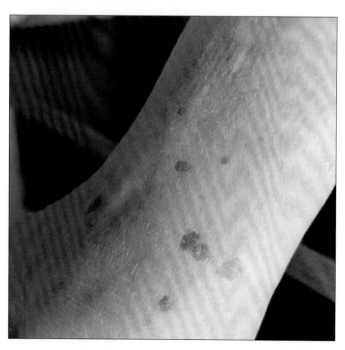

图 18.4-1　灰泥角化症

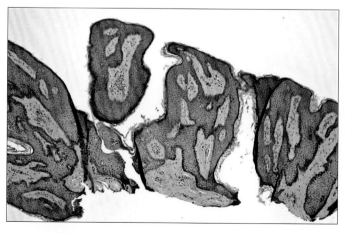

图 18.5　黑色丘疹性皮病

与脂溢性角化症相似，有棘层肥厚，基层色素增加，可见假性角囊肿

- 棘层增厚，棘细胞增生；
- 基层色素增加；
- 可有假性角囊肿；
- 真皮浅层周围稀疏淋巴细胞浸润。

　　临床特点：

　　皮损多发生于面部，特别是脸颊，主要为小的褐色及黑褐色丘疹，光滑。常有家族发病倾向。临床和组织病理与脂溢性角化症不易区别。

18.6　透明细胞棘皮瘤

　　组织病理特点：图 18.6-1、2

- 透明细胞棘皮瘤（clear cell acanthoma）肿瘤边界清晰，棘层肥厚，表皮突增宽，并轻度下延，颗粒层减少或消失。
- 除基底细胞外，表皮内均为胞体稍大、胞浆淡染的透明细胞。以 PAS 染色可显示细胞内含有大量糖原。
- 在表皮内可见中性粒细胞，这为本病特征性的改变，在角化不全的角质层尤其明显。
- 真皮浅层血管扩张，管周及乳头内有中等密度炎症细胞，包括淋巴细胞及中性粒细胞浸润。

　　临床特点：图 18.6-3

　　为单发的结节或斑块，隆起皮面，境界清楚，表面有少许痂屑，色暗红，直径可达 1～2 cm。好发于小腿。多见于中老年人。

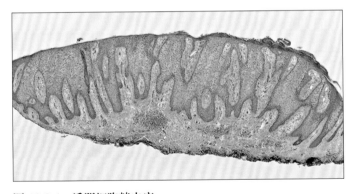

图 18.6-1　**透明细胞棘皮瘤**
肿瘤边界清晰，有明显棘层肥厚

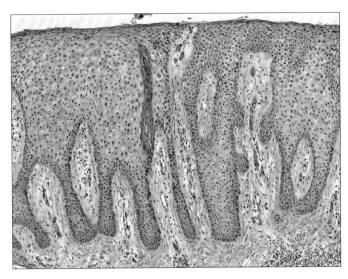

图 18.6-2　**透明细胞棘皮瘤**
除基底细胞外，多数表皮细胞胞浆苍白透明，颗粒层消失

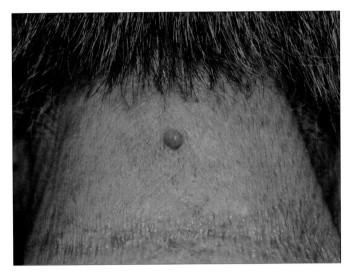

图 18.6-3　**透明细胞棘皮瘤**

18.7　表皮松解性棘皮瘤

　　表皮松解性棘皮瘤（epidermolytic acanthoma）组织学改变的特点是限局性表皮松解性角化过度，又称颗粒变性。

　　组织病理特点：图 18.7-1、2

- 棘细胞中、上层及粒层细胞核周空泡改变；
- 粒层增厚，细胞内透明角质颗粒增多，位于空泡变性区域周围近胞膜处；
- 致密的角化过度，表皮呈乳头瘤样增生。

　　表皮松解性角化过度除见于本病外，还可见于大疱

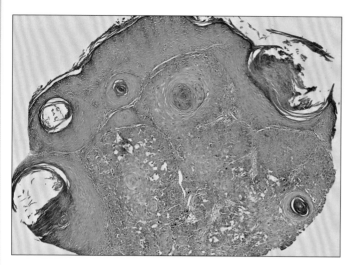

图 18.7-1 表皮松解性棘皮瘤
角化过度，表皮呈乳头瘤样增生

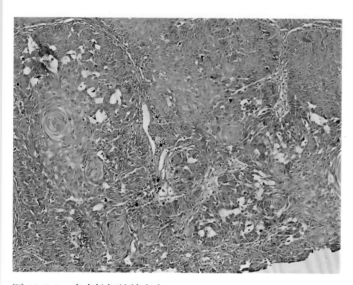

图 18.7-2 表皮松解性棘皮瘤
棘细胞中、上层及粒层细胞呈空泡样变性

性先天性鱼鳞病样红皮病，掌跖表皮松解性角化病，表皮痣等。

临床特点：

本病有单发和多发两型，多发的为多数彼此孤立、扁平、棕褐色丘疹或斑丘疹，好发于躯干，特别是背部。单发的为一表面乳头状的丘疹或结节，褐色，无特殊好发部位。

18.8 裂纹性棘皮瘤

组织病理特点：图 18.8-1

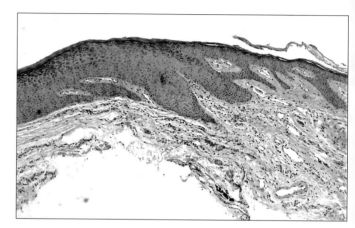

图 18.8-1 裂纹性棘皮瘤
棘层肥厚，角化亢进，真皮纤维组织增生和炎性细胞浸润

- 裂纹性棘皮瘤（acanthoma fissuratum）角化亢进，角化不全；
- 棘层肥厚，可呈假上皮瘤样增生；
- 真皮水肿、轻度纤维组织增生和透明样变；
- 真皮浅层小血管周围轻度淋巴细胞、浆细胞和嗜酸性粒细胞浸润。

临床特点：

因慢性机械刺激引起。好发于耳后、鼻根等眼镜易引起摩擦处。皮损为红色结节，质硬，中心常有一线状的裂隙。慢性过程，去除刺激后可消退。

18.9 大细胞棘皮瘤

组织病理特点：图 18.9-1

- 大细胞棘皮瘤（large cell acanthoma）轻度角化亢进，可伴角化不全；
- 肿瘤由显著增大的角质形成细胞组成，相当于一般角质形成细胞的 2 倍大小，核较大，无深染，核丝分裂限于基底部细胞；
- 可有基层色素增加。

临床特点：

发生于老年人，多见于暴露部位，单发性。典型损

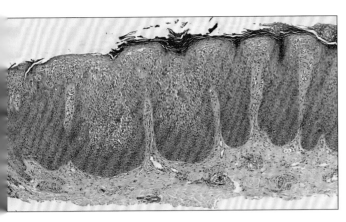

图 18.9-1　大细胞棘皮瘤
病变内角质形成细胞增大，但细胞无非典型性，可有基层色素增加

害为境界清楚的褐色斑丘疹，表面轻度角化，光滑，直径 1.0 cm 左右。无症状。

18.10　光线性角化症

光线性角化症（actinic keratosis，AK）又称日光性角化症（solar keratosis）。

组织病理特点：图 18.10-1、2、3、4、5
- 表皮下层有不典型角质形成细胞，核大，染色质丰富，有时可见丝状分裂象，细胞排列紊乱；
- 病变部位角质层在 HE 染色标本中示粉红色的角化不全柱与蓝色的角化过度柱相互交替，这是因为附属器上皮及其附近角质形成细胞并不受到影响，所以在汗管口及毛囊口上方角质层呈现正常角化；

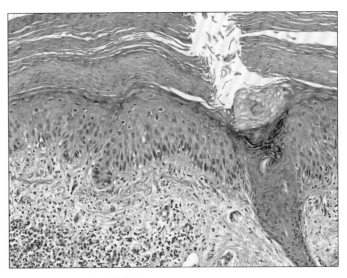

图 18.10-2　光线性角化症
示基底层不典型角质形成细胞。角化不全与正常角化柱交替

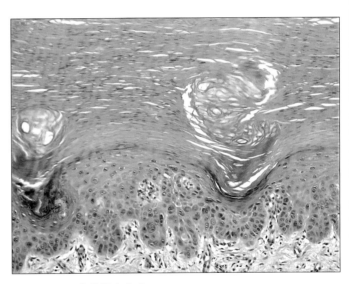

图 18.10-3　光线性角化症
肥厚型　示棘层增生角质层明显增厚，下层细胞的非典型性

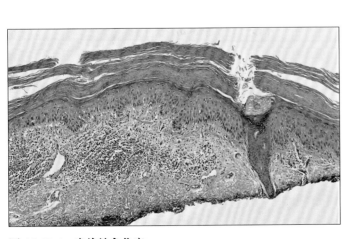

图 18.10-1　光线性角化症
基底层有不典型角质形成细胞，核大、深染。病变部位角质层示粉红色角化不全，与毛囊上方的蓝色正常角化柱相互交替。真皮浅层淋巴细胞浸润及明显的日光弹力变性

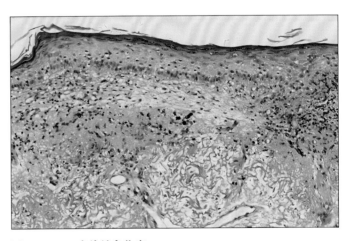

图 18.10-4　光线性角化症
萎缩型　表皮萎缩，皮突变平

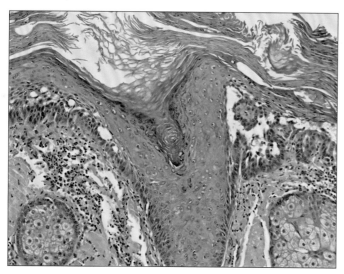

图 18.10-5　**光线性角化症**
棘刺松解型　基层上可见裂隙，裂隙中有棘刺松解细胞，基底层细胞呈非典型性

- 真皮浅层胶原示明显的日光弹力变性；
- 真皮乳头程度不等以淋巴细胞为主的浸润，有时可致密呈苔藓样浸润；
- 有的损害在基层上可见裂隙，裂隙中有棘刺松解细胞；有的损害在棘细胞上层及粒层出现表皮松解性角化过度改变。

　　本病在临床上有多种类型，如肥厚型、萎缩型、鲍温样型、棘刺松解型、色素型、苔藓样型和指样型等。

- 肥厚型（hypertrophic type）：角质层明显增厚，有的病例可见棘层增厚，表皮呈乳头瘤样生。在表皮上层有时可见表皮松解性角化过度的改变。
- 萎缩型（atrophic type）：角化亢进不明显，表皮萎缩，表皮突变平、消失。表皮内不典型的细胞主要在基底层，且排列紊乱。
- 鲍温样型（bowenoid type）：全层表皮内可见不典型的角质形成细胞，与鲍恩病（下述）的组织学改变相似。作为光线性角化病（1）真皮浅层可见日光弹力变性；（2）由于附属器及其周围角质形成细胞未受侵，因此角层中可见粉红色角化不全柱与蓝色角化过度柱相互交替。有助于与鲍恩病的鉴别。
- 棘刺松解型（acantholytic type）：在基底层不典型细胞上方可见裂隙，裂隙内有棘刺松解细胞。本病棘刺松解与寻常性天疱疮、毛囊角化病（darier 病）时的不同，后者棘刺松解是原发性的，而本病的棘刺松解继发于角质形成细胞的改变。在裂隙下方常可见不典型角质形成细胞。
- 色素型（pigmented type）：表皮、尤其是基底细胞

内有多数黑素颗粒，有时在表皮尚可见充满着黑素颗粒的树枝状黑素细胞。在真皮浅层可见噬黑素细胞。有时难与原位黑色素瘤（melanoma in situ）鉴别。由于 Melan A 可在鳞状细胞和非黑色素细胞中表达，建议使用核染色的 MITF 和 SOX10 来辅助鉴别。

- 苔藓样型（lichenoid type）：有明显的淋巴细胞与组织细胞浸润，有时呈界面皮炎样变化，包括基底细胞液化性变性和凋亡。
- 指样型（digitated type）：整个损害如指样突起，高度明显大于宽度，指样突起主要系角化过度所致，在表皮下部可见不典型角质形成细胞。

临床特点：图 18.10-6、7

　　多见于中老年人，尤长期户外工作者，好发于暴露于日光的部位如头面部等，典型损害为淡红色或淡褐色、表面粗糙、圆形或椭圆形、轻度隆起皮面的斑丘疹，直径约 1 cm，有少许鳞屑但不易被刮去。单发或多发，无自觉症状。患者皮肤可见其他老年性改变。该病是一个癌前期病变，若不治疗，病程长者可转变成鳞状细胞癌。但这类鳞癌发生转移的少，破坏性亦小，故及时治疗，预后较好。

鉴别诊断：

- 脂溢性角化症：光线性角化症表皮内可见不典型角质形成细胞，而脂溢性角化症表皮内无不典型角质形成细胞。

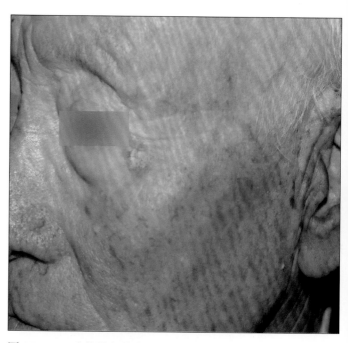

图 18.10-6　**光线性角化病**

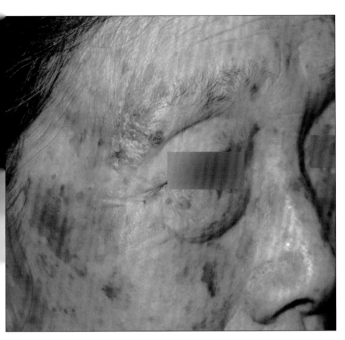

图 18.10-7　**光线性角化病**

- 鳞状细胞癌：真皮侵入的特点在于可见单个或成群的不典型角质形成细胞从病变主体分离出来或有相应的间质反应。对临床上怀疑为鳞癌的病例，应作连续切片仔细检查，以免遗漏早期鳞癌。

18.11　砷角化症

组织病理特点：

- 砷角化症（arsenical keratosis）角化亢进，表皮增生；
- 基底层、表皮下部或表皮全层细胞非典型性增生；
- 有时有上皮细胞空泡化或小的皮角形成；
- 真皮浅层轻中度炎症细胞浸润，无明显日光弹力变性。

临床特点：图 18.11-1、2

发生于饮水含砷量过高地区或长期服用含砷剂如雄黄的中成药者。掌跖点状角化，躯干部色素增加和色素减退斑，呈雨点样。躯干、四肢可出现多发角化性丘疹、斑片，甚至多发鲍恩病。

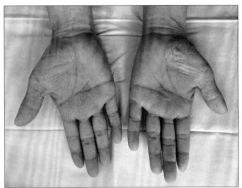
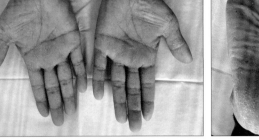

图 18.11-1　**砷角化症**

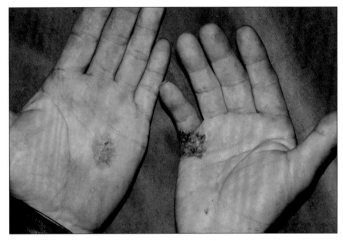

图 18.11-2　**砷角化症**
双手掌多数点状角化基础上，左手继发鲍恩病，右手继发早期鳞癌

18.12　皮角

组织病理特点：图 18.12-1

皮角（cutaneous horn）为柱状的角质增生，其下表

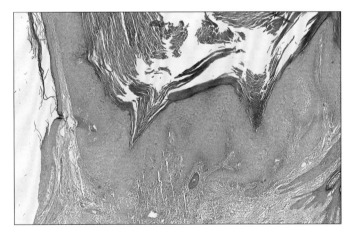

图 18.12-1　**皮角**
柱状角质物，其下表皮增生，部分区域可见细胞排列紊乱及非典型性

皮不规则增生，有时可见基层细胞排列紊乱，有非典型性。

临床特点：图 18.12-2、3

为一指样突出皮面的锥形角质性损害，触之坚硬，基底可以潮红。大小不等，常见于头皮及面部。多为良性或癌前病变（80%），少数为侵袭性恶性肿瘤。

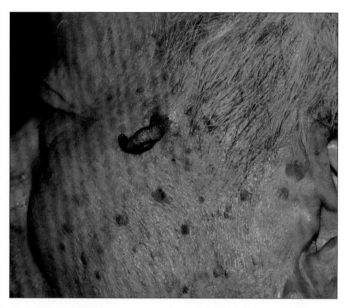

图 18.12-2　**皮角**

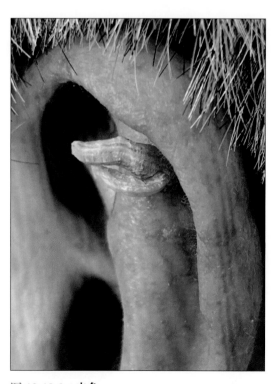

图 18.12-3　**皮角**

18.13　黏膜白斑

黏膜白斑（leukoplakia）是临床上一个描述性名词，泛指黏膜上白色的斑片或斑块。它可是许多皮肤病在黏膜上的表现，并无组织学的含义，因此不能作为一个独立疾病的诊断。待组织病理学检查结果出来后再作确切的诊断。不能认为黏膜白斑就是一个癌前期病变。其中约 20%～40% 黏膜白斑在组织学上有上皮非典型增生，可出现发育不良、原位癌或者浸润癌；剩下的 60%～80% 为无发育不良的角化过度病变，又称性质待定的角化病（keratosis of unknown significance）。

组织病理特点：

疣状黏膜白斑（verrucous leukoplakia）是一个癌前期病变。组织学上有上皮非典型性增生的病变，在病变黏膜的组织切片上可见角化亢进及角化有全（正常黏膜无角质层），棘层肥厚，在表皮下半部可见不典型角质形成细胞、核大、染色质丰富、有时有丝状分裂象，细胞排列有些紊乱，失去极性，这种不典型细胞可呈芽蕾状向真皮乳头层突起。有时在皮损内还可见过早角化的角化不良细胞。

临床特点：图 18.13-1、2

黏膜白斑多见于 40 岁以上的成人，为黏膜上限局性白斑，其上角化过度，可有少许鳞屑，触之皮损增厚，浸润。可无自觉症状，也可有程度不等的瘙痒。好发于口唇及女阴部黏膜。也可见于口腔黏膜及肛门部黏膜。临床上见到口腔（包括口唇及口腔黏膜）及外阴部

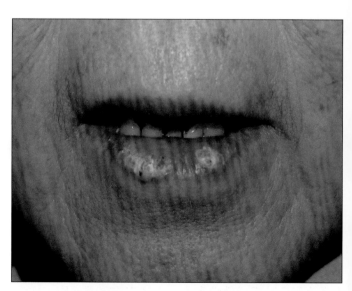

图 18.13-1　**黏膜白斑**

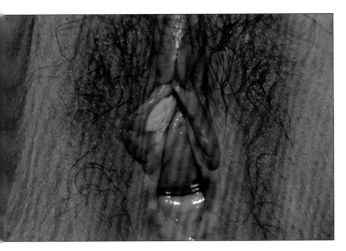

图 18.13-2 黏膜白斑

黏膜上有白色斑疹或斑块的患者，应仔细检查全身皮肤有否诸如盘状红斑狼疮、扁平苔藓、硬化性苔藓或白癜风等病变，以判断是否黏膜白斑是全身皮肤病变的一个组成部分；若不能找到皮肤病变，则应取病变部位黏膜作组织病理学检查，以确定是否有细胞学的非典型性或癌变。

18.14　原位鳞状细胞癌

　　原位鳞癌有不同的类型，包括鲍恩样丘疹病、龟头红斑增殖等，它们的临床表现各异，组织学改变相似。

18.14.1　原位鳞状细胞癌（squamous cell carcinoma *in situ*）

　　原位鳞状细胞癌又称鲍恩病（bowen disease）。

　　组织病理特点：图 18.14.1-1、2、3、4、5

- 表皮增生，棘层肥厚，常见角化不全；
- 表皮内的细胞排列不规则，且缺乏成熟性和极化性；
- 全层表皮内有不典型角质形成细胞和角化不良细胞。前者核大小不一、染色深、有丝状分裂象，胞浆丰富，有时可见多核细胞；后者细胞大而圆，胞浆均一红染，核固缩或完全消失。
- 真皮浅层中等密度以淋巴细胞为主的炎症浸润；
- 表皮真皮界线清楚，基底膜完整。

生殖器黏膜病变有时无明显的细胞非典型性，主要表现为细胞缺乏成熟性和上皮内细胞排列不规则，称为

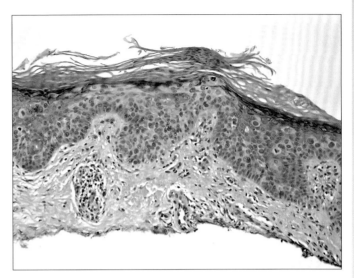

图 18.14.1-1　**原位鳞状细胞癌（鲍恩病）**
表皮不规则增厚，表皮全层细胞排列紊乱，部分细胞有异形性

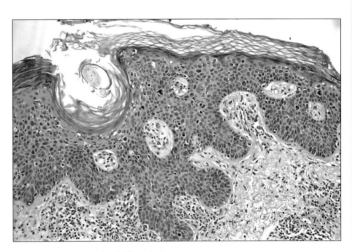

图 18.14.1-2　**原位鳞状细胞癌**
表皮细胞排列不规则，缺乏成熟性和极化性

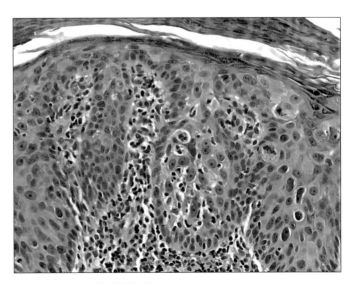

图 18.14.1-3　**原位鳞状细胞癌**
全层表皮内有不典型角质形成细胞，核大小不一、深染，丝状分裂象明显

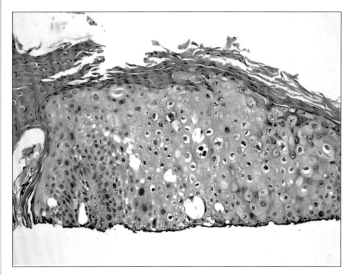

图 18.14.1-4　原位鳞状细胞癌
表皮内不典型角质形成细胞呈局部透明细胞变化

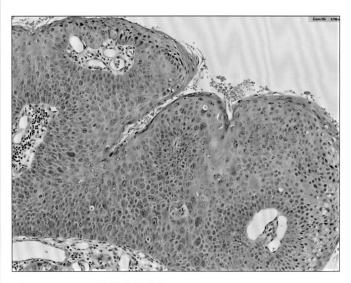

图 18.14.1-5　原位鳞状细胞癌
表皮全层细胞呈不典型性，病变起源于尖锐湿疣

基底细胞样外阴上皮内瘤变（basaloid variant of vulvar intraepithelial neoplasia 3，VIN3）（图 18.14.1-6、7）。

临床特点：图 18.14.1-8、9、10

　　暗红色、棕红色或褐色的斑块、境界清楚，但边缘不甚规则。表面可不平，上附鳞屑结痂。起病隐匿，无自觉症状，直径约数毫米到数厘米大小。本病进展十分缓慢，若不治疗，最终将演变为鳞状细胞癌。皮损大多单发，可见于皮肤的任何部位。偶见皮损多发者，皮损多位于躯干。应仔细询问病史，有否长期服用砷剂如含雄黄的药物；当地有否类似患者，曾有长期饮用含砷量过高的井水，在人群中出现多发掌跖点状角化，鲍恩病乃至鳞癌的报告。

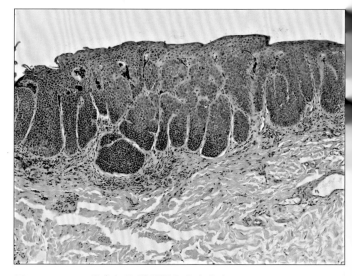

图 18.14.1-6　基底细胞样外阴上皮内瘤变

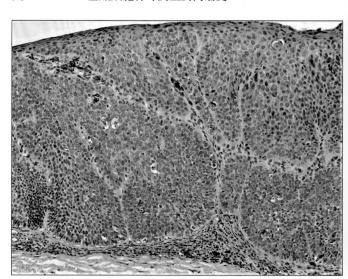

图 18.14.1-7　基底细胞样外阴上皮内瘤变
上皮内细胞排列不规则，缺乏成熟性。细胞核深染，胞浆少

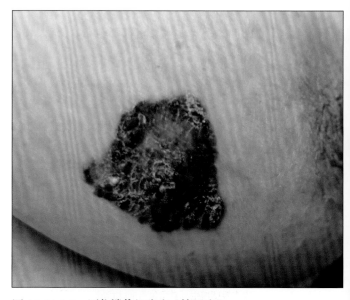

图 18.14.1-8　原位鳞状细胞癌（鲍恩病）

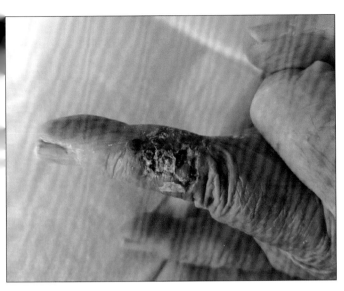

图 18.14.1-9　**原位鳞状细胞癌**

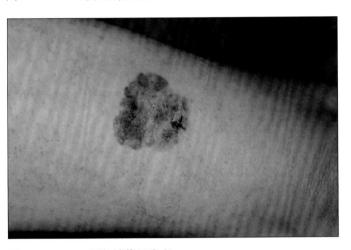

图 18.14.1-10　**原位鳞状细胞癌**

鉴别诊断：诊断肛门生殖器鲍恩病前需要仔细询问病史，排除鬼臼毒素治疗尖锐湿疣引起的变化，该治疗可造成鲍恩样组织学改变，明显分裂中期的细胞提示与鬼臼毒素治疗有关。

18.14.2　鲍恩样丘疹病（Bowenoid papulosis）

组织病理特点：图 18.14.2-1
- 表皮呈轻度乳头瘤样增生，与尖锐湿疣的结构相似；
- 表皮全层可见不典型角质形成细胞及分化不良细胞，细胞核深染，有多形性，核排列紧密，有些紊乱，可见丝状分裂象；
- 灶性颗粒层增厚，在乳头状增生的顶端有角化不全；
- 真皮浅层以淋巴细胞及浆细胞为主炎症浸润。

免疫组化：全层表皮表达 p16。

临床特点：图 18.14.2-2

多见于中青年，好发于外阴部如男性的阴茎及龟头、女性的阴唇及会阴部。皮损为短时间内出现的多个 2～5 mm 大小红棕色或棕褐色，扁平，半球形、轻度乳头状的丘疹，无自觉症状。多数患者曾有生殖器疣的病史，有的患者可与尖锐湿疣并发。通常为 HPV16 或 18 感染。多数病人不会进展为侵入性肿瘤，但也很少自行消退。

鉴别诊断：应与外用了鬼臼毒素（足叶草酯），或其他刺激性药物的尖锐湿疣相鉴别。前者在表皮全层可

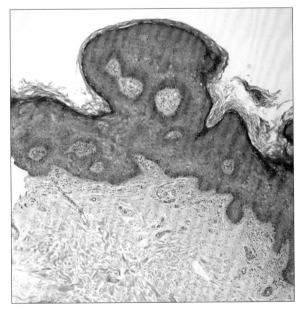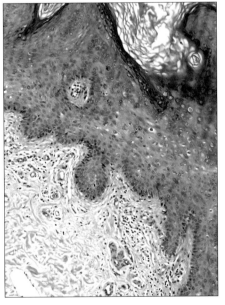

图 18.14.2-1　**鲍恩样丘疹病**
表皮轻度增生，右角化不全；表皮全层可见不典型角质形成细胞，可见丝状分裂象；真皮浅层表现为以淋巴细胞及浆细胞为主的炎症浸润

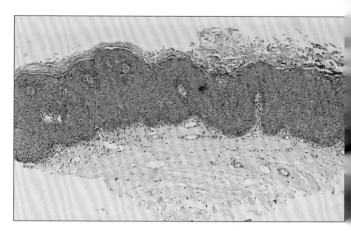

图 18.14.3-1   **龟头红斑增殖**
全层表皮有不典型角质形成细胞和角化不良细胞，细胞失去成熟性。真皮浅层多数扩张血管及淋巴管（龟头特点）

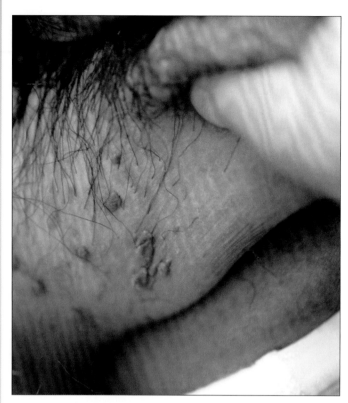

图 18.14.2-2   **鲍恩样丘疹病**

见不典型细胞及角化不良细胞，有丝状分裂象。后者的丝状分裂象多在基底层及表层下部，在表皮内可见多数坏死的角质形成细胞，表皮细胞内及细胞间水肿，细胞淡染。

18.14.3   龟头红斑增殖（erythro-plasia of queyrat）

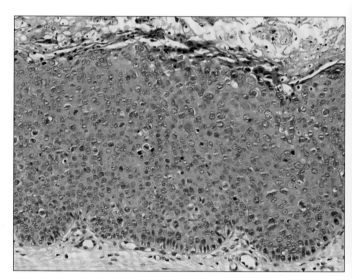

图 18.14.3-2   **龟头红斑增殖**
表皮内细胞排列不规则，有明显核异形性及丝状分裂象

组织病理特点：图 18.14.3-1、2

基本特点与上述鲍恩病相同，不同的是本病多见于龟头黏膜，故表皮角化不明显，真皮浅层血管成分多，血管内皮细胞增生。

临床特点：图 18.14.3-3、4

本病主要发生在包皮过长或有包茎、中老年男性的龟头、冠状沟部位，亦可发生于浆细胞性龟头炎基础上。为一境界清楚的浸润性红斑。损害偶亦见于口腔黏膜。本病较易发生鳞癌变。当皮损上出现糜烂、破溃或乳头瘤样生长时，应注意及时活检，以发现早期鳞癌。

鉴别诊断：临床上需与限局性浆细胞性龟头炎相鉴别，但在组织学上是明显不同的。

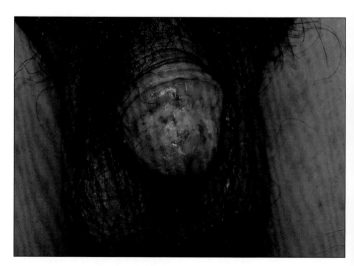

图 18.14.3-3   **龟头红斑增殖**

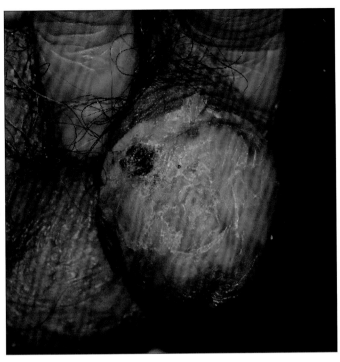

图 18.14.3-4 龟头红斑增殖

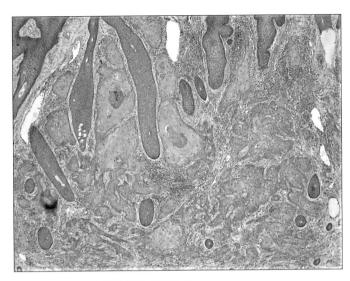

图 18.15.1-1 **分化好的鳞状细胞癌**
瘤体境界不清，向深部浸润性生长

18.15 鳞状细胞癌

鳞状细胞癌（squamous cell carcinoma，SCC）有许多不同的病理类型，包括寻常性、棘层松解性、梭形细胞性和疣状鳞癌等。

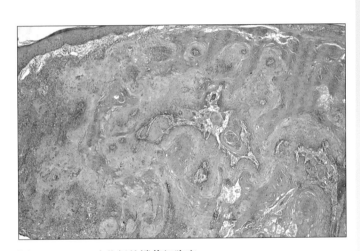

图 18.15.1-2 **分化好的鳞状细胞癌**
示瘤细胞过度角化

18.15.1 鳞状细胞癌寻常型

组织病理特点：图 18.15.1-1、2、3、4、5

- 瘤体境界不甚清楚，表面常有溃疡，肿瘤除向外生长，还向内生长，达到真皮网状层或更深，附属器亦常受侵；

- 呈不典型角质形成细胞增生的肿瘤组织见于真皮或深层组织，在瘤细胞间可见到细胞间桥，有的可出现棘刺松解细胞；

- 诊断鳞癌最基本的要点是有角化的证据，表现为损害中有个别角化或角化不良的细胞，胞浆均一红染，可有一固缩的核；肿瘤有角珠，即呈旋涡状排列的角化不全细胞，在旋涡中心有时可完全角化；

- 肿瘤细胞的非典型性表现为核大小不一，染色质丰富，染色深；有丝分裂象多见；有多核细胞及坏死的瘤细胞；

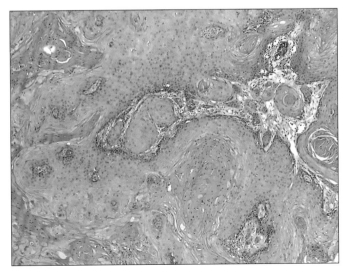

图 18.15.1-3 **分化好的鳞状细胞癌**
瘤细胞明显角化，可见角珠，核非典型性不明显，丝状分裂象少

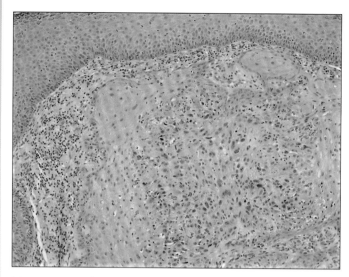

图 18.15.1-4　**中等分化的鳞状细胞癌**
瘤细胞非典型性明显，核大小不一，但肿瘤的鳞状细胞特点仍易辨别

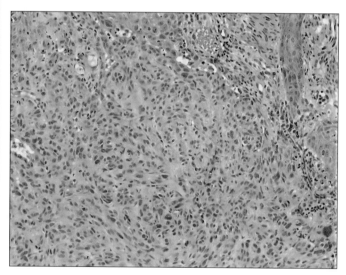

图 18.15.1-5　**分化差的鳞状细胞癌**
瘤细胞明显的核非典型性，无明显角化

- 肿瘤周围结缔组织中可见数量不等的炎症细胞浸润，以淋巴细胞为主，还可有中性粒细胞、组织细胞及浆细胞等。

根据细胞分化和角化的程度，鳞癌可分为高分化，中等分化及分化差三种类别。分化好的可见较多角珠及角化的细胞，分化差的则角珠少或无。需要注意的是，鳞癌应该根据瘤体中分化最差的成分进行病理分级，即使该成分只占其中很小的一部分。

鳞癌的病理报告中除了包括组织学亚型和分化程度外，也应该报告其他一些与肿瘤预后相关的重要参数，如肿瘤最大直径，侵入深度，及有无神经和血管侵犯等。鳞癌的 AJCC（The American Joint Committee on

Cancer）临床分期只适用于头颈部的肿瘤。

临床特点：图 18.15.1-6、7、8、9、10、11

初起为暗红色或肉色的斑块或结节，中央常有溃疡或呈菜花状增生。以后损害逐渐向四周扩展，溃疡也渐增大、加深，溃疡底部高低不平，有乳白色颗粒及坏死组织，其上常有黏稠的脓液及分泌物，有异常臭味。与基底细胞癌不同，鳞癌常在原有皮肤病变，如光线性角化病、盘状红斑狼疮、烧伤、烫伤瘢痕、小腿慢性溃疡及慢性放射性皮炎等皮损基础上发生；而且鳞癌的发展较快、破坏性大，恶性度亦较高，常可发生区域性淋巴结转移、晚期则可通过血行全身播散。

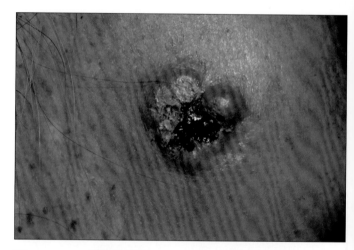

图 18.15.1-6　**鳞状细胞癌**

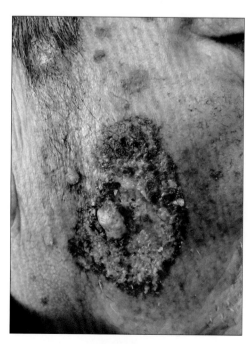

图 18.15.1-7　**鳞状细胞癌**
男性，74 岁。在光线性角化病上发生

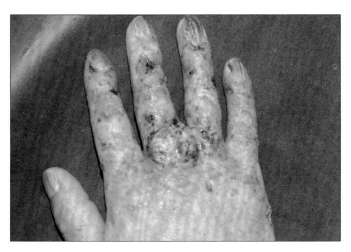

图 18.15.1-8　**鳞状细胞癌**
男性，36 岁。农村骨科医生，长期在放射线下接骨

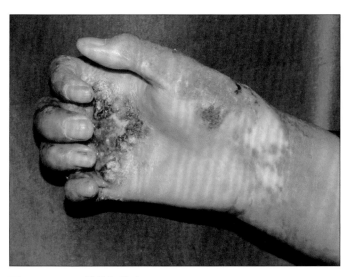

图 18.15.1-9　**鳞状细胞癌**
女性，54 岁。34 年前烧伤瘢痕上发生

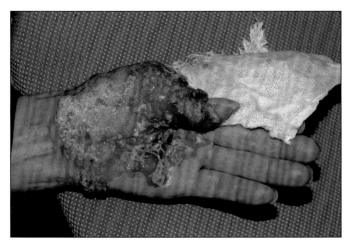

图 18.15.1-10　**鳞状细胞癌**
在长期砷角化基础上发生

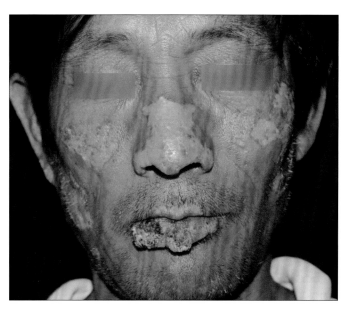

图 18.15.1-11　**鳞状细胞癌**
在红斑狼疮基础上发生癌变

鉴别诊断：
- 角化棘皮瘤：详见下述。
- 小汗腺汗孔癌：淀粉酶（diastase）-PAS 或 CEA 染色可显示导管分化或胞浆内腔隙，有助鉴别。
- 微囊肿性附属器癌：有导管分化。

18.15.2　**棘层松解性鳞癌**（acantholytic squamous cell carcinoma，SCC）

此病又称为假腺性鳞癌（pseudoglandunar SCC）。
　　组织病理特点：除了上述鳞癌的基本组织学特点外，在瘤体内可见类似腺腔或导管的结构。腔壁可衬以单层上皮细胞，类似于腺上皮；腔壁也可衬以多层上皮，其中有鳞状细胞或部分角化的细胞。在腔中可见到棘刺松解细胞，它们部分或完全角化。无上皮黏液蛋白。
　　免疫组化：肿瘤细胞不表达 CEA，淀粉酶 -PAS 染色阴性。
　　本型大多见于长期受日光照射的部位。

18.15.3　**梭形细胞鳞癌**（spindle cell SCC）

　　组织病理特点：图 18.15.3-1、2、3
　　肿瘤细胞分化差，胞体及胞核均呈梭形，核大小不等，有多核细胞，核染色质丰富，可见多数丝状分裂象。瘤体内无角珠及角化的细胞。

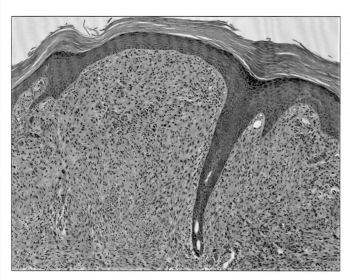

图 18.15.3-1 梭形细胞鳞癌
真皮内梭形瘤细胞，在局部呈漩涡状生长，瘤体内无角化细胞

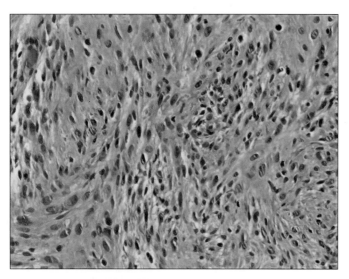

图 18.15.3-2 梭形细胞鳞癌
梭形细胞有明显非典型性，胞浆嗜酸性，核深染，可见核丝状分裂象

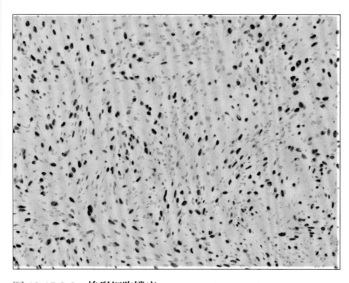

图 18.15.3-3 梭形细胞鳞癌
肿瘤细胞表达 p63

免疫组化：表达 p63、MNF116 和高分子量细胞角蛋白 34betaE12。

鉴别诊断：应与其他梭形细胞肿瘤鉴别，如梭形细胞恶性黑素瘤、各类肉瘤及非典型性纤维黄瘤。若见到肿瘤细胞与表皮相延续、上方表皮有光线性角化病改变、肿瘤细胞间有细胞间桥则有助于确诊为鳞癌。常用的鉴别诊断免疫组化系列为角蛋白、S100、HMB-45、肌动蛋白和结蛋白（desmin）。

18.15.4　透明细胞鳞癌（clear cell SCC）

组织病理特点：图 18.15.4-1、2

肿瘤局部有透明细胞，由细胞内糖原累积或水肿变性造成。

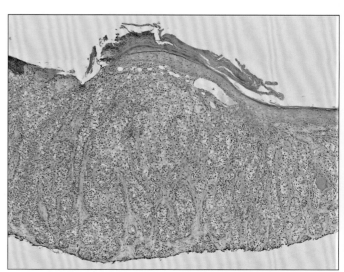

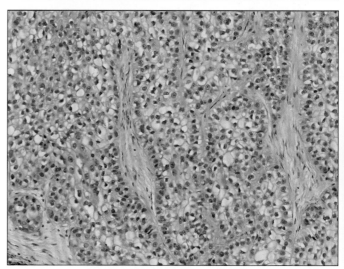

图 18.15.4-1 透明细胞鳞状细胞癌
表皮可见局部原位癌，瘤细胞有丰富的淡染或弱嗜酸性胞浆，核有不典型性

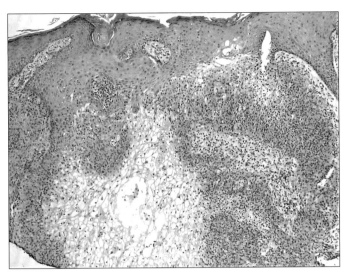

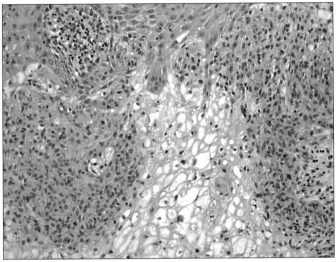

图 18.15.4-2　**透明细胞鳞状细胞癌**
部分瘤细胞有丰富的淡染胞浆，核有不典型性

鉴别诊断：需与其他透明细胞肿瘤，如透明细胞基底细胞癌、皮脂腺癌、外毛根鞘癌、透明细胞汗腺癌、无黑素性黑素瘤及透明细胞转移癌相鉴别。

18.15.5　结缔组织增生性鳞癌（desmoplastic SCC）

组织病理特点：肿瘤细胞团和条索由密集的结缔组织基质围绕，大于 1/3 的肿瘤成分呈现这样的形态。可见细胞多形性和神经侵犯等。

鉴别诊断：需与硬化型基底细胞癌、微囊肿性附属器癌及结缔组织增生性毛发上皮瘤作鉴别。

18.15.6　皮肤腺性鳞癌／黏液表皮样癌（adenosquamous carcinoma / mucoepidermoid carcinoma of skin）

组织病理特点：图 18.15.6-1、2、3
- 肿瘤与表皮相连，呈巢状、索条状团块，可见常规的鳞癌区域；
- 腺样区有导管样结构，可见黏液变性，腺样分化多见于肿瘤深层；
- 在鳞癌区和腺样区均常见核异形性和有丝分裂象。

免疫组化：腺样区细胞表达 CEA。

临床特点：

本病常见于老年人，好发于头颈部，为孤立性表

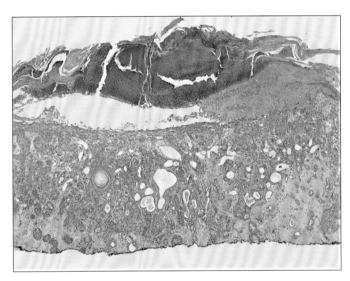

图 18.15.6-1　**皮肤腺性鳞癌／黏液表皮样癌**
肿瘤与表皮相连，有典型的鳞状细胞癌区域和导管样结构

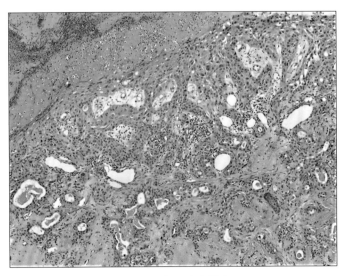

图 18.15.6-2　**皮肤腺性鳞癌／黏液表皮样癌**
局部可见原位鳞癌，明显的细胞异形性

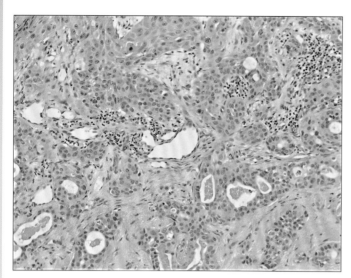

图 18.15.6-3　**皮肤腺性鳞癌 / 黏液表皮样癌**
导管样结构多见于肿瘤深部，管腔内可见嗜酸性物质，鳞癌和腺样区域的瘤细胞均有明显核不典型性

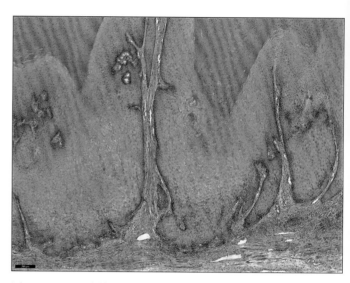

图 18.15.7-2　**疣状癌**
角质形成细胞分化好，胞浆呈淡嗜伊红染，核小，无明显核非典型性

面隆起的结节、斑块，坚实，严重者中央溃疡。病程慢性，有局部破坏性，可发生淋巴结和远位转移。

18.15.7　**疣状癌**（verrucous carcinoma）

疣状癌是一个低度恶性鳞癌。诊断疣状癌的活检标本一定要切得深，而且要大。

组织病理特点：图 18.15.7-1、2

● 有外生和内生两种成分；

● 外生部分与疣相似，表现为角化亢进、角化不全及棘层肥厚，角质形成细胞分化好，胞浆呈淡嗜伊红染，核小；

● 内生部分由分化好的鳞状上皮向下侵入，肿瘤下方的边缘呈球茎样或团块状，无侵袭性边界；中央常有充满角质物的囊肿。

● 肿瘤细胞无明显的核非典型性和有丝分裂象；可有明显的细胞内水肿，使胞浆呈玻璃状。

临床特点：图 18.15.7-3、4

本病发展很慢，最初向外生长呈疣状或蕈样，以后向下进入深部组织，最终可发生溃疡，并出现局部转移。由于组织学上分化很好，本病常需结合临床特点诊断。疣状癌主要有三种形式：

口腔疣状癌：口腔内可见白色、菜花状的肿瘤，可累及大片口腔黏膜。

肛周生殖器部位的疣状癌：又称巨大尖锐湿疣

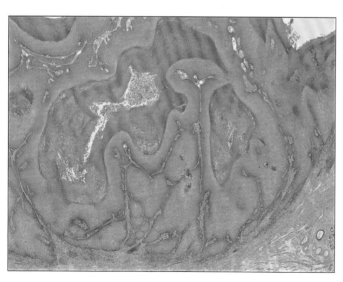

图 18.15.7-1　**疣状癌**
肿瘤外生部分表现为角化亢进、角化不全及棘层肥厚。肿瘤内生部分由分化好的鳞状上皮呈球茎样向下推进，无侵袭性边界

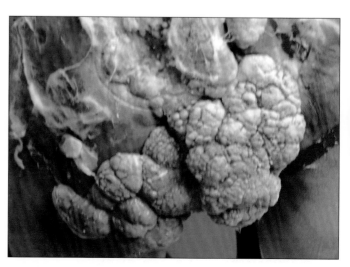

图 18.15.7-3　**疣状癌（外阴部）**

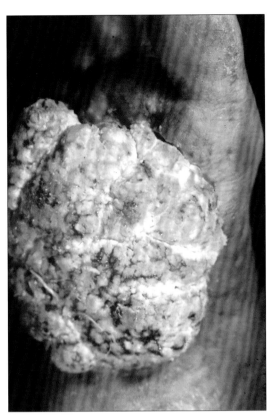

图 18.15.7-4 疣状癌（足跖）

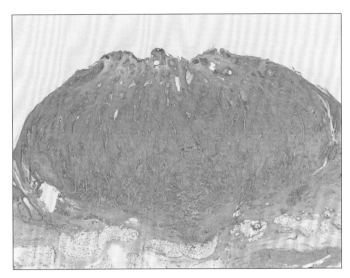

图 18.15.8-1 角化棘皮瘤
肿瘤境界清楚，呈火山口样凹陷，内充满角质物，两侧的上皮细胞成抱球状围绕瘤体。瘤体由分化好的角质形成细胞组成

（giant condyloma acuminatum），常见于男性龟头及包皮，女性外阴部，表现为巨大的乳头瘤样增生。本病系尖锐湿疣不经治疗，长期慢性刺激而演变成的低度恶性鳞癌。

跖部疣状癌：最初表现与跖疣相似，不但向外生长，也向深层穿透性生长，从而形成许多深的、其中充满角质和脓液的隐窝。肿瘤最终可穿通跖筋膜，甚至破坏跖骨，侵犯至足背的皮肤。

鉴别诊断：

- 有时难以与病毒疣区别，特别取材表浅时。不同于疣状癌的是，疣一般仅为外生性生长。
- 与角化棘皮瘤的鉴别需要结合病史、结构的不同及侵犯的深度；角化棘皮瘤下方一般不超过外泌汗腺的深度，而疣状癌可侵及皮下脂肪或更深层。
- 如肿瘤有局部多形性和侵袭性生长，则需诊断为传统的鳞癌，而非疣状癌。

18.15.8 角化棘皮瘤（keratoacan-thoma，KA）

组织病理特点： 图 18.15.8-1、2、3、4

- 诊断主要依据典型的火山口样结构；充分发展的病

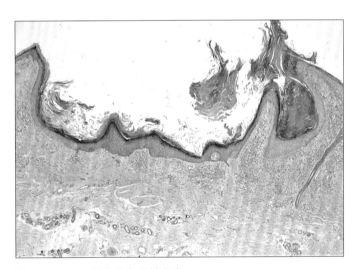

图 18.15.8-2 退化的角化棘皮瘤
增生的上皮变平，瘤体两侧被唇状上皮所包绕，底部可见慢性炎症和纤维化

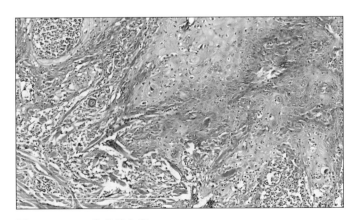

图 18.15.8-3 角化棘皮瘤
肿瘤下部呈假上皮瘤样增生，中央为鳞状细胞，周边为基底样细胞，可见中性粒细胞脓疡

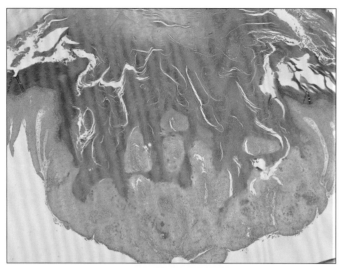

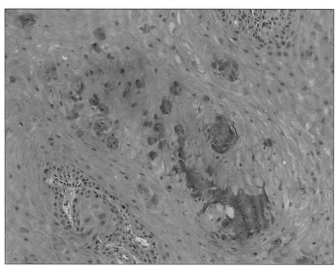

图 18.15.8-4　**甲下角化棘皮瘤**
瘤体由分化好的角质形成细胞组成，内有明显的角化不全细胞

变对称，含外生和内生两部分；
- 肿瘤境界较清楚，在瘤体两侧的上皮细胞成抱球状，在火山口样凹陷的两侧如口唇状围绕瘤体；
- 中央火山口样凹陷内充满着角质物，有时与扩张的毛囊漏斗部上皮相连；
- 瘤体由分化好的角质形成细胞所组成，偶尔可有轻微的多形性，胞浆淡染、嗜酸性、毛玻璃样，显示明显的角化倾向；
- 可见坏死和中性粒细胞所形成的微脓肿；
- 瘤体中心可见弹力纤维穿透通过表皮，排出体表；
- 肿瘤周围为混合类型细胞浸润，包括淋巴细胞、组织细胞、浆细胞、中性粒细胞及嗜酸性细胞。
- 晚期或退化病变：由角质物组成的皮角消失，增生的上皮变平，瘤体两侧可被唇状上皮所包绕；瘤体底部可呈乳头状，其下方可见慢性炎症和纤维化；

退化中的 KA 瘤体周围可见对释放角化物的异物巨细胞反应。

角化棘皮瘤的病理诊断取材十分重要。活检时应用切除法。镜下应首先在扫视下检查，对整个病变的结构型式进行评估。若以环钻法取材，则难以判断病变的结构型式。
- 甲下角化棘皮瘤（subungual keratoacanthoma）：来源于甲母质。中心为充满角质物的囊腔，外周由大量分化好的鳞状上皮包围，后者有明显的角化不全。有丝分裂象不明显。该类型 KA 不会自行退化。治疗需要外科刮除，术后复发率低。需与疣状癌鉴别，与后者不同的是，甲下 KA 无频繁复发。

临床特点：图 18.15.8-5、6

早期损害为一半球形角化性丘疹，在数周内增大至直径约 1 cm 的坚实圆顶形结节，中央为充满角质的脐状

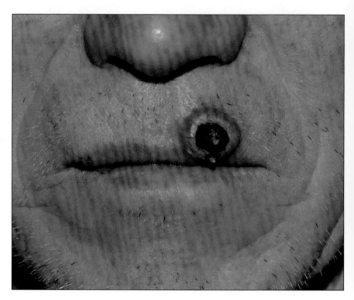

图 18.15.8-5　**角化棘皮瘤**

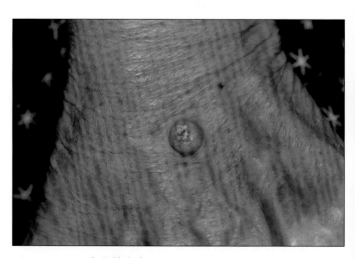

图 18.15.8-6　**角化棘皮瘤**

凹陷，除去角栓后则成火山口样。损害基底无明显浸润，中央不发生溃疡。数月后可逐渐自然消退。本病有单发型、多发型和发疹型，以单发型最为常见。皮损好发于暴露部位，尤其是面中部，口唇也可发生。多见于老年人。

鳞癌与 KA 的鉴别要点是：(1) 鳞癌是内生性的，而 KA 主要是外生性的；(2) KA 损害的中央呈火山口样，其中充满着角质物，周围为唇状上皮所包绕，而鳞癌时无此结构；(3) 鳞癌时浸润的炎症细胞以淋巴细胞为主，而 KA 时可见多数中性粒细胞及嗜酸性细胞。同时需要结合准确的临床病史。

目前，认为 KA 是一个低级别的鳞状细胞癌。KA 有一定自我消退的能力，有的瘤体在活检后可逐渐消退。若 KA 瘤体持续不消退，应考虑完整切除。

18.16　癌肉瘤

癌肉瘤（carcinosarcoma）又称皮肤化生性癌（metaplastic carcinoma of the skin）

组织病理特点：

- 是一个双相肿瘤，由恶性上皮成分和恶性间质成分组成；
- 上皮成分包括鳞癌、基底细胞癌和恶性附属器肿瘤；
- 间质成分则由纺锤状或多形性细胞组成，有明显的核非典型性、坏死、多数和不典型的核有丝分裂象；可见成骨细胞和成软骨细胞；
- 间质成分在肿瘤中疏散分布，有时可见于上皮增生部分中。

免疫组化： 间质的纺锤状细胞一般只表达波形蛋白（vimentin），偶尔可表达细胞角蛋白。

临床特点： 本病少见，主要发生于老年人。好发于头面部。皮损为皮下结节，质地较硬，可形成溃疡，恶性程度较高。

18.17　基底细胞癌

基底细胞癌（basal cell carcinoma，BCC）又称基底细胞上皮瘤（basal cell epithelioma）

基底细胞癌有许多组织学类型，共同的诊断要点是：

- 瘤体由基底样细胞所组成，细胞核大、胞浆少、染色嗜碱性，与基底细胞相似，但细胞间无细胞间桥，核在细胞中所占比例更大；
- 瘤细胞呈大小不等的集合状，瘤细胞的形态十分一致，核呈圆形或椭圆形，核的非典型性及丝状分裂象无或很少见，有时可见个别坏死或成片坏死的瘤细胞；
- 肿瘤周边细胞常呈栅栏状排列；
- 肿瘤周围结缔组织基质增生，有较多成纤维细胞，产生的胶原纤维包绕在瘤体周围。黏蛋白在标本制作过程中收缩，使瘤体与周围组织间出现裂隙。

常见的组织学类型如下：图 18.17-1、2、3、4、5、6、7、8、9、10、11、12

浅表性基底细胞癌（superficial BCC）：

- 瘤体十分浅表，瘤细胞集合从表皮下缘呈芽蕾状或不规则形进入真皮浅层；
- 肿瘤浅表，通常难以确定两侧的边界。应采用显微描记式，以确保肿瘤切除干净。

溃疡性基底细胞癌（ulcerative BCC）：

- 可呈高度侵袭性生长；可发生于结节囊肿性亚型；
- 表皮萎缩，表皮突变平、消失，有的病例可出现溃疡；
- 可见个别坏死及大片坏死的瘤细胞。

微结节性基底细胞癌（micronodular BCC）：

- 肿瘤细胞以小结节或小巢样排列，大小较一致，周边栅栏状排列和收缩间隙可不明显；

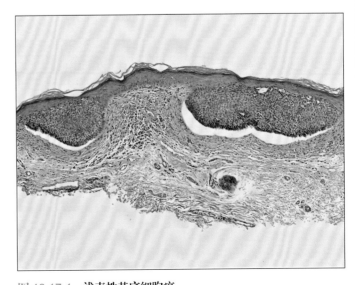

图 18.17-1　**浅表性基底细胞癌**
瘤体浅表，瘤体由基底样细胞所组成，形态一致，核深染、胞浆少、嗜碱性，在瘤体周边常呈栅栏状排列，与基质间有收缩间隙

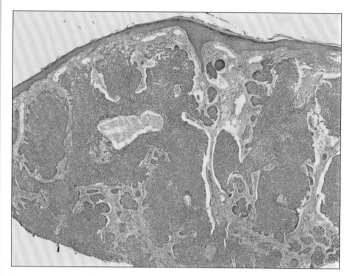

图 18.17-2　结节性基底细胞癌
真皮内多个形状大小不一的基底样细胞结节，瘤体与基质间有收缩间隙

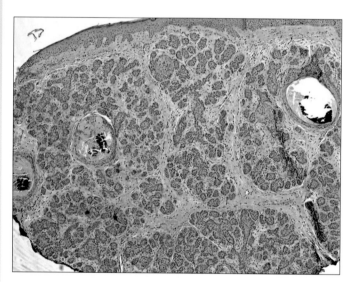

图 18.17-3　微结节性基底细胞癌
瘤细胞以小结节样排列，大小一致，周边栅栏状排列和收缩间隙不明显

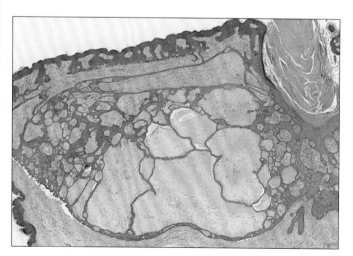

图 18.17-4　纤维上皮性基癌
基底样瘤细胞呈条索状从表皮向真皮延伸，相互交织成网状

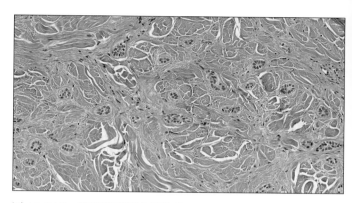

图 18.17-5　硬斑病样基底细胞癌
肿瘤组织在真皮内以小岛状或条索状散布在增生的纤维结缔组织中

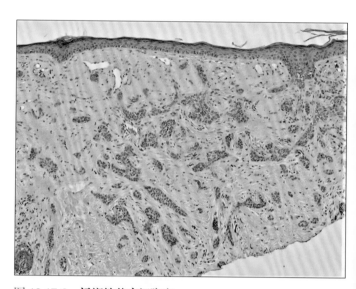

图 18.17-6　浸润性基底细胞癌
肿瘤境界不清楚，瘤细胞为小索条状或鹿角状，无明显的周边栅栏状排列

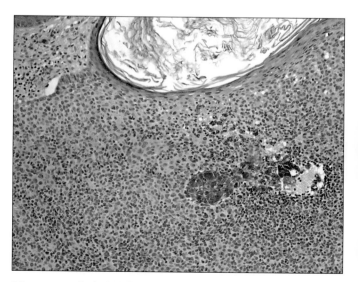

图 18.17-7　色素性基底细胞癌
肿瘤细胞集合内有多数噬黑素细胞及黑素颗粒

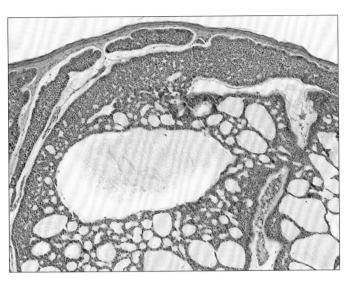

图 18.17-8　腺样基底细胞癌
瘤体内有假性腺体样结构，内含黏液样基质

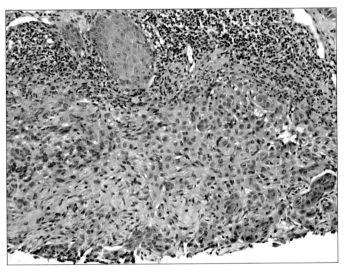

图 18.17-9　基底鳞状细胞癌
局部有向鳞状细胞的分化，胞浆嗜酸红染，可见个别角化的细胞

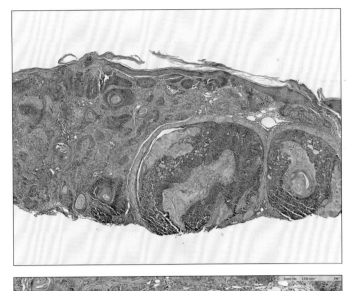

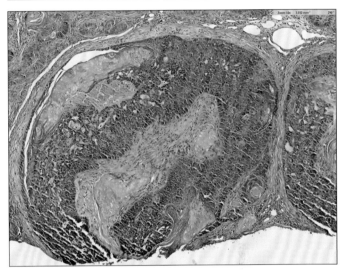

图 18.17-11　毛基质性基底细胞癌
为向毛囊结构分化的基底细胞癌，高倍镜下可见嗜酸性鬼影细胞

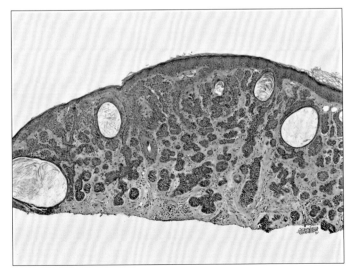

图 18.17-10　漏斗部囊性基底细胞癌
瘤细胞呈条索状，可见小的漏斗部囊肿，周边有栅栏状排列

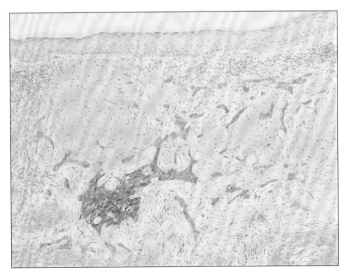

图 18.17-12　基底细胞癌
瘤细胞通常表达 BerEP4

- 通常弥漫性侵犯真皮和皮下组织；
- 切除后局部复发较为常见。

结节囊肿性基底细胞癌（nodulocystic BCC）：

- 此型基癌最为常见；
- 不同形状和大小、界限清楚的肿瘤团块，瘤体中央可见大的囊腔，该囊腔多数是由于肿瘤细胞的大片状坏死所致；
- 少数情况下，在瘤体中央可见向皮脂腺分化的空泡化细胞，由于这些细胞解离而成为囊腔；
- 可有淀粉样蛋白沉积。

纤维上皮性基底细胞癌（fibroepithelial BCC）：

此类又称 fibroepithelioma of Pinkus

- 可见由两到三层瘤细胞所组成的条索，从表皮多位点延伸而出，它们相互交织成网，将结缔组织基质包裹其中；
- 肿瘤周围结缔组织基质明显增生，有多数成纤维细胞及新形成的胶原纤维，黏蛋白量亦增多，毛细血管数量增加；
- 临床上和纤维上皮性息肉类似。

硬斑病样基底细胞癌（morpheaform BCC）：

此型又称硬化性基癌（sclerosing BCC）

- 瘤体并不隆起皮面，它向下、向内生长；
- 表皮轻度萎缩，表皮突变平，有时可见溃疡；
- 瘤体界限不清，可达到真皮深层或更深；
- 与浸润型 BCC 类似，瘤体由细的条索或细胞集合组成，周边栅栏状排列不明显；可有广泛扩张和神经侵犯；
- 结缔组织明显增生，出现硬化改变、红染。瘤细胞索散布其间，在有的瘤细胞索或集合周围可见裂隙；
- 本型基癌应与结缔组织增生性毛发上皮瘤相鉴别，详见鉴别诊断部分。

浸润型基底细胞癌（infiltrative BCC）：

- 肿瘤呈弥漫性生长，常侵犯真皮深层，境界不清楚；
- 肿瘤细胞呈细小岛状、小索条状或鹿角状，周边栅栏状排列不明显；
- 与硬斑病样型不同，肿瘤周围间质是疏松的纤维结缔组织，常有黏液，而不是致密的纤维组织；
- 可侵及神经。

色素性基底细胞癌（pigmented BCC）：

- 肿瘤细胞集合内有许多黑素颗粒，后者可存在于树枝状黑色素细胞或基质巨噬细胞中；
- 临床上本型应注意与脂溢性角化症和恶性黑素瘤相

区别。

腺样基底细胞癌（adenoid BCC）：

- 癌细胞呈网状排列，含黏液样基质，似腺体形成。

角化性基底细胞癌（keratotic BCC）：

- 瘤体内可见角化不全细胞及角囊肿。组织学上应与毛发上皮瘤相鉴别。

基底细胞癌多数是未分化的，由基底样细胞所组成。但正如基底细胞是一个生发细胞那样，基底细胞癌的瘤细胞可以呈现分化征象。当向角化方向即鳞状细胞方向分化时就成为基底鳞癌。瘤细胞还可以呈现向皮肤附属器上皮即毛囊、皮脂腺、外泌汗腺及顶泌汗腺的分化。在分化与未分化基癌间很难划出一条界线。事实上，在未分化基癌中有时可见少数分化的细胞，而在分化基癌中可有未分化的区域。

基底鳞癌（basalv squamous cell carcinoma，BCC）：

此病又叫异型基底细胞癌（metatypical BCC）

- 局部有向鳞状细胞的分化，胞体较大，胞浆嗜酸红染，可见个别角化的细胞；有时可见角珠，即呈旋涡状排列的角化不全细胞。
- 通常为侵袭性生长。

具有毛囊分化特点的基底细胞癌（BCC with follicular differentiation）：

此病又称漏斗部囊性基底细胞癌（infundibulocystic BCC）

- 瘤体小、对称，且界限清楚，位于真皮浅层；
- 瘤细胞形成相互交错的条带和索，周边呈栅栏状排列，基质较少；
- 可见小的漏斗部囊肿；
- 组织学上应与基底细胞样毛囊错构瘤和毛发上皮瘤相鉴别；
- 多发于老年人的面部。

具有皮脂腺分化特点的基底细胞癌（BCC with sebaceous differentiation）：

此病又称囊性基底细胞癌（cystic BCC）

- 瘤细胞团块中可见向皮脂腺分化的细胞，胞浆染色较浅，有的呈泡沫状，核被挤压。有时，这些细胞可解离而呈现囊腔样改变。

具有外泌汗腺和（或）顶泌汗腺分化特点的基底细胞癌（BCC with eccrine and（or）apocrine gland differentiation）：

此病又称腺样基底细胞癌（adenoid BCC）

- 瘤体内有管状、腺样的结构；

● 瘤细胞常成单行或双列，成相互交织的索，其间有丰富的纤维结缔组织及酸性黏多糖。偶尔，腺样结构的内衬瘤细胞可与分泌细胞相似。

总之，尽管基底细胞癌有许多不同的临床及组织学类型，组织学上最基本的诊断要点是：

①瘤体由基底样细胞组成；

②周边细胞有呈栅状排列的倾向；

③在肿瘤细胞团块与周围基质间常有裂隙。

临床特点： 图 18.17-13、14、15、16、17、18、19、20

大多见于 40 岁以上的中老年人。典型损害为表面具有蜡样光泽，并有少许扩张毛细血管的结节或斑块，边缘可有珍珠样的隆起。发病隐匿，无自觉症状。一般在就诊时多为黄豆大小，有的中心有浅溃疡。肿瘤发展缓慢，一般仅在局部扩展，很少转移。临床上常见结节溃疡型、色素型、硬斑病样型和浅表型。除浅表型多见于躯干部外，其他三型均好发头面部等日光暴露部位。

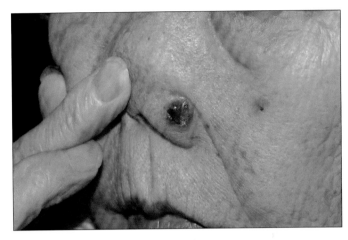

图 18.17-15　基底细胞癌：结节溃疡型

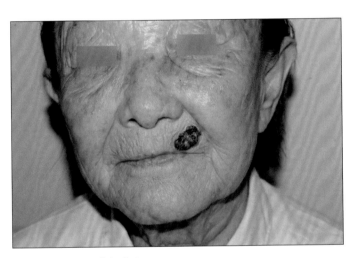

图 18.17-13　基底细胞癌

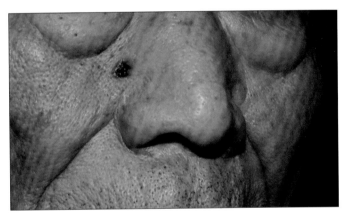

图 18.17-16　基底细胞癌：色素型

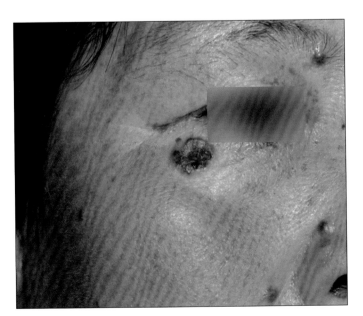

图 18.17-14　基底细胞癌

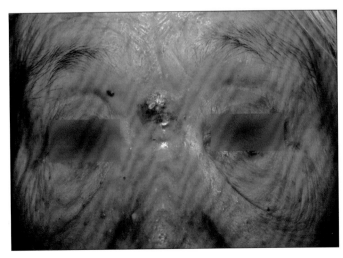

图 18.17-17　基底细胞癌：硬斑病样型

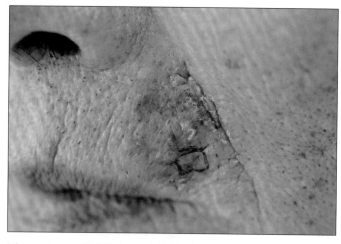

图 18.17-18　**基底细胞癌：硬斑病样型**

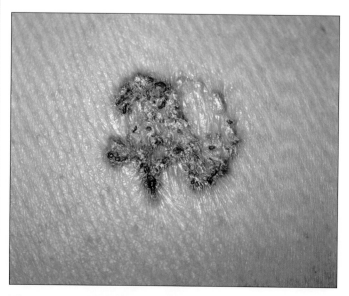

图 18.17-19　**基底细胞癌：浅表型**

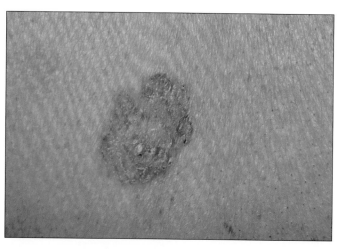

图 18.17-20　**基底细胞癌：浅表型**

鉴别诊断：

- 具有毛囊分化特点的结节型基底细胞癌需与毛发上皮瘤相鉴别。要点是：

①基底细胞癌中原始毛发结构及角囊肿少见，瘤体中可见典型基底细胞癌的改变。毛发上皮瘤中较易见到毛乳头及毛球等原始毛发的结构，角囊肿较为常见。

②基底细胞癌在瘤细胞团块与周围基质间常有裂隙，毛发上皮瘤瘤细胞团块外无裂隙，若有则是存在于瘤细胞团块周围的结缔组织与正常真皮结缔组织之间。

③基底细胞癌时表面可有溃疡，而毛发上皮瘤时一般无溃疡。

④毛发上皮瘤的角囊肿可以破裂出现肉芽肿性炎症，基底细胞癌时无。

- 硬斑型基底细胞癌需与结缔组织增生性毛发上皮瘤相鉴别。要点是：

①毛发上皮瘤瘤体内可见多数角囊肿；可见向毛囊分化；有的角囊肿可破裂，产生异物肉芽肿反应；有的角囊肿内可发生钙化；表达 CK20 的 Merkel 细胞在瘤体中多见；以上变化在硬斑型基底细胞癌时无或少见。

②基底细胞癌的瘤细胞与表皮相连续，毛发上皮瘤的瘤细胞不与表皮相连续。

③基底细胞癌瘤细胞周围有小的裂隙，而结缔组织增生性毛发上皮瘤无。

18.18　皮肤神经内分泌癌

皮肤神经内分泌癌（neuroendocrine carcinoma of the skin）即 Merkel 细胞癌（Merkel cell carcinoma），目前该病的组织学起源有争议，从免疫组化和电镜的研究结果提示该肿瘤来自表皮内 Merkel 细胞。部分 Merkel 细胞癌中存在有 Merkel 细胞多瘤病毒（MCV or MCPyV）整合入肿瘤基因组的现象，支持病毒感染的发病原因。

组织病理特点：图 18.18-1、2、3、4

- 肿瘤位于真皮，可延及皮下组织；
- 少数病例可向表皮内扩散，包括 Pautrier 的微脓疡形成；
- 核拥挤（nuclear molding），染色质精细，核丝分裂明显；
- 表皮内可有光线性角化症和原位鳞癌；偶尔与鳞癌、基底细胞癌和非典型纤维黄瘤并发。

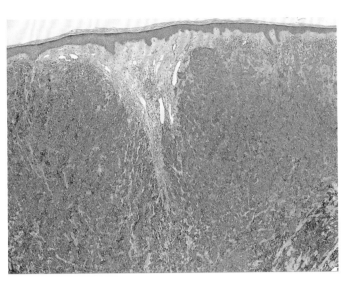

图 18.18-1　皮肤神经内分泌癌（Merkel 细胞癌）
真皮内小蓝细胞肿瘤，瘤细胞呈巢或索状排列

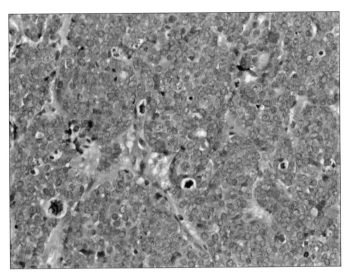

图 18.18-2　皮肤神经内分泌癌
瘤细胞核大，拥挤，核仁小，染色质精细，核丝状分裂明显

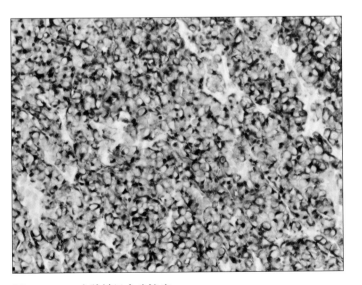

图 18.18-3　皮肤神经内分泌癌
肿瘤细胞表达 CK20，并呈特征性的核周点状染色

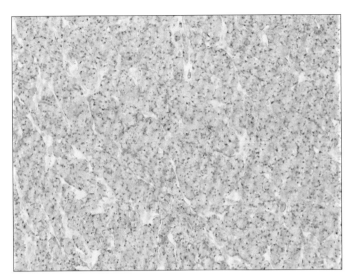

图 18.18-4　皮肤神经内分泌癌
肿瘤细胞表达 chromogranin

组织学上可分为几种不同的亚型，如小梁型、中间型和小细胞型等，有时可见肉瘤样成分和梭状细胞特点。

- 中间型：最常见，表现为真皮结节或弥漫性分布的嗜碱性瘤细胞，空泡样核，内含小核仁，胞浆不明显，可有局部坏死；常有分割胶原束及核拥挤变化；
- 小细胞型：为深染的燕麦样细胞浸润，通常有明显的挤压假象（crush artifact）；
- 小梁型：最少见，均一的细胞排列成精美的丝带样，核通常呈拥挤状。

预示不良预后的组织学特点：瘤体 > 5 cm 或深度 > 5 mm 或弥漫性浸润性生长、侵犯皮下组织和更深层结构以及淋巴血管侵犯。

免疫组化：表达 CK20（核周点状染色）、Cam5.2、神经丝（核周点状染色）、chromoagranin、synaptophysin、NSE、CD56 和 CD57。CK7 和 TTF-1 通常阴性，该特点可以用来协助与肺部小细胞癌转移的鉴别诊断。需要注意的是极少数病例可表现为 CK7 阳性，但不表达 CK20；CK20 阴性的病例多与 MCV 无关联。

临床特点：图 18.18-5

少见的高度恶性肿瘤，常见于老年人，好发于日光暴露部位，如头颈部和四肢。为坚实、隆起的无痛结节，一般小于 2 cm，之后缓慢增大，表皮呈红紫色，溃疡不常见。皮肤 Merkel 细胞癌的复发率为 40% 左右，局部转移较为多见，特别是淋巴结。还可发生远端转移发生。良好预后的因素包括四肢病变、肿瘤不超过 2 cm、局部病变、年轻及女性病人。治疗为大部切除、放疗以及免疫治疗。

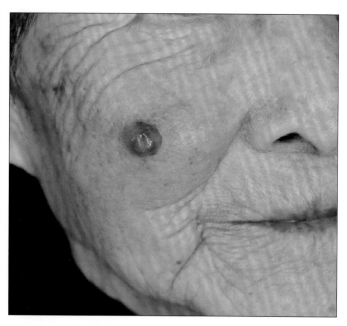

图 18.18-5　皮肤神经内分泌癌（Merkel 细胞癌）

鉴别诊断：需要与支气管小细胞癌转移鉴别。如果肿瘤表达 CK20 和神经丝，并呈核周点状染色，特别是在 CK7、MASH-1 和 TTF-1 均为阴性的情况下，则支持皮肤 Merkel 细胞癌，而非转移癌。

18.19　皮肤淋巴上皮瘤样癌

组织病理特点：

- 皮肤淋巴上皮瘤样癌（lymphoepithelioma-like carcinoma of the skin）肿瘤界限清楚，呈分叶状，位于真皮和皮下组织，不与表皮相连；
- 肿瘤由大、有黏合性的上皮样细胞组成，呈条索状、成巢或分叶状排列，瘤细胞含嗜酸性胞浆，空泡样核，核仁明显，核丝分裂象多见；
- 与瘤细胞周围有致密淋巴细胞、浆细胞浸润；
- 偶尔可出现向毛囊、汗腺及皮脂腺等附属器分化，但无鳞状上皮分化。

免疫组化：表达细胞角蛋白和 EMA；局限于皮肤的病变与 EBV 无关。

临床特点：

本病罕见，好发于老年人，多见于头颈部，为单个结节。具有相同组织学形态的病例也偶尔在胃、唾液腺、肺部等其他部位有报道。该病预后较好，多数通过局部切除可治愈。

鉴别诊断：有时难与皮肤淋巴腺瘤（cutaneous lymphadenoma）区分，后者无细胞不典型性和核丝分裂象，并且上皮巢外周呈栅栏状排列。

（马玲蕾）

19

皮肤附属器肿瘤

向皮肤附属器方向分化的肿瘤有四类，即向毛囊方向、向皮脂腺方向、向外泌腺方向和向顶泌腺方向分化的肿瘤。

为了判断肿瘤是向何方向分化，我们首先应熟悉向各组织结构分化所起码具备的条件。

19.1　向毛囊方向分化的肿瘤

毛囊分为三部分，即漏斗部、峡部和毛束下段。漏斗部位于毛囊的最上部，其上皮与表皮相似。峡部位于皮脂腺导管开口至立毛肌附着的部位，峡部上皮的角质为致密的正角化，无或很少有颗粒层细胞。自立毛肌以下的毛囊部分称为毛束下段。毛囊下段的膨大部分称为毛球，毛球内与毛乳头相邻的细胞为毛母质细胞。在毛球中央有一凹陷，其中富含血管及纤细的胶原，称为毛乳头。与表皮基底细胞相似，毛母质细胞为毛囊内的生发细胞，它不断分化成熟，产生一些同心排列的细胞柱，形成生长期毛囊的各层结构。从内到外依次为内根鞘三层（包括 Huxley 层及 Henle 层）和外根鞘三层。内根鞘内为内根鞘小皮、毛小皮及毛皮质即毛干。毛囊下段的内根鞘细胞有毛透明蛋白颗粒，至峡部时毛透明颗粒消失，成为致密的玻璃样膜。内根鞘仅见于毛囊下段，在峡部中段时脱落，导致毛干与毛囊壁分离。在此处外根鞘细胞开始角化不伴颗粒层形成，被称为毛鞘角化。外根鞘细胞由于胞浆透明、苍白淡染而又称为透明细胞（clear cell）或苍白细胞（pale cell）。外根鞘外为玻璃膜，再外为纤维结缔组织。

如果在一个肿瘤中见到毛乳头、毛球、外根鞘、内根鞘、毛干或与毛囊结构相仿的改变，就应该考虑这是向毛囊分化的肿瘤。

19.1.1　黑头粉刺痣（comedo nevus/ nevus comedonicus）

组织病理特点：图 19.1.1-1
- 真皮内多数囊性扩张的毛囊漏斗部，其上皮萎缩，囊中充满着角质物，每个都代表一个黑头粉刺；
- 周围可见萎缩的皮脂腺小叶。

临床特点：图 19.1.1-2

为群集的黑头粉刺样丘疹，可呈线状排列，单侧分布。面，颈部和躯干上部为常见部位。本病在初生时就已存在，但要到青春发育期才变得明显。通常无自觉症状。

鉴别诊断：
- 结节性弹力纤维变性伴有粉刺（Favre-Racouchot 综合征）：病理表现与黑头粉刺痣相似，有多数囊性扩张的毛囊漏斗部，但真皮日光弹力纤维变性明显。好发于老年人有长期日晒的部位，如头颈部特别是眼周。

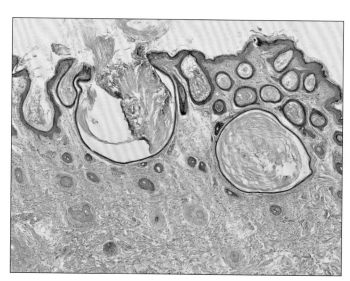

图 19.1.1-1　**黑头粉刺痣**
真皮内多数囊性扩张的毛囊漏斗部，许多和表皮相通，其中充满着角质物

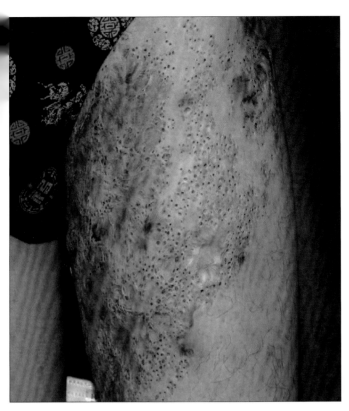

图 19.1.1-2　**黑头粉刺痣**
真皮内多数囊性扩张的毛囊漏斗部，许多和表皮相通，其中充满着角质物

19.1.2　毛鞘棘皮瘤（pilar sheath acanthoma）

此病是具有向毛囊漏斗部和毛囊峡部分化的良性肿瘤。

组织病理特点：图 19.1.2-1、2

● 与扩张毛孔相仿，亦可见毛囊漏斗部明显的囊性扩

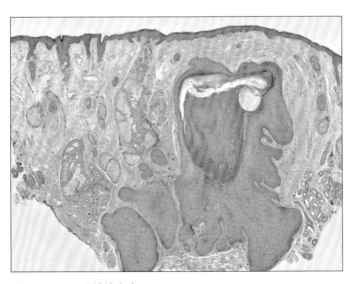

图 19.1.2-1　**毛鞘棘皮瘤**
毛囊漏斗部呈囊性扩张，囊壁下部的鳞状上皮呈小叶状增生

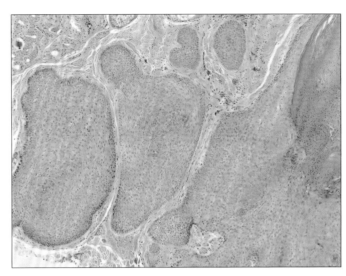

图 19.1.2-2　**毛鞘棘皮瘤**
小叶的鳞状上皮细胞淡染，周边细胞呈栅状排列

张，不同的是囊壁下部的鳞状上皮呈小叶状增生，并突入周围真皮内；

● 鳞状上皮小叶的细胞淡染（提示毛囊峡部分化），周边细胞可呈栅状排列。

临床特点：图 19.1.2-3

多见于成人上唇，为单发、正常皮色的结节，中央有一扩张的毛孔开口。

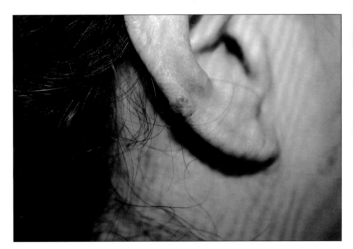

图 19.1.2-3　**毛鞘棘皮瘤**

19.1.3　毛囊漏斗部肿瘤（tumor of the follicular infundibulum）

此病又称毛囊漏斗瘤（infundibuloma）。是向毛囊峡部分化的毛囊肿瘤。

组织病理特点：图 19.1.3-1、2

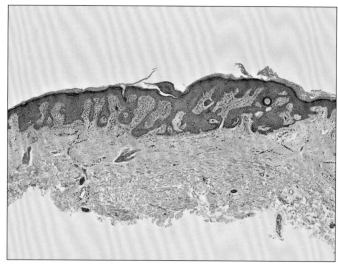

图 19.1.3-1　毛囊漏斗部肿瘤
网状交织的鳞状上皮从表皮向真皮呈盘形生长

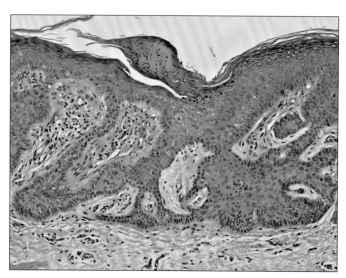

图 19.1.3-2　毛囊漏斗部肿瘤
瘤细胞胞浆嗜酸性淡染，肿瘤周边为基底样细胞，呈栅状排列，可见嗜酸性基底膜

- 瘤体限局，境界清楚；
- 肿瘤生长模式类似浅表性基底细胞癌，网状交织的鳞状上皮从表皮向真皮呈盘形生长；
- 肿瘤周缘细胞呈栅状排列，可有嗜酸性基底膜，瘤细胞胞浆嗜酸性淡染，提示向毛囊峡部分化；
- 肿瘤周围基质的弹力纤维致密聚集，为特征性表现。

免疫组化：
- 不特异。BerEp4 阴性，瘤体内有散在 CK20+ 的 Merkel 细胞。

临床特点：
　　为单发、扁平的实性丘疹，好发于面部。中老年人，女性常见。多发型罕见。

鉴别诊断：
- 浅表型基底细胞癌：肿瘤基底样细胞和间质之间有裂隙，细胞有不典型性，BerEp4 阳性。

19.1.4　毛发腺瘤（trichoadenoma）

　　结构介于毛发上皮瘤和毛发毛囊瘤之间，推测为具有毛囊皮脂腺导管的毛囊漏斗部位的肿瘤。

组织病理特点： 图 19.1.4-1、2
- 真皮内有多数类似毛囊漏斗部的角囊肿，内含表皮样角质，囊壁为嗜酸染的鳞状上皮，有颗粒细胞层；
- 有时可见实体的鳞状上皮细胞岛，中央无角化；
- 无毛囊结构。

免疫组化：
- 不特异。瘤体内有散在 CK20+ 的 Merkel 细胞，BerEp4 阴性。

临床特点：
　　见于成人，好发于面部，其次为臀部。为直径 3 ～

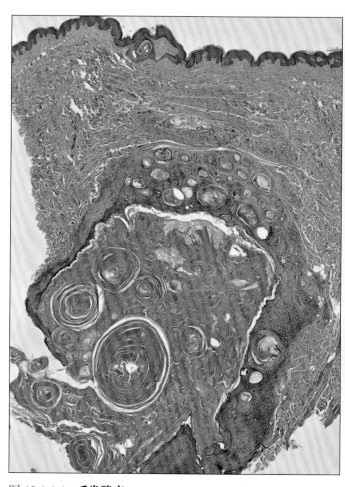

图 19.1.4-1　毛发腺瘤
真皮内一扩张的囊肿，周围延伸出许多大小不等的角囊肿

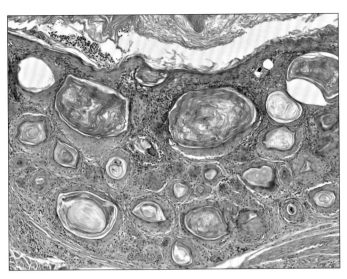

图 19.1.4-2　**毛发腺瘤**
角囊肿壁为有颗粒层的、胞浆淡染的鳞状上皮，囊内含层状角蛋白

15 mm 的单发结节。

19.1.5　毛鞘瘤（trichilemmoma）以及结缔组织增生性毛鞘瘤（desmoplastic trichilemmoma）

具有毛囊外根鞘分化特点的毛囊肿瘤。结缔组织增生性毛鞘瘤是毛鞘瘤的一种组织学亚型。

组织病理特点：

毛鞘瘤：图 19.1.5-1、2、3、4、5、6

- 外生性或真皮浅层肿瘤，呈碗形或分叶状，与其上表皮相连续；
- 瘤细胞透明淡染，富含糖原，与毛囊外根鞘的细胞形态相似，肿瘤周边细胞呈栅状排列；
- 肿瘤小叶周边有一层致密嗜酸性，玻璃样的膜包

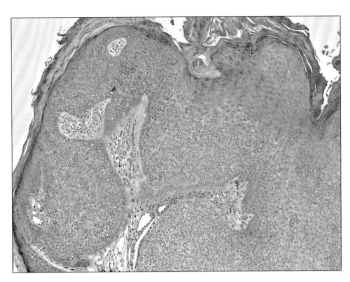

图 19.1.5-2　**毛鞘瘤**
瘤细胞透明淡染，肿瘤小叶周边细胞呈栅状排列，并有一层嗜酸性玻璃样的基底膜包绕

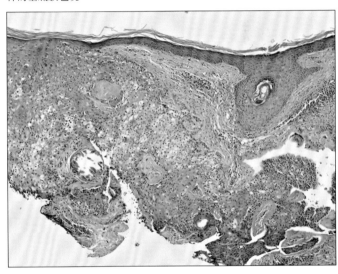

图 19.1.5-3　**毛鞘瘤**
瘤体位于真皮浅层，瘤细胞透明淡染，瘤体周边可见嗜酸性玻璃样基底膜

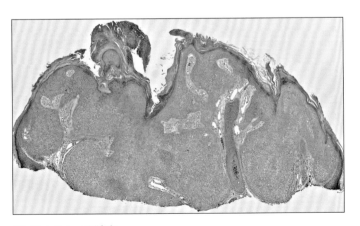

图 19.1.5-1　**毛鞘瘤**
外生性疣状上皮肿瘤，瘤体呈分叶状

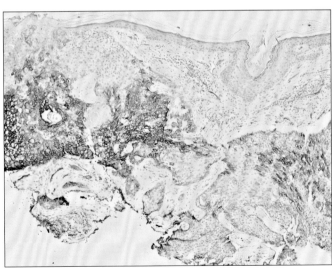

图 19.1.5-4　**毛鞘瘤**
免疫组化瘤细胞 CD34 阳性

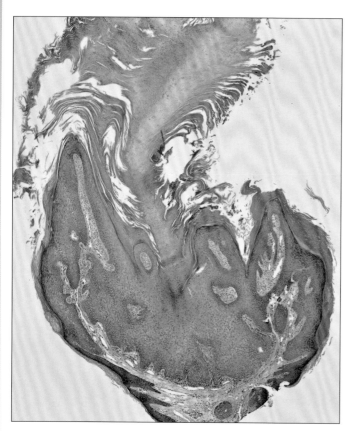

图 19.1.5-5　毛鞘瘤
低倍镜下表现为皮角，似寻常疣

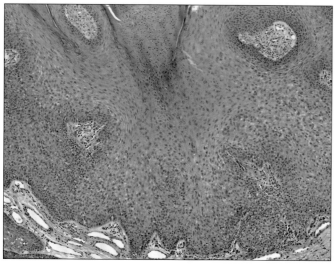

图 19.1.5-6　毛鞘瘤
高倍镜下瘤细胞透明淡染，瘤体周边可见嗜酸性玻璃样基底膜

绕，类似毛囊下部的基底膜。此膜 PAS 抗淀粉酶染色阳性；

- 无细胞异型性，无核分裂象；
- 其上表皮可呈疣状增生，角化亢进。

免疫组化：

- 瘤细胞 CD34 阳性，BerEp4 阴性；
- 如 PTEN 表达完全缺失（阴性），提示和 Cowden 综合征相关。

结缔组织增生性毛鞘瘤：图 19.1.5-7、8

- 和典型的毛鞘瘤形态相似；
- 特点为瘤体中心硬化，含有致密的嗜酸性胶原基质，其中含有形状不规则的上皮细胞索。此嗜酸性基质 PAS 抗淀粉酶染色阳性。

临床特点：

有单发和多发两型。

单发的为 0.5 cm 左右的实性丘疹或结节，表面平滑或疣状，多见于面部。也可发生于皮脂腺痣的基础上。

多发性毛鞘瘤为 Cowden 综合征的一种特征性皮肤

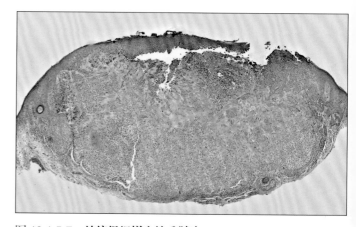

图 19.1.5-7　结缔组织增生性毛鞘瘤
瘤体和普通型毛鞘瘤相似，但瘤体中心硬化含有致密的嗜酸性胶原基质

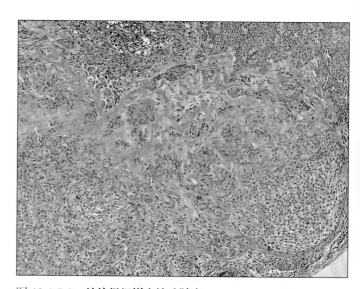

图 19.1.5-8　结缔组织增生性毛鞘瘤
硬化的胶原内含有许多不规则的上皮细胞索。肿瘤周边可见增厚的嗜酸性玻璃样基底膜

表现。Cowden 综合征又称多发性错构瘤肿瘤综合征。由于肿瘤抑制基因 PTEN 突变所致，呈常染色体显性遗传，表现为多发的良性错构瘤，伴有内脏恶性肿瘤。皮肤表现为在口周、鼻及耳周有多数毛鞘瘤皮损。其他皮肤表现如手足背部及掌跖的点状角化、真皮硬化型纤维瘤、皮赘等。口腔黏膜也常受累，在口唇、齿龈及舌上有多数小结节而呈典型的鹅卵石样外观，为口腔纤维瘤。内脏肿瘤常见的有乳癌、甲状腺癌和子宫内膜癌。发生乳癌的危险性为 20% ～ 50%。多发性毛鞘瘤常在乳癌发生前出现。因此对多发性毛鞘瘤的成年女性患者，应注意随访以发现早期乳癌。

鉴别诊断：

- 当毛鞘瘤表面有角化亢进，颗粒层增厚时，与寻常疣有许多相似性。有的学者认为毛鞘瘤是伴发了毛囊外根鞘增生的寻常疣。
- 结缔组织增生性毛鞘瘤如果活检标本浅表，病理表现有时难以和鳞状细胞癌鉴别。但毛鞘瘤有玻璃样的基底膜，无非典型性，上皮细胞 CD34+，有助于鉴别。

19.1.6 基底样毛囊错构瘤（basaloid follicular hamartoma）

良性的毛囊错构瘤，偶发或遗传。

组织病理特点： 图 19.1.6-1、2

- 真皮内基底样细胞呈条索状交织，和表皮垂直排列并常和表皮有连接；
- 瘤体周边的基底样细胞呈栅状排列；

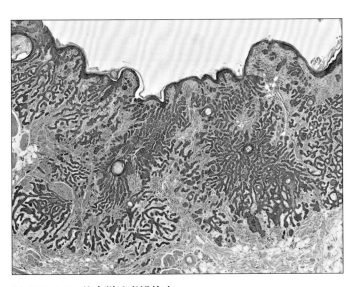

图 19.1.6-1　**基底样毛囊错构瘤**
真皮内基底样细胞呈条索状交织融和，和表皮有连接

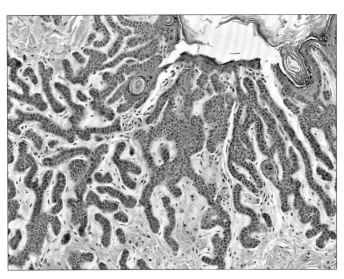

图 19.1.6-2　**基底样毛囊错构瘤**
高倍镜下条索状排列的基底样细胞，无非典型性，有角囊肿，间质可见少许黏液

- 可见少许角质囊肿；
- 有疏松的纤维性基质，可见少许黏液；
- 无细胞非典型性，无核分裂象。

免疫组化：

- 瘤体内可见数量不等的 CK20+ Merkel 细胞，肿瘤周围间质有 CD34+ 的梭形细胞。

临床特点：

罕见，临床表现多样化。单发型最为常见，为肤色，表面光滑的丘疹，直径 1 ～ 2 mm，好发于老年人的面头部。局限型为红色或色素沉着的脱发斑块，好发于头皮，常见于 30 ～ 40 岁的中年人。节段性分布型多伴有骨和牙的畸形及脑缺陷。泛发型表现为面部浸润性斑块和全秃。常伴有系统性疾病，如重症肌无力、囊性纤维化、甲状腺疾病和系统性红斑狼疮等。遗传型有家族史，呈常染色体显性遗传。成年期明显，为泛发性皮损。与 Gorlin 综合征相同，由于 PTCH 基因突变所致。

鉴别诊断：

- 基底样毛囊错构瘤的病理表现和漏斗部囊性基底细胞癌（infundibulocystic basal cell carcinoma）非常相似，但后者可见细胞非典型性，有核分裂象。有时需要依靠临床来鉴别。

19.1.7 毛囊皮脂腺囊性错构瘤（folliculosebaceous cystic hamartoma）

此病是一种含有毛囊，皮脂腺和间质成分的错构瘤。

组织病理特点： 图 19.1.7-1

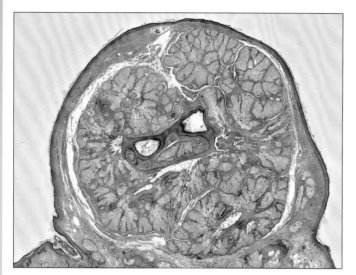

图 19.1.7-1　毛囊皮脂腺囊性错构瘤
真皮内囊性扩张的毛囊漏斗部，囊壁呈放射状延伸出许多皮脂腺小叶

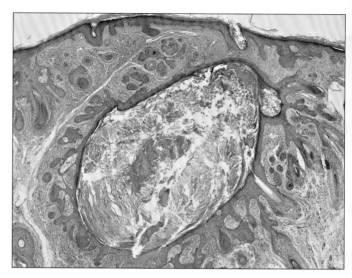

图 19.1.8-1　毛发毛囊瘤
中心一个大的囊性扩张的毛囊漏斗部，囊壁向外衍生出许多毳毛毛囊

- 真皮内一囊性扩张的毛囊漏斗部，内含角质和皮脂腺分泌物；
- 囊壁呈放射状延伸出许多皮脂腺小叶，偶有不成熟的毛囊；
- 囊周有层状的结缔组织增生，间质可见脂肪、血管和神经，可有明显的梭形细胞成分。

临床特点：

为单发的丘疹或结节，直径约 1 cm。好发于面中间部位，特别是鼻。其他部位也可发生，如头皮、上肢、和外阴部。无自觉症状。

19.1.8　毛发毛囊瘤（trichofolliculoma）

毛发毛囊瘤是向全毛囊分化的囊性肿瘤，位于中央大的毛囊滋生出许多毳毛毛囊。

组织病理特点：图 19.1.8-1、2、3

- 肿瘤界清，呈半球形隆起皮面；
- 损害中心为一大的与表皮相通、囊性扩张的毛囊漏斗部，内含角质物及许多毳毛；
- 自该中央囊腔的囊壁，向外呈放射状滋生出许多索状毛囊上皮，形成不同发育阶段的二级毳毛毛囊，及发育不成熟的毛囊；
- 肿瘤周围有丰富的纤维结缔组织，每个毛囊都有毛周纤维鞘。

皮脂腺毛发毛囊瘤（sebaceous trichofolliculoma）是此瘤的病理亚型。其二级毛囊有显著的皮脂腺小叶。此亚型病理表现与毛囊皮脂腺囊性错构瘤相似。因而推测

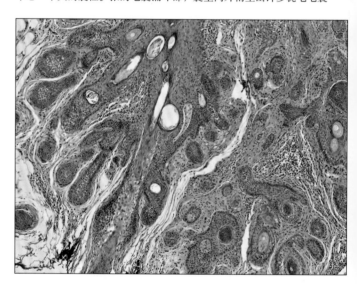

图 19.1.8-2　毛发毛囊瘤
高倍镜下可见许多毳毛毛囊，还有许多发育未成熟的毛囊

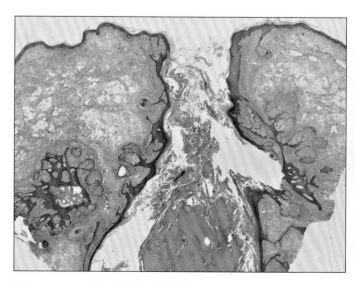

图 19.1.8-3　毛发毛囊瘤，皮脂腺型
一个大的囊性扩张的毛囊漏斗部，囊壁向外衍生出许多毛囊皮脂腺单位

毛发毛囊瘤和毛囊皮脂腺囊性错构瘤为同一肿瘤的不同发展阶段。前者为早期病理表现，后者为晚期表现。

临床特点：

见于成人，好发于面部，偶可见于头皮、颈部。单发，为小的、皮色、半球形丘疹或结节，中央有一束银白色细软的毛发穿过。

19.1.9 纤维毛囊瘤（fibrofolliculoma）和毛盘瘤（trichodiscoma）

两者属于同一肿瘤，有相似的组织学表现。纤维毛囊瘤是一种同时有毛囊外根鞘和毛周纤维鞘增生的错构瘤。毛盘瘤则仅见增生的毛周纤维鞘/毛盘成分，无上皮成分。两者组织学表现的差异，可能是由于不同组织切面造成。

组织病理特点：

纤维毛囊瘤：图 19.1.9-1、2

- 病变中央为一外形不规则的毛囊漏斗部，它向周围基质中伸展出相互交织、细的毛囊上皮索，2～4层细胞；
- 毛囊周围有一厚层疏松的纤维结缔组织，形成球状结构，可有黏液沉积。

毛盘瘤：图 19.1.9-3、4、5

- 与纤维毛囊瘤的间质相似，但无毛囊上皮索；
- 真皮可见稀疏、丛状排列、纤细的结缔组织，瘤体两侧可见毛囊皮脂腺单位；
- 小血管数量增多、扩张，有些管壁有向心性增厚的嗜酸性玻璃样胶原沉积，为 PAS 阳性；
- 可同时有纤维毛囊瘤和毛盘瘤的混合表现。

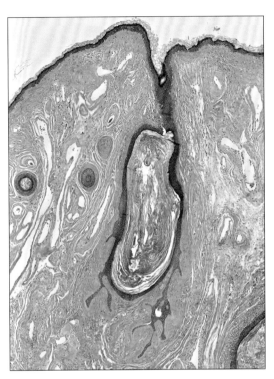

图 19.1.9-2 **纤维毛囊瘤**
一扩张的毛囊漏斗部，向周围基质中伸展出许多细的毛囊上皮索，周围有球状的纤维结缔组织增生

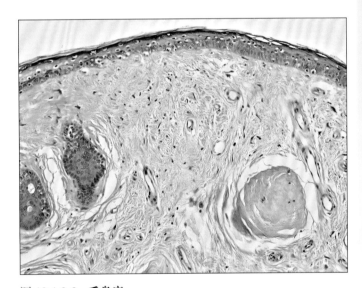

图 19.1.9-3 **毛盘瘤**
真皮乳头内有纤细的结缔组织区，伴有薄壁和厚壁小血管增生，为毛盘瘤区

免疫组化：

- 间质梭形细胞 CD34 阳性，S100 阴性。

临床特点：

皮损通常多发，可以数百个，极少是单发。为 2～4 mm 大小、半球形、黄白色，表面光滑的丘疹。好发于面颈部。多发者或为常染色体显性遗传，或为特发。

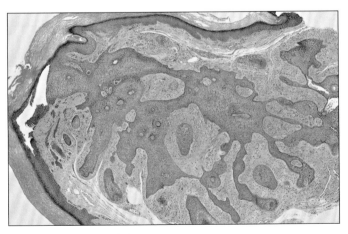

图 19.1.9-1 **纤维毛囊瘤**
病变中央为一外形不规则的毛囊漏斗部。它向周围基质中伸展出相互交织、细的毛囊上皮索，周围有致密的成球状的纤维结缔组织增生

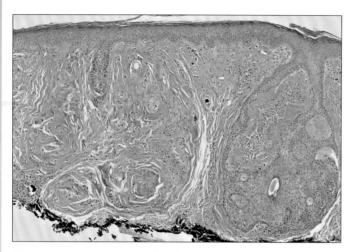

图 19.1.9-4 **毛盘瘤 / 纤维毛囊瘤**
左侧毛盘瘤区纤维结缔组织增生伴小血管增多，右侧一小的纤维毛囊瘤

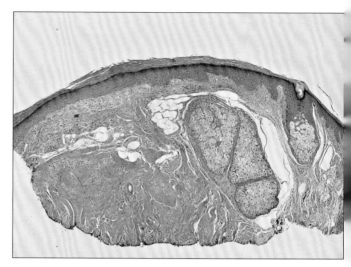

图 19.1.9-6 **梭形细胞丰富的毛盘瘤**
真皮内境界清楚的结缔组织团块，内有良性梭形细胞增生。瘤体两侧有毛囊皮脂腺增生

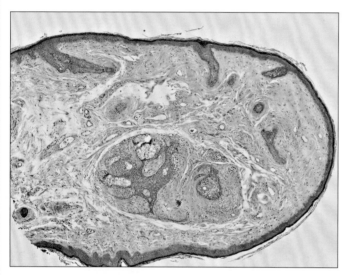

图 19.1.9-5 **毛盘瘤 / 纤维毛囊瘤**
瘤体大部分为毛盘瘤，为纤细的结缔组织，内有小血管。有一小的纤维毛囊瘤并存

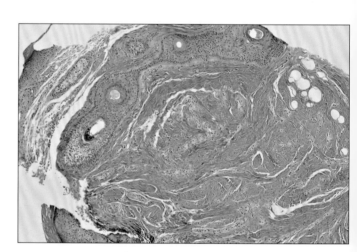

图 19.1.9-7 **梭形细胞丰富的毛盘瘤**
真皮内境界清楚的结缔组织团块，可见散在脂肪细胞

Birt-Hogg-Dubé 综合征是一种常染色体显性遗传皮肤病，表现为多发纤维毛囊瘤 / 多发毛盘瘤和皮赘样皮损，它们的病理表现相似。Birt-Hogg-Dubé 综合征常伴有肾肿瘤，如肾嫌色细胞癌和肾嗜酸细胞腺瘤，以及肺部疾病如自发性气胸和肺囊肿。

梭形细胞丰富的毛盘瘤（spindle cell- predominant trichodiscoma）

组织病理特点：图 19.1.9-6、7、8

- 瘤体位于真皮，境界清楚；
- 瘤体中心为细长的，核波浪状的梭形纤维细胞增生，呈束状或不规则排列，伴有纤维黏液基质。瘤体两侧有毛囊皮脂腺增生。
- 间质中可有散在脂肪细胞和小神经束。

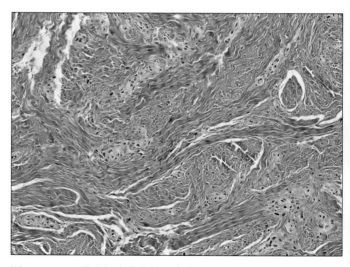

图 19.1.9-8 **梭形细胞丰富的毛盘瘤**
梭形细胞呈束状，交织排列

免疫组化：
- 梭形细胞 CD34 阳性，S100 阴性。

临床特点：

单发，半球形，肤色，表面光滑的实性丘疹。主要发生于鼻部，偶在鼻周区。

19.1.10　**毛母细胞瘤**（trichoblastoma）

此病是一种良性、具有双相型分化的上皮 - 间质毛囊肿瘤，即同时有向毛囊生发上皮分化和毛囊纤维基质分化的特点。根据形态学表现，毛母细胞瘤可分为多种亚型，如结节型（大结节，小结节型）、网状型、串状花型（racemiform）、釉质瘤样，也称淋巴腺瘤型。传统型以及结缔组织增生性毛发上皮瘤也是毛母细胞瘤的亚型。

组织病理特点： 图 19.1.10-1、2、3、4、5、6、7、8、9
- 肿瘤大，结节状，位于真皮及皮下组织；
- 基底样瘤细胞成团块或索条分布，团块周围细胞呈栅状排列，镜下似基底细胞癌；
- 肿瘤间质明显，为致密的纤维胶原组织，有许多成纤维细胞，类似毛囊周纤维鞘，间质和基底细胞结节之间无裂隙；
- 可见未成熟的毛球 / 毛乳头结构 (papillary mesenchymal bodies)，也可见分化良好的毛囊外根鞘上皮成分，表现为巢状、漩涡状胞浆嗜酸淡染的细胞，包埋在基底样细胞团块中；
- 其他如局部皮脂腺分化、导管分化、黑素细胞定殖

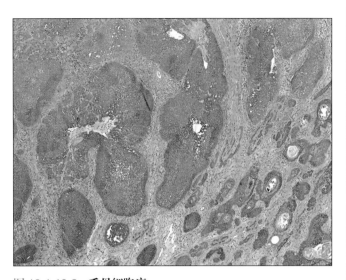

图 19.1.10-2　**毛母细胞瘤**
大结节和小结节混合型。图右下有许多小结节或索状分布的基底样细胞，间质有显著纤维化

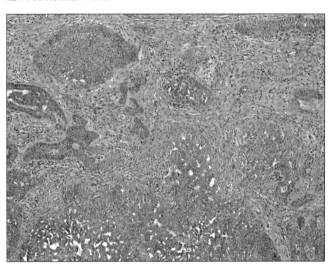

图 19.1.10-3　**毛母细胞瘤**
大结节和小结节混合型。基底细胞团块周边核呈栅状，间质成纤维细胞增生，呈同心圆样环绕基底细胞团块

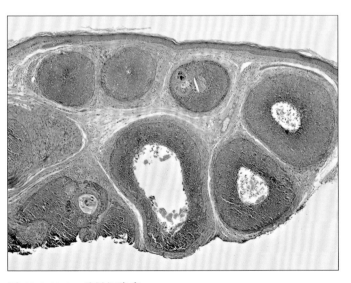

图 19.1.10-1　**毛母细胞瘤**
大结节型。真皮内大的基底样细胞结节，类似基底细胞癌。纤维间质明显，间质和基底细胞结节之间无裂隙，裂隙在间质内。结节内有黑色素沉积

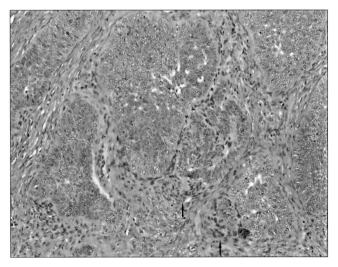

图 19.1.10-4　**毛母细胞瘤**
大结节和小结节混合型。可见未成熟毛乳头分化（箭头）

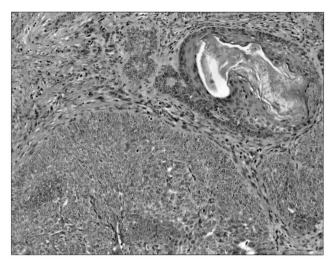

图 19.1.10-5　**毛母细胞瘤**
大结节和小结节混合型。基底细胞核丝分裂象活跃，但无明显细胞非典型性。有局灶性影细胞（毛母质分化）

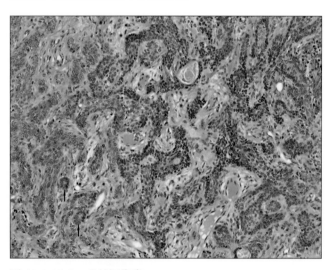

图 19.1.10-6　**毛母细胞瘤**
网状型。生发性的基底细胞呈索状，排列成网状，可见未成熟毛球分化（箭头）。纤维间质明显

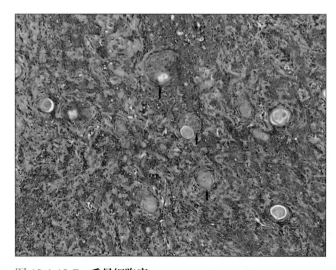

图 19.1.10-7　**毛母细胞瘤**
网状型。基底细胞索内有数个胞浆嗜酸淡染的细胞巢（箭头），呈漩涡状包埋在基底样细胞团块中，此为向毛囊外根鞘分化的特点

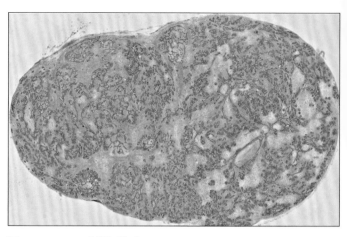

图 19.1.10-8　**毛母细胞瘤**
串状花型。基底细胞呈条索状增生，像串状花样分支，并有许多未成熟的毛球 / 毛乳头结构

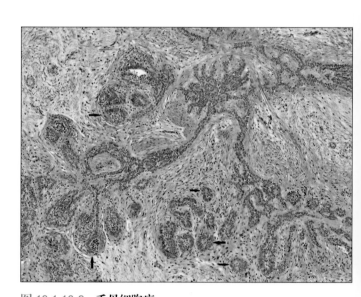

图 19.1.10-9　**毛母细胞瘤**
串状花型。高倍镜下可见未成熟的毛乳头结构（竖箭头），未成熟的毛球结构（横箭头）

等也常见；

- 基底样细胞核分裂象及凋零细胞常见，也可有肿瘤坏死，但无非典型性。

免疫组化：

- 基底样细胞表达 CK5/6、CK8 和 CK17；
- 有些肿瘤可有数量不等的 CK20+ 的 Merkel 细胞；雄激素受体（AR）阴性。

临床特点：图 19.1.10-10

多发生于成年。主要见于头颈部，1 ~ 2 cm 单发性丘疹或结节。无自觉症状。

鉴别诊断：

需和结节型基底细胞癌鉴别。鉴别要点毛母细胞瘤：①表皮无连接；②有不成熟的毛球 / 毛乳头样结

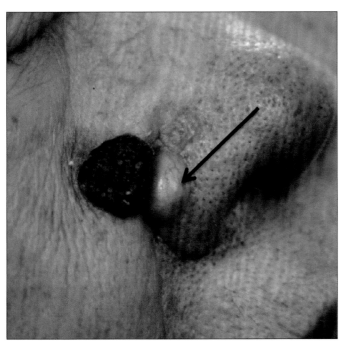

图 19.1.10-10　**毛母细胞瘤**

构；③致密的纤维结缔组织间质；④与细胞团间无收缩裂隙。

当取材小而浅表时，由于不能显示瘤体全貌，鉴别会很困难。这时需要将肿瘤全切作检查。

免疫组化有助于两者的鉴别：毛母细胞瘤：①瘤体内有数量不等 CK20+ 的 Merkel 细胞，而基底细胞癌一般无；② CD10 肿瘤间质 +，基底细胞阴性或局部弱阳性，而基底细胞癌上皮弥漫阳性，且间质阴性；③ Bcl-2 仅染基底细胞团块的周边，而基底细胞癌则弥漫阳性；④基底细胞雄激素受体（AR）阴性，而基底细胞癌则为阳性。毛母细胞瘤上皮细胞 BerEp4 局部阳性，因而不能以此与基底细胞癌鉴别。

19.1.11　*毛发上皮瘤*（trichoepithelioma）

毛发上皮瘤是毛母细胞瘤的特殊亚型，分为传统型和结缔组织增生型。传统型又名筛状（cribriform）型毛母细胞瘤；结缔组织增生型又称柱状（columnar）型毛母细胞瘤。

组织病理特点：传统型，图 19.1.11-1、2、3
- 肿瘤境界清楚，位于真皮浅层；
- 真皮内许多基底样细胞团块，呈筛样或分叶状，周边细胞核栅栏状排列，镜下类似基底细胞癌，但细胞无非典型性；
- 纤维性间质明显，有许多成纤维细胞；

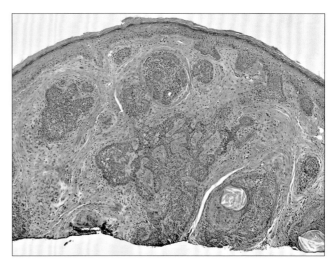

图 19.1.11-1　**毛发上皮瘤**
真皮内有许多基底样细胞团块，呈筛样或分叶状，纤维性间质明显。有角囊肿

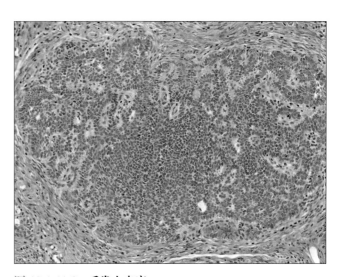

图 19.1.11-2　**毛发上皮瘤**
筛样的基底样细胞团块，周边细胞呈栅状排列

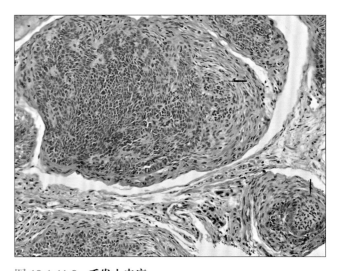

图 19.1.11-3　**毛发上皮瘤**
细胞无非典型性。可见未成熟毛乳头结构（箭头）。收缩裂隙是在肿瘤间质内，而非肿瘤上皮和间质之间

- 基底样细胞团块与周围间质无裂隙；
- 有多数未成熟毛球 / 毛乳头结构（papillary mesenchymal bodies），但不形成毛干；
- 可见多数小的毛囊漏斗部囊肿。若囊肿破裂，则可出现异物肉芽肿反应；
- 间质无黏液沉积，但偶可见少许黏液沉积于基底样细胞团块的筛孔内。

免疫组化：
- 瘤体内有数量不等的 CK20+ 的 Merkel 细胞，肿瘤间质成纤维细胞 CD34 阳性。和基底细胞癌免疫组化的鉴别详述见 19.1.10 毛母细胞瘤。

临床特点：图 19.1.11-4、5、6

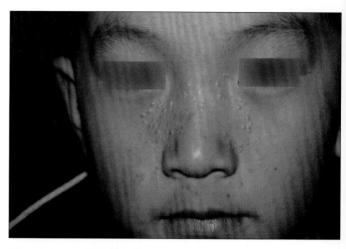

图 19.1.11-6　**毛发上皮瘤**

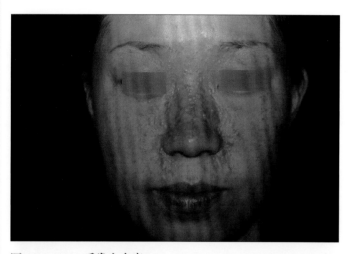

图 19.1.11-4　**毛发上皮瘤**

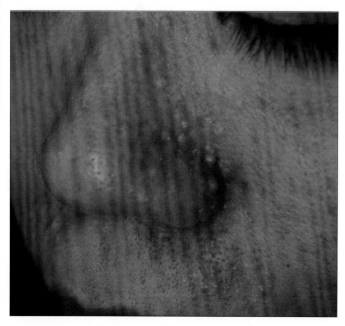

图 19.1.11-5　**毛发上皮瘤**

典型损害为透明、皮色、半球形隆起皮面的丘疹或结节，直径约数毫米不等。单发或多发。单发的多见于面部，儿童或青壮年发病，无遗传性。多发的常见于鼻唇沟，也可发生在鼻部、上唇及前额，为常染色体显性遗传，称为多发性家族性毛发上皮瘤，在儿童时发病，以后皮损逐渐增多。

家族性圆柱瘤，又称 Brooke-Spiegler 综合征，是常染色体显性遗传疾病，表现为多发性毛发上皮瘤和多发性圆柱瘤。女性多见。见于头皮，皮损大，可融合成巨大斑块，如头巾样覆盖头皮，故又称包头巾（turban）瘤，瘤体中常间有螺旋腺瘤。

鉴别诊断：
- 应与具有毛囊分化特点的结节性基底细胞癌相鉴别，详见第（18.17）。

结缔组织增生性毛发上皮瘤（desmoplastic trichoepithelioma）

组织病理特点：图 19.1.11-7、8、9、10
- 肿瘤位于真皮，由上皮细胞索，角囊肿和胶原间质三种成分组成；
- 基底样细胞形成细长的上皮细胞索，呈蝌蚪样，包埋于红染致密的结缔组织间质中；
- 多数小的毛囊漏斗部囊肿，有时可见囊肿破裂所致的异物肉芽肿反应；
- 瘤细胞和间质之间无裂隙；
- 微钙化灶常见，偶见影细胞团块；
- 极少数病例可见神经周围浸润，但并不代表恶性。

免疫组化：
- 不特异，可见数量不等的 CK20+ 的 Merkel 细胞。

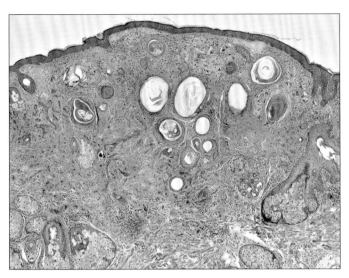

图 19.1.11-7　结缔组织增生性毛发上皮瘤
真皮有致密的、嗜酸染的胶原纤维，内含基底细胞索条，及许多小的毛囊漏斗部囊肿

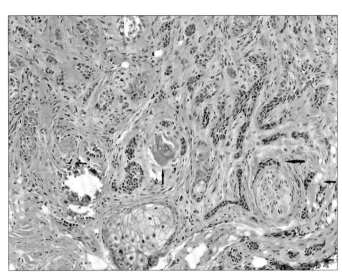

图 19.1.11-10　结缔组织增生性毛发上皮瘤
可见神经周围基底样细胞索浸润（横箭头），偶见影细胞团块（竖箭头）

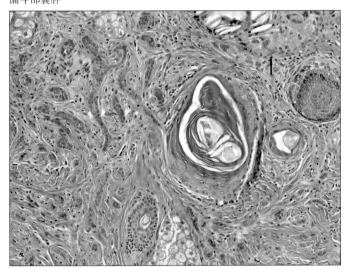

图 19.1.11-8　结缔组织增生性毛发上皮瘤
高倍镜下可见细长的基底细胞上皮索，似蝌蚪样，无细胞非典型性。可见局灶角蛋白异物肉芽肿反应（箭头）

临床特点：

　　为单发、直径 3 ~ 8 mm、质硬的丘疹或结节，皮损并不隆起皮面，有时中心有一浅的凹下，与环状肉芽肿相似。无症状。好发于面部及颈部、特别是脸颊，以年轻人多见，女性好发。

　　鉴别诊断：

- 应与硬斑型基底细胞癌相鉴别。本病要点是：①有多数角囊肿，可产生异物肉芽肿反应；②有向毛囊分化的特点；③可见微钙化灶。以上变化在硬斑型基底细胞癌时则见不到。
- 本病也需和汗管瘤及微囊肿性附属器癌鉴别，特别是当活检标本浅表时。鉴别要点：①本病瘤体内可见数量不等的 CK20+ 的 Merkel 细胞；②汗管瘤及微囊肿性附属器件癌有 CEA 及 EMA 阳性的导管结构，而本病则无；③微囊肿性附件癌有细胞非典型性和核分裂象，本病无。

19.1.12　皮肤淋巴腺瘤（cutaneous lymphadenoma）

　　皮肤淋巴腺瘤是毛母细胞瘤的一个特殊亚型，具有釉质瘤样的表现，又称釉质瘤样毛母细胞瘤（adamantinoid trichoblastoma）。

　　组织病理特点：图 19.1.12-1、2

- 真皮内有形状不规则的上皮细胞团块，周围有致密的纤维间质；
- 上皮团块由两型细胞构成，周边为一至数层基底样

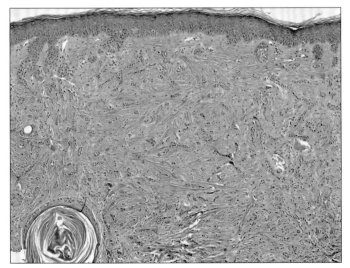

图 19.1.11-9　结缔组织增生性毛发上皮瘤
瘤体以基底细胞索条为主，少数角囊肿，间质胶原致密

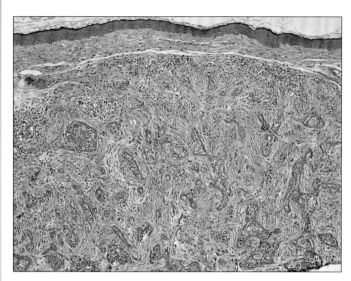

图 19.1.12-1　皮肤淋巴腺瘤
真皮内有形状不规则的上皮细胞团块，周围有致密的纤维间质

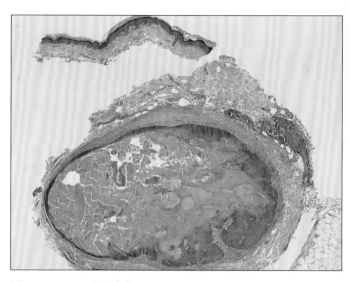

图 19.1.13-1　毛母质瘤
真皮内囊性肿物，囊壁为嗜碱性基底样细胞

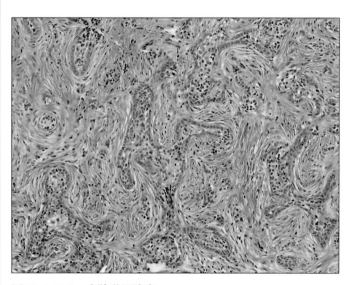

图 19.1.12-2　皮肤淋巴腺瘤
上皮团块周边为一至数层基底样细胞，呈栅状排列，中心细胞较大，胞浆透明。淋巴细胞见于细胞团块内和间质内

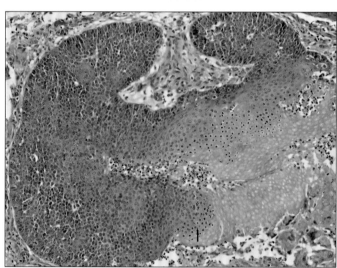

图 19.1.13-2　毛母质瘤
从外至内，基底样的毛母质细胞逐渐角化为"过渡细胞"（箭头），最后完全角化成为"影细胞"。毛母质细胞核分裂象活跃

细胞，呈栅状排列，中心细胞较大，胞浆透明淡染；
● 上皮团块内和（或）肿瘤间质内有许多淋巴细胞浸润。
临床特点：
　　见于成年人。主要发生在头面部，为单发、质硬的丘疹或结节，直径在 1 cm 以下。无自觉症状。

19.1.13　*毛母质瘤*（pilomatricoma）

　　毛母质瘤又名钙化上皮瘤（calcifying epithelioma），是向毛母质和毛皮质分化的良性的毛囊肿瘤。
　　组织病理特点：图 19.1.13-1、2、3、4

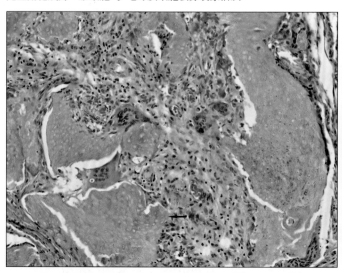

图 19.1.13-3　毛母质瘤
"影细胞"（箭头）团块周围有异物巨细胞反应，可见钙化

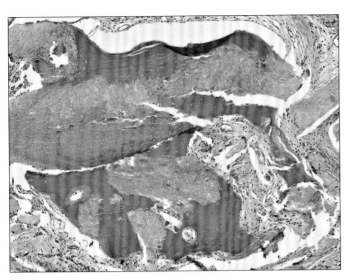

图 19.1.13-4　**毛母质瘤**
"影细胞"团块出现骨化

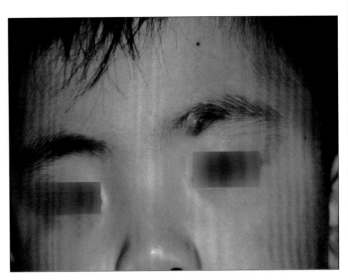

图 19.1.13-5　**毛母质瘤**

- 肿瘤境界清楚，位于真皮、甚至皮下，呈结节状，与表皮不连。
- 肿瘤结节周边为基底样细胞，深染、形状大小十分一致，核分裂象活跃，似毛母质细胞。
- 向着瘤体中央，这种嗜碱性染的基底样细胞核逐渐消失，成为"过渡细胞"，最后细胞发生完全角化，胞浆嗜酸性染，核消失，但仍可见残留的核的阴影，故称这类细胞为"影细胞"，这是本病特征性的改变。
- 角化的细胞可发生钙化、甚至骨化。由于钙化较为常见，故又名为钙化上皮瘤。
- 异物肉芽肿反应常见，特别是围绕"影细胞"的周围。
- 局限于表皮内的肿瘤会伴有皮角形成，称为毛母质皮角（pilomatrical horn）。
- 黑素细胞型毛母质瘤（pigmented/melanocytic matricoma），瘤体内散在树突状的黑素细胞，富含黑色素。
- 增殖性毛母质瘤（proliferating pilomatricoma）主要由嗜碱性的基底样毛母质细胞构成，核分裂象明显，有非典型性，多见于老年人。

免疫组化

- β-catenin 基底样细胞的核呈阳性染色为诊断特征，胞浆也阳性但无诊断意义。"过渡细胞"仅胞浆阳性，"影细胞"阴性。

分子遗传

- 编码 β-catenin（CTNNB1）的基因发生突变。

临床特点：图 19.1.13-5

位于真皮或皮下的实性结节，质硬，直径在 0.5 ～ 2 cm 左右。表面呈肤色或暗红色。肿物可隆出皮面。大多单发，好发于头面及颈部，颊部最常见，其次为四肢和躯干。可见于任何年龄，年轻人和儿童更常见。

19.1.14　**全毛囊瘤**（panfolliculoma）

良性毛囊肿瘤，具有毛囊各个成分分化的组织学特点。

组织病理特点：19.1.14-1、2、3、4、5

- 肿瘤可以是呈结节或囊性，位于真皮；也可局限于表皮内（表皮型）；
- 肿瘤有向毛囊各个部位分化的组织学表现，瘤体内可见毛球、毛乳头、毛母质细胞及毛囊内根鞘、外

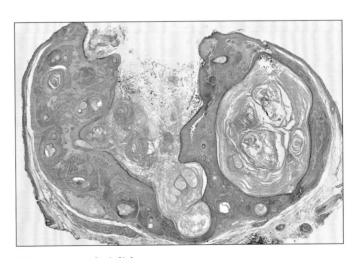

图 19.1.14-1　**全毛囊瘤**
向真皮内生长的一囊性和实性上皮结节。可见向毛囊分化

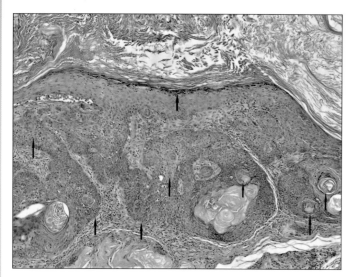

图 19.1.14-2　全毛囊瘤
肿瘤上皮可见向毛囊各成分的分化。箭头从左至右：2、3 向毛囊生发层分化；1、4 向毛囊外根鞘分化，鳞状细胞淡染；5、8 向毛囊漏斗部分化；6、7 毛母质向毛透明颗粒分化

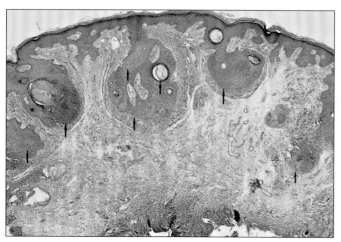

图 19.1.14-3　全毛囊瘤，表皮型
肿瘤局限在表皮，可见向毛囊各成分的分化。箭头从左至右：1、3 向毛囊外根鞘分化，鳞状细胞淡染；2 毛母质细胞向毛透明颗粒分化；4、6 毛囊生发层分化；5 向毛囊漏斗部分化；7 毛乳头样结构

　　根鞘、毛囊峡部及漏斗部的组织学表现；
* 可有纤维性间质。
　　临床特点：
　　单发结节，无症状。好发于头颈部。

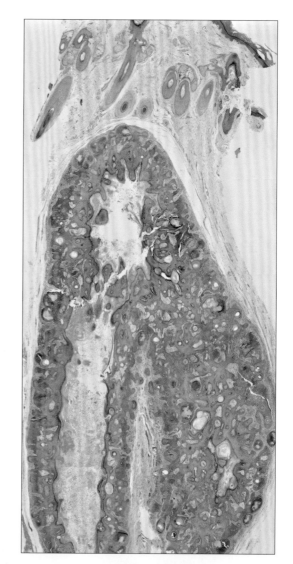

图 19.1.14-4　全毛囊瘤，囊性型
瘤体呈囊性。囊壁增生的鳞状上皮有向毛囊各个成分分化

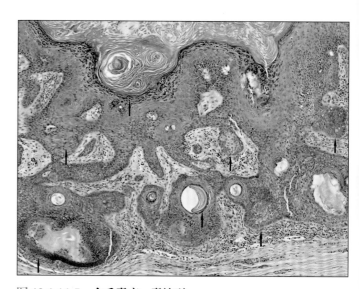

图 19.1.14-5　全毛囊瘤，囊性型
高倍镜下囊壁成分。箭头从左至右：1 毛母质细胞向毛透明颗粒分化；2 向毛囊外根鞘分化，鳞状细胞淡染；3、4 向毛囊漏斗部分化；5 向皮脂腺和毛囊外根鞘分化；6、7 向毛囊生发层分化

19.1.15　增生性毛鞘肿瘤（prolifer-ating trichilemmal/pilar tumor）

增生性毛鞘肿瘤是一种实性/囊性混合的肿瘤，具有向峡部毛囊外根鞘分化的组织学特点。此肿瘤包含了一组形态学相近的疾病，包括良性、中间型和恶性肿瘤。良性又名增殖性毛鞘囊肿（proliferating trichilemmal cyst）（详见20.7）；恶性又名增殖性囊性毛鞘癌（proliferating trichilemmal cystic carcinoma）；中间型则为增殖性毛鞘肿瘤（proliferating trichilemmal tumor）。

增生性毛鞘肿瘤：图19.1.15-1、2
- 和增生性毛鞘囊肿相似，但细胞有程度不等的非典型性，核分裂象增多；
- 肿瘤仍境界清楚，没有浸润周围组织；

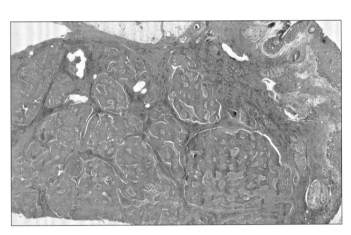

图 19.1.15-1　**增生性毛鞘肿瘤**
肿瘤巨大，位于真皮和皮下。鳞状上皮增生呈团块样。虽然肿瘤边缘有少许不规则分布的肿瘤团块，但境界仍然相对清楚，无浸润性生长

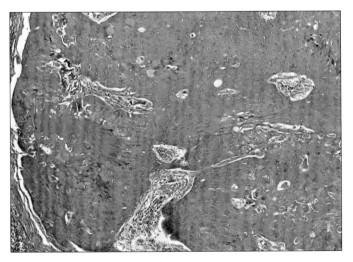

图 19.1.15-2　**增生性毛鞘肿瘤**
肿瘤鳞状细胞较大，胞浆丰富、嗜酸染色，细胞有轻度不典型性。可见致密的嗜酸性角化物

恶性增生性毛鞘肿瘤：
- 结构类似良性增生性毛鞘肿瘤，但境界不清，呈浸润性生长；
- 瘤细胞非典型性明显，异常核丝分裂象更常见；
- 瘤组织可有地图状坏死；
- 瘤体呈浸润性生长，侵入囊壁周围组织，和中度分化的鳞状细胞癌表现一致；瘤体也可局限于囊壁上皮，呈原位鳞状细胞癌表现。

临床特点： 图 19.1.15-3
老年女性多见。绝大多数发生于头皮（＞90%的病人），其次是后背。为皮下结节，逐渐隆起形成斑块，2～25 cm大小。恶性肿瘤生长迅速，瘤体大，表面有溃疡。易局部复发，少数可发生远处转移。

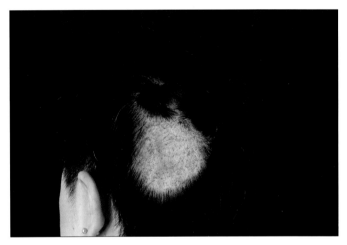

图 19.1.15-3　**增生性毛鞘囊肿**

19.1.16　**外毛根鞘癌**（trichilemmal carcinoma）

外毛根鞘癌是具有外毛根鞘分化特点的恶性肿瘤，它的良性参照是毛鞘瘤。也有作者认为本病是透明细胞型的鳞状细胞癌。

组织病理特点： 图 19.1.16-1、2
- 肿瘤呈分叶状，与表皮及毛囊有连接；
- 癌细胞大，胞浆透明淡染，富含糖原，PAS染色阳性；
- 癌细胞非典型性明显，核分裂象较多；
- 有毛鞘瘤的特点，如小叶周边基底样细胞核栅栏状排列，有透明基底膜；可见外毛根鞘样角化（无颗粒细胞层）；
- 肿瘤常常以毛囊皮脂腺单位为中心向周围真皮浸润性生长。

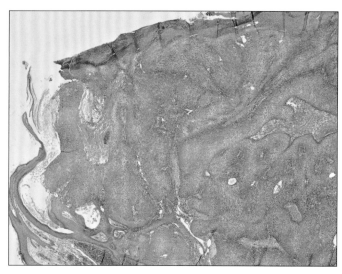

图 19.1.16-1　毛鞘癌
肿瘤呈分叶状，与表皮相连

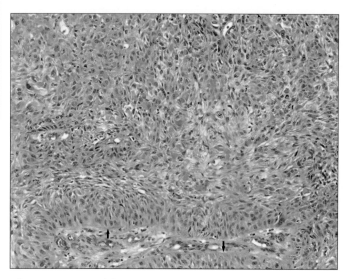

图 19.1.16-2　毛鞘癌
肿瘤小叶周边仍可见栅状排列的细胞核，及透明胶原膜（箭头）。瘤细胞胞浆透明淡染，有非典型性，核分裂象明显。可见毛鞘角化

免疫组化：
- 不 特 异，瘤 细 胞 P53 强 阳 性，CD34 局 灶 阳 性，CEA、EMA 一般阴性。

临床特点：
　　好发于 70 岁以上老年人。好发于面、头皮、颈部，其次可发生于手背和背部日光暴露部位。单发，直径 1～3 cm 的结节或斑块，表面角化、光滑或溃疡。本病主要发生于有慢性日光损害的病人，也可发生于放射治疗后，实性器官移植后，以及色素性干皮病的病人。本病低度恶性，预后良好，罕有转移。

19.1.17　**恶性毛母细胞瘤**（malignant trichoblastoma）

　　毛母细胞瘤是具有双相型分化的上皮 - 间质毛囊肿瘤。其恶性肿瘤也可分为上皮性的恶性肿瘤，即毛母细胞癌（trichoblastic carcinoma）；间质的恶性肿瘤，即毛母细胞肉瘤（trichoblastic sarcoma）；以及上皮及间质成分均为恶性的毛母细胞癌肉瘤（trichoblastic carcinosarcoma）。后两者非常罕见。

组织病理特点：

毛母细胞癌
- 组织学类似毛母细胞瘤，但上皮成分为恶性；
- 基底样细胞有中度至重度的非典型性，核分裂象增多，有肿瘤坏死灶；
- 肿瘤间质细胞无非典型性，可见毛球 / 毛乳头样结构；
- 癌细胞呈浸润性生长，可累及深部组织如骨骼肌。

毛母细胞肉瘤
- 肿瘤中央有良性毛母细胞瘤的区域；
- 在肿瘤周边，可见结节性增生的，致密的多形性间质细胞，常见奇异形状的多核巨细胞，核分裂象多，此为肉瘤成分，肉瘤结节内无上皮成分。

毛母细胞癌肉瘤：图 19.1.17-1、2、3
- 肿瘤位于真皮或皮下，上皮和间质均为恶性；
- 上皮成分形似基底细胞癌，基底样细胞核有非典型性，核分裂象增多，有肿瘤细胞坏死；
- 肿瘤间质细胞致密，胞浆少、核深染，异形细胞增多，有较多异常核分裂象；

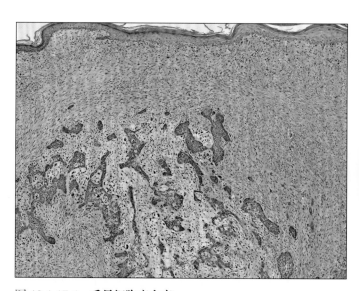

图 19.1.17-1　毛母细胞癌肉瘤
基底细胞团块类似基底细胞癌，包埋在肉瘤样的梭形细胞间质内。基底细胞和梭形细胞都有明显的不典型性

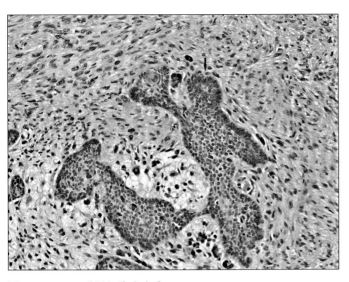

图 19.1.17-2　**毛母细胞癌肉瘤**
基底样细胞不典型性明显，可见未成熟的毛球结构（箭头）。间质不典型的梭形细胞成束状交织排列，核深染。还有奇异形状的多核巨细胞

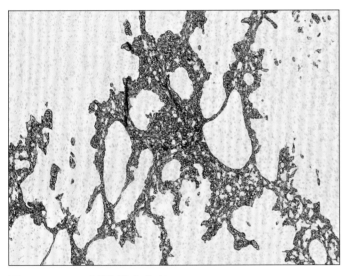

图 19.1.17-3　**毛母细胞癌肉瘤**
免疫组化 CK5/6 基底样癌细胞阳性，间质梭性细胞阴性

临床特点：

少见。主要见于 50 ～ 80 岁的老年人。可发生于面部，头颈部，躯干部。表现为大的斑块或结节，常有溃疡。通常病人有此皮损许多年，但有近期快速增长的病史。高度恶性型毛母细胞癌可发生转移和死亡。

19.1.18　**毛母质癌**（pilomatrix carcinoma）

毛母质瘤偶可发生癌变，又称恶性毛母质瘤（malignant pilomatricoma）。根据瘤体内有影细胞和过度细胞，诊断是不困难的。

组织病理特点：图 19.1.18-1、2、3、4
- 肿瘤大，浸润性生长，累及真皮深部、皮下组织；
- 肿瘤以基底样毛母细胞异常增生为主，瘤细胞变大，核非典型性明显，有无数核分裂象；
- 可出现多数片状肿瘤坏死区；
- "影细胞"呈多灶性分布。

免疫组化：
- β-catenin 基底样细胞的细胞核呈阳性，有诊断意义。胞浆也呈阳性，但没有诊断意义。

分子遗传：
- 本病编码 β-catenin 的基因发生突变。

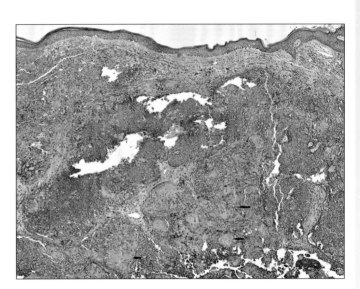

图 19.1.18-1　**毛母质癌**
肿瘤呈浸润性生长，瘤细胞以基底样毛母细胞增生为主，有多灶性分布的影细胞区（箭头）

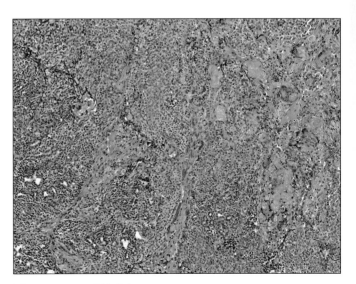

图 19.1.18-2　**毛母质癌**
基底样毛母细胞片状增生，细胞增大，内含影细胞团块

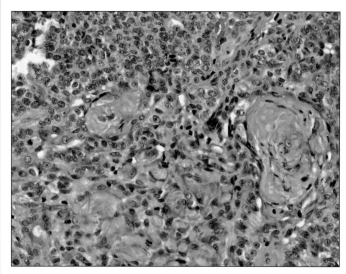

图 19.1.18-3   **毛母质癌**
高倍镜下毛母细胞非典型性及核分裂象明显

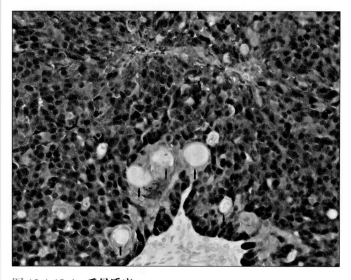

图 19.1.18-4   **毛母质癌**
免疫组化基底样细胞的核 beta-catenin 阳性，支持毛母质肿瘤。胞浆也呈弱阳性，但无诊断意义。影细胞阴性（箭头）

临床特点：
　　罕见。多数为中老年人，好发于面部，其次头颈部和背部。为单发结节，直径 0.5 ~ 20 cm，表面有溃疡。低度恶性，极少数发生淋巴结和内脏转移。
　　鉴别诊断：
- 需要和毛母质瘤鉴别。毛母质瘤也可以有核分裂象增多，特别见于肿瘤生长早期，以及增殖性毛母质瘤。因而核分裂象不能作为诊断恶性的单一标准。肿瘤坏死，细胞非典型性及浸润性生长均为毛母质癌的特点。
- 也需和具有毛母质分化的基底细胞癌鉴别。其除了

有局灶分布的影细胞外，还有典型的基底细胞癌的其他病理表现，如栅状排列、收缩间隙、黏液间质，以及免疫组化 β-catenin 基底样细胞的核阴性。

19.2　向皮脂腺方向分化的肿瘤

　　皮脂腺由小叶及导管组成。导管开口于毛囊漏斗部，皮脂腺的最终产物皮脂经皮脂腺导管至毛囊漏斗部，分布于皮肤表面。皮脂腺小叶的特点是周围为基底样生发细胞，中心则为成熟的皮脂细胞，其中充满脂质，最后细胞破裂释出皮脂，这种分泌方式称为全浆分泌。成熟皮脂腺细胞的特点是胞浆呈空泡状，核由于被胞浆挤压而成为扇贝状。
　　如在瘤体内见到与皮脂腺细胞相似的细胞则应想到向皮脂腺方向分化肿瘤的可能。

19.2.1　皮脂腺增生（sebaceous hyperplasia）

　　组织病理特点：图 19.2.1-1
- 为正常皮脂腺增生，故可见正常皮脂腺的结构；
- 皮脂腺小叶的数量增加，小叶肥大，均开口于中心扩大的导管及毛囊漏斗部；
- 皮脂腺小叶周边为一层基底样生发细胞。
　　临床特点：图 19.2.1-2
　　见于中老年人面部，尤其是前额及颊部，为一个或

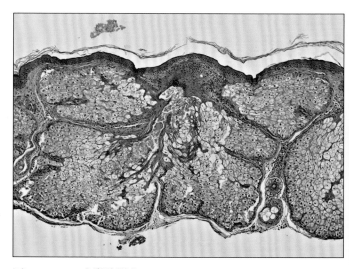

图 19.2.1-1   **皮脂腺增生**
正常皮脂腺小叶的数量增加，小叶肥大，均开口于中心扩大的导管

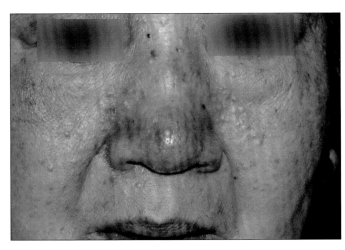

图 19.2.1-2 老年性皮脂腺增生

多个 2 ~ 3 mm 大小、质软、黄色、中心轻度凹陷的丘疹，临床常误诊为基底细胞癌。皮脂腺增生在肾移植的病人中明显增多。

19.2.2 异位皮脂腺（ectopic sebaceous glands）

异位皮脂腺又称 Fordyce 点。本病并非肿瘤，而是一种皮脂腺异位改变。皮脂腺属于毛囊皮脂腺单位的一部分，因此和毛囊相连接，而异位皮脂腺则没有相关联的毛囊结构。

组织病理特点： 图 19.2.2-1

● 在黏膜固有层由一组小的、成熟的皮脂腺小叶所组成。它们各自围绕着一根皮脂腺导管，开口于黏膜上皮。

临床特点： 图 19.2.2-2

表现为黏膜部位的黄白色小点，常常多发。最常见于口腔唇红缘及颊黏膜。也可见于外阴黏膜，如女性小阴唇内侧，男性阴茎的龟头部位。发生于乳晕皮肤的异位皮脂腺又称为 Montgomery's 结节，一般仅见于女性。

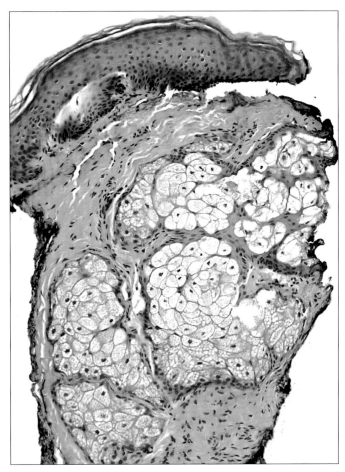

图 19.2.2-1 异位皮脂腺
阴茎的龟头部皮损。真皮内可见成熟的皮脂腺小叶，但无相关的毛囊

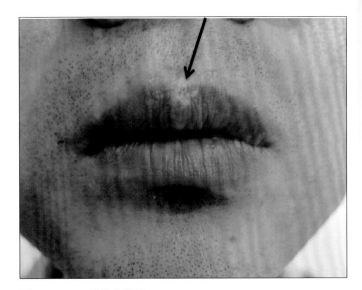

图 19.2.2-2 异位皮脂腺

19.2.3　浅表性上皮瘤伴有皮脂腺分化（superficial epithelioma with sebaceous differentiation）

浅表性上皮瘤伴有皮脂腺分化又名网状棘皮瘤伴有皮脂腺分化（reticulated acanthoma with sebaceous differentiation）

组织病理特点：图 19.2.3-1、2
- 界清，呈盘状的表皮增生；
- 表皮突延长，增厚，融合成网状，由基底样细胞构成，混杂有单个或群集的成熟皮脂腺细胞；
- 无细胞非典型性，偶有核分裂象；

- 可见皮脂腺导管结构，角囊肿，和鳞状涡。

临床特点：

好发于面部，也可见于躯干和四肢。为肉色，黄棕色的丘疹、结节。一般 1 cm 大。

19.2.4　皮脂腺痣（nevus sebaceous）

皮脂腺痣又称器官样痣（organoid nevus），是复合性的皮肤增生，包括了表皮、毛囊、皮脂腺和汗腺的异常增生。青春期后和青春期前（儿童期）的临床及病理表现有所不同。

组织病理特点：图 19.2.4-1、2
- 表皮有程度不等的角化亢进、乳头瘤样增生，儿童

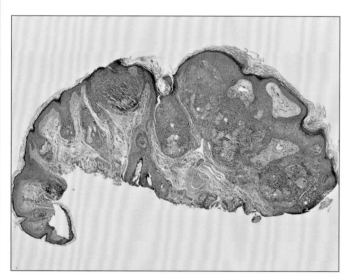

图 19.2.3-1　浅表性上皮瘤伴有皮脂腺分化
境界清楚，盘状的表皮增生

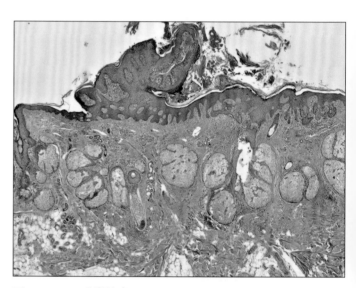

图 19.2.4-1　皮脂腺痣
表皮乳头瘤样增生，真皮浅层内有多数成熟的皮脂腺小叶，直接开口于表皮，但没有相对应的毛囊

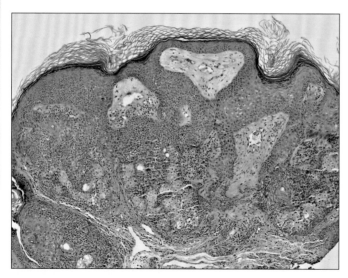

图 19.2.3-2　浅表性上皮瘤伴有皮脂腺分化
表皮突延长，增厚，融合成网状，混杂有单个或群集的成熟皮脂腺细胞，可见皮脂腺导管

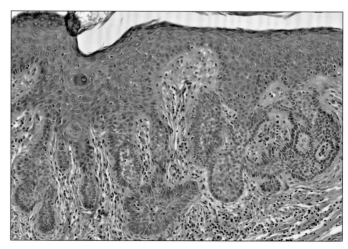

图 19.2.4-2　皮脂腺痣
表皮下方基底样细胞增生形成未成熟的毛球样结构

期的损害表皮平坦，无明显乳头状增生；

- 真皮浅层内有多数成熟的皮脂腺小叶，不少小叶通过皮脂腺导管直接开口于表皮；
- 在皮损区域内一般无终毛毛囊，或其数量显著减少；
- 有数量不等的毳毛，可见未成熟毛囊及原始毛胚结构；
- 许多病例真皮深层常可见异位顶泌腺腺体；
- 常伴有继发性肿瘤，良性附属器肿瘤常见，恶性肿瘤也可发生。

临床特点：图 19.2.4-3、4、5、6

皮脂腺痣多为单发，出生时就已存在。好发于头皮

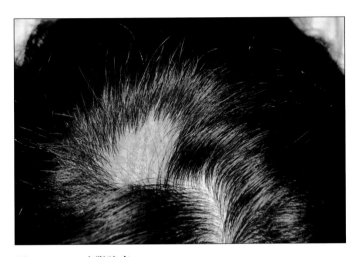

图 19.2.4-3 **皮脂腺痣**

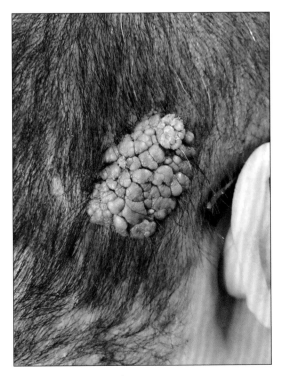

图 19.2.4-4 **皮脂腺痣**

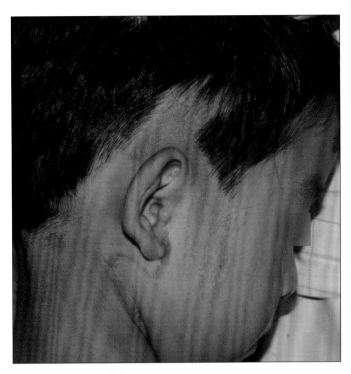

图 19.2.4-5 **皮脂腺痣**

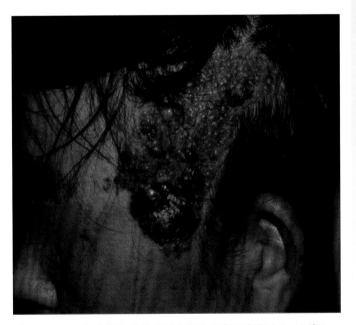

图 19.2.4-6 **在皮脂腺痣的基础上发生基底细胞癌（女 45 岁）**

及面部。表现为线条形、圆形或不规则形的表皮增生，其上无毛发生长。由于皮脂腺的发育是受雄激素水平的影响，在儿童期皮脂腺尚未发育，故皮损表现为轻度隆起、淡黄色，表面较为光滑的斑块。至青春期，皮脂腺充分发育，皮损表面呈乳头瘤状或疣状高低不平的似脑回状的斑块，色黄。至老年，在皮脂腺痣基础上可发生肿瘤样增生，多数为良性的附属器肿瘤，以生乳头汗

管囊腺瘤、小的毛母细胞瘤、及毛鞘瘤最常见，其他如皮脂腺肿瘤、外毛根鞘瘤、螺旋腺瘤等。偶可发恶性肿瘤，如基底细胞癌、鳞状细胞癌等。

19.2.5　皮脂腺腺瘤（sebaceous adenoma）

良性皮脂腺肿瘤以成熟皮脂细胞为主要成分。

组织病理特点： 图 19.2.5-1、2、3、4

- 肿瘤界清，可见许多小叶结构的腺体，和表皮相连；
- 小叶中成熟皮脂细胞为主，胞浆空泡状，小叶周边有数量不等的基底样生发细胞层环绕，但瘤体中成熟皮脂细胞超过 50％；

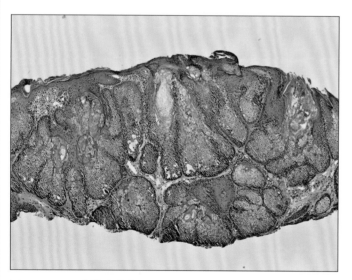

图 19.2.5-1　**皮脂腺腺瘤**
皮脂腺小叶与表皮相连，有囊腔形成

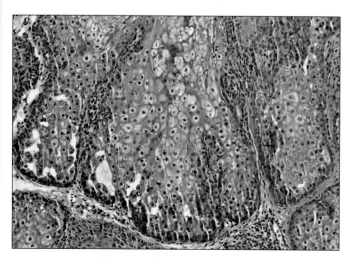

图 19.2.5-2　**皮脂腺腺瘤**
小叶以成熟皮脂细胞为主。小叶周边有一至两层基底样生发细胞，偶见核分裂象（箭头）

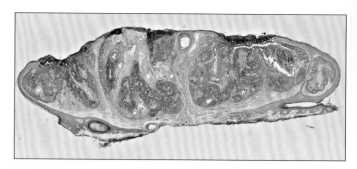

图 19.2.5-3　**皮脂腺腺瘤**
肿瘤境界清楚，呈小叶分布，与表皮相连

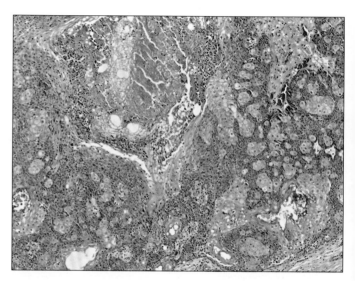

图 19.2.5-4　**皮脂腺腺瘤**
基底样细胞明显增多，但仍＜ 50％。皮脂细胞成熟后分泌皮脂，形成囊腔

- 在大的小叶中央可见囊腔，内含皮脂，为皮脂腺细胞全浆分泌形成。

免疫组化：

- 当 MLH1、MSH2、MSH6 和 PMS2 细胞核呈阴性时，提示和 Muir-Torre 综合征有关。

临床特点： 图 19.2.5-5

主要见于 40 岁以上的中老年人。皮损单发，0.5 cm 大小实性丘疹或结节，橘黄色，主要见于面部、头皮及颈部。多发的罕见。如 50 岁以下的病人，有发生在头颈部之外的多发皮损，应考虑是 Muir-Torre 综合征的表现。

鉴别诊断：

- 需和皮脂腺增生鉴别。要点是本瘤周边的基底样生发层增多，而皮脂腺增生则仅有一层基底样生发层，且皮脂腺增生的小叶围绕一中央毛囊漏斗部。

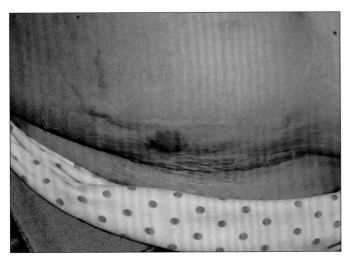

图 19.2.5-5 **皮脂腺腺瘤（腹部）**

19.2.6 皮脂腺瘤（sebaceoma）

　　此病曾称为皮脂腺上皮瘤（sebaceous epithelioma），是以未成熟的皮脂腺生发细胞为主要成分的良性肿瘤。

　　组织病理特点： 图 19.2.6-1、2、3、4

- 肿瘤境界清楚，位于真皮，可与表皮相连。
- 瘤体有多数大小不一的肿瘤小叶，由基底样生发细胞、成熟的皮脂细胞及介于两者的过渡细胞所组成。基底样细胞占大多数（多于50%），成熟皮脂细胞数量不等，且散在分布，而非位于小叶中心。
- 基底样生发细胞可有核分裂象，数量不等，但无非典型性，无肿瘤坏死。
- 可见内衬嗜酸小皮的导管，也可有内含皮脂的囊肿；囊肿型瘤体中央有一明显扩张的较大囊肿。

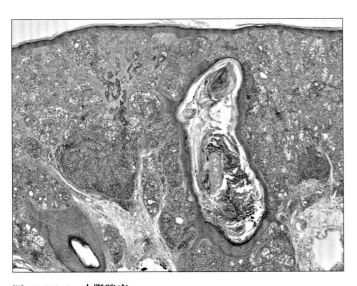

图 19.2.6-1 **皮脂腺瘤**
真皮肿瘤，由多数肿瘤小叶组成，叶间有结缔组织间隔

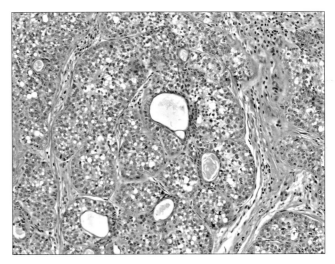

图 19.2.6-2 **皮脂腺瘤**
肿瘤小叶以基底样细胞为主，有散在的成熟的皮脂腺细胞。可见内含皮脂的囊肿及内衬嗜酸小皮的导管

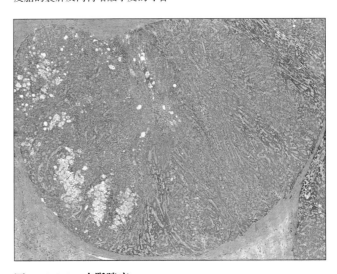

图 19.2.6-3 **皮脂腺瘤**
肿瘤结节由基底样细胞为主，呈波浪状排列。少许成熟的皮脂腺细胞散在分布于瘤体内

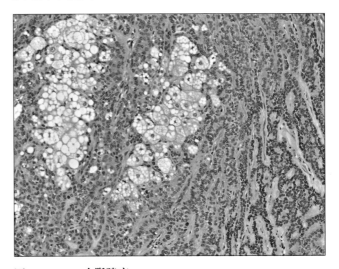

图 19.2.6-4 **皮脂腺瘤**
基底样细胞无非典型性，偶见核分裂象。成熟的皮脂腺细胞胞浆多空泡，细胞核呈扇贝状

免疫组化：

- CK7 阳性（见于多数肿瘤），成熟皮脂细胞 EMA 和 Adipophilin 阳性，Adipophilin 胞浆泡沫状阳性时有诊断意义；
- 基底样生发细胞 D2-40 阳性，BerEp4 阴性；
- 若 MLH1、MSH2、MSH6 和 PMS2 免疫组化细胞核呈阴性，提示和 Muir-Torre 综合征有关。

临床特点：

为橘黄色的丘疹或结节，好发于老年人的面部和头皮，患者以女性居多。可发生于皮脂腺痣的基础上。多部位的多发性肿瘤，可以是 Muir-Torre 综合征的皮肤表现。

鉴别诊断：

- 需和皮脂腺腺瘤鉴别。要点为皮脂腺瘤呈分叶状，瘤细胞渐进性成熟形成具有正常皮脂腺小叶的结构。而皮脂腺瘤的成熟皮脂腺细胞则散在分布。

19.2.7 皮脂腺癌（sebaceous carcinoma）

通常分为两型。眼型主要起源于眼睑的睑板腺，此为一种改良的皮脂腺，和毛囊无关，又称为睑板腺癌（meibomian gland carcinoma）。眼外型主要发生于皮肤，极少数发生于非皮肤部位，如口腔黏膜，舌，腮腺等，可能起源于异位皮脂腺。两型病理表现相似。

组织病理特点： 图 19.2.7-1、2、3、4、5、6、7

- 瘤体较大、境界不清，位于真皮甚至皮下，有浸润性边界，常和表皮相连；

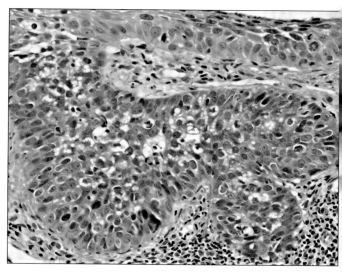

图 19.2.7-2　**皮脂腺癌，高分化**
高倍镜下基底样细胞有明显非典型性，许多坏死细胞，有核分裂象

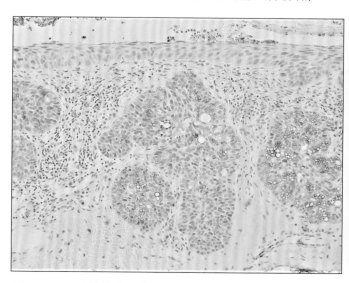

图 19.2.7-3　**皮脂腺癌，高分化**
免疫组化 adipophilin 可见胞浆呈泡沫状阳性的皮脂细胞

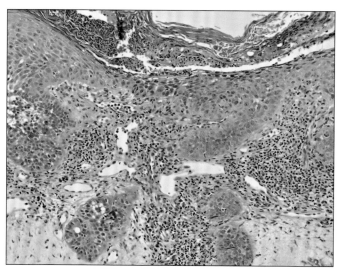

图 19.2.7-1　**皮脂腺癌，高分化**
不规则的小叶性团块，以基底样细胞为主，少数胞浆空泡状的皮脂腺细胞，可见核分裂象。表皮表现类似鲍恩样原位癌

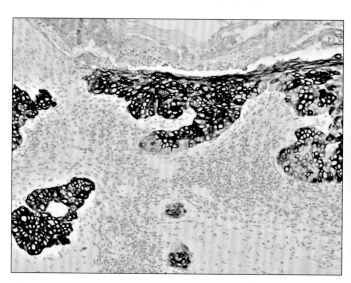

图 19.2.7-4　**皮脂腺癌，高分化**
免疫组化 CK7 癌细胞阳性

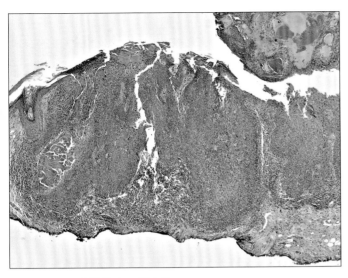

图 19.2.7-5　皮脂腺癌，低分化
癌细胞团块以基底样细胞为主，与表皮相连，有粉刺样肿瘤坏死灶

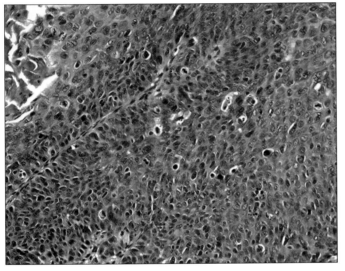

图 19.2.7-6　皮脂腺癌，低分化
基底样细胞有明显的非典型性和许多核分裂象

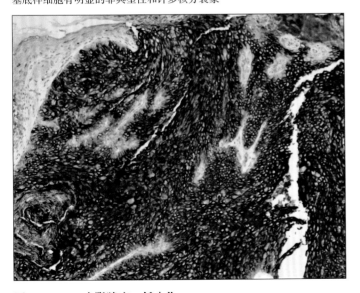

图 19.2.7-7　皮脂腺癌，低分化
免疫组化肿瘤细胞 EMA 弥漫阳性

- 肿瘤呈不规则的小叶性团块，中央可见粉刺样肿瘤坏死；
- 肿瘤含有非典型的基底样生发细胞和分化良好的皮脂腺细胞，两者混合组成，比例不等；前者细胞核大，有较多核分裂象，还有瘤细胞坏死，后者胞浆呈空泡状，可见扇贝状细胞核。
- 眼外型癌细胞常累及毛囊皮脂腺结构，累及表皮较少见；
- 眼睑和眼结膜的肿瘤常累及表皮和结膜上皮，类似乳房外湿疹样癌或鲍恩样原位癌，但可见皮脂腺分化的细胞；
- 脂肪染色可显示瘤细胞内的脂质。

免疫组化：

- 癌细胞 EMA 和 adipophilin 阳性，主要是胞浆有空泡的细胞，CEA 阴性；
- CK7 和 Androgen receptor（AR）有不同程度的阳性；
- P53 呈不同程度的阳性染色。

皮脂腺癌的恶性度似乎与癌细胞的分化程度和肿瘤的生长模式有关，但结果并不明确。一般来说，如果瘤体以非典型基底样细胞为主，瘤细胞成团块或融合成片，有浸润性生长方式，则肿瘤的分化低，恶性度高；如果瘤体中有多数成熟皮脂细胞，有大小一致的小叶样结构，境界清楚，则分化高，恶性度就低。肿瘤预后差的指征包括肿瘤多中心性，瘤体大于 1 cm，低分化，弥漫性浸润，有血管及淋巴结转移。

临床特点： 图 19.2.7-8

患者多为老年人，平均年龄 73 岁。好发于眼周、眼睑以及头颈部。损害为棕褐色或黄色隆起皮面的结节，大小不等，表面常有溃疡。眼睑的肿瘤临床常被误诊为睑板腺囊肿、眼睑炎、结膜炎。本病有 20% ~ 25% 远处转移率，10% ~ 30% 肿瘤相关的死亡率。少数皮脂腺癌的病人有 Muir-Torre 综合征，但眼睑的皮脂腺癌病人一般不伴有 Muir-Torre 综合征。

鉴别诊断：

- 透明细胞鳞状细胞癌：瘤细胞有透明胞浆，类似成熟皮脂腺细胞，免疫组化有助于区分两者。
- 伴有皮脂腺分化的基底细胞癌：瘤体内有散在成熟皮脂腺细胞，但肿瘤团块周边有栅状核和收缩间隙，BerEp4 免疫组化阳性。

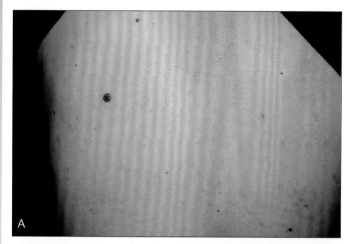

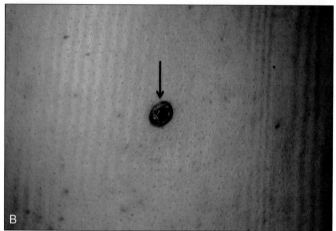

图 19.2.7-8　皮脂腺癌（背部）

19.2.8　Muir-Torre 综合征（Muir-Torre syndrome，MTS）

Muir-Torre 综合征是遗传性非息肉病性结直肠癌综合征（hereditary nonpolyposis colorectal carcinoma syndrome /HNPCC，Lynch syndrome）的亚型。MTS 表现为多发性皮肤肿瘤伴有内脏恶性肿瘤。皮肤肿瘤以皮脂腺肿瘤（皮脂腺腺瘤、皮脂腺瘤、皮脂腺癌）最常见，其次为角化棘皮瘤。内脏肿瘤最常累及胃肠道，约60% 的病人患有结直肠癌，其次是泌尿生殖系统的肿瘤，如膀胱和肾及子宫内膜癌。其他如乳腺癌和血液的恶性肿瘤也可发生。

传统上，皮脂腺腺瘤是 Muir-Torre 综合征最特异的皮肤肿瘤，特别是多发性肿瘤。皮脂腺瘤也有类似的相关性。Muir-Torre 综合征的皮脂腺肿瘤有时会有独特的组织学表现，如囊性皮脂腺肿瘤以及具有角化棘皮瘤结构特征的皮脂腺肿瘤。但它们相对于 Muir-Torre 综合征的特异性尚不完全确定。囊性皮脂腺肿瘤中央有一较大

的囊肿，其基底样细胞核分裂象增多，有非典型性（图19.2.8-1、2、3、4）。有学者认为其为低度恶性的皮脂腺肿瘤。

Muir-Torre 综合征是由于 DNA 错配修复基因（mismatch repair/MMR）胚系突变造成，主要累及 MSH2 和 MLH1 基因，其次 MSH6 基因，导致相关蛋白缺失。MSH2 基因突变见于 90% 的病人。PMS2 基因突变主要见于 Lynch 综合征。免疫组化研究 Muir-Torre 综合征相关的肿瘤显示肿瘤细胞核 MSH2、MLH1 阴性染色（缺失）。但仅免疫组化 MSH-2 或 MLH-1 核阴性并不能确定是胚系突变，因而不能用来确诊 Muir-Torre 综合征，需要配合分子遗传学进一步确诊。另外，没有

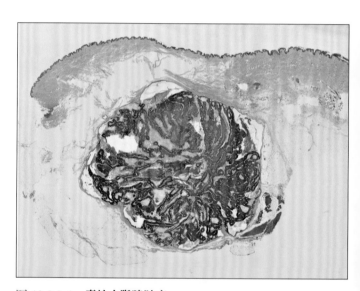

图 19.2.8-1　囊性皮脂腺肿瘤
真皮内一囊性肿瘤，囊腔大小不规则，内含皮脂。肿瘤边缘清楚，无浸润

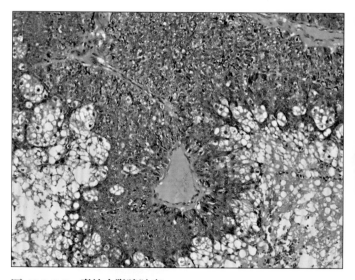

图 19.2.8-2　囊性皮脂腺肿瘤
高倍镜下肿瘤由基底样细胞和成熟皮脂细胞构成，基底样细胞有中度非典型性，可见细胞坏死和核分裂象

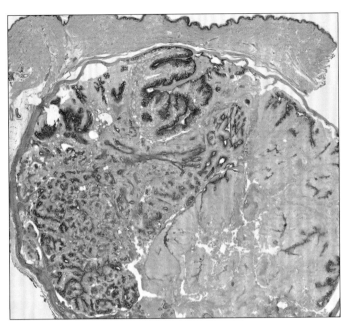

图 19.2.8-3　囊性皮脂腺肿瘤
此肿瘤以囊腔为主，内含皮脂

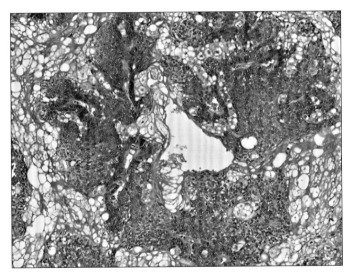

图 19.2.8-4　囊性皮脂腺肿瘤
基底样细胞有轻度非典型性，有核分裂象

Muir-Torre 综合征的病人的皮脂腺肿瘤也常出现 MSH2、MLH1 核阴性染色（缺失）。因而目前不建议用免疫组化来筛查 Muir-Torre 综合征，而应该结合病人的相关病史决定是否进一步免疫组化检查。

19.3　向外泌腺方向分化的肿瘤

外泌腺可分为四部分：即位于真皮深层盘绕的腺体、

盘绕的导管、真皮内垂直走行的导管和表皮内螺旋状走行的导管。腺体主要由胞浆淡染的苍白细胞所组成，腺体外为均一嗜酸性染的基底膜及肌上皮细胞。导管有两层立方形细胞，该细胞核小、圆、形状一致，导管内壁衬有均一嗜酸性的护膜，导管表皮部分的上皮内有角质透明颗粒。当见到上述特征的肿瘤应该考虑为向外泌腺方向分化的肿瘤。真皮内导管的组织学与顶泌腺导管完全相同，无法区别，但外泌腺导管直接开口于皮肤表面，而顶泌腺导管则开口于毛囊漏斗部。

所有向外泌腺分化的良性肿瘤都称为外泌腺腺瘤。如果瘤细胞不是成巢，而是成片弥漫在表皮内就称为汗孔瘤；如果瘤细胞不但在表皮、而且也见于真皮内，就称为真皮导管瘤；如果真皮导管瘤中的瘤细胞有透明细胞则称为汗腺瘤或透明细胞汗腺瘤；如果上述肿瘤中出现囊肿则称为实体囊性汗腺瘤。恶性肿瘤的基本特点在外泌腺肿瘤也无例外，即细胞学的非典型性及核丝状分裂象。此外，肿瘤呈浸润性生长、侵及血管神经，境界不清；出现广泛坏死等。做病理诊断时，应首先把握住这是否是向外泌腺方向分化的肿瘤，其次决定它的良恶性。

19.3.1　外泌腺痣（eccrine nevus）

外泌腺痣来自汗腺的错构瘤，较少见。
组织病理特点：图 19.3.1-1、2
- 外泌腺腺体及导管（主要是真皮深层盘绕的导管）数量或大小增加；

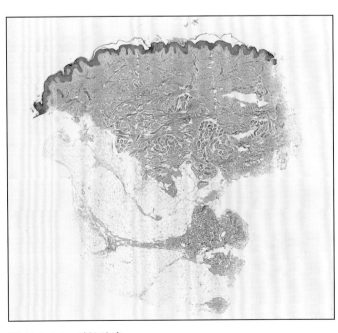

图 19.3.1-1　外泌腺痣
真皮深层外泌腺数目增加

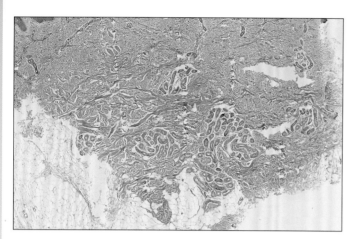

图 19.3.1-2　**外泌腺痣**
真皮深层成熟的外泌腺腺体明显增多

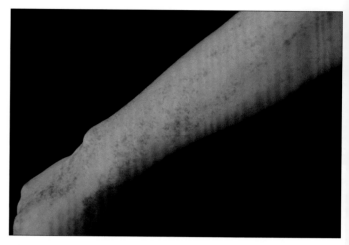

图 19.3.3-1　**汗孔角化症样小汗腺汗孔及真皮导管痣**

- 若腺体及导管周围有丰富的黏蛋白或血管黏液性基质，则称为黏液性外泌腺痣（mucinous eccrine nevus）。

临床特点：

见于儿童和青少年。病变呈淡褐色的丘疹、结节或斑块，可呈线状排列，好发于上肢。皮疹局部多汗，有时也可不伴多汗。

19.3.2　外泌腺血管瘤性错构瘤（eccrine angiomatous hamartoma）

外泌腺血管瘤性错构瘤又称外泌腺血管瘤性痣（eccrine angiomatous nevus）。详见 25.1.12。

19.3.3　汗孔角化症样小汗腺汗孔和真皮导管痣（porokeratotic eccrine ostial and dermal duct nevus）

组织病理特点：

表皮内陷，其下方表皮的颗粒细胞层消失，角质形成细胞呈空泡样变，可见角化不全细胞；其上方则为呈鸡眼样板的角化不全，与下方的汗管相对应。

遗传学： 编码间隙连接蛋白 connexin26 的基因 GJB2 有突变。

临床特点： 图 19.3.3-1

病变在出生时或幼儿期出现，为多个点状的坑和丘疹，表面可呈疣状，常见粉刺样角栓，可呈线状分布；好发于手掌、足跖。

19.3.4　外泌腺汗囊瘤和外泌腺囊腺瘤（eccrine hidrocystoma and eccrine cystadenoma）

组织病理特点： 图 19.3.4-1、2

- 位于真皮内的单房囊肿，单发或多发；囊壁由双层立方形细胞组成，胞浆嗜酸性；通常无乳头状突起。
- 当有明显的乳头状上皮突起或更复杂的结构时，则称为外泌腺囊腺瘤。

临床特点： 图 19.3.4-3、4、5

较为常见，任何年龄均可发病；单发或多发的丘疱疹，有时为水疱；好发于面部、特别是眼周。多发外泌腺囊瘤可见于 Goltz 综合征或 Graves 病。

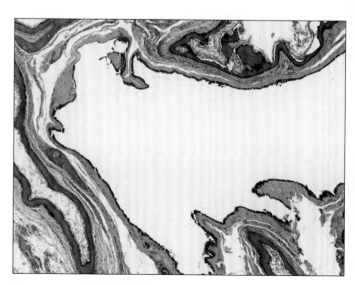

图 19.3.4-1　**外泌腺汗囊瘤**
真皮内单房囊肿

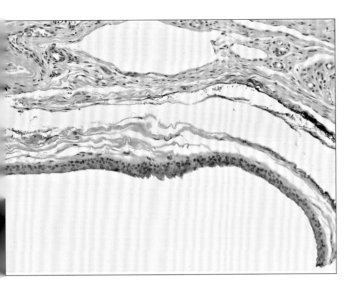

图 19.3.4-2 **外泌腺汗囊瘤**
囊壁由双层立方形细胞组成，胞浆嗜酸性

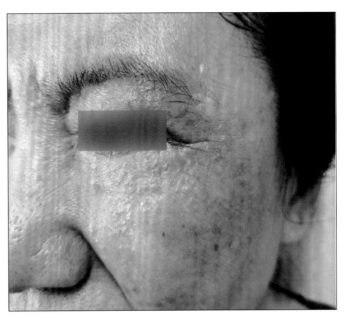

图 19.3.4-4 **外泌腺汗囊瘤**

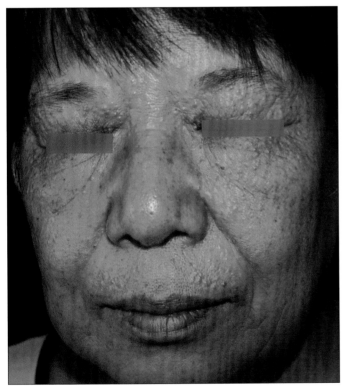

图 19.3.4-3 **外泌腺汗囊瘤**

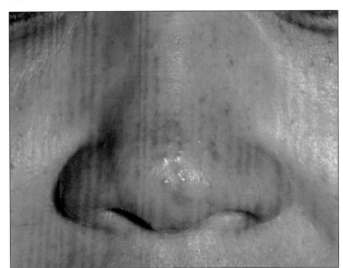

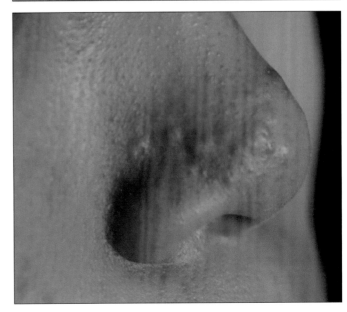

图 19.3.4-5 **外泌腺汗囊瘤**

19.3.5 汗孔瘤 (eccrine poroma)

组织病理特点: 图 19.3.5-1、2、3、4

- 瘤体位于表皮内,主要在表皮下半部。
- 病变部位表皮增厚,表皮突增宽延长、突向真皮乳头。
- 肿瘤细胞呈立方形,较棘细胞小,核圆形或椭圆形,嗜碱性,胞浆少。肿瘤细胞大小、形状一致,排列紧密。瘤体周边细胞并不成栅栏状排列。瘤体与正常表皮细胞及真皮间的界限清楚。
- 瘤细胞间有明显的细胞间桥。
- 瘤体内有时可见向外泌腺导管的分化,出现内衬嗜酸性小皮的导管。

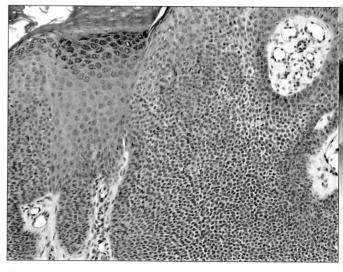

图 19.3.5-3　**汗孔瘤**
瘤体与正常表皮细胞间的界限清楚

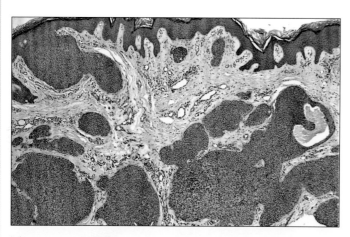

图 19.3.5-1　**汗孔瘤**
瘤组织自表皮下部向真皮内增生,表皮突增宽延长

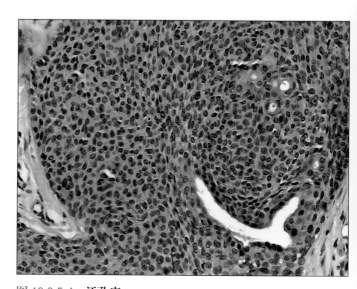

图 19.3.5-4　**汗孔瘤**
瘤细胞较棘细胞小,大小形状一致,呈嗜碱性,胞浆少,边缘细胞并不呈栅栏状排列。瘤体内可见内衬嗜酸性小皮的导管样结构

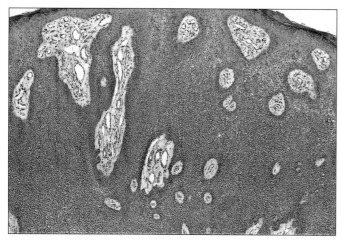

图 19.3.5-2　**汗孔瘤**
瘤细胞由大小一致的嗜碱性小圆细胞集合而成

- 有时瘤体内可见小片坏死的肿瘤组织。
- 若瘤体内含黑素细胞和黑素颗粒,则肿瘤着色。
- 单纯性汗腺棘皮瘤,汗孔瘤,真皮导管瘤和外泌腺汗腺瘤偶尔会有重叠,有时同一个病变可具有两个以上亚型的特点。

临床特点: 图 19.3.5-5、6

　　为数毫米至 2 cm 大小、轻度隆起皮面的肿物,质硬。好发于足跖及其侧缘,亦可见于其他部位。单发,一般无自觉症状,多在中年后发生。

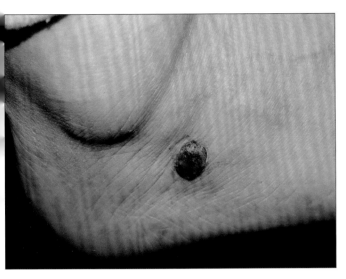

图 19.3.5-5　汗孔瘤

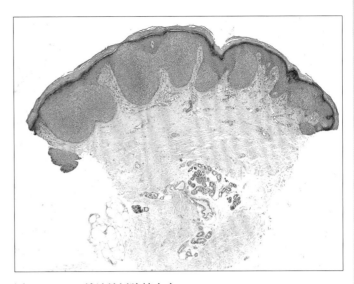

图 19.3.6-1　单纯性汗腺棘皮瘤
表皮增生，皮突增宽，基底境界清楚

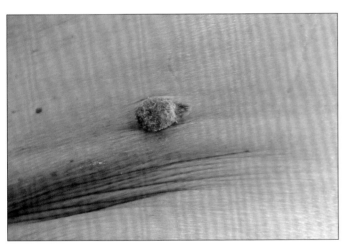

图 19.3.5-6　汗孔瘤（腹部）

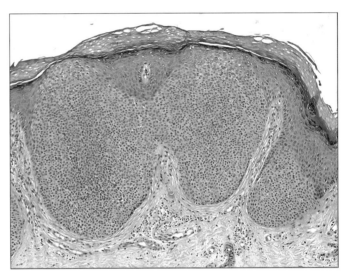

图 19.3.6-2　单纯性汗腺棘皮瘤
肿瘤由嗜碱性小圆细胞组成，与周围表皮分界清楚。边缘细胞不成栅栏状排列

19.3.6　单纯性汗腺棘皮瘤（hidroacanthoma simplex）

单纯性汗腺棘皮瘤起源于表皮内螺旋状导管。
组织病理特点：图 19.3.6-1、2
- 表皮内可见成巢的肿瘤细胞，这些细胞巢在表皮中彼此孤立存在，境界清楚；
- 瘤细胞特点与汗孔瘤相同，细胞呈立方形或卵圆形；瘤体周边为表皮基底层角质形成细胞；
- 瘤细胞巢内有时可见向导管的分化。

临床特点：图 19.3.6-3
与汗孔瘤相似，好发于肢体远端，患者大多为老年人。

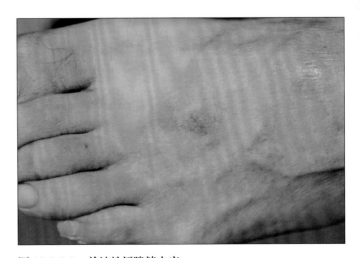

图 19.3.6-3　单纯性汗腺棘皮瘤

19.3.7　外泌腺真皮导管瘤（eccrine dermal duct tumor）

外泌腺真皮导管瘤具有与汗孔瘤相似的组织学特点，起源于真皮内外泌汗腺导管。

组织病理特点： 图 19.3.7-1、2、3

● 肿瘤位于真皮内，表皮一般不受累；如果局部与表皮相连，则诊断为汗孔瘤；

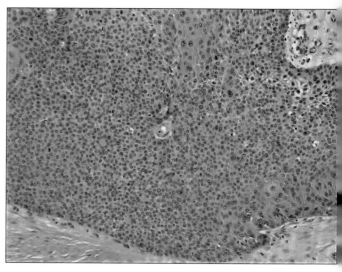

图 19.3.7-3　**外泌腺真皮导管瘤**
肿瘤由大小一致，呈嗜碱性的小圆细胞组成，可见向导管的分化

● 瘤体由小的立方形细胞组成，可见向导管的分化，偶有囊性空腔形成；
● 有时瘤体内可见片状坏死的肿瘤组织。

临床特点：

本病与单纯性汗腺棘皮瘤均为汗孔瘤的特殊类型，它们在临床表现上相似，只有从组织病理特点上才能分开。好发于头颈和四肢；患者以老年女性为多。

19.3.8　汗腺瘤（hidradenoma）

汗腺瘤又名透明细胞汗腺瘤（clear cell hidradenoma）或实性囊性汗腺瘤（solid-cystic hidradenoma）。

组织病理特点： 图 19.3.8-1、2

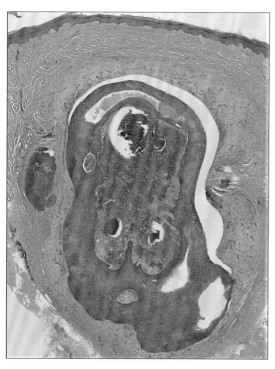

图 19.3.7-1　**外泌腺真皮导管瘤**
肿瘤位于真皮内，周边界限清楚。瘤体中央有大片坏死区域

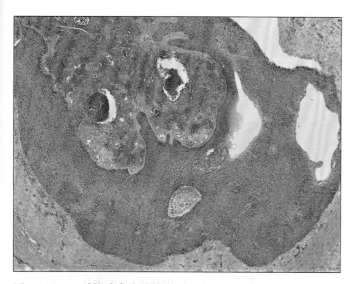

图 19.3.7-2　**外泌腺真皮导管瘤**
瘤体内大片坏死区域，及大小不一的囊腔

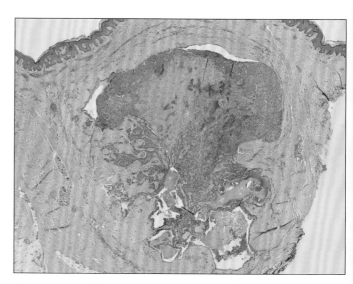

图 19.3.8-1　**汗腺瘤**
肿瘤位于真皮内，境界清楚

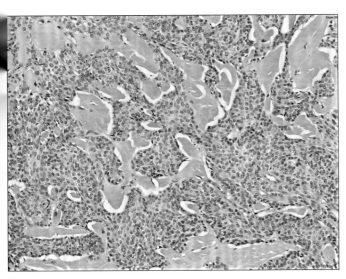

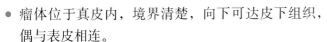

图 19.3.8-2　**汗腺瘤**

肿瘤细胞呈圆形，富含弱嗜酸或淡染胞浆，可见导管样结构。瘤体外周是富含纤维血管、胶原或透明质酸的基质

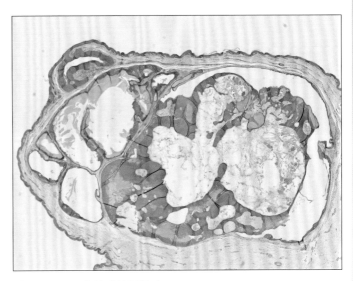

图 19.3.8-3　**实性囊性汗腺瘤**

瘤体位于真皮，既有大的囊腔区，又有实性瘤细胞团块

- 瘤体位于真皮内，境界清楚，向下可达皮下组织，偶与表皮相连。
- 瘤体由小叶状瘤细胞团块组成，其中有大小不一的囊腔。
- 在实性瘤细胞团块中有两类细胞，一类细胞呈圆形或多角形，胞浆轻度嗜酸性染，核圆；另一类细胞胞体圆或椭圆，胞浆苍白、淡染，胞膜清晰可见，故名透明细胞。细胞中富含糖原，核偏心且深染。
- 可见内衬立方形细胞的导管样结构，管壁有嗜酸性的护膜。
- 有时可见鳞状细胞分化或富含黏液的杯状细胞。
- 瘤体外周是富含纤维、血管、胶原或透明质酸的基质。
- 当瘤体内既有大的囊腔区，又有实性瘤细胞团块，且瘤细胞是以轻度嗜酸性胞浆、核圆为主，此时又称为实性囊性汗腺瘤。囊腔内壁可衬以扁平的导管细胞。囊腔可能系瘤细胞囊样变性所致（图 19.3.8-3、4）。
- 非典型汗腺瘤（atypical hidradenoma）具有局部非典型性，如核深染、异形性及明显的丝状分裂象；由于病变切除后复发率较高和（或）有恶变的可能性，需要扩大切除和密切随访。

免疫组化：表达 AE1/AE3，EMA 和 CEA；后两者可以显示导管分化。

分子遗传学：约一半的汗腺瘤发现在 CRTC1 和 MAML2 基因上有 t（11；19）染色体易位。

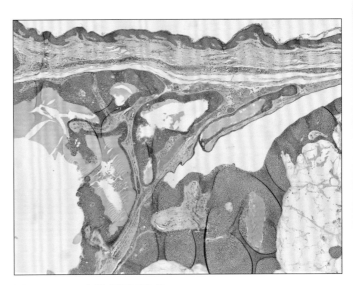

图 19.3.8-4　**实性囊性汗腺瘤**

瘤细胞有轻度嗜酸性胞浆、核圆。可见导管样结构

临床特点：

为 1 ~ 2 cm 大小半球形丘疹或结节，一般单发，无自觉不适，偶可多发。患者以中老年女性为多。好发于头颈部和四肢。

19.3.9　**外泌腺螺旋腺瘤**（eccrine spiradenoma）

组织病理特点：图 19.3.9-1、2

- 真皮内可见单个或数个有基底样细胞组成的圆形结节，它们境界清楚、边缘平整、与表皮不相连结。
- 瘤体内有两类细胞组成，周边的细胞较小，有深染

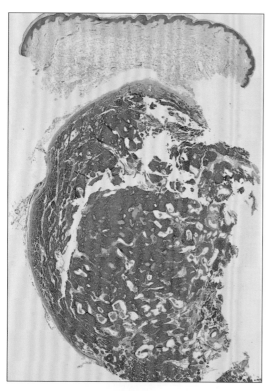

图 19.3.9-1　**外泌腺螺旋腺瘤**
真皮内境界清楚的瘤体，内有多数腺腔样结构

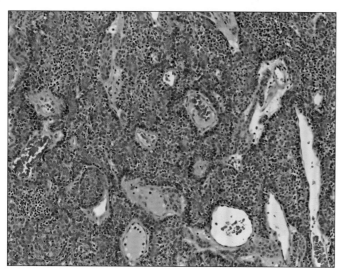

图 19.3.9-2　**外泌腺螺旋腺瘤**
瘤体由周边的暗细胞和中心的明细胞组成，间有淋巴细胞

圆形的核，胞浆少；中心的细胞较大，有椭圆空泡样核及淡染或嗜酸性胞浆。

- 瘤内可见内衬嗜酸性小皮的导管结构及多数粉红色玻璃样物。
- 瘤体内有多数、散在的淋巴细胞浸润。

临床特点：图 19.3.9-3

为轻度隆起皮面、半球形的丘疹或结节，有压痛及

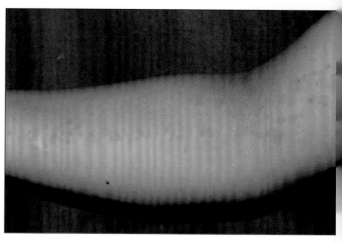

图 19.3.9-3　**外泌腺螺旋腺瘤**

自发痛。好发于躯干部，也可见于其他部位，患者以中青年居多。

19.3.10　**外泌腺汗管纤维腺瘤**（ecrrine syringofibroadenoma）

组织病理特点：

- 表皮呈假癌样增生；
- 瘤细胞从表皮向下呈索条状增生，相互交织，呈实体性或管腔样结构；
- 瘤细胞比棘细胞小，与汗孔瘤细胞相似，大小一致，胞浆染色淡；
- 间质中有成纤维细胞和血管增生，有时有淋巴细胞和浆细胞浸润。

临床特点：

主要发生于老年人，可见于面部、躯干和四肢。皮损为单发或多发的丘疹或结节，表面角化，一般无症状。单发的多见于下肢。

19.3.11　**圆柱瘤**（cylindroma）

组织病理特点：图 19.3.11-1、2、3

- 肿瘤位于真皮内，呈半球形隆起皮面。
- 瘤体由多数形状、大小不一的基底样细胞团块组成。它们犹如七巧板紧密排列在一起，每个瘤细胞团周围有嗜酸性基底膜样物质所包绕，并借此将瘤细胞团彼此分开，该嗜酸性膜是颇为特征性的改变。
- 瘤体内有两类细胞，一类核小、深染，胞浆少，呈栅栏状排列在瘤细胞团块的周边；一类核稍大、空泡样，胞浆淡染，位于瘤体中央。

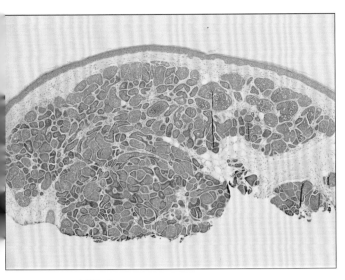

图 19.3.11-1　**圆柱瘤**
真皮内多数形状大小不一的瘤细胞团块，呈七巧板样紧密排列

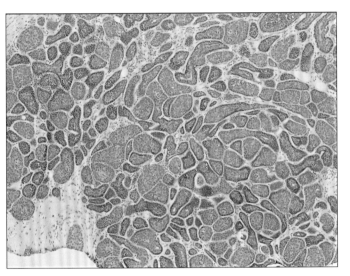

图 19.3.11-2　**圆柱瘤**
真皮内多数基底样细胞团块呈七巧板样紧密排列

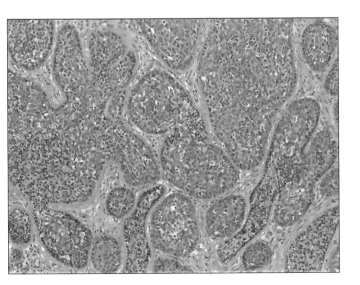

图 19.3.11-3　**圆柱瘤**
瘤体由周边深染细胞和中心淡染细胞组成，外周包绕嗜酸性基底膜样物质

- 在细胞团块中，可见嗜酸性的球状物，有时可见导管结构。

免疫组化：表达 EMA，CEA 和 IKH-4；IKH-4 阳性支持其外泌腺的来源。

临床特点：

基本损害为圆顶形、表面平滑、隆起皮面的结节，皮色或淡红色，大小自数毫米至数公分不等。多在青壮年后发病，女性好发。单发或多发。多发者见于头皮，当多个肿瘤融合称为头巾瘤。当多发圆柱瘤、面部毛发上皮瘤和外泌腺螺旋腺瘤合并发生时称为 Brooke-Spiegler 综合征，是一个常染色体显性遗传病。

19.3.12　汗管瘤（syringoma）

组织病理特点：图 19.3.12-1、2

- 真皮内可见多数导管、小囊腔及由上皮细胞组成的小细胞巢及索；
- 导管及囊肿的壁由两层上皮细胞组成，腔内含嗜酸性无定形物质；
- 上皮细胞集合常呈长形，一端变细，另一端为管腔，呈蝌蚪状；
- 有时导管细胞内富含糖原，称为透明细胞汗管瘤（图 19.3.12-3）；
- 瘤体部位结缔组织间质明显增生，成纤维细胞数量增多，胶原细胞增粗，有时可见玻璃样变及硬化。

鉴别诊断：

- 结缔组织增生性毛发上皮瘤也可有多个角囊肿，但

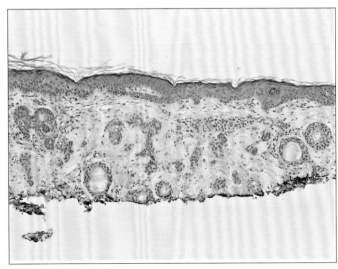

图 19.3.12-1　**汗管瘤**
真皮上层呈条索状或蝌蚪细胞巢状，部分中央有管腔

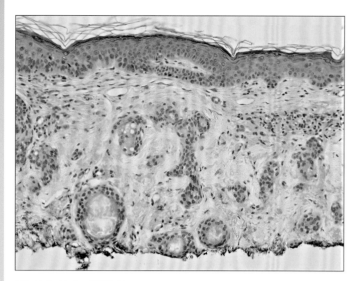

图 19.3.12-2　汗管瘤
管腔由两层上皮细胞组成，腔内有无定型物质

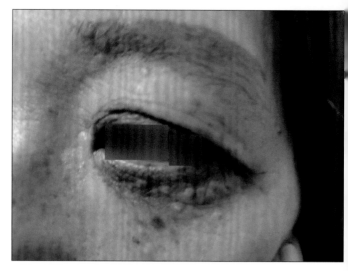

图 19.3.12-4　汗管瘤

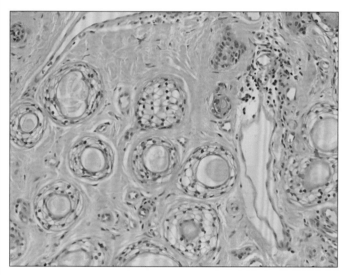

图 19.3.12-3　透明细胞汗管瘤
导管细胞富含糖原，胞浆呈透明状

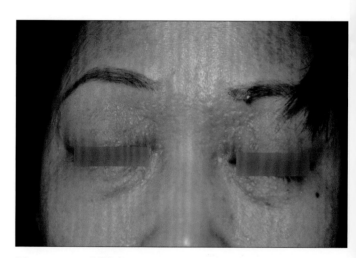

图 19.3.12-5　汗管瘤

无导管分化；
● 在小的活检标本很难与微囊肿性附属器癌鉴别，需
要临床与病理相结合。

临床特点： 图 19.3.12-4、5、6

为 2 ～ 3 mm 大小、皮色、淡黄色或淡褐色扁平丘
疹。好发于眼周、尤下睑或面部上方，也可泛发于颈、
躯干、腋及外阴部。女性多见。皮损常在青春期时出现
并渐增多。无自觉症状。

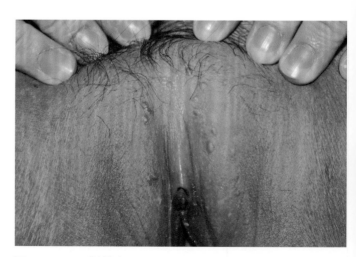

图 19.3.12-6　汗管瘤

19.3.13 乳头状外泌腺腺瘤（papillary eccrine adenoma）

组织病理特点：图 19.3.13-1、2、3
- 肿瘤位于真皮内，境界清楚；
- 瘤体由囊状或导管状结构组成，导管由两层嗜酸性细胞构成，部分瘤组织呈乳头状增生，向囊内突起；
- 一般无核异形性及核丝状分裂象，瘤体中可见透明细胞和鳞状角化细胞；
- 瘤体下方可见向外泌腺分化现象，无断头分泌；
- 肿瘤小叶周围有纤维性和血管性间质包绕。

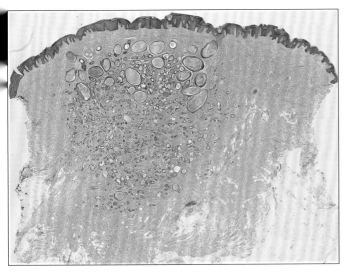

图 19.3.13-1 **乳头状外泌腺腺瘤**
肿瘤位于真皮内，境界清楚，由囊状或导管状结构组成，下方可见向外泌汗腺的分化

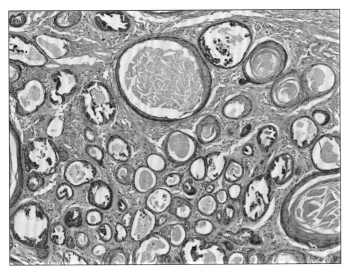

图 19.3.13-2 **乳头状外泌腺腺瘤**
导管由两层嗜酸性细胞组成，右下方瘤体内可见鳞状角化细胞

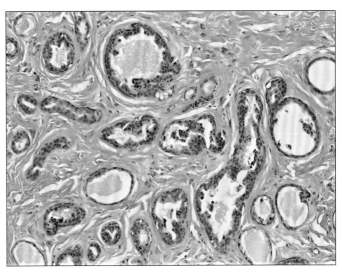

图 19.3.13-3 **乳头状外泌腺腺瘤**
部分瘤细胞向腔内呈乳头状增生

临床特点：
主要发生于女性。好发于四肢。为直径约 0.5～4.0 cm 的结节，表面轻度乳头瘤状。良性。

鉴别诊断：
- 侵袭性肢端乳头状腺癌有侵袭性生长，有核异形性和明显的有丝分裂象；
- 管状顶泌腺腺瘤可见断头分泌，且无管腔内的乳头状突起。

外泌腺癌（eccrine carcinoma）

特点是具有向外泌腺分化的结构及细胞学非典型性，可以是原发，也可以在原有良性肿瘤基础上发生。

19.3.14 汗孔癌（eccrine porocarcinoma）

组织病理特点：图 19.3.14-1、2、3
- 瘤体境界不清楚，不仅在表皮内，还可见癌细胞巢在真皮内，呈侵袭性生长；
- 瘤体内可见导管分化；
- 皮损内可见汗孔瘤的改变，也可见癌变的特点，表现为细胞形状不规则、核深染、及较多的核丝状分裂象；可有透明细胞变化。

免疫组化：表达 CK7、CAM5.2、EMA 和 CEA。

临床特点：图 19.3.14-4、5
最常见的恶性外泌汗腺肿瘤，常在原有汗孔瘤基础上发生；好发于老年人，常见于下肢、躯干和头部；临床上为暗红色的结节、斑块。切除后易局部复发，有时

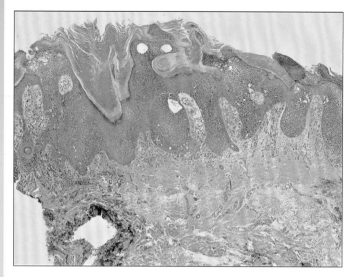

图 19.3.14-1　汗孔癌
肿瘤组织与表皮相连，结构不对称

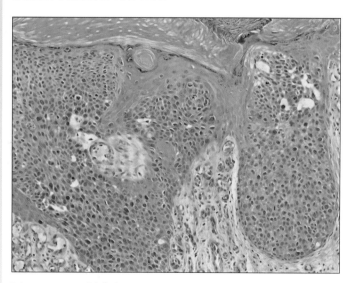

图 19.3.14-2　汗孔癌
肿瘤由基底样细胞团块组成，细胞不规则，有非典型性

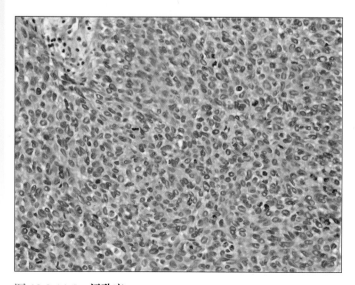

图 19.3.14-3　汗孔癌
瘤细胞核大、深染，核丝状分裂象易见

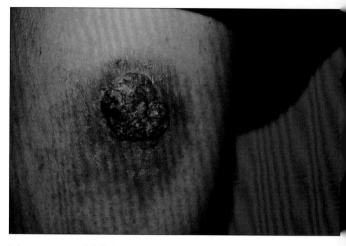

图 19.3.14-4　汗孔癌

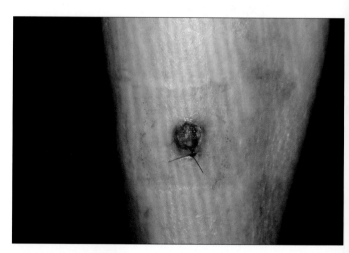

图 19.3.14-5　汗孔癌

可发生亲表皮性的皮肤转移。

19.3.15　透明细胞汗腺癌（clear cell hidradenocarcinoma）

组织病理特点： 图 19.3.15-1、2、3

- 肿瘤境界不清、不对称，一般不与表皮相连。
- 癌细胞呈索状散布于真皮乃至皮下组织的胶原束之间。
- 组成肿瘤的细胞类型同透明细胞汗腺瘤，即胞浆苍白淡染的透明细胞，但见明显的核异形性；有时胞浆可呈嗜酸性染，偶可见基底样细胞。
- 瘤体内可见导管分化。

临床特点：

好发于面部和四肢，发病年龄跨度大；切除后局部复发率高，可远位转移。

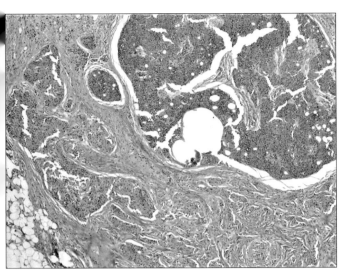

图 19.3.15-1　透明细胞汗腺癌
肿瘤境界不清，肿瘤组织团块大小不一，有些呈索状散布于真皮胶原束间

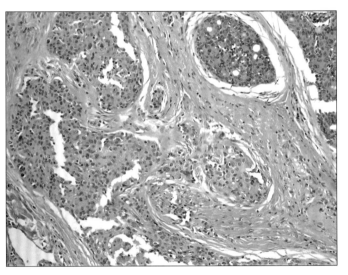

图 19.3.15-2　透明细胞汗腺癌
瘤细胞由胞浆淡染的透明细胞或轻度嗜酸性细胞组成

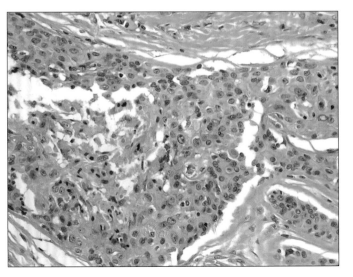

图 19.3.15-3　透明细胞汗腺癌
细胞呈非典型性，核大、深染，可见丝状分裂象

免疫组化： 表达 EMA 和 CEA。

鉴别诊断：

- 不典型汗腺瘤：只有局部细胞非典型性和核丝状分裂象增多；如果肿瘤出现明显的核丝状分裂象、细胞非典型性以及侵袭性生长，则需排除透明细胞汗腺癌，并扩大切除。
- 要与其他胞浆内有液泡化的肿瘤区分，如透明细胞鳞癌、外毛根鞘癌和肾脏透明细胞癌转移。

19.3.16　恶性圆柱瘤（malignant cylindroma）

恶性圆柱瘤即圆柱癌（cylindrocarcinoma）。

组织病理特点：

- 肿瘤呈浸润性生长，失去七巧板样形状；
- 细胞呈异形性，核仁明显，有多数和（或）异常的丝状分裂象；
- 可有淋巴血管侵犯及神经组织的浸润。

免疫组化： 表达 CAM5.2、EMA 和 CEA。

临床特点：

通常在良性圆柱瘤基础上的恶变，表现为原有瘤体发生溃疡出血和生长迅速。头皮常见，患者常为老年女性。本肿瘤恶性度高。

19.3.17　外泌腺螺旋腺癌（eccrine spiradenocarcinoma）

组织病理特点： 图 19.3.17-1、2

- 需要识别局部良性的螺旋腺瘤成分。恶变特点包括浸润性生长、坏死、出血、淋巴血管侵犯和神经组织浸润、及瘤体内的淋巴细胞消失。
- 细胞学变化包括失去双重细胞群、存在核异形性、明显的核仁及丝状分裂象。

免疫组化： 导管分化细胞表达 EMA 和 CEA；背景细胞可表达 S100 和 CAM5.2。

临床特点：

患者多为老年人；好发于躯干、四肢；临床上恶变的表现为肿瘤增大、颜色变化及出血溃疡。

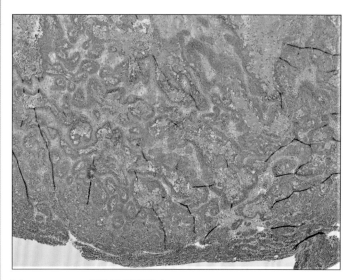

图 19.3.17-1　**外泌腺螺旋腺癌**
肿瘤呈浸润性生长，边界不清

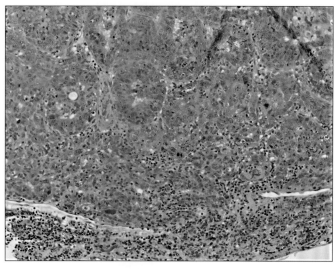

图 19.3.17-2　**外泌腺螺旋腺癌**
核异形性明显，局部可见原有的螺旋腺瘤

19.3.18　汗管瘤样外泌腺癌（syringoid eccrine carcinoma）

此病与微囊肿性附件癌和皮肤腺样囊性癌有重叠。
组织病理特点：
- 基底细胞样浸润，有导管分化，瘤体周围有纤维化和玻璃样变性基质；
- 瘤体位于真皮，可侵犯皮下或更深层组织；
- 肿瘤细胞呈细条索状排列，除导管结构外，有时有小囊肿；
- 瘤细胞小，胞浆淡染，核深染；无明显核异形性或丝状分裂象；

- 癌细胞巢可呈蝌蚪样，但无明显的鳞状分化或筛状排列；无角囊肿或毛囊分化；
- 神经组织浸润常见。

免疫组化：表达 cytokeratin、EMA 和 CEA。
临床特点：

头皮好发；临床上为脱发性斑块，可伴溃疡和疼痛；常见于中年女性，生长缓慢。

鉴别诊断：
- 不同于微囊肿性附件癌和皮肤腺样囊性癌的是该病变一般无角囊肿、无毛囊分化或筛状形态。

19.3.19　微囊肿性附属器癌（microcystic adnexal carcinoma）

同时具有外泌汗腺和毛囊分化的局部侵袭性肿瘤。
组织病理特点：图 19.3.19-1、2、3、4
- 瘤体境界不清，通常向深层浸润，一般不与表皮或毛囊相连。
- 真皮内表浅分布有多数小或中等大的角囊肿，向深层逐步变成更小的囊肿和癌细胞条索，可见导管分化，有时瘤细胞排列成蝌蚪样形态；主要的诊断要点为发现胞浆内的腔隙。
- 肿瘤周围有密集的纤维基质。
- 瘤细胞非典型性不明显，丝状分裂象不常见。
- 神经组织浸润常见。

免疫组化：表达 AE1/AE3、EMA 和 CEA；S100 为阴性。

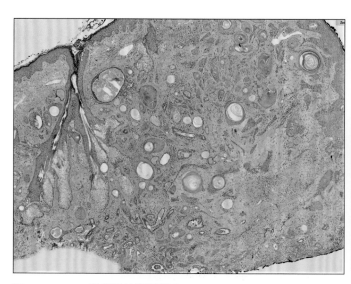

图 19.3.19-1　**微囊肿性附属器癌**
上皮性肿瘤巢及条索呈浸润性生长，周围为纤维性基质

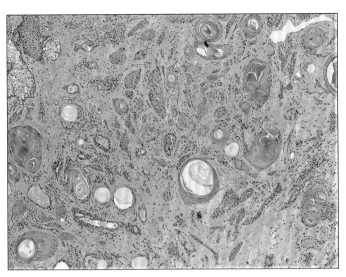

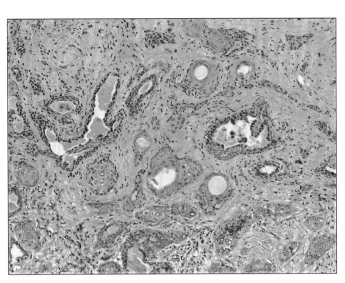

图 19.3.19-2　**微囊肿性附属器癌**
瘤体浅部为多数大小不一的角囊肿，深层则为小的囊肿、癌细胞条索和导管结构

图 19.3.19-3　**微囊肿性附属器癌**
管腔含数层上皮细胞，细胞异形性不明显

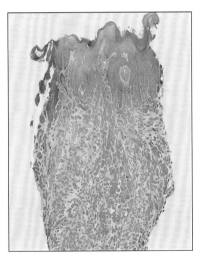

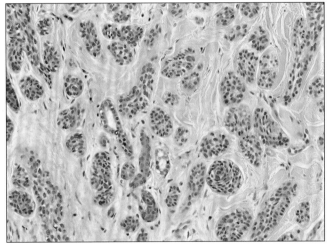

图 19.3.19-4　**微囊肿性附属器癌**
是微囊肿性附属器癌的一个亚型，瘤体内仅见小的癌细胞团块及条索，无明显的囊肿结构

临床特点：图 19.3.19-5

　　皮色或暗红色的实性肿块，好发于头面部，特别是鼻唇沟和眼周。肿瘤生长缓慢。切除后局部易复发。

　　鉴别诊断：

- 与结缔组织增生性毛发上皮瘤不同的是该病有深层和侵袭性生长，神经周围浸润和导管分化；后者表达 CK20（Merkel 细胞）和雄激素受体，而微囊肿性附属器癌阴性。
- 在表浅的活检标本应注意与汗管瘤区分。要点是本病变有角囊肿、轻微核不典型性和丝状分裂象。
- 与硬斑病样基底细胞癌和结缔组织增生性鳞状细胞癌的区别是本病有导管分化。

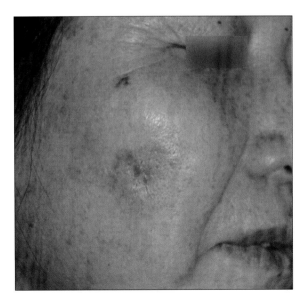

图 19.3.19-5　**微囊肿性附属器癌**

19.3.20　原发性皮肤腺样囊性癌（primary cutaneous adenoid cystic carcinoma）

组织病理特点： 图 19.3.20-1、2

- 瘤体内有上皮细胞所组成的腺样结构及小的瘤细胞岛；
- 由于黏蛋白积聚在腺样结构内，可使腺样结构成为多囊腔，呈筛状，腔内充满着黏蛋白，腔壁衬以扁平的上皮细胞；
- 在瘤细胞间和单个小叶周围有 PAS-D 阳性、嗜酸性的玻璃样基底膜物质；
- 有时可见外泌腺导管样的结构；
- 细胞大小均一，胞浆少，核深染，丝状分裂象不明显；
- 肿瘤周边呈侵袭性生长，常见神经组织浸润。

免疫组化： 表达角蛋白、S100、SOX10 和 SMA。有导管分化的区域可表达 EMA 和 CEA。

分子遗传学： 与内脏的腺样囊性癌一样，该病变 60% 也有特征性的 t（6；9）染色体易位，导致 MYB-NFIB 融合基因和 MYB 过度表达。

临床特点：

少见，患者为中老年人。为实性结节或斑块，紫红色或暗红色，触之硬。可在原有良性肿瘤基础上发生恶变，亦可原发。头面部较为多见。与系统性的腺样囊性癌相比，该病变侵袭性弱，尽管局部复发率较高，远位转移不多见。

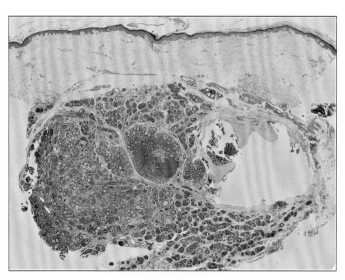

图 19.3.20-1　原发性皮肤腺样囊性癌
瘤体内有上皮细胞所组成的腺样结构及瘤细胞岛，腺样结构呈筛状，腔内充满着黏蛋白

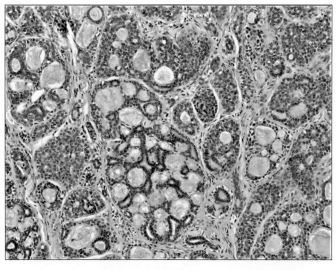

图 19.3.20-2　原发性皮肤腺样囊性癌
肿瘤细胞大小均一，胞浆少，核深染。可见内含玻璃样基底膜物质的假腔隙

19.3.21　乳头状指（趾）外泌腺癌（digital papillary adenocarcinoma）

旧称侵袭性乳头状指（趾）外泌腺癌（aggressive digital papillary adenocarcinoma）。

组织病理特点： 图 19.3.21-1、2

- 肿瘤侵犯真皮及皮下组织，为实性或管状结构的癌巢，境界不清；
- 分化稍好者可见腺管样结构和乳头样突起，细胞异形不明显；
- 分化差者多为实性团块，细胞异形显著，核丝状分

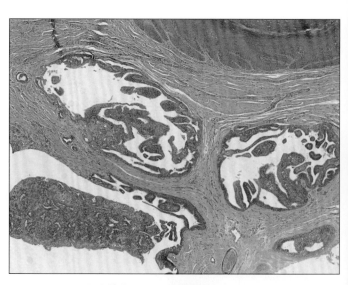

图 19.3.21-1　乳头状指（趾）外泌腺癌
真皮内管状结构的癌巢，可见腺管样结构和乳头样突起，细胞异形不明显

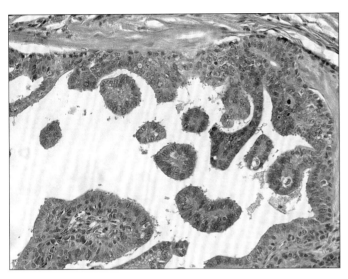

图 19.3.21-2 **乳头状指（趾）外泌腺癌**
肿瘤呈乳头样突起，可有断头分泌

裂象多，可有坏死；

- 可有断头分泌，常有鳞状细胞转化、透明细胞和梭状细胞变化；
- 可有淋巴血管侵犯和周围神经浸润。

免疫组化： 管腔上皮表达角蛋白、CEA 和 EMA；肌上皮细胞表达 S100、SMA、calponin 和 p63。

临床特点： 图 19.3.21-3

见于成年男性，好发部位指趾及邻近掌跖处，为单发性结节，质硬，稍高出皮肤，正常皮肤色，一般 2 cm 左右。无自觉症状。局部复发率约 30%，远位转移率约 14% ~ 25%，常见的转移部位为肺部和淋巴结。

鉴别诊断：

- 内脏乳头状腺癌的皮肤转移一般没有肌上皮细胞。

19.3.22 原发性皮肤外泌腺黏液癌（primary cutaneous mucinous carcinoma）

组织病理特点： 图 19.3.22-1、2

- 瘤体被细的纤维性间隔分成许多部分，每部分内有丰富淡染的黏蛋白，其中有小的肿瘤细胞集合，有的有腔样或筛状结构；组织化学染色证明该黏蛋白为流涎黏蛋白，是一种上皮性黏蛋白。
- 肿瘤细胞呈立方形，胞浆淡染、有时有液泡，核呈中度非典型性，大小不一，有少许丝状分裂象。

免疫组化： 表达 AE1/AE3、EMA、CEA 和 CAM5.2；该病变 CK7 阳性、CK20 阴性。局部肌上皮细胞表达 p63、CK5/6、calponin 和 SMA。

临床特点：

好发于头颈部，特别是眼睑；为生长缓慢的结节；患者多为老年人。

鉴别诊断： 发生于头面部、特别是眼睑的黏液癌几乎可以确定是皮肤原发的肿瘤。相反，发生于躯干的则更可能是继发的。发现原位癌成分则支持皮肤原发的黏液癌。胃肠道转移黏液癌多表达 CK20，而皮肤原发黏液癌则表达 CK7。

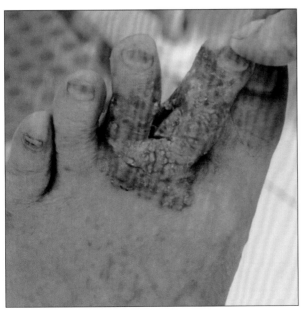

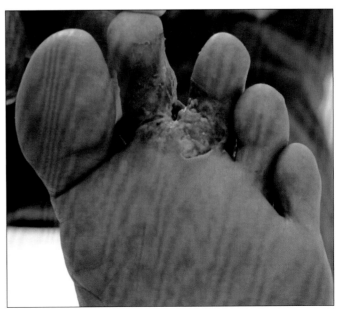

图 19.3.21-3 **乳头状指（趾）外泌腺癌**

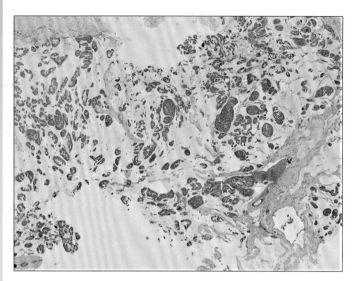

图 19.3.22-1　**原发性皮肤外泌腺黏液癌**
肿瘤上皮细胞岛或巢散布在大量的黏蛋白湖中

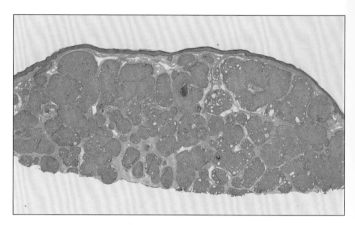

图 19.3.23-1　**内分泌黏液生成性汗腺癌**
真皮内界限清楚的多结节状实性肿瘤，局部可有囊性区域

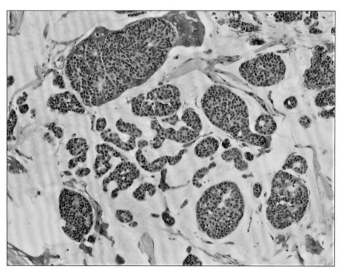

图 19.3.22-2　**原发性皮肤外泌腺黏液癌**
瘤细胞集合呈腔样或筛状结构，细胞大小规则，含嗜酸性胞浆

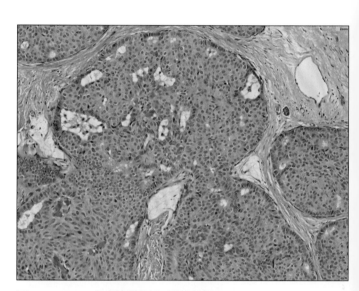

图 19.3.23-2　**内分泌黏液生成性汗腺癌**
瘤细胞大小均一，核圆或椭圆形，胞浆丰富，细胞非典型性不明显，核内染色体呈点彩样

19.3.23　内分泌黏液生成性汗腺癌（ endocrine mucin-producing sweat gland carcinoma ）

组织病理特点： 图 19.3.23-1、2、3、4、5、6

- 界限清楚、单一或多个结节。
- 瘤体可有实体和囊性区域，后者含乳头样结构。
- 瘤细胞大小均一、圆或椭圆形、胞浆丰富；可见细胞非典型性和丝状分裂象；有些细胞内含黏蛋白，亦可见细胞外黏蛋白。
- 约一半肿瘤可有局部典型黏液癌表现。

免疫组化： 表达 chromogranin、synaptophysin、NSE

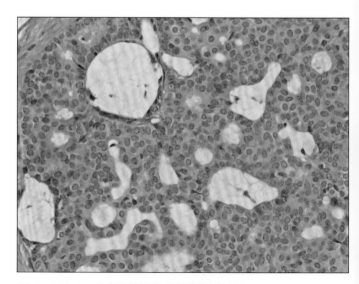

图 19.3.23-3　**内分泌黏液生成性汗腺癌**
瘤体内可见内含黏液的假囊腔

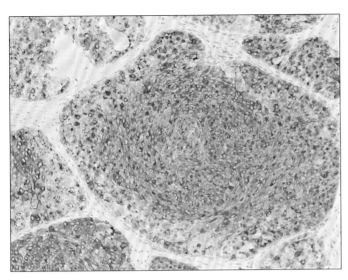

图 19.3.23-4　**内分泌黏液生成性汗腺癌**
肿瘤细胞表达内分泌标志物 chromogranin

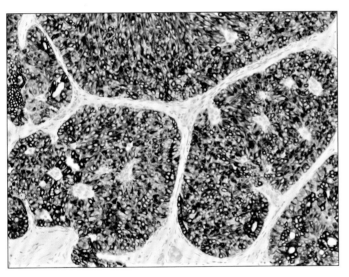

图 19.3.23-5　**内分泌黏液生成性汗腺癌**
肿瘤细胞表达 CK7

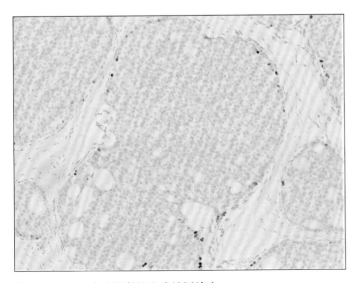

图 19.3.23-6　**内分泌黏液生成性汗腺癌**
原位癌区域保留有 p63 阳性的肌上皮细胞

和 CD57。通常 cytokeratin、EMA 和 CK7 阳性，但 CDK20 阴性；所有的肿瘤都表达雌激素和孕激素受体；局部可见 calponin、p63 和 SMA 阳性的肌上皮细胞。

临床特点：少见，与黏液癌有密切关联，可能是后者形态上的连续或前体。好发于眼睑，尤其是下眼睑。常见于老年女性。恶性度低，很少局部复发。

19.3.24　皮肤乳腺型分泌癌（mammary-type secretory carcinoma of the skin）

皮肤乳腺型分泌癌是一种与乳腺分泌癌形态相同的肿瘤。

组织病理特点：
- 界限清楚、无包膜的真皮肿瘤；
- 瘤细胞大小均一，含嗜酸性胞浆，空泡样核和小核仁，核丝状分裂象少见；
- 有明显的微囊肿，管腔内含胶体样分泌。

免疫组化：表达 AE1/3、CAM5.2、CK7、S100、STAT5A 和 mammaglobin；NTRK3 可有可无；CEA 和 Ber-EP4 为阴性。

分子遗传学：该肿瘤与乳腺分泌癌一样，也有特征性的 t（12；15）（p13；q25）的异位，从而导致 ETV6-NTRK3 融合基因；FISH 可用来检测 ETV6 基因重组。

临床特点：

大小约 1 cm 的小结节，好发于腋窝，常见于中年女性，切除后一般无复发或转移。

19.3.25　外泌腺导管癌（eccrine ductal carcinoma）

类似于乳腺浸润性导管癌，少见。

组织病理特点：图 19.3.25-1、2
- 位于真皮下部和皮下组织，不与表皮连接。
- 肿瘤巢或索由立方形细胞组成，有明显的导管分化；胞浆内有腔隙，可见细胞异形性和丝状分裂象，但一般不明显。
- 瘤体周围有纤维硬化基质。
- 神经组织浸润和淋巴血管侵犯常见。

免疫组化：表达 cytokeratin 和 CEA，也不同程度表达雌激素、孕激素、S100 和 GCDFP-15。

临床特点：

头、颈和四肢好发，患者多为中老年人，表现为坚实的皮下结节；预后差。

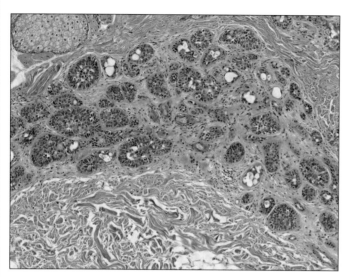

图 19.3.25-1　**外泌腺导管癌**
肿瘤由立方形细胞组成，可见导管分化

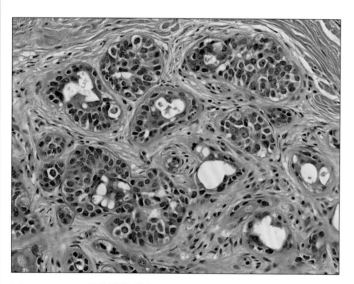

图 19.3.25-2　**外泌腺导管癌**
胞浆内有腔隙，可见细胞异形性

　　鉴别诊断： 无法依靠组织学与乳腺导管癌相鉴别，因此在诊断该病前，需要与临床和放射学检查结合，排除原发于乳腺的导管癌。

19.3.26　鳞状外泌腺导管癌（squamoid eccrine ductal carcinoma）

　　组织病理特点： 图 19.3.26-1、2、3、4
- 真皮和皮下组织肿瘤，界限不清，浸润性生长；有时可与表皮和毛囊结构相连；常可见原位癌。
- 肿瘤的表浅部分有明显的鳞状细胞分化，类似鳞状细胞癌；可见鳞状涡和角囊肿；常与不同层次的外

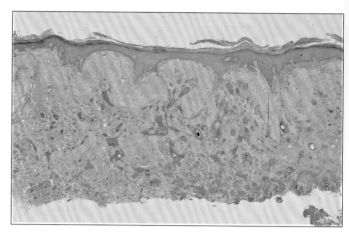

图 19.3.26-1　**鳞状外泌腺导管癌**
肿瘤界限不清，在真皮内呈广泛的浸润性生长

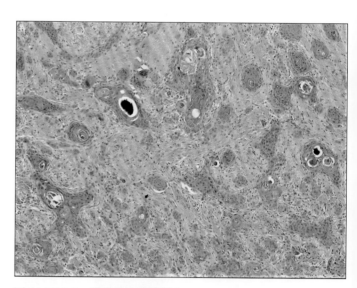

图 19.3.26-2　**鳞状外泌腺导管癌**
肿瘤表浅部分有明显的鳞状细胞分化，难以与鳞状细胞癌区分

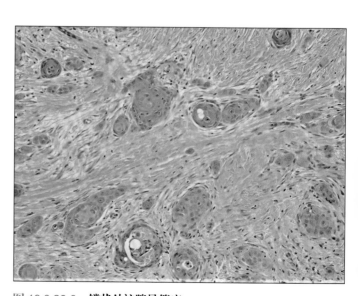

图 19.3.26-3　**鳞状外泌腺导管癌**
肿瘤深层癌细胞呈条索状分布于纤维化基质中，可见导管分化，瘤细胞有明显的非异形性

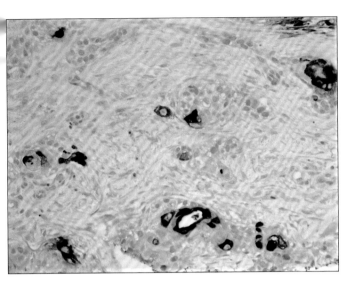

图 19.3.26-4　鳞状外泌腺导管癌
肿瘤中的导管样结构和胞浆内腔隙表达 CEA

泌腺导管相连。

- 肿瘤深层由浸润性的导管结构组成，含角质层样的管状结构和胞浆内空泡。
- 鳞状和导管成分中的瘤细胞均有明显的非典型性和核丝状分裂象。
- 神经组织浸润常见。

免疫组化： 表达 CEA 和 EMA，不表达 S100。

临床特点： 患者常为老年男性，为头颈部或四肢的结节，易局部复发。

鉴别诊断：

- 与鳞状细胞癌的区别为该病有导管分化、与外泌腺导管相连。CEA 和 EMA 可用来辅助诊断。

19.4　向顶泌腺方向分化的肿瘤

顶泌腺分腺体及导管两部分，腺体位于真皮深部，特点是上皮细胞的顶浆分泌，细胞呈长柱状，它的一端变尖，断头状脱落，故又称断头分泌。导管的组织学与外泌腺导管完全相同，无法区别，但顶泌腺导管开口于毛囊漏斗部，而外泌腺导管直接开口于皮肤表面。

顶泌腺肿瘤都是指腺体部分的增生，诊断具有顶泌腺分化肿瘤的基本条件是腺体内衬细胞的顶浆分泌或断头分泌。

19.4.1　顶泌腺痣（apocrine nevus）

组织病理特点： 真皮网状层内顶泌腺腺体增加，可延及皮下组织。

临床特点： 最常见的表现为腋窝水肿，其他部位的斑块或结节也有报道；一般无多汗。

19.4.2　顶泌腺汗囊瘤和顶泌腺囊腺瘤（aprocrine hidrocystoma and apocrine cystadenoma）

组织病理特点： 图 19.4.2-1、2

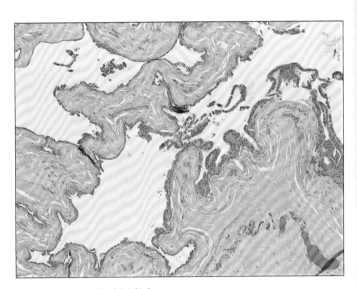

图 19.4.2-1　顶泌腺汗囊瘤
真皮内多房的囊腔

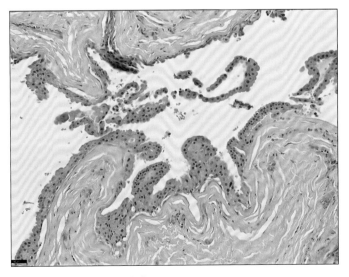

图 19.4.2-2　顶泌腺汗囊瘤
囊壁由两层上皮细胞组成，内层为高柱状细胞，含嗜酸性胞浆，可见断头分泌

- 真皮内单房或多房的囊腔，周围有纤维性假包膜。
- 囊壁由两层上皮细胞组成，外层为扁平的肌上皮细胞，内层为高柱状、含嗜酸性胞浆的细胞；可见断头分泌和上皮向囊腔内乳头状的突起。
- 若囊腔的一部分被乳头状或腺瘤样增生替代时，则称为顶泌腺囊腺瘤。

免疫组化： 肌上皮细胞表达 SMA 和 p63。

临床特点： 图 19.4.2-3

好发于头颈部，特别是两颊，皮疹为直径 1 cm 左右、隆起的透明或蓝紫色囊性结节，见于中年人。一般单发；多个病变则为外胚层发育不全（ectodermal dysplasia）和局灶性真皮发育不全（focal dermal hypoplasia）的特点。

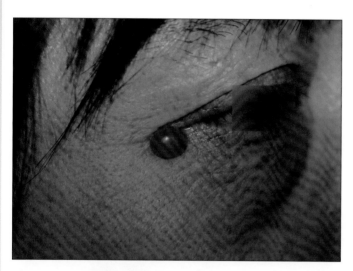

图 19.4.2-3　顶泌腺汗囊瘤

19.4.3　生乳头汗管囊腺瘤（syringo-cystadenoma papilliferum）

组织病理特点： 图 19.4.3-1、2、3

- 肿物隆起于皮肤表面，呈程度不等的乳头瘤状，表面常有结痂。
- 从表皮向下有数个囊样凹陷，凹陷上部衬以复层鳞状上皮。
- 囊样凹陷下部衬以呈乳头状生长的腺体上皮，常由两层细胞组成，腔内面为一层高柱状细胞，具有卵圆形核及弱嗜酸性染的胞浆，有的可见断头分泌。外层为小立方形细胞、核圆、胞浆少。
- 乳头状突起的核心为纤维血管基质，基质内可有毛细血管扩张、组织水肿和大量的浆细胞浸润。

免疫组化： 表达 AE1/AE3、CAM5.2、EMA 和 CEA。

分子遗传学： 一部分肿瘤有 9p22（PTCH）和 9p21

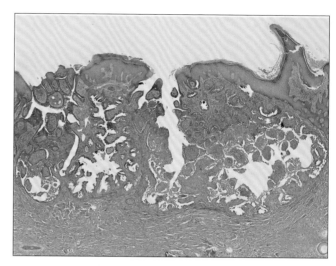

图 19.4.3-1　**生乳头汗管囊腺瘤**
表面覆有鳞状上皮的内生性病变，肿瘤呈乳头瘤样增生，上皮组织向真皮内的囊样凹陷中突起

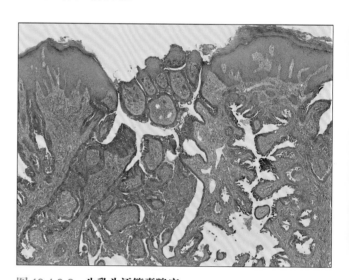

图 19.4.3-2　**生乳头汗管囊腺瘤**
乳头样突起的腔内面衬有含弱嗜酸性胞浆的高柱状细胞，可见断头分泌，外层为小立方形的肌上皮细胞

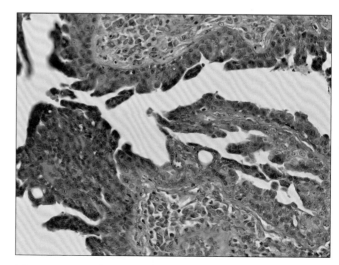

图 19.4.3-3　**生乳头汗管囊腺瘤**
乳头状突起的核心为有大量浆细胞浸润的纤维血管基质

（p16）染色体缺失；序列分析常见 BRAF 和 HRAS 突变。

临床特点：图 19.4.3-4

本病在初生或生后不久即已出现，但直至青春期顶泌腺充分发育时瘤体才明显增大，表面呈乳头瘤状或疣状，上附结痂，色棕褐，大小从 1 至数厘米不等，有时可呈线状或节段分布，好发于头部，亦可见于面颈及躯干等部位。有时可与皮脂腺痣并发。

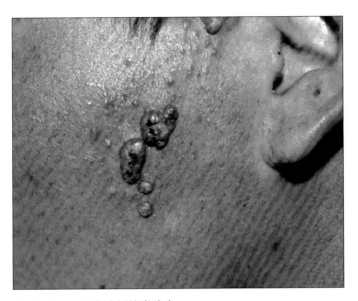

图 19.4.3-4　**生乳头汗管囊腺瘤**

19.4.4　生乳头汗腺瘤（hidradenoma papilliferum）

起源于顶泌腺或肛门生殖器乳腺样腺体，与乳腺导管内乳头瘤（intraductal papilloma of the breast）形态学类似。

组织病理特点：图 19.4.4-1、2
- 肿瘤位于真皮内，一般与表皮不相连。
- 体瘤境界清楚，边缘平整，外有"包膜"。
- 瘤体内呈梁状或囊样结构，小梁在囊内交织，向内有许多乳头状突出，囊腔上皮衬以一层长柱形细胞，可见断头分泌；其下方为一层肌上皮细胞。
- 周围基质中有少许淋巴细胞及浆细胞浸润。

免疫组化：表达低分子量角蛋白、EMA、CEA、HMFG 和 GCDFP-15；雌激素和孕激素受体也可阳性；肌细胞上皮表达 S100 和 SMA。

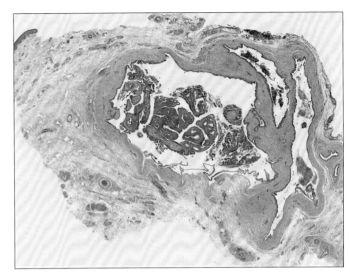

图 19.4.4-1　**生乳头汗腺瘤**
肿瘤境界清楚，外有"包膜"，上皮细胞覆盖的乳头状结构突入囊性腔隙中

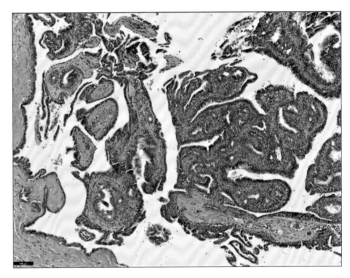

图 19.4.4-2　**生乳头汗腺瘤**
囊腔衬有双层上皮细胞，外层的长柱形细胞，可见断头分泌和其下方的肌上皮细胞

分子遗传学：和乳腺导管内乳头瘤类似，可见 PIK3CA 和 AKT1 基因突变。

临床特点：图 19.4.4-3

本病仅见于女性。大多发生在中青年妇女的外阴部，以大阴唇为多。损害为直径 1～2 cm 大小半球形稍隆起皮面的肿物，无自觉不适。

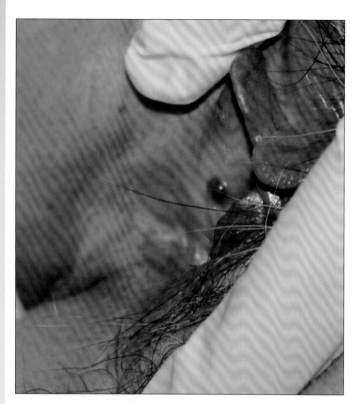

图 19.4.4-3 生乳头汗腺瘤

19.4.5 管状顶泌腺腺瘤（tubular apocrine adenoma）

组织病理特点： 图 19.4.5-1、2、3

- 肿瘤位于真皮内，境界清楚；
- 瘤体由多数内衬两层细胞的管状及囊样结构组成，

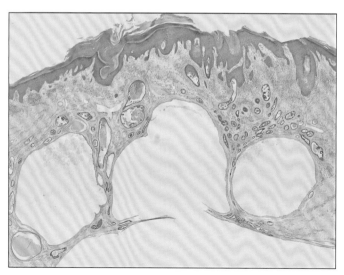

图 19.4.5-1 管状顶泌腺腺瘤
瘤体位于真皮内，局部通过导管样结构与表皮相连，瘤体内有管状和乳头状成分

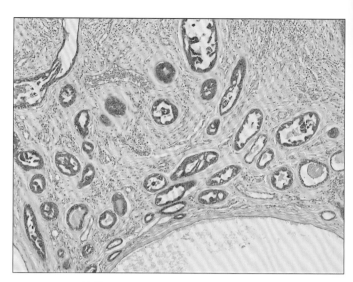

图 19.4.5-2 管状顶泌腺腺瘤
管状和囊状结构内衬两层细胞，腔内面为胞浆丰富的柱状或立方形细胞，外层为肌上皮细胞

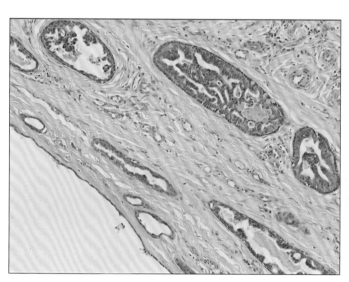

图 19.4.5-3 管状顶泌腺腺瘤
有些上皮呈小乳头状突入腔内，乳头状结构无纤维血管核心

腔内面为柱状或立方形细胞，核圆或椭圆形，胞浆较丰富、嗜酸性，可见明显的断头分泌，外层为扁平的肌上皮细胞；无细胞的非典型性，丝状分裂象稀少。

- 有的上皮呈小乳头状突入腔内，乳头状结构无纤维血管核心。
- 肿瘤周围结缔组织基质明显增生，炎症浸润细胞不多。

免疫组化： 管腔表面的上皮细胞表达 EMA 和 CEA；HMFG-1 和 GCDFP-15 也可阳性；肌上皮细胞表达 SMA 和 S100。

临床特点： 图 19.4.5-4

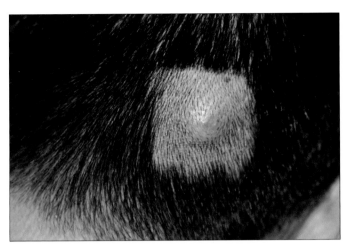

图 19.4.5-4 **管状顶泌腺腺瘤**

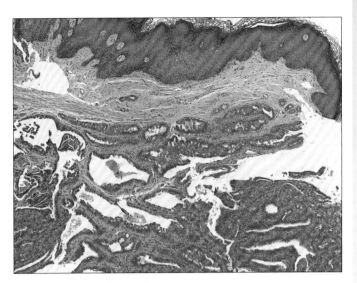

图 19.4.6-1 **乳头糜烂腺瘤病**
表皮部分缺如，真皮内多数不规则的腺腔样结构

本病少见。为半球形轻度隆起皮面的结节，直径约 1 ~ 2 cm。多发于头部，也可见于其他部位。头部病变常源于原有的皮脂腺痣，有时也可源于生乳头汗管囊腺瘤；发病年龄跨度大，女性好发。

鉴别诊断：

- 区别于生乳头汗管囊腺瘤的要点是：乳头状结构内无纤维血管核心、无浆细胞为主的炎性浸润。

- 区别于乳头状外泌腺腺瘤的要点是：本肿瘤有断头分泌，好发于头部。但有时两者很难鉴别，所以有些学者建议用管状乳头状汗腺瘤（tubulopapillary hidradenoma）或乳头状管样腺瘤（papillary tubular adenoma）来共同描述这两种肿瘤。

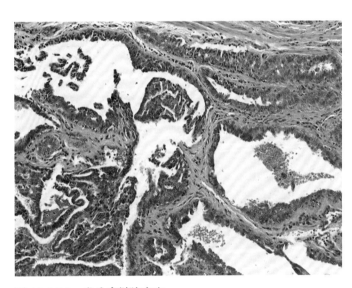

图 19.4.6-2 **乳头糜烂腺瘤病**
真皮内密集而大的腺腔结构，腺上皮由两层细胞组成，外侧为小立方细胞，内侧为柱状细胞，可见顶浆分泌现象

19.4.6 乳头糜烂性腺瘤病（erosive adenomatosis of the nipple）

乳头糜烂性腺瘤病又名乳头腺瘤（nipple adenoma）。

组织病理特点：图 19.4.6-1、2

- 肿瘤通常与表皮相连，无包膜，由腺瘤样和乳头状区域组成。

- 瘤体内由高柱样细胞所组成的巢、索，胞浆嗜酸性，核圆，无异形性，可见断头分泌。外周是一层肌上皮细胞，再外面是一层红染的基底膜。

- 腺腔内有小乳头样结构，无纤维血管核心。

- 瘤细胞团块间结缔组织增生明显，可见以浆细胞为主的炎症浸润。

分子遗传学：约 50% 的病例有 PIK3CA 基因突变。

临床特点：图 19.4.6-3、4

患者大多为中青年女性，乳头糜烂，有分泌物。临床上类似湿疹或湿疹样癌（柏哲病）。病程长者出现乳

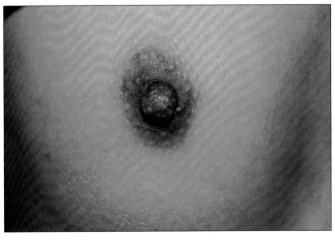

图 19.4.6-3 **乳头糜烂性腺瘤病**

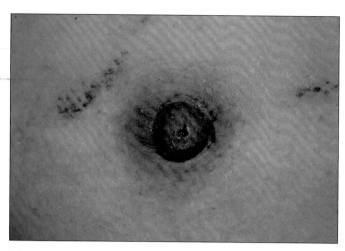

图 19.4.6-4 **乳头糜烂性腺瘤病**

头瘤样增生。

19.4.7 乳头汗管瘤样腺瘤（syringomatous adenoma of the nipple）

组织病理特点：
- 类似微囊肿性附属器癌，真皮内侵袭性生长；
- 瘤体由小导管和基底样上皮细胞条索组成，外周有结缔组织基质，无细胞的非典型性；
- 可见管状或鳞状分化、角囊肿和失养性钙化。

免疫组化：表达 p63、CK5 和 CK14。

临床特点：是一种少见的发生于乳头和乳晕的肿物，质硬，约数公分，多发于中年女性；若切除不全，可局部复发。

19.4.8 顶泌腺汗孔瘤（apocrine poroma）

组织病理特点：与汗孔瘤的组织病理表现类似，但有局部皮脂腺、毛囊和顶泌腺的分化。

临床特点：生长缓慢的丘疹、结节或斑块；复发少见。

19.4.9 皮肤嗜酸细胞瘤（cutaneous oncocytoma）

组织病理特点：
- 肿瘤位于真皮内，境界清楚，有时与表皮相连；
- 瘤体有实体和囊性部分，含乳头状和管状区域；

- 细胞大、多角形，有丰富、颗粒样嗜酸性胞浆，核大小均一，含嗜酸性核仁；无核异形性和丝状分裂象。

免疫组化：表达 AE1/AE3、EMA 和 CEA；S100 和 CD68 阴性。

临床特点：多见于眼角和眼睑的泪管区域；患者多为老年人。

19.4.10 皮肤混合瘤（mixed tumor of the skin）

皮肤混合瘤又称软骨样汗管瘤（chondroid syringoma）。多数向顶泌腺分化，仅少许向外泌腺分化。

组织病理特点：图 19.4.10-1、2、3、4
- 肿瘤境界清楚，周围常有"包膜"（实际上为肿瘤生长过程中压迫周围结缔组织所致），易从真皮中分离出来。有时标本中可仅见瘤体，而见不到其上的表皮。
- 瘤体由数个小叶组成，每叶中有上皮细胞索、巢、片及大量黏液性基质。
- 瘤细胞为立方形或多角形，有丰富的嗜酸性胞浆、嗜碱性核。在瘤体内可见导管及管泡状结构。
- 管泡状区域由两层或更多层的上皮细胞组成，外层为扁平的肌上皮细胞；内层为管状上皮细胞，有典型的断头分泌，可见透明细胞。
- 肌上皮细胞成分可有玻璃样（浆细胞样）、梭状或透明细胞分化；玻璃样细胞有丰富的毛玻璃样嗜酸

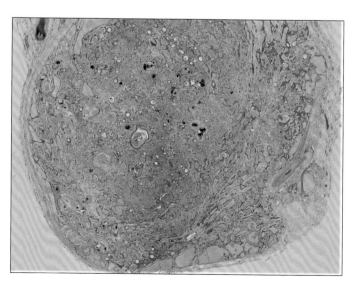

图 19.4.10-1 **皮肤混合瘤**
肿瘤境界清楚，周围常有"包膜"，瘤体由上皮细胞和黏液基质组成

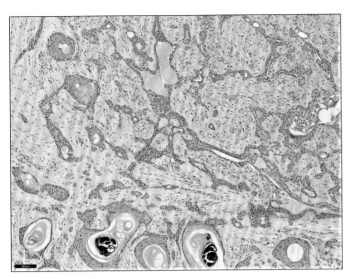

图 19.4.10-2 皮肤混合瘤
肿瘤上皮细胞呈索、巢、片状排列，瘤体内有明显的导管结构和多个囊腔。可见角囊肿和大量黏液性基质

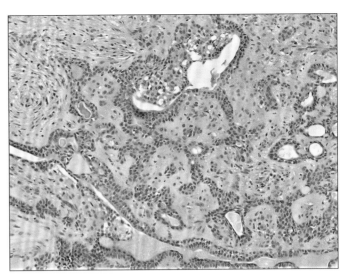

图 19.4.10-4 皮肤混合瘤
导管分化区域由双层细胞组成，内层为立方形细胞，富含嗜酸性胞浆，外层为扁平的肌上皮细胞

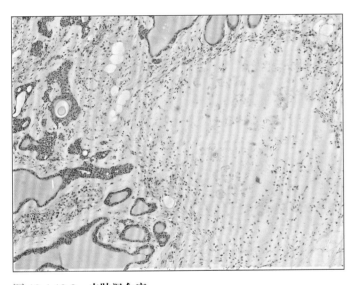

图 19.4.10-3 皮肤混合瘤
可见丰富的软骨样基质

皮细胞可有非典型性，肌上皮成分中常见散在的异形多核细胞。临床上仍表现为良性肿瘤。

免疫组化：内层上皮细胞表达 AE1/AE3、EMA、CEA 和 GCDFP-15；外层细胞表达 S100、SOX10 和 SMA。基质细胞表达 S100。

分子遗传：类似于唾液腺的多形性腺瘤，多数皮肤混合瘤有 PLAG1 基因重组。一小部分肿瘤同皮肤肌上皮瘤相似，存在 EWSR1 基因重组。

临床特点：图 19.4.10-5

为单发、约 0.5 ～ 3.0 cm 大小的结节，可轻度隆起皮面。好发于头面部及颈部，中年患者居多，男性多见。无自觉症状。

性胞浆和偏心的核，通常单个存在；梭状细胞一般在软骨样区域。

● 可见囊腔、角囊肿和鳞状上皮分化；亦可见毛囊和皮脂腺分化。

● 肿瘤内可见丰富的基质，为黏液性，嗜弱碱性，类似软骨样。

● 皮肤混合瘤可出现非典型性改变：结构上有不对称性、肿瘤边缘有点侵袭性，但不侵入包膜；管状上

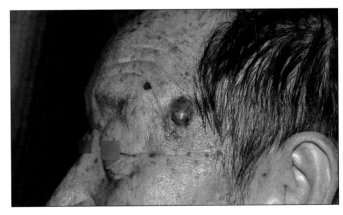

图 19.4.10-5 皮肤混合瘤

19.4.11　肌上皮瘤和恶性肌上皮瘤（myoepithelioma and malignant myoepithelioma）

肌上皮瘤和恶性肌上皮瘤为由肌上皮和基质组成的混合肿瘤，但无导管上皮的成分。

组织病理特点：图 19.4.11-1、2

- 真皮内界限清楚、无包膜的结节；
- 瘤体由单一的肌上皮细胞组成；通常呈片状、网状、漩涡样或束状排列，背景为黏液样或玻璃样变性基质；
- 可见多种细胞形态，包括上皮样、梭状、组织细胞

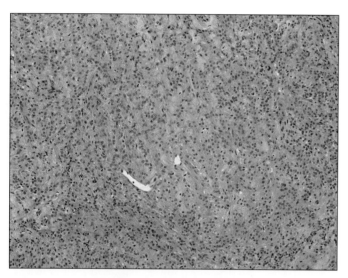

图 19.4.11-1　**肌上皮瘤**
肿瘤细胞呈片状或束状排列，含黏液样或玻璃样变性基质

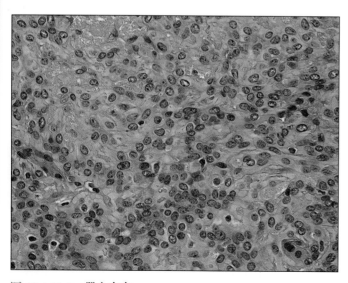

图 19.4.11-2　**肌上皮瘤**
细胞为上皮样、组织细胞样或浆细胞样，无明显的核异形性

样、浆细胞样或透明细胞；无明显的核异形性，丝状分裂象少见；有时可见核内的胞浆假包涵体；

- 皮肤融合肌上皮瘤（cutaneous syncytial myoepithelioma）是该肿瘤的一种特殊亚型，组织学上界限不清，特点为卵圆或梭状细胞成片生长，胞浆弱嗜酸性，细胞边界融合，细胞核呈空泡状，含小核仁；一般无明显的细胞非典型性，偶见丝状分裂象；常见脂肪细胞化生。
- 恶性肌上皮瘤有明显的核异形性、核仁突出、有丝分裂象多见，有片状坏死；可见淋巴血管侵犯和神经组织浸润。
- 皮肤和软组织肌上皮瘤的临床行为难以预测，局部复发和远位转移在缺少恶性组织学特征的肿瘤中也有报道，因此可靠的恶性标准尚未确定。

免疫组化：

- 表达 cytokeratin、EMA、S100、SOX10 和 GFAP 等肌上皮细胞的标记抗体；可见 calponin、SMA 或 p63 表达；一部分肿瘤显示 INI1 缺失。
- 皮肤融合肌上皮瘤亚型则通常为 cytokeratin 阴性，EMA 阳性。
- 恶性肿瘤的免疫染色特点相同。

分子遗传学：45% 的软组织肌细胞瘤和肌上皮瘤，以及 80% 的皮肤融合肌上皮瘤可见 EWSR1 基因重组。

临床特点：患者多为青少年和年轻男性；为界限清楚的质硬结节，直径约 1 cm 左右，四肢多发。切除后可局部复发。

19.4.12　顶泌腺癌（apocrine carcinoma）

组织病理特点：图 19.4.12-1、2、3

- 肿瘤境界不清，向周边呈侵袭性生长，下方达到皮下组织。有时可有亲表皮性。瘤体内皮肤附属器结构均被破坏。
- 瘤体内可见多数有不典型上皮细胞所组成的条索及小的集合，存在于胶原束之间。
- 瘤体内还可见多数大小形状不同的腺腔及导管结构，有的腺腔上皮示断头分泌。
- 瘤细胞胞体大，有颗粒状、嗜酸性胞浆，核深染、大小不一，有不典型丝状分裂象。
- 瘤体内结缔组织基质增生。

免疫组化：表达 CAM5.2、AE1/AE3、CK5/6、EMA、CEA、GATA3 和 GCDFP-15；有些表达 S100；显示肌上皮细胞的 SMA 与 p63 为阴性；雄激素受体阳性，很

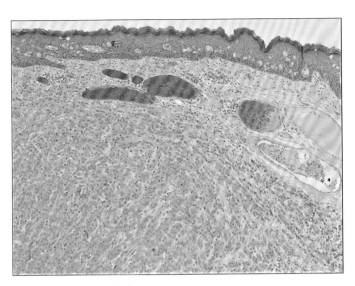

图 19.4.12-1　顶泌腺癌
肿瘤境界不清，呈侵袭性生长

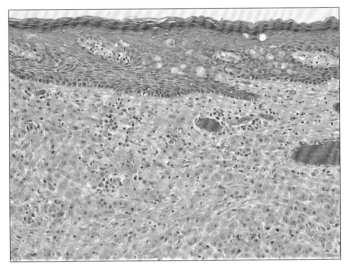

图 19.4.12-2　顶泌腺癌
局部有明显亲表皮性

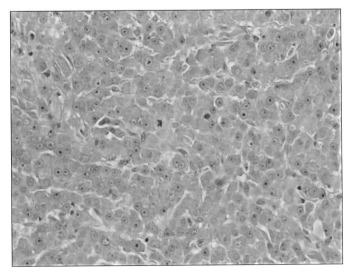

图 19.4.12-3　顶泌腺癌
瘤体由不典型的上皮细胞组成，瘤细胞胞体大，含丰富的嗜酸性胞浆，有核异形性和明显的核仁

多病例也表达雌激素和孕激素受体；HER2/neu 一般为阴性。

临床特点：本病少见，腋窝好发。为质硬的结节或斑块，生长缓慢；应注意除外转移性腺癌，尤其是乳癌转移。

鉴别诊断：该病与乳腺导管顶泌腺癌转移难以鉴别。区别要点是，后者通常表达 adipophilin 和 HER2/neu，ER 与 PR 均为阴性，而前者一般 adipophilin 和 HER2/neu 阴性，ER 与 PR 阳性。如果切片背景中见到原有的良性肿瘤，如皮脂腺痣或顶泌腺腺瘤，则有助于确诊。

19.4.13　皮肤原发性筛状顶泌腺癌（primary cutaneous cribriform apocrine carcinoma）

皮肤原发性筛状顶泌腺癌是顶泌腺癌的一个形态学亚型，但该病变是否为恶性肿瘤目前尚不清楚。

组织病理特点：
- 界限清楚、对称的真皮结节，下方可达浅层皮下组织；
- 肿瘤由基底样细胞巢和岛组成，有明显的导管分化，形成筛状结构，细胞巢间有纤维基质；
- 瘤细胞核深染，但无明显异形性，丝状分裂象和坏死均少见；
- 可见局部断头分泌。

免疫组化：表达 AE1/AE3、MNF116、CAM5.2、CK7、CEA 和 EMA；不表达 CK20 和 GCDFP-15；肌上皮标记抗体 SMA、p63 和 calponin 均为阴性。

临床特点：为 1 ～ 3 cm 的质硬结节，好发于中年女性的四肢。目前尚没有复发、转移和疾病相关死亡的报道。

19.4.14　生乳头汗管囊腺癌（syringocystadenocarcinoma papilliferum）

组织病理特点：肿瘤源于原有的良性病变，恶变的成分具有侵袭性生长、上皮多层化、核非典型性和核丝状分裂象。

免疫组化：表达 AE1/AE3、EMA 和 CEA。

临床特点：罕见，表现为疣状结节或斑块，生长缓慢；见于头颈部和躯干等部位，患者均为中老年人。

19.4.15　**耵聍腺肿瘤**（ceruminous gland tumors）

此病可分为良性和恶性，前者包括顶泌腺腺瘤和混合瘤（又称多形性腺瘤），后者包括耵聍腺腺癌和腺样囊性癌。

组织病理特点：

- 耵聍腺腺瘤：界限清楚的结节；瘤体由两层上皮细胞组成，内层为立方到柱状细胞，含嗜酸性胞浆，可见断头分泌，外层为肌上皮细胞；有时有囊性变化；细胞无异形性，核丝状分裂象少见。
- 耵聍腺腺癌：侵袭性生长；瘤细胞可以是分化良好的，也可是高度恶性、有明显异形性和核丝状分裂象；有时可见神经组织浸润。

临床特点： 少见，通常为外耳道的有蒂结节或囊性病变；常伴耳聋；外耳炎、溃疡或恶变后可引起疼痛；患者多为成年人。

鉴别诊断： 腺瘤与分化良好的腺癌有时不易区分，有否侵袭性生长是鉴别的一个要点。

19.4.16　**恶性混合瘤**（malignant mixed tumor）

恶性混合瘤又称恶性软骨样汗管瘤（malignant chondroid syringoma）。

组织病理特点： 图 19.4.16-1、2、3

- 肿瘤境界不清，向周围组织呈浸润性生长；
- 偶可见软骨样汗管瘤的改变，但多数情况下，以局部黏液样基质或软骨分化作为该病瘤体中的良性对应物；
- 向导管的分化不如良性皮肤混合瘤明显，瘤细胞排列成不规则的索，有细胞的非典型性及多数核丝状分裂象。

免疫组化： 表达 AE1/AE3、EMA、CAM5.2 和 CEA；S100 可有可无。

临床特点： 好发于肢体远端，特别是足部；表现为皮色或红色的结节。患者大多为老年女性；该肿瘤恶性度高，易发生转移。

鉴别诊断： 该病主要是上皮成分的非典型性。如果软骨成分也有核异形性和丝状分裂，则称为转化癌（癌肉瘤）。

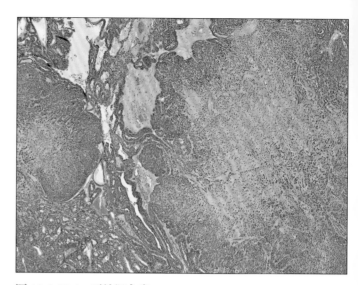

图 19.4.16-1　恶性混合瘤
左下和左上方可见残留的良性软骨样汗腺瘤的改变，右边癌变部分呈结节样生长，伴黏液样基质

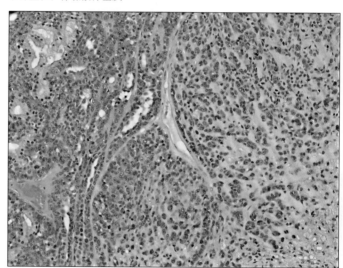

图 19.4.16-2　恶性混合瘤
瘤细胞排列成不规则的索，导管的分化不明显

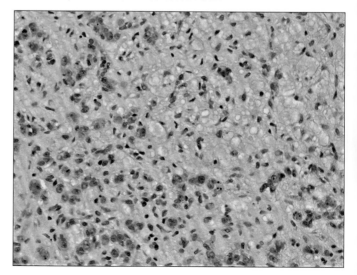

图 19.4.16-3　恶性混合瘤
细胞有核异形性和明显的核仁，可见丝状分裂象。黏液样基质

19.4.17 湿疹样癌（eczematoid carcinoma）

湿疹样癌又名佩吉特病（paget disease）。乳房湿疹样癌多数来源于乳腺导管癌，而乳房外佩吉特病可来源于皮肤顶泌腺，也有部分来自直肠癌或女性外阴部腺癌。

组织病理特点： 图 19.4.17-1、2、3、4、5

- 表皮全层，包括角质层内可见单个或成巢的肿瘤细胞 - 佩吉特细胞；
- 佩吉特细胞大，圆形或椭圆形，有丰富的淡染或嗜酸性胞浆，含空泡状核，偶见丝状分裂象；多数细胞以单个形式存在，亦可三五成巢，巢内细胞间无细胞间桥；
- 佩吉特细胞亦见于毛囊及汗腺导管上皮内；
- 佩吉特细胞周围的角质形成细胞常被挤压，有时基底细胞被挤压在佩吉特细胞下，呈扁平带状；
- 有时可见腺体分化或含胞浆内黏蛋白的印戒细胞，黏蛋白呈 diastase-PAS 和 mucicarmine 阳性；
- 表皮角化亢进及角化不全，有的病例可出现糜烂、甚至溃疡；
- 真皮内，主要在浅层有炎症细胞浸润，包括多数浆

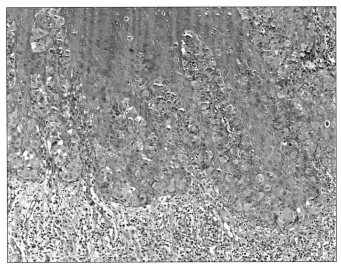

图 19.4.17-2 **湿疹样癌**
表皮全层可见单个或成巢的佩吉特细胞，呈圆形或椭圆形，有丰富的淡染或嗜酸性胞浆，含空泡状核，偶见丝状分裂象。巢内细胞间无细胞间桥

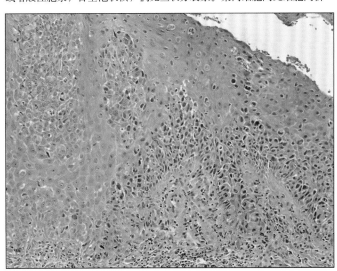

图 19.4.17-3 **湿疹样癌**
表皮内散在佩吉特细胞，细胞体积大，胞浆丰富，淡染。核较大，不规则

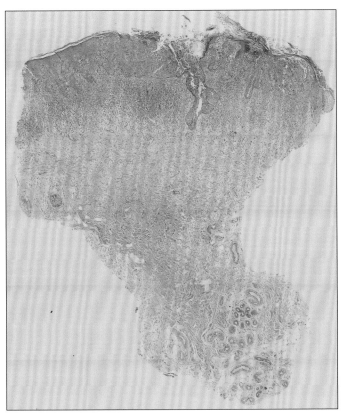

图 19.4.17-1 **湿疹样癌**
表皮内肿瘤

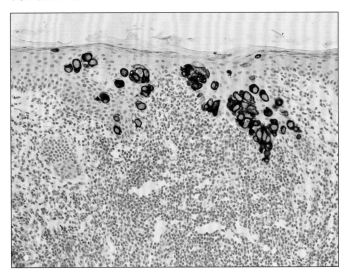

图 19.4.17-4 **湿疹样癌**
肿瘤细胞表达 CK7

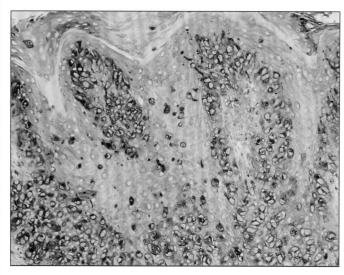

图 19.4.17-5　湿疹样癌
肿瘤细胞表达 CEA

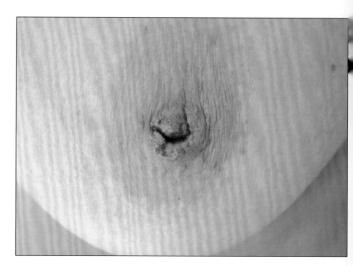

图 19.4.17-6　乳房湿疹样癌（佩吉特病）

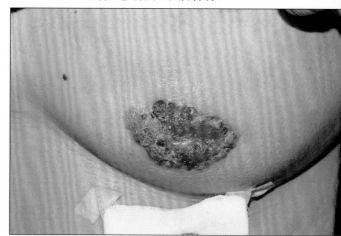

图 19.4.17-7　乳房湿疹样癌（佩吉特病）

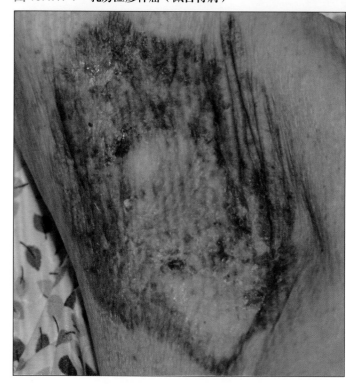

图 19.4.17-8　乳房外湿疹样癌（腋窝）

细胞。

真皮内若见到肿瘤细胞，需要明确肿瘤细胞是源自表皮，还是源自原发肿瘤，如乳腺的导管癌、直肠或宫颈等来源的肿瘤。

免疫组化：表达 CK7、CAM5.2、AE1/AE3、EMA 和 GATA3；多克隆 CEA 可阳性；GCDFP-15 可见于约 50% 的病例，特别是原发乳房外湿疹样癌，但它在继发病例中是阴性的。

临床特点：图 19.4.17-6、7、8、9

湿疹样癌有发生在乳房和发生在乳房外两型。这两型的组织学改变大致相同。乳房湿疹样癌多见于中年以上妇女，常侵犯单侧乳头、乳晕和周围皮肤，表现为浸润性红斑，上附少许痂屑，如湿疹样，故名。本病发展很缓慢，皮损逐渐扩大，乳头可以内陷。有的患者在患侧乳房内可扪及肿块。乳房湿疹样癌为起源于乳腺导管的肿瘤，在乳腺组织的导管内可见瘤细胞，以后瘤细胞突破管壁进入周围结缔组织中。乳房外湿疹样癌多发在外阴部、肛周，也可见于腋窝。皮损表现与乳房湿疹样癌，亦呈湿疹样，患者大多为老年人，男女均可发病。肿瘤可原发于皮肤，也可原发于直肠（肛周的湿疹样癌），宫颈癌或盆腔肿瘤（女性），前列腺癌等（男性）。

鉴别诊断：

- 佩吉特样原位鳞癌（鲍恩病）：两个病变均表达 CK7，但佩吉特样原位鳞癌 CAM5.2、GCDFP-15 和 c-erbB-2 阴性；鲍恩病 p63 阳性，而佩吉特病阴性。
- 与原位恶黑：区别要点是湿疹样癌是不表达 S100、SOX10、Melan-A 和 HMB-45 等黑色素细胞标志物。
- 继发性乳房外湿疹样癌：结肠或直肠来源的肿瘤表

达 CK7、CK20 和 CDX2，而湿疹样癌为 CK7 阳性、CK20 阴性。尿道来源的肿瘤 Uroplakin III；前列腺来源的肿瘤则表达 PSA 和 NKX3-1。

（李　宁　马玲蕾）

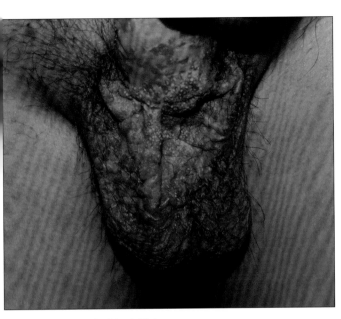

图 19.4.17-9　**乳房外湿疹样癌**

20
皮肤囊肿

　　囊肿（cyst）是内衬上皮的囊腔，内含液体、细胞及细胞产物。皮肤的囊肿绝大多数是由皮肤附属器的上皮结构所形成，位于真皮内。真正的表皮囊肿极少，如表皮包涵体囊肿，大多为创伤所致。阿克曼教授认为囊肿应根据囊肿上皮与何种皮肤附属器上皮的组织学结构最相似来命名。如果我们注意观察囊肿上皮的组织学，又注意了囊肿的内容物，如角化细胞、毛发、大汗腺的分泌物等，我们就能对绝大多数皮肤囊肿作出特异的诊断。

　　对皮肤附属器囊肿，阿克曼教授的分类及命名如下：

毛囊性囊肿：

　　毛囊漏斗部囊肿：表皮样囊肿

　　毛囊漏斗部囊肿内含毳毛：发疹性毳毛囊肿

　　毛囊漏斗部囊肿伴有棘刺松解性角化不良：疣状角化不良瘤

　　毛囊漏斗部 - 皮脂腺导管囊肿：皮样囊肿

　　毛囊漏斗部 - 毛母质囊肿：毛母质瘤

　　毛囊峡部 - 退行期囊肿：毛鞘囊肿，又称皮脂腺囊肿

　　增生性峡部 - 退行期囊肿：增生性表皮样囊肿，又称增生性毛鞘囊肿，皮下棘皮瘤

　　皮脂腺导管囊肿：多发性脂囊瘤

小汗腺囊肿：

　　小汗腺汗囊瘤

　　小汗腺乳头状囊腺瘤

　　汗管瘤

大汗腺囊肿：

　　大汗腺汗囊瘤

　　大汗腺乳头状囊腺瘤：生乳头汗管囊腺瘤

皮肤囊肿极大部分来自皮肤附属器的上皮结构。少

数可来自其他上皮的腺性囊肿，如呼吸道上皮、泌尿生殖器上皮等。另外还有一些没有上皮结构的皮肤囊肿，如黏液囊肿，化生性滑膜囊肿，潜毛性囊肿／瘘管（pilonidal cyst/sinus）等，也将再此章节讨论。

20.1 表皮样囊肿

表皮样囊肿（epidermoid cyst）又名毛囊漏斗部囊肿（infundibular cyst），表皮包涵体囊肿（epidermal inclusion cyst）。

组织病理特点：图 20.1-1、2、3、4、5、6、7、8

● 位于真皮，圆形囊肿。

● 囊壁为复层鳞状上皮，与毛囊漏斗部上皮、即与正常表皮相似，有粒细胞层，晚期由于囊腔内容物的挤压，囊壁上皮变扁平。

● 囊腔内容物为松散的网篮状或板层状的角质物，有时可见到一些角化不全细胞。

● 囊壁与表皮相连。如作连续切片，将会看到囊壁与表皮相连的部分。

● 囊肿破裂时，可造成急性炎症反应和异物巨细胞反应。有时整个囊壁被炎症破坏消失，只可见残存的角质内容物片段。

● 偶尔囊肿上半部分上皮呈表皮样角化，下半部分上皮呈毛鞘样角化，称杂交囊肿（hybrid cyst）。和其他表皮囊肿如多发性脂囊瘤等杂交的囊肿也常见。

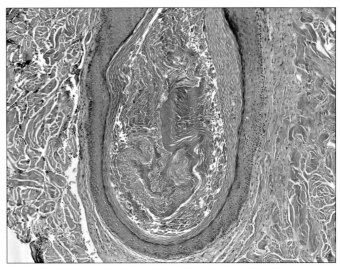

图 20.1-2 表皮样囊肿
囊壁为复层鳞状上皮，有颗粒细胞层，与毛囊漏斗部上皮相似

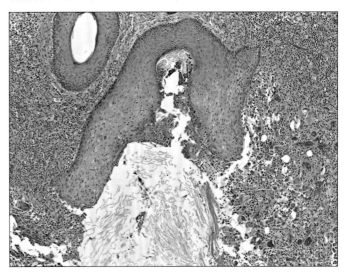

图 20.1-3 表皮样囊肿
囊肿破裂可引起异物巨细胞反应，巨细胞内可有角蛋白碎片

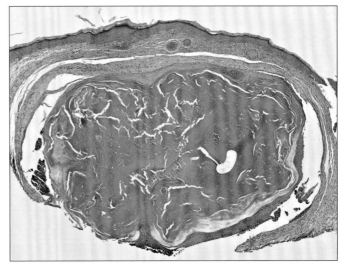

图 20.1-4 表皮样囊肿伴有毛母质分化
囊肿上部为复层鳞状上皮，有颗粒层，囊肿下部和两侧的囊壁有基底样毛母质细胞

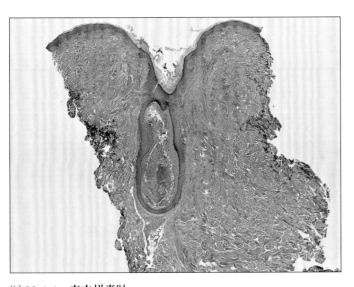

图 20.1-1 表皮样囊肿
真皮内囊肿，与表皮相通，腔内有板层样角质物

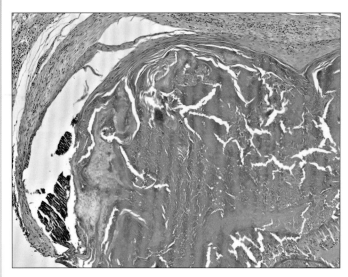

图 20.1-5　表皮样囊肿伴有毛母质分化
左侧囊壁由基底样毛母细胞构成，逐渐角化成影细胞

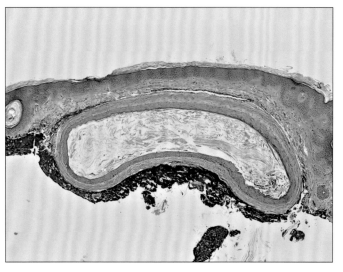

图 20.1-6　杂交囊肿
右侧囊壁上皮似表皮样囊肿，左侧囊壁上皮似脂囊瘤

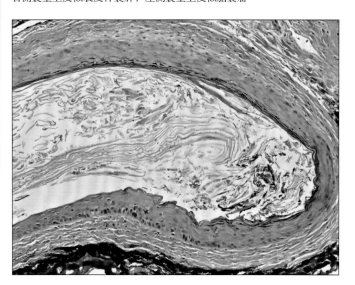

图 20.1-7　杂交囊肿
表皮样囊肿的部分囊壁有一层波浪状的红染角质层，似脂囊瘤

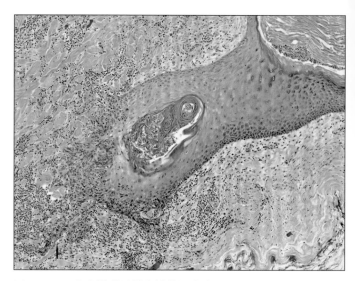

图 20.1-8　表皮样囊肿并发鳞状细胞癌
囊肿下方可见鳞状上皮浸润性生长（箭头）

- 表皮样囊肿的上皮偶尔会有局部毛母质分化，表现为基底样细胞增生伴有"影细胞"。此现象多见于 Gardner 综合征的病人。
- 表皮囊肿上皮可并发 HPV 感染，造成局部囊肿上皮呈乳头瘤样增生伴有明显的透明角质颗粒，类似寻常疣。称为疣样囊肿（verrucous cyst，HPV-related epidermal Cysts）。

临床特点：图 20.1-9

本病常见，好发于青壮年的头面部，颈部和躯干上部。大多单发。为半球形隆起皮面的囊性肿物，正常皮色，大小从 0.5 cm 至数厘米不等。多发性表皮样囊肿可见于 Gardener 综合征。也可见于药物并发症，如接受环孢素治疗的器官移植的病人，及用咪喹莫特及维罗非尼治疗的病人。极少数病例（约 0.3%）的囊肿上皮可发

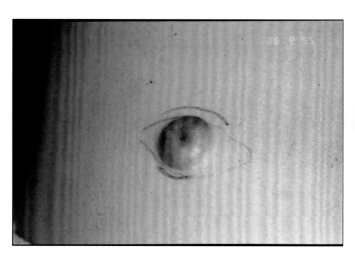

图 20.1-9　表皮样囊肿

生恶变，最常见的是鳞状细胞癌、原位鳞状细胞癌和基底细胞癌。罕见有恶性黑素细胞瘤发生于囊肿上皮。

20.2 增生性表皮样囊肿

增生性表皮样囊肿（proliferating epidermoid cyst）是有毛囊漏斗部分化的实性/囊性混合的肿瘤。本病并不罕见，但因文献记录不充分，过去常被归于增生性毛鞘囊肿的亚型。

组织病理特点：图 20.2-1、2
- 真皮囊性肿瘤，常与表皮相连通。
- 囊肿的一部分为表皮样囊肿，囊壁是有颗粒层的复层鳞状上皮。
- 囊肿的另一部分为增生性鳞状上皮。此上皮或分化良好，有多数鳞状涡，类似内翻性毛囊角化症；或形成多囊性的、角化的、疣状增生性鳞状上皮。
- 少数病例可发生浸润性鳞癌。

临床特点：
主要见于男性，中老年易发。好发于骨盆区、肛门和生殖器区，其次为头皮，上肢和躯干。20% 病例伴发鳞状细胞癌变。

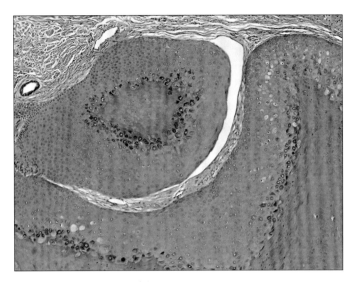

图 20.2-2 **增生性表皮样囊肿**
囊壁为疣状增生的复层鳞状上皮，颗粒层明显

20.3 粟丘疹

组织病理特点：图 20.3-1
- 粟丘疹（milium）为小的表皮样囊肿，囊腔小、位置浅表，囊壁仅几层鳞状上皮。

临床特点：图 20.3-2
常见于面部，尤其是眼睑、眼周及颊部，为黄白色的实性小丘疹，约 2 ~ 3 mm 大小。用针一挑，很易挑出角质性的内容物。损害孤立散在，常多发。它是一

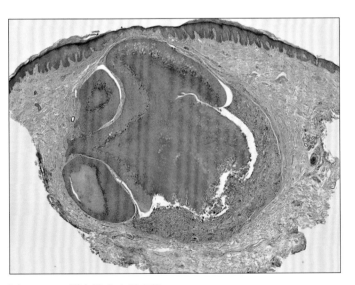

图 20.2-1 **增生性表皮样囊肿**
部分囊壁上皮不规则增生，形成多个厚壁囊肿

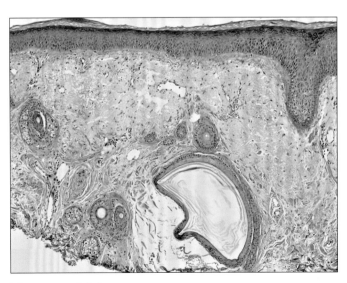

图 20.3-1 **粟丘疹**
局限于真皮浅层的表皮样囊肿，囊壁薄，腔内有网篮样角质

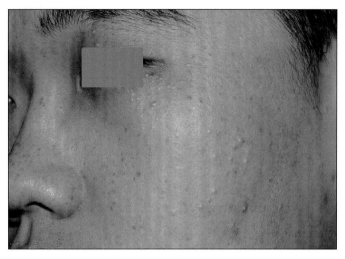

图 20.3-2　**粟丘疹**

个潴留性囊肿。粟丘疹也可在外伤部位或一些皮肤病如迟发性皮肤卟啉症、大疱性类天疱疮等愈后的瘢痕上出现，此时皮疹就可出现在体表任何部位。

20.4　毳毛囊肿

组织病理特点：图 20.4-1、2

- 毳毛囊肿（vellus hair cyst）位于真皮中部。
- 囊壁类似表皮样囊肿，为复层鳞状上皮，常有颗粒细胞层，有时囊肿可和表皮及萎缩的毛囊的相连。
- 囊腔内容物为层状角质物并含多数毳毛断面；
- 若囊肿破裂则在真皮内出现异物肉芽肿性反应。

临床特点：图 20.4-3

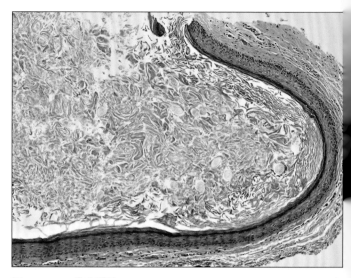

图 20.4-2　**毳毛囊肿**
表皮样囊肿，内含层状角质物，腔内有许多毳毛

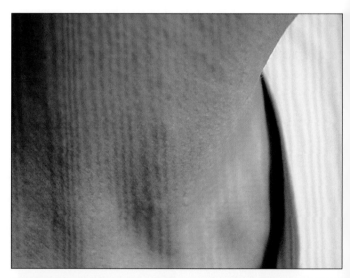

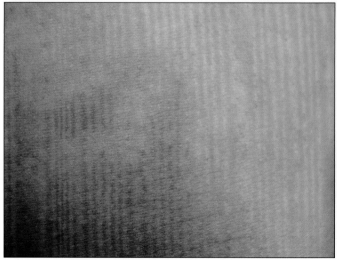

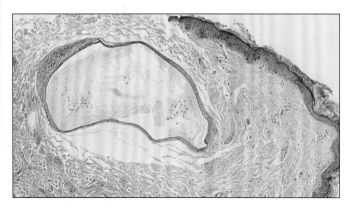

图 20.4-1　**毳毛囊肿**
表皮样囊肿，腔内有多数毳毛

图 20.4-3　**发疹性毳毛囊肿**

患者以儿童及青年居多。为直径 1～5 mm 的肤色或红棕色丘疹，好发于胸部，多发。经常表现为发疹型，称为发疹型毳毛囊肿（eruptive vellus hair cysts）。皮疹弥漫分布，常与肾衰和一些遗传性皮肤病有关。临床上毳毛囊肿常和脂囊瘤并存，病理也可表现为具有两种囊肿特点的杂交囊肿。

20.5 皮样囊肿

皮样囊肿（dermoid cyst）是毛囊漏斗部 - 皮脂腺导管的囊肿，由胚胎发育异常所致。

组织病理特点：图 20.5-1、2

- 囊肿位于真皮或皮下；
- 囊壁为复层鳞状上皮，部分与毛囊漏斗部上皮相似（似表皮样囊肿），部分则与皮脂腺导管上皮相似，表面衬有一薄层致密的角质层（似多发性脂囊瘤）；

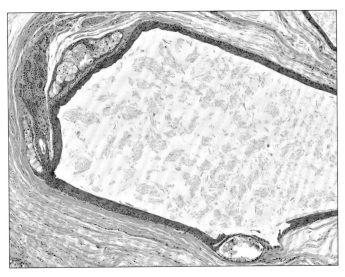

图 20.5-2 **皮样囊肿**
囊壁为复层鳞状上皮，部分有颗粒层，部分内衬嗜酸性角质层。囊壁有发育不成熟的毛囊结构和成熟皮脂腺

- 囊壁有成熟的毛囊皮脂腺结构；1/4 的病例囊肿的囊壁也可有小汗腺、大汗腺及平滑肌，但无软骨和骨结构；
- 囊肿内容物为稀疏排列的层状角质物，内含毛发，囊肿内容物不发生钙化。

临床特点：
皮样囊肿起源于外胚层，沿着胚胎融合线分布。出生即存在，生长缓慢。典型表现是上眼睑外侧的囊性皮下肿物，无症状，在初生时就已存在。其他好发部位为面颈的中线部位，如前额、鼻、颈前和前胸。也可发生在头皮，特别是后枕中线部位。此部位的皮样囊肿偶尔可通过骨骼缺陷延伸至颅内。皮样囊肿可发生鳞状细胞癌，但很罕见。

20.6 毛鞘囊肿

毛鞘囊肿（trichilemmal cyst）又称毛囊峡部 - 退行期囊肿（isthmus-catagen cyst），毛发囊肿（pilar cyst）。这是由于囊肿上皮与正常毛囊峡部的外毛根鞘上皮或退行期的毛囊上皮相似。

组织病理特点：图 20.6-1、2

- 囊肿位于真皮内；
- 囊壁为无颗粒层的鳞状上皮，最外层为核呈栅状排列的基底样细胞，内层为胞浆丰富嗜酸染色的鳞状细胞；

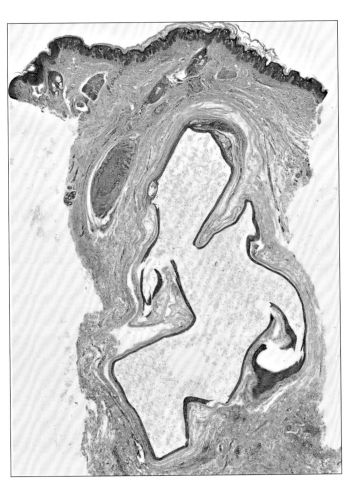

图 20.5-1 **皮样囊肿**
真皮内囊肿，囊壁附有毛囊皮脂腺

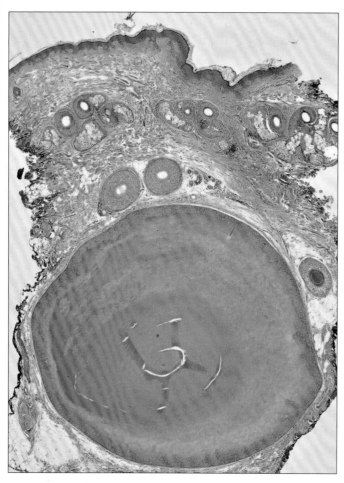

图 20.6-1　**毛鞘囊肿**
皮下脂肪内境界轻楚的囊肿，内含致密的均质嗜酸染角质物

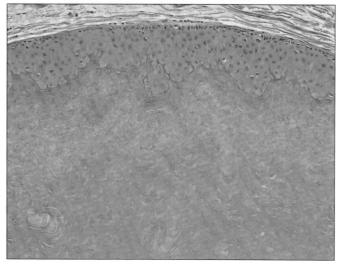

图 20.6-2　**毛鞘囊肿**
囊壁上皮为复层鳞状上皮，无颗粒层

- 因无颗粒细胞层，鳞状细胞角化突然，形成致密的嗜酸染色的角质，故囊腔内容物为均一红染、致密排列的角质物；
- 囊腔内容物常常发生钙化，少数出现骨化。

  临床特点：图 20.6-3

好发于头皮，可单发或多发，为半球形隆起皮面的肿物。

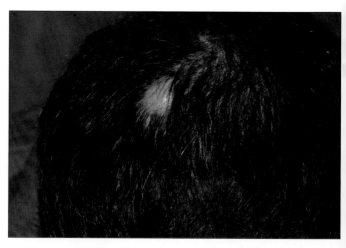

图 20.6-3　**毛鞘囊肿**

20.7　增生性毛鞘囊肿

增生性毛鞘囊肿（proliferating trichilemmal cyst）是一种实性/囊性混合的肿瘤，具有向峡部毛囊外根鞘分化的组织学特点。此肿瘤包含了一组形态学相近的疾病，包括良性、非典型（中间型 intermediate）和恶性肿瘤。良性又名增生性毛鞘囊肿（proliferating trichilemmal cyst）；恶性又名增生性囊性毛鞘癌（proliferating trichilemmal cystic carcinoma）；中间型则为增生性毛鞘肿瘤（proliferating trichilemmal tumor）。后两者已在 19.1.18 内详细讨论。

　　组织病理特点：图 20.7-1、2、3

- 肿瘤位于真皮及皮下组织内，境界清楚。
- 肿瘤为实性和囊性。
- 囊性瘤体与毛鞘囊肿相似，但囊壁鳞状上皮明显增生，呈小叶状突入囊内，使囊肿增大。
- 实性区由多个小叶状的鳞状上皮细胞团块所组成，

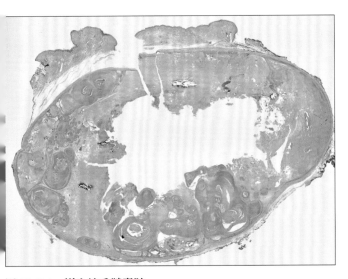

图 20.7-1 **增生性毛鞘囊肿**
囊肿境界清楚,部分实性,部分囊性。囊性区类似毛鞘囊肿

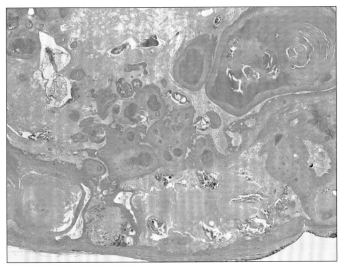

图 20.7-2 **增生性毛鞘囊肿**
实性区囊腔内充满了增生的鳞状上皮,呈分叶状

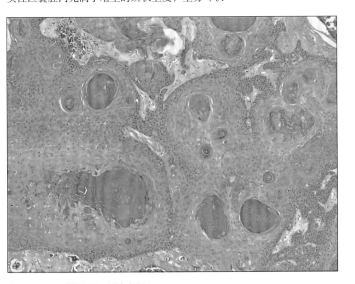

图 20.7-3 **增生性毛鞘囊肿**
增生的鳞状上皮细胞较大,胞浆丰富嗜酸染,无颗粒层,有均一红染的毛鞘样角化

每个细胞团块周缘可见成栅状排列的基底样细胞,过渡为胞浆丰富嗜酸染色的鳞状细胞,无颗粒细胞层,中央则为致密的嗜酸性角质物,可有钙化。这个结构与正常毛囊峡部上皮相似。

- 偶见细胞有轻度不典型性,核分裂象罕见。
- 肿瘤周围可有角蛋白异物巨细胞反应及钙化。

临床特点:

老年女性多见。主要发生在头皮(> 90% 的病人),其次是后背。为皮下结节,逐渐隆起,最初为一半球形隆起皮面的结节(可能为毛鞘囊肿),以后逐渐增大,隆起,可呈分叶状。本病尽管是良性肿瘤,仍以切除为宜。

鉴别诊断:

- 本病应与鳞状细胞癌作鉴别。区别的要点:①毛鞘囊肿的境界清楚,与正常组织间有清楚的分界,而鳞癌的边界不清楚;②毛鞘囊肿囊壁上皮从棘细胞直接角化,因此无颗粒细胞层;③鳞癌的细胞不典型性明显,有核分裂象。

20.8 多发性脂囊瘤

多发性脂囊瘤(steatocystoma multiplex)可能代表真正的皮脂腺囊肿,因为它的上皮类似皮脂腺导管进入毛囊的部位。

组织病理特点: 图 20.8-1、2、3、4

- 位于真皮内,一薄壁囊肿,囊腔通常塌陷;
- 囊壁与皮脂腺导管结构相同,为复层鳞状上皮,表面有一薄层致密的红染角质层,呈波浪状,并向腔内有小突起,有的囊壁因被挤压仅存一两层上皮;
- 在囊壁可见被挤压变小的皮脂腺小叶;
- 囊腔内容物大部分为皮脂,有少许角质物,有时可有毳毛干。

临床特点: 图 20.8-5、6、7

常染色体显性遗传,常在青春期时出现。典型损害为 0.3 ~ 0.5 cm 皮色或淡黄色的囊性结节,无自觉症状。多发,数十个至数百个。好发于前胸、腋、腹部、躯干和面部。可有家族发病史。

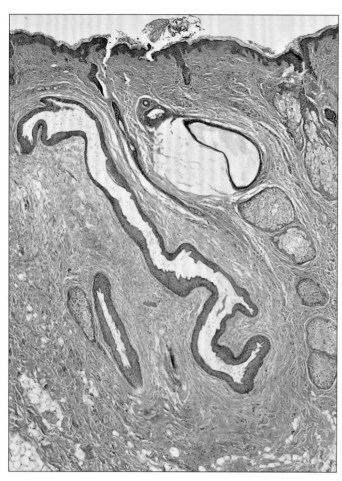

图 20.8-1　**多发性脂囊瘤**
真皮内的薄壁囊肿，外有皮脂腺

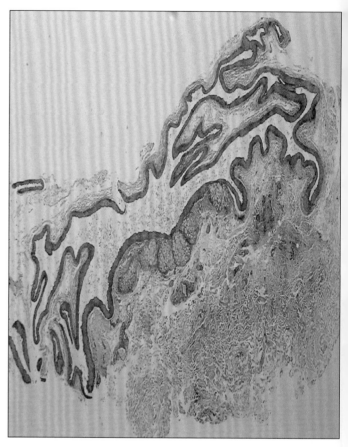

图 20.8-3　**多发性脂囊瘤**
囊壁内衬一层波浪状的红染角质层，囊壁有成熟皮脂腺

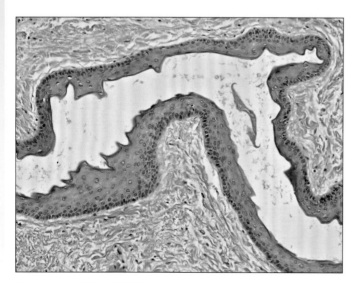

图 20.8-2　**多发性脂囊瘤**
囊壁为复层鳞状上皮，表面有一层波浪状的红染角质层

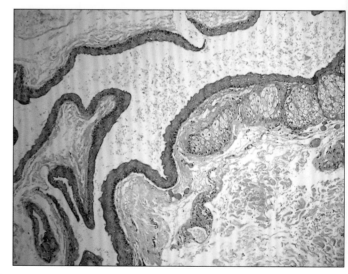

图 20.8-4　**多发性脂囊瘤**

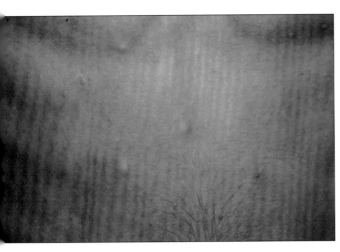

图 20.8-5　**多发性脂囊瘤**

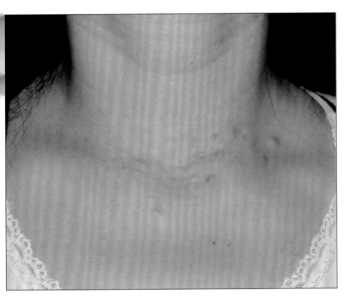

图 20.8-6　**多发性脂囊瘤**

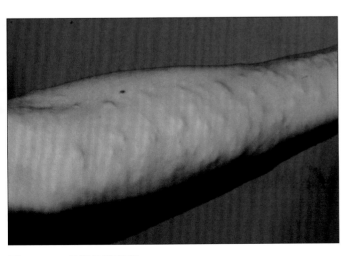

图 20.8-7　**多发性脂囊瘤**

20.9　皮肤纤毛性囊肿

皮肤纤毛性囊肿（cutaneous ciliated cyst）是穆勒管的残余物，代表了胚胎发育发育过程中的迁移异常。

组织病理特点：
- 囊肿位于真皮内，为单腔，或多腔；
- 囊壁由单层立方形或柱状纤毛上皮所组成，并向囊腔内形成许多乳头状的突起，该囊肿的囊壁上皮与输卵管上皮相似。

临床特点：

见于女性，月经初潮后不久出现。大多在下肢。男性罕见。囊肿单发，内为清亮或琥珀色液体。囊肿较大，直径可达数厘米。

20.10　阴茎中线囊肿

组织病理特点：
- 阴茎中线囊肿（median raphe cyst of the penis）囊壁上皮有多样性。常见的为假复层柱状上皮，通常有 1～4 层；有时上皮可有纤毛，偶尔有含黏液的杯状细胞。
- 囊腔内有粉色、无定形的内容物。
- 囊肿周围皮肤有生殖器皮肤的特点，如平滑肌增多，有许多小神经，血管丰富，胶原纤细等。

免疫组化：
- 上皮细胞 CK7 和 CEA 阳性，CK20 阴性。

临床特点：图 20.10

见于成年男性。位于阴茎腹侧，最常见于龟头，为直径数毫米的囊肿，单发。囊肿的发生系先天性发育异常，导致尿道上皮异位，形成囊肿。

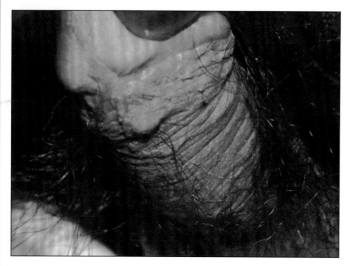

图 20.10　阴茎中线囊肿

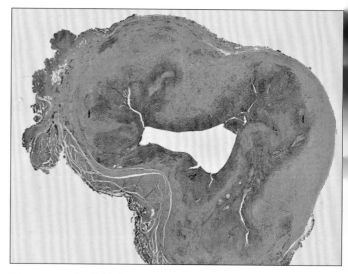

图 20.12-1　**鳃裂囊肿**
真皮内囊肿，囊壁有致密的淋巴组织，淋巴滤泡生发中心明显（箭头）

20.11　支气管源性囊肿

组织病理特点：

- 支气管源性囊肿（bronchogenic cyst）位于真皮内或皮下的囊肿；
- 囊壁内衬假复层柱状上皮，上皮细胞有纤毛，可见含黏液的杯状细胞，此上皮与呼吸道黏膜上皮相似；
- 有时囊壁也可见无纤毛的柱状或复层鳞状上皮；
- 少数病例囊壁周围可见平滑肌环绕，偶有软骨。

临床特点：

罕见。为先天发育异常，常在出生时就有。男性多发。为单发的肿物，典型病变位于中线，最常见于胸骨切迹上方，也可见于颈及颏部。有时有与表皮相通的瘘管。

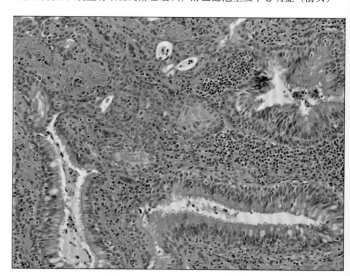

图 20.12-2　**鳃裂囊肿**
囊肿上皮部分为假复层柱状上皮，有纤毛，可见杯状细胞

20.12　鳃裂囊肿

组织病理特点：图 20.12-1、2、3

- 鳃裂囊肿（branchial cleft cyst/branchial cyst）囊壁内衬复层鳞状上皮，或假复层有纤毛的柱状上皮；
- 囊壁周围有淋巴组织，淋巴滤泡生发中心明显；
- 囊腔内通常无分泌物。

临床特点：

位于颈侧、胸锁乳突肌的前方。临床特点为无症状

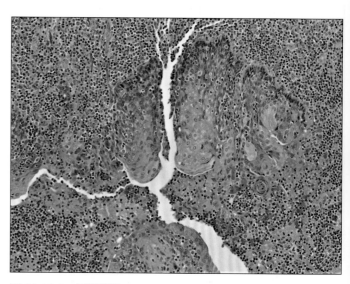

图 20.12-3　**鳃裂囊肿**
囊壁上皮部分为复层鳞状上皮

的局部肿胀，不随吞咽上下移动。病人通常为 20 ~ 30
岁的青年人。

鉴别诊断：

● 要和淋巴结的囊性转移癌鉴别，如鼻咽癌囊性转移
灶、HPV 相关的分化良好的有纤毛的囊性转移癌。

20.13 甲状舌管囊肿

甲状舌管囊肿（thyroglossal duct cyst）是最常见的
甲状腺发育异常。

组织病理特点：图 20.13-1、2

● 典型的囊肿上皮为呼吸道黏膜上皮，即假复层柱状
上皮，也可为鳞状上皮，或更常见为两者的混合；

● 囊壁无平滑肌，但可见骨骼肌和脂肪组织，偶见甲
状舌骨；

● 囊壁外可见甲状腺滤泡和致密的淋巴细胞浸润；

● 位于真皮内或皮下。

临床特点：

多数位于颈中线舌骨下端，也可位于舌骨上端和舌
骨水平。为单发的皮内或皮下肿物，内含液体，随吞咽
移动。本病的发生系甲状舌管不完全闭合，导致甲状舌
管残留，形成囊性扩张。在出生时即已存在，但可至成
年时才发现。常见于 12 岁以下的儿童，是儿童颈部最
常见的先天性异常。

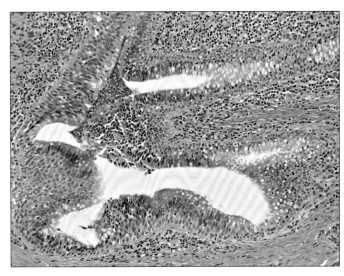

图 20.13-2 **甲状舌管囊肿**
囊壁为假复层柱状上皮，有纤毛，类似呼吸道黏膜上皮

20.14 手指黏液囊肿

手指黏液囊肿（digital mucous cyst）又称为黏液样
囊肿（Myxoid cyst）

组织病理特点：图 20.14-1

● 囊肿紧位于表皮下方；

● 无囊壁上皮，囊腔内充满着黏蛋白，主要为透明质
酸，以阿申蓝及胶样铁染色可清楚显示；

● 有致密的纤维组织包绕。

由于无囊壁，严格意义上它并不是一个囊肿，而只

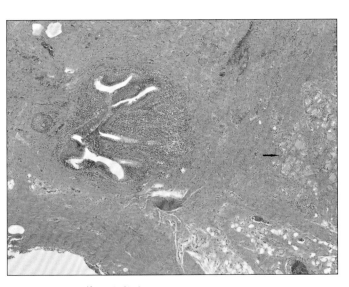

图 20.13-1 **甲状舌管囊肿**
真皮内一形状不规则的囊性肿物，囊壁周有致密淋巴细胞，囊肿右侧可
见甲状腺滤泡（箭头）

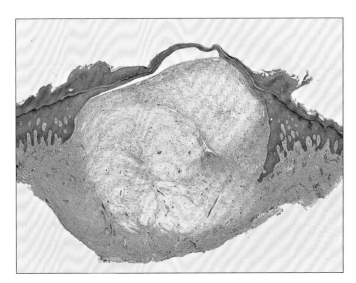

图 20.14-1 **手指黏液囊肿**
表皮下方黏液沉积，有致密的纤维组织包绕

是代谢物即黏蛋白的限局性沉积。

临床特点： 图 20.14-2

常见于手指末节背面，为约 0.5 ~ 1.0 cm 半透明、半球形稍隆起皮面的囊性肿物，穿刺可有清亮的黏液流出。无自觉症状。偶见于足趾远端。均为单发。

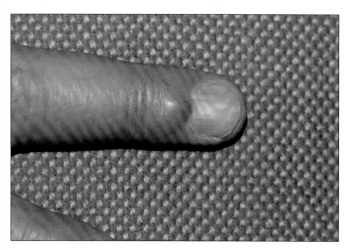

图 20.14-2　**黏液囊肿**

20.15　口腔黏膜黏液囊肿

口腔黏膜黏液囊肿（mucous cyst of the oral mucosa）又称为黏液囊肿（mucoceles）

组织病理特点： 图 20.15-1

- 初期损害为多个充满着唾液黏蛋白的小腔，周围有

肉芽组织；

- 陈旧损害为单房或数个大囊腔，外壁为厚层的肉芽组织，可见中性粒细胞、淋巴细胞及成纤维细胞浸润，巨噬细胞由于吞噬了唾液黏蛋白而使胞浆呈空泡状；
- 囊腔内容物为唾液黏蛋白，阿申蓝及胶样铁染色阳性；
- 连续切片有时可见破裂的唾液腺导管开口于囊腔；
- 本囊肿亦无囊壁上皮。"囊肿"的发生是由于小的创伤、口腔唾液腺导管破裂，使唾液黏蛋白进入组织所致。

临床特点：

发生在口腔黏膜，常见于下唇黏膜面，也可发生在颊黏膜，口腔底部或舌部。为直径 0.5 ~ 1.0 cm 半球形、半透明的囊性物，内含清亮黏液。一般单发。无自觉症状。

20.16　皮肤化生性滑膜囊肿

组织病理特点： 图 20.16-1、2

- 皮肤化生性滑膜囊肿（cutaneous metaplastic synovial cyst）真皮内假性囊腔，无囊壁上皮；
- 腔内可有多数滑膜样的绒毛凸起，凸起多由纤维结缔组织构成；
- 囊腔周围有炎性肉芽组织和瘢痕组织。

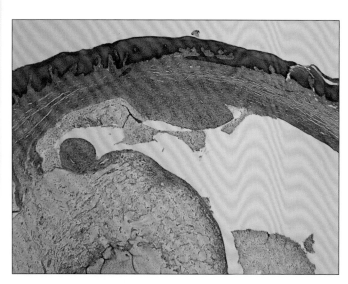

图 20.15-1　**口腔黏膜黏液囊肿**
黏膜间质内一假性囊腔，周围有大量黏液沉积、炎症细胞反应和肉芽组织

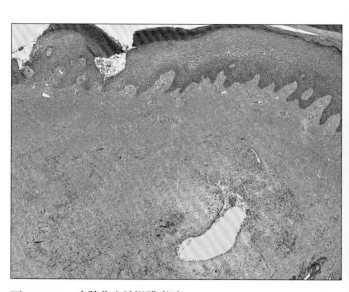

图 20.16-1　**皮肤化生性滑膜囊肿**
足底部真皮内假性囊肿，囊壁为肉芽组织和瘢痕组织，囊腔周围有出血

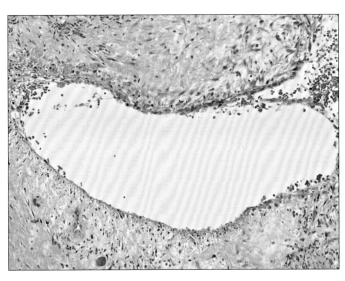

图 20.16-2　皮肤化生性滑膜囊肿
高倍镜下囊壁无上皮

临床特点：

通常发生于手术或创伤后。表现为瘢痕周围出现的一疼痛性真皮结节，有时可见浆液性分泌物。

20.17　耳廓假性囊肿

耳廓假性囊肿（pseudocyst of the auricle）又称软骨内假性囊肿（endochondral pseudocyst），为软骨退行性变性造成的软骨内空腔。

组织病理特点：图 20.17

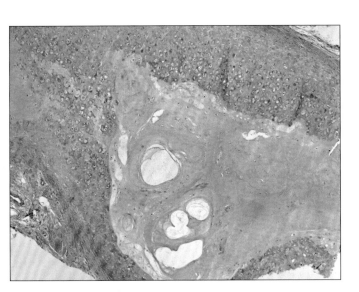

图 20.17　耳廓假性囊肿
软骨内数个小囊腔，腔内有浆液，囊壁无上皮。周围软骨有变性改变

- 软骨内一囊腔，内有浆液，无上皮囊壁；
- 囊腔周围软骨有变性改变。

临床特点：

为单侧耳廓 1 ~ 5 cm 的肿胀，无症状。中国人常见，也可见于其他亚洲人和白人。发病原因尚不清楚，可能和反复小创伤，缺血，或软骨的先天发育异常有关。

20.18　潜毛性囊肿 / 瘘管

组织病理特点：图 20.18-1、2

- 潜毛性囊肿 / 瘘管（pilonidal cyst/sinus）真皮内一和表皮相通的囊腔，囊壁为和表皮一致的复层鳞状上皮；
- 囊腔内有多数毛干；
- 真皮深处囊腔周围有脓肿、异物肉芽肿性炎症反应。

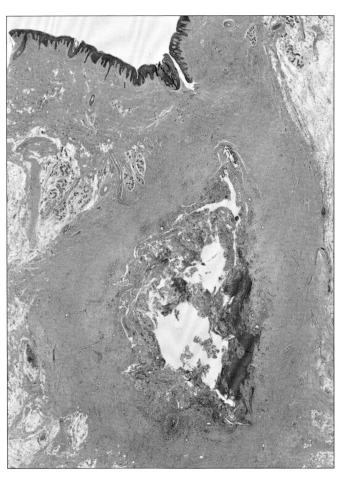

图 20.18-1　潜毛性囊肿 / 瘘管
真皮内一囊腔，周围有肉芽组织和炎症反应，囊壁上皮已被炎症破坏消失

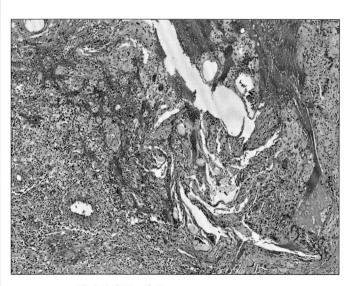

图 20.18-2　**潜毛性囊肿／瘘管**
囊腔内许多毛发横断面，周围为肉芽组织

临床特点：

　　常见于白人，亚洲人罕见。发生于骶尾部或臀沟，为一有分泌物的瘘管，常伴有疼痛。本病是病人自己的毛发由于不断的和皮肤摩擦，直接穿入皮肤，或通过扩张的毛囊口进入真皮，造成的异物肉芽肿反应。

（李　宁）

21

色素性疾病及黑素细胞肿瘤

黑素细胞（melanocytes）位于表皮基底层，核较小，常较基底细胞的核更靠近基底膜带，胞浆略透明，在 HE 染色下容易与基底细胞区别开。正常表皮中大约每 8 ～ 10 个基底细胞间有一个黑素细胞，在长期日光暴露部位数目相对较多。黑素细胞的功能是合成黑色素，并通过其树突状突起将色素运送至邻近的角质细胞，保护它们免受紫外线的损伤。毛囊上皮和甲母质上皮中也有黑素细胞。

色素性疾病可分为炎症性和非炎症性。炎症性如黑变病、炎症后色素沉着、皮肤异色症等，已在以前的章节中介绍。非炎症性除了黑素细胞肿瘤外，还可以由于黑素细胞数目的增加或减少，前者如单纯性黑子，后者如白癜风。还有则是正常的黑素细胞产生了异常数量的黑色素，数量增多者如雀斑、黄褐斑，数量减少者如白化病。黑素细胞肿瘤种类繁多，病理诊断是病理学中最具挑战性的领域之一。

免疫组化在黑素细胞肿瘤的诊断中起重要作用。免疫标记可分为两类：第一类是非特异性的黑素细胞标记，染色所有黑素细胞，不论其类型或良恶性；第二类标记具有一定的特异性，在不同黑素细胞肿瘤中呈现不同的染色方式。下面对常用标记做一个简单的描述。S100 染色神经嵴来源的细胞，包括黑素细胞、施万细胞，也染色一些树突状细胞如朗格汉斯细胞。S100 对黑素细胞的敏感性高，但特异性差。SOX10 类似 S100，也染色神经嵴来源的细胞，但为核染色。应注意汗腺和乳腺上皮细胞 SOX10 染色也阳性。Melan-A（MART1）是最常用的标记之一，对黑素细胞的特异性和敏感性都很高，但在纤维硬化型黑素瘤经常阴性。肾上腺皮质细胞以及睾丸和卵巢来源的细胞 Melan-A 呈阳性。HMB45 在色素合成活跃的黑素细胞中染色阳性，对蓝痣敏感性很高；在普通皮内痣中，HMB45 染色常随痣细胞的深度而逐渐减弱，有时可帮助鉴别良性痣和黑素瘤。血管周上皮样细胞肿瘤（PEComa）HMB45 亦阳性（见 25.2.8）。尽管这些非特异标记物在良性痣和黑素瘤中都为阳性，但可以帮助判断黑素细胞的增生程度，生长方式，是否有帕哲样播散等，从而协助诊断。第二类标志物中，Ki67 染色可以对细胞增殖活跃度进行量化，增殖越活跃的肿瘤，恶性可能性也越大。P16 染色在良性痣中大多数细胞为阳性，同时混杂着少量阴性细胞；而在一部分黑素瘤中 P16 染色阴性。PRAME 是最近发现的一种标记，在黑素瘤中通常染色阳性，在良性痣中一般阴性，但其敏感性和特异性仍有待于进一步的研究和临床实践证实。

21.1　白癜风

组织病理特点： 图 21.1-1、2
- 白癜风（vitiligo）早期病变可见少量淋巴细胞在基底层黑素细胞周围浸润；
- 晚期表皮黑素细胞消失，但毛母质内的黑素细胞有时仍存在；
- 白癜风恢复期，色素往往在毛囊周围先出现，是毛母质黑素细胞向周围表皮重建的结果。

免疫组化：
黑素细胞标记如 Melan-A、SOX10 阴性，可帮助证

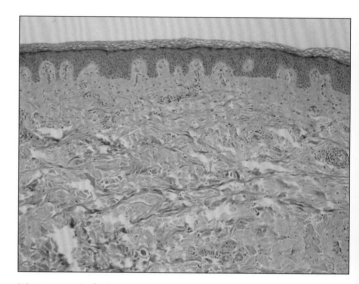

图 21.1-1　白癜风
表皮色素减少，但无正常皮肤对照难以准确判断，需要免疫组化帮助确诊

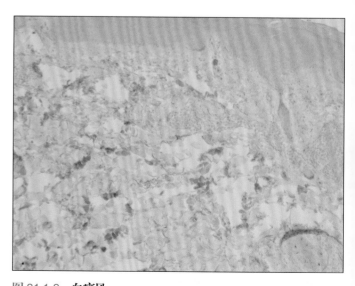

图 21.1-2　白癜风
Melan-A 染色示表皮黑素细胞消失，毛母质内黑素细胞仍存在（右下角）

实黑素细胞的缺失。

临床特点：图 21.1-3、4

限局性色素缺失，为境界清楚的白色斑，周围色素可略增加。皮损大小不一，单发或多发，偶可全身泛发，也可侵及口唇或阴肛部黏膜。

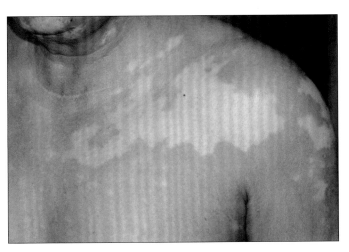

图 21.1-3　白癜风

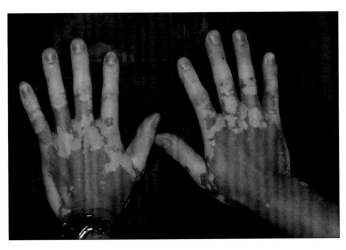

图 21.1-4　白癜风

鉴别诊断：

各种黑素数量下降但黑素细胞仍然存在的病变，如炎症后色素减退等。这些病变中基底层黑素细胞仍存在。

21.2　白化病

白化病（albinism）以眼皮肤白化病（oculocutaneous albinism）最为常见，是一种隐性遗传性疾病。病因是

黑素合成通路中酶（如酪氨酸酶）的基因突变。

组织病理特点：

● 基底层黑素细胞数量正常，但黑素减少或消失。Melan-A、SOX10 免疫组化可证明黑素细胞仍存在。特殊染色 Fontana-Masson 可帮助证实黑素的缺失。

临床特点：图 21.2-1、2

患者毛发、眼和皮肤缺乏色素。毛发呈淡黄色、纤细，眼畏光，全身皮肤呈乳白色，易发生日光性损伤。

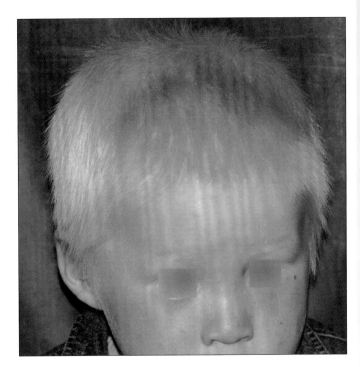

图 21.2-1　白化病

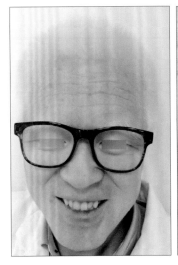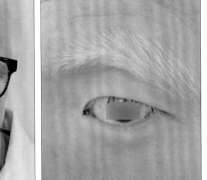

图 21.2-2　白化病

21.3　雀斑

组织病理特点：

- 雀斑（freckle）组织学变化轻微，基底层黑素细胞数目正常，但黑素数量增多；
- 真皮浅层偶可见少量噬黑素细胞。

临床特点：图 21.3

好发在日光暴露部位如面部、臂伸侧及手背。呈圆形、卵圆或不规则形，境界清楚，直径 1 ～ 2 mm。常在儿童期出现。雀斑颜色视日光照晒量而异，冬季色浅，呈淡棕色，夏季色深，呈棕色或暗棕色，但从不呈黑色。临床借此可将雀斑与单纯性雀斑样痣、交界痣区分，后者呈黑色，且颜色不受日光照晒的影响。

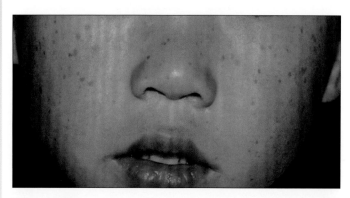

图 21.3　**雀斑**

21.4　咖啡斑

多发性咖啡斑常见于神经纤维瘤病 I 型，尤其有超过 6 片直径大于 1.5 cm 咖啡斑并存时。大多数咖啡斑（café-au-lait spot）为单发或少量，与神经纤维瘤病无关。咖啡斑还可见于结节硬化症及其他神经外胚叶综合征。

组织病理特点：

- 和雀斑类似，基底层黑素细胞数目正常，但黑素数量增加。

临床特点：图 21.4-1、2

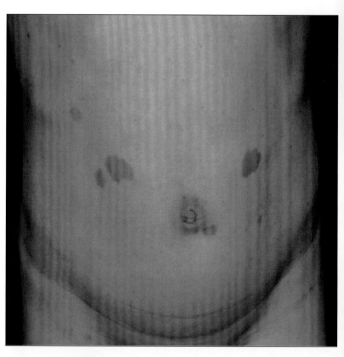

图 21.4-1　**咖啡斑**

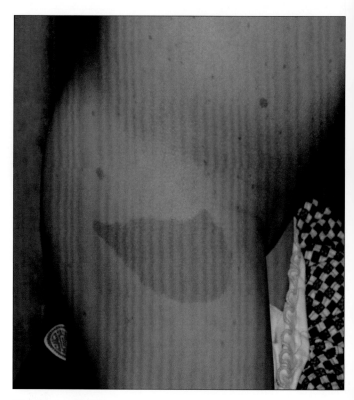

图 21.4-2　**咖啡斑**

色泽自淡棕至深棕色不等，每一片颜色均匀一致，不受日光照晒的影响。大小自数毫米至数厘米乃至几十厘米不等。边界清楚，表面平滑。

21.5 遗传性对称性色素异常症

遗传性对称性色素异常症（dyschromatosis symmetrica hereditaria）是一种罕见的常染色体显性遗传的色素性疾病，由 ADAR1 基因突变导致。

组织病理特点：

根据部位不同其病理表现亦不同。白斑处表皮内黑素减少，褐色斑处黑素增加，但黑素细胞数目无明显异常，或仅在白斑处轻度减少。

临床特点： 图 21.5-1、2

手足背对称、大小不等、不规则形的色素减退斑，其边缘色素增加，或在中央可见褐色的色素小岛。

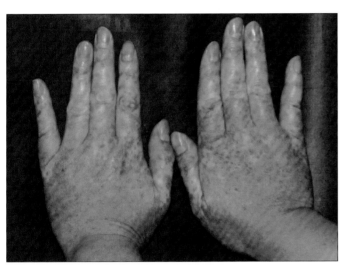

图 21.5-1 **遗传性对称性色素异常症**

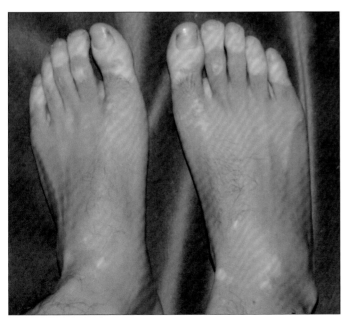

图 21.5-2 **遗传性对称性色素异常症**

21.6 色素性毛表皮痣

色素性毛表皮痣（pigmented hairy epidermal nevus）亦称贝克痣（Becker nevus）。虽名为痣，但它并不是真正的黑素细胞肿瘤，而是一种错构瘤。病理改变发生在表皮、毛囊皮脂腺单位和立毛肌。颜色改变是由于表皮中黑素数量增加，并没有黑素细胞的增生。

组织病理特点： 图 21.6-1、2

- 表皮角化过度，轻度增生，有时可见轻度乳头瘤样；

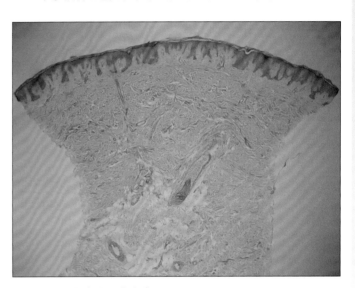

图 21.6-1 **色素性毛表皮痣**
表皮棘层增厚，皮突不规则延伸

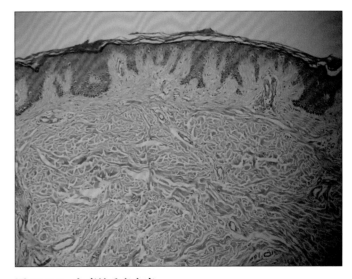

图 21.6-2 **色素性毛表皮痣**
表皮突延伸、增宽，部分皮突底层呈桌腿状，基底层色素增多，无明显黑素细胞增生。真皮胶原纤维较致密

表皮突延长增宽，下缘有时可呈直角状；
- 角质形成细胞中黑素增加，但基底层黑素细胞的数目正常；
- 真皮内毛囊皮脂腺单位增加，立毛肌亦增加；
- 真皮乳头内有时可见少量噬黑素细胞。

临床特点：图 21.6-3、4

常在青少年出现，好发于肩背、前胸及上臂，多为单侧。开始时面积较小，以后逐渐扩大。色泽从淡棕色至深棕褐色不等，其上常有毛发，随年龄增长而变粗。

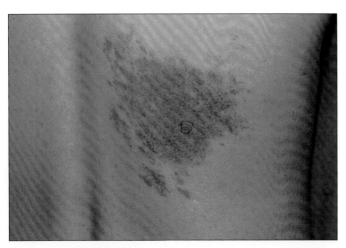

图 21.6-3　**色素性毛表皮痣**

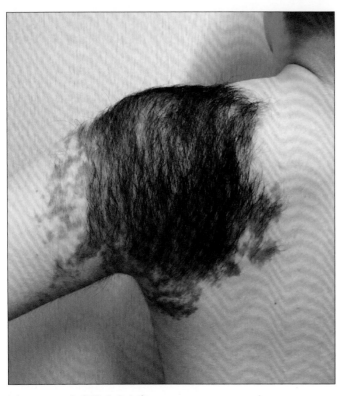

图 21.6-4　**色素性毛表皮痣**

21.7　单纯性雀斑样痣

单纯性雀斑样痣（lentigo simplex）亦称单纯黑子，俗称痦子，是黑素细胞增生所致，角质细胞同时也有增生。有时可以发展成为交界痣。偶尔，病变兼具单纯性雀斑样痣和交界痣的组织学特点，可称为 Jentigo。

组织病理特点：图 21.7-1、2
- 表皮增生，表皮突延长，延伸至大致同一水平，基底层色素增加；
- 黑素细胞数目轻度增加，保持为单个细胞，不成巢；
- 细胞无异形性；
- 真皮浅层有时可见少量噬黑素细胞和轻度纤维化。

临床特点：图 21.7-3、4、5

通常为小的棕黑色斑点，1 ~ 3 mm，境界清楚，可发生在身体任何部位。可见于原发性黑子综合征、色素沉着 - 胃肠息肉综合征（Peutz-Jeghers syndrome）和着色性干皮病等。

鉴别诊断：
- 雀斑：其黑素数量增加，但黑素细胞数目正常。
- 交界痣：基底层黑素细胞不但数目增加，而且形成细胞巢。个别病变组织学大部分呈雀斑样痣改变，但有微小细胞巢，这种病变可称为 Jentigo，也可诊断为交界痣。
- 日光性雀斑样痣：发生在中老年人长期日光暴露部

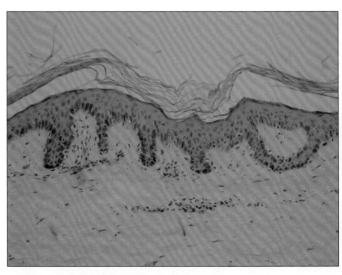

图 21.7-1　**单纯性雀斑样痣**
表皮突延伸，基底层色素增加

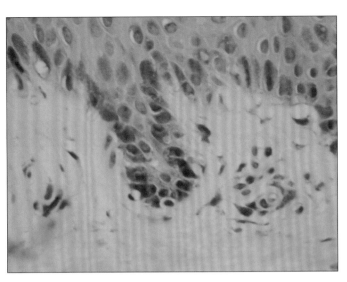

图 21.7-2　**单纯性雀斑样痣**
表皮基底层黑素细胞数量增多，无核异形性

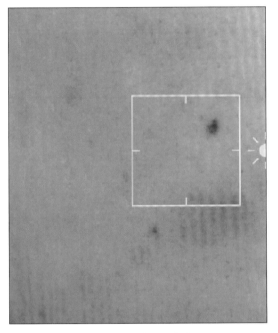

图 21.7-3　**单纯性雀斑样痣（面颊部）**

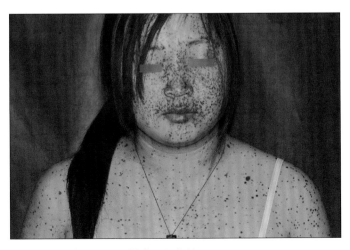

图 21.7-4　**单纯性雀斑样痣（泛发性）**

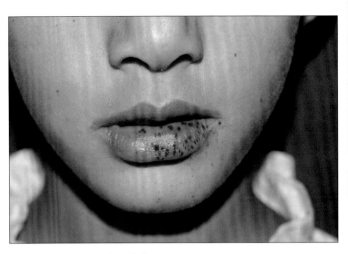

图 21.7-5　**单纯性雀斑样痣**

位，表皮增生和表皮突延长更明显，真皮内有日光弹性纤维变性。

- 原位黑素瘤：尤其是手掌和足跖的雀斑样痣样黑素瘤，其黑素细胞呈致密汇合性生长，有异形性。临床上原位黑素瘤病变范围更大，形状不规则，边缘不清楚。

21.8　日光雀斑样痣

日光雀斑样痣（solar lentigo）亦称老年雀斑样痣，俗称寿斑、老年斑。以日光性雀斑样痣的命名更准确，因为它不仅见于老年人，也可见于中年人。该病是表皮角质细胞增生所致，也伴有黑素细胞的增加。日光性雀斑样痣可以发展成脂溢性角化症。

组织病理特点：图 21.8-1、2

- 表皮增厚，表皮突延长，有时呈细长弯曲的棒槌状；进一步彼此吻合交织形成网状。与脂溢性角化类似，色素增加，基底层黑素细胞数目增加，尤其在表皮突的底部和两侧。
- 黑素细胞为均匀分布的单个细胞，不成巢。
- 真皮内日光弹性纤维变性明显。
- 真皮乳头内有时有致密炎症细胞浸润，伴有角化不良细胞，这时可诊断为良性苔藓样角化症（benign lichenoid keratosis）。

临床特点：图 21.8-3、4

多见于中老年人，好发于手背、前臂、面部等日光暴露部位。为淡褐色或棕褐色的色素斑。直径多为 1 cm

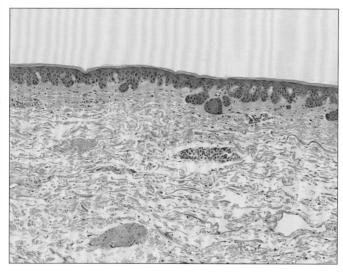

图 21.8-1　日光性雀斑样痣
棘突细长弯曲，有时呈棒槌状，真皮内日光弹性纤维变性

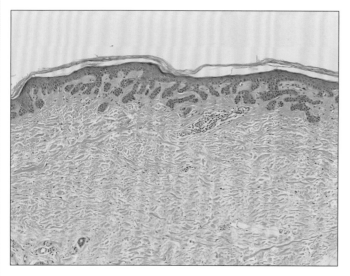

图 21.8-2　日光性雀斑样痣
棘突延长更明显，几乎呈网织状，可发展成脂溢性角化症

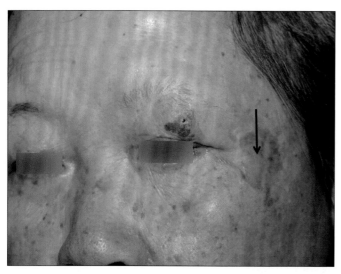

图 21.8-3　日光性雀斑样痣

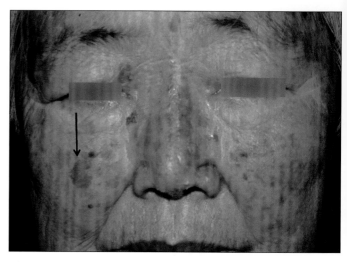

图 21.8-4　日光性雀斑样痣

左右，偶尔可大至数厘米。该病可发展成脂溢性角化症，但不会演变成痣细胞痣。

鉴别诊断：

- 单纯性雀斑样痣：除了临床上年龄、部位、大小的差别外，日光雀斑样痣的表皮突延长和弯曲更为明显，有时呈网织状，真皮内有明显的日光弹性纤维变性；

21.9　斑痣

斑痣（nevus of spilus）亦称斑点状雀斑样痣（speckled lentiginous nevus）。

组织病理特点：图 21.9-1

- 浅色斑病理改变类似单纯性雀斑样痣，表皮增生，表皮突延长，黑素增加，黑素细胞数目增多，但不

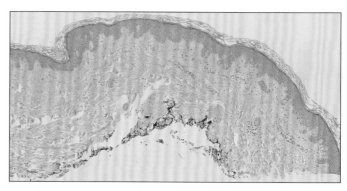

图 21.9-1　斑痣
浅色斑处（左）类似单纯性雀斑样痣，深色斑处（右）类似交界痣

成巢；
● 深色斑呈交界痣或复合痣的组织病理特点。

临床特点： 图 21.9-2、3

多数在出生时或婴幼儿期出现，为数厘米、甚至更大的浅褐色斑，类似咖啡斑，上有数目不等，2～3 mm 的深褐色斑点和斑丘疹。

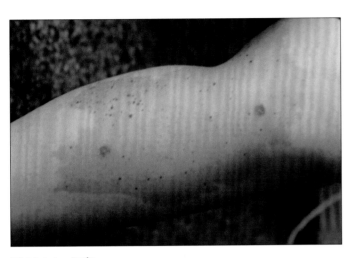

图 21.9-2　**斑痣**

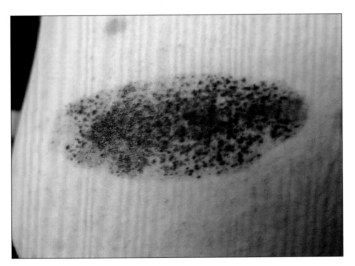

图 21.9-3　**斑痣**

21.10　黑素细胞痣

黑素细胞痣（melanocytic nevus）亦称痣细胞痣，泛指来源于黑素细胞的良性肿瘤。应注意"痣"这个词有时也用于非肿瘤性的黑素细胞异常，如雀斑样痣，有

时甚至用于非黑素细胞类疾病，如表皮痣。因此，使用黑素细胞痣或痣细胞痣有助于避免混淆。黑素细胞痣的共同组织学特点是痣细胞呈巢状生长。根据发病时间分为先天和后天，根据痣细胞分布部位分为交界痣、复合痣和皮内痣。特殊类型的黑素细胞痣将单独介绍。交界痣、复合痣和皮内痣可以是同一个疾病过程的不同表现。开始时为交界痣，随着年龄增长，痣细胞逐渐成熟，由表皮进入真皮，成为复合痣。当痣细胞完全位于真皮内时，称为皮内痣。

21.10.1　交界痣（junctional nevus）

痣细胞局限于表皮基底层，即表皮真皮交界处。

组织病理特点： 图 21.10.1-1、2

● 基底层黑素细胞增生成巢，多位于表皮突下缘和两侧；
● 痣细胞巢形状大小规则，分布均匀，巢内细胞排列紧密，与周围角质细胞界线分明；
● 痣细胞形体较小，核圆形或椭圆形，无异形性；
● 胞浆内含细小色素颗粒，偶可见巨大黑素颗粒；
● 巢之间有时可见少量单个黑素细胞，但不成致密汇合样生长；
● 真皮基本正常，偶见轻度纤维化和少数噬黑素细胞。

临床特点： 图 21.10.1-3、4

为境界清楚、浅棕色至黑色的斑疹或轻微隆出皮面的丘疹，直径一般不超过 6 mm，圆形或椭圆形，边缘光滑。可发生在皮肤任何部位，多在儿童期出现。

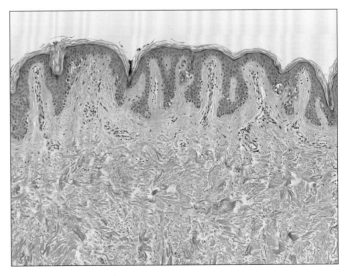

图 21.10.1-1　**交界痣**
表皮真皮交界处痣细胞成巢

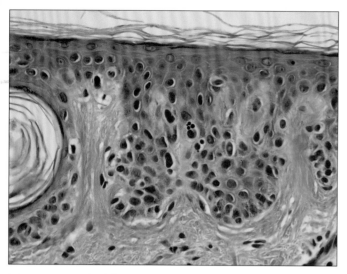

图 21.10.1-2   交界痣
示巨大黑色素颗粒，较罕见，位于交界痣细胞中，对病变的良恶性没有诊断价值

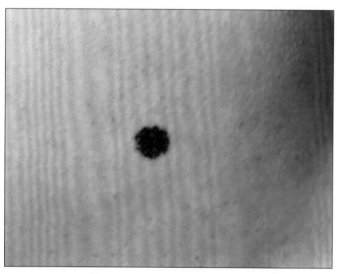

图 21.10.1-3   交界痣

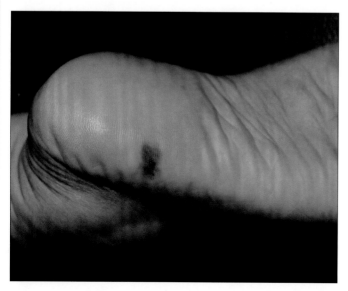

图 21.10.1-4   交界痣

鉴别诊断：

单纯性雀斑样痣的基底层黑素细胞数目增加，但不成巢。

21.10.2   复合痣（compound nevus）

痣细胞从表皮基底层逐渐移行至真皮内，当表皮和真皮内痣细胞共存时，称为复合痣。

组织病理特点：图 21.10.2-1

- 低倍下边界清楚，形状对称，交界成分的延伸范围和真皮内成分大体一致；
- 交界成分的组织学特点和交界痣相同；

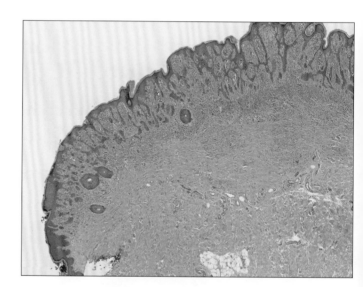

图 21.10.2-1   复合痣
痣细胞巢见于表皮真皮交界及真皮内。皮损对称分布，交界成分和皮内成分大致延伸至同一范围

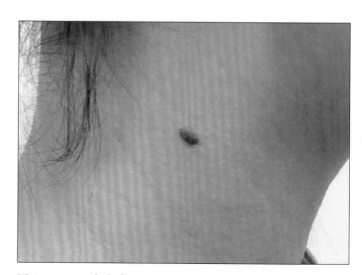

图 21.10.2-2   复合痣

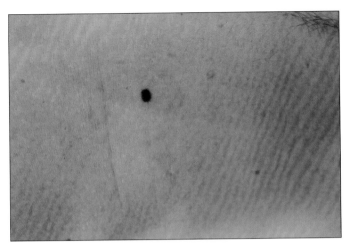

图 21.10.2-3　复合痣

- 真皮内或称皮内痣成分，其特点与普通皮内痣相同。

　　临床特点：图 21.10.2-2、3

　　为褐色至黑褐色的丘疹或斑丘疹。呈半球形隆出皮面，境界清楚。多见于中青年。

21.10.3　皮内痣（intradermal nevus）

　　当复合痣逐渐丧失其交界部位痣细胞，仅存真皮内成分时，成为皮内痣。

　　组织病理特点：图 21.10.3-1、2、3

- 低倍镜下结构对称，有时略呈楔形，浅表处向两侧延伸较广，深处逐渐变窄。
- 成熟化是其最重要的组织学特点，指痣细胞从浅到

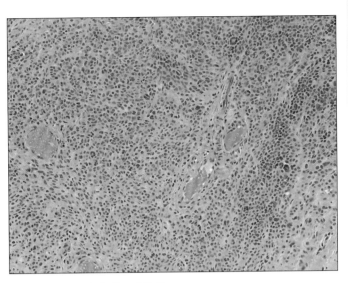

图 21.10.3-2　**皮内痣，成熟化**
表现为浅处痣细胞较大，呈上皮样，胞浆含色素，形成大的细胞巢或团块；中部痣细胞逐渐变小，类似淋巴细胞，有时形成条索

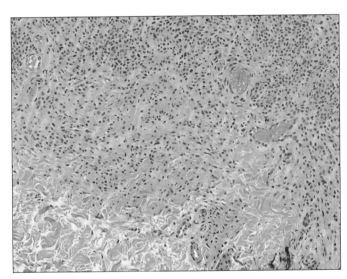

图 21.10.3-3　**皮内痣，成熟化**
表现为深处痣细胞呈梭形，为分散的单个细胞

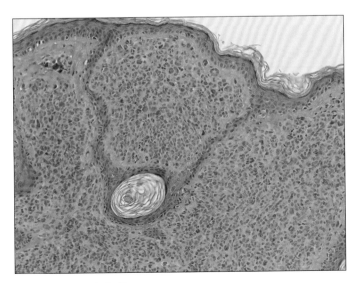

图 21.10.3-1　**皮内痣**
痣细胞巢位于真皮内

　　深发生的渐次、有序的形态学变化，有生长结构和细胞形态两方面的改变。

- 生长结构上，由浅至深痣细胞巢逐渐变小，由大的团块到细长条索，再到分散的单个细胞。
- 细胞形态上，浅处痣细胞大、圆、上皮样，胞浆内常有色素，称 A 型细胞；中部细胞逐渐变小，色素消失，形态类似淋巴细胞，称 B 型细胞；深处细胞小，常为梭形，称 C 型细胞。
- 细胞无明显异形性，核形状大小均匀，核仁不明显，分裂象无或罕见。
- 表皮有时呈乳头瘤样改变。

- 痣细胞可有特殊的形态学改变，如神经样变（图 21.10.3-4）、脂肪样变（图 21.10.3-5）、气球样变（图 21.10.3-6）、假淋巴管瘤样变（图 21.10.3-7）、多核细胞样变（图 21.10.3-8）。

免疫组化：

常用的痣细胞标记包括 Melan-A、SOX10、S100 等，对于病理诊断帮助有限。HMB45 染色通常随着深度增加而逐渐减弱，是成熟化的表现之一。细胞增殖标记 Ki-67 的染色率一般小于 5%。

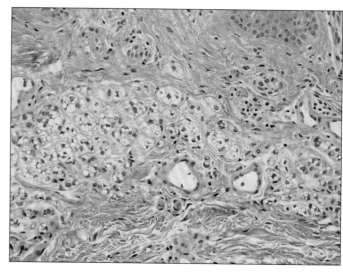

图 21.10.3-6　**皮内痣，痣细胞呈气球样变**
胞浆呈空泡状。当多数痣细胞有这种改变时，称气球样细胞痣

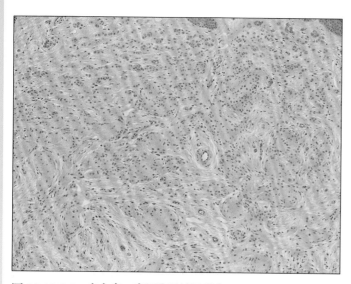

图 21.10.3-4　**皮内痣，痣细胞呈神经样变**
梭形黑素细胞形成梅斯纳小体（触觉小体样结构）

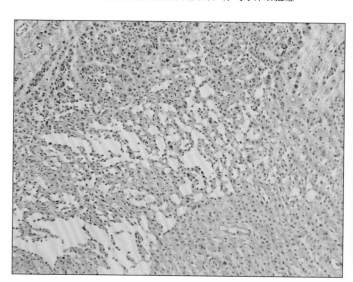

图 21.10.3-7　**皮内痣，痣细胞呈假淋巴管瘤样变**
痣细胞间松解形成空腔，类似淋巴管瘤，但腔壁没有内皮细胞

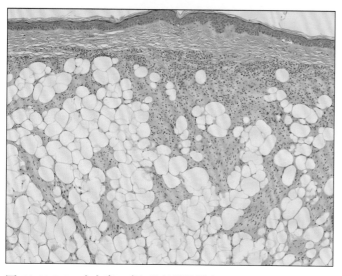

图 21.10.3-5　**皮内痣，痣细胞呈脂肪样变**
脂肪细胞和痣细胞混杂，神经样变也存在

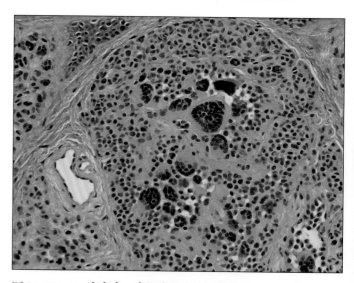

图 21.10.3-8　**皮内痣，痣细胞呈多核细胞样变**
痣细胞内有多个核，可能代表一种退行性变

临床特点：图 21.10.3-9

为半球形隆起皮面，淡褐色或皮色的结节，表面光滑，有时中央有毛发。直径一般在 10 mm 之内。多见于中老年人。患者常在其外观发生改变时前来就诊。临床改变可以是由于轻度外伤或激惹所致。有时痣的内部存在小的表皮样囊肿，破裂时产生异物肉芽肿炎症，或者痣内毛囊发生急性毛囊炎图 21.10.3-10，导致痣发红、疼痛及隆起。

鉴别诊断：

● 黑素瘤：鉴别根据生长结构，成熟化，细胞异形性，分裂象等特点。

● 良性色素痣恶变成为黑素瘤：后天性色素痣发生恶变的概率非常小。如果发生，在早期，恶性黑素瘤的成分可能仅存在于局部。因此，怀疑色素痣恶变的，活检时应取材全面，以避免漏诊。先天性色素痣，尤其是巨大先天性痣发生恶变的机会要大于后天性痣，发育不良性痣恶变的概率也相对较大。我国黑素瘤相对少见，发生者又以掌跖及甲下较多，这些部位的色素痣大多是交界痣。因此当位于掌跖和甲下的色素痣突然增大，出现边缘不规则，色素不均匀，甚至溃疡、出血等改变时应及时活检。

21.11　先天性色素痣

先天性色素痣（congenital melanocytic nevus）是指出生时或婴幼时期出现的黑素细胞痣。

组织病理特点：图 21.11-1

● 为复合痣或皮内痣；

● 痣细胞一般较后天获得性痣更大更深，常侵入真皮深层，甚至皮下组织；

● 在血管、神经、附属器（如毛囊、汗腺）周围可见成簇痣细胞是先天性色素痣的特点；

● 巨大先天痣的痣细胞广泛、弥漫性地浸润皮下组织；

● 真皮内痣细胞有明显成熟化，神经化亦多见，细胞无明显异形性，核分裂象罕见。

临床特点：图 21.11-2、3

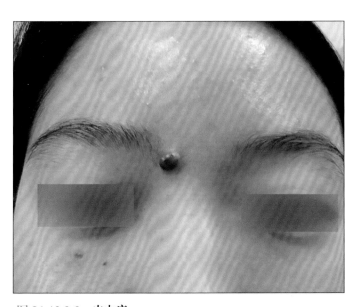

图 21.10.3-9　**皮内痣**

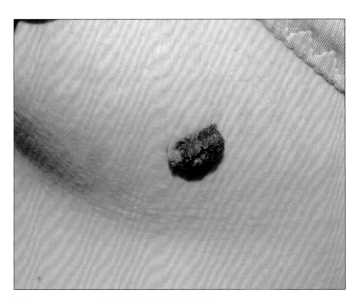

图 21.10.3-10　**痣细胞痣伴急性毛囊炎**
毛囊炎或表皮样囊肿破裂炎症，经常是痣发生变化导致患者就诊的原因

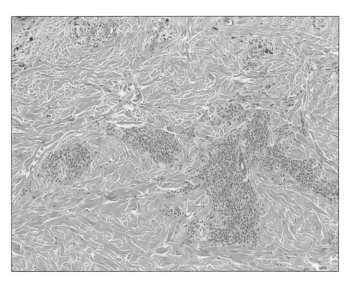

图 21.11-1　**先天性色素痣**
痣细胞在血管和皮肤附属器如毛囊、汗腺管周围

大小不等，小的直径小于 1.5 cm，中等的 1.5～20 cm，巨大先天痣大于 20 cm，甚至覆盖大片躯体。为黑褐色稍隆出皮面的斑块。表面有时呈乳头状或颗粒状高低不平，有较多毛发，称为先天性巨大色素痣。巨大先天痣发生恶变的机会较大。

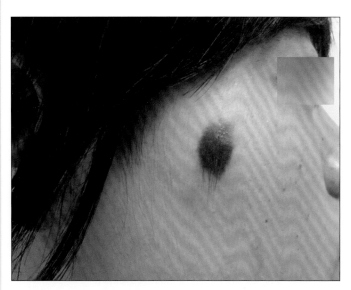

图 21.11-2　先天性色素痣

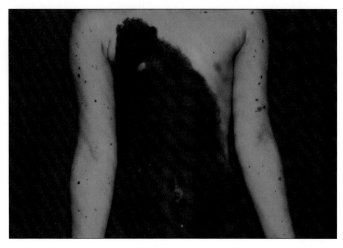

图 21.11-3　先天性巨大黑素痣

21.11.1　先天性色素痣中的增生结节（proliferative nodule in congenital melanocytic nevus）

先天性色素痣，尤其是先天性巨大色素痣，偶可见局部生长活跃的结节，临床和病理上易怀疑为恶变。

组织病理特点：

- 真皮内结节，内含密集的黑素细胞，可呈上皮样、梭形，或小细胞样；
- 与周围先天痣细胞间界线清晰，无浸润性生长；
- 痣细胞无明显异形性，但个别病例，尤其是儿童病例，可以有不同程度的核异形；
- 分裂象一般较明显。

临床特点：图 21.11.1

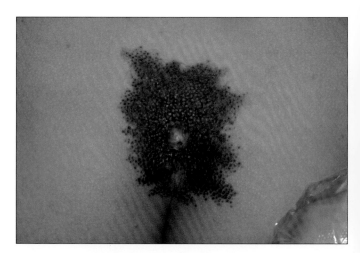

图 21.11.1　先天性黑素痣中的增生结节

在先天性色素痣，特别是巨大性色素痣基础上出现颜色质地和背景明显不同的结节。

鉴别诊断：

需与先天性色素痣恶变产生的黑素瘤，尤其是原发于真皮内的黑素瘤作鉴别。患者一般年龄较大，肿瘤呈扩展浸润性生长，与先天性色痣间界线不清，而且细胞异形性更高，分裂象更多。

21.12　肢端色素痣

肢端色素痣（acral melanocytic nevus）发生在手掌、足跖、指趾和甲下的痣细胞痣经常有特殊的组织学特点，有时易与黑素瘤混淆，因此作为一单独的类型。

组织病理特点：图 21.12-1、2

- 多为交界痣和复合痣。
- 交界痣成分中常见少量细胞向上移行，偶尔达颗粒层，类似帕哲样播散；但与原位黑素瘤的帕哲样播散相比，其范围小，一般限于表皮下部。
- 角层内常见色素颗粒呈柱状分布。

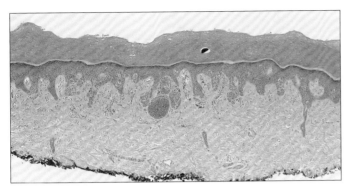

图 21.12-1　肢端色素痣
交界成分含有较多单个痣细胞，角层内有色素颗粒

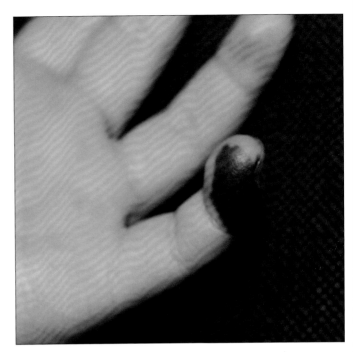

图 21.12-3　肢端色痣（先天性、病理示复合痣）
病理示复合痣

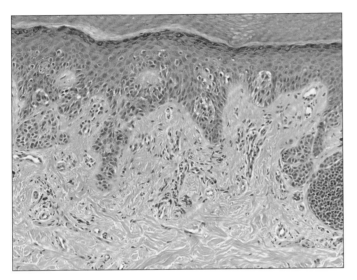

图 21.12-2　肢端色素痣
个别痣细胞可出现在基底层以上，一般不超出表皮的下半部

- 常见局部结构异常如细胞巢融合等。
- 皮内痣成分具有成熟化，无明显核异形性，分裂象无或罕见。

临床特点： 图 21.12-3、4

通常小于 6 ~ 8 mm，边界规则，颜色均匀。甲下痣可表现为纵向黑甲，其边缘清晰，宽度不超过 3 mm。

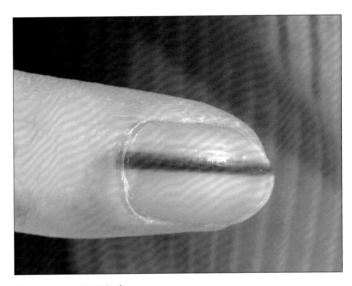

图 21.12-4　肢端色痣
纵行黑甲，病理示复合痣

21.13　特殊部位色素痣

特殊部位色素痣（special site melanocytic nevus）指外阴、乳房、腋下、脐、头皮、耳等。这些部位的痣细胞痣常具有一些非典型的组织学特点。外阴或生殖器色素痣（genital melanocytic nevus）有时单独列为一

种亚型。

组织病理特点： 图 21.13-1

- 外阴色素痣的交界成分含较大、不规则、松散的细胞巢，巢间有单个黑素细胞增生，常有局部佩吉特样播散，但一般限于病变中央；
- 痣细胞可有轻度到中度核异形，分裂象无或罕见；
- 真皮内成分有成熟化；
- 其他特殊部位痣的特点也类似，非典型性主要表现

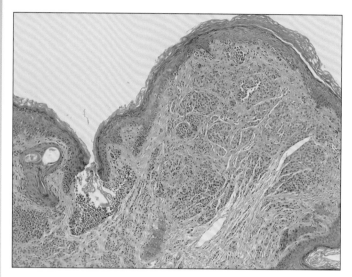

图 21.13-1 外阴复合痣
交界成分有不规则且松散的痣细胞巢

在生长结构上，如左右不对称，细胞巢大小不等，形状不规则，巢内细胞松散，有时有局部的表皮内上行细胞等。

临床特点： 图 21.13-2、3

与普通色素痣无明显不同。应注意这些部位也可发生普通色素痣，只有当它们具备非典型的组织学特点时，才诊断为特殊部位色素痣。

鉴别诊断：

黑素瘤：特殊部位色素痣的交界成分有类似原位黑素瘤的结构特点，但异形性低，分裂象少，没有广泛的帕哲样播散，而且皮内痣成分仍保持有序的成熟化。

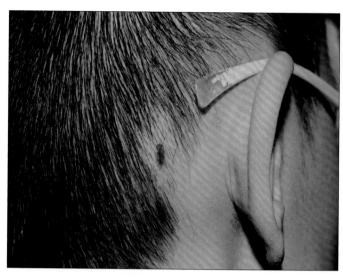

图 21.13-3 头皮色素痣

21.14 复发色素痣

黑素细胞痣以手术等方法去除后，有时会复发。它们常有一些不典型的组织学特点，可与黑素瘤混淆，因此复发色素痣（recurrent melanocytic nevus）也称为"假黑素瘤"。

组织病理特点： 图 21.14-1、2

- 真皮内有瘢痕，上方表皮突变平；
- 在瘢痕组织上方，表皮真皮交界部有单个痣细胞和

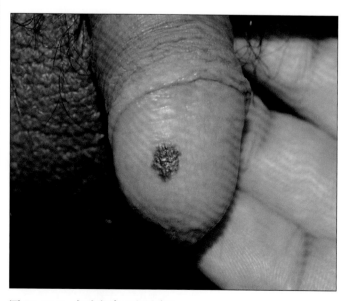

图 21.13-2 龟头色素痣（交界痣）

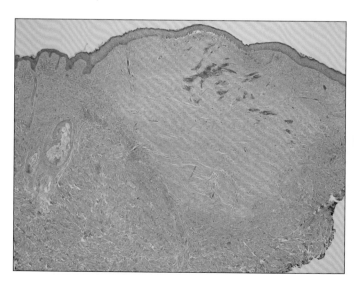

图 21.14-1 复发色素痣
良性色素痣在环钻活检数月后，瘢痕上方出现的新的色素斑

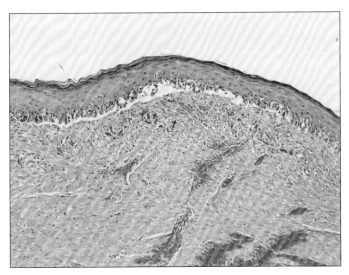

图 21.14-2　复发色素痣
单个细胞和松懈的细胞巢呈密集汇合样生长，与原位黑素瘤特点类似

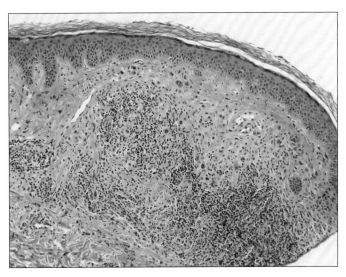

图 21.15-1　晕痣
真皮浅层大量淋巴细胞浸润，仍可见散在的单个痣细胞和细胞巢

小巢呈雀斑样痣样生长，有时密集汇合，类似原位黑素瘤；

- 痣细胞可有轻到中度异形性；
- 真皮内痣细胞无明显异形性。

临床特点：

复发通常发生在祛痣后数月，在瘢痕基础上出现新的深褐色或黑色斑，常有颜色不均、形状不规则等特点，容易怀疑恶变。但良性色素痣在祛痣后恶变成黑素瘤的情况罕见，即使发生一般在数年后。

鉴别诊断：

黑素瘤：首先是病史，发病情况是不同的。组织病理上，复发色素痣的不典型成分仅限于瘢痕组织上方，不会超出瘢痕范围，这个特点有助于与黑素瘤鉴别。

21.15　晕痣

晕痣（halo nevus）是指黑素细胞痣周围出现色素减少的晕，组织学上有淋巴细胞浸润，伴痣细胞的减少或消失。

组织病理特点： 图 21.15-1、2

- 早期在真皮浅层有多数淋巴细胞浸润，并伴有组织细胞、浆细胞和噬黑素细胞；
- 痣细胞减少，以 Melan-A 染色可见残留的痣细胞巢；

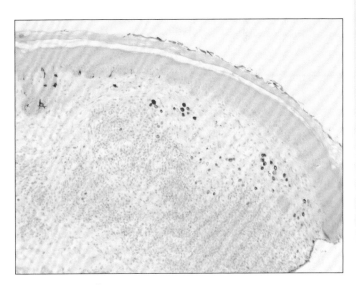

图 21.15-2　晕痣
Melan-A 免疫组化染色证实有残留痣细胞的存在

- 浅色晕部位基底层黑素细胞减少；
- 后期痣细胞可以完全消失，仅存类似苔藓样的炎症改变；
- 完全退化的病变呈轻度纤维化和少量淋巴细胞、噬黑素细胞浸润。

临床特点： 图 21.15-3、4

好发于青少年，躯干、面颈部多见，可同时涉及多个色素痣。病变边界清楚，中心为残留色素痣，周围为浅色晕。晚期色素可完全丧失。

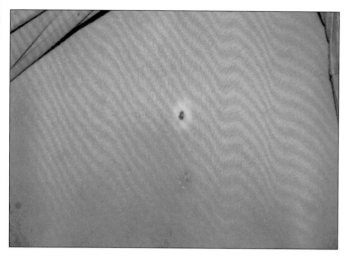

图 21.15-3 晕痣

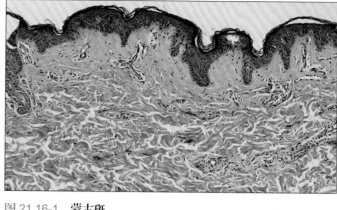

图 21.16-1 蒙古斑
真皮浅中层胶原束之间散在黑素细胞

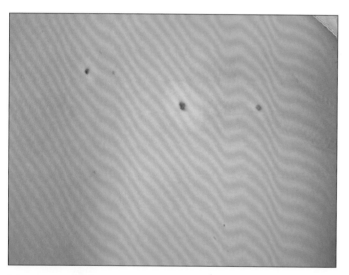

图 21.15-4 晕痣

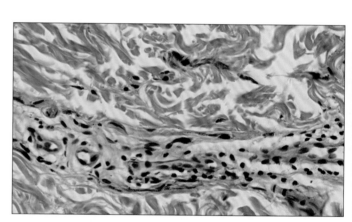

图 21.16-2 蒙古斑
胶原束间散在梭形黑素细胞。多与表皮平行排列

21.16 蒙古斑

蒙古斑（mongolian spot）多见于亚洲或蒙古人种，是黑素细胞在真皮内增生所致。发病机制可能由于胚胎发育期黑素细胞从神经嵴到皮肤的移行过程中出现异常，从而停滞在真皮中。

组织病理特点：图 21.16-1、2
- 真皮内树突状黑素细胞稀疏、散在分布，胞浆内含少量黑色素。

临床特点：图 21.16-3
常位于腰骶部，出生时就已存在。病变呈灰蓝色，大小不等，圆、椭圆或不规则形，边缘不甚清晰，大者可涉及腰骶的大部分。蒙古斑常在出生几年后自然消退且不留痕迹。

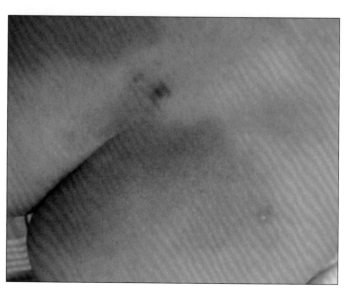

图 21.16-3 蒙古斑

21.17　眼上腭部褐青色斑（太田痣）和伊藤痣

眼上腭部褐青色斑（太田痣）和伊藤痣（nevus of Ota and nevus of Ito）是由于真皮内黑素细胞增生所致。发生在面部称为太田痣，发生在上肢、肩部称为伊藤痣。

组织病理特点：图 21.17-1、2、3

● 和蒙古斑类似，真皮内可见散在的树突状黑素细胞。

临床特点：图 21.17-4、5

太田痣见于单侧面部，偶可双侧，常在前额、眼周、颧部及颞部，还可见于同侧巩膜，为褐青色斑，境界不清晰。太田痣大多在出生后出现。伊藤痣发生在躯干、四肢，常见于肩及上臂三角肌区域，故又称为肩峰三角肌褐青色斑。

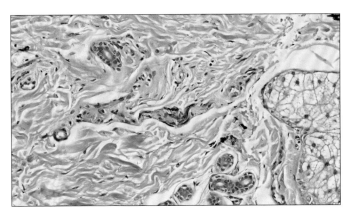

图 21.17-2　**太田痣**
在皮损边缘，散在稀疏的黑素细胞

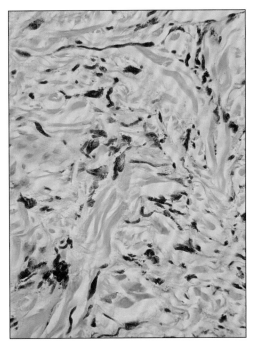

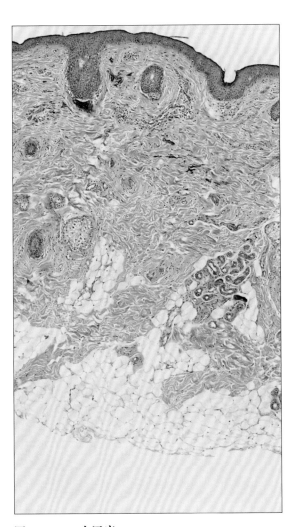

图 21.17-1　**太田痣**
真皮浅中层散在梭形黑素细胞

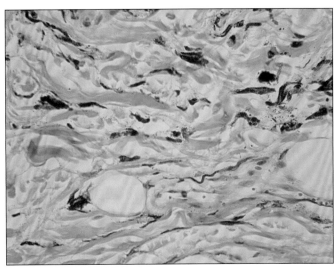

图 21.17-3　**太田痣**
真皮胶原束之间散在梭形黑素细胞，多与表皮平行

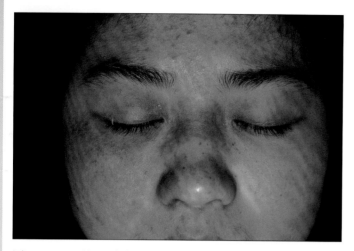

图 21.17-4   眼上腭部褐青色斑（太田痣）

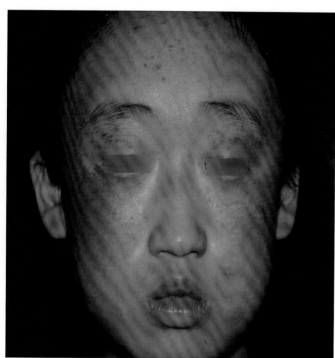

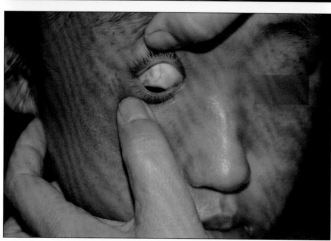

图 21.17-5   眼上腭部褐青色斑（太田痣）

21.18   蓝痣

蓝痣（blue nevus）是一种真皮内树突样和梭形黑素细胞增生所致的痣细胞痣。含有较多黑色素，基质常有纤维化。有两个类型：普通型蓝痣及细胞型蓝痣。

21.18.1   普通型蓝痣

组织病理特点：图 21.18.1-1、2、3

● 真皮内树突状、梭形和椭圆形痣细胞增生，边界不

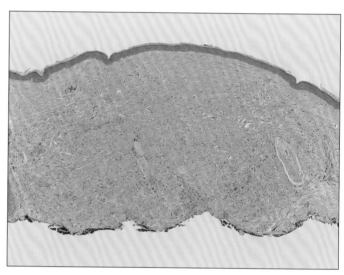

图 21.18.1-1   **蓝痣，普通型**
真皮内梭形和树突细胞增生，边界较规整

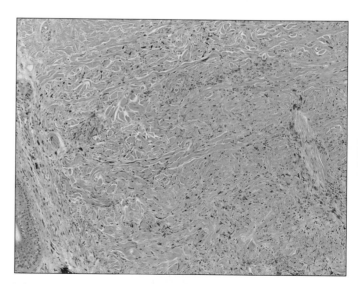

图 21.18.1-2   **蓝痣，普通型**
痣细胞单个或成巢于间质中，色素明显

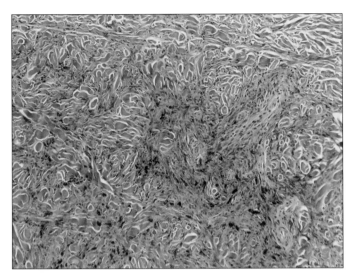

图 21.18.1-3 蓝痣，普通型
有时基质呈纤维硬化改变

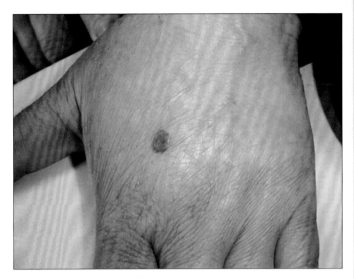

图 21.18.1-4 普通型蓝痣

清晰，无成熟化；
- 痣细胞无明显核异形性，分裂象无或罕见，胞浆内含微小色素颗粒；
- 痣细胞密度较低，局部可形成短束支，有时伴行于血管、神经、皮肤附属器周围；
- 常有较多噬黑素细胞，其胞浆内含有粗大色深的色素颗粒；
- 基质常有纤维化。有时呈广泛纤维硬化，称硬化性蓝痣。

免疫组化：

HMB45 阳性，可帮助区别纤维硬化性黑素瘤，Melan-A、SOX10 亦阳性。

分子遗传：

常含有 GNAQ、GNA11、PLCB4 或 CYSLTR2 突变。一般不含 BRAF、NRAS 突变。

临床特点： 图 21.18.1-4

多见于成人，以四肢伸侧和头面部最常见，但可发生在身体任何部位。为蓝色稍隆起皮面的丘疹或结节，直径一般在 10 mm 以下。蓝色是因为色素痣细胞位于真皮、分布较深的结果。少数病例无明显色素，称为无色素性蓝痣。斑块样蓝痣罕见，一般发生在少儿，多见于头皮，为数厘米大的蓝色斑块或色素斑。

鉴别诊断：

纤维硬化性黑素瘤：蓝痣无明显细胞异形性，HMB45 阳性。纤维硬化性黑素瘤有程度不等的细胞异形性，核深染，常有灶性淋巴细胞浸润，多数表皮内有原位黑素瘤，HMB45 阴性。

21.18.2 细胞型蓝痣（cellular blue nevus）

组织病理特点： 图 21.18.2-1、2
- 真皮浅层组织学改变类似于普通蓝痣，但细胞密度更高；
- 梭形或椭圆形痣细胞构成的结节常位于真皮深层，边界清楚，无或少色素，周围有纤维化和噬黑素细胞；
- 痣细胞无明显核异形性，分裂象少，无不典型分裂像，无成熟化；
- 免疫组化和分子遗传特点与普通蓝痣类似。

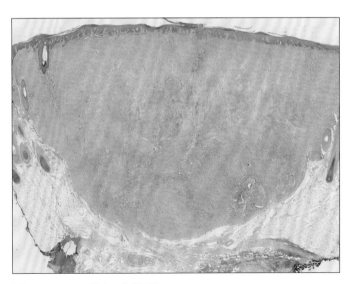

图 21.18.2-1 蓝痣，细胞型
以真皮深层梭形或椭圆形痣细胞构成的结节为特点

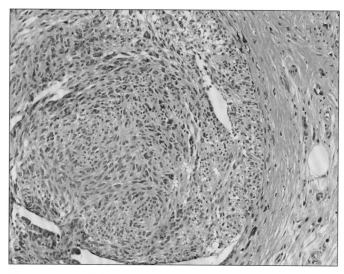

图 21.18.2-2　蓝痣，细胞型
结节内痣细胞密集，核椭圆形或梭形，色素少

临床特点：图 21.18.2-3

好发于臀、腰骶、四肢。为淡蓝色结节、斑块，境界清楚，形状规则。

鉴别诊断：

恶性蓝痣，是黑素瘤的特殊亚型。细胞型蓝痣由于细胞密集，浸润深，缺乏成熟化等特点，需要与恶性蓝痣鉴别。后者一般有明显的核异形性，细胞拥挤重叠，分裂象多，有时有坏死。偶尔有一些病例，虽具有程度不等的不典型特点，但尚未达到恶性蓝痣的诊断标准，这些病例可诊断为"非典型细胞型蓝痣"，应全部切除，以防止恶变。

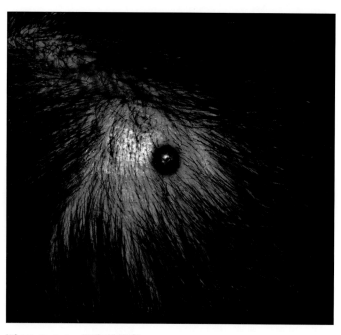

图 21.18.2-3　细胞型蓝痣

21.19　深部穿通痣

深部穿通痣（deep penetrating nevus）具有典型的楔形结构，向真皮深处浸润并伴有大量色素生成的梭形和上皮样痣细胞痣。组织学特点和黑素瘤有一些交叉，并有发生转移的罕见病例报告，有学者建议将其归入黑素细胞瘤的范畴，以强调其交界性的生物学和临床特点。

组织病理特点：图 21.19-1、2、3

● 皮损位于真皮内。低倍下结构对称，边界清楚，以

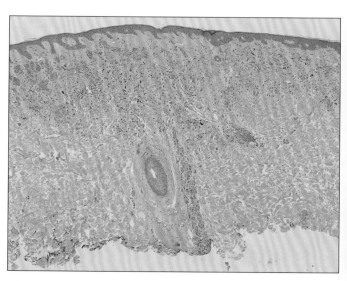

图 21.19-1　深部穿通痣
呈楔形生长，中央向下延伸，浅表处有普通皮内痣成分（左上）

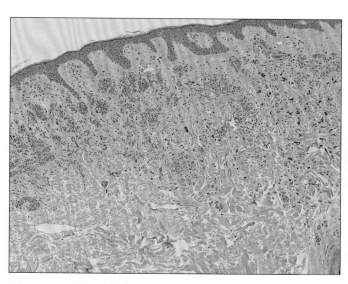

图 21.19-2　深部穿通痣
深部穿通痣细胞较大，无成熟化表现，混杂大量噬黑素细胞

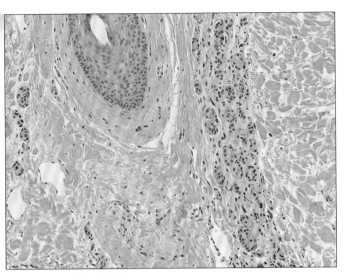

图 21.19-3　**深部穿通痣**
HMB45 阳性，但在普通痣成分中（左上部）染色为阴性

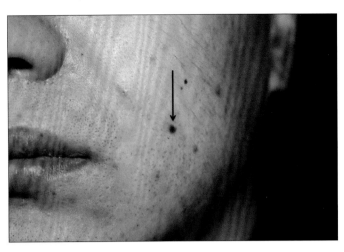

图 21.19-4　**深部穿通痣**

楔形或 V 形延伸至真皮深层或皮下组织，无成熟化；

- 真皮浅层痣细胞呈弥散生长，深层形成束支或丛，有时沿血管、神经、附属器分布；
- 痣细胞由梭形和上皮样细胞组成，胞浆丰富，苍白淡染或略带嗜碱性染色，含黑色素，核有轻到中度异形性，分裂象无或少见；
- 伴大量噬黑素细胞，胞浆内有粗大深染的黑素颗粒；
- 有时在真皮浅层可见普通痣的痣细胞成分，称为组合痣。

免疫组化：

- HMB45 阳性，其他黑素细胞标记如 Melan-A、SOX10 也阳性；
- 细胞核 Beta-catenin 阳性为本病特点，胞浆也可阳性，但无诊断意义。

分子遗传：

一般有 WNT 分子通道的激活和 Beta-catenin 基因突变，亦常有 BRAF、HRAS、MEK1 突变。

临床特点：图 21.19-4

多见于青年人，好发于头面部、躯干上部和四肢近端；为小于 10 mm 的蓝黑色结节，类似蓝痣。

鉴别诊断：

黑素瘤：深部穿通痣的细胞异形性、浸润深、色素多等特点容易和黑素瘤混淆。但后者结构不对称，边界不清楚，异形性更高，分裂象更多。偶尔有交界病例可诊断为"非典型深部穿通痣"，临床上应予完全切除并随访。鉴别诊断还包括其他富含色素的肿瘤，如细胞型蓝痣，斯皮茨（SPITZ）痣，色素性上皮样黑素细胞瘤等，其低倍镜下的楔形结构为鉴别要点。

21.20　色素性上皮样黑素细胞瘤

色素性上皮样黑素细胞瘤（pigmented epithelioid melanocytoma）是近年来新命名的一种低度恶性肿瘤。黑素细胞瘤概念的提出，在良性痣和恶性黑素瘤间增加一种交界性疾病，以便更准确地定义那些在组织病理、临床和预后方面都介于二者之间的肿瘤。包括了以往的上皮样蓝痣和动物型黑素瘤。这类肿瘤易局部复发，可有局部淋巴结转移，但极少发生远处转移，预后好于黑素瘤。

组织病理特点：

- 由不典型上皮样和树突状黑素细胞组成，可形成束、巢、结节，也可呈单个细胞生长。
- 细胞核大，圆或椭圆形，核仁明显，胞浆内富含色素。大量色素有时造成细胞形态的模糊，给病理诊断带来困难；可有少数分裂象，基质中常噬黑素细胞。
- 有些病例局部可见普通痣细胞痣的成分。

免疫组化：

HMB45 常为阳性，其他黑素细胞标记亦为阳性。

分子遗传：

有时示 PRKAR1A 基因突变。

临床特点：

年轻患者多见，分布广泛，临床为蓝黑色结节，类似蓝痣。

21.21　斯皮茨痣

　　斯皮茨痣（Spitz nevus）又称上皮样痣细胞痣。最初的"良性幼年黑素瘤"现已不再使用，但它仍形象地描述出该肿瘤的主要特点：好发于儿童青少年，生物学良性，但组织形态与黑素瘤有一定交叉。广义上的斯皮茨类肿瘤包括斯皮茨痣、非典型斯皮茨痣和斯皮茨样黑素瘤。它们的共同特点是含有大的上皮样和梭形黑素细胞，三者之间的鉴别诊断是皮肤病理实践中的难点之一。

　　组织病理特点： 图 21.21-1、2、3、4、5、6

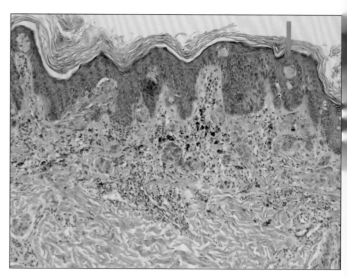

图 21.21-3　**斯皮茨痣**
表皮内嗜酸性结节即 Kamino 小体较常见（绿色箭头）

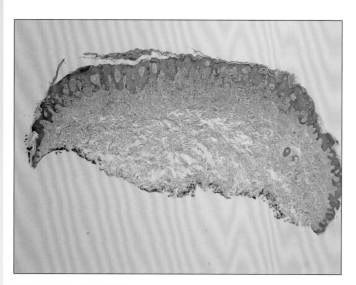

图 21.21-1　**斯皮茨痣**
低倍镜下结构对称，边界清楚，表皮增生明显

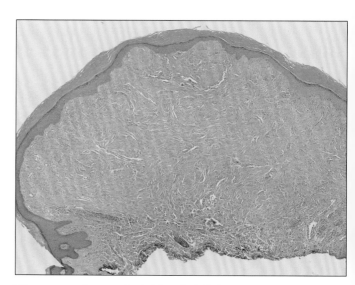

图 21.21-4　**含 ALK 基因融合的斯皮茨痣**
细胞呈丛状分布

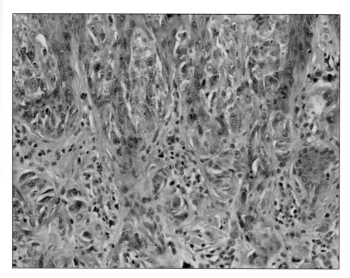

图 21.21-2　**斯皮茨痣**
由大的上皮样和梭形细胞组成，核大，核仁明显，细胞形态上需要和黑素瘤鉴别

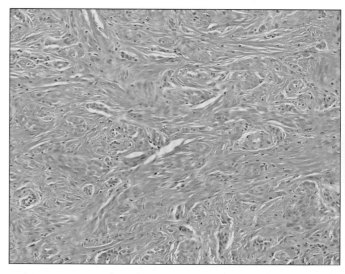

图 21.21-5　**含 ALK 基因融合的斯皮茨痣**
细胞有异形性和斯皮茨样特点

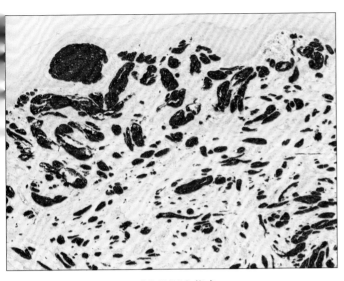

图 21.21-6　含 ALK 基因融合的斯皮茨痣
ALK1 染色弥漫阳性

- 低倍镜下结构对称，边界清楚，多为复合型，少数为交界型或皮内型；
- 表皮常有增生，表皮突延长；
- 浅处痣细胞巢较大，边缘常有裂隙，有时呈纺锤样，长轴与表皮垂直，其中梭形细胞核的走向与巢的长轴一致；
- 深处痣细胞巢逐渐变小，直至成为单个细胞，即结构上的成熟化；
- 上皮样痣细胞有大、圆的细胞核，核仁显著，胞浆丰富，呈双嗜色性或毛玻璃样，常有轻度到中度异形性；
- 由浅至深，痣细胞逐渐变小，核渐趋梭形，即细胞形态的成熟化；
- 常有少量分裂象，但无不典型分裂象；
- 表皮内成分有时可见佩吉特病样播散，但限于病变中部和表皮的下半部；
- 基底层有时可见 Kamino 小体，为颜色均匀的嗜酸性球形小体，内含基底膜成分；
- 含有 ALK 基因融合的斯皮茨痣有较特殊的形态学特点，表现为细胞呈束状排列，常和表皮垂直，并交织形成丛状；
- 含有染色体 11p 拷贝数增多的斯皮茨痣常有显著结缔组织增生，称纤维硬化型斯皮茨痣。

免疫组化：

免疫组化在诊断中的作用有限。黑素细胞标记多为阳性，HMB45 染色强度有时随痣细胞深度的增加而逐渐衰减。Ki-67 细胞阳性率一般少于 5%。有 ALK 融合的斯皮茨痣 ALK1 染色阳性。

分子遗传：

- 部分病例含 HRAS 基因突变，染色体 11p（含 HRAS 基因位点）拷贝增多；
- 一般不含 BRAF、NRAS 突变；
- 55% 斯皮茨痣和非典型斯皮茨痣有染色体易位导致的激酶融合，包括 ALK、ROS1、NTRK1、RET、MET 以及 BRAF 融合。ALK、ROS1、NTRK1 可以用免疫组化来检测，其他需分子诊断。

临床特点：图 21.21-7、8

儿童多见，好发于面部，但可见于任何年龄和任何部位。多为粉红或淡褐色稍隆起皮面的丘疹结节，境界清楚，表面光滑，直径一般不超过 6 mm。

鉴别诊断：

恶性黑素瘤：由于斯皮茨痣细胞大，核仁明显，有

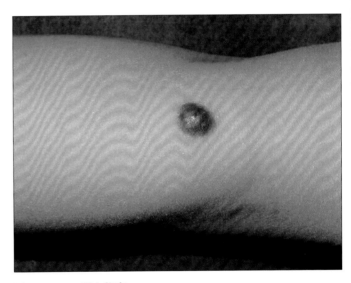

图 21.21-7　斯皮茨痣

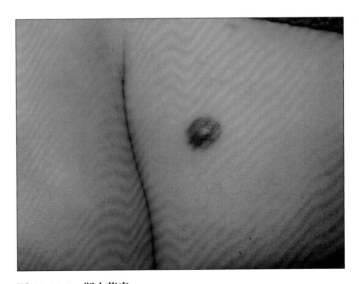

图 21.21-8　斯皮茨痣

时有分裂象、帕哲样播散等特点，病理上须与黑素瘤鉴别。斯皮茨痣和斯皮茨样黑素瘤的鉴别要点包括结构和细胞形态两方面。结构上，斯皮茨痣结构对称，边界清楚，其交界成分在皮损两侧以细胞巢结束；而黑素瘤结构不对称，边界不清楚，呈浸润性生长，交界成分常以单个细胞向两侧延展。斯皮茨痣一般具有成熟化，而黑素瘤成熟化丧失，在瘤体底部仍可见大的细胞巢。细胞形态上，斯皮茨样黑素瘤异形性更高，分裂象更多，包括皮损深处的分裂象。免疫组化和分子遗传学检查有助于两者鉴别。恶性黑素瘤极少有 HRAS 突变和激酶融合，而 Spitz 痣一般缺乏 BRAF 和 NRAS 突变。

21.21.1　非典型斯皮茨痣（atypical Spitz nevus）

此病指组织学上有明显的不典型特点，但尚未达到黑素瘤病理诊断标准的斯皮茨痣。2018 年 WHO 分类建议使用非典型斯皮茨瘤这一名称。治疗上应全部切除。绝大多数病例切除后不会复发，少数病例可能发生转移。

组织病理特点：图 21.21.1-1、2、3

- 一般大于 5 mm，结构不对称，边界欠清楚，成熟化不完全；
- 和普通斯皮茨痣相比，核异形性更明显，分裂象增多；
- 佩吉特样播散更广泛，不局限于病变中央和表皮下半部。

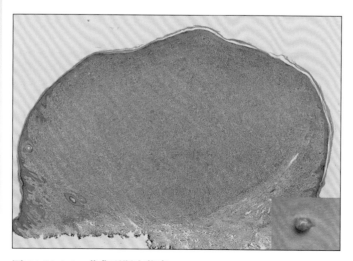

图 21.21.1-1　**非典型斯皮茨痣**
儿童患者躯干部 1 cm 粉红色结节（右下角），外形规则；低倍镜下肿瘤结构对称

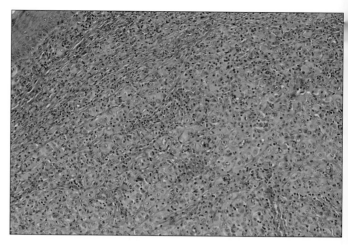

图 21.21.1-2　**非典型斯皮茨痣**
肿瘤由大的上皮样细胞组成，细胞核有明显异形性

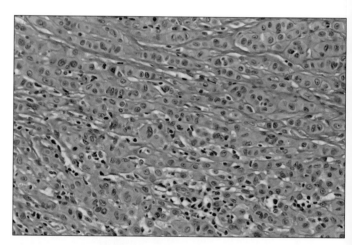

图 21.21.1-3　**非典型斯皮茨痣**
高倍镜下可见分裂象。该病例 BAP1 染色正常

临床特点：
和斯皮茨痣类似，但体积更大，有时颜色不均、形状不规则。

鉴别诊断：
主要是排除斯皮茨样黑素瘤。二者鉴别诊断比较困难，主观性强。以下临床和病理特点倾向于黑素瘤：年龄大于 40 岁，病变大于 10 mm，分裂象超过每平方毫米 6 个，表面有溃疡，肿瘤侵袭至皮下组织。诊断应结合临床和病理特点综合考虑。近年来，出现的分子检测可能在一定程度上帮助诊断疑难病例，包括比较基因组杂交，荧光原位杂交（FISH）和 qRT-PCR 等方法。

21.21.2　色素性梭形细胞痣（pigmented spindle cell nevus of Reed）

此病亦称 Reed 痣，是斯皮茨痣的一种特殊类型。

组织病理特点：图 21.21.2

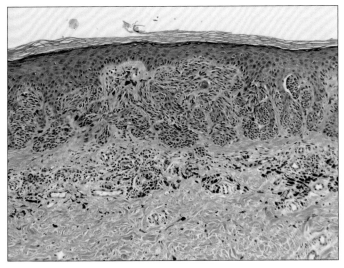

图 21.21.2　**色素性梭形细胞痣**
以交界成分为主，由梭形黑素细胞形成纺锤样巢，无明显异形性

- 损害结构对称，境界清楚，以交界成分为主，可延伸至真皮浅层；
- 梭形黑素细胞形成纺锤样巢，其长轴有时平行于表皮突，巢周偶见裂隙；
- 痣细胞核较小，形态均一，无明显异形性，胞浆内含细小色素颗粒；
- 有时可见单个黑素细胞在表皮内向上移行，一般仅限于表皮下半部；
- 偶见类似斯皮茨痣的大的上皮样细胞。

临床特点：

以青年女性多见，但可见于任何年龄。好发于四肢、躯干，常见于大腿。平均约 3 mm 大小，形状对称规则，颜色均匀，大多为深黑或深褐色。

鉴别诊断：

其生长结构，细胞形态单一，缺乏明显异形性等特点有助于排除黑素瘤。

21.22　组合痣

组合痣（combined nevus）指含有两种或两种以上不同成分的痣细胞痣。最常见的是普通痣细胞痣与蓝痣、深部穿通痣或斯皮茨痣的组合。

组织病理特点：图 21.22-1、2、3

- 不同成分之间有时界线明显，有时交织混杂；
- 普通痣成分通常为皮内痣或复合痣，痣细胞小，核圆或椭圆形，形态单一，无异形性；
- 蓝痣成分由梭形和树突状细胞组成，胞浆内含色素，伴有噬黑素细胞。

免疫组化：

HMB45 在蓝痣成分为阳性，在普通痣为阴性，或随痣细胞的部位由浅到深染色强度逐渐减弱。

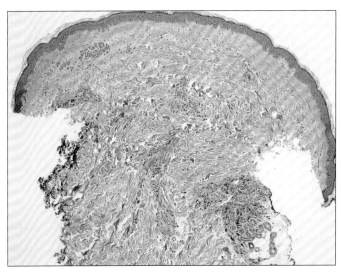

图 21.22-1　**组合痣**
普通皮内痣成分（左上角）和深部穿通痣成分之间界线明显

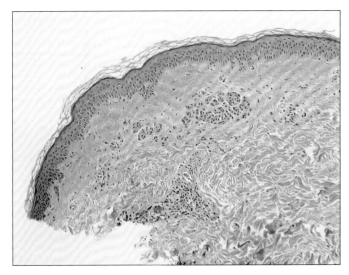

图 21.22-2　**组合痣**
普通皮内痣成分常位于病变浅表处

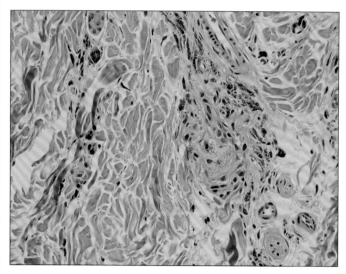

图 21.22-3　**组合痣**
深部穿通痣成分显示其本身的组织学特点

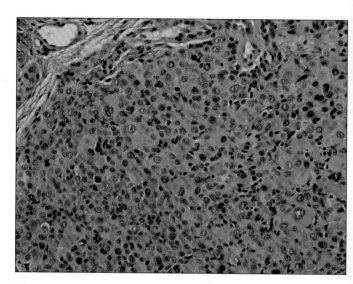

图 21.23-2　**BAP1 失活性黑素细胞肿瘤**
大的上皮样细胞具有不典型性，小的普通痣细胞形态良性

临床特点：

由于包含不同成分，有时病变可呈现不同颜色的混杂。

21.23　BAP1 失活性黑素细胞肿瘤

BAP1 失活性黑素细胞肿瘤（BAP1-inactivated melanocytic tumor）是近年来新命名的一种含 BAP1 基因失活突变的黑素细胞肿瘤。病理上具有组合痣的特点。

组织病理特点：图 21.23-1、2、3

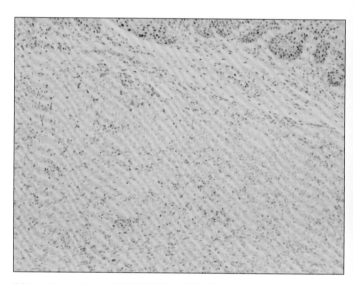

图 21.23-3　**BAP1 失活性黑素细胞肿瘤**
BAP1 核染色在大的上皮样细胞中丧失，在其他细胞中正常

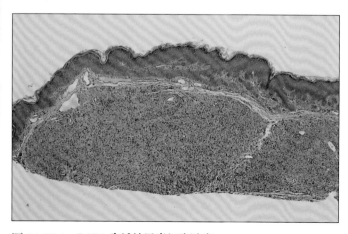

图 21.23-1　**BAP1 失活性黑素细胞肿瘤**
低倍镜下可见两种细胞成分混合

- 多为皮内型，少数为复合型，结构对称，可见两种形态迥异的细胞成分；
- 普通痣细胞位于病变周围，核小，圆或椭圆形，胞浆少，无异形性；
- 大的上皮样黑素细胞多位于中央，聚集成团，核大圆，核仁明显，胞浆丰富呈双嗜色性，细胞膜清晰；
- 大的上皮样细胞可有轻至中度不典型性和少许分裂象；
- 常伴有淋巴细胞浸润。

免疫组化：

大的上皮样细胞 BAP1 核染色阴性，表达丧失，而其他细胞 BAP1 表达正常。

分子遗传：

- BAP1 失活可以是单纯体细胞突变所致，也可以来自遗传性基因突变；
- 多数病例同时含有 BRAF V600E 突变，并且 BRAF 突变存在于所有痣细胞中；但只有上皮样细胞含有 BAP1 突变。

临床特点：

青年多见，发病部位广泛，常为皮色或浅红色、高出皮面的丘疹或结节。偶发病例一般是 BAP1 体细胞失活突变导致。如果病人有多个病变，则需考虑 BAP1 遗传性突变，为常染色体显性遗传，易患多种恶性肿瘤，如恶性间皮瘤、恶性黑素瘤、肾细胞癌等，称为 BAP1 肿瘤易感综合征。

鉴别诊断：

与含有斯皮茨痣成分组合痣的鉴别依赖于 BAP1 免疫组化。应注意恶性黑素瘤有时也呈现 BAP1 突变和表达丧失，这类黑素瘤常具有斯皮茨样的组织学特点。

21.24　发育不良痣

发育不良痣（dysplastic nevus）也称为 Clark 痣、非典型痣。发育不良痣最初发现于恶性黑素瘤的家系，患者常有几十个甚至上百个临床上不典型的痣细胞痣。事实上，该病变在不具有黑素瘤家族史的普通人群中也不少见，但散发病例通常只有一个或几个发育不良痣。

组织病理特点：图 21.24-1、2、3、4、5

- 为复合型或交界型痣，其病理特征存在于交界成分，表现为结构异常和细胞异形性；
- 结构异常指表皮下方即交界部位的痣细胞巢大小不

等，向两侧延伸超越下方的皮内成分，巢之间单个黑素细胞增多；
- 偶见黑素细胞不仅在基底层，还上行至表皮下半部和病变中部；
- 真皮浅层轻度纤维化，有淋巴细胞和噬黑素细胞

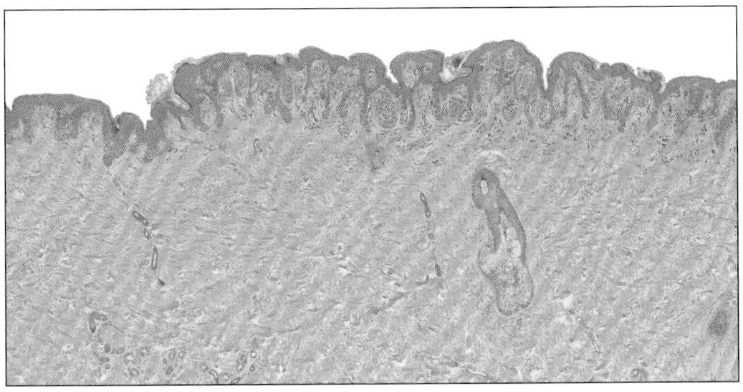

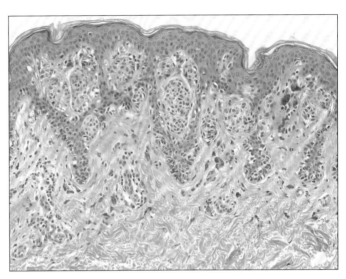

图 21.24-2　**发育不良痣，轻度**
黑素细胞仅有轻度异形性，核的大小与基底细胞核类似

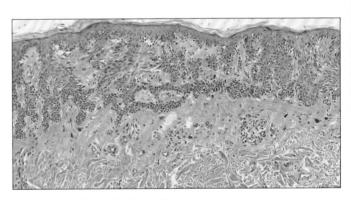

图 21.24-3　**发育不良痣，中度**
细胞呈中度异形性，核大小是基底细胞核的 1.5 倍左右

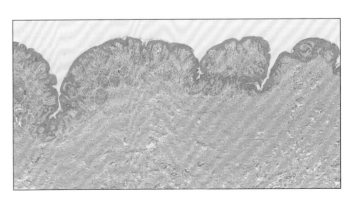

图 21.24-4　**发育不良痣，重度**
结构异常更广泛，真皮内成分仍有成熟化

图 21.24-1　**发育不良痣，轻度**
交界细胞巢形状分布不规则，贯连相邻棘突，伴有单个黑素细胞增加

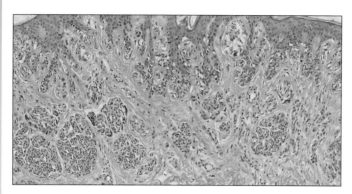

图 21.24-5   发育不良痣，重度
细胞有重度异形性，核大于基底细胞核的两倍

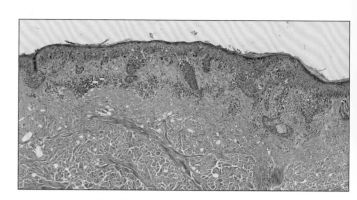

图 21.25-1   原位黑素瘤
不典型细胞形成单个细胞和不规则细胞巢，呈现密集汇合的雀斑样痣样生长和柏哲样播散

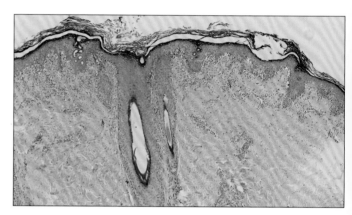

图 21.25-2   原位黑素瘤
表皮下层明显黑素细胞增生，部分呈巢状，多数密集不呈巢

浸润；

- 真皮内的痣细胞具有成熟化；
- 细胞异形性指核大，不规则，深染，核仁明显，偶见分裂象；
- 本病分为轻度、中度和重度；轻度仅有局部结构异常和轻微细胞异形性；重度则有明显核异形；中度介于二者之间。

临床特点：

发育不良痣一般大于 4 mm，边缘不甚清晰，结构不对称，颜色不一致，临床特点和黑素瘤有一定交叉。多发生在躯干，以中青年居多。

本病的临床意义：（1）需要与恶性黑素瘤相鉴别；（2）重度发育不良痣可能是黑素瘤的早期病变，应按照原位黑素瘤治疗处理；（3）有多个发育不良痣的患者，未来发生恶性黑素瘤的危险增加，应密切随访。

21.25   原位黑素瘤

原位黑素瘤（melanoma in situ）是黑素瘤的早期，肿瘤细胞仅局限于表皮内，无真皮浸润。原位黑素瘤不具备转移能力，完全切除后即可治愈。绝大多数的恶性黑素瘤起源于原位黑素瘤，熟悉其病理特点对黑素瘤的诊断很有帮助。不同的黑素瘤亚型，其原位肿瘤的病理特点也不相同，本节仅介绍它们的共同特点。

组织病理特点：图 21.25-1、2

- 表皮下部黑素细胞密集增生，单个细胞和细胞巢混杂；巢大小不均匀，形状不规则，有时融合形成巨大巢；巢内细胞松解，而不是紧密团块；

- 细胞异形性高，核大小形状不一，染色深，分裂象常见；
- 雀斑样痣样生长，指基底层单个黑素细胞呈密集汇合分布，向两侧水平延伸；
- 佩吉特病样播散，指黑素细胞以单个细胞或微小巢的形式向表皮上方移行。

免疫组化：

黑素细胞标志物，如 Melan-A、SOX10 染色有助于显示黑素细胞的生长方式，如密集汇合的雀斑样痣样生长、帕哲样播散等，有时可帮助诊断。

临床特点：图 21.25-3、4、5、6

和良性色素痣相比，其颜色不均，边界不清，形状不规则、不对称，直径一般大于 6 mm。皮损并不隆起皮肤表面。病变发展缓慢，无自觉症状，最终可发展成侵袭性黑素瘤。

鉴别诊断：

- 湿疹样癌即帕哲病：多见于乳房，也可见于乳房外如外阴、腋窝，是一种原位腺癌。本病的表皮内有

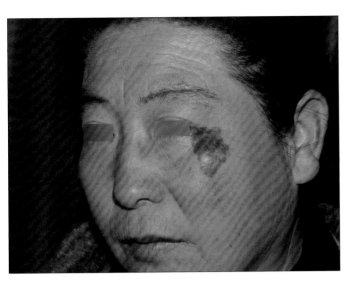

图 21.25-3　原位黑素瘤

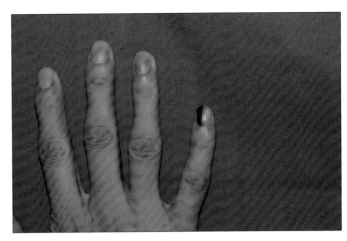

图 21.25-6　原位黑素瘤

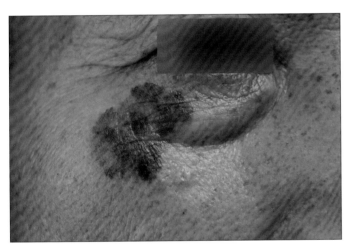

图 21.25-4　原位黑素瘤

呈帕哲样播散的肿瘤细胞。和原位黑素瘤相比，帕哲细胞形体大，胞浆丰富，有时含有黏液或形成导管样结构，而且瘤细胞分布于表皮全层，包括基底层、棘层和颗粒层。免疫组化染色 CK7 阳性，CEA、GCDFP15 也经常阳性；而原位黑素瘤则是 Melan-A、SOX10 阳性；

● 帕哲样原位鳞癌：不典型鳞状细胞或角质细胞可呈单个细胞、或团状、片状分布，常伴有角化过度和角化不全；免疫组化 HMWK、p63 阳性。

21.26　恶性黑素瘤

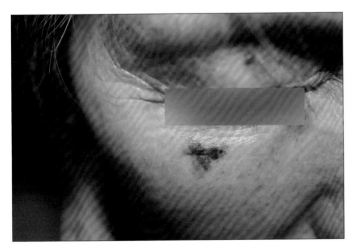

图 21.25-5　原位黑素瘤

　　恶性黑素瘤（malignant melanoma）简称恶黑，亦称黑素瘤。当没有"原位"这一定语时，指瘤细胞已经侵入真皮的黑素瘤。绝大多数黑素瘤起始于表皮和真皮交界处，首先形成原位黑素瘤，然后侵入真皮；偶尔也可原发于真皮。黑素瘤分型传统上是根据临床和病理组织学特点，包括浅表扩散型、恶性雀斑样痣型、结节型、肢端型、纤维硬化性、恶性蓝痣等。近年来，随着分子遗传学进展，在一些亚型中发现有较特异的基因突变。2018 版 WHO 黑素细胞肿瘤分类着重强调了肿瘤和紫外线照射之间的关系，并根据累积日晒损伤（cumulative sun damage，CSD），分为低 CSD（间断低度紫外线照射）、高 CSD（长期高度紫外线照射）以及与紫外线无关的黑素细胞肿瘤。它们发展的终点均为恶性黑素瘤。按照这个分类系统，浅表扩散型黑素瘤一般属于低 CSD 类，恶性雀斑样痣型和部分纤维硬化型黑素瘤为高 CSD 类，而和紫外线无关的则包括肢端型、部分结节型和黏膜黑素瘤等。本节首先介绍黑素瘤常见的共同组织学特点。

组织病理特点： 图 21.26-1、2、3、4、5、6、7

- 绝大多数病例表面有原位黑素瘤成分，在上一节已经描述。
- 真皮侵袭的肿瘤细胞成熟化丧失，从真皮浅层至深层缺乏生长结构和细胞形态的有序改变。
- 瘤细胞巢大小形状不均匀、不规则，常可见大的瘤细胞巢或融合成片。
- 黑色素数量不等、分布不均，有时整个瘤体无明显

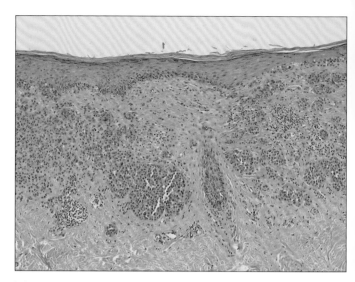

图 21.26-3　**恶性黑素瘤**
成熟化丧失，病变底部仍可见大的细胞巢

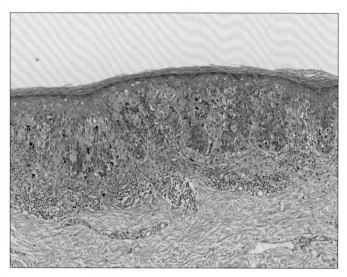

图 21.26-1　**恶性黑素瘤**
水平生长期，仅真皮浅层有少量单个细胞或微小细胞巢，无分裂象

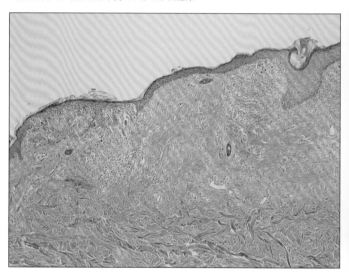

图 21.26-4　**恶性黑素瘤**
退化现象表现为肿瘤细胞的消失，纤维化，伴炎症细胞浸润

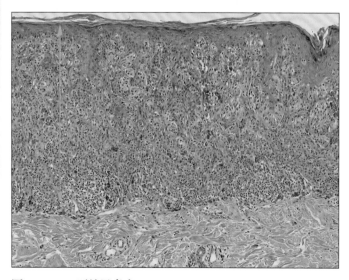

图 21.26-2　**恶性黑素瘤**
垂直生长期，真皮内大量细胞成巢；Breslow 厚度应从颗粒层测至最深处（绿色箭头）

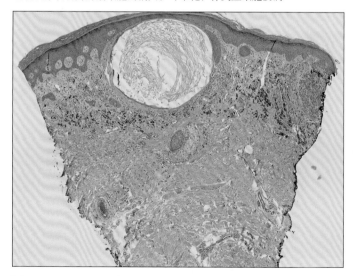

图 21.26-5　**恶性黑素瘤**
退化现象严重时大部分甚至全部肿瘤细胞都消失，该活检仅右侧边缘有少量残余细胞

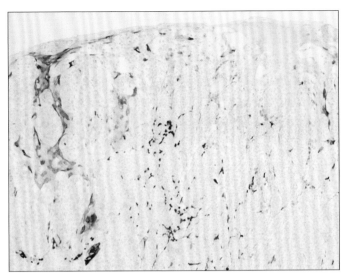

图 21.26-6 **恶性黑素瘤**
部分黑素瘤 P16 染色缺失（仅背景角质细胞和炎症细胞有局部染色）

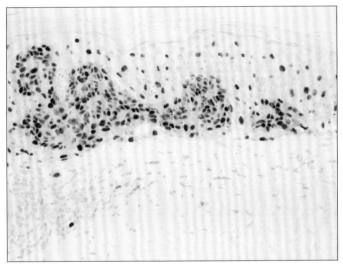

图 21.26-7 **恶性黑素瘤**
PRAME 染色在绝大多数黑素瘤中为阳性，可在一定程度上帮助疑难病例的鉴别诊断

色素，称无色素性黑素瘤。
- 瘤细胞异形性明显，核大小不一，形状不规则，有较多分裂象。
- 基质常见纤维化，有以淋巴细胞为主的炎性浸润。
- 水平生长期：指肿瘤细胞在表皮内和真皮浅层向两侧水平生长，无明显的下行侵袭。真皮浅层肿瘤细胞为单个细胞或小的细胞巢，巢的大小不超过交界部位细胞巢，而且无有丝分裂象。水平生长期的黑素瘤不会向远位转移。
- 垂直生长期：指肿瘤向下呈侵袭性生长，真皮内可见大的瘤细胞巢或多数散在的瘤细胞，并有丝状分

裂象。垂直生长期黑素瘤有转移的可能。
- 瘤体退化：指瘤细胞在炎症细胞攻击下消失，病理表现为纤维化，有炎症细胞浸润和噬黑素细胞，而黑素瘤细胞缺失。退化可限于瘤体局部，亦可广泛，偶尔整个肿瘤可完全退化消失。
- 浸润深度，亦称 Breslow 厚度：是黑素瘤最重要的预后指标和分期的主要依据。应从表皮颗粒层上缘至真皮最深处的肿瘤细胞，垂直于表皮测量。小于 1 mm 为 T1 期，1 ~ 2 mm T2，2 ~ 4 mm T3，大于 4 mm T4 期。卫星灶：指肿瘤细胞沿淋巴管局部转移的灶。卫星转移灶指肉眼可见的位于肿瘤主体 2 cm 以内的转移灶；微小卫星灶指肉眼不可见、显微镜下观察到的位于肿瘤两侧或下方，和肿瘤主体不相连的瘤细胞群。

免疫组化：
- 单纯依靠免疫组化并不能可靠地区分黑素瘤和良性色素痣，但有些标记可以辅助黑素瘤的诊断；
- 非特异性黑素细胞标记如 Melan-A、S100、SOX10，可以显示黑素细胞增生的范围和程度，帮助判断有无帕哲样播散、连续带状的汇合性雀斑样痣样生长等；
- HMB45 在良性皮内痣细胞一般由真皮浅层至深层染色强度逐渐减弱，而在黑素瘤中阳性区域常随机分布，在瘤体底部也可呈阳性；
- Ki67 是细胞增殖标记，黑素瘤中阳性细胞比例常大于 10%，良性色素痣中一般低于 5%；
- P16 在部分黑素瘤呈阴性即表达缺失，而在良性色素痣大多数细胞呈阳性，间有少数阴性细胞；
- PRAME 在绝大多数黑素瘤染色阳性，良性色素痣一般为阴性。

分子遗传：
- 不少黑素瘤有 BRAF 基因突变，最常见的是 V600E 点突变；含有该突变的晚期黑素瘤可使用 BRAF 抑制剂治疗。应注意多数良性色素痣也含有同样的 BRAF 突变，因此该突变对黑素瘤和良性色素痣的鉴别诊断没有价值。
- 比较基因组杂交及在此基础上开发的荧光原位杂交（FISH）检测，可以在一定程度上帮助疑难病例的诊断。

临床特点： 图 21.26-8、9、10
恶性黑素瘤大多为原发的蓝黑色结节、斑块，表面可有溃疡，晚期周围可出现卫星状色素斑点，系局部扩散或转移所致。少数可在原有痣细胞痣的基础上发生。

肿瘤一般较大，境界不清楚，患者大多为成年人；好发于日光暴露部位及掌跖、指端等。

下面讲述各个亚型的特点。

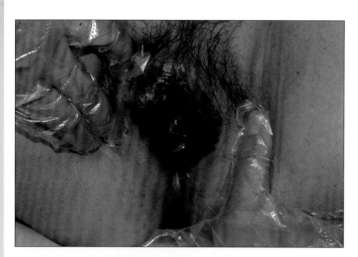

图 21.26-8　**发生在外阴部的黑素瘤**

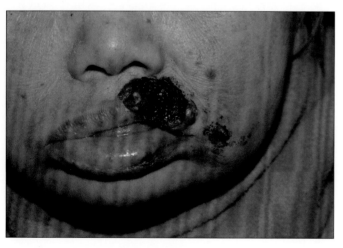

图 21.26-9　**发生在口唇部的黑素瘤**

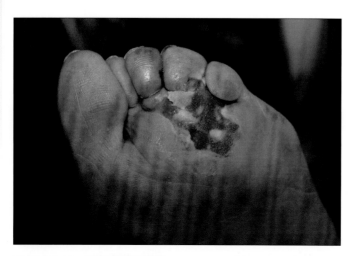

图 21.26-10　**无色素性黑素瘤**

21.26.1　浅表扩散型黑素瘤（superficial spreading melanoma）

浅表扩散型黑素瘤是白种人最常见的亚型，日灼伤和反复日晒是重要的致病因素。

组织病理特点：图 21.26.1-1、2

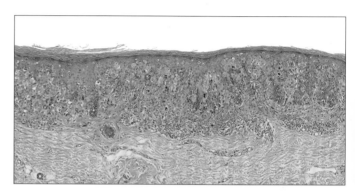

图 21.26.1-1　**浅表扩散型黑素瘤**
水平生长期，真皮浸润的肿瘤细胞位于乳头层内

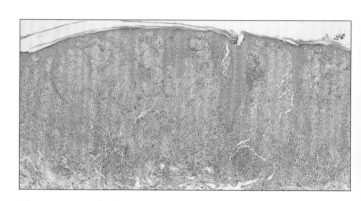

图 21.26.1-2　**浅表扩散型黑素瘤**
垂直生长期侵袭更深，可形成结节

- 原位期既有派帕哲样播散，又有雀斑样痣样生长；瘤细胞巢大小不等，异形性明显；
- 真皮浸润早期仅限于乳头层，无分裂象，属水平生长期，预后良好；
- 进入垂直生长期后预后变差。

临床特点：图 21.26.1-3、4

患者多为成年人，好发于躯干、四肢。病变边界不规则，呈黄褐色、棕色、黑色等，可隆起于皮肤表面。

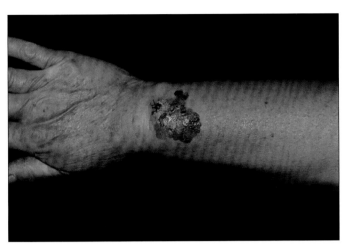

图 21.26.1-3　浅表扩散型黑素瘤

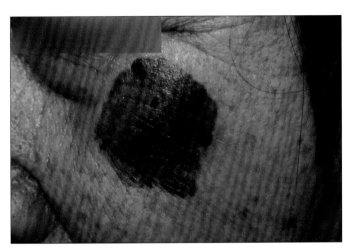

图 21.26.1-4　浅表扩散型黑素瘤

21.26.2　恶性雀斑样型黑素瘤
（ lentigo malignant melanoma ）

此病与长期紫外线照射密切相关。其原位期称为恶性雀斑样痣或恶性黑子（lentigo maligna）。该亚型发展缓慢，往往在恶性黑子阶段数年后才进展成侵袭性黑素瘤。

组织病理特点： 图 21.26.2-1、2、3、4、5

- 在原位期即水平生长期，位于基底层的黑素细胞向两侧广泛延伸，呈雀斑样痣样生长，细胞致密汇合，巢少见，帕哲样播散不明显，常侵入毛囊和汗腺导管；
- 细胞异形性变化较大，很多病例仅有轻度或中度核异形；
- 表皮常有轻度萎缩，真皮内有广泛日光弹性纤维变性；

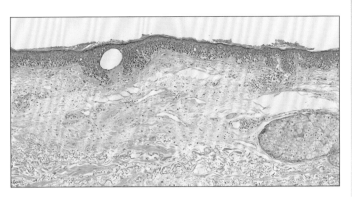

图 21.26.2-1　**恶性雀斑样型黑素瘤**
单个细胞为主在基底层致密汇合生长，细胞小，异形性低，真皮内日光弹性纤维变性

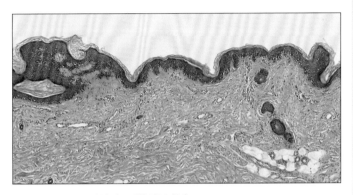

图 21.26.2-2　**恶性雀斑样型黑素瘤**
早期病变有时较细微，免疫组化可帮助凸显雀斑样痣样生长

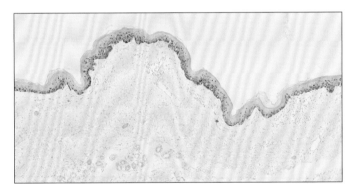

图 21.26.2-3　**恶性雀斑样型黑素瘤**
和上图为同一病例，Melan-A 染色更清楚地显示黑素细胞的致密汇合性生长扩散

- 在垂直生长即真皮侵袭阶段，除一般黑素瘤特点外，有时可见以下两种较特殊的组织形态；
- 有些病例瘤细胞小，异形性不明显，甚至有成熟化，易与良性色素痣混淆，但仔细观察可见细胞密集，核深染，形态和表面的原位成分相似；
- 有些病例瘤细胞呈梭形，基质呈纤维化，详见纤维硬化型黑素瘤。

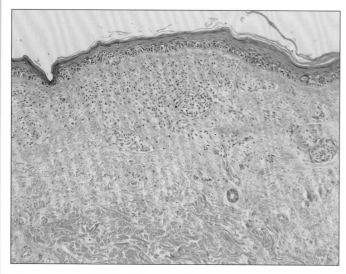

图 21.26.2-4　恶性雀斑样型黑素瘤
有时真皮侵袭成分主要由小的类似痣细胞的黑素细胞组成

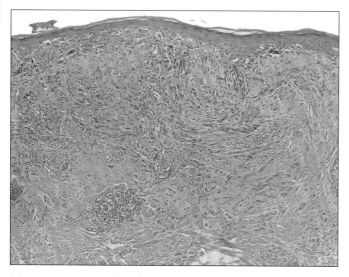

图 21.26.2-5　恶性雀斑样型黑素瘤
有些病例以梭形黑素细胞为主

临床特点：图 21.26.2-6、7、8

患者多为老年人，好发于长期日晒部位，尤其是头面部。病变为大的黑褐色斑片，颜色不均，边界不整，生长缓慢。

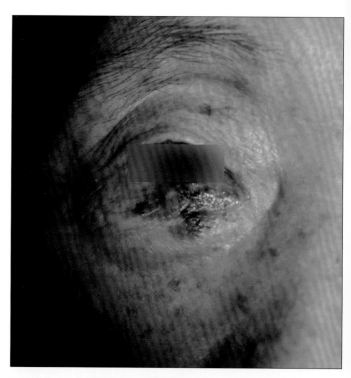

图 21.26.2-6　恶性雀斑样型黑素瘤

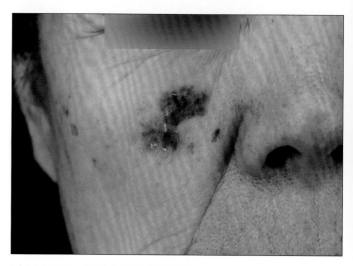

图 21.26.2-7　恶性雀斑样型黑素瘤

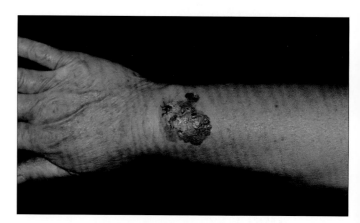

图 21.26.2-8　恶性雀斑样型黑素瘤

21.26.3 结节型黑素瘤（nodular melanoma）

该型无水平生长期，直接从垂直生长期开始在真皮内呈结节样生长。虽然其他各型在晚期也可形成结节，但不应诊断为结节型。

组织病理特点：图 21.26.3-1、2、3
- 表皮受下方肿瘤挤压常变平、萎缩。常有溃疡；
- 原位成分不明显，有时仅为基底层散在的少量不典型黑素细胞；

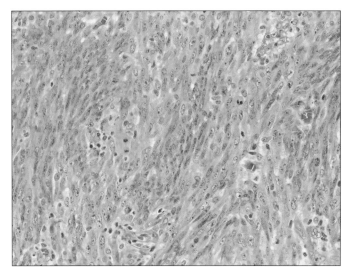

图 21.26.3-3　**结节型黑素瘤**
分化差的肿瘤，细胞可呈现多形性，类似恶性肉瘤

- 真皮内肿瘤细胞呈扩张性结节样生长，成熟化缺失，分裂象多见，异形性明显；
- 偶尔有病例分化极差，肿瘤细胞呈高度多形性，仅根据细胞形态难以判断其组织来源，需要免疫组化染色，以帮助与其他多形性恶性肿瘤作鉴别。

临床特点：图 21.26.3-4、5、6
瘤体为深色、隆起的结节，有时呈息肉样。生长迅速，出血、溃疡常见。肿瘤一般浸润深，预后差。

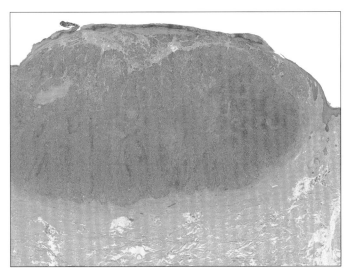

图 21.26.3-1　**结节型黑素瘤**
肿瘤形成扩张性结节，表面溃疡影响病理分期

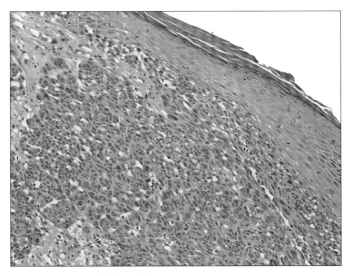

图 21.26.3-2　**结节型黑素瘤**
原位成分局限，在有溃疡的病变中可能无法找到

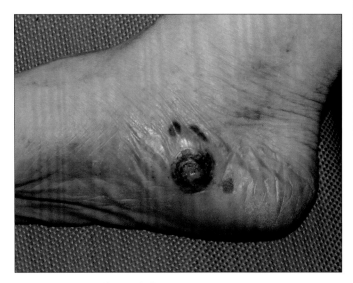

图 21.26.3-4　**结节型黑素瘤**

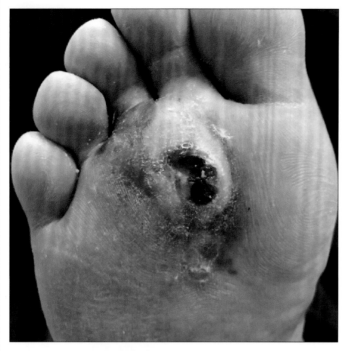

图 21.26.3-5　结节型黑素瘤

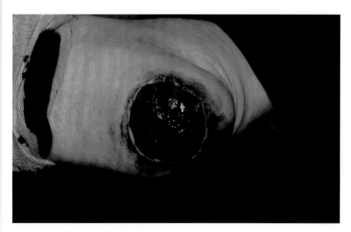

图 21.26.3-6　结节型黑素瘤

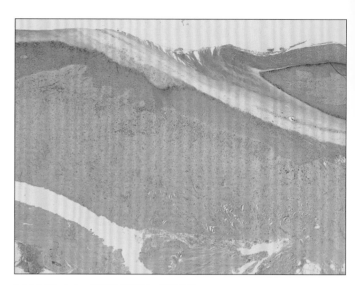

图 21.26.4-1　肢端黑素瘤，甲下型
该病例甲床、近端甲皱襞和甲母质均被涉及，甲板内含色素颗粒，真皮有广泛侵袭

图 21.26.4-2　肢端黑素瘤，甲下型
原位成分呈雀斑痣样生长；侵袭成分细胞异形性明显

21.26.4　肢端型黑素瘤（acral melanoma）

在我国和其他有色人种，肢端型黑素瘤是最为常见的黑素瘤亚型。发生在肢端，尤其是足跖、手掌、指趾腹侧及甲母。手足背的黑素瘤一般不归入此类。大多数病例具有雀斑样痣样生长方式，以单个细胞为主沿水平方向扩展，因此也称为肢端雀斑样痣样黑素瘤（acral lentiginous melanoma）。甲下黑素瘤多属于这种类型。

组织病理特点：图 21.26.4-1、2、3、4
- 原位期特点类似恶性黑子，在基底层以单个细胞为主向两侧水平延伸。

- 瘤体早期细胞密度低，可能不形成明显的密集汇合样生长，需与良性雀斑样痣、交界痣鉴别。
- 细胞异形性有时仅为低或中度，核深染，外形不规则，细胞常有树突。
- 甲下黑素瘤在原位期有时病理改变细微，易被误诊。正常甲母质中一般每 1 mm 有 12 ～ 20 个黑素细胞；如果数目明显增多，应考虑原位黑素瘤的可能。
- 对于怀疑甲下黑素瘤的病变，活检时应从甲母质部位，即病变的近端取材；远端甲板处可能只含有黑色素而没有肿瘤细胞。

临床特点：图 21.26.4-5、6、7、8、9

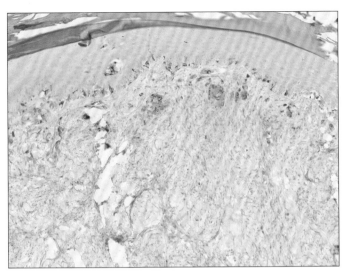

图 21.26.4-3　肢端黑素瘤，甲下型
Melan-A 免疫组化有助于观察细胞增生的程度和范围。当标本含甲板时，组织易发生折叠、脱落。使用甲软化剂处理后的标本，应注意免疫组化染色可能出现假阴性

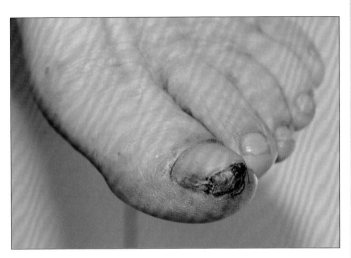

图 21.26.4-5　肢端型黑素瘤

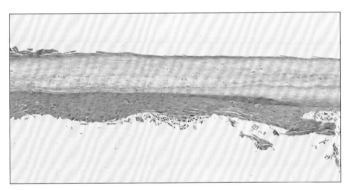

图 21.26.4-4　肢端黑素瘤，甲下型
有时活检标本仅包含甲板和甲床上皮浅层，容易漏诊。甲板内的黑素颗粒，及甲床上皮中散在的黑素细胞是诊断的重要线索

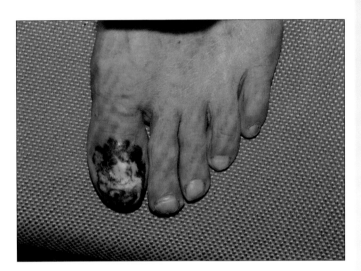

图 21.26.4-6　肢端型黑素瘤

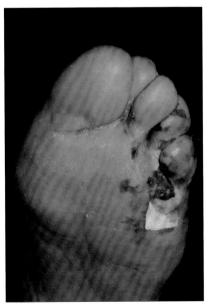

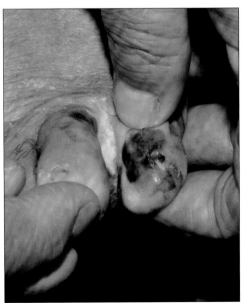

图 21.26.4-7　肢端型黑素瘤

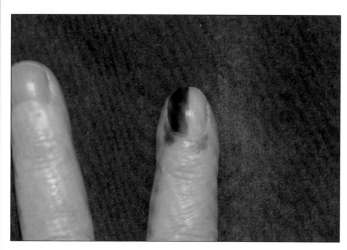

图 21.26.4-8　肢端型黑素瘤
呈水平方向生长

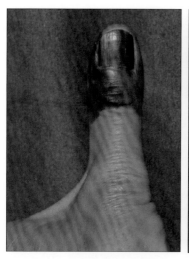
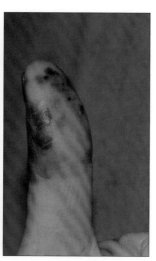

图 21.26.4-9　肢端型黑素瘤
从水平方向扩散至出现垂直侵袭性生长

多见于中老年人，早期为边界不清，不规则的黑褐色斑，垂直生长期可形成结节、溃疡。甲下黑素瘤开始为纵向黑甲，逐渐扩展至整个甲板，并侵犯甲旁皮肤。

鉴别诊断：

早期原位肿瘤和肢端交界痣的鉴别有时较困难，需要结合临床特点，根据细胞密度、异形性、分裂象等加以区别。肢端交界痣也可以有帕哲样播散，但其上行黑素细胞数目少，分布局限。

21.26.5　纤维硬化型黑素瘤
（desmoplastic melanoma）

该型特点是基质呈广泛纤维硬化，黑素细胞呈梭形，异形性低。有的病例在表皮内有原位黑素瘤成分，

对诊断很有帮助；但约半数病例缺乏原位黑素瘤，易误诊。

组织病理特点：图 21.26.5-1、2、3

- 真皮内广泛纤维化、胶原纤维增粗为低倍镜下的显著特点；
- 梭形瘤细胞增生，密度较低，为散在单个细胞，胞浆内一般不含色素，类似成纤维细胞；
- 高倍下有些瘤细胞可见核深染和轻度异形性；
- 瘤体内常有炎症细胞浸润，包括淋巴细胞和浆细胞，对诊断有提示作用；
- 原位黑素瘤成分如果存在，一般为恶性黑子或非典型雀斑样痣样增生；

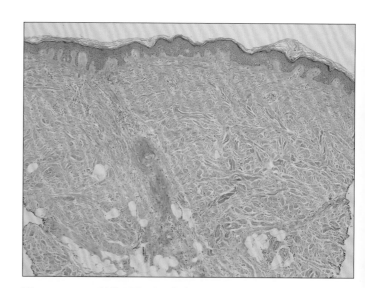

图 21.26.5-1　纤维硬化型黑素瘤
低倍镜下易误诊为瘢痕，尤其在不含原位黑素瘤成分的病例

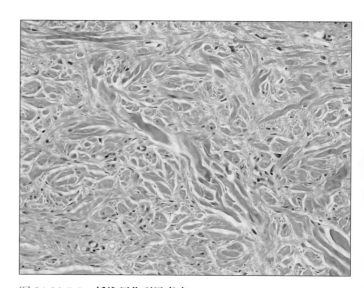

图 21.26.5-2　纤维硬化型黑素瘤
高倍镜下梭形细胞异形性较低，但仍可见核深染，形状不规则等不典型特点

图 21.26.5-3　纤维硬化型黑素瘤
S100 染色。S100 和 SOX10 对该型黑素瘤敏感性高，而 Melan-A、HMB45 通常为阴性

- 梭形细胞黑素瘤是指瘤体以梭形细胞为主要成分，但无明显纤维硬化的黑素瘤。

免疫组化：
多数病例仅 S100、SOX10 阳性，其他黑素细胞标记如 Melan-A、HMB45 通常为阴性。

分子遗传：
常有 NF1 基因突变，通常无 BRAF、NRAS 突变。

临床特点：
多见于老年人。好发于长期日光暴露部位，如头面、颈部。为隆起皮肤表面、境界不清的结节或斑块，多数无明显色素增加，临床上类似瘢痕。有些病例在恶性黑子基础上发生。由于临床表现易被忽略，确诊时肿瘤往往较大较深。但预后要好于同样深度的其他类型黑素瘤。

鉴别诊断：
由于细胞异形性轻，易被误诊为良性病变如瘢痕组织、硬化性蓝痣等。

21.26.6　恶性蓝痣（malignant blue nevus）

此病是一种完全位于真皮内，无原位黑素瘤成分，并具有一些蓝痣或细胞型蓝痣形态学特点的黑素瘤。多数病例在原有蓝痣或细胞型蓝痣基础上发生。2018 年 WHO 分类建议使用"发生于蓝痣的黑素瘤"代替恶性蓝痣。

组织病理特点：
- 真皮内高度异形的梭形和上皮样黑素细胞弥漫生长，界限不清；
- 瘤细胞常大片致密和形成结节，分裂象多，有时有肿瘤坏死；
- 色素分布不均，有些区域可见大量粗大深染的色素颗粒，有些区域无色素；
- 表皮内无原位黑素瘤成分；
- 肿瘤边缘或背景中常可找到原发的蓝痣或细胞型蓝痣成分。

免疫组化：
- 部分病例 BAP1 核染色缺失，而背景中蓝痣成分 BAP1 染色正常；
- Ki67 阳性率常大于 20%。

分子遗传：
- 与蓝痣类似，一般不含 BRAF 突变，但常有 GNAQ、GNA11、PLCB4、或 CYSLTR2 突变；背景中的蓝痣或细胞型蓝痣成分也含有同样的基因突变。
- 其他基因突变如 BAP1、SF3B1。

临床特点：
见于成人，好发部位为头皮、面部、背、臀等。常在原有的蓝痣或细胞型蓝痣基础上发生，偶尔在正常皮肤上出现。为较大的深蓝色结节，质硬，表面可有溃疡。

鉴别诊断：
- 其他类型黑素瘤，在瘤体较大并伴有局部退化时，也可出现梭形细胞和大量黑素，与恶性蓝痣在病理上类似。但这些肿瘤表面通常有原位黑素瘤成分，也无法找到原发的蓝痣或细胞型蓝痣；
- 转移性黑素瘤，诊断有赖于病史。另外，恶性蓝痣不含 BRAF V600E 突变，如果该突变存在则可排除恶性蓝痣。

（宋　杰）

22
神经组织肿瘤

神经及皮肤中的黑素细胞均起源于神经嵴，故皮肤的神经组织肿瘤起源于神经嵴。皮肤中有感觉神经和运动神经。感觉神经末梢分枝至真皮乳头，有些至真皮网状层及皮下组织。运动神经末梢支配立毛肌、外泌汗腺和顶泌汗腺。皮肤中有周围神经，每一根周围神经由很多神经束组成。皮肤的神经功能单位是神经纤维。轴索被神经内膜包绕，很多轴突及其神经内膜构成神经束，由神经束膜包绕。很多神经束被神经外膜包绕即周围神经。神经纤维分有髓鞘神经纤维和无髓鞘神经纤维两种，两者的区别仅在于有否被髓鞘所包绕。两者均有轴

突，施万（Schwann）细胞，外面有基底膜。HE 染色不能见轴索，仅能见施万细胞的胞核，呈特征性的蛇形或 S 形（图 22.0-1）。用 Bodian 染色或其他特殊染色可显示轴突。

皮肤和皮下脂肪的神经肿瘤来源于周围神经或其神经皮肤终末器官。皮肤的神经肿瘤有神经瘤及神经鞘瘤。肿瘤中有神经纤维成分者为神经瘤，仅有神经内膜或神经束膜的结缔组织成分者为神经鞘瘤。有三种主要细胞构成了周围神经鞘：神经束膜细胞，施万细胞和成纤维细胞。神经束膜细胞产生神经束膜

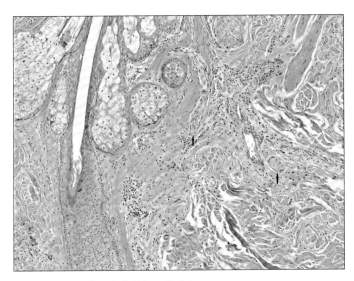

图 22.0-1　**皮肤正常小神经（箭头）**

（perineurioma）。施万细胞产生三种主要的皮肤神经肿瘤：神经瘤，神经鞘瘤和神经纤维瘤。本章还将讨论神经胶质细胞和脑膜疝及异位所导致的肿瘤。神经内分泌癌（Merkel 细胞癌）现归属于表皮起源的肿瘤。

构成周围神经各种细胞有不同的免疫组化特点，为鉴别不同神经肿瘤的基础。神经束膜细胞（perineurial cell）EMA（图 22.0-2）、Ⅳ 型胶原、Claudin-1 阳性，但 S100、CD57、NSE 阴性。而施万细胞 EMA 阴性，但 S100、SOX10 和 CD57 强阳性。有些施万细胞，特别是无髓鞘神经纤维的施万细胞可表达胶质细胞原纤维酸性蛋白（GFAP，Glial Fibrillary Acidic Protein）。有髓鞘神经纤维的髓鞘表达髓鞘碱性蛋白（myelin basic protein），轴索为神经丝（neurofilament）阳性。最后，神经内膜

的梭形细胞表达成纤维细胞的标志 CD34。

22.1　神经纤维瘤

神经纤维瘤（neurofibroma）为最常见的良性外周神经鞘瘤。由外周神经的多种细胞成分混合组成，如施万细胞、神经内膜的成纤维细胞、神经束膜细胞、轴突及小神经。

组织病理特点：图 22.1-1、2、3
* 瘤体小，境界清楚，染色较浅；

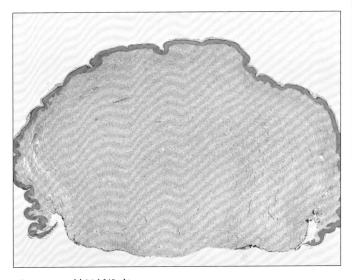

图 22.1-1　**神经纤维瘤**
位于真皮内的瘤体结节，境界清楚，但无包膜

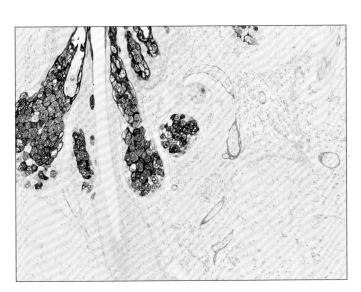

图 22.0-2　**EMA 免疫组化**
显示小神经有 EMA 阳性的神经束膜细胞包绕。皮脂腺也 EMA 阳性

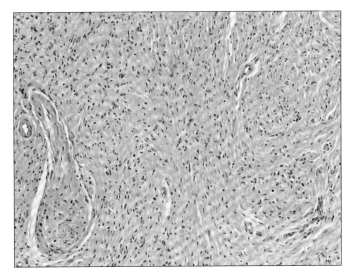

图 22.1-2　**神经纤维瘤**
瘤体由均匀一致的梭形细胞组成，间质为纤细疏松的胶原。左侧可见一小神经束

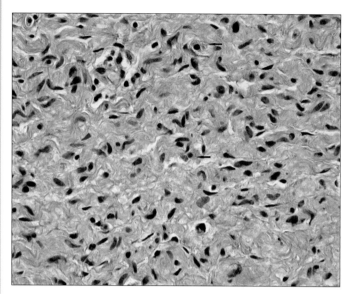

图 22.1-3 神经纤维瘤
梭形细胞的核纤细，两端尖，呈波浪状或"S"形，间质内常见肥大细胞（箭头）

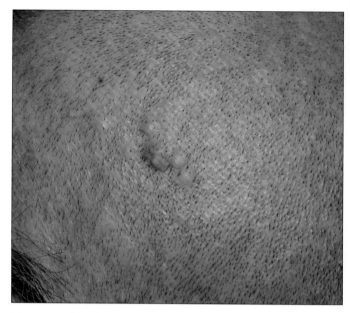

图 22.1-4 神经纤维瘤

- 瘤内含多数呈 S 形和蛇形核、胞浆淡粉染的梭形细胞，疏松杂乱排列；
- 肿瘤基质可呈黏液状，纤细丝状，胶原状，甚至硬化状；
- 瘤体内可见多数散在分布的肥大细胞和小神经；
- 无明显核异形性，核分裂象罕见；
- 其他亚型：黏液型、黑素型、上皮样、脂肪瘤样和混合型（如与施万细胞瘤混合，与神经束膜细胞瘤混合）等。

免疫组化：

- 梭形细胞 S100、SOX10 阳性（施万细胞，占 50% ～ 60% 的瘤内细胞）；
- CD34 染瘤内的成纤维细胞，可呈典型的指纹样排列，有助于和纤维硬化型恶性黑素瘤鉴别。

临床特点： 图 22.1-4、5

单发、质地柔软的丘疹或结节，肉色。半球形或带蒂。触之有疝囊感，扣眼征（buttonhole sign）。一般无自觉症状。多发型见于神经纤维瘤病。

鉴别诊断：

- 神经样痣：通常可见残留的痣细胞。如没有痣细胞，则很难和神经纤维瘤区分。
- 斑块期的隆突性纤维肉瘤：活检浅表时和神经纤维瘤鉴别有一定困难。免疫组化其瘤细胞 S100 阴性，而 CD34 弥漫阳性有助于与神经纤维瘤鉴别。

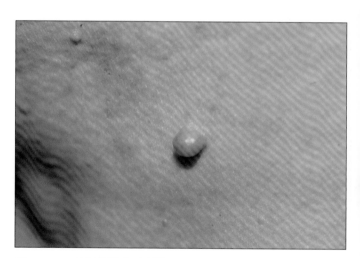

图 22.1-5 神经纤维瘤（颈前）

22.2 弥漫性神经纤维瘤

组织病理特点： 图 22.2-1、2、3、4

- 弥漫性神经纤维瘤（diffuse neurofibroma）瘤体位于真皮及皮下组织，弥漫性浸润，但不侵及皮肤附属器；
- 瘤体为典型神经纤维瘤表现；但基质多为胶原性，而非黏液性；
- 可见许多麦氏（Meissner）小体样的结构为本病特点；
- 可见散在肥大的神经束；

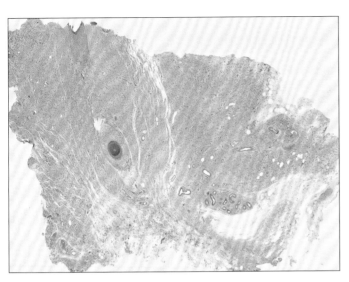

图 22.2-1　弥漫性神经纤维瘤
肿瘤弥漫性浸润真皮及皮下组织，皮肤附属器不受累

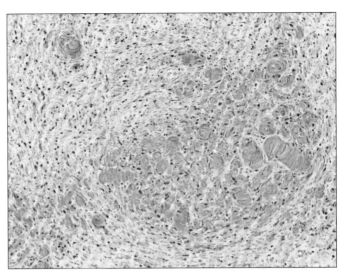

图 22.2-4　弥漫性神经纤维瘤
免疫组化 S100 凸显洋葱皮样的麦氏样小体。周围的梭形细胞核和胞浆均呈阳性，细胞界限不明显

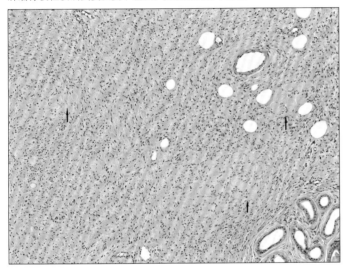

图 22.2-2　弥漫性神经纤维瘤
与神经纤维瘤相似，瘤体由梭形细胞组成。特点是瘤体内可见多数洋葱皮样、淡粉染的麦氏（Meissner）样小体（箭头）

- 累及皮下组织时可呈蜂巢样，需与隆突性皮肤纤维肉瘤鉴别。

免疫组化：
- S100 阳性（50% 瘤内细胞阳性），CD34 呈不同程度的染色（染成纤维细胞）；
- 偶有黑素细胞分化，局灶性 Melan-A 和 HMB45 阳性的细胞，但不超过 10%。

临床特点：
　　本病为神经纤维瘤的一个亚型，与 I 型神经纤维瘤病（type I Neurofibromatosis）有关。儿童和年轻人多见，好发于头颈和躯干。表现为境界不清的斑块，直径可达 1 ～ 50 cm。约 20% ～ 30% 患者有神经纤维瘤病。少数病例（约 5%）可发生肉瘤恶变。

22.3　丛状神经纤维瘤

组织病理特点：
- 丛状神经纤维瘤（plexiform neurofibroma）肿瘤大，可深达皮下组织或更深，境界不清；
- 肿瘤呈典型神经纤维瘤改变，常类似弥漫性神经纤维瘤；
- 瘤体内可见多数弯曲、肿胀、大的神经束，内含轴索、施万细胞、成纤维细胞增生，有神经束膜包绕；
- 神经束常有明显的黏液变性。

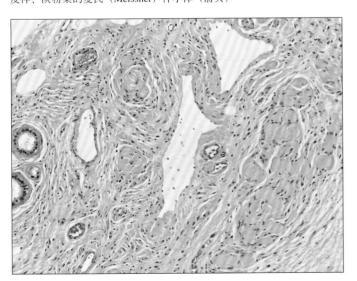

图 22.2-3　弥漫性神经纤维瘤
高倍镜下麦氏样小体的结构

免疫组化：

- 和神经纤维瘤相同。

临床特点： 图 22.3-1、2

本病是 I 型神经纤维瘤病（NF I）的典型损害，累及主要神经干和其分支。神经纤维瘤病（NF）是一个遗传性皮肤病。皮肤病变如咖啡斑在出生时或生后不久就可见，神经纤维瘤至青春期后出现，多发，大小不一，从数毫米至数厘米，甚至更大，皮色或淡褐色，质柔软，有的触之有疝囊样感觉，一般无自觉症状。丛状神经纤维瘤好发于头颈部，瘤体可巨大。5% 丛状神经纤维瘤可发生肉瘤恶变。

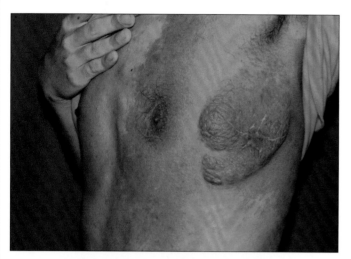

图 22.3-1　**丛状神经纤维瘤（为神经纤维瘤病患者）**

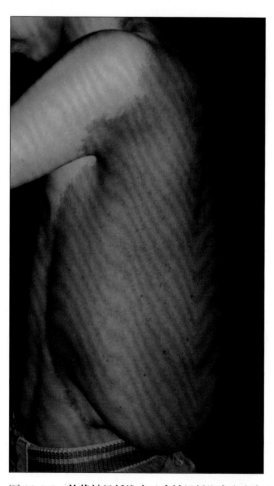

图 22.3-2　**丛状神经纤维瘤（为神经纤维瘤病患者）**

22.4　神经鞘瘤

神经鞘瘤（neurilemmoma）又称施万细胞瘤（schwannoma），是由施万细胞所形成的肿瘤。

组织病理特点： 图 22.4-1、2、3、4、5、6

- 肿瘤境界清楚、边缘平滑，有包膜，位于皮下组织或真皮。
- 在瘤体周边可见肿瘤的起源神经。
- 瘤细胞呈梭形，核长呈波浪形，两端尖，胞浆嗜酸性。
- 瘤体内同时有两相即 Antoni A 和 Antoni B 的表现：

Antoni A 区：为致密梭形细胞，以 Verocay 小体为特点。Verocay 小体为两排成栅栏状排列的施万细胞核，中间由均一嗜酸染的细胞质相隔。

Antoni B 区：细胞密度低。基质水肿，黏液沉积，血管扩张，含少许梭形细胞，可出现一些小囊腔，为退行变性改变。

- 间质扩张的小血管常出现管壁透明变性。

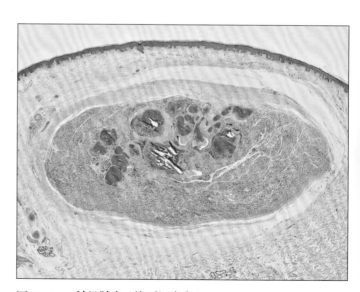

图 22.4-1　**神经鞘瘤（施万细胞瘤）**
真皮内由梭形胞组成的肿瘤结节，境界清楚，周围有包膜

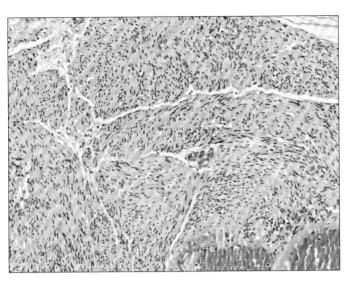

图 22.4-2　神经鞘瘤
梭形细胞呈束状排列，形成 Verocay 小体。右下可见血管壁透明变性

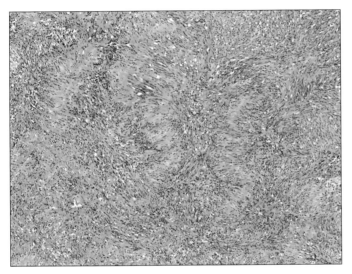

图 22.4-3　神经鞘瘤
另一例 Antoni A 区，示梭形细胞组成的多数 Verocay 小体

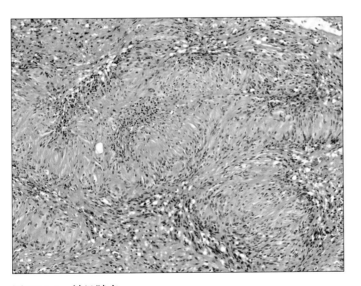

图 22.4-4　神经鞘瘤
高倍镜 Antoni A 区，梭形细胞核栅栏状排列形成 Verocay 小体

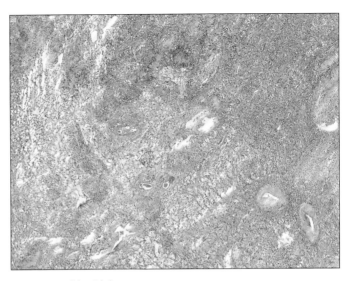

图 22.4-5　神经鞘瘤
Antoni B 区，间质水肿，梭形细胞稀疏，血管增多，有些管壁增厚呈玻璃变性（右下）

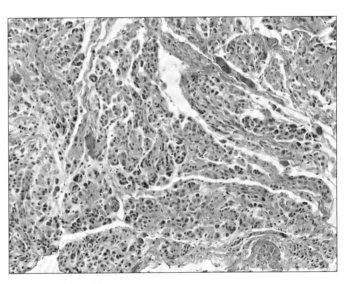

图 22.4-6　神经鞘瘤
上皮样施万细胞瘤，瘤细胞呈上皮样

- 偶可见核深染，具有多形性的梭形细胞，为退行性变造成，核分裂象少见。

免疫组化：
- 梭形细胞 S100（胞核及胞浆）、SOX10（胞核）阳性；
- 肿瘤包膜有 EMA 阳性的神经束膜细胞。

施万细胞瘤有多种病理亚型。"古代"型施万细胞瘤（Ancient Schwannoma），具有广泛的退行性变，特别是细胞核的退行性变类似细胞不典型性，如核深染、多形性、核内假性胞浆包涵体等，有时会误认为恶变。细胞型施万细胞瘤表现为致密的梭形细胞，呈交织束状、车辐状分布，无 Verocay 小体，有轻度细胞异形性和少许核分裂象，但临床为良性。丛状施万细胞瘤表现为多发、结节性施万细胞增生，有轻度细胞异形性，没有或仅有局灶 Antoni B 区。上皮样施万细胞瘤其施万细胞为上皮样，呈巢状和绳索状排列，可见少数核分裂象。

临床特点：图 22.4-7

一般为单发的皮下结节，可隆起皮面，质中、境界清楚。常沿外周神经或颅神经走行方向，好发于四肢、头颈部。一般无自觉症状。有时因瘤体较大，压迫神经出现麻木、疼痛感觉。本病系良性肿瘤，极少恶变。多发性肿瘤可见于 Ⅱ 型神经纤维瘤病（NF Ⅱ）。前庭施万细胞瘤是 Ⅱ 型神经纤维瘤病（NF Ⅱ）的标志。

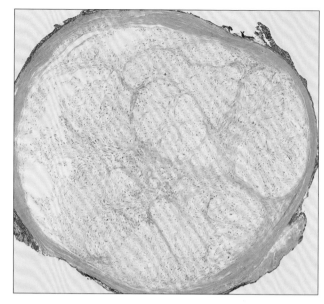

图 22.5-1 **神经鞘黏液瘤**
肿瘤境界清楚，内含多个黏液性结节，结节间有纤维间隔

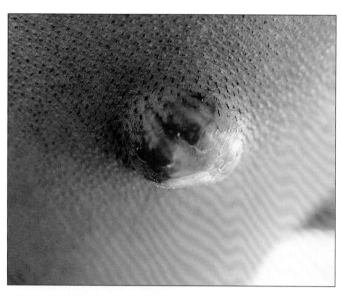

图 22.4-7 **神经鞘瘤（施万细胞瘤）**

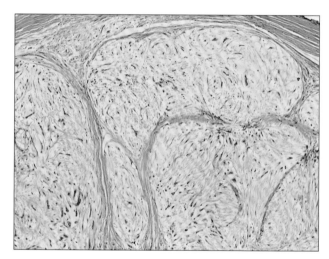

图 22.5-2 **神经鞘黏液瘤**
黏液性结节内有稀疏梭形细胞，呈旋涡状排列

22.5 神经鞘黏液瘤

组织病理特点：图 22.5-1、2、3

- 神经鞘黏液瘤（nerve sheath myxoma/neurothekeoma）真皮内多发黏液性结节，内含少量 S 形、梭形或星形核的施万细胞；
- 施万细胞呈旋涡状、板层状及向心性生长，也可见合胞体样生长；
- 结节间有纤维间隔。

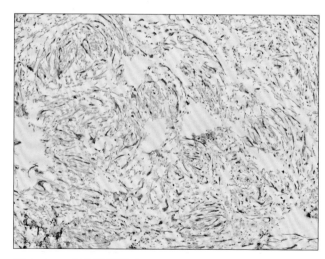

图 22.5-3 **神经鞘黏液瘤**
免疫组化梭形细胞 S100 阳性

免疫组化：

- 肿瘤细胞 S100、SOX10 阳性，但 NKI/C3（CD63）阴性。

临床特点：

为轻度隆起皮面的结节或小肿物，以四肢较为多见，特别是肢端如手指。无自觉症状，生长缓慢。为良性肿瘤。

细胞型神经鞘黏液瘤（cellular neurothekeoma）最初认为来源于神经鞘，现在认为起源于成纤维细胞，因而不在此章节讨论。详见第 23 章。

22.6　孤立性限局性神经瘤

孤立性限局性神经瘤（solitary circumscribed neuroma）又称栅状有包膜的神经瘤（palisaded encapsulated neuroma，PEN）。本病是起源于小神经的神经瘤。组织学来源于施万细胞、轴突和神经束膜细胞。

组织病理特点： 图 22.6-1、2、3

- 肿瘤结节位于真皮浅层，境界清楚，外有结缔组织"包膜"，内含神经束膜细胞；
- 梭形的施万细胞呈束状交织排列，束间可见裂隙，核有时排列成栅状；
- 约 50% 病例在瘤体周边可见原有的神经；
- 以 Bodian 染色示瘤体中有较多神经轴突，是真正的神经瘤；

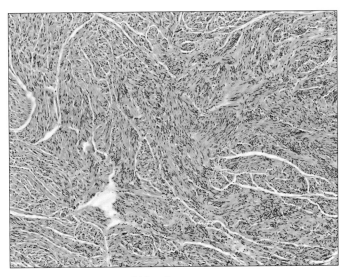

图 22.6-2　**孤立性限局性神经瘤**
梭形细胞排列成束状，束间有裂隙

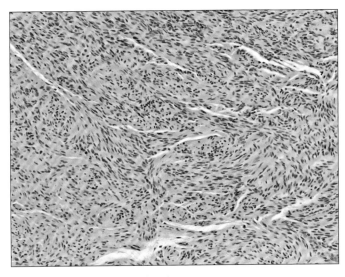

图 22.6-3　**孤立性限局性神经瘤**
细胞核长形呈波浪状、两端变尖，胞浆淡染。细胞核没有明显的栅状排列

免疫组化：

- 施万细胞 S100、SOX10 阳性。位于包膜内的神经束膜细胞 EMA 阳性，散布于瘤体内的神经轴突神经丝阳性。

临床特点： 图 22.6-4

为限局性境界清楚的丘疹或结节，质硬，好发于中老年人的头颈部，特别是面中部。直径一般小于 1 cm。无症状或有轻微压痛。一般无外伤史。

鉴别诊断：

- 需和神经纤维瘤和施万细胞瘤鉴别。孤立性限局性神经瘤有神经轴突，瘤体内有裂隙，一般容易鉴别。

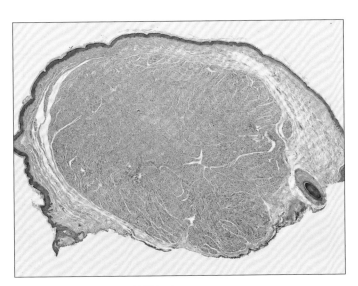

图 22.6-1　**孤立性限局性神经瘤**
真皮内肿瘤结节，境界清楚，有很薄的包膜

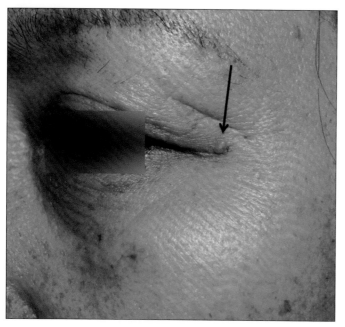

图 22.6-4　孤立性限局性神经瘤（栅状有包膜的神经瘤）

22.7　皮肤神经束膜瘤

皮肤神经束膜瘤（cutaneous perineurioma）为神经束膜细胞（perineurial cells）增生的良性神经鞘瘤。有两种主要类型。神经内神经束膜瘤（intraneural perineurioma）罕见，肿瘤位于神经内，有典型的"洋葱皮样"组织学变化，受累神经肿胀。神经外神经束膜瘤（extraneural perineurioma）则较常见，亚型可包括皮肤型、软组织型、硬化型，及与其他神经肿瘤并存的混合型（hybrid）等。

组织病理特点：图 22.7-1、2、3、4、5、6、7、8、9、10、11

- 瘤体位于真皮，境界清楚，无包膜；
- 瘤细胞呈细长梭形，核弯曲、两端变细；
- 梭形细胞或呈多层平行排列，或呈旋涡状、洋葱皮样环层排列，或车辐状排列；
- 瘤细胞也可为上皮样；
- 间质有不同程度的纤维化或硬化；
- 无细胞异形性，无核丝分裂象；
- 硬化型肿瘤间质为致密、透明变性的胶原，内有索状、洋葱皮样的上皮样细胞或梭形细胞。

免疫组化：

- EMA 阳性，通常局灶，染色也较弱；多数病例可

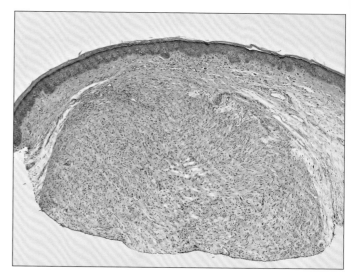

图 22.7-1　**皮肤神经束膜瘤**
真皮内境界清楚的结节，无包膜。由致密梭形细胞组成

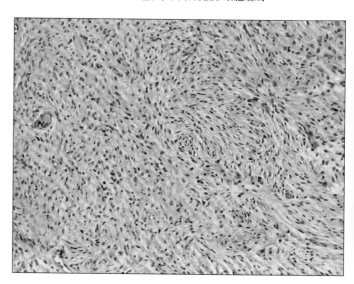

图 22.7-2　**皮肤神经束膜瘤**
梭形细胞核长，两端尖，胞浆细长粉染，呈旋涡状排列

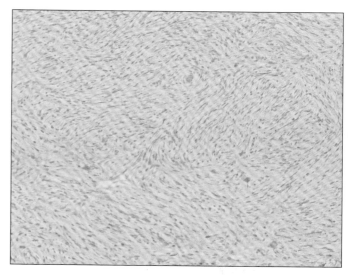

图 22.7-3　**皮肤神经束膜瘤**
免疫组化显示梭形细胞 EMA 弱阳性。S100 阴性（未显示）

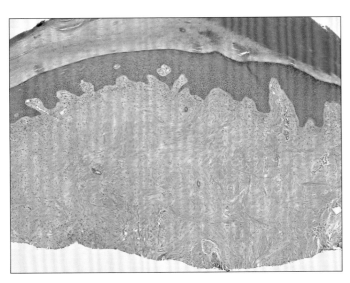

图 22.7-4 皮肤神经束膜瘤
真皮胶原较致密，内有旋涡状排列的梭形细胞

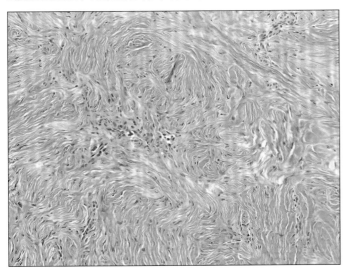

图 22.7-5 皮肤神经束膜瘤
梭形细胞核弯曲、胞浆细长，旋涡状或成束平行排列

图 22.7-6 皮肤神经束膜瘤
硬斑型，位于指端。真皮透明变性的致密胶原组织，胶原间有索状排列
的上皮样和梭形细胞

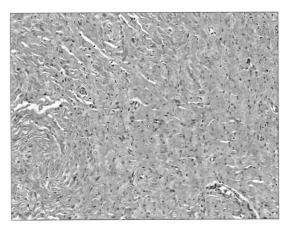

图 22.7-7 皮肤神经束膜瘤
硬斑型。高倍镜下索状排列的上皮样和梭形细胞

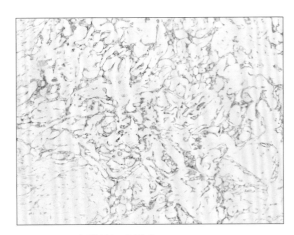

图 22.7-8 皮肤神经束膜瘤
索状排列的上皮样细胞 EMA 阳性。S100 阴性（未显示）

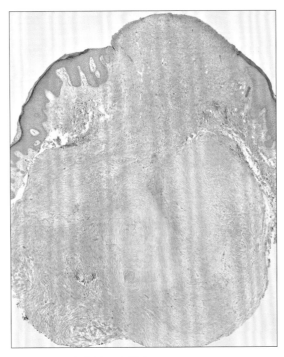

图 22.7-9 皮肤神经束膜瘤
真皮内软组织型。真皮内多个结节，境界清楚

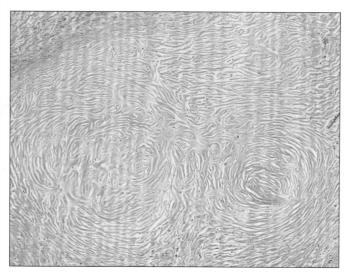

图 22.7-10　皮肤神经束膜瘤
真皮内软组织型。梭形细胞呈典型的旋涡状、指纹状排列

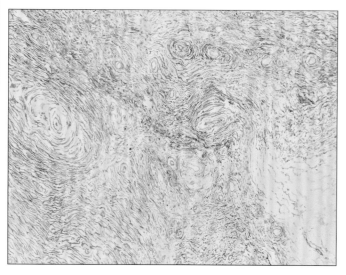

图 22.7-11　皮肤神经束膜瘤
CD34 染色呈特征性的指纹样模式。此模式也可见于神经纤维瘤

有 claudin-1 和 GLUT1 阳性；
● 瘤细胞 S100 阴性；
● 部分病例特别是软组织型（60% 的病例）局部或弥漫 CD34 阳性，可呈典型的指纹样模式；
● 硬化型 30% 病例有局部 CK 阳性。

临床表现：
女性常见。为单发的丘疹或结节，直径一般小于 1 cm。好发于下肢，其次为上肢和躯干，少数发生在头颈部。硬化型主要发生在手指和手掌。软组织型发生于皮下组织，瘤体较大。良性，切除后很少复发，恶变极为罕见。

22.8　皮肤颗粒细胞瘤

颗粒细胞瘤是来源于神经外胚层的一种良性肿瘤。胞浆内的颗粒性由于二级溶酶体增多所致。

组织病理特点： 图 22.8-1、2、3、4、5、6
● 皮肤颗粒细胞瘤（skin granulosa cell）瘤体境界不清，呈浸润性增长，位于真皮内，常累及皮下脂肪浅层。
● 瘤细胞成片分布，有时亦可成索、或单个分布在胶原束间。
● 瘤细胞较大，多角形，胞膜清晰，胞浆丰富、淡染、嗜酸性，内含细小颗粒（溶酶体），这些颗粒 PAS 抗淀粉酶阳性；核小，位于细胞中央。
● 胞浆内可见较大的球形嗜酸小体，有透明晕环绕。这些是巨型溶酶体颗粒。
● 瘤细胞形状大小一致，无非典型性，偶见核分裂象。
● 瘤体上方表皮常呈显著假上皮瘤样增生，为本病的一个特征。
● 常见瘤细胞浸润神经周围，也可浸润立毛肌，但并非恶性指征。

免疫组化：
● S100、SOX10、CD68、NKI/C3 阳性（CD63，溶酶体标记）；
● MITF 核强阳性较常见，HMB45 阴性，Melan-A 罕有局部阳性。

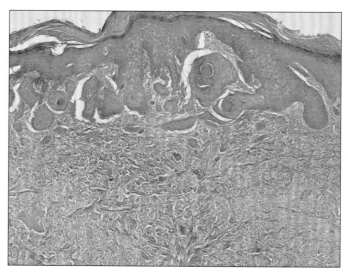

图 22.8-1　皮肤颗粒细胞瘤
真皮内瘤细胞弥漫浸润，表皮呈明显的假上皮瘤样增生

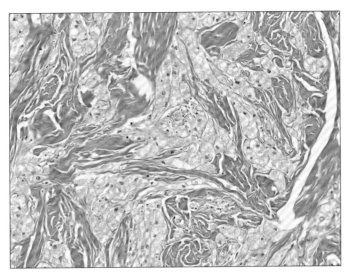

图 22.8-2　皮肤颗粒细胞瘤
瘤细胞较大，呈多角形，胞膜清晰，胞浆丰富，内含细小粉色颗粒。分布于胶原束间

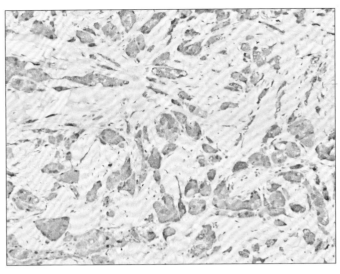

图 22.8-5　皮肤颗粒细胞瘤
颗粒细胞 S100 弥漫阳性

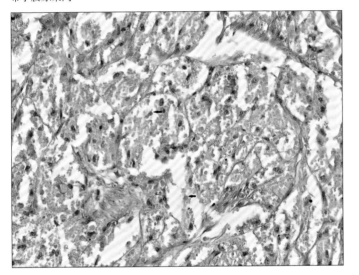

图 22.8-3　皮肤颗粒细胞瘤
颗粒细胞胞浆内可见较大的球形嗜酸小体（箭头），为巨型溶酶体颗粒

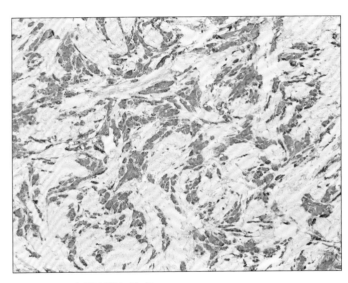

图 22.8-6　皮肤颗粒细胞瘤
颗粒细胞 CD68 弥漫阳性

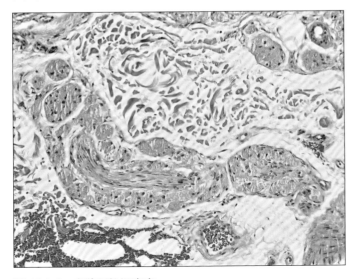

图 22.8-4　皮肤颗粒细胞瘤
颗粒细胞浸润至神经周围，但并非恶性指征

临床特点：

多发生于 40 ~ 60 岁。好发部位包括头颈部皮肤和舌，其次是四肢、躯干的皮肤和皮下组织。为淡红黄色结节或皮赘样损害，质硬，0.5 ~ 2.0 cm 大小，生长缓慢。多数单发，10% 的病例可多发，可同时有皮肤、黏膜和内脏受累。一般无自觉症状。肿瘤如切除不净则容易复发。

皮肤恶性颗粒细胞瘤罕见，少于 1% 颗粒细胞瘤发生。恶性度高，容易转移，预后不好。目前没有明确的诊断标准。以下表现提示恶性：肿瘤体积大（> 5 cm）；生长快速；血管浸润；有坏死；核分裂象多见；细胞多形性明显。

22.9　真皮非神经性颗粒细胞瘤

真皮非神经性颗粒细胞瘤（dermal non-neural granular cell tumor）又称原始的非神经性颗粒细胞瘤（primitive non-neural granular cell tumor），是一种低度恶性的间质细胞肿瘤，其细胞起源目前尚不清楚。因其和与皮肤颗粒细胞瘤组织病理特点的相似性，故在本章节讨论。

组织病理特点：图 22.9-1、2

- 皮损多为赘样增生，两侧表皮呈衣领状，瘤体位于真皮内。
- 瘤细胞呈片状分布，类似典型的颗粒细胞瘤。瘤细胞较大，多角形，胞浆丰富、嗜酸性，内含细小颗粒（溶酶体），这些颗粒 PAS 抗淀粉酶阳性。
- 胞浆内可见巨型溶酶体颗粒。
- 细胞核有轻度多形性，核大小不一，深染。
- 核分裂象增多，数量从偶见至多发（中位数为 2 核分裂象 /mm^2）。

免疫组化：

- 瘤细胞 NKI/C3 阳性（CD63，溶酶体标记），CD68 局部阳性。
- 瘤细胞 S100 和 SOX10 阴性，这与经典的颗粒细胞瘤不同。
- CD34 阴性。
- 部分病例有 ALK 基因重组，ALK 免疫组化为阳性。

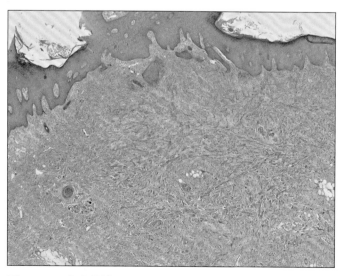

图 22.9-1　真皮非神经性颗粒细胞瘤
表皮假上皮瘤样增生，真皮内瘤细胞弥漫浸润

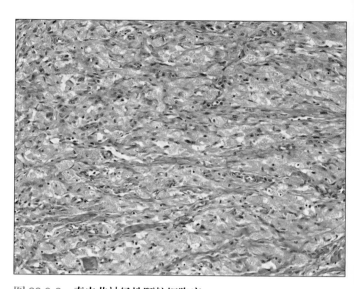

图 22.9-2　真皮非神经性颗粒细胞瘤
瘤细胞较大，胞浆丰富呈颗粒状，与颗粒细胞瘤相似，核有轻度异形性 S100 阴性（未显示）

临床表现：

儿童和年轻人常见。为单发，生长缓慢，无痛性丘疹和结节。直径为 0.2 ～ 2.8 cm 。背部最常见，也可发生于四肢及头颈部。尽管病理表现有细胞非典型性，但预后多数良好，罕有淋巴结转移的病例。

鉴别诊断：

- 主要和经典的皮肤颗粒细胞瘤鉴别。真皮非神经性颗粒细胞瘤细胞核有多形性，核分裂象增多，瘤细胞 S100 及 SOX10 阴性。而经典型的颗粒细胞瘤细胞核没有多形性，且 S100 及 SOX10 阳性。
- 颗粒细胞型非典型纤维黄瘤：瘤细胞胞浆也呈颗粒状。但真皮有显著的弹力纤维变性，细胞异形性明显，可见非典型核分裂象。

22.10　创伤性（截肢性）神经瘤

创伤性（截肢性）神经瘤 [traumatic （amputation） neuroma] 是外周神经损伤后产生的增生性反应，代表修复过程，而非真正的肿瘤。

组织病理特点：图 22.10-1

- 真皮内呈瘢痕性纤维化，伴有多数增生肥大的神经束，大小、形状不规则，神经束之间有裂隙；
- 每个神经束含有轴突、梭形施万细胞，并有含神经束膜细胞的纤维包膜；皮损呈半球形隆起，表皮增

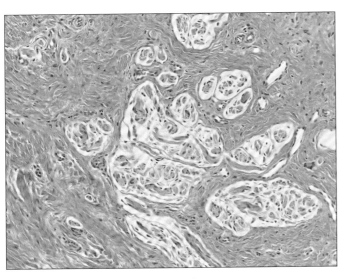

图 22.10-1 创伤性（截肢性）神经瘤
真皮内瘢痕形成，内有多数大小不一的神经束

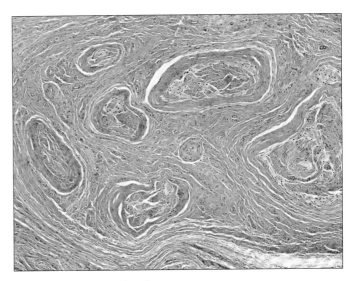

图 22.11-1 Morton 神经瘤
神经束肥大，神经束膜因明显纤维化而增厚

生，角化过度。

临床特点：

与创伤相关，多数在外科手术后发生。如多指截指或外科截肢后发生。在截指（肢）残端出现表面平滑或疣状的丘疹，触之有疼痛感。也可发生在任何受到创伤的部位，如甲下、口腔、阴茎等部位。个别无明显创伤史。

22.11 Morton 神经瘤

Morton 神经瘤又称限局性指间神经炎。为长期局部压迫所致的退行性神经病变，并不是神经瘤。

组织病理特点： 图 22.11-1
- 受累神经肥大，神经内和神经周围有明显的纤维化；
- 有髓神经的轴突和髓鞘消失，代之以纤维化；
- 真皮内小动脉管壁增厚，透明变性，常见血栓。

临床特点：

主要见于女性，好发于足第三、第四趾间。表现为阵发性剧痛。此病与慢性、反复性神经创伤和缺血有关，常见于鞋子不合脚者。

22.12 巴氏小体增生

巴氏小体增生（Babbitt body hyperplasia）又称肢端巴氏小体神经瘤（Digital Pacinian neuroma），是创伤后的反应性增生，并不是肿瘤。

组织病理特点：
- 巴氏小体呈圆形或椭圆形，有多层环层状结构，位于真皮中下层。小体数量增多，且肥大；
- 小神经纤维数目增加，分布于巴氏小体之间；
- 间质纤维化。

临床表现：

罕见。主要发生于手指和脚趾，表现为局部肿胀或肿块。进行性疼痛，有时为放射性疼痛。

22.13 多余指

组织病理特点： 图 22.13-1、2
- 多余指（supernumerary digit）隆起于皮肤表面，角化明显；
- 真皮内有许多小神经束，可见麦氏小体样结构；
- 可见软骨和骨的结构。

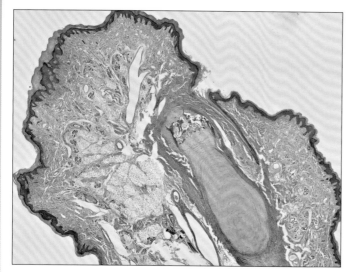

图 22.13-1　多余指
隆起的指状皮损，角化亢进，真皮内可见脂肪组织、软骨和骨，右上方
有初级甲的结构

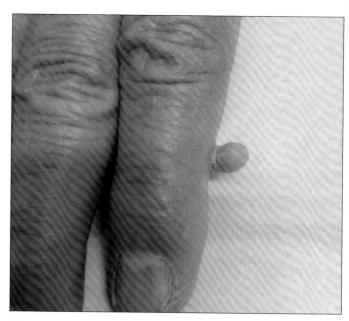

图 22.13-3　多余指

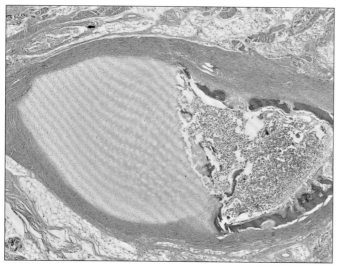

图 22.13-2　多余指
软骨和骨周围有许多神经束（箭头）

临床表现：图 22.13-3

位于第 5 指基部尺骨侧的一小结节。先天性、新生儿或儿童期发现。

鉴别诊断：

- 需要和获得性肢端纤维角化瘤鉴别。两者病理临床均相似，但多余指真皮内有小神经，而后者没有。

22.14　皮肤神经节神经瘤

组织病理特点：

- 皮肤神经节神经瘤（cutaneous ganglioneuroma）真皮内可见多数肥大的神经束，由增生的梭形施万细胞和神经轴突构成；
- 散布数量不等的成熟神经节细胞：呈椭圆形或多角形，胞浆丰富，核呈空泡状，位于细胞周边，核仁明显。

免疫组化：

- 神经节细胞 GFAP、NSE、神经丝、突触素（synaptophysin）阳性，S100 阴性或局灶阳性；
- 施万细胞 S100 阳性。

临床表现：

为皮肤色的丘疹，好发于躯干和四肢，常单发。无自觉症状。

22.15 上皮鞘神经瘤

组织病理特点： 图 22.15-1、2

- 上皮鞘神经瘤（epithelial sheath neuroma）瘤体限于真皮浅层，有许多肥大的神经束，被上皮细胞鞘环绕；
- 上皮细胞鞘由良性鳞状上皮构成，无细胞异形性；
- 周围可有少许淋巴细胞浸润。

临床表现：

见于老年人背部。单发的丘疹，斑块或结节。一般无症状。有些病例有局部创伤史。

鉴别诊断：

- 本病可疑似鳞状细胞癌的神经周浸润。但本病上皮鞘细胞无异型性，且神经束肥大，位于真皮浅层（此处一般没有肥大的神经），而且表皮和真皮内均无鳞状细胞癌的表现。
- 再切除时的神经周围浸润（re-excision perineural invasion）。指在二次切除的皮肤标本中，在皮肤神经周围出现良性鳞状上皮鞘，通常局限在瘢痕内。多见于黑素细胞肿瘤切除后，也可见于其他肿瘤的切除标本。

22.16 皮肤脑膜瘤

皮肤脑膜瘤（cutaneous meningioma）又称脑膜异位（meningeal heterotopia）。分三型：Ⅰ型和Ⅱ型可能和发育异常有关，没有相应中枢神经系统的病变。Ⅲ型则是颅内脑膜瘤的直接延伸，或经手术接种、或转移至皮肤。

组织病理特点： 图 22.16-1、2、3、4

- 临床三型均可累及皮下脂肪和真皮，组织学分两型。
- 假性血管型：有多数类似血管的腔隙，不规则、细长或扩张，互相吻合，分割胶原束；腔隙内衬扁平的，或圆形上皮样的脑膜上皮细胞；脑膜上皮细胞可包裹玻璃样变性的胶原束，形成典型的"胶原体"（collagen bodies）；胶原体钙化后形成圆形的钙化小体。

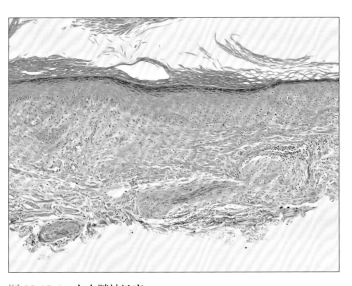

图 22.15-1 上皮鞘神经瘤
真皮浅层有多个肥大的神经束，外有上皮细胞鞘环绕

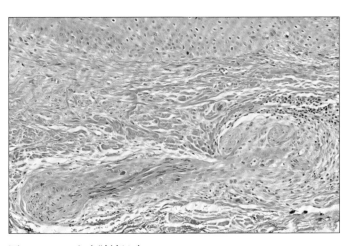

图 22.15-2 上皮鞘神经瘤
上皮细胞鞘由良性鳞状上皮构成，无细胞异形性

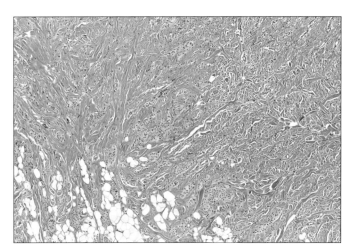

图 22.16-1 皮肤脑膜瘤
本病例为细胞型。真皮全层以及皮下脂肪层有团块性的细胞弥漫浸润

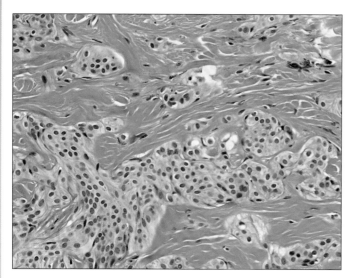

图 22.16-2　**皮肤脑膜瘤**
脑膜上皮细胞呈巢状分布，融合成片。细胞为圆形，胞浆淡染，细胞边界不清。周围可见散在的黑素细胞

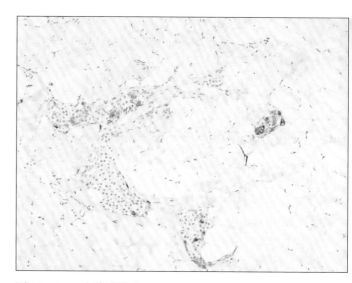

图 22.16-4　**皮肤脑膜瘤**
脑膜上皮细胞 AE1/AE3 全角蛋白免疫组化染色呈局灶阳性。S100 阴性（未显示）

临床特点：

　　Ⅰ型是先天性，出生即有，瘤体在儿童期和青春期明显。主要见于头皮，为红色斑块，丘疹和结节，病变部位无毛发生长。也可见于前额和椎旁。Ⅱ型见于成人，好发于面部五官如眼，耳，鼻的周围。其次见于头皮和前额。主要表现为受累器官的症状，如眼球突出、眶周水肿、眼睑硬结、慢性鼻窦炎和鼻炎等。Ⅰ型和Ⅱ型手术切除可治愈。Ⅲ型预后与颅内原发脑膜瘤有关。

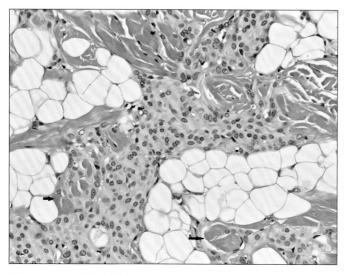

图 22.16-3　**皮肤脑膜瘤**
脑膜上皮细胞包裹玻璃样变性的胶原束，形成典型的"胶原体"（箭头）

22.17　胶质异位 / 鼻胶质瘤

　　胶质异位 / 鼻胶质瘤（glial heterotopia/nasal glioma）为发育异常导致成熟的脑组织异位，主要在鼻部。

　　组织病理特点：
- 病变多数位于皮下组织；
- 结节样分布成熟的脑胶质组织，有星形胶质细胞、神经元和疏松的神经元纤维间质，间质内血管丰富。

　　免疫组化：
- GFAP 阳性。

　　临床表现：

　　先天性，出生或婴幼儿时即出现。典型表现为鼻背部结节，质硬。也可发生在鼻腔内，表现为赘生物，易鼻出血。手术切除可治愈。

- 细胞型 / 合胞体型：脑膜上皮细胞呈巢状或旋涡状增生，融合成片，细胞为圆形或多角形，胞浆淡染，细胞边界不清；脑膜上皮细胞无异形性，无核分裂象，但Ⅲ型转移型可有。

　　免疫组化：
- 脑膜上皮细胞 EMA 阳性（100% 病例），Vimentin 阳性（100% 病例），为本病的典型表现。其他有 NSE（100%）和 D2-40（93%）阳性；
- S100、GFAP、CK5/6 阴性。

22.18 恶性外周神经鞘瘤

恶性外周神经鞘瘤（malignant peripheral nerve sheath tumor，MPNST）又称恶性施万细胞瘤（malignant schwannoma）。

组织病理特点：图 22.18-1、2、3、4、5

- 瘤体大，境界不清，深达皮下及以下组织；
- 细胞致密区和细胞稀疏的黏液区交替，形成"大理石样"现象；
- 致密区为梭形细胞增生，呈束状交织排列或旋涡状；上皮样亚型的瘤细胞呈上皮样；
- 梭形细胞有明显的异形性，胞浆淡染，核深染；核分裂象多见；
- 肿瘤细胞在血管周聚集，多为上皮样，形成血管周肿瘤细胞环，为本病的特点；

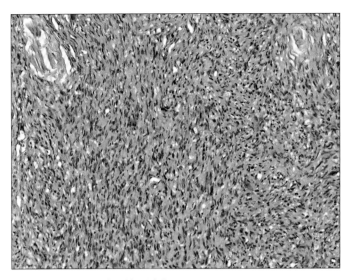

图 22.18-2 **恶性外周神经鞘瘤**
瘤体内细胞密度明显增高，梭形细胞呈束状交织排列，核大、深染，非典型性明显

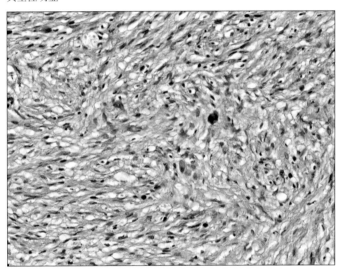

图 22.18-3 **恶性外周神经鞘瘤**
残留的神经纤维瘤区可见散在的不典型细胞，核大、深染

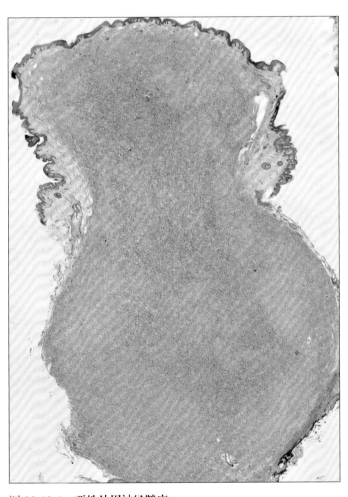

图 22.18-1 **恶性外周神经鞘瘤**
此病例起源于神经纤维瘤，低倍镜下为边界清楚的结节。染色深区和浅区交织，有"大理石"样外观

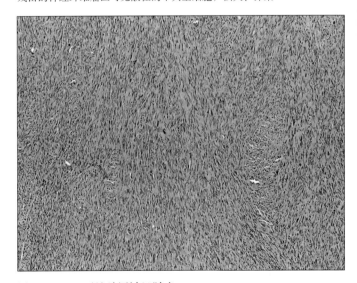

图 22.18-4 **恶性外周神经鞘瘤**
此例为肉瘤样，致密的非典型梭形细胞增生，呈束状交织排列

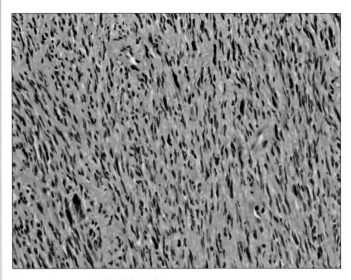

图 22.18-5　恶性外周神经鞘瘤
梭形细胞核异形性明显，仍可见波浪状的细胞核，胞浆嗜酸染

- 常见区域性大片肿瘤坏死；
- 约半数病例可见异源性分化如局部骨肉瘤、软骨肉瘤改变。

免疫组化：
- 只有 50% 病例 S100 呈弱阳性，而且是局灶性。其他如 SOX10 阳性，GFAP 部分病例阳性（20% 病例）。
- 上皮样亚型例外，瘤细胞 S100 为弥漫性强阳性。

临床特点：
　　见于成年人，好发于四肢深部的软组织，其次为躯干和头颈部。表现为逐渐增大的肿物，可达 5 cm，有疼痛感。约半数病例患有 I 型神经纤维瘤病（NF1），由神经纤维瘤、特别是丛状神经纤维瘤恶变而来。其次为散发型（40%），并无 NF1 病史，主要发生于大的外周神经干。也可发生在放疗后（10%）。没有 NF1 病史的神经纤维瘤恶变极为罕见。本病恶性度高，易复发，预后差。位于真皮及皮下的预后略好。

鉴别诊断：
- 单相滑膜肉瘤：梭形瘤细胞有局灶性的 EMA 或全角蛋白阳性，S100 和 SOX10 均阴性。
- 纤维肉瘤：梭形瘤细胞呈典型的鲱鱼骨样（人字形）排列，S100 和 SOX10 均阴性。
- 纤维硬化型恶性黑素细胞瘤：两者均表现为不典型

的梭性细胞增生。但硬化型恶性黑素瘤 S100 弥漫性强阳性，且表皮有原位恶性黑素瘤的表现。而普通型 MPNST 的 S100 则为局灶性弱阳性，无原位恶性黑素瘤的表现。上皮样 MPNST 虽然 S100 弥漫性强阳性，但其他黑素细胞标记如 Melan-A，HMB45 和 MTIF1 均阴性。

22.19　恶性黑素施万细胞瘤

　　恶性黑素施万细胞瘤（malignant melanotic schwannian tumor）认为是施万细胞瘤的亚型，曾称为钙化性黑素施万细胞瘤（psammomatous melanotic schwannoma）。由于肿瘤可转移，故重新归类为恶性肿瘤。

组织病理特点：
- 瘤体位于真皮和（或）皮下组织；
- 瘤细胞呈梭形，上皮样或多角形，胞浆内富含黑素颗粒；
- 瘤细胞排列成小叶状、束状和旋涡状；
- 核分裂象常见；
- 圆形的环层钙化小体常见；
- 与经典型施万细胞瘤相比，无 Verocay 小体，无囊性变性，无血管壁透明变性。

免疫组化：
- 瘤细胞 S100、SOX10、Melan-A 和 HMB45 阳性；Laminin 和 Collagen IV 常阳性（有助于与恶性黑素瘤鉴别）；
- PRKAR1A 表达缺失（35% 病例）提示与 Carney 综合征有关。

临床特点：
　　主要累及颈部及胸腔的脊髓神经根。皮肤损害少见，好发于躯干部，表现为黑色，棕色和带蓝色的肿块，单发。50% 病例与 Carney 综合征（黏液瘤、斑点状色素沉着和内分泌病）有关。易局部复发。近半数病例发生远处转移。病理表现不能预测预后。一些发生转移的病例，其病理并无明显的恶性改变。

（李　宁）

23

纤维结缔组织肿瘤

本章包括来源于成纤维细胞、肌成纤维细胞及纤维组织细胞性肿瘤和非肿瘤性的良性增生、错构瘤等。另外，有些间叶肿瘤的细胞分化尚未研究清楚。在排除了神经、血管、平滑肌、骨骼肌等特异性组织分化之后，仍然无法确定的，通常归入分化不明或未分化肿瘤，也将在本章介绍。本章的大多数肿瘤原发于真皮，但可侵入皮下脂肪。另有一些则原发于深部软组织，它们一般归入软组织肿瘤的范畴，仅有罕见的病例原发在皮肤，这些肿瘤也将在本章简要介绍。

23.1　结缔组织痣

组织病理特点：图 23.1-1

- 结缔组织痣（connective tissue nevus）是一种错构瘤或良性增生，由真皮细胞外基质，包括胶原纤维和（或）弹力纤维组成。由于胶原纤维组成了痣的主体，故又称胶原纤维瘤（collagenoma）。
- 真皮增厚，胶原纤维增生，纤维束变宽，排列不规则。
- 间质中成纤维细胞的密度和形态正常。

临床特点：图 23.1-2

为单发或多发，质硬，大小不等的结节或斑块。外形不规则，在躯干和上肢多见。无自觉症状。鲨鱼斑见于结节硬化症患者，为略微隆起的斑块，一般成片出

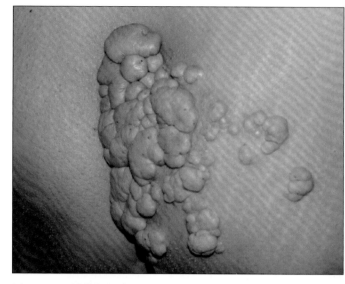

图 23.1-2　**结缔组织痣**

现，好发于前额、腰背部。

成纤维细胞结缔组织痣（fibroblastic connective tissue nevus）

组织病理特点：图 23.1-3

- 真皮网状层梭形成纤维细胞增生，形成短束支，细胞无异形性；
- 基质纤维化，但胶原纤维束不增粗；
- 病变可延伸至浅层皮下组织。

免疫组化：多数病例 CD34 染色阳性。

临床特点：常在儿童期出现，多见于躯干和头颈部，一般为小于 2 cm 的皮色斑块。

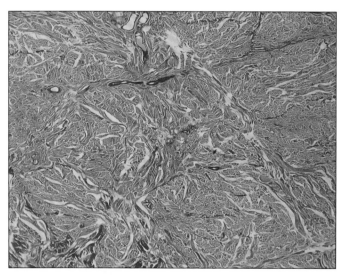

图 23.1-1　**结缔组织痣**
真皮增厚，胶原纤维增生变粗

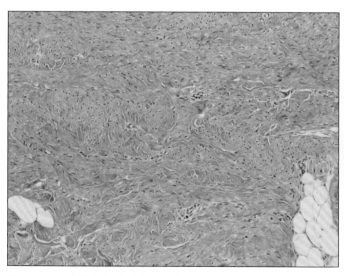

图 23.1-3　**成纤维细胞结缔组织痣**
成纤维细胞增生，呈束支状排列

23.2 皮肤纤维瘤

皮肤纤维瘤（dermatofibroma，DF）也称良性纤维组织细胞瘤（benign fibrous histiocytoma），是最常见的皮肤肿瘤之一。对于其本质上是一种肿瘤还是炎症反应，仍存在一定的争议。皮肤纤维瘤有时发生在轻微外伤或虫咬之后，因此有观点认为它是一种炎症反应性疾病。近年来研究发现一些病例中存在有克隆性改变和基因转位，从而支持它是一种真正的肿瘤。纤维组织细胞瘤的命名是由于瘤体内既含有类似成纤维细胞的梭形细胞，又有胞浆丰富，核圆或椭圆形的组织细胞，但皮肤纤维瘤并非来源于组织细胞。

组织病理特点：图 23.2-1、2、3、4、5、6、7、8、9、10

形态多种多样，有多个组织学亚型，一般具有以下共同特点：

- 表皮常有增生，棘突延长，色素增加，称为催化现象；有时表皮下缘可形成原始的毛囊和皮脂腺结构，甚至可类似于浅表型基底细胞癌。
- 低倍镜下肿瘤结构对称，位于真皮，椭圆或楔形，境界不甚清晰；有时瘤体伸入皮下脂肪浅层，但脂肪小叶没有明显侵及。
- 含比例不等的梭形和星形细胞，间有组织细胞和多核巨细胞；细胞随机杂乱排列，有时可呈旋涡状或轮辐状。

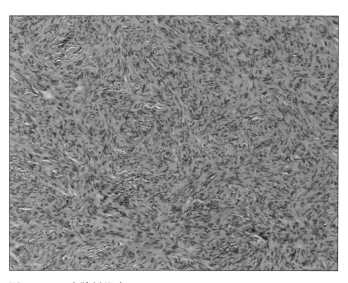

图 23.2-2　皮肤纤维瘤
细胞密集时可呈旋涡或轮辐状生长，与隆突性皮肤纤维肉瘤相似

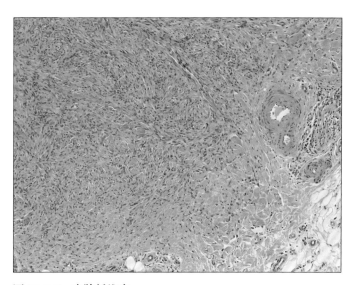

图 23.2-3　皮肤纤维瘤
胶原纤维包裹现象一般在病变边缘处更明显

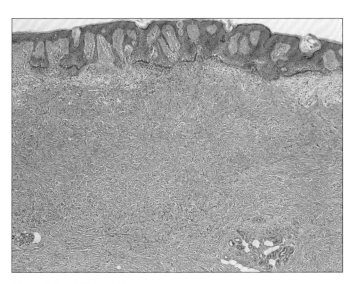

图 23.2-1　皮肤纤维瘤
表皮催化现象，棘突延长，色素增加，有时形成原始毛囊结构

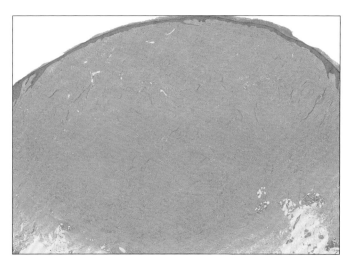

图 23.2-4　皮肤纤维瘤，胶原纤维型
基质纤维化明显，以梭形细胞为主

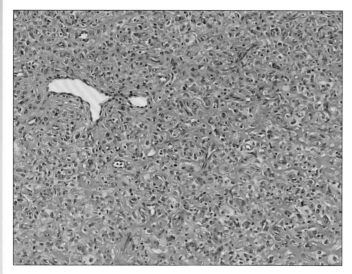

图 23.2-5　皮肤纤维瘤，组织细胞型
以组织细胞为主，多核巨细胞亦常见

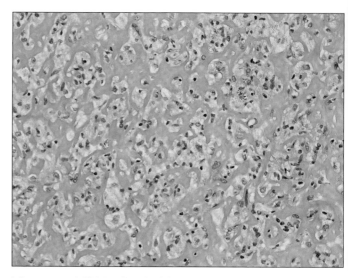

图 23.2-8　皮肤纤维瘤，脂质变型
基质透明变，泡沫样组织细胞呈条索状排列

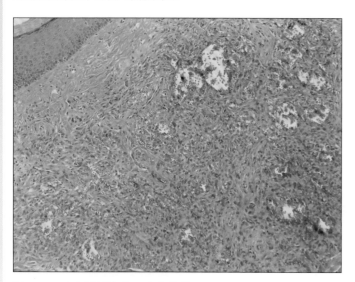

图 23.2-6　皮肤纤维瘤，动脉瘤型
含大小不等、不规则的出血腔

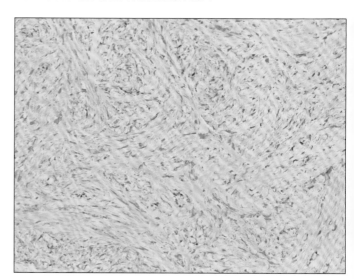

图 23.2-9　皮肤纤维瘤
通常仅有部分梭形和星状细胞 Factor XIIIa 染色阳性

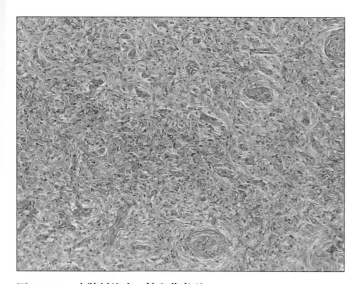

图 23.2-7　皮肤纤维瘤，铁血黄素型
组织细胞丰富，胞浆内含铁血黄素

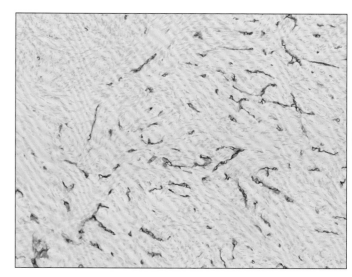

图 23.2-10　皮肤纤维瘤
梭形和星状细胞 CD34 阴性，毛细血管内皮细胞阳性

- 早期病变细胞密度大，含较多组织细胞；晚期则纤维化更明显，细胞密度减低。
- 边缘常见增厚的胶原纤维束被梭形细胞包裹。

常见组织学亚型包括纤维胶原型、组织细胞型、动脉瘤型、含铁血黄素型、脂质变型等，以下介绍最常见的几种：

- 纤维胶原型：以梭形细胞为主，基质纤维化显著，细胞密度可有局部增高，边缘处胶原纤维包裹现象明显。
- 组织细胞型：含大量组织细胞，包括泡沫样组织细胞和多核巨细胞。
- 动脉瘤型：含有大小不等，充满血液的腔，需要与血管性肿瘤包括卡波西肉瘤相鉴别。
- 含铁血黄素型：有大量含铁血黄素，细胞密度也较高，组织细胞，多核巨细胞丰富。
- 脂质变型：多发生在脚踝，含大量泡沫样组织细胞，基质呈透明样变。

免疫组化

- Factor XIIIa 在部分梭形和星形细胞中阳性，CD68 在组织细胞呈阳性，但这两种标记均缺乏特异性；
- 免疫组化主要用于排除其他梭形细胞肿瘤。如 CD34 阴性可帮助排除隆突性皮肤纤维肉瘤，S100 阴性可排除神经鞘肿瘤和黑素细胞肿瘤，SMA、Desmin 阴性可排除平滑肌肿瘤。应注意 CD34 在皮肤纤维瘤的边缘处有时呈现非特异性的染色，但在中央细胞致密区则是阴性染色。

临床特点：图 23.2-11、12、13

常见于下肢，其次为上肢、躯干等。可有局部外伤或虫咬史。表现为棕褐色稍隆起结节，边缘规整，形状对称，质地较硬。绝大多数瘤体小于 1 cm。无自觉

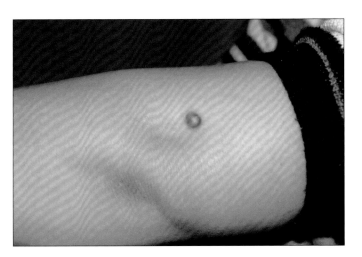

图 23.2-11 **皮肤纤维瘤**

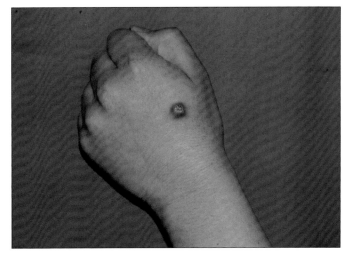

图 23.2-12 **皮肤纤维瘤**

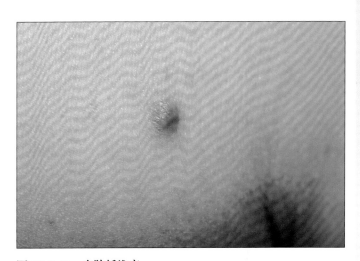

图 23.2-13 **皮肤纤维瘤**

症状。

鉴别诊断

隆突性皮肤纤维肉瘤和皮肤纤维瘤在细胞形态上有一定交叉，但隆突的细胞更为单调一致，皮肤纤维瘤则是梭形细胞、组织细胞、多核巨细胞的混合。隆突瘤体更大，可广泛地侵入皮下组织，对脂肪小叶的浸润可直接分隔包裹脂肪细胞。隆突没有表皮催化现象。两者的免疫组化亦有明显区别，皮肤纤维瘤 Factor XIIIa 阳性，CD34 阴性；隆突性皮肤纤维肉瘤则相反，Factor XIIIa 阴性，CD34 阳性。

23.2.1 细胞型皮肤纤维瘤（cellular dermatofibroma）

细胞型皮肤纤维瘤是一种细胞密度更高的亚型，病理上需要与恶性肉瘤鉴别。

组织病理特点：图 23.2.1-1

- 和普通皮肤纤维瘤相比，本型的梭形细胞密度更高，呈旋涡状或短束状分布；
- 常延伸至皮下组织，偶可侵及肌肉，尤其是发生在头面部时；
- 细胞核丝状分裂象多见，但无明显异形性，免疫组化特点和普通皮肤纤维瘤相同。

临床特点：常见于头面部，亦可见于四肢、躯干。病变较大，直径可达数公分。如切除不完全，复发率可高达 23%。

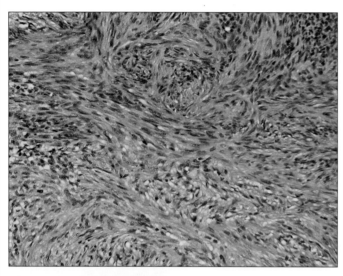

图 23.2.1-1　细胞型皮肤纤维瘤
梭形细胞致密，呈束支状分布

23.2.2　不典型纤维组织细胞瘤
（atypical fibrous histiocytoma）

此病是一种含明显不典型细胞的亚型，仍为良性。

组织病理特点：图 23.2.2-1

- 含数目不等的不典型细胞，其胞核巨大、深染、形状不规则，核丝状分裂象亦多见，有时有不典型分裂象；
- 其他特点及免疫组化和普通皮肤纤维瘤相同。

临床特点：与普通皮肤纤维瘤相似。需全部切除干净，否则复发率较高。

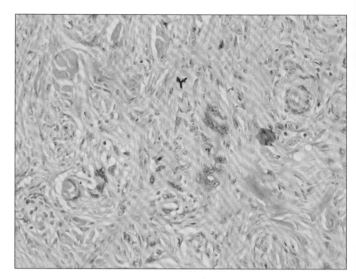

图 23.2.2-1　非典型皮肤纤维瘤
散在的不典型细胞，偶有分裂象，易与恶性肉瘤混淆

23.3　上皮样纤维组织细胞瘤

上皮样纤维组织细胞瘤（epithelioid fibrous histiocytoma）可认为是皮肤纤维瘤的一个亚型。由于其组织形态较为特殊，且通常含有 ALK 突变，因此单独列为一种肿瘤。

组织病理特点：图 23.3-1

- 呈突出皮肤表面的外生性生长，境界清楚，病变两侧的表皮向中间包绕成衣领样；
- 瘤体由形态一致的上皮样细胞组成，核圆，核仁

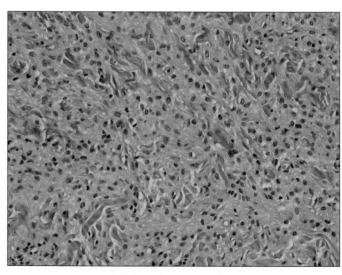

图 23.3-1　上皮样纤维组织细胞瘤
细胞无明显异形性

小，胞浆丰富，细胞边缘常有棱角。

免疫组化：ALK1 常阳性，Factor XIIIa、CD68 在部分细胞阳性。绝大多数病例有 ALK 基因重组。

临床特点：图 23.3-2

为 1 cm 大小、突出皮面的结节，四肢多见。

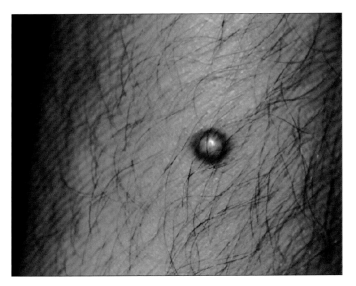

图 23.3-2　**上皮样纤维组织细胞瘤**

23.4　丛状纤维组织细胞瘤

组织病理特点：图 23.4-1、2

- 丛状纤维组织细胞瘤（plexiform fibrohistiocytic tumor）瘤体位于真皮深层和皮下组织，境界不清楚，呈浸润性生长；
- 瘤体内包含两种结构：梭形细胞形成的小叶状束支，组织细胞及多核巨细胞形成的小结节；
- 多个结节和小叶形成丛状结构。

免疫组化：Factor XIIIa、CD68 局部阳性，但缺乏特异标记物。

临床特点：少见。患者大多为儿童，上肢好发，为缓慢生长的结节或肿块。切除不完全时容易复发。

鉴别诊断：

和细胞型神经鞘黏液瘤的组织病理特点有时有交叉，但后者缺乏多核巨细胞，细胞形态更单一，免疫组化 NKI/C3、MiTF 阳性。

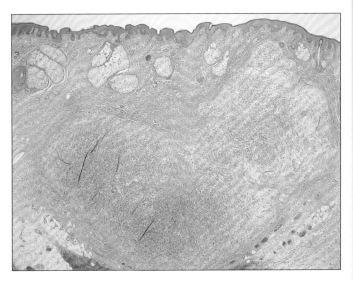

图 23.4-1　**丛状纤维组织细胞瘤**
由多个小结节组成丛状结构

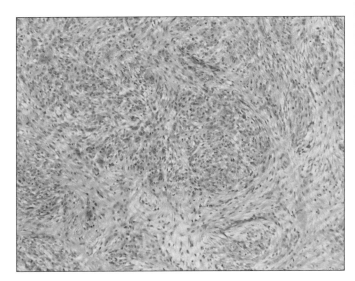

图 23.4-2　**丛状纤维组织细胞瘤**
结节内含梭形细胞、组织细胞、多核巨细胞

23.5　血管瘤样纤维组织细胞瘤

组织病理特点：图 23.5-1、2

- 血管瘤样纤维组织细胞瘤（angiomatoid fibrous histiocytoma）瘤体位于皮下组织，境界规整，由三种不同形态的区域组成；
- 固态区含大量组织细胞，胞核大，圆形或椭圆形，有些细胞可见核异形性；
- 囊性区有大片出血腔或假囊肿，有时可见含铁血黄

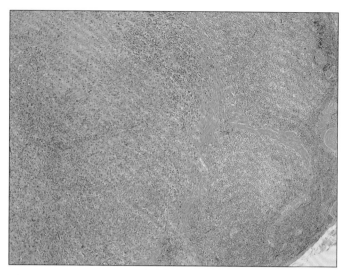

图 23.5-1   血管瘤样纤维组织细胞瘤
边缘有致密淋巴细胞浸润，中央含组织细胞和不典型细胞

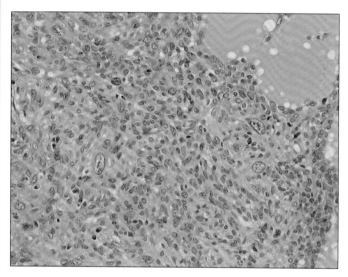

图 23.5-2   血管瘤样纤维组织细胞瘤
不典型细胞，右上角可见小的出血性假囊肿

　　素沉积；

- 边缘区可见致密淋巴细胞浸润。

　　免疫组化： CD68、Desmin 在部分细胞阳性，但缺乏特异性。

　　分子遗传： 很多病例含有 EWSR1（22q12）基因转位。

　　临床特点： 见于青少年和 40 岁以下成人，缓慢生长的皮下肿物，直径一般 5 cm 以下。切除后易复发，但不转移。

23.6   纤维瘤

　　纤维瘤（fibroma）一词不应单独用于诊断，而需要加上专门的定语。这组肿瘤的共同特点为胶原纤维增生，并可能伴有成纤维细胞的增加。均为良性肿瘤。但个别类型好发于手部，影响到腱鞘时会带来功能上的问题。

23.6.1   软纤维瘤（soft fibroma）

　　软纤维瘤亦称皮赘（skin tag、acrochordon），较常见。
　　组织病理特点： 图 23.6.1-1、2

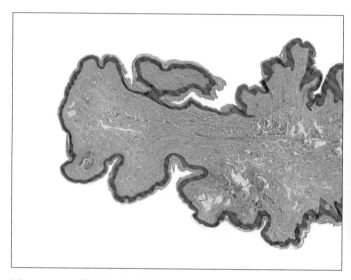

图 23.6.1-1   软纤维瘤（皮赘）
带蒂息肉样结构，表皮常有不同程度的增生和乳头瘤样变，炎症浸润常见

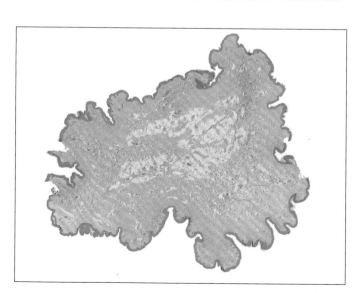

图 23.6.1-2   软纤维瘤（皮赘）
皮赘基质内有时含成熟脂肪细胞

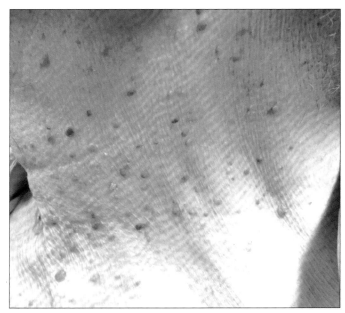

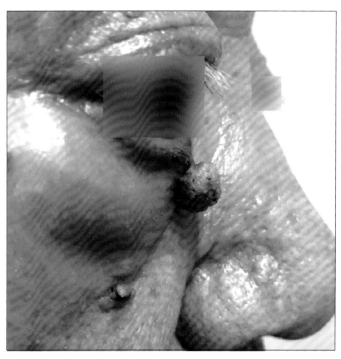

图 23.6.1-4 **软纤维瘤**

23.6.2 *腱鞘纤维瘤*（fibroma of tendon sheath）

组织病理特点：图 23.6.2-1、2

- 结节状纤维组织增生，边缘清楚；
- 细胞密度变化大，既有细胞稀疏的硬化区，也可有细胞丰富的生长活跃区；
- 成纤维细胞无异形性。

临床特点：多发生在手指的肌腱和腱鞘，为质硬结

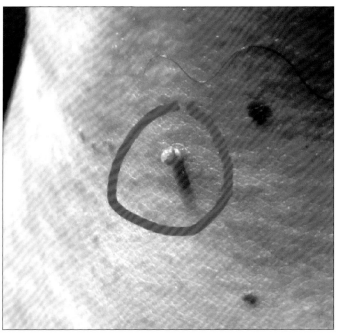

图 23.6.1-3 **多发软纤维瘤**

- 表皮常有增生，棘突延长，轻度乳头瘤样变；
- 真皮纤维组织增生，有时可见脂肪细胞。

临床特点：图 23.6.1-3、4

皮损从微小的粟粒样丘疹到几公分大的柔软带蒂息肉。好发于腋下、颈部、腹股沟等皱褶部位。大多在中年后发生，皮损多发。无自觉症状。

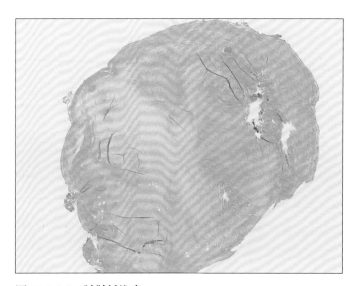

图 23.6.2-1 **腱鞘纤维瘤**
完整切除的病变呈现为边界清楚的结节

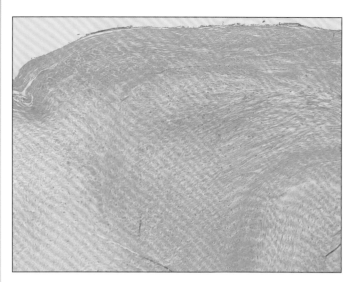

图 23.6.2-2　腱鞘纤维瘤
该病例细胞密度很低，偶见长弧线形血管

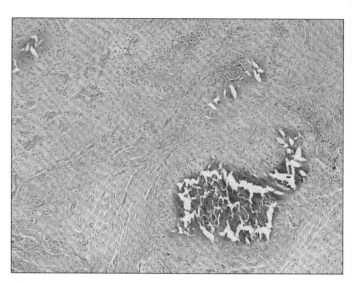

图 23.6.3-2　钙化腱鞘纤维瘤
钙化灶被梭形细胞和组织细胞包围，细胞呈栅栏样排列

节，可造成手部活动的障碍。

鉴别诊断

- 手掌纤维瘤病：多位于手掌而非手指，境界不清晰，细胞密集区常形成长束支；
- 腱鞘巨细胞瘤：也是发生在肢端的结节，比腱鞘纤维瘤更常见，含有大量类似破骨细胞的多核巨细胞及单一核细胞。

23.6.3　钙化腱鞘纤维瘤（calcifying aponeurotic fibroma）

组织病理特点：图 23.6.3-1、2

- 境界不清楚，呈浸润性生长，侵及周围组织；

- 瘤体由成纤维细胞组成，密度不等，常形成短束支；
- 以散在的钙质沉积灶为其特点，钙化灶通常较小，由松散的颗粒组成，周围为栅栏样排列的梭形细胞、组织细胞和多核巨细胞所包绕；
- 偶可见局部软骨样变。

临床特点：患者大多为 16 岁以下青少年。好发于手掌，其次为手指、足跖、脚趾；生长缓慢，常伴有钙化，一般小于 3 cm。呈浸润性生长，切除后较易复发。

23.6.4　硬化性纤维瘤（sclerotic fibroma）

组织病理特点：图 23.6.4-1、2

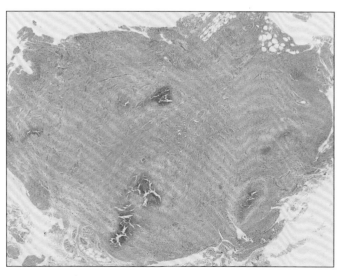

图 23.6.3-1　钙化腱鞘纤维瘤
纤维化的结节内含有散在的钙化灶

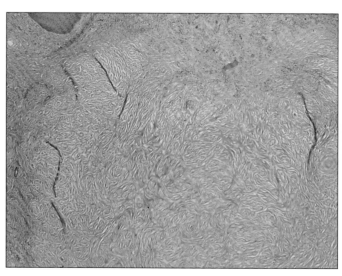

图 23.6.4-1　硬化性纤维瘤
基质呈板层状纤维硬化

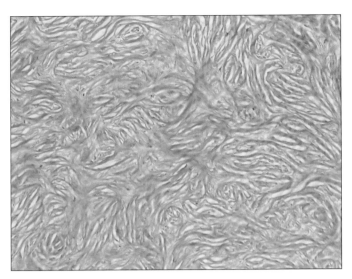

图 23.6.4-2　**硬化性纤维瘤**
细胞密度低，胶原纤维增粗

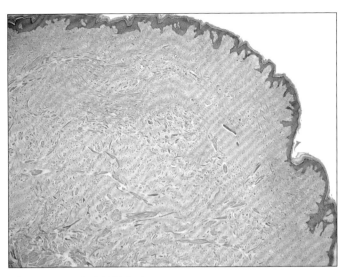

图 23.6.5-1　**多形性纤维瘤**
呈息肉样或穹隆样，基质纤维化，细胞密度较低

- 境界清楚，多为外向生长的结节；
- 典型特点是胶原纤维的板层样硬化，中间有缝隙，类似胶合板结构；
- 细胞密度低，无异形性。

临床特点：皮损为隆起皮面、质硬的结节，直径一般小于 3 cm。可发生在身体各处，偶发于口腔黏膜。Cowden 病即 PTEN 突变多发性错构瘤综合征，患者常有多个硬化性纤维瘤，还易患其他各种错构瘤，神经系统发育异常及多种恶性肿瘤如乳腺癌、甲状腺癌、肾癌等。

23.6.5　*多形性纤维瘤*（pleomorphic fibroma）

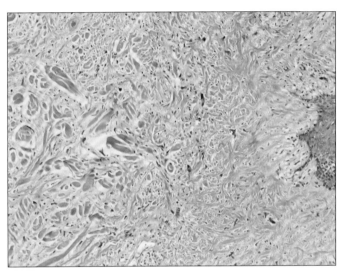

图 23.6.5-2　**多形性纤维瘤**
散在的不典型细胞

组织病理特点：图 23.6.5-1、2
- 是一种具有细胞异形性的良性肿瘤；
- 基质纤维化，有散在的不典型细胞，其核大、不规则；
- 虽然有细胞的异形性，但细胞较稀疏，结合临床特点不难与恶性肿瘤鉴别。

临床特点：为皮色、息肉样的结节，类似软纤维瘤。

23.7　指节垫

组织病理特点：
- 指节垫（knuckle pad）表皮常有增生，颗粒层增厚，角化过度；
- 真皮增厚，胶原纤维粗，有时皮下组织亦有纤维化。

临床特点：图 23.7
位于指间关节或掌指关节伸侧，为隆出皮面的斑块，可单发或多发，一般无自觉症状。有些病例和手指过度重复活动、反复机械性刺激有关，但也有病例为特发，无明显诱因。有些患者有家族史。

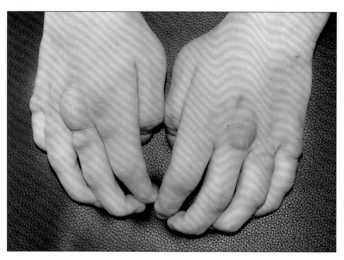

图 23.7 指节垫

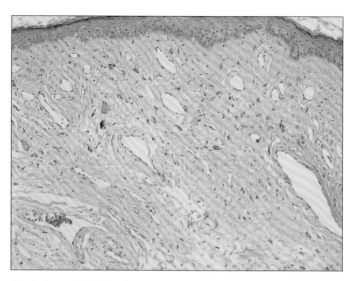

图 23.8-2 面部纤维丘疹
有时可见散在的多核巨细胞

23.8 面部纤维丘疹

面部纤维丘疹（fibrous papule of face）亦称面部血管纤维瘤。

组织病理特点：图 23.8-1、2
- 真皮浅层纤维化，梭形和星状细胞增加，有时有多核巨细胞；
- 毛细血管增加并扩张；
- 罕见亚型包括透明细胞型，胞浆呈透明样变，和颗粒细胞型，胞浆有大量细小颗粒。

临床特点：图 23.8-3

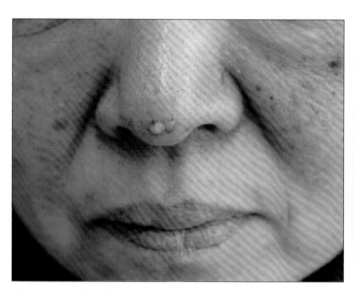

图 23.8-3 面部纤维丘疹

高出皮肤表面的皮色丘疹，直径小于 5 mm，一般单发，常见于成年人的鼻部。

23.9 阴茎珍珠样丘疹

组织病理特点：
- 阴茎珍珠样丘疹（pearly penile papule）表皮略有增厚和角化过度，但无空泡样变；
- 真皮纤维增生，成纤维细胞可略有增加。

临床特点：图 23.9

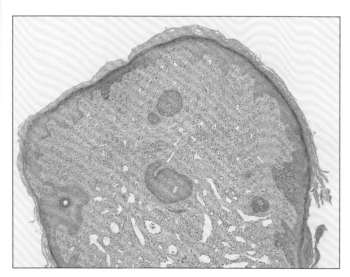

图 23.8-1 面部纤维丘疹
血管扩张伴纤维化，梭形和树突状细胞增加

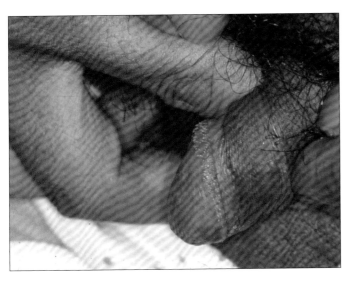

图 23.9　**阴茎珍珠样丘疹**

　　常见。位于阴茎冠边缘和冠状沟，为成排或成组、直径小于 2 mm 的皮色小丘疹，均在青春期显现。无自觉症状。临床可误诊为尖锐湿疣，但阴茎珍珠样丘疹的发生与人类乳头瘤病毒无关。无须治疗。

23.10　获得性指部纤维角皮瘤

　　获得性指部纤维角皮瘤（acquired digital fibrokeratoma）也称肢端纤维角皮瘤（acral fibrokeratoma）。虽然多数病例发生在手指和脚趾，但它也可发生可在手足的其他部位，因此肢端纤维角皮瘤的命名更准确。

　　组织病理特点：图 23.10-1

- 瘤体呈外向生长，有时类似皮角；
- 棘层肥厚，角化过度，基质纤维化，增厚的胶原纤维常沿真皮乳头呈垂直排列；
- 无神经束，可和多余指鉴别。

　　临床特点：图 23.10-2

　　多发于手指、脚趾末端甲旁部位，为略微细长的外生性肿物。无自觉症状。

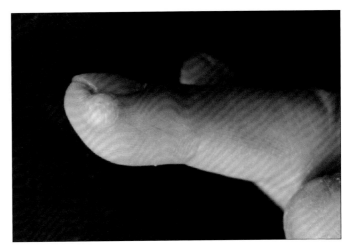

图 23.10-2　**获得性指部纤维角皮瘤**

23.11　浅表纤维瘤病

　　组织病理特点：图 23.11-1、2

- 浅表纤维瘤病（superficial fibromatosis）境界欠清

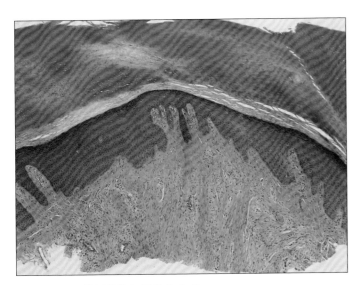

图 23.10-1　**获得性指部纤维角皮瘤**
表皮增厚，胶原纤维垂直排列，该病例较为扁平

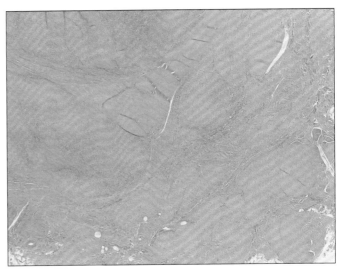

图 23.11-1　**掌跖纤维瘤病**
细胞密集区和稀疏区常在同一个病变内共存

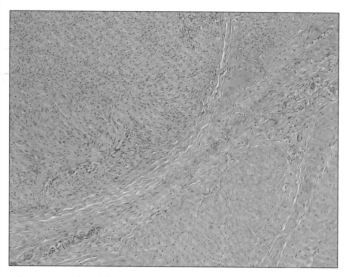

图 23.11-2　掌跖纤维瘤病
梭形细胞为成纤维细胞样，无异形性

楚的结节，由形态均一的梭形成纤维细胞组成，可
形成束支；

- 细胞密集区有时可见核丝状分裂象，但缺乏核异
形性；
- 基质纤维化明显，有时呈透明样变。

临床特点：图 23.11-3

纤维瘤病通常好发于深部软组织和胸腹腔，又称硬
纤维瘤（desmoid tumor）。浅表纤维瘤病则好发于手掌
足跖的筋膜和腱膜，亦称掌跖纤维瘤病。

浅表与深部纤维瘤病虽然在组织学上有交叉，但属
于不同的疾病。深部纤维瘤病中 Beta-catenin 细胞核染

色阳性，而浅表型则为阴性。

掌部纤维瘤病（palmar fibromatosis）即 Dupuytren
挛缩是较为常见的手掌腱膜纤维增生性疾病，中老年发
病，表现为手掌腱膜部位出现实性结节，以后多个结节
形成链条状，手掌无法伸直，呈爪形，严重者需手术切
除治疗。跖部纤维瘤病（plantar fibromatosis）则发生在
足跖。

鉴别诊断：

腱鞘纤维瘤一般发生在手指而非手掌，其境界更清
楚，细胞密度低，不形成束支。

23.12　婴儿指部纤维瘤病

婴儿指部纤维瘤病（infantile digital fibromatosis）也
称包涵体纤维瘤病（inclusion body fibromatosis）。

组织病理特点：图 23.12-1、2

- 肿瘤位于真皮或（和）皮下，为梭形的肌成纤维细
胞增生，周围为胶原基质；
- 本病特点是在梭形的肌成纤维细胞中可见胞浆内小
而圆、数量不等的嗜酸性包涵体。包涵体肌动蛋白
染色阳性。

临床特点：图 23.12-3

多见于 3 岁以下儿童，发生于指、趾部的伸侧，为
隆起结节，直径一般小于 1 cm。切除后易复发。

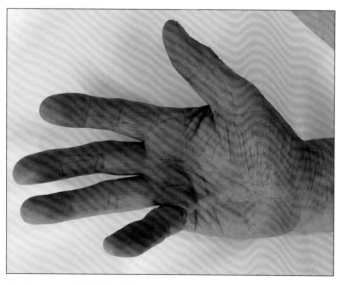

图 23.11-3　掌部纤维瘤病

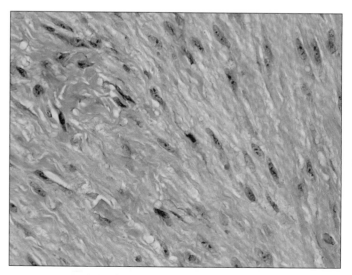

图 23.12-1　婴儿指部纤维瘤病
良性梭形细胞胞浆内可见嗜酸性圆形小包涵体

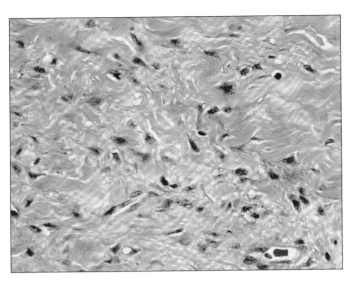

图 23.12-2　**婴儿指部纤维瘤病**
包涵体（中上）和红细胞（右下）比较

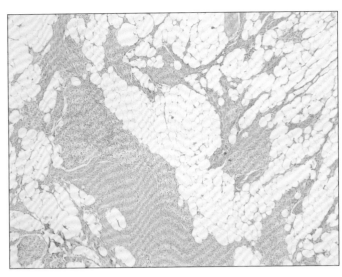

图 23.13-1　**婴儿纤维错构瘤**
条带状、不规则的纤维组织交织分隔脂肪组织

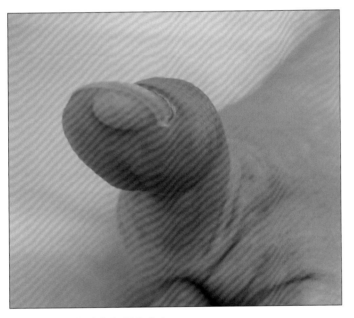

图 23.12-3　**婴儿指部纤维瘤病**

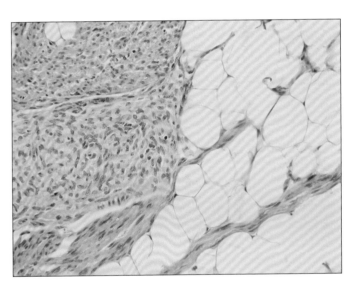

图 23.13-2　**婴儿纤维错构瘤**
小的未分化间皮细胞呈巢状或叶状分布

23.13　婴儿纤维错构瘤

组织病理特点：图 23.13-1、2

- 婴儿纤维错构瘤（fibrous hamartoma of infancy）病变位于皮下组织，境界不清；
- 瘤体由三种成分组成，交织的不规则纤维组织，包括规则分布的束状肌成纤维细胞；成熟脂肪组织和巢状分布的小的间充质细胞。

临床特点：图 23.13-3

为先天性疾病，出生时或出生后一两年内出现。为不规则的结节斑块，数公分大小，好发于颈、腋窝、上肢，也可见于躯干和头皮，男孩更多见。切除后复发率较高。

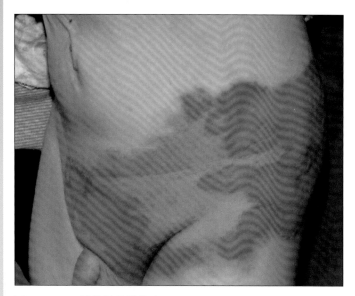

图 23.13-3　婴儿纤维错构瘤

23.14　浅表血管黏液瘤

浅表血管黏液瘤（superficial angiomyxoma）以基质黏液变和血管增生为特点的良性肿瘤。

组织病理特点：图 23.14-1

- 肿瘤位于真皮和皮下组织，基质呈广泛黏液变，血管丰富；

- 瘤体细胞成分为稀疏的梭形细胞，无异形性；
- 病变内经常含有上皮成分，如上皮样囊肿或纤细的上皮细胞条索。

皮肤黏液瘤（cutaneous myxoma）组织病理学改变与其相似（图 23.14-2），有人认为是同一种病。

临床特点：图 23.14-3

为缓慢生长、质软的皮下肿物，一般小于数厘米。可发生在身体各处。

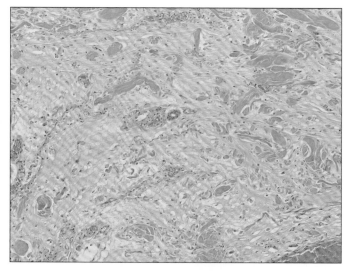

图 23.14-2　皮肤黏液瘤
和浅表血管黏液瘤的组织特点类似，血管无明显增加，无上皮成分

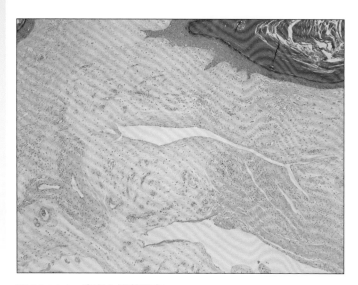

图 23.14-1　浅表血管黏液瘤
病变内基质黏液变，血管增加，细胞稀疏，并有一个小的表皮样囊肿

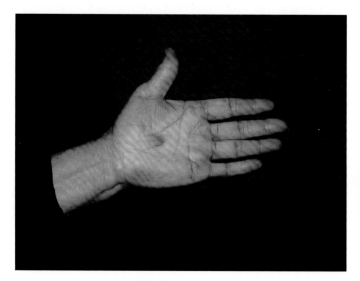

图 23.14-3　浅表血管纤维黏液瘤

23.15 浅表肢端纤维黏液瘤

组织病理特点： 图 23.15-1、2、3、4
- 浅表肢端纤维黏液瘤（superficial acral fibromyxoma）肿瘤位于真皮和（或）皮下组织，境界清楚；
- 瘤体由梭形或星形细胞构成，分布不规则，偶见束支样或轮轴样生长；
- 基质呈纤维化或黏液样变。常见肥大细胞；
- 细胞型指部纤维瘤（cellular digital fibroma）可能

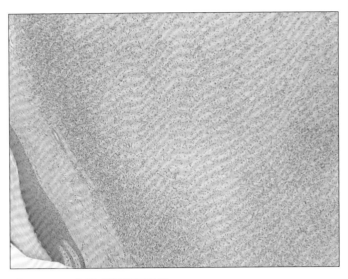

图 23.15-3 **细胞型指部纤维瘤**
是浅表肢端纤维黏液瘤的特殊亚型，细胞密度高，黏液变不明显

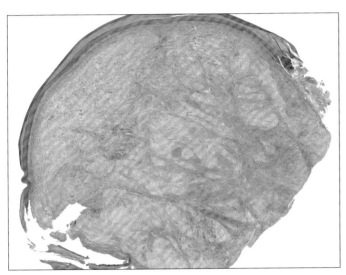

图 23.15-1 **浅表肢端纤维黏液瘤**
常位于甲周或甲下，该病例左下可见残留甲板，纤维化和黏液变并存

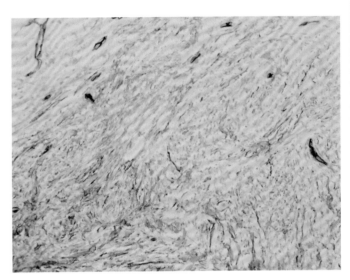

图 23.15-4 **浅表肢端纤维黏液瘤 CD34 在梭形细胞中阳性，是重要的诊断线索**

是亚型，其细胞密度更高并可形成交叉的短束支，基质常有纤维化，而黏液变较轻或不明显（图 23.15-3）。

免疫组化： CD34 阳性为其重要特征（图 23.15-4）。

临床特点： 图 23.15-5

好发于手指、足趾远端，尤其是甲周和甲下，偶见于足跟；为单发，缓慢生长的结节。患者大多为中青年男性。

鉴别诊断：
- 隆突性皮肤纤维肉瘤：同样是 CD34 阳性的梭形细胞增生，尤其是和细胞型指部纤维瘤的组织形态类似；但隆突性皮肤纤维肉瘤广泛浸润皮下脂肪，而

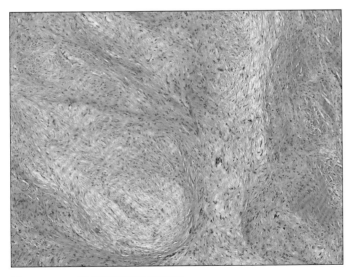

图 23.15-2 **浅表肢端纤维黏液瘤**
由形态单一，无异形性的梭形细胞组成

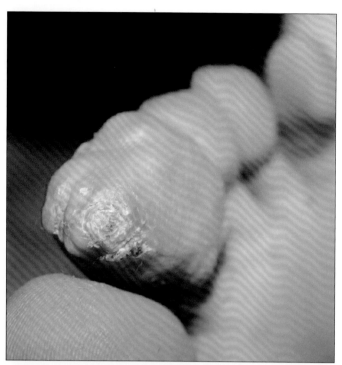

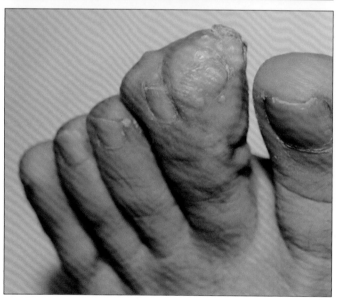

图 23.15-5　浅表肢端纤维黏液瘤

且肢端病例罕见；

- 低度纤维黏液样肉瘤：也有基质纤维化和黏液变共存的特点，梭形肿瘤细胞也没有异形性；但低度纤维黏液样肉瘤通常为大的深部肿物，MUC4 阳性，CD34 阴性。

23.16　皮肤肌纤维瘤

皮肤肌纤维瘤（dermatomyofibroma）是一种少见的真皮良性肿瘤。

组织病理特点：图 23.16-1

- 肿瘤位于真皮内，呈斑块样，境界欠清晰；真皮乳头层常不受累；
- 瘤体由成纤维细胞和肌成纤维细胞组成，为形态单一的梭形细胞，成长束状，长轴常与表皮平行，胞浆弱嗜酸性，无异形性。

免疫组化： 通常 SMA 阳性，Factor XIIIa、CD34 阴性。

临床特点： 好发于肩、腋窝及躯干上部，为单发，直径小于 2 ～ 4 cm 的褐色斑块。患者以青年女性居多。

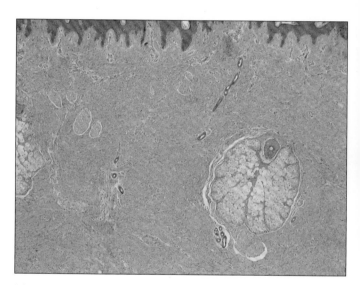

图 23.16-1　**皮肤肌纤维瘤**
类似成纤维细胞的梭形细胞形成长束支，和表皮平行排列

23.17　斑块样 CD34 阳性真皮纤维瘤

组织病理特点：

- 斑块样 CD34 阳性真皮纤维瘤（plaque-like CD34+ dermal fibroma）瘤体由梭状细胞组成，呈束支状排列，其细胞核长轴常与表皮平行；

- 与表皮之间常有无浸润带（Grenz 区），为不含肿瘤细胞的细长带状区。

临床特点：为境界规则，平于或略高于皮肤的斑块。

鉴别诊断：由于 CD34 阳性，需与隆突性皮肤纤维肉瘤鉴别，但本肿瘤不侵入皮下组织。

23.18　腱鞘巨细胞瘤

组织病理特点：图 23.18-1、2

- 腱鞘巨细胞瘤（giant cell tumor of tendon sheath）由

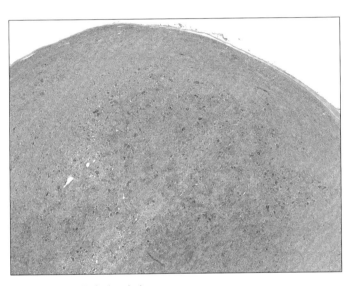

图 23.18-1　**腱鞘巨细胞瘤**
结节边界清楚。该病例细胞丰富，但有时细胞数量少而纤维化更明显

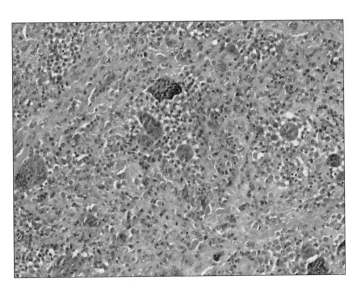

图 23.18-2　**腱鞘巨细胞瘤**
多核巨细胞和单个核细胞具有类似的细胞核形态特点

类似破骨细胞的多核巨细胞和大量的单个核细胞形成的腱鞘良性肿瘤；
- 肿瘤境界清楚，有纤维包膜；
- 巨细胞数目不等，有时聚集成片，每个细胞内有几个至十几个核；
- 单个核细胞一般更多，核的形态与巨细胞内的每一个核类似，为圆形或椭圆形，偶见少数分裂象；还可见泡沫样组织细胞。

免疫组化：多核巨细胞和单个核细胞 CD68 染色均为阳性，但缺乏特异性标记。

临床特点：图 23.18-3
好发于手指，常见。为与腱鞘相连的实性、坚硬肿物，直径 1 ~ 3 cm。

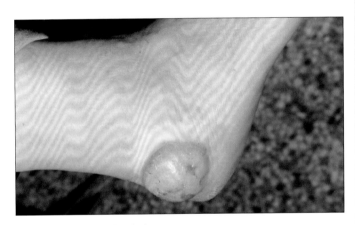

图 23.18-3　**腱鞘巨细胞瘤**

23.19　结节性筋膜炎

结节性筋膜炎（nodular fasciitis）是自限性的良性肿瘤。研究发现该病有特异性的分子遗传学改变，从而证实它是肿瘤。由于其病理形态容易与恶性肉瘤混淆，有时也称为"假肉瘤"。

组织病理特点：图 23.19-1、2、3

- 发生在皮下或更深层软组织如浅筋膜，一般小于 3 cm，境界规整，对周围组织无明显浸润，但有时可沿脂肪间隔而延伸；
- 细胞分布不规则，类似实验室培养皿中的细胞，因此又称组织培养生长方式；
- 细胞呈梭形或羽毛样，类似成纤维细胞或肌成纤维

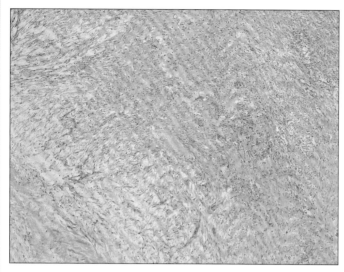

图 23.19-1　结节性筋膜炎
纤维化和黏液样变经常在同一病变中并存

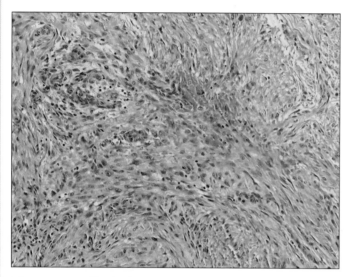

图 23.19-2　结节性筋膜炎
细胞无规则随机分布，早期病变中炎症细胞和渗出红细胞多见

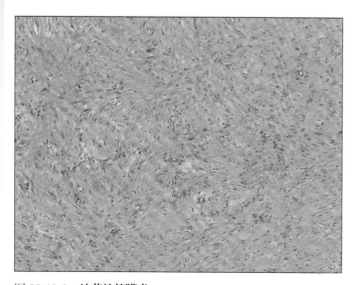

图 23.19-3　结节性筋膜炎
陈旧病变纤维化更广泛，类似瘢痕组织

细胞；核有时较肥大、有时细长，但无明显异形性；核分裂象多见，但无不典型的分裂象；

● 基质中毛细血管丰富，纤维化和黏液样变均常见；

● 炎症细胞，多核巨细胞，血管外红细胞，微黏液囊性变等多见。

免疫组化： 无特异标记物。由于其为成纤维细胞或肌成纤维细胞来源，SMA 在部分细胞中阳性，Desmin 也可局部阳性；CD34、S100 为阴性。

分子遗传： 含有染色体 17/22 转位产生的 MYH9-UPS6 基因融合。对于疑难病例可以通过 FISH 或 RT-PCR 方法来检测该基因融合，帮助确诊。

鉴别诊断：

● 由于其细胞密集，易见核分裂象等特点，需与恶性肉瘤鉴别。但本病境界清楚，无浸润性生长，并无明显核异形性。结合临床，鉴别是不困难的。

● 晚期纤维化明显的病例需要与深部纤维瘤病鉴别。后者细胞常形成长束支，Beta-catenin 核染色阳性。

临床特点：

多见于青中年，好发于四肢，但可发生在身体任何部位。有时有外伤史。典型病史为外伤后皮下出现生长迅速的肿物，伴有疼痛，病程数周至数月。肿瘤一般小于 3 cm。对诊断有疑问的病例应全部切除，做病理检查，特别注意肿瘤境界是否清楚。随访一年以上。由于本病有自限性，即使不予治疗，也应该在一年左右自行消失。如果病变长期持续存在，则应重新考虑诊断。

23.20　孤立性纤维性肿瘤

组织病理特点： 图 23.20-1、2、3

● 孤立性纤维性肿瘤（solitary fibrous tumor）肿瘤位于真皮和（或）皮下组织。为境界清楚的结节。

● 瘤体由梭形或圆形细胞组成，来源不明。细胞形态单一，几无胞浆，无明显异形性，排列不规则。

● 基质纤维化或透明样变；细胞和基质的比例变化大，有时细胞富集区和贫细胞的纤维化区交替存在。

● 血管丰富，管腔扩张并有分叉的鹿角状血管是诊断的重要线索；但鹿角状血管并非本病所特有，有时在其他软组织肿瘤如滑膜肉瘤中也可见到。

● 少数病例组织学上呈恶性，细胞密度高，核异形性与核分裂象均明显增加。但在原发于皮肤的肿瘤中

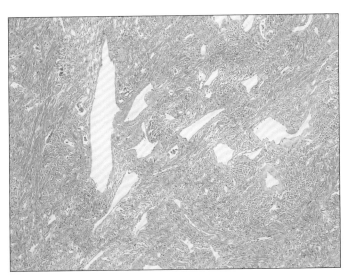

图 23.20-1　**孤立性纤维性肿瘤**
管腔开放且有分叉的鹿角样血管为其重要特点

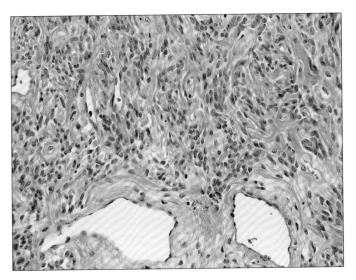

图 23.20-2　**孤立性纤维性肿瘤**
形态单一，缺乏异形性的梭形细胞在血管周围分布

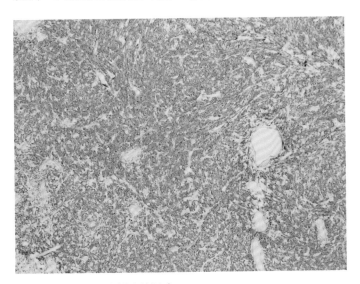

图 23.20-3　**孤立性纤维性肿瘤**
CD34 在梭形细胞中弥漫阳性

尚未有恶性病例的报告。

免疫组化：

CD34 弥漫阳性，可帮助诊断；STAT6 为最近发现的标记，绝大多数病例阳性（图 23.20-3）。

临床特点：本肿瘤多发生在胸腔，其次为腹腔和深部软组织，皮肤病例罕见。原发于皮肤的肿瘤一般较小，良性。见于成人，多发于头颈部，为境界清楚的皮内或皮下肿物。

23.21　细胞型神经鞘黏液瘤

组织病理特点：图 23.21-1、2、3

- 细胞型神经鞘黏液瘤（cellular neurothekeoma）位于真皮内，以多个小结节或小叶形式生长，结节之间为纤维化的基质；
- 瘤体细胞呈上皮样，核大小均一，核仁小，胞浆色淡或略嗜酸；
- 常见少许核分裂象。

免疫组化：

NKI/C3 阳性，MiTF 也经常阳性。S100 阴性，有助于和神经鞘黏液瘤以及其他施万细胞来源的肿瘤鉴别。

本病的细胞来源不清。近年研究认为该肿瘤和神经鞘黏液瘤（nerve sheath myxoma）是两种不同的肿瘤，后者来源于神经鞘细胞即施万细胞，而前者可能来源于

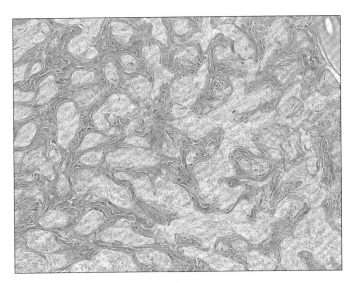

图 23.21-1　**细胞型神经鞘黏液瘤**
多个小的结节形成丛状结构

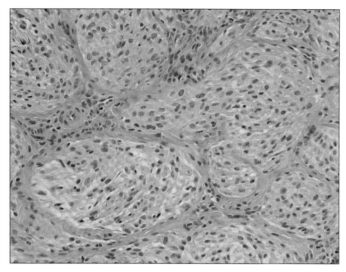

图 23.21-2　**细胞型神经鞘黏液瘤**
上皮样肿瘤细胞，无明显异形性，偶尔可见

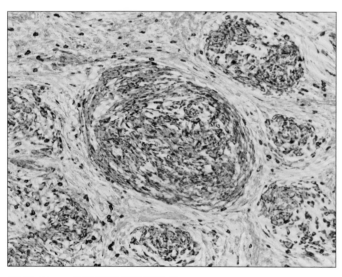

图 23.21-3　**细胞型神经鞘黏液瘤**
细胞 NKI/C3 阳性，S100 阴性

其他间皮细胞。

临床特点：

多见于儿童和青年，女性多于男性；好发于面部、上肢，为单发的质硬结节。

鉴别诊断：

- 神经鞘黏液瘤：黏液变明显，S100 阳性；
- Spitz 痣：黑素细胞标记如 S100、Melan-A 阳性；
- 丛状纤维组织细胞瘤：NKI/C3、MiTF 染色阴性。

23.22　多形性透明变性血管扩张性肿瘤

多形性透明变性血管扩张性肿瘤（pleomorphic hyalinizing angiectatic tumor）的细胞来源分化不清，是一种低度恶性肿瘤。

组织病理特点：图 23.22-1、2、3

- 肿瘤位于皮下组织，呈浸润性生长；
- 瘤体内有多数扩张充血的血管，管周间质呈透明变性，可见出血灶；

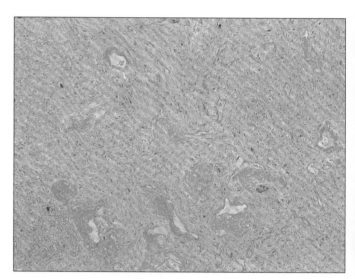

图 23.22-1　**多形性透明变性血管扩张性肿瘤**
扩张的血管伴有纤维蛋白沉积，通常为边界清楚，有包膜的肿物

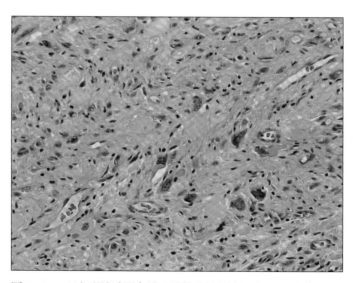

图 23.22-2　**多形性透明变性血管扩张性肿瘤**
高度异形细胞的存在容易被怀疑为恶性肉瘤

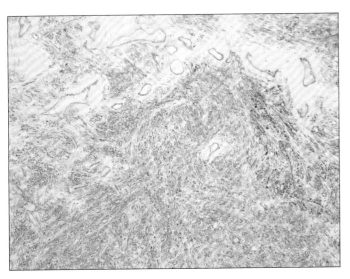

图 23.22-3　**多形性透明变性血管扩张性肿瘤**
CD34 阳性对诊断很有帮助

- 瘤细胞为具有非典型性的梭形细胞，呈束状，浸润皮下脂肪；
- 散在多形性细胞，核深染，偶见核内假性包涵体，胞浆内可见含铁血黄素；
- 核分裂象少；
- 间质内有出血灶，含铁血黄素沉积、纤维素和胶原沉积。

免疫组化

CD34 阳性为诊断的重要线索。CD99、Factor XIIIa 局部阳性，S100 阴性。

临床表现：

罕见。主要见于成年人，好发于下肢。表现为皮下肿物，无痛，缓慢增长。局部切除后易复发。

23.23　隆突性皮肤纤维肉瘤

组织病理特点：图 23.23-1、2、3、4、5、6

- 隆突性皮肤纤维肉瘤（dermatofibrosarcoma protuberans，DFSP）瘤体以真皮为中心，向下侵入皮下组织。肿瘤边缘的细胞形成细束向两侧延伸，难以确定边界。
- 侵入脂肪小叶的肿瘤细胞紧密包裹脂肪细胞，将其分隔开来，呈蜂窝样改变。
- 瘤体由形态单一、略肥大的梭形细胞组成，核异形性低；瘤细胞排列成旋涡状、轮辐状或短束状；细

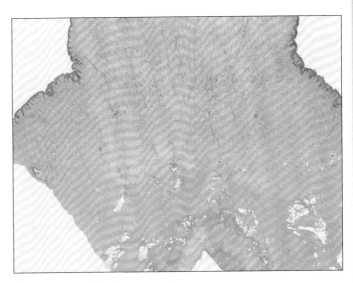

图 23.23-1　**隆突性皮肤纤维肉瘤**
该病例在长期平于皮面的皮损基础上出现隆起结节，是这种疾病的典型特点

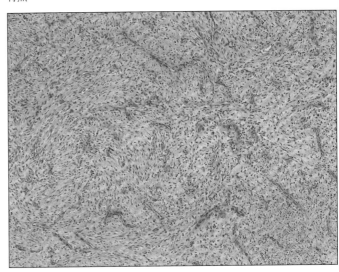

图 23.23-2　**隆突性皮肤纤维肉瘤**
略肥大的梭形细胞呈短束支或轮轴样生长，细胞密度不等

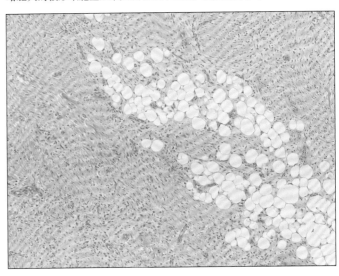

图 23.23-3　**隆突性皮肤纤维肉瘤**
细胞侵入脂肪组织并分隔包围脂肪细胞

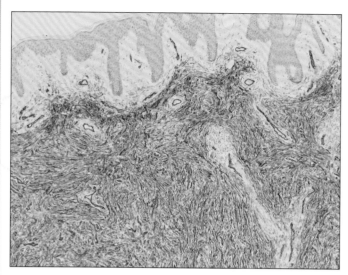

图 23.23-4　隆突性皮肤纤维肉瘤
CD34 染色弥漫阳性，为诊断的重要依据

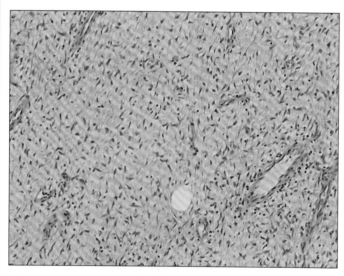

图 23.23-5　黏液型隆突性皮肤纤维肉瘤
细胞稀疏，黏液变广泛，血管丰富

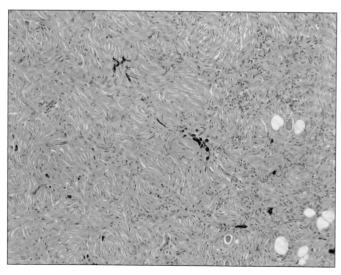

图 23.23-6　色素型隆突性皮肤纤维肉瘤
含有散在的黑素细胞

胞密度不等，有时很稀疏。

- 黏液型隆突性皮肤纤维肉瘤：瘤体内基质黏液多，毛细血管丰富，而肿瘤细胞密度低，易误诊为其他黏液样肿瘤。

- 色素型隆突性皮肤纤维肉瘤：瘤体内有散在的树突样细胞，胞浆内含黑色素。

- 纤维肉瘤样分化，一般见于晚期，表现为细胞密度增加，呈长束支状或鱼骨样排列，核深染，异形性明显；CD34 表达减少或丧失；纤维肉瘤样分化导致复发机会增加，甚至发生转移的可能。

免疫组化：

CD34 弥漫阳性，是诊断的重要依据。

分子遗传：

含有 22 或 17 号染色体成分的环形染色体；以及 t（17；22）转位产生的 PDGFB1-COL1A1 基因融合。分子检测可帮助疑难病例的诊断。

鉴别诊断：

- 皮肤纤维瘤：鉴别主要依据肿瘤的大小，范围，对皮下组织的浸润等。

①皮肤纤维瘤有时可以延至脂肪浅层，但一般沿脂肪间隔呈叶状或楔形延伸；而 DFSP 弥散地浸润脂肪小叶，呈蜂窝样变。

②皮肤纤维瘤瘤体上方表皮常有增生，棘突延长，色素增加，称为催化现象，而 DFSP 无表皮增生或催化现象。

③皮肤纤维瘤可观察到不同类型细胞的混杂，包括梭形细胞，组织细胞，巨细胞等，而 DFSP 则细胞形态单一。

④免疫组化 CD34 在 DFSP 中弥漫阳性，在皮肤纤维瘤则为阴性或仅有周边非特异染色。

- 其他 CD34 阳性的梭形细胞肿瘤（见各章节）。

临床特点：图 23.23-7、8

为质硬、暗红色或棕红色的肿块，隆起于皮肤表面。大小不等，直径从 1 cm 至数 cm，无自觉症状。好发于躯干，但可见于其他部位。患者以中青年居多。DFSP 恶性度低，生长缓慢，肿瘤逐渐增大。由于肿瘤细胞向下呈侵袭性生长的特点，需作广泛切除。否则，切除后易复发率高。

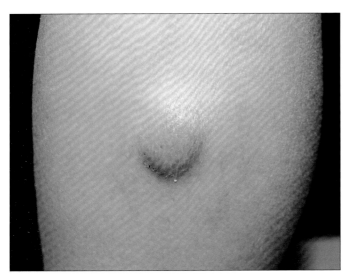

图 23.23-7　隆突性皮肤纤维肉瘤

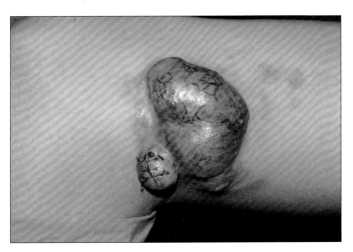

图 23.23-8　隆突性皮肤纤维肉瘤

23.23.1　巨细胞成纤维细胞瘤（giant cell fibroblastoma）

巨细胞成纤维细胞瘤与 DFSP 具有相同的分子遗传学改变，因此认为此两个病是同肿瘤的不同形式。

组织病理特点：

- 瘤体内含两种细胞成分：梭形细胞略肥大，异形性低，类似 DFSP 细胞；多核巨细胞的胞核呈花环状排列，有时巨细胞可形成假血管腔。
- 瘤细胞密度变化大，密集区类似 DFSP，疏散区基质呈纤维化、透明样变或黏液样变。

免疫组化：与 DFSP 相同，CD34 染色阳性。

临床特点：多见于 5 岁以下儿童。大腿、腹股沟、胸壁为好发部位。

23.24　非典型纤维黄瘤

非典型纤维黄瘤（atypical fibroxanthoma）是一种起源于真皮浅层的低恶性度肉瘤。细胞来源不明，可能来自成纤维细胞或间充质干细胞，也有认为可能来源于鳞状细胞。由于其组织学形态和免疫组化特点无法判断细胞分化方向，因此归为未分化或分化不明的肿瘤。

组织病理特点：图 23.24-1、2

- 肿瘤位于真皮浅层，上方紧贴表皮，境界较为清楚，有时可向下延至真皮深层，但无明显皮下组织

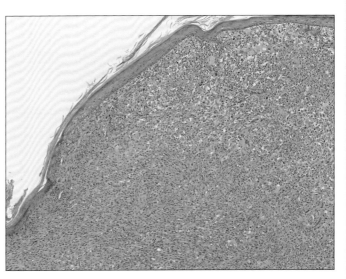

图 23.24-1　非典型纤维黄瘤
肿瘤向上紧贴表皮，由高度不典型的梭形细胞组成

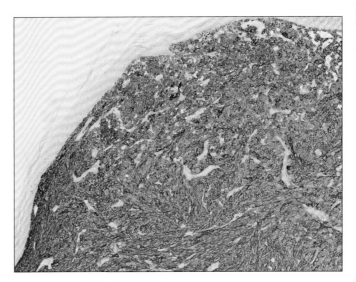

图 23.24-2　非典型纤维黄瘤
CD10 弥漫阳性，应注意 CD10 敏感性高，但缺乏特异性

浸润；瘤体表面常有溃疡。

- 瘤体内包含不典型的梭形和上皮样细胞，也常有组织细胞和多核巨细胞；有些细胞胞浆呈泡沫状，与黄瘤细胞类似，故得名；少数病例由形态单一的梭形细胞组成。
- 瘤细胞异形性明显，核分裂象多，包括不典型分裂象。

免疫组化：

CD10 弥漫阳性。应注意 CD10 缺乏特异性，在其他多种良性和恶性梭形细胞肿瘤中也可呈阳性，因此不能将其作为诊断的依据；但 CD10 敏感性高，如果为阴性，则需要认真考虑其他诊断的可能。

临床特点：

一般发生在老年人日光暴露部位，尤其是头面部、耳部。为快速生长、表面溃疡的结节。预后好，切除后复发率低，一般不会转移。但如果肿瘤明显侵入皮下组织，则复发率增加，偶可转移。

鉴别诊断：

- 与其他各种多形性恶性肿瘤，在 HE 染色上单纯根据组织学形态经常不能和非典型纤维黄瘤区别开来，而需要借助免疫组化帮助鉴别。非典型纤维黄瘤本质上是排除性诊断，即先要排除其他恶性肿瘤。由于非典型纤维黄瘤的预后要明显好于以下肿瘤，治疗和随访也不同，因此准确诊断至关重要。
- 肉瘤样鳞癌：当瘤体上方表皮没有原位鳞癌或分化良好的鳞癌成分时，与非典型纤维黄瘤的鉴别须依据免疫组化；肉瘤样鳞癌通常 CK5/6、HMWK、p63 呈阳性。
- 多形性黑素瘤：黑素瘤以多形性细胞为主时，诊断较为困难，除须仔细寻找原位黑色素瘤成分外，还应使用多个黑素细胞标记如 Melan-A、S100、SOX10 来协助诊断。
- 多形性平滑肌肉瘤：胞浆呈弱嗜酸性，免疫组化 SMA、Desmin 阳性。
- 多形性血管肉瘤：分化不良的病例可能不形成血管腔，免疫组化 CD31、ERG 阳性。

23.25　多形性真皮肉瘤

多形性真皮肉瘤（pleomorphic dermal sarcoma）是一种未分化或分化不明的浅表性肉瘤。和非典型纤维黄瘤在组织病理和临床上都很相似，但该肿瘤更广泛地浸润至真皮深层和（或）皮下组织。

组织病理特点：图 23.25-1、2

- 肿瘤位于真皮，向周围呈扩展性生长，边界不清；肿瘤表面常有溃疡形成。
- 瘤体由高度异形的梭状细胞、上皮样细胞、多核巨

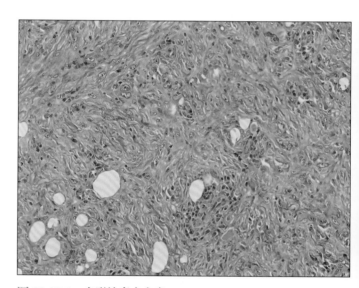

图 23.25-1　**多形性真皮肉瘤**
瘤体由高度不典型细胞组成，比非典型纤维黄瘤更大更深，明显浸入脂肪

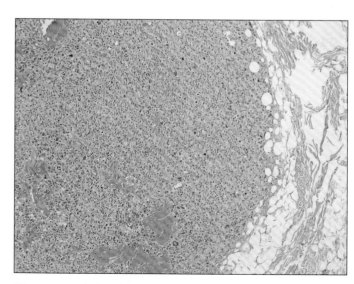

图 23.25-2　**多形性真皮肉瘤**
浸入皮下脂肪，细胞更密集，基质很少

细胞组成，核分裂象多，包括不典型分裂象；细胞致密；有时有肿瘤坏死；基质可呈纤维化或黏液样变。

- 肿瘤细胞弥漫性地向下浸润至皮下组织。

免疫组化： 与非典型纤维黄瘤相同，CD10 通常阳性，但缺乏特异标记物。SMA 可有局部细胞非特异染色。

临床特点： 与非典型纤维黄瘤类似，但肿瘤体积更大。

鉴别诊断：

- 如上节所述，有些恶性肿瘤如肉瘤样鳞癌、黑素瘤、平滑肌肉瘤、血管肉瘤等都可出现多形性亚型，它们与多形性真皮肉瘤在 HE 染色上有时难以准确鉴别，因此，完整的免疫组化染色，以排除其他肿瘤是至关重要的。
- 多形性真皮肉瘤可以认为是浸润更深，恶性度更高的非典型纤维黄瘤；一般来说，若非典型纤维黄瘤有广泛皮下组织浸润，或有明显坏死、血管或神经周浸润等，则应诊断为多形性真皮肉瘤。

23.26　未分化多形性肉瘤

未分化多形性肉瘤（undifferentiated pleomorphic sarcoma）近年来逐渐代替了恶性纤维组织细胞瘤或恶性组织细胞肉瘤，因为这种肿瘤并非源于组织细胞。另外，过去诊断为恶性组织细胞肉瘤的病例，经过免疫组化和分子检查，很多可归为去分化脂肪肉瘤（dedifferentiated liposarcoma）、多形性平滑肌肉瘤或其他特异分化的肿瘤。未分化多形性肉瘤实质上属于排除性诊断，在做出诊断之前，完整的免疫组化分析必不可少。

组织病理特点： 图 23.26-1、2

- 肿瘤体积大，位置深，境界不清楚；
- 瘤体由高度异型的梭形细胞、上皮样细胞、多核巨细胞组成；
- 瘤细胞分布不匀，可成短束支，可致密成片，核分裂象多，坏死常见；
- 基质可有纤维化或黏液样变。

免疫组化： 无特异性标记。Vimentin 阳性，SMA、CD68 可局部阳性，但这些阳性标记均无诊断价值。

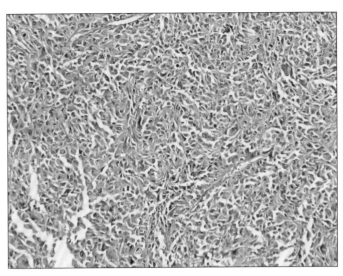

图 23.26-1　**未分化多形性肉瘤**
此病例是位于下肢深部软组织的巨大肿瘤，细胞高度异形，无明显分化

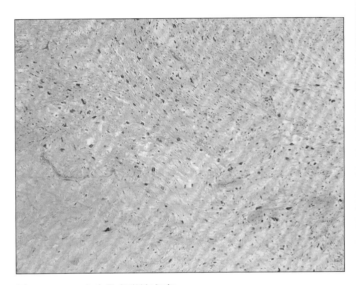

图 23.26-2　**未分化多形性肉瘤**
同一病例的细胞稀疏区域

鉴别诊断：

其他各种具有特异组织分化的多形性肿瘤，需要多种免疫组化来排除，如 Cytokeratin、S100、CD34、CD31、SMA、Desmin、EMA 等。SMA 为弥漫阳性时一般可诊断为多形性平滑肌肉瘤。MDM2、CDK4 染色可帮助排除去分化脂肪肉瘤，后者 MDM2 和 CDK4 阳性，MDM2 荧光原位杂交的敏感性更高。对于发生在腹膜后的多形性肿瘤，统计显示去分化脂肪肉瘤的可能性最大。

临床特点： 多发生于四肢、躯干的深部软组织和腹膜后，但可见于任何器官系统。体积大，生长快，恶性度高。原发于皮肤的肿瘤应首先考虑多形性真皮肉瘤。

23.27 低度纤维黏液样肉瘤

低度纤维黏液样肉瘤（low-grade fibromyxoid sarcoma）是一种少见的特殊肉瘤。组织学上细胞异形性不明显，易被误诊为良性肿瘤，但临床为恶性，可以在切除数年甚至数十年后发生复发和转移，因此病人需要终生随访。

组织病理特点：图 23.27-1、2

- 瘤体中的梭形细胞缺乏明显异形性，密度较低，有

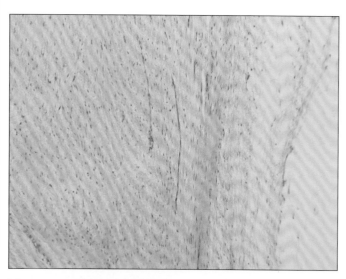

图 23.27-1　低度纤维黏液样肉瘤
左侧纤维化区梭形细胞无明显异形性，右侧黏液变区细胞更稀少，含弧状血管

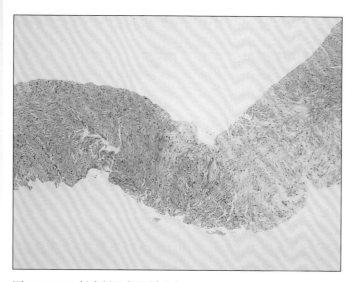

图 23.27-2　低度纤维黏液样肉瘤
有时细胞密度相对较高。该病例在切除后近 20 年复发

时形成束支；
- 肿瘤的重要特点是可见交替分布的纤维化区和黏液变区；
- 巨大玫瑰环透明化梭形细胞肿瘤（hyalinizing spindle cell tumor with giant rosettes）是一种特殊亚型，含有巨大花环样结构，中间硬化，外周有环状排列的细胞。

免疫组化：MUC4 阳性，其特异性高，对鉴别诊断很有帮助。

分子遗传：具有 16p11.2（FUS）基因转位，可以使用荧光原位杂交方法帮助诊断。

鉴别诊断：

- 由于瘤细胞缺乏明显异形性，需要与各种良性和低度恶性肿瘤鉴别；
- 深部纤维瘤病，细胞形成长束支，无黏液变，Beta-catenin 核染色阳性；
- 黏液型隆突性皮肤纤维肉瘤，位置表浅，CD34 阳性；
- 黏液型神经纤维瘤，细胞核呈波浪形，两端尖，S100 阳性。

临床特点：年龄分布广泛，以中青年为多见，好于四肢近端和躯干，为缓慢生长的深在肿物。

23.28 黏液纤维肉瘤

黏液纤维肉瘤（myxofibrosarcoma）与低度纤维黏液样肉瘤是完全不同的肿瘤。

组织病理特点：图 23.28-1

- 好多在皮下组织，肿瘤边缘不清，呈浸润性生长。
- 肿瘤细胞一般核大、深染、不规则，异形性明显。根据异形性程度可进一步分为低度、中度和高度；
- 低度肿瘤的异形性较低，基质广泛黏液变，有时胞浆内含黏液包涵体，类似印戒细胞。
- 长弧状血管常见。

免疫组化：与未分化多形性肉瘤类似，没有特异标记物，诊断时须排除其他有特异分化的肿瘤。

鉴别诊断：需与低度纤维黏液样肉瘤鉴别：二者均有黏液变和细长弧状血管，但黏液纤维肉瘤的瘤细胞有明显的异形性。MUC4 免疫组化和分子检测亦可帮助诊断。

临床特点：一般见于老年人，为缓慢生长的肿物。

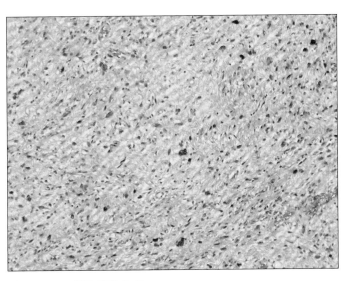

图 23.28-1　黏液纤维肉瘤
细胞异形性明显，基质广泛黏液变

四肢常见。半数以上发生在真皮和皮下组织。切除不全易复发，多次复发后可能演变成高度肿瘤。

23.29　黏液炎症性成纤维细胞肉瘤

黏液炎症性成纤维细胞肉瘤（myxoinflammatory fibroblastic sarcoma）是一种来源于成纤维细胞的低恶性度肉瘤。

组织病理特点：图 23.29-1

● 肿瘤位于皮下和深部软组织。

● 瘤体内含高度不典型的梭形细胞、上皮样细胞和类似神经节细胞的多核巨细胞；核内有时含巨大包涵体；亦可见胞浆呈泡状的假性脂肪母细胞。

● 基质呈黏液变和纤维化，伴大量炎症细胞浸润，包括淋巴细胞、嗜酸性粒细胞等。

免疫组化：CD34 通常阳性，有助于和黏液纤维肉瘤等其他肉瘤鉴别。

临床特点：患者大多为中老年人，好发在肢端，如手、指、足背、腕、踝等。为缓慢生长的深部软组织肿物，可侵入邻近的肌肉、韧带和关节。

23.30　纤维肉瘤

纤维肉瘤（fibrosarcoma）这个诊断随着免疫组化和分子检测的广泛应用而逐渐减少。以前诊断为纤维肉瘤的病例不少是有特异分化的其他肉瘤。

组织病理特点：图 23.30-1

● 瘤体的不典型梭形细胞形成致密长束支和鱼骨样结构，瘤细胞核深染，核浆比高，核丝状分裂象多见，基质成分很少。

● 硬化性上皮样纤维肉瘤（sclerosing epithelioid fibrosarcoma）为其罕见亚型，由中等大小的不典型上皮样细胞呈条索样分布，基质硬化明显。

免疫组化：无特异标记物，免疫组化目的主要是排除其他肉瘤，如单相性滑膜肉瘤、平滑肌肉瘤等。滑膜

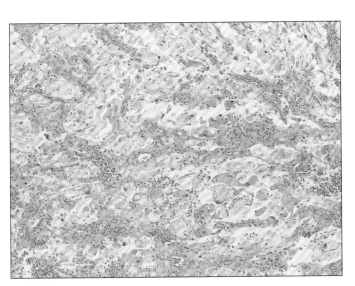

图 23.29-1　黏液炎症性成纤维细胞肉瘤
高度异形的梭形细胞和多核巨细胞，基质有黏液变和大量炎症细胞浸润

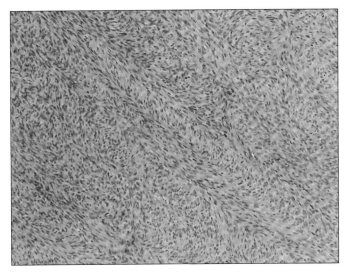

图 23.30-1　纤维肉瘤
不典型梭形细胞呈致密长束支和鱼骨样排列，基质少

肉瘤通常 CD99、TLE1 阳性，Cytokeratin 局部阳性，荧光原位杂交 18q11（SSX 基因）转位阳性；平滑肌肉瘤 SMA、Desmin 阳性。

临床特点： 患者多为成年人，好发于下肢、躯干的深部软组织。先天性或婴儿性纤维肉瘤则发生在婴儿期，占婴儿期恶性肉瘤的 20% ~ 50%。

23.31　上皮样肉瘤

上皮样肉瘤（epithelioid sarcoma）是一种细胞来源不明的高恶性度肉瘤。经典型常见于肢端，少见的近端型则多发生在躯干。

组织病理特点： 图 23.31-1、2、3

- 经典型多位于皮下组织，低倍镜下常可见肉芽肿样结构，周围有大量上皮样细胞，呈栅栏状排列，中心为坏死或纤维化；
- 瘤细胞有程度不等的核异形性，丝状分裂象多见，胞浆丰富呈弱嗜酸性；
- 近端型多发生在四肢近端或躯干的深部软组织，瘤细胞更大，异形性更明显，常不具有肉芽肿样结构。

免疫组化： 细胞角蛋白如 AE1/AE3、CAM5.2、CK8 等呈阳性，EMA 阳性，是诊断的重要依据；很多病例 CD34 亦阳性。绝大多数病例 SMARCB1（INI1）缺失，核染色呈阴性。

分子遗传： 常见 22q11（SMARCB1）染色体片段

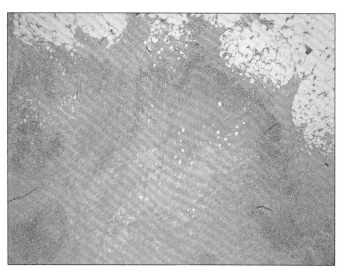

图 23.31-1　**上皮样肉瘤**
低倍镜下类似肉芽肿，中央坏死纤维化，周围上皮样细胞栅栏样排列

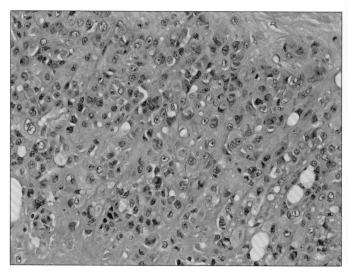

图 23.31-2　**上皮样肉瘤**
高倍下上皮样细胞异形性明显

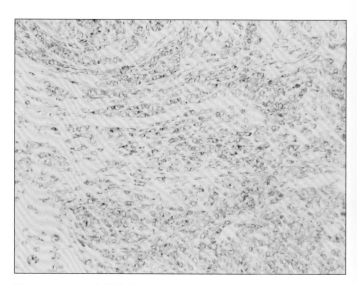

图 23.31-3　**上皮样肉瘤**
细胞角蛋白如 AE1/AE3 染色阳性，对诊断非常重要

缺失。

鉴别诊断：

- 肉芽肿性疾病：位置表浅的病例在低倍镜下易误诊为肉芽肿性炎症，如环形肉芽肿、感染性肉芽肿、类风湿结节等；但高倍镜下，上皮样肉瘤细胞有明显核异形性，免疫组化可以容易地证实其为肿瘤细胞、而非组织细胞。
- 分化不良的鳞状细胞癌：由于上皮样肉瘤 Cytokeratin 阳性的特点，有可能误诊为鳞癌；后者通常有角化，CK5/6 高分子量角蛋白阳性，而上皮样肉瘤的角蛋白以低分子量的为主，CK5/6 通常为阴性。
- 上皮样血管肉瘤，其 Cytokeratin、CD34 也可以为阳性，但上皮样血管肉瘤同时也会表达特异的内皮细胞标记如 CD31、ERG。

临床特点：图 23.31-4、5

经典型多见于 10～40 岁，男性多于女性，以手部、前臂的肢端皮肤最常见；为单发或多发的皮下结节，有时表面溃疡，临床上可能误认为是感染性疾病。近端型罕见，发生在中老年人的躯干部位，如盆腔、腹膜或下肢近端的深部软组织，为境界不清的肿物。

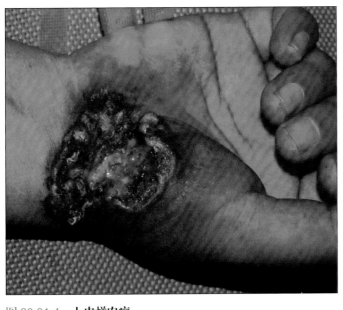

图 23.31-4　**上皮样肉瘤**

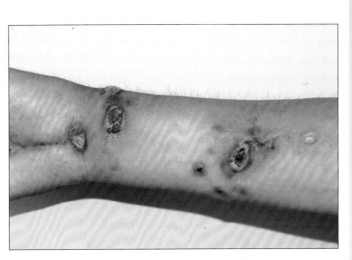

图 23.31-5　**上皮样肉瘤**

（宋　杰）

24
肌肉、脂肪组织、软骨及骨组织肿瘤

24.1 肌肉组织肿瘤

　　皮肤中有不同类型的肌肉组织，常见真皮上层的立毛肌，它是平滑肌，细胞特点是核呈长形、两端钝圆，胞浆嗜酸性，并有空泡。除立毛肌外，乳头、阴囊及血管壁中均有平滑肌。骨骼肌在皮肤中少见，从眼周、口周取材有时可在真皮深层或皮下见到眼轮匝肌和口轮匝肌，它们是骨骼肌，特点是核位于周边，胞浆中有多数横纹。将显微镜的光线调暗，光圈调小可见到横纹。皮肤中多数是向平滑肌分化的肿瘤，向骨骼肌分化的十分少见。

　　免疫组化： 平滑肌细胞一般呈 Desmin、SMA、Calponin 和 h-Caldesmon 阳性。骨骼肌细胞呈 desmin、myogenin 和 myoglobin 阳性。

24.1.1 平滑肌错构瘤（smooth muscle hamartoma）

　　一种错构瘤样的、立毛肌来源的平滑肌增生。
　　组织病理特点： 图 24.1.1-1、2
- 真皮内可见多数成熟的立毛肌平滑肌肌束，也可累及皮下组织；
- 平滑肌束散在分布在真皮胶原束之间，无一定走向；
- 有时可伴毛囊数量增加；
- 表皮正常或轻度增生，基底层色素增加。

　　临床特点：
　　为数厘米大小的斑块，好发于腰骶部和肢体近端，其上表皮可有轻度色素加深，有时毛发增多。轻擦皮损

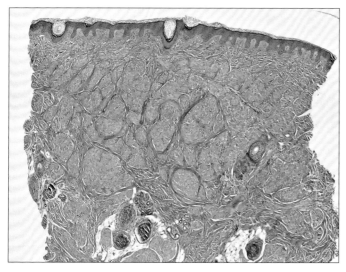

图 24.1.1-1　平滑肌错构瘤
真皮内可见众多成熟的平滑肌肌束，随机排列。此病人为 3 个月大女婴，皮损为小腿脚踝上方的暗红色斑块

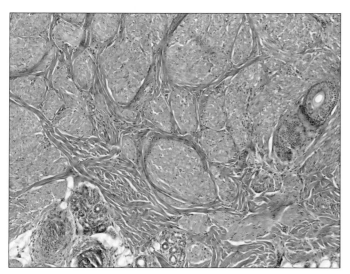

图 24.1.1-2　平滑肌错构瘤
平滑肌肌束大小不一，毳毛毛囊数量增加

可引起短暂的皮损隆起和毛发直立。一般在初生时就已存在，也可为后天获得性。

鉴别诊断：

- 平滑肌错构瘤和色素性毛表皮痣（becker nevus）临床及病理表现均有重叠。有认为两者是同一种疾病的不同表现，但后者是后天出现，临床表现为多毛、色素沉着的斑，病理仅有轻微的平滑肌增生。

24.1.2　皮肤平滑肌瘤（cutaneous leiomyoma）

皮肤平滑肌瘤根据平滑肌的起源分为：立毛肌型

（pilar leiomyoma）和生殖器型（genital leiomyoma）。外生殖器平滑肌瘤过去归为立毛肌型，现认为起源于阴囊、外阴及乳头的浅表平滑肌，包括阴囊平滑肌瘤，外阴平滑肌瘤和乳晕平滑肌瘤。

组织病理特点：

毛发平滑肌瘤（piloleiomyoma）：图 24.1.2-1、2、3 即立毛肌型平滑肌

- 瘤体位于真皮，边界不清。
- 瘤体由多数与立毛肌相似的平滑肌束所组成，它们交织排列。
- 平滑肌细胞呈梭形，核长、两端钝圆呈典型的雪茄样，位于细胞中央，胞浆丰富嗜酸性。在细胞横切面上，则见一圆形核位于细胞中央，核周有空泡。
- 平滑肌细胞无非典型性，核丝状分裂象偶见（通常少于 1 个 / 每 10 倍镜下）。
- 可见少数不典型的细胞，表现为核大，多叶并深染，此为退行性变，而非恶性表现，称非典型性或共质体（atypical or simplastic）平滑肌瘤。

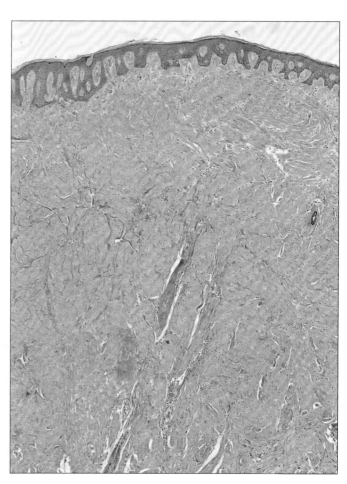

图 24.1.2-1　立毛肌型平滑肌瘤
瘤体位于真皮，由交织排列的平滑肌束构成

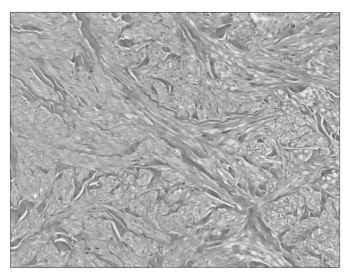

图 24.1.2-2　**立毛肌型平滑肌瘤**
平滑肌束交织排列

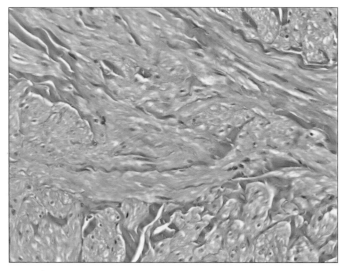

图 24.1.2-3　**立毛肌型平滑肌瘤**
高倍镜下梭形的平滑肌细胞有典型的其两端钝圆呈雪茄样的细胞核，胞浆丰富嗜酸性。横切面（图下方）细胞为圆形，核位于中间，核周可见空泡

生殖器平滑肌瘤（genital leiomyoma）
病理表现和毛发平滑肌瘤基本一致，但有以下特点：
- 瘤细胞密度高，常有上皮样细胞形态；
- 黏液变性常见，特别是妊娠期；
- 间质玻璃样变明显；
- 血管周少许炎细胞浸润，包括淋巴细胞、组织细胞和嗜酸性粒细胞。

免疫组化：
- Desmin、SMA、Calponin 和 h-Caldesmon 阳性；
- 生殖器平滑肌瘤可以 ER 和 PR 阳性；阴囊平滑肌瘤 AR（androgen receptor）阳性。

临床特点：图 24.1.2-4、5

毛发平滑肌瘤为绿豆至黄豆大、皮色或淡褐色的丘疹或结节，质硬，常有压痛及触痛。通常多发，也可单发，好发于四肢和躯干。患者多为 30 岁左右，单发型女性更为多见。家族性的多发性平滑肌瘤病，呈常染色体显性遗传。临床表现为多发毛发平滑肌瘤，伴有子宫平滑肌瘤，且 20% 患者会并发乳头状肾细胞癌。

生殖器平滑肌瘤多见于中年人。表现为单发，缓慢生长的丘疹或结节。发生在女性外阴的平滑肌瘤在妊娠期可增大。一般无症状，但瘤体内肌束收缩时可出现较为剧烈的疼痛。

鉴别诊断：
- 平滑肌错构瘤：根据临床可鉴别，为先天性，单发的斑块状皮损。
- 皮肤平滑肌肉瘤：细胞密度高，核分裂象增多，核异形性更为明显。KI67 核增殖率升高。

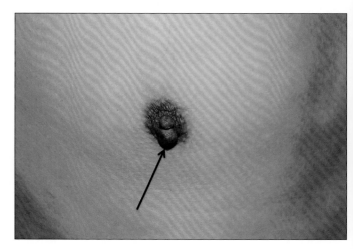

图 24.1.2-4　**皮肤平滑肌瘤**

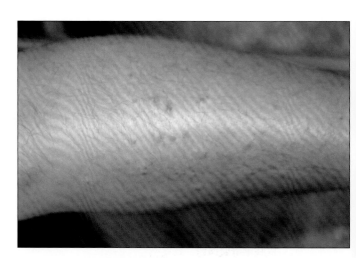

图 24.1.2-5　**皮肤平滑肌瘤**

24.1.3 血管平滑肌瘤（angioleiomyoma）

现归类于血管周肌样细胞起源的一组血管周肿瘤。这组肿瘤包括肌性血管周细胞瘤、肌纤维瘤，血管平滑肌瘤和血管球瘤。详见第 25 章。

24.1.4 皮肤平滑肌肉瘤（cutaneous leiomyosarcoma）

此病有两个亚型：真皮型和皮下脂肪型。真皮型仅限于真皮内或仅有浅表的皮下脂肪浸润（深度少于5mm），预后良好，无远位转移，故又称为真皮非典型平滑肌肿瘤（intradermal atypical smooth muscle neoplasm）。皮下脂肪型平滑肌肉瘤（leiomyosarcoma of the subcutis）主要位于皮下脂肪，有时可有局灶性真皮浸润，恶性程度高，可发生转移。

组织病理特点：图 24.1.4-1、2、3、4
- 肿瘤大，不对称，境界不清楚，位于真皮或皮下；
- 瘤细胞致密，由梭形细胞束组成，排列紊乱；
- 梭形细胞核两端钝圆呈雪茄样，胞浆嗜酸性，具有平滑肌细胞的特点；
- 瘤细胞有中度非典型性，有些细胞核大深染有多形性，核丝分裂象增多；
- 肿瘤和表皮间有一狭窄的无浸润带。

免疫组化：
- Desmin、SMA、Calponin、h-Caldesmon 均为阳性；
- 45% 病例局部角蛋白阳性。

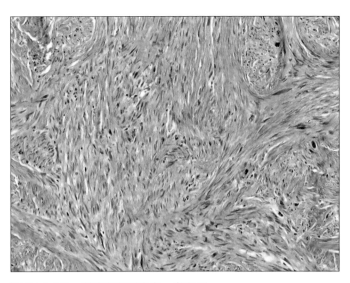

图 24.1.4-2 **皮肤平滑肌肉瘤，真皮型**
梭形肿瘤细胞成束，排列紊乱，细胞核有非典型性

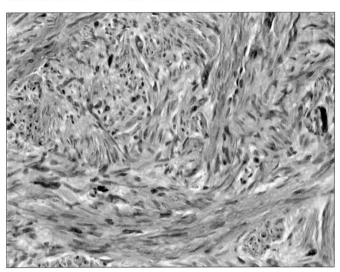

图 24.1.4-3 **皮肤平滑肌肉瘤，真皮型**
高倍镜下细胞核有明显的异形性，细胞核大深染，可见核丝分裂象。仍可见典型雪茄样细胞核

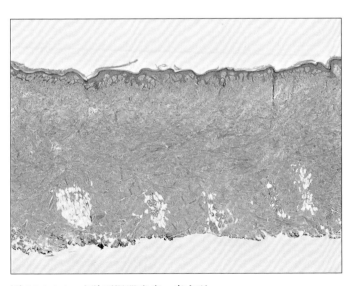

图 24.1.4-1 **皮肤平滑肌肉瘤，真皮型**
肿瘤位于真皮，浸润性生长，皮下脂肪浅层有局部浸润

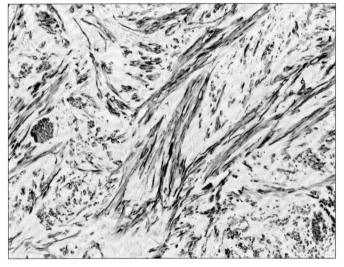

图 24.1.4-4 **皮肤平滑肌肉瘤，真皮型**
免疫组化瘤细胞 Desmin 阳性

临床特点：

真皮型多见于中青年人，皮下型见于 50～70 岁男性，儿童罕见。躯干和下肢好发。皮损单发，呈暗红色实性结节或斑块。位于真皮的一般小于 2 cm，位于皮下的可达 4 cm 左右。初期生长缓慢，后期发展快。

真皮型皮肤平滑肌肉瘤切净后预后好。如边缘未切净，有 20% 病人局部复发，但不发生远位转移。皮下脂肪型预后差，局部复发率可高达 60%。50% 患者可发生远位转移，至肺、肝和其他软组织。最常见的是肺转移，死亡率高。外阴和阴囊部的平滑肌肉瘤和发生在其他部位的皮下脂肪平滑肌肉瘤相比，预后稍好。皮肤也可见转移性的平滑肌肉瘤，来源于深部软组织和内脏的平滑肌肉瘤。

24.1.5　横纹肌间质错构瘤（rhabdomyomatous mesenchymal hamartoma）

此病也称为横纹肌错构瘤（striated muscle hamartoma）

组织病理特点：

- 皮损隆起，位于皮下或真皮，由多种不同的成熟组织增生混合而成；
- 皮损内含有不规则排列的横纹肌束，间有脂肪、纤维胶原、神经、血管及皮肤附属器如汗腺、毛囊、皮脂腺；
- 偶见钙化和骨化。

临床特点：

本病罕见。多为先天性，或在婴儿期、儿童早期发现。为肤色的丘疹，结节或皮赘样，常见于头颈部，特别是眼周和口周。良性，可作单纯切除。

24.1.6　皮肤横纹肌瘤（skin rhabdomyoma）

皮肤横纹肌瘤源于皮下有横纹的骨骼肌。分成人型（成熟型）和胎儿型（不成熟型）。

组织病理特点：

- 境界清，无包膜，瘤体位于皮下。
- 成人型瘤细胞主要是大、多角形的成熟横纹肌细胞，胞核小、位于细胞周边，无核分裂象；有丰富的嗜酸性胞浆，可有空泡，胞浆内常有结晶状、杆状的包涵体。
- 胎儿型瘤细胞主要是发育不成熟的，小圆型或梭形的横纹肌母细胞，胞浆内有不同程度的横纹，表明

细胞有部分成熟分化；瘤细胞大小不一，核分裂象可增多，但无非典型性。

- 胎儿型有间质黏液变性。

免疫组化：

- Desmin、myogenin 和 SMA 阳性。

临床特点：

成人型见于中老年男性，常累及头颈部，为单发，缓慢生长的结节。胎儿型见于男性婴儿，常累及眼周、口周和耳周。肿瘤良性，可作单纯切除。

24.1.7　皮肤横纹肌肉瘤（rhabdomyosarcoma of skin）

皮肤原发的横纹肌肉瘤非常罕见。病理分四型。胚胎型（embryonal）、肺泡型（alveolar）、多形性（pleomorphic）及梭形细胞 / 硬化（spindle cell/sclerosing）型。前两型常见。

组织病理特点：

- 肿瘤细胞为不成熟的横纹肌母细胞，圆形、梭形或多形性，胞浆内可见横纹；
- 可见少数分化良好的横纹肌细胞；
- 核分裂象活跃。

免疫组化：

- Desmin、myogenin 和 myoD1 阳性。

临床特点：

主要发生于儿童。平均发病年龄 7 岁左右。也可见于老年人。好发于面部，特别是眼周和耳周。表现为皮下结节或外生性硬结节，表面呈紫红色。临床需要与转移性的横纹肌肉瘤鉴别。

24.2　脂肪组织肿瘤

脂肪组织存在于全身各处，皮肤中的脂肪细胞绝大多数位于皮下组织中。皮下组织由脂肪小叶及小叶间隔所组成，脂肪小叶中有脂肪细胞及毛细血管，脂肪间隔主要为纤维结缔组织，还有较大的血管、淋巴管及神经束。

成熟脂肪细胞的特点是胞浆含有单个大空泡，造成细胞中心透明，核在周边。不成熟的脂肪母细胞（lipoblast）胞浆内有多数小空泡，核位于中心，核有凹痕而呈星状，为典型的桑葚细胞。脂肪母细胞也可以表

现为印戒细胞（signet ring cell），即胞浆内有单个空泡、核在周边呈月牙状，使整个细胞形似印章戒指。印戒细胞比成熟的成人脂肪细胞小。也有的脂肪母细胞胞浆呈颗粒状，类似冬眠瘤细胞。假性脂肪母细胞是指胞浆呈空泡状的细胞，类似脂肪母细胞。这些假性脂肪母细胞可见于脂肪坏死和脂肪萎缩时的脂肪细胞。它们也可以是非脂肪细胞，如吞噬细胞。

皮肤向脂肪组织分化的肿瘤大部分是良性的。有时，了解病史和标本取材部位对判断脂肪肿瘤的良、恶性至关重要。一般说来，良性肿瘤多位于真皮及皮下组织，而脂肪肉瘤几乎无例外地始于深部组织。大的脂肪肉瘤可以向上发展至真皮，但始于浅部组织的脂肪肉瘤是极为罕见的。

免疫组化：脂肪细胞 S100 阳性。

24.2.1 浅表脂肪瘤样痣（nevus lipomatosus superficialis）

此病是一种发育异常，造成脂肪组织异位到真皮内的病变。

组织病理特点：图 24.2.1-1、2

- 成熟脂肪细胞位于真皮内；
- 脂肪细胞分布于真皮血管周围和真皮胶原束间，成群或呈索状，位置浅表者在真皮乳头内亦可见脂肪细胞；
- 真皮内小血管、胶原纤维及成纤维细胞可较正常增多。

临床特点：图 24.2.1-3

有经典型及单发型。经典型皮损为群集、柔软的丘

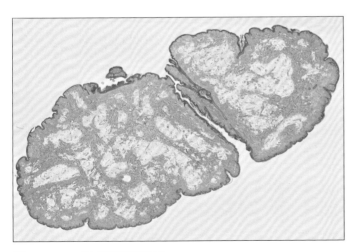

图 24.2.1-1　浅表脂肪瘤样痣
瘤体呈皮赘样结构，中心含成群的成熟脂肪细胞

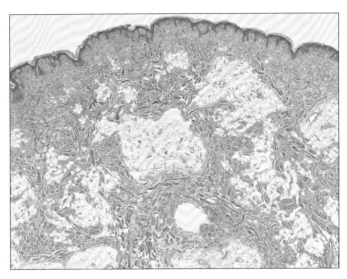

图 24.2.1-2　浅表脂肪瘤样痣
脂肪细胞分布于真皮血管周和真皮胶原束间，成群或成索状

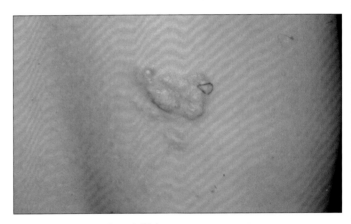

图 24.2.1-3　浅表脂肪瘤样痣

疹或结节，皮色或淡黄色，可呈带状排列。好发于单侧臀部，其次为大腿上部和腰部。常在出生时就已存在，也可在幼儿和青春期出现。单发型见于成人，也好发于臀部、大腿上部和腰部。临床类似大的皮赘。真皮中的异位脂肪细胞认为是源自血管周围的间叶组织。

24.2.2 脂肪瘤（lipoma）

脂肪瘤由成熟脂肪细胞构成。皮下脂肪的脂肪瘤是良性的，几乎从来不会恶变成脂肪肉瘤。

组织病理特点：图 24.2.2-1、2、3

- 位于皮下组织的结节，境界清楚，边缘平滑，有薄的结缔组织包膜；
- 肿瘤由成熟脂肪细胞群集而成小叶，叶间有薄的结缔组织间隔，小叶内有薄壁血管；

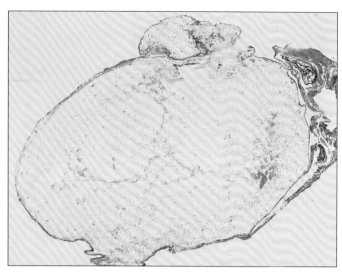

图 24.2.2-1　脂肪瘤
境界清楚、有包膜

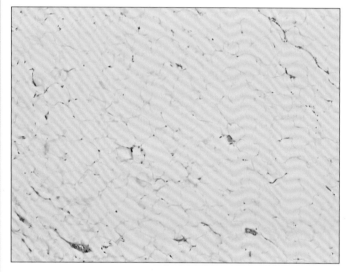

图 24.2.2-2　脂肪瘤
脂肪细胞大小均匀，胞浆含有单个大的空泡，细胞核小位于周边

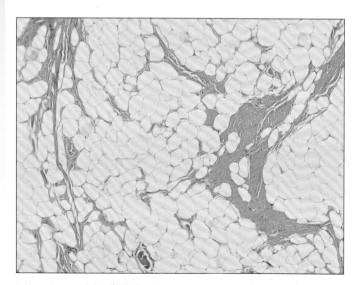

图 24.2.2-3　纤维脂肪瘤
脂肪瘤内有明显的纤维胶原组织增生

- 肿瘤的脂肪细胞与皮下组织中的正常脂肪细胞相同，具有一个大的胞浆空泡，细胞膜较薄，核小，位于细胞周边；
- 瘤体内脂肪细胞大小基本一致，无异型性和多形性，无核分裂象；
- 可有脂肪坏死，造成脂肪细胞大小不一，可见胞浆呈空泡状的噬脂细胞；
- 少数肿瘤位于真皮内，脂肪细胞分布于胶原束之间，称真皮脂肪瘤；
- 瘤体内可有其他间质成分，形成不同的亚型。如骨脂肪瘤（osteolipoma）含有化生骨；软骨脂肪瘤（chondrolipoma）其黏液软骨样间质内含有胞浆多空泡的脂肪母细胞和成熟的脂肪细胞；纤维脂肪瘤（fibrolipoma）含有显著的纤维组织，黏液脂肪瘤（Myxolipoma）有黏液间质；硬化型脂肪瘤（sclerotic lipoma）有硬化性或黏液胶原性间质、伴有散在的成熟脂肪细胞；纤维组织细胞脂肪瘤（fibrohistiocytic lipoma）伴有纤维组织细胞增生；平滑肌脂肪瘤（myolipoma）瘤体内同时含有平滑肌细胞和脂肪细胞。

免疫组化：

- 脂肪细胞弥漫性 S100 阳性。

临床特点：图 24.2.2-4

多见于成年人，特别是患有肥胖症者。肿瘤为质地柔软，隆起皮面，圆形或分叶状的肿瘤，边缘平滑，大小不等，可以移动。可发生在任何部位，多见于颈部，躯干和四肢近端。一般无自觉症状。单发或多发。

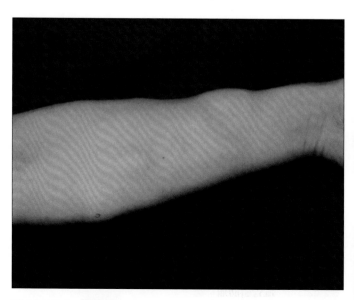

图 24.2.2-4　脂肪瘤

多发脂肪瘤可见于几种罕见的综合征。如多发性对称性脂肪瘤病（multiple symmetric lipomatosis, Madelung disease），受累者多为中年男性。肿瘤对称发生于颈、肩、胸、腹部等处皮下，为结节或斑块，颈部肿瘤呈领圈样分布。家族性多发性脂肪瘤病（familial multiple lipomatosis），呈常染色体显性遗传，从青年期开始发生数百个缓慢生长的皮下及内脏脂肪瘤。

24.2.3　血管脂肪瘤（angiolipoma）

此病为伴有小血管增生的皮下脂肪瘤。

组织病理特点：图 24.2.3-1、2
- 基本改变与上述脂肪瘤相同；

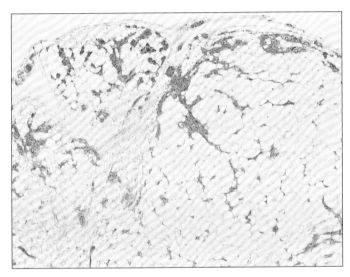

图 24.2.3-1　**血管脂肪瘤**
脂肪瘤内有许多增生的小血管

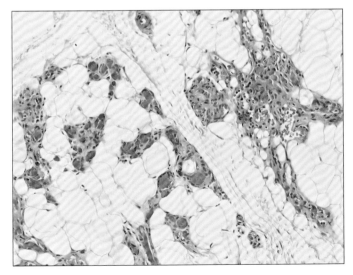

图 24.2.3-2　**血管脂肪瘤**
小血管内常见纤维血栓

- 瘤体内有数量不等的毛细血管增生，局灶性或呈片状分布，间质透明变性，可伴有梭形细胞增生；
- 小血管内纤维血栓常见；
- 细胞型以血管增生为主，脂肪细胞为少数。

分子遗传：80% 血管脂肪瘤有 PRKD2 的突变。

临床特点：图 24.2.3-3

年轻人常见，好发于上肢，其次是躯干。肿瘤通常多发，表现为疼痛性皮下小结节。

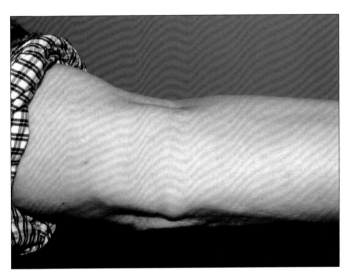

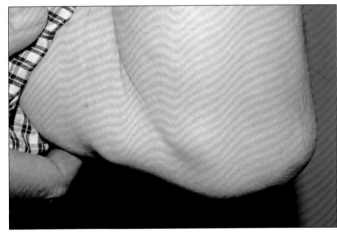

图 24.2.3-3　**血管脂肪瘤**

24.2.4　**软骨样脂肪瘤**（chondroid lipoma）

组织病理特点：
- 肿瘤位于皮下脂肪，境界清楚；
- 肿瘤有软骨黏液样基质，伴有新生血管；
- 基质内含巢状分布的胞浆多空泡的脂肪母细胞、成熟脂肪细胞及冬眠瘤样、胞浆颗粒状的脂肪细胞；
- 细胞无非典型性，无核分裂象。

免疫组化：

- 成熟脂肪细胞 S100 阳性，脂肪母细胞 S100 弱阳性；
- Cycling D1 强阳性。

分子遗传：

- t（11；16）（q13；p13），导致 C11orf95 和 MLK2 基因融合。

临床特点：

患者多为成年女性，好发于四肢近端，瘤体位于皮下组织或肌肉内。表现为缓慢生长的结节，无疼痛，体积小，良性。

24.2.5　梭形细胞脂肪瘤（spindle cell lipoma）/多形性脂肪瘤（pleomorphic lipoma）

梭形细胞脂肪瘤和多形性脂肪瘤具有相同的细胞遗传学特征，现在认为两者是同一种肿瘤的不同形态学表现。前者含有明显的梭形细胞，后者含有典型的花瓣形多核巨细胞。混合型则兼有两者的形态学特点。

组织病理特点：

梭形细胞脂肪瘤：图 24.2.5-1、2、3、4、5

- 肿瘤位于皮下，境界清楚；少数位于真皮，境界不清；
- 瘤体由成熟脂肪细胞、梭形细胞、胶原及黏液间质混合而成；
- 梭形细胞胞浆嗜酸性，核长呈波浪状，似"鱼群"平行排列成束状，分布于胶原之间；

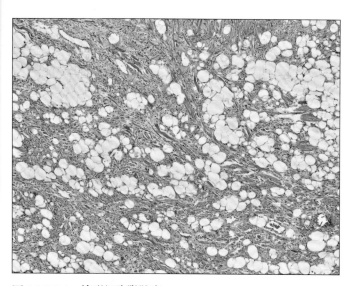

图 24.2.5-1　梭形细胞脂肪瘤
梭形细胞、短绳状胶原纤维以及成熟脂肪细胞交织排列，构成肿瘤。脂肪细胞大小不均匀，梭形细胞核平行排列似"鱼群"样

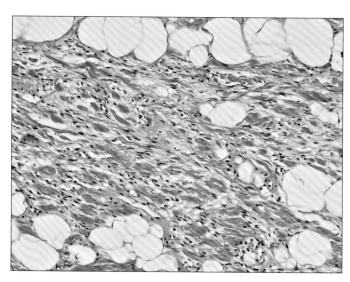

图 24.2.5-2　梭形细胞脂肪瘤
梭形细胞核长呈波浪状，胞浆嗜酸性，与典型的短绳状胶原纤维交织排列

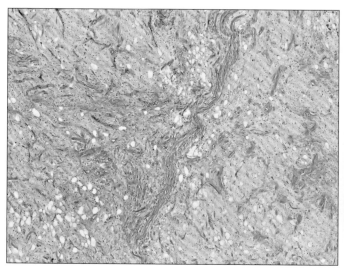

图 24.2.5-3　梭形细胞脂肪瘤，黏液型
肿瘤间质中有丰富的黏液沉积，血管呈分支状。梭形细胞和绳状胶原增多

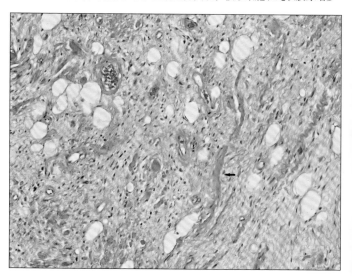

图 24.2.5-4　梭形细胞脂肪瘤，黏液型
梭形细胞核呈"鱼群"样，典型的短绳状胶原纤维（箭头）

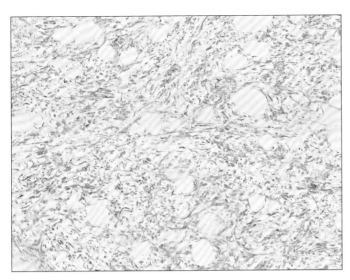

图 24.2.5-5 **梭形细胞脂肪瘤**
免疫组化梭形细胞呈弥漫性 CD34 阳性

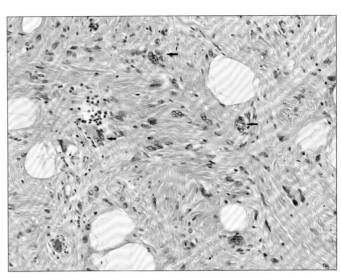

图 24.2.5-7 **真皮多形性脂肪瘤**
高倍镜下可见多核巨细胞和梭形细胞，均核大深染，有多形性。箭头为多核巨细胞

- 新生梭形细胞区的间质有黏液沉积，可见散布的肥大细胞；
- 成熟脂肪细胞大小不一，50% 病例可见少许脂肪母细胞，无核分裂象；
- 偶见散在花瓣形多核巨细胞；
- 个别肿瘤以梭形细胞为主，仅有少数或完全没有成熟脂肪细胞，称为低脂肪／无脂肪梭形细胞脂肪瘤。

多形性脂肪瘤：图 24.2.5-6、7、8
- 病理表现和梭形细胞脂肪瘤相似，但梭形细胞相对较少；

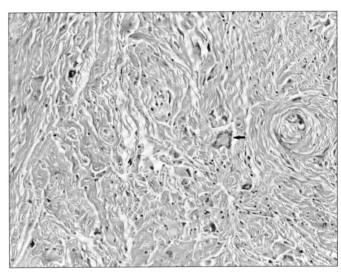

图 24.2.5-8 **真皮多形性脂肪瘤**
典型的花瓣样巨细胞（箭头）

- 瘤体有散在分布、多核呈花环样排列的花瓣形巨细胞，核深染。此细胞为本病的特征。

免疫组化：
- 梭形细胞呈弥漫性 CD34 阳性，细胞核 RB 染色阴性（染色缺失）；
- 脂肪细胞 S100 阳性。

分子遗传：
- 染色体 13 单体性或部分缺失，13q14 缺失，导致核 RB1（retinoblastoma protein）缺失；
- 染色体 16 异常，16q13-qter 缺失。

临床特点：
老年男人常见。临床为单发的皮下脂肪肿物，直径

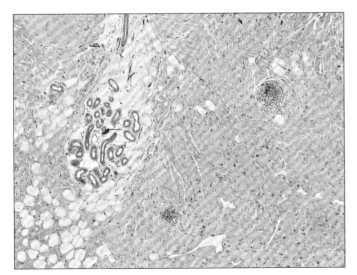

图 24.2.5-6 **真皮多形性脂肪瘤**
少数病例肿瘤位于真皮内。真皮内梭形细胞明显增多，核大深染具有多形性。间质胶原致密硬化，有散在成熟脂肪细胞。真皮小汗腺不受累

数厘米，坚硬，无自觉症状。典型部位是背的上部，颈项下部和肩部，具有诊断意义。也可发生在其他部位，这些部位的肿瘤多限于真皮。本病良性。

鉴别诊断：

- 多形性脂肪瘤由于瘤细胞大小不等，核有异形性，并具有花瓣形巨细胞，易误诊为脂肪肉瘤。但非典型脂肪瘤样肿瘤通常发生在深部组织，且免疫组化 MDM2 阳性，分子遗传学可检测到 12q13-15 的倍增。而多形性脂肪瘤无 MDM2 扩增，而且 RB1 表达缺失。
- 梭形细胞脂肪瘤需与其他 CD34+ 的梭形细胞肿瘤鉴别，如隆突性皮肤纤维肉瘤，孤立性纤维瘤，神经纤维瘤及黏液样纤维肉瘤等。
- 值得一提的是核 RB1 缺失不仅见于梭形细胞 / 多形性脂肪瘤，还可见于乳腺型肌成纤维细胞瘤（mammary-type myofibroblastoma），细胞性血管纤维瘤（cellular angiofibroma），浅表性肢端纤维黏液瘤（superficial acral fibromyxoma）。这些肿瘤和梭形细胞 / 多形性脂肪瘤是相关的肿瘤，病理表现有重叠。

24.2.6　冬眠瘤（hibernoma）

冬眠瘤是具有向棕色脂肪，即胎儿脂肪分化的一种罕见肿瘤。

组织病理特点：图 24.2.6-1、2

- 肿瘤境界清楚，边缘平滑，外有结缔组织包绕。
- 瘤体由棕色脂肪细胞和成熟的白色脂肪细胞混合而成。
- 棕色脂肪细胞胞浆丰富、嗜酸性，呈颗粒状，并有多个空泡，核居中央。这种细胞形如桑葚，故又名桑葚细胞。
- 瘤体内也有成熟的白色脂肪细胞，胞浆含单个大空泡，核位于周边。
- 有四种亚型：经典型、脂肪瘤样型、黏液型、梭形细胞型。

免疫组化：

- 棕色脂肪细胞 Vimentin 阳性，S100 不同程度阳性；
- 梭形细胞型的梭形细胞 CD34 阳性。

分子遗传：

- 11q13-21 重排。

鉴别诊断：

- 颗粒细胞瘤：颗粒细胞胞浆没有空泡状，瘤体内

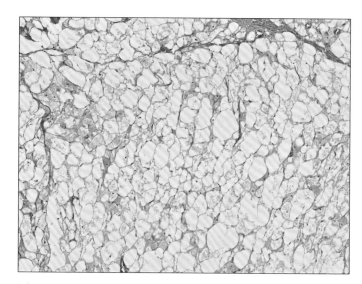

图 24.2.6-1　冬眠瘤
瘤体由成熟脂肪细胞和胞浆颗粒状的棕色脂肪细胞混合构成

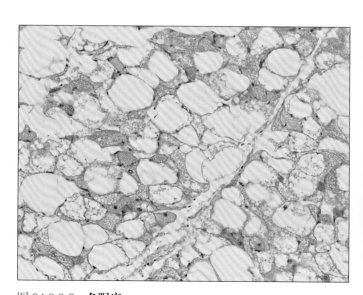

图 24.2.6-2　冬眠瘤
棕色脂肪细胞胞浆呈颗粒状，并含有多个空泡，核居中央。这种细胞形如桑葚，故又名桑葚细胞

也没有成熟脂肪细胞。免疫组化颗粒细胞 S100 和 CD68 阳性。

临床特点：

多见于青年人，常单发，肩背部、大腿多见。为直径数厘米的皮下肿物，可隆起皮面，质中，无自觉症状。瘤体呈棕色。

24.2.7　脂肪母细胞瘤 / 脂肪母细胞瘤病（lipoblastoma/lipoblastomatosis）

脂肪母细胞瘤 / 脂肪母细胞瘤病是含有胎儿型脂肪组织的肿瘤。脂肪母细胞瘤为单发，局灶性病变；脂肪

母细胞瘤病为弥漫性，浸润性病变。

组织病理特点：

- 肿瘤呈分叶状增生，叶间有纤维间隔。
- 瘤体由散在的成熟脂肪细胞和大量不同发展阶段的脂肪母细胞混合而成。
- 脂肪母细胞有多种类型，如胞浆呈多空泡状，似桑葚的脂肪母细胞；或印戒细胞样的脂肪母细胞；或胞浆颗粒状，类似冬眠瘤细胞的脂肪母细胞。
- 脂肪母细胞核无异型性，无核分裂象。
- 脂肪母细胞的数量随患者年龄的增长而减少。
- 间质有丰富的黏液和分支毛细血管网。

免疫组化：

- 脂肪母细胞 S100 和 CD34 阳性；

分子遗传：

- 8q11-13 重排，导致 HAS2-PLAG1 或 COL1A2-PLAG1；
- 可有第 8 染色体增多。

临床特点：

主要发生在婴幼儿，男孩多见。最常见于四肢，其次为纵隔、躯干、后腹膜和头颈部。表现为缓慢生长的皮下肿物。脂肪母细胞瘤单发，3～5 cm 大小，良性，全部切除即可。脂肪母细胞瘤病可浸润到深部骨骼肌，由于不易切净，可复发。一些未治疗的病例随着年龄增长肿瘤可逐渐成熟，转变为成人脂肪瘤 / 脂肪瘤病。本病需与非典型脂肪瘤样肿瘤作鉴别，详见下述。

24.2.8　非典型脂肪瘤样肿瘤（atypical lipomatous tumor）

非典型脂肪瘤样肿瘤又称分化良好的脂肪肉瘤（well-differentiated liposarcoma）。两个名称可互换使用。但一般共识是非典型脂肪瘤样肿瘤用于位于肢端，易完全切除的肿瘤，不会转移。而分化良好的脂肪肉瘤则用来命名深部肿瘤，如位于后腹膜、纵隔的不能完全切除的肿瘤，易发生去分化及转移。

组织病理特点：图 24.2.8-1、2、3、4

- 肿瘤位于皮下脂肪，可向上伸至真皮内；
- 类似良性脂肪瘤，但脂肪细胞大小不一，核深染；
- 纤维间隔增厚，间有散在非典型的间质细胞，核大深染；
- 可见少数胞浆多空泡的桑葚样脂肪母细胞，但非诊断所必需；
- 去分化脂肪肉瘤，瘤体内可有高度恶性的区域，通常形态似未分化的多形性肉瘤或梭形细胞肉瘤，瘤

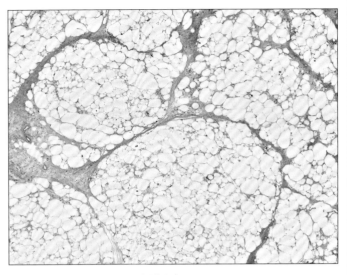

图 24.2.8-1　**非典型脂肪瘤样肿瘤**
低倍镜下类似脂肪瘤，但细胞大小不一，纤维间隔增厚，可见散在核大深染的脂肪细胞

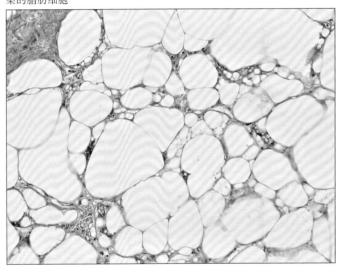

图 24.2.8-2　**非典型脂肪瘤样肿瘤**
数个脂肪母细胞，胞浆有多个空泡，核大深染。也可见胞浆单个大空泡的脂肪细胞，核有非典型性

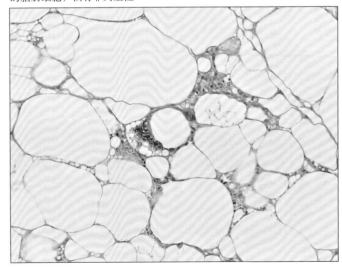

图 24.2.8-3　**非典型脂肪瘤样肿瘤**
高倍镜下脂肪母细胞。周围的脂肪细胞大小不一

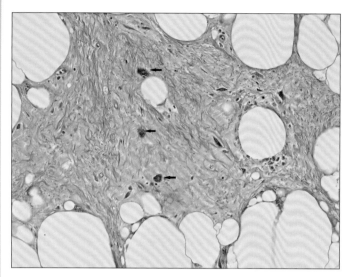

图 24.2.8-4　非典型脂肪瘤样肿瘤
间质细胞也有非典型性（箭头），核大深染

细胞非典型性明显，核分裂象多见；高度恶性区和分化良好区分界清楚。

免疫组化：

- 肿瘤细胞（包括去分化脂肪肉瘤）MDM2 核染色阳性，CDK4 核染色阳性，P16 阳性；
- 成熟脂肪细胞和脂肪母细胞均 S100 阳性。

分子遗传：

- 有多生环状染色体（supernumerary ring chromosome），来源于 12q13-15 的倍增。
- MDM2、CDK4 和 HMGA2 扩增。FISH 或实时 PCR 检测较准确。

临床特点：

为最常见的肉瘤。以 60 ～ 70 岁老年人多见。肿瘤位置深，如后腹膜，纵隔。发生在皮下脂肪的肿瘤罕见，主要累及下肢。表现为缓慢生长的无痛性肿物，体积大。瘤体切除后易局部复发，一般不转移，但肿瘤发生去分化后则可发生远位转移。肿瘤发生去分化的倾向性和肿瘤部位及存在时间长短有关。位于皮下脂肪和外周的浅表型去分化现象罕见。

鉴别诊断：

- 脂肪瘤有脂肪坏死时可造成脂肪细胞大小不一的假象，噬脂细胞胞浆内含空泡，形似脂肪母细胞，可疑似非典型性脂肪瘤样肿瘤。但脂肪瘤细胞核小，无异型性，免疫组化 MDM2 阴性。值得注意的是噬脂组织细胞容易出现 MDM2 假阳性。分子遗传学检查有助鉴别诊断，脂肪瘤无 12q13-15 染色体的倍增。
- 梭形细胞/多形性脂肪瘤，详见 24.2.5。

- 脂肪母细胞瘤：有许多脂肪母细胞，但细胞核没有多形性，且肿瘤呈典型的分叶状生长，无 12q13-15 倍增，免疫组化 MDM2 核阴性。临床见于 3 岁以下儿童。
- 硅胶肉芽肿：对硅胶的异物肉芽肿反应，组织细胞和多核巨细胞因胞浆内含有硅胶，造成细胞大小不一，胞浆或呈单一大空泡，或呈多空泡状，类似脂肪母细胞。

24.2.9　梭形细胞脂肪肉瘤（spindle cell liposarcoma）

梭形细胞脂肪肉瘤又称为非典型梭形细胞脂肪瘤样肿瘤（atypical spindle cell lipomatous tumor），是脂肪肉瘤的一个独特亚型，低度恶性。与经典的非典型脂肪瘤样肿瘤并非一类疾病，两者有不同的基因学表现，而且梭形细胞脂肪肉瘤不会发生肿瘤去分化改变。

组织病理特点：图 24.2.9-1、2、3、4、5

- 位于皮下脂肪，可浸润至下方的骨骼肌；
- 以梭形细胞增生为主，密度不等，间有少许成熟脂肪细胞及黏液胶原间质；
- 梭形细胞有轻中度的非典型性；
- 有许多印戒样及胞浆多空泡状的脂肪母细胞，也可见原始间充质细胞，类似早期胚胎脂肪发育；
- 有分枝状的薄壁血管，类似黏液样脂肪肉瘤的血管。

免疫组化：

- 梭形细胞 CD34 阳性（60% 病例）、S100 阳性（40%

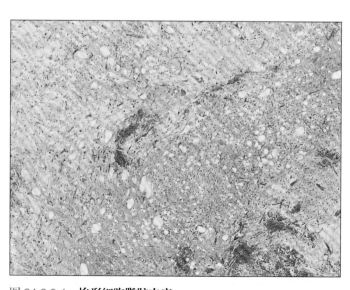

图 24.2.9-1　梭形细胞脂肪肉瘤
瘤体内梭形细胞明显增多，有散在的、大的成熟脂肪细胞，以及许多小的脂肪细胞。周边间质有黏液沉积，可见分支样血管

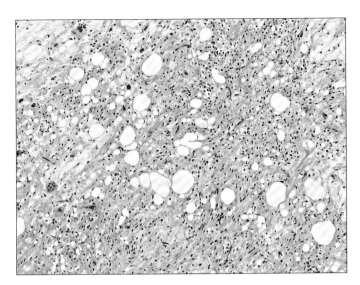

图 24.2.9-2 梭形细胞脂肪肉瘤
梭形细胞、成熟脂肪细胞、印戒样脂肪母细胞、胶原纤维混合存在。梭形细胞有轻度非典型性

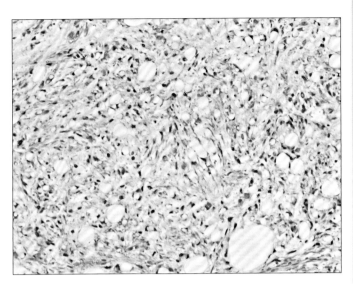

图 24.2.9-4 梭形细胞脂肪肉瘤
免疫组化梭形细胞、成熟脂肪细胞和印戒样脂肪母细胞均呈 S100 阳性

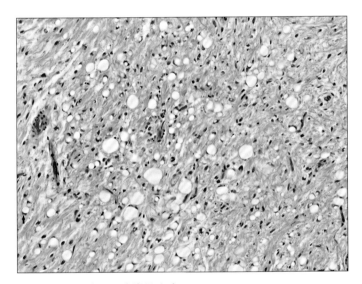

图 24.2.9-3 梭形细胞脂肪肉瘤
高倍镜下许多典型的印戒样脂肪母细胞，大小不一

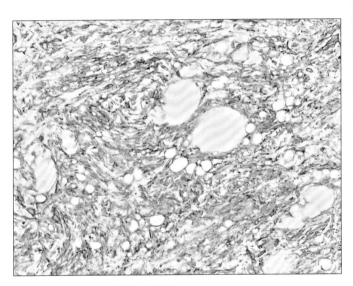

图 24.2.9-5 梭形细胞脂肪肉瘤
免疫组化肿瘤细胞 CD34 阳性

病例）、Desmin 阳性（20% 病例）。脂肪细胞和脂肪母细胞 S100 阳性；

- 部分病例瘤细胞核 RB 阴性（RB 缺失，57% 病例）；
- 无 MDM2 和 CDK4 表达（免疫组化阴性），这与非典型脂肪瘤样肿瘤不同。

分子遗传：

- 部分病例有 RB1（13q14）基因删除；
- 无 MDM2 和 CDK4（12q13-15）基因倍增。

临床特点：

罕见，主要见于中年人。好发四肢及胸壁。为皮下组织肿瘤，多无症状，数厘米大。切除后 10% 病例可局部复发，但不会转移。

24.2.10 黏液样脂肪肉瘤（myoxoid liposarcoma）

黏液样脂肪肉瘤曾称圆形细胞脂肪肉瘤，现在已摒弃不用。

组织病理特点：图 24.2.10-1、2、3

- 瘤组织有细胞稀疏的黏液区，和细胞致密的小圆形细胞区；
- 小圆细胞为未分化的间质细胞，细胞大小一致，核深染，胞浆少，无脂肪空泡，核分裂象不明显；
- 黏液区有许多脂肪母细胞，它们呈印戒状，有少数胞浆多空泡样的脂肪母细胞，无细胞多形性；

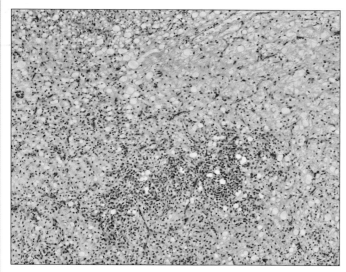

图 24.2.10-1 黏液样脂肪肉瘤
瘤体内有细胞稀疏的黏液区，和细胞致密的小圆形细胞区。可见许多典型的纤细的分支样血管

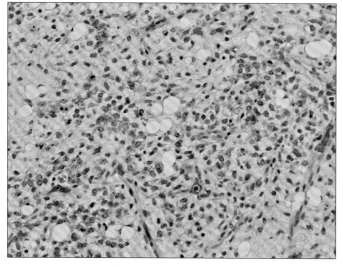

图 24.2.10-2 黏液样脂肪肉瘤
小圆细胞大小一致，核深染，胞浆少，无脂肪空泡，核分裂象不明显

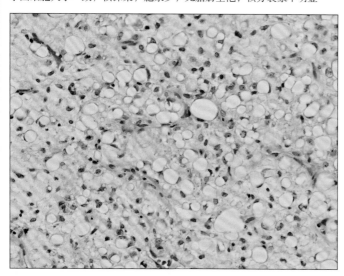

图 24.2.10-3 黏液样脂肪肉瘤
有许多印戒样脂肪母细胞，多在黏液区

- 间质有丰富的黏液，形成大的、融合的黏液池；
- 间质中有丰富的分支状血管。

免疫组化：
- 成熟脂肪细胞和脂肪母细胞 S100 阳性，
- CD34、MDM2 和 CDK4 阴性。

分子遗传：
- 95% 病例有 t（12；16）（q13；p11）基因重排，导致 FUS/DDIT3 基因融合；
- 剩余病例有 t（12；22）（q13；q12）基因重排，导致 EWS/ DDIT3 基因融合。

临床特点：图 24.2.10-4

为第二常见的脂肪肉瘤亚型。多在 40 ~ 50 岁发病。好发于大腿，位于深部组织，位于皮下脂肪的肿瘤罕见。表现为无痛、生长缓慢的巨大肿物。手术切除后可复发。预后和圆形细胞密度成反比。易发生软组织和骨转移。黏液样脂肪肉瘤常有多灶性肿瘤，或同时发生，或异时发生，预后较差。

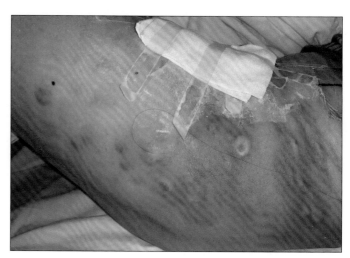

图 24.2.10-4 黏液性脂肪肉瘤（术后复发）

24.2.11 多形性脂肪肉瘤（pleomorphic liposarcoma）

多形性脂肪肉瘤是一种高度恶性的肉瘤。组织学表现类似未分化的多形性肉瘤（undifferentiated pleomorphic sarcoma），但有数量不等的多形性脂肪母细胞。存在脂肪母细胞是诊断此肿瘤的前提。

组织病理特点：
- 肿瘤背景似未分化的多形性肉瘤，瘤细胞致密，呈束状、旋涡状排列；
- 瘤细胞多型性，有梭形细胞，多核巨细胞和炎症细胞，核有明显异型性，核分裂象显著增多；

- 瘤体内有数量不等的脂肪母细胞，大小不一，具有多型性；
- 瘤体内无成熟脂肪细胞，无分化良好的脂肪肉瘤区。

免疫组化：

- S100 阳性（< 50% 病例仅脂肪母细胞染色），SMA 阳性（少数病例）。

分子遗传：

- 无典型的细胞遗传学改变，常有 TP53 突变。

临床特点：

最罕见的脂肪肉瘤亚型。主要发生于老年人深部软组织内，下肢常见。表现为无痛性、质硬的深部肿块。恶性程度高，易转移。

24.3　软骨及骨肿瘤及关节肿瘤

在皮肤，软骨可以存在于错构瘤中，如皮样囊肿、附耳，或存在于一些良性肿瘤中，如软骨样汗管瘤、软骨瘤及骨软骨瘤。皮肤骨化分原发和继发型。骨骼外黏液样软骨肉瘤是罕见的深部软组织肿瘤，真正的骨肿瘤如骨肉瘤在皮肤非常罕见，均不在此讨论。

24.3.1　附耳（accessory tragus/ear）

附耳又称先天性软骨残余（cartilaginous rest）。是由第一鳃弓发育异常所引起的先天性畸形。

组织病理特点：图 24.3.1-1

- 皮赘样增生，中心是纤维组织和血管，内含许多毳毛；
- 皮赘中央可有成熟软骨和脂肪。

临床特点：图 24.3.1-2

俗称小耳朵，为位于耳屏前方的赘生组织，出生即有。通常单发，也可多发。也可出现于耳屏至口角的连线上，偶见于颈部。

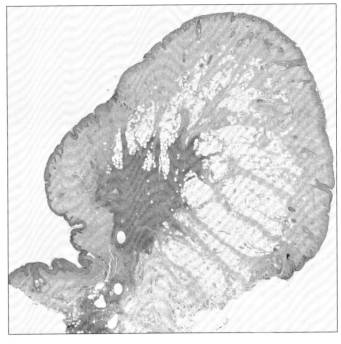

图 24.3.1-1　**附耳**
皮赘样增生，内含许多毳毛，皮赘中央可有成熟软骨组织和脂肪。本例无软骨

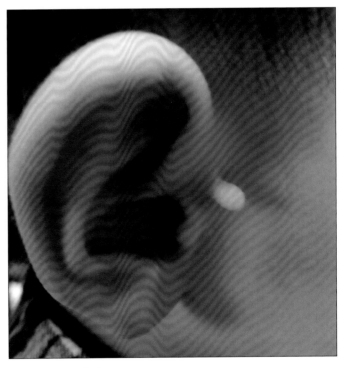

图 24.3.1-2　**副耳**

24.3.2 皮肤骨瘤（osteoma cutis）

皮肤骨瘤是一种反应性、化生性板层骨形成。

组织病理特点：图 24.3.2

- 位于真皮或皮下组织；
- 骨组织发育成熟，呈板层样、同心圆排列，类似正常骨。可见骨髓结构、骨细胞、成骨细胞和破骨细胞。

临床特点：

任何年龄均可发生。原发型发生于正常皮肤，无原先存在的皮肤病变，常和各种综合征有关，如 Albright 遗传性骨营养不良，或与代谢性疾病有关，如假性甲状旁腺功能减退症。继发型是在原有皮肤病如皮肤肿瘤、瘢痕或炎症基础上发生骨化生，最常见的是毛母质瘤，其他如皮肤混合瘤、皮内痣，痤疮瘢痕，硬皮病和皮肌炎。皮损单发或多发，为肤色，质硬的丘疹或结节。斑块样皮损是皮肤骨瘤的独特亚型，通常先天性，好发于头面部。多发性粟丘疹样皮肤骨瘤常有面部严重痤疮的病史。

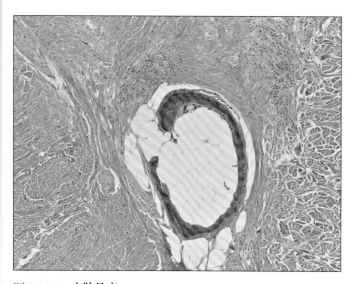

图 24.3.2 **皮肤骨瘤**
此例继发于皮内痣。真皮内有一成熟的板层骨，周围可见痣细胞巢

24.3.3 软组织软骨瘤（soft tissue chondroma）

软组织软骨瘤又称骨骼外软骨瘤（extraskeletal chondroma）。良性、罕见。

组织病理特点：图 24.3.3-1、2

- 瘤体位于真皮或皮下，为成熟的透明软骨，境界清楚；

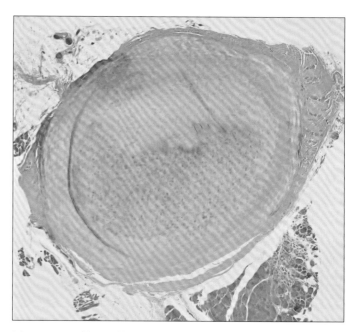

图 24.3.3-1 **软组织软骨瘤**
一成熟的软骨，境界清楚。周边可见骨骼肌和脂肪组织

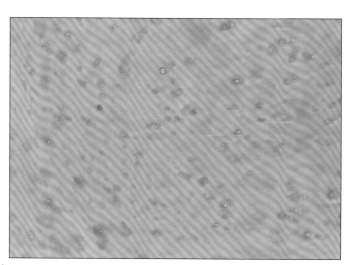

图 24.3.3-2 **软组织软骨瘤**
高倍镜下软骨细胞单个排列，少数双核软骨细胞。无异型性

- 软骨细胞呈单个或绳索状排列，每个软骨细胞占据一个腔隙，偶尔可见双核软骨细胞在一个腔隙里；
- 软骨细胞无或有轻度异型性，核分裂象罕见；
- 可有局部骨化、肉芽肿样炎症及不同程度的钙化；
- 肿瘤有时细胞密度增高，经常可见双核软骨细胞，瘤体可有多数不成熟的软骨细胞，细胞小，形态、大小不一致，类似软骨母细胞。这些表现如在骨肿瘤中要怀疑恶性改变，但如没有相关的原发骨肿瘤，则不考虑恶性改变。

免疫组化：

- 软骨细胞 S100 阳性，ERG 阳性（核染色）。

临床特点：

见于中年男性，好发于手足，特别是手指甲周部位。少数发生于耳后和鼻部。为缓慢生长，境界清楚，无症状的结节。预后良好，全部切除可有 10% ～ 15% 局部复发，无恶变倾向。

24.3.4　甲下外生性骨疣（subungual exostosis）

甲下外生性骨疣又称甲下骨软骨瘤（subungual osteochondroma）。

组织病理特点： 图 24.3.4-1、2

● 瘤体为一骨柄，基底为成熟的小梁骨，有成骨细胞环绕，外有纤维软骨帽覆盖；

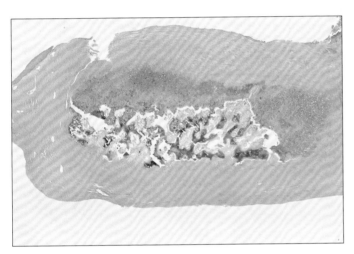

图 24.3.4-1　**甲下外生性骨疣**
骨柄的基底为成熟的小梁骨，外有纤维软骨帽覆盖。可见甲床上皮（左上）

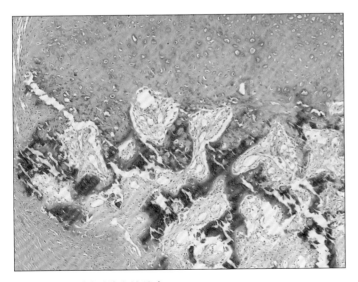

图 24.3.4-2　**甲下外生性骨疣**
高倍镜下小梁骨和软骨

● 和其下的骨皮质、骨髓质不连接。

临床特点： 图 24.3.4-3

好发于足趾末节，最常见于大脚趾，手指较罕见。损害发生于甲板下，生长缓慢，为肤色的疼痛性结节，导致甲板下过度角化、甲松解和甲变形。X 线检查可见肿瘤和远节指骨相连。

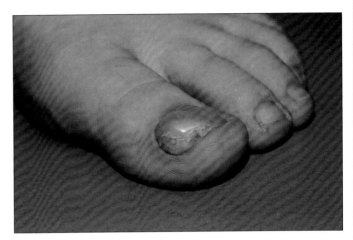

图 24.3.4-3　**甲下外生性骨疣**

24.3.5　指趾端纤维假性骨瘤（fibroosseous pseudotumor of the digits）

指趾端纤维假性骨瘤是一种发生于指趾皮肤的反应性骨化。

组织病理特点： 图 24.3.5-1、2、3

● 主要位于真皮和皮下，境界相对清楚；

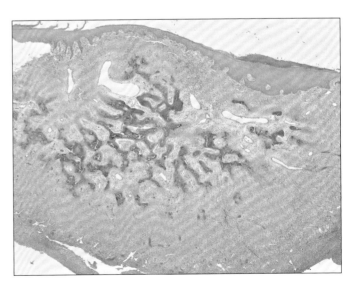

图 24.3.5-1　**指趾端纤维假性骨瘤**
真皮内有形状不规则的类骨质沉积和骨小梁形成。周围有梭形细胞增生

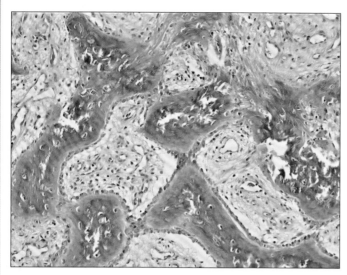

图 24.3.5-2　指趾端纤维假性骨瘤
间质内富含血管，类骨质和骨小梁周边有一层成骨细胞包绕，偶见多核巨细胞

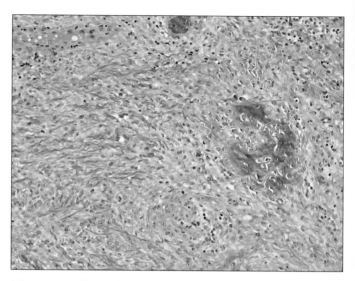

图 24.3.5-3　指趾端纤维假性骨瘤
高倍镜下可见新形成的类骨质向微胖的成纤维细胞过渡

- 瘤体有黏液水肿性基质，富含血管，可见血管外红细胞，并有梭形的成纤维细胞 / 肌成纤维细胞增生，类似结节性筋膜炎；
- 肿瘤基质内有形状不规则的类骨质（osteoid）沉积和成熟骨小梁，周边有丰富的成骨细胞，偶见多核巨细胞；
- 可有轻度非典型性，核分裂较常见。

　　免疫组化：
- 梭形细胞 SMA 阳性。

　　临床特点：
　　主要发生在青年人，女性多见，发生于指趾，多见于手指，特别是食指的近端指节。极少发生在脚趾。为骨膜表面的单发性结节，或纺锤形肿胀，疼痛明显，生长迅速为其特点。常有外伤史。

（李　宁）

25
血管及血管周细胞肿瘤

25.1   血管组织肿瘤

皮肤中有两个血管丛，即浅层血管丛和深层血管丛，它们均与皮肤表面平行。浅层血管丛位于网状真皮上部，真皮乳头下方，从浅层血管丛向上发出毛细血管襻。深层血管丛位于网状真皮下部。这两个血管丛间有垂直的交通支相连接。在皮下组织中有较大的静脉和动脉。

毛细血管内衬单层内皮细胞，外围有周细胞（pericyte），之外还有薄的胶原或网状纤维鞘。真皮动脉由三层构成：内膜，中膜和外膜。内膜含有内皮细胞和内弹力纤维膜；中膜含有平滑肌细胞及外弹力纤维膜；外膜由成纤维细胞，胶原纤维、弹力纤维构成。动脉的腔小、圆、壁厚。真皮浅层的微动脉通常由单层内皮细胞，单层弹力纤维膜和平滑肌细胞构成。静脉也有三层，但内膜、中膜层很薄。内膜虽含有弹力纤维，但没有完整的内弹力纤维膜。中膜含两至三层平滑肌细胞。静脉的腔大，椭圆形，腔内有时可见瓣膜，管壁薄。淋巴管管壁更薄，管腔不甚规则，有时可见瓣膜。由单层扁平的内皮细胞和不连贯的基底膜构成。淋巴管没有周细胞。

免疫组化标记，血管及淋巴管内皮细胞最常用的标记是 CD31 和 ERG，以及 CD34。ERG 是内皮细胞核染色，特异性较高，但也可见于其他肿瘤如前列腺癌和慢性粒细胞性白血病。CD31 和炎症细胞有交叉反应，如浆细胞和组织细胞也可阳性。CD34 也标记间质细胞，所以许多非血管性肿瘤也可阳性，如隆突性皮肤纤维肉瘤。D2-40 和 LYVE-1 标记淋巴管内皮细胞。血管周细胞是血管周肌样细胞，一种改良后的平滑肌细胞，所以 SMA 阳性，Desmin 阴性。如果一个管腔有 SMA 阳性的周细胞，则为血管而非淋巴管。

就组织病理特点学而言，只有血管内皮增生者才称为血管瘤，而只有血管数目增多、管腔不规则、或分布不正常的情况统称为血管畸形。在皮肤科临床中，大多称为血管瘤的疾病实际上是血管畸形。但为了符合多数临床医生的诊断习惯，仍然沿用血管瘤的名称。Wilms tumor gene 1（WT1）是区别血管畸形和血管瘤的免疫组化标记。WT1 仅在有增生能力的血管内皮表达。因此，血管瘤 WT1 阳性，血管畸形则阴性。GLUT1 是葡萄糖转运蛋白，它存在于具有屏障功能的微血管结构的内皮细胞里，如胎盘、血脑屏障等，但正常真皮及皮下脂肪的血管缺乏。GLUT1 在各阶段婴儿血管瘤的血管内皮

细胞均呈强阳性表达，但在血管畸形和其他血管瘤则不表达，因而可作为前者的诊断标志。

WHO 2020 年版的软组织肿瘤分类根据肿瘤的生物学行为，将血管肿瘤分为三类：良性；中度恶性、局部破坏性和恶性血管肿瘤。

25.1.1   鲜红斑痣（nevus flammeus）

鲜红斑痣是先天性毛细血管畸形。包括葡萄酒样痣（port wine stain）和鲑鱼斑（Salmon patch）。

组织病理特点：
- 真皮浅中层毛细血管及毛细血管后静脉扩张，数目增多，但无内皮细胞增生；
- 扩张的毛细血管内充满着红细胞。

免疫组化：
- 内皮细胞 CD31+，GLUT-1 阴性。

临床特点：图 25.1.1-1

葡萄酒样痣为暗红色的斑片，大小不等，压之褪色，去除压力又迅速回复成暗红色。出生时已存在，随人长大而增大，多数病例不会自行消退。常见于前额、后枕及颈项部，称为中位型鲜红斑痣。少数见单侧颜面部及躯干、四肢，称侧位型鲜红斑痣。Sturge-Weber 综合征（又称脑、三叉神经、血管瘤综合征）就是发生在单侧面部、三叉神经支配区域的侧位型鲜红斑痣。鲑鱼斑的皮损表现为紫红色的斑片，通常在 1 岁内消退，但

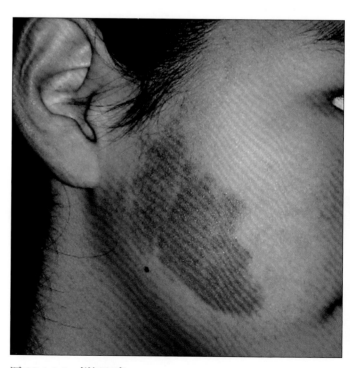

图 25.1.1-1   **鲜红斑痣**

颈后和骶部的皮损可持续到成年。

25.1.2　毛细血管扩张（telangiectasia）

后天发生的，永久性的小血管扩张，主要累及毛细血管后静脉。

组织病理特点：
- 真皮乳头小血管扩张，血管壁薄，无内皮细胞增生。

临床特点：

泛发性特发性毛细血管扩张症表现为融合成网状的血管性红斑，首先累及下肢，继而蔓延至躯干和上肢。此病常见于女性。

单侧痣样毛细血管扩张症，为单侧、线性分布的毛细血管扩张。先天性见于男性，获得性主要见于女性，和血清雌激素水平增高有关。

其他毛细血管扩张症包括遗传性出血性毛细血管扩张症（hereditary hemorrhagic telangiectasia），遗传性良性毛细血管扩张症（hereditary benign telangiectasia），共济失调性毛细血管扩张症（ataxia-telangiectasia）。组织学表现相似。

25.1.3　皮肤胶原性血管病（cutaneous collagenous vasculopathy）

一种特异的微血管病，以血管壁 IV 型胶原蛋白沉积为特征。原因不清。

组织病理特点： 图 25.1.3-1、2
- 真皮浅层小静脉扩张，管壁增厚，有均质的嗜酸性透明物质沉积。此透明物质 PAS 耐淀粉酶染色阳性。

免疫组化：
- 透明物质 IV 型胶原（type IV collagen）阳性，laminin 阳性，支持胶原来源。

临床特点：

见于中老年人。好发于下肢，可渐进性发展至上肢和躯干。表现为弥漫性毛细血管扩张，压之褪色，对称分布。不伴有出血性疾病和结缔组织疾病。

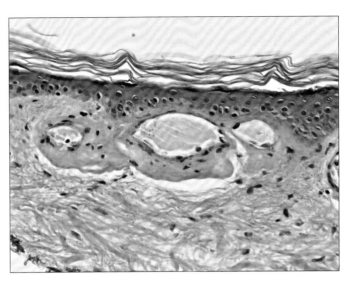

图 25.1.3-1　皮肤胶原性血管病
真皮浅层小静脉扩张，管壁增厚，有均质的嗜酸性透明物质沉积

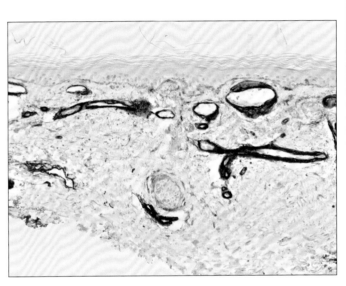

图 25.1.3-2　皮肤胶原性血管病
免疫组化染色显示血管壁透明物质 IV 型胶原阳性

25.1.4　蜘蛛痣（nevus araneus or spider nevus）

组织病理特点：
- 皮损中央为一上行的小动脉，至表皮下扩张成薄壁的壶腹状，并由此向四周放射出许多毛细血管，与表皮平行。

临床特点： 图 25.1.4

为中央略隆起的红点，由此向四周有放射状排列的毛细血管，状如蜘蛛故名。此图患者长期酗酒，有肝硬化。

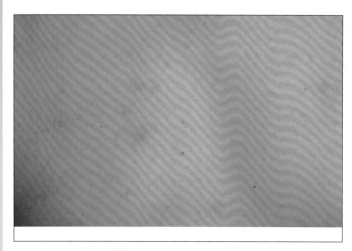

图 25.1.4 多发蜘蛛痣
患者长期酗酒，肝硬化

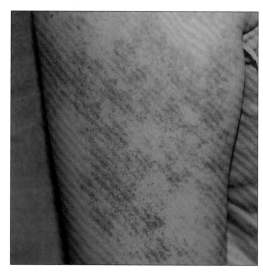

图 25.1.5-2 匍行性血管瘤

25.1.5 匍行性血管瘤（angioma serpiginosum）

组织病理特点： 图 25.1.5-1
- 真皮乳头内有单一、或成簇的中度扩张的毛细血管，可延伸至真皮浅层；
- 扩张毛细血管的管壁略增厚。

临床特点： 图 25.1.5-2

为匍行分布，群集的深红色斑点，压之可明显褪色。多见于女性，20 岁左右发病，好发于四肢，特别是下肢。

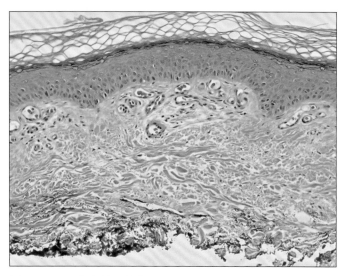

图 25.1.5-1 匍行性血管瘤
真皮乳头内有成簇的中度扩张的毛细血管，管壁略厚

25.1.6 静脉湖（venous lake）

组织病理特点： 图 25.1.6-1
- 真皮浅层可见一个或多个高度扩张，充血的血管腔，管壁薄，不含平滑肌和弹力膜；
- 管腔内衬单层血管内皮细胞，有时可见瓣膜，说明为扩张的静脉；
- 腔内可有血栓，血栓再通时形成 Masson's 血管内乳头状内皮细胞增生；
- 真皮血管周围常有明显的日光弹力纤维变性。

临床特点： 图 25.1.6-2

损害约 5 mm，深蓝色、轻度隆起皮面，按之颜色可变浅。多见于老年人的日光暴露部位，如面部、耳

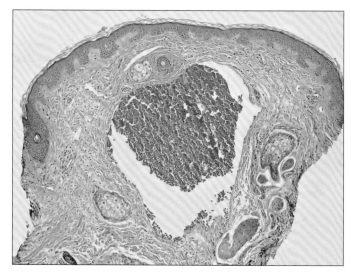

图 25.1.6-1 静脉湖
真皮内一明显扩张、充血的薄壁血管，内衬单层内皮细胞

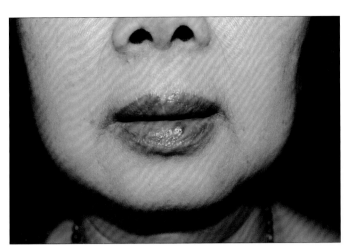

图 25.1.6-2　静脉湖

廓，特别是口唇部。

25.1.7　血管角皮瘤（angiokeratoma）

此病以真皮乳头毛细血管扩张伴有表皮增生为特点，属毛细血管畸形。

组织病理特点：图 25.1.7-1

- 肿瘤浅表，位于真皮乳头层，并隆起皮肤表面；
- 表皮角化过度，呈程度不等的棘层肥厚及乳头瘤样增生；

- 许多扩张的毛细血管，充满真皮乳头，并可出血至角质层；
- 血管内衬一层内皮细胞，腔内充满红细胞，有时可有血栓形成，血栓再通时形成 Masson's 血管内乳头状内皮细胞增生。

临床特点：图 25.1.7-2、3、4、5

临床上有多个类型，各型皮损相似，为暗红色或蓝黑色的角化性丘疹，大小在 0.3 ~ 0.5 cm。无自觉症状。患者常因不慎碰破出血而来就诊。

单发或多发型血管角皮瘤最为常见，可发生于身体任何部位，下肢最常见，绝大多数是单发皮损，多发者可呈带状分布。

阴部的血管角皮瘤，主要见于成年男性的阴囊部，也可见于女性外阴或其他部位，单发或多发。

肢端血管角皮瘤，见于儿童和青少年的手指、足趾，有遗传倾向，皮损多发。

限局性血管角皮瘤，表现为单发的暗红斑块或一群红黑色的角化丘疹，主要见于女孩，好发四肢。

弥漫性躯体血管角皮瘤（angiokeratoma corporis diffusum）比较罕见，与遗传代谢性疾病，特别是半乳糖苷酶 A 缺乏所致的 Fabry 病有关，主要见于男孩，皮损多发，好发于泳衣区，包括背下部、臀部、外阴和腹股沟。

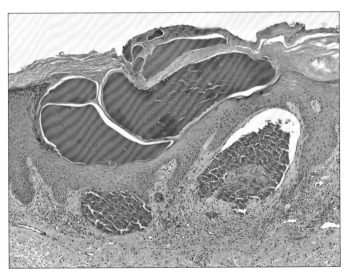

图 25.1.7-1　**血管角皮瘤**
表皮增生，真皮乳头毛细血管扩张充血，有血栓形成。角质层内有血凝块

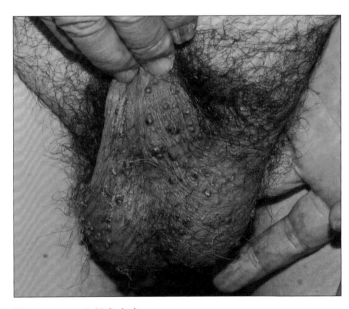

图 25.1.7-2　**血管角皮瘤**

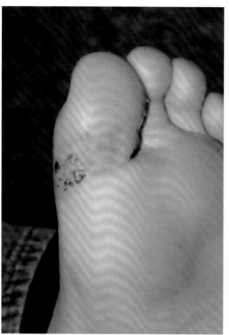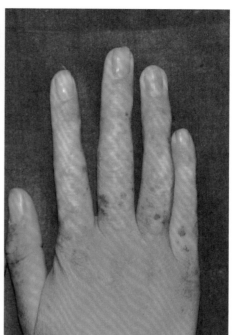

图 25.1.7-3　**血管角皮瘤**

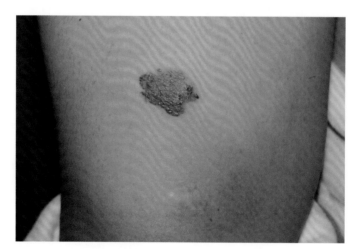

图 25.1.7-4　**血管角皮瘤**

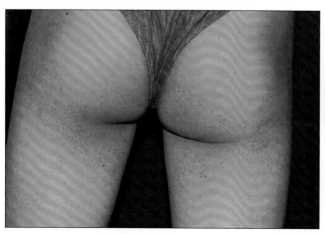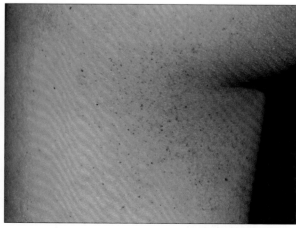

图 25.1.7-5　**血管角皮瘤**

25.1.8 疣状静脉畸形（verrucous venous malformation）

此病曾称疣状血管瘤（verrucous hemangioma）。现在认为此病为血管畸形所致。

组织病理特点：图 25.1.8-1、2
- 表皮角化亢进，呈疣样增生；
- 累及真皮乳头，网状真皮和皮下组织，境界不清；
- 真皮乳头和真皮浅层有许多壁薄静脉样血管，管腔扩张并充血；
- 真皮深部及皮下组织有许多毛细血管样的血管，呈小叶状或弥漫性分布；
- 偶有血栓形成，血栓部可伴有 Masson's 血管内乳头状内皮细胞增生；
- 真皮有轻度纤维化，伴炎性细胞浸润和含铁血黄素沉积。

免疫组化：
- WT-1 多数阴性，D2-40 阴性；
- 约 2/3 病例血管内皮细胞 GLUT1 阳性。

临床特点：图 25.1.8-3

出生或幼年发病，逐渐发展。主要发生在四肢远端，特别是下肢。早期为暗红色或蓝黑色丘疹，逐渐发生角化，表面粗糙，疣状，融合成斑块或线状。由于病变较深，不易切净，容易复发。

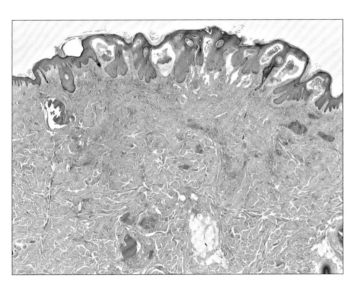

图 25.1.8-1　**疣状静脉畸形**
表皮疣状增生，扩张的血管位于真皮浅层和深层

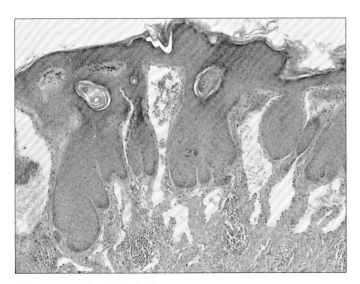

图 25.1.8-2　**疣状静脉畸形**
真皮乳头可见许多扩张充血的薄壁血管

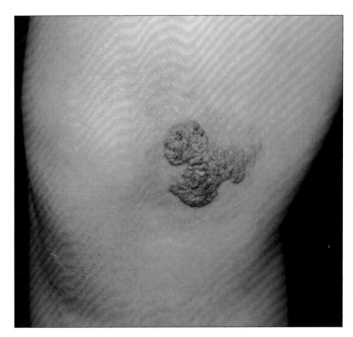

图 25.1.8-3　**疣状血管**

鉴别诊断：
- 本病病理表现和血管角皮瘤极为相似，特别是表皮和真皮浅层的改变。但本病病变不仅位于真皮浅层，还累及真皮深层以及皮下组织，而血管角皮瘤病变仅限于真皮浅层。

25.1.9 海绵状血管瘤（cavernous hemangioma）

海绵状血管瘤多数为静脉畸形，有些和不消退型先天性血管瘤有重叠。窦样血管瘤（sinusoidal hemangioma）是其一个组织学亚型。

组织病理特点：

海绵状血管瘤：图 25.1.9-1

- 瘤体位于真皮及皮下组织，甚至更深，无明显边界；
- 可见多数大、扩张充血、外形不规则的血管腔，管壁厚薄不一，可有肌层增厚，或外膜结缔组织增厚；
- 管腔内衬单层扁平内皮细胞，无不典型性；
- 管腔周有 SMA 阳性的血管周细胞；
- 腔内偶见血栓。

窦样血管瘤

- 位于真皮和皮下，呈小叶状分布；
- 可见多数大、扩张充血，壁薄，外形不规则的血管腔，互相连通，形成筛状，窦状隙样外观，为本病特点；
- 管腔内可见假性乳头样结构（由于横断面造成），类似 Masson's 瘤；
- 管腔内衬单层扁平内皮细胞，偶有轻度不典型性；
- 需要和分化良好的血管肉瘤鉴别。

免疫组化：

- 血管内皮细胞 WT1 阴性，符合血管畸形。

临床特点： 图 25.1.9-2、3、4

新生儿和儿童常见，通常出生即有。好发于头颈部和下肢，为浅紫色或蓝紫色的大片结节状肿块，柔软而有弹性，状如海绵。一般不自行消退。

皮肤多发海绵状血管瘤常合并其他多系统畸形。如蓝色橡皮疱痣综合征（blue rubber bleb nevus syndrome）伴有胃肠道的静脉畸形（海绵状血管瘤）。Maffucci's 综合征则合并多发性骨骼内生性软骨瘤。也可出现 Kasabach-Merritt 综合征，即血管瘤 - 血小板减少综合征。窦样血管瘤常见于中年女性。好发于肢体和躯干，特别是乳房，其次是头皮。表现为单发的紫色结节，位于真皮深部或皮下组织。

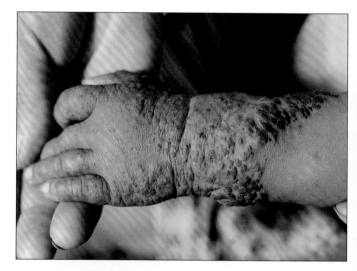

图 25.1.9-2　**海绵状血管瘤**

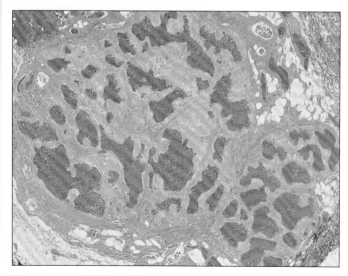

图 25.1.9-1　**海绵状血管瘤**
位于皮下，多数扩张充血的中等大血管，管壁增厚

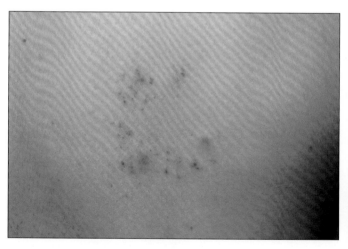

图 25.1.9-3　**蓝色橡皮疱痣综合征**

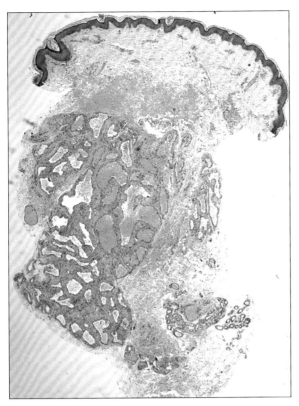

图 25.1.9-4　**蓝色橡皮疱痣综合征（上图患者病理）**

25.1.10　*动静脉血管瘤*（arteriovenous hemangioma）

此病为动静脉血管畸形，又称曲张性动脉瘤（cirsoid aneurysms）。

组织病理特点：图 25.1.10-1

- 真皮浅中层有许多厚壁及薄壁血管，混合在一起；
- 血管腔大小不等，形状可不规则，内衬单层内皮细胞；
- 厚壁血管管壁有平滑肌细胞，形似动脉，但弹力纤维染色显示缺乏完整的内弹力纤维膜，实为扩张的静脉；
- 连续切片有时可见供血小动脉或动静脉瘘。

临床特点：图 25.1.10-2

多见于中老年人，常发生于头面颈部，也可见于四肢。为单发性暗红色或红褐色结节，0.5～1 cm 大小，质较硬。有出血倾向。

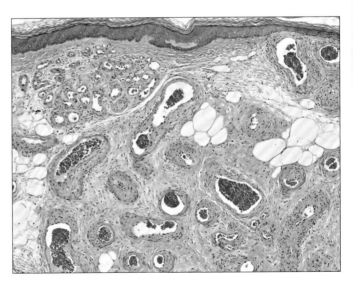

图 25.1.10-1　**动静脉血管瘤**
真皮内许多厚壁血管和薄壁小血管（图左上角）。厚壁血管管壁有平滑肌

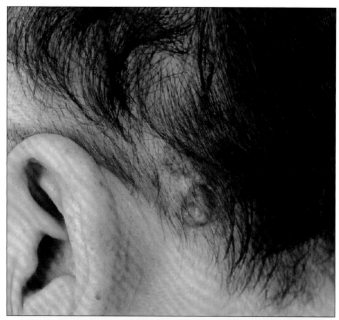

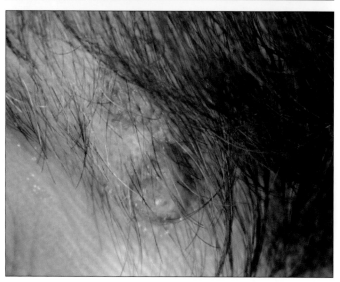

图 25.1.10-2　**动静脉血管瘤**

25.1.11　恒径动脉（caliber-persistent artery）

由于受累的动脉直径不能正常减小造成。通常需要多个连续切片才能发现典型表现。

组织病理特点：

- 真皮内可见一异常的厚壁动脉，管壁肌肉层明显增厚，周围没有放射状的毛细血管扩张。

临床特点：

此病罕见。临床特点为下唇部的慢性溃疡，常被怀疑为日光性唇炎或鳞状细胞癌。活检时常会由于切断动脉而大量出血。

25.1.12　外泌腺血管瘤性错构瘤（eccrine angiomatous hamartoma）

组织病理特点：图 25.1.12-1、2

- 真皮内小叶状增生的外泌腺及血管；
- 外泌腺形态正常，包括腺体及导管，周围有多数毛细血管，管腔可扩张；
- 间质可有黏液沉积。

临床特点：图 25.1.12-3、4

单个或多个蓝紫色或暗红色斑块、结节，从数毫米到数厘米不等；常伴疼痛、多汗；好发于四肢，特别是下肢；以儿童期发病为多，半数以上出生时就有。

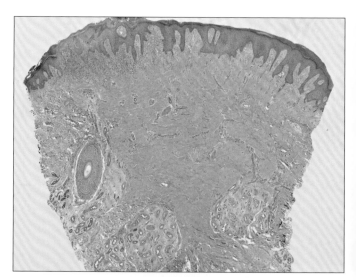

图 25.1.12-1　**外泌腺血管瘤性错构瘤**
真皮中下部小叶状增生的外泌腺及血管

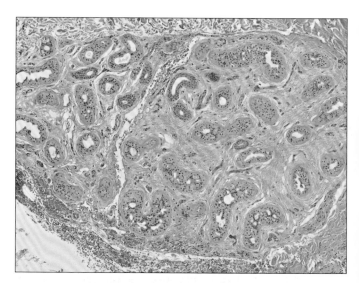

图 25.1.12-2　**外泌腺血管瘤性错构瘤**
示增生的外泌腺腺体及导管，间质内有许多黏液

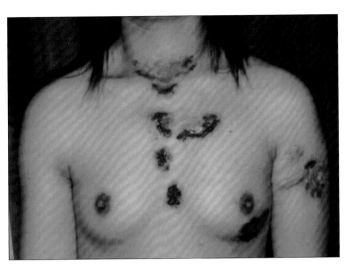

图 25.1.12-3　外泌腺血管瘤性错构瘤

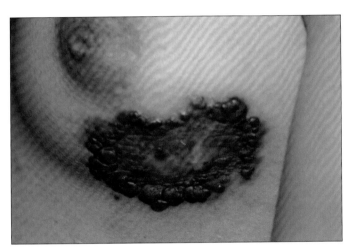

图 25.1.12-4　外泌腺血管瘤性错构瘤

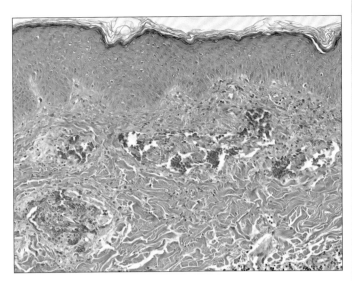

图 25.1.13-1　反应性血管内皮细胞瘤病
真皮内扩张的血管，血管内皮细胞增生，腔内充血，有纤维血栓

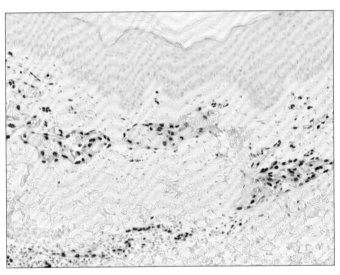

图 25.1.13-2　反应性血管内皮细胞瘤病
免疫组化 ERG 示血管内增生的内皮细胞（细胞核染色）

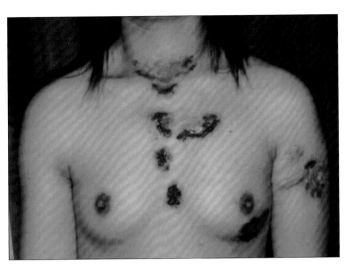

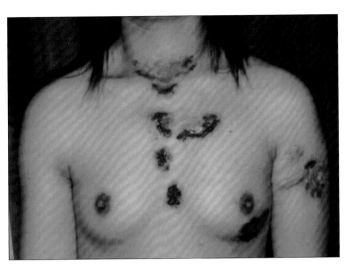

25.1.13　反应性血管内皮细胞瘤病 （reactive angioendotheliomatosis）

反应性血管内皮细胞瘤病是对多种刺激产生的一种反应性、自限性的良性血管内皮细胞增生。

组织病理特点：

血管内型： 图 25.1.13-1、2

- 真皮多个明显扩张的小血管，管腔内充满了纤维血栓和增生的血管内皮细胞，造成管腔堵塞；
- 血管内和血管外内皮细胞增生可形成实性的小叶状毛细血管丛，管腔不明显；
- 内皮细胞无异形性；
- 血管周有少量炎症细胞浸润，如淋巴细胞，中性粒细胞，可有含铁血黄素沉积。

局限型： 又称弥漫性真皮血管瘤病（diffuse dermal angiomatosis）

- 网状真皮内弥漫性、密集的新生毛细血管，管腔不明显，内皮细胞微胖而显著，血管周有 SMA 阳性的周细胞；
- 血管之间有增厚的胶原纤维束；
- 内皮细胞无异形性；
- 常有浅表溃疡。

免疫组化：

- CD31 染色证实管腔内增生的是血管内皮细胞。

临床特点：

红色或紫色的斑块或结节，常伴紫癜。可见于皮肤任何部位。通常见于系统性血管内血栓或异常蛋白沉积的疾病，如弥漫性血管内凝血（DIC）、冷球蛋白血症、抗磷脂综合征、伴骨髓瘤病的副蛋白血症等。弥漫性真皮血管瘤病是局限型病变，与局部缺血如严重的动脉粥样硬化，医源性动静脉瘘及溃疡有关。通常在下肢。

鉴别诊断：

- 淋巴管内组织细胞增生：真皮内有扩张的淋巴管，内有许多组织细胞（CD68 阳性）。主要见于类风湿关节炎的病人。详见第 26 章。
- 丛状血管瘤：血管内型有时增生形成小叶状毛细血管丛，与丛状血管瘤相似。但后者有不同的临床特点，病理表现为典型的毛细血管丛伴有半月形淋巴管。

25.1.14　血管内乳头状内皮细胞增生（intravascular papillary endothelial hyperplasia）

血管内乳头状内皮细胞增生是血管内血栓再通所产生的反应性血管内皮细胞增生，曾称为 Masson 假性血管肉瘤（Masson's pseudoangiosarcoma）。分三型：原发型发生于正常血管内，如静脉血栓；继发型发生于其他任何血管性肿瘤或畸形的基础上；最常见的是血管角皮瘤。血管外型发生于血肿的机化。

组织病理特点：25.1.14-1、2、3、4

- 位于真皮或皮下，多数见于血管腔内，境界清楚；
- 管腔内许多胶原结缔组织或纤维素形成的乳头，呈

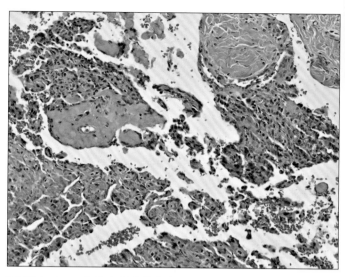

图 25.1.14-2　血管内乳头状内皮细胞增生
乳头中心是胶原或血栓纤维素，外有一层扁平血管内皮细胞包绕

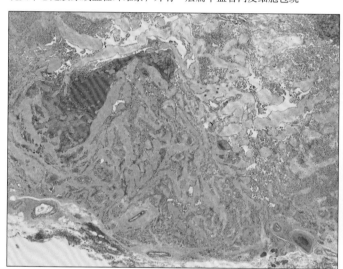

图 25.1.14-3　血管内乳头状内皮细胞增生
继发于血管瘤血栓后

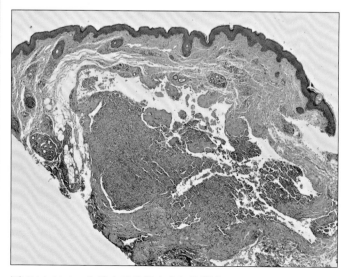

图 25.1.14-1　血管内乳头状内皮细胞增生
一个有血栓的血管，血管内皮细胞增生，管腔再通，腔内有许多漂浮的乳头状结构

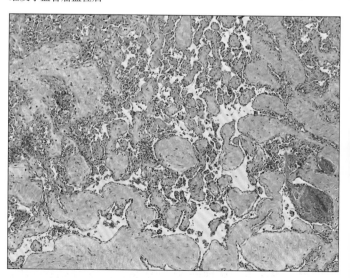

图 25.1.14-4　血管内乳头状内皮细胞增生
血管瘤内出现多数乳头结构，乳头中心或为胶原，或为血栓纤维素。可见残留纤维血栓

树枝状互连，形成有裂隙的网状结构，乳头可游离飘浮其中；

- 乳头外衬以单层扁平的血管内皮细胞，核无异形性及分裂象；
- 可见残留的血栓。

临床特点：

损害单发，以头面及四肢好发，为紫红色的结节或斑块。

鉴别诊断：

- 与血管肉瘤的鉴别诊断要点是：（1）本病多见于血栓的静脉内，因此境界清楚，损害较小；（2）无明显的细胞异形性，无多层内皮细胞增生。

25.1.15 快速消退型先天性血管瘤（rapidly involuting congenital hemangioma，RICH）

血管瘤发生于胎儿，出生时已发育成熟，2岁内迅速消退。有些病例消退不完全，称为部分消退型先天性血管瘤（partially involuted congenital hemangioma，PICH）。

组织病理特点：

- 位于真皮及皮下，小叶状增生，由密集的毛细血管样的小血管构成，有血管周细胞；
- 小叶的中心常见扩张的薄壁血管，为"引流"血管；
- 小叶周有纤维带，小叶之间有较大的，类似静脉或动脉的厚壁血管，以及扩张的淋巴管；
- 消退区血管减少，代之为疏松纤维组织，伴有炎症细胞、钙化灶、含铁血黄素沉积。

免疫组化：

- 血管内皮细胞 GLUT-1 阴性，CD31 阳性。

临床特点：图 25.1.15

出生即存在，生后不再继续长大。表现为粉红色或紫色的斑块，结节，常见部位为头面部，下肢和上肢。

鉴别诊断：

- 主要鉴别诊断是婴儿血管瘤，两者病理表现相似，但本病出生即有，GLUT1 阴性，肿瘤小叶周有纤维带。而婴儿血管瘤则出生时无，GLUT1 阳性，无纤维带，且核丝分裂象增加。
- 和不消退型先天性血管瘤的组织病理特点有许多重叠，仅靠组织病理特点则很难鉴别，需要结合临床。

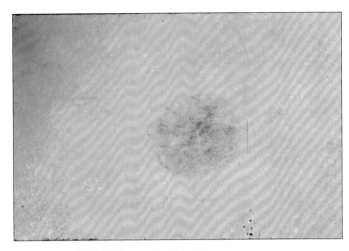

图 25.1.15　**快速消退型先天性血管瘤**

25.1.16 不消退型先天性血管瘤（non-involuting congenital hemangioma，NICH）

肿瘤发生于胎儿，出生时已发育成熟，不会自行消退。

组织病理特点：图 25.1.16-1、2

- 瘤体位于真皮及皮下，呈小叶状增生，由大小不同的血管混合组成；
- 小叶主要由类似毛细血管的小血管增生构成，管腔小而不明显；
- 小叶的中央常有扩张的薄壁血管，为"引流"血管；
- 小叶之间有增厚的纤维间隔，内有较大的，类似静脉或动脉的厚壁血管，以及扩张的淋巴管；

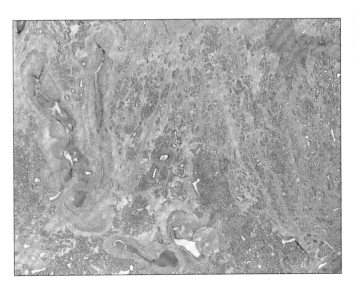

图 25.1.16-1　**不消退型先天性血管瘤**
瘤体呈小叶状分布，由大小不同的血管组成。小叶间有纤维间隔，内含较大的厚壁血管

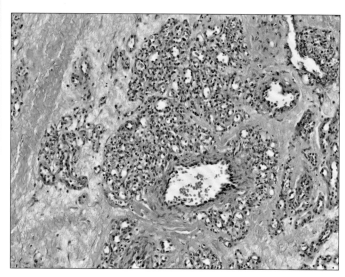

图 25.1.16-2   不消退型先天性血管瘤
小叶由毛细血管样小血管增生而成

- 动静脉瘘常见。
  免疫组化：
- 血管内皮细胞 GLUT-1 阴性，CD31 阳性。
  临床特点： 图 25.1.16-3

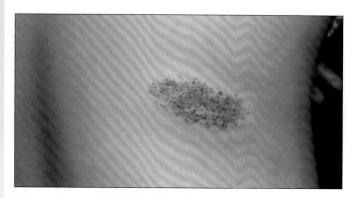

图 25.1.16-3   不消退型先天性血管瘤

　　出生即存在，生后和身体成比例生长，不消退。单发，界清的粉红色或紫色斑块或结节，常见部位为头面部，四肢和躯干。
　　鉴别诊断：
- 主要鉴别诊断是婴儿血管瘤。本病（NICH）血管管腔大小不同明显，存在动静脉瘘，GLUT1 阴性。需结合临床。

25.1.17   婴儿血管瘤（infantile hemangioma）

　　婴儿血管瘤又称草莓状血管瘤（strawberry

hemangioma）、少年血管瘤（juvenile hemangioma），是毛细血管瘤（capillary hemangioma）的一个亚型。
　　组织病理特点： 图 25.1.17-1、2
- 肿瘤境界清楚，常呈半球形隆起皮面；
- 毛细血管增生，呈分叶状密集排列，主要位于真皮内，可达到皮下组织；
- 肿瘤增生区毛细血管密集，管腔小、不明显，有血管周细胞，内皮细胞肿胀，核分裂象常见；
- 肿瘤消退区毛细血管腔变大、并扩张，血管周围纤维间质增厚，核分裂象少见；
- 偶尔可见神经周围有血管浸润，在此并不是恶性指标；
- 随着瘤体发育成熟，毛细血管逐渐消失，最后为纤维化所代替。

　　免疫组化：
- 内皮细胞 GLUT-1 弥漫阳性，是本病相对敏感和特异的指标。

　　临床特点： 图 25.1.17-3
　　是婴儿最常见的一种血管肿瘤，女婴更常见。皮损高出皮肤，表面呈草莓状、鲜红色或深蓝色，质软，1～3 cm 大小。一般在生后不久（2～3 周后）出现，数月内增长迅速，2 岁长到最大，3～4 岁后开始消退，至 9～10 岁时 90% 以上的婴儿血管瘤均可自然消退而不留明显的痕迹。本病可见于任何部位，包括口腔、外阴部黏膜，但头颈部和四肢最常见。

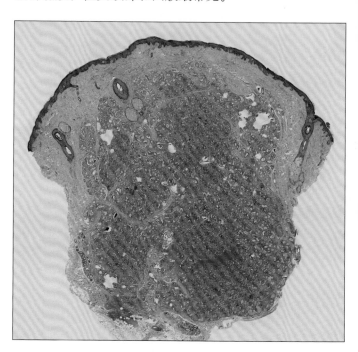

图 25.1.17-1   婴儿血管瘤
肿瘤位于真皮内，常呈半球形隆起皮面，境界清楚，肿瘤细胞增生形成实体性团块，可见一些管腔结构

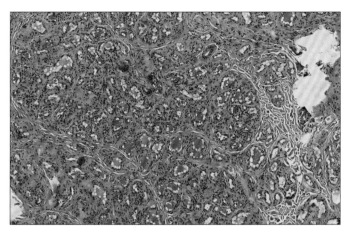

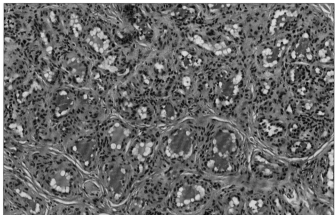

图 25.1.17-2a、2b **婴儿血管瘤**
毛细血管内皮细胞增生，集聚成大小不一的实性团块；团块中央常有较规则、成熟的小血管腔，细胞无异形性

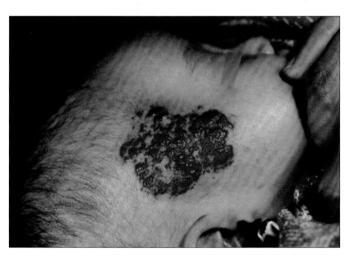

图 25.1.17-3 **婴儿血管瘤**

鉴别诊断：

● 需要和快速消退型及不消退型先天性血管瘤（congenital hemangioma）鉴别。先天性血管瘤出生即有，不再增大，内皮细胞 GLUT-1 阴性。GLUT-1

在婴儿血管瘤中普遍阳性，可作为诊断和鉴别诊断的标记。

25.1.18 樱桃状血管瘤（cherry angioma）

樱桃状血管瘤又称老年性血管瘤（senile angioma），也是毛细血管瘤（capillary hemangioma）的一个亚型。

组织病理特点：图 25.1.18-1

● 损害呈半球状，表皮萎缩，两侧表皮突向内收缩呈领圈样；

● 真皮浅层毛细血管增生，呈分叶状；

● 血管腔扩张，充血，壁薄。

临床特点：图 25.1.18-2

本病常见，好发生于中老年人躯干四肢，为数毫米大小的红色半球性丘疹，境界清楚，皮损多发，散在分布，称为老年性血管瘤。类似的皮损也见于中青年，以

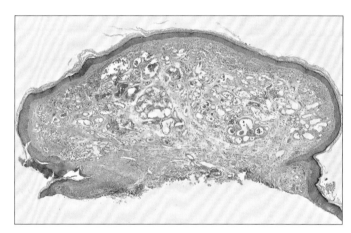

图 25.1.18-1 **樱桃状血管瘤**
半球状皮损，两侧表皮突向内收缩呈领圈样；血管增生呈小叶状，血管壁薄，充血

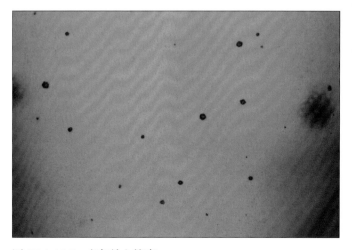

图 25.1.18-2 **老年性血管瘤**

女性居多，称为樱桃状血管瘤。

25.1.19　小叶性毛细血管瘤（lobular capillary hemangioma）

　　小叶性毛细血管瘤又称为化脓性肉芽肿（pyogenic granuloma）。病理表现属于一组呈分叶状的，以毛细血管增生为主的血管肿瘤。由于有很多继发性炎症性改变，过去认为化脓性肉芽肿是一种反应性炎症性血管增生，但目前倾向它是一种肿瘤性血管增生。建议摒弃"化脓性肉芽肿"这一称谓，因为既无化脓，早期也无肉芽肿改变。

　　组织病理特点：图 25.1.19-1、2、3
- 皮损隆出皮面，瘤体两侧的表皮突向内收缩成领圈状；
- 真皮内毛细血管增生团块，呈分叶状，小叶间有纵行的纤维间隔；
- 内皮细胞肿胀，有时呈上皮样，核分裂象较多，可有局灶细胞异形性，特别是黏膜损害；
- 皮损表面常溃疡，造成损害内有多数炎症细胞浸润，中性粒细胞浸润明显；
- 皮下型和血管内型病理表现相同，但无炎症细胞。

　　临床特点：图 25.1.19-4
　　好发于易受创伤的部位如手指及面颈部。也可发生在口腔黏膜，为隆起的鲜红色或棕红色小结节，生长快速，易出血，直径一般为 5 ~ 10 mm。多发性皮损可以

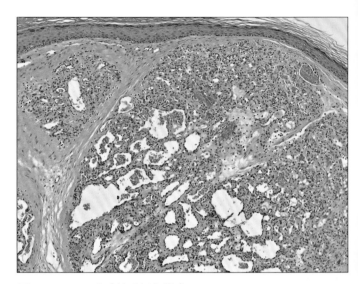

图 25.1.19-2　**小叶性毛细血管瘤**
肿瘤小叶由密集的毛细血管组成，管腔有不同程度的扩张。纤维间隔有水肿

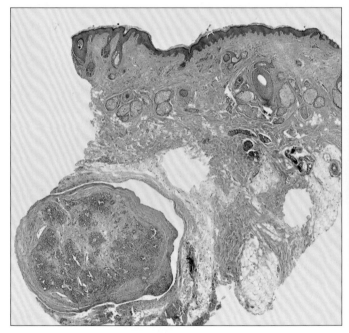

图 25.1.19-3　**血管内小叶性毛细血管瘤**
皮下脂肪浅层有一明显扩张的血管，内含分叶状的血管增生及纤维间隔

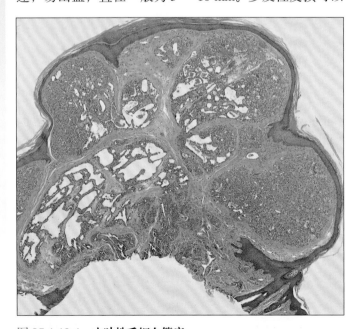

图 25.1.19-1　**小叶性毛细血管瘤**
即化脓性肉芽肿。外生性结节，瘤体两侧的表皮突呈领圈状。真皮内毛细血管团块呈分叶状，叶间有纤维组织间隔

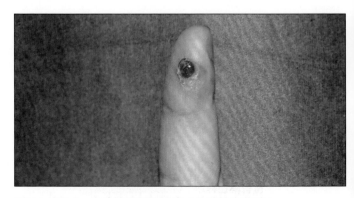

图 25.1.19-4　**小叶性毛细血管瘤（化脓性肉芽肿）**

和药物及生物制剂有关，如维 A 酸类，BRAF 抑制剂。罕见情况下，可发生在真皮深部、皮下组织或血管内。

鉴别诊断：

- 主要和杆菌性血管瘤病鉴别。两者组织学相似，均为毛细血管增生，伴中性粒细胞浸润。但杆菌性血管瘤病主要是上皮样血管内皮细胞增生，有团块状的嗜碱性、无定形的物质沉积，这些物质含有 Warthin-Starry 染色阳性的细菌。

25.1.20　血管淋巴样增生伴嗜酸性粒细胞增多（angiolymphoid hyperplasia with eosinophilia）

本病有特征性的上皮样血管内皮细胞增生，故又名上皮样血管瘤（epithelioid hemangioma）。对于本病属反应性增生还是肿瘤，目前尚无定论。有些病例可能是反应性的，和创伤、获得性动静脉瘘、动静脉畸形有关。

组织病理特点：图 25.1.20-1、2、3、4

- 皮损位于真皮及皮下，由两种成分构成，即血管和炎症细胞；
- 血管呈分叶状增生，可见多数肌性厚壁、管腔不规则的血管，管壁可有黏液沉积；
- 管腔内衬上皮样内皮细胞，胞浆丰富有空泡，突入管腔形成"鹅卵石"样外观；
- 血管间炎症细胞明显，包括淋巴细胞、组织细胞、浆细胞和多数嗜酸性粒细胞；偶见淋巴滤泡形成；

- 晚期间质纤维化，炎症细胞减少；
- 瘤体可部分发生于血管内，少数病例完全位于血管内称为血管内上皮样血管瘤（图 25.1.20-5、6），通常起源于静脉。

免疫组化：

上皮样内皮细胞 CD31、ERG、CD34 阳性；皮肤的损害 EMA 和 CK 阴性。

分子遗传：

- 位于骨骼和软组织的上皮样血管瘤有 FOSB 基因重组。细胞型皮肤上皮样血管瘤可有 FOSB 基因重组（但经典的血管淋巴样增生伴嗜酸性细胞增多则无）。

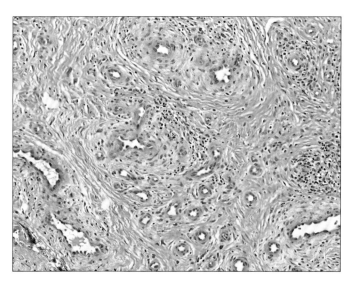

图 25.1.20-2　**血管淋巴样增生伴嗜酸性粒细胞增多**
管腔内衬上皮样内皮细胞，突入管腔形成"鹅卵石"样外观，间质纤维化，可见淋巴细胞和嗜酸性粒细胞浸润

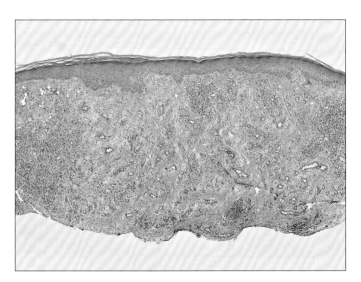

图 25.1.20-1　**血管淋巴样增生伴嗜酸性粒细胞增多**
真皮弥漫性炎症浸润，伴小叶状分布的不规则厚壁血管

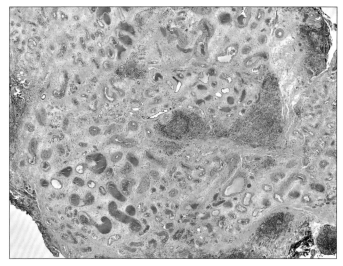

图 25.1.20-3　**血管淋巴样增生伴嗜酸性粒细胞增多**
肿瘤由大小不一的厚壁肌样血管构成，伴有淋巴滤泡

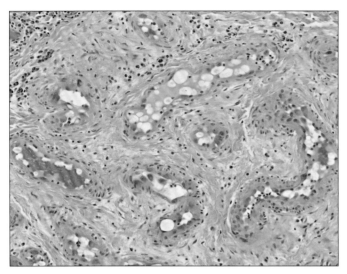

图 25.1.20-4　血管淋巴样增生伴嗜酸性粒细胞增多
内皮细胞含有胞浆内空泡，代表流产的血管腔，为本病特点。间质内有淋巴细胞，浆细胞和嗜酸性粒细胞浸润

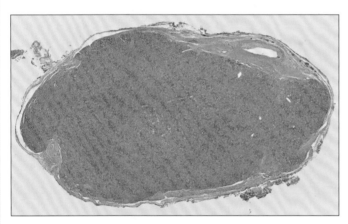

图 25.1.20-5　血管内上皮样血管瘤
低倍镜下可见瘤体位于一薄壁血管内

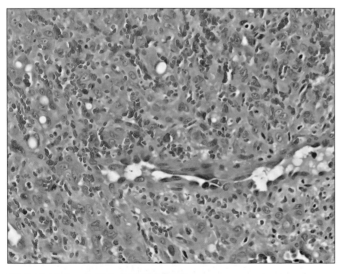

图 25.1.20-6　血管内上皮样血管瘤
上皮样细胞含有胞浆内空泡，代表流产的血管腔

临床特点：图 25.1.20-7、8

本病在亚洲常见。患者大多为中青年，男性略多。好发于头皮、面部和耳周，也可发生于四肢。表现为单个或多个结节，直径约 0.5 ~ 3 cm，暗红色，无症状。15% ~ 20% 病例可伴有周围血嗜酸性粒细胞增多。

鉴别诊断：

- Kimura 病。此病主要见于亚洲男性，皮损深在，好发于躯干和四肢，多数伴有处周血嗜酸性粒细胞增多、血 IgE 升高，并有淋巴结肿大。组织病理特点上有许多淋巴滤泡增生，并有嗜酸性粒细胞浸润，类似上皮样血管瘤，但增生的血管缺乏上皮样的内皮细胞。

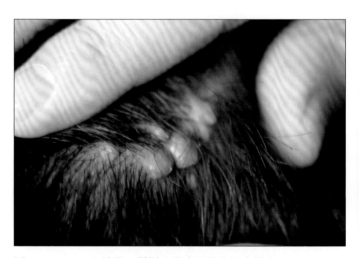

图 25.1.20-7　血管淋巴样增生伴嗜酸性粒细胞增多

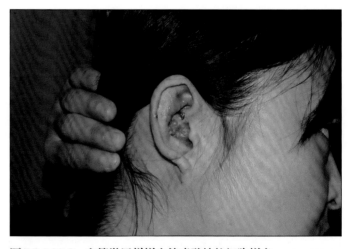

图 25.1.20-8　血管淋巴样增生伴嗜酸性粒细胞增多

25.1.21 皮肤上皮样血管瘤样结节 (cutaneous epithelioid angiomatous nodule)

皮肤上皮样血管瘤样结节由上皮样血管内皮细胞形成的结节样增生，一种良性的血管增殖。

组织病理特点：图 25.1.21-1、2、3

- 真皮内境界清楚的血管性实性结节，由增生的内皮细胞构成，无管腔形成，但结节周边可见血管腔；
- 血管内皮细胞呈上皮样，细胞大、胞浆丰富，可见胞浆内空泡，代表流产的血管腔；

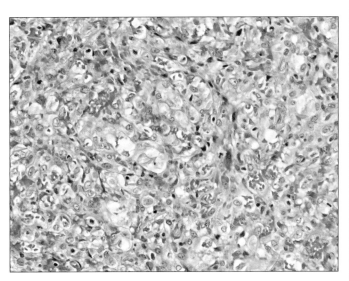

图 25.1.21-3　皮肤上皮样血管瘤样结节
肿瘤由上皮样内皮细胞组成，许多细胞有胞浆内空泡，代表流产的血管腔。可见血管外红细胞和含铁血黄素沉积

- 可有少许核分裂象，但无细胞不典型性；
- 结节内及周围伴有血管外红细胞和含铁血黄素沉积，少量炎症细胞浸润和轻度纤维化。

免疫组化

瘤细胞表达血管内皮细胞标记，如 CD31 和 ERG 阳性。但上皮细胞标记如 CK、EMA 阴性。

临床特点

罕见。一般单发，累及躯干和四肢，偶尔头颈部。表现为近期发生的快速生长的红色或紫红色的丘疹或结节。本病良性，全切后不会复发。

鉴别诊断

- 和上皮样血管瘤需鉴别，但两者可能是同一疾病的不同表现。皮肤上皮样血管瘤样结节为单一真皮结节，由上皮样内皮细胞构成，管腔形成非常局限，而后者由多数管腔不规则的厚壁血管构成，炎症明显。
- 上皮样血管肉瘤、上皮样血管内皮细胞瘤和本病的病理表现相似，均有上皮样内皮细胞增生，也无明显血管腔形成。但上皮样血管肉瘤瘤体大、境界不清，呈浸润性生长方式，且有许多核丝分裂象，细胞异形性明显。上皮样血管内皮细胞瘤其瘤细胞排列成索状，有软骨样黏液间质，而非结节样增生。

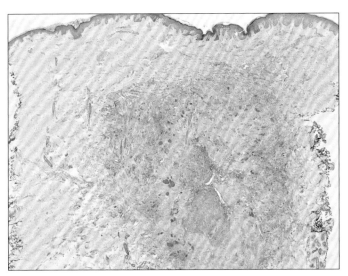

图 25.1.21-1　皮肤上皮样血管瘤样结节
真皮内境界清楚的血管性结节，结节内及周围有血管外红细胞和含铁血黄素沉积

25.1.22 杆菌性血管瘤病 (bacillary angiomatosis)

此病是由特殊细菌，即巴尔通体（Bartonella）感染引起的血管增生性病变，具有上皮样血管内皮细胞。

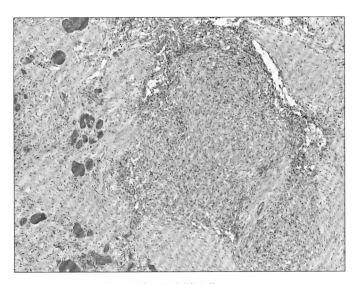

图 25.1.21-2　皮肤上皮样血管瘤样结节
血管内皮细胞结节样增生，结节内无管腔形成，仅在周边有少数血管腔

组织病理特点：图 25.1.22-1、2、3、4

- 半球形皮损，两边表皮呈衣领状，表皮可有溃疡；
- 真皮内毛细血管增生可呈分叶状，但通常不明显；
- 增生的内皮细胞呈上皮样，向腔内突起，或呈片状分布，胞浆有空泡，血管腔不明显；
- 可见少许核分裂象，但无细胞不典型性；
- 瘤体内有大量中性粒细胞浸润，并遍及整个损害，伴碎核；
- 血管附近有团块状紫红色颗粒状物质，Warthin-Starry 染色证实为杆菌。

免疫组化

- 上皮样血管内皮细胞 CD31、ERG 阳性。

临床特点：图 25.1.22-5

多发生于免疫功能低下者，HIV 患者最常见。可影响皮肤和内脏器官。皮肤损害多发，表现为红色半球形丘疹、结节，表面有渗出或溃疡，可有疼痛感。口腔、生殖器黏膜、骨、肝、脾、淋巴结也可受累。致病菌为汉赛巴尔通体（Bartonella henselae）和五日热巴尔通体（Bartonella quintana）。前者也是猫抓病的病原，后者也是战壕热的病原。

鉴别诊断

- 需要和小叶性毛细血管瘤即化脓性肉芽肿鉴别。后者有显著的分叶状，有纤维间隔，表面虽有溃疡和浅层有中性粒细胞，但皮损深部无中性粒细胞聚

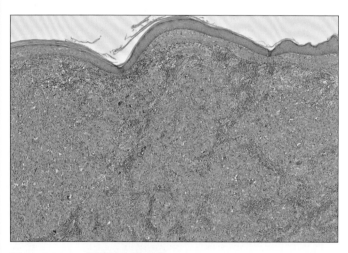

图 25.1.22-1　杆菌性血管瘤病
低倍镜下可见分叶状血管增生，伴有炎症浸润。标本取材自一位 77 岁男性，有类风湿关节炎，正接受 MTX 治疗，家中养猫。右上臂半球形皮损，表面有溃疡，伴腋下淋巴结肿大

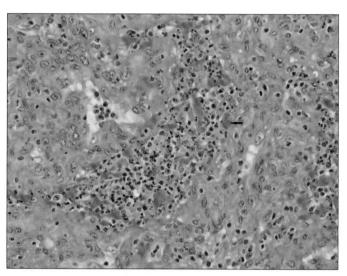

图 25.1.22-3　杆菌性血管瘤病
上皮样内皮细胞周围有团块状的紫色颗粒状物（箭头），为细菌团块

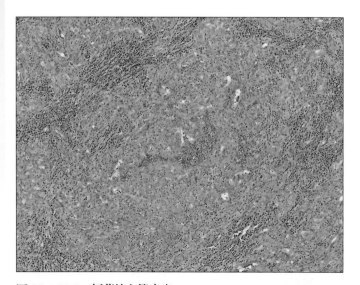

图 25.1.22-2　杆菌性血管瘤病
成片的上皮样内皮细胞增生，弥漫的以中性粒细胞为主浸润

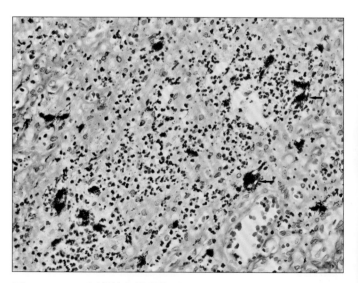

图 25.1.22-4　杆菌性血管瘤病
Warthin-Starry 染色显示杆菌聚集成的黑色团块（箭头）

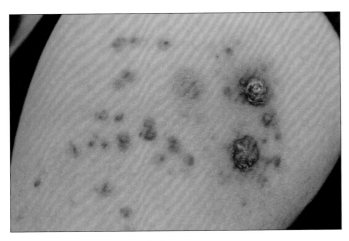

图 25.1.22-5　**杆菌性血管瘤病**

集，后一表现为杆菌性血管瘤病的特点。

25.1.23　*梭形细胞血管瘤*（spindle cell hemangioma）

梭形细胞血管瘤是良性血管肿瘤，由梭性细胞、扩张的血管和胞浆有空泡的血管内皮细胞构成。过去称为梭形细胞血管内皮瘤（spindle cell hemangioendothelioma）。

组织病理特点：图 25.1.23-1、2

- 真皮和（或）皮下境界清楚的结节，由扩张的血管和致密的细胞区交错构成。
- 扩张的血管管壁薄，内衬一层内皮细胞，可见血栓和静脉石（钙化）。

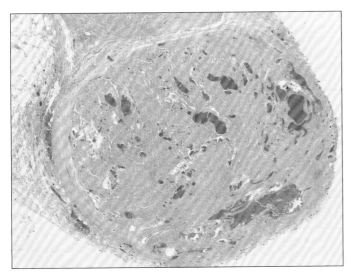

图 25.1.23-1　**梭形细胞血管瘤**
皮下脂肪内境界清楚的结节，肿瘤由致密的梭形细胞束和扩张充血的血管交错构成

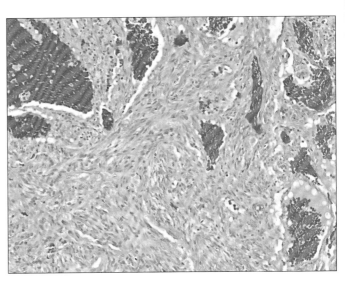

图 25.1.23-2　**梭形细胞血管瘤**
梭形细胞核长，胞浆淡染，排列成束。扩张的血管壁薄，内衬一层血管内皮细胞

- 细胞区由梭形细胞、上皮样内皮细胞组成。梭形细胞核长、微胖，胞浆嗜酸性，呈束状交织排列，形似 Kaposi 肉瘤，但无异形性，无核分裂象。
- 上皮样血管内皮细胞胞浆含有空泡，代表流产的血管腔。
- 细胞区可见血管分化，如存在网状血窦和裂隙样管腔。
- 可见局灶平滑肌细胞。
- 约 60% 病例瘤体部分或完全位于血管腔内，导致术后易复发。

免疫组化

- 梭形细胞：多数梭形细胞 Vimentin 和 SMA 阳性，Desmin 和 CD31 阴性，呈血管周细胞分化。
- 内皮细胞：CD31 阳性，包括细胞区内的胞浆含空泡的内皮细胞。

临床特点

好发于儿童和青年人，主要是四肢远端。单发或多发，为红蓝色结节，有疼痛感。术后易复发。可与 Maffuci 综合征、动静脉畸形、先天性淋巴水肿及 Klippel-Trenaunay 综合征等有关。

鉴别诊断

- 结节性 Kaposi 肉瘤：尽管梭形细胞血管瘤的梭形细胞增生区类似结节性 Kaposi 肉瘤，但后者没有海绵状的血管，也没有上皮样、胞浆含有空泡的血管内皮细胞，而且 HHV8 免疫组化阳性，有助于鉴别。

25.1.24　微静脉血管瘤（microvenular hemangioma）

此病可能是静脉畸形的一个亚型。

组织病理特点：图 25.1.24-1、2

- 境界不清；病变在真皮浅中层；
- 胶原束之间有多数细长或有分支的小血管，较常侵及立毛肌；
- 血管形状不规则，管腔狭窄扁平，内衬单层内皮细胞，外有血管周细胞；
- 内皮细胞无异形性，无核分裂象；
- 间质有纤维组织增生，无明显炎性浸润。

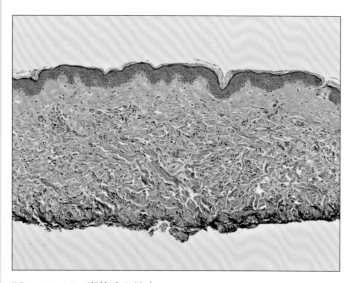

图 25.1.24-1　**微静脉血管瘤**
真皮胶原束间多数细长或有分支的小血管

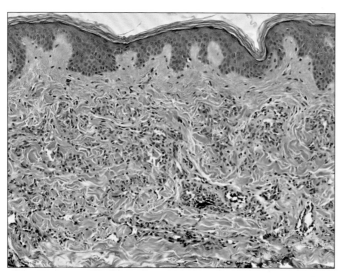

图 25.1.24-2　**微静脉血管瘤**
血管腔狭窄，内皮细胞扁平或微胖，无异形性

免疫组化

- 内皮细胞 CD31、CD34 阳性，有 SMA 阳性的血管周细胞；
- D2-40 阴性。

临床特点

多发于年轻人，躯干部好发。单发皮损为孤立性结节、斑块，呈紫红色，生长缓慢，无自觉症状。发疹型皮损突发，生长快速，随后进入稳定期。

鉴别诊断

- 由于微静脉血管瘤的血管分布于胶原束之间，所以需要和血管肉瘤和 Kaposi 肉瘤鉴别。前者内皮细胞无异形性，无多层内皮细胞增生，HHV8 阴性，有助于鉴别。

25.1.25　肾小球样血管瘤（glomeruloid hemangioma）

肾小球样血管瘤是良性、反应性的血管增生，是 POEMS（polyneuropathy，organomegaly，endocrinopathy，M-protein，skin changes）综合征一种特征性的血管肿瘤。

组织病理特点：

- 真皮内散布多个肾小球样的毛细血管丛；
- 每个血管丛为一扩张的血管，管腔内充满"悬浮"的毛细血管袢，毛细血管有周细胞；
- 血管内皮细胞常有胞浆空泡，内有嗜酸性包涵体，为 PAS 阳性的圆形红色均质小球，可能为免疫球蛋白或增大的溶酶体；
- 细胞无异形性。

临床特点

皮损多发，通常有数不清的圆顶状的红紫色丘疹，小至数毫米，大至 1 ~ 2 cm。多见于躯干和四肢。此瘤发生于 POEMS 综合征（多神经病、器官肿大、内分泌病、单克隆性丙种球蛋白病和皮肤改变）和多中心 Castleman 病患者。

25.1.26　乳头状血管瘤（papillary hemangioma）

此病是新近描述的一种良性血管肿瘤。认为可能和肾小球样血管瘤是同一疾病的不同表型，但本病单发，与 POEMS 综合征及多中心 Castleman 病无关联。

组织病理特点：图 25.1.26-1、2

- 位于真皮，偶可位于皮下，境界清楚，瘤体为明显

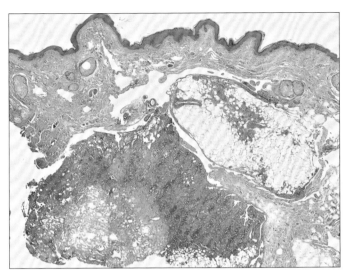

图 25.1.26-1　乳头状血管瘤
皮下脂肪内一境界清楚的血管肿瘤，瘤体位于扩张的管腔内

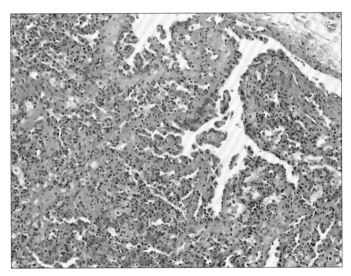

图 25.1.26-2　乳头状血管瘤
血管腔内多数大小不一的乳头状结构，外有一层微胖的血管内皮细胞，含有嗜酸染的透明小体，中央为胶原间质

扩张的血管，多为静脉；
- 血管腔内有许多乳头结构，中心为基底膜样的胶原，外包一层微胖的内皮细胞，无异形性；
- 乳头的内皮细胞胞浆内有嗜酸染的透明小体，是巨溶酶体；
- 无肾小球样血管丛结构。

临床特点

男性好发，大多在五六十岁。发生于头颈部，特别是面部。为单发，紫红色丘疹或结节。

25.1.27　丛状血管瘤（tufted angioma）

丛状血管瘤又称血管母细胞瘤（angioblastoma）。

组织病理特点：图 25.1.27-1、2
- 真皮中散布许多球状致密血管丛，即所谓散弹样分布；
- 血管丛主要由毛细血管增生构成，管腔狭窄呈裂隙样，有血管周细胞；
- 血管丛内皮细胞扁平，胞浆内偶见嗜酸性玻璃小体，有时可见成束的梭形内皮细胞；

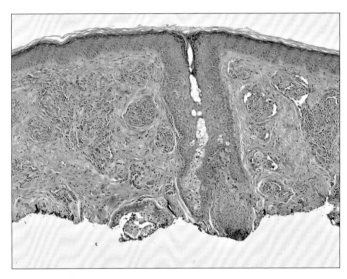

图 25.1.27-1　丛状血管瘤
真皮内多数境界清楚的球状毛细血管丛

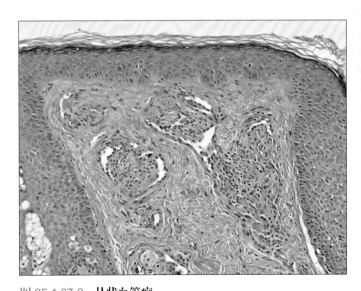

图 25.1.27-2　丛状血管瘤
球状血管丛由紧密排列的毛细血管构成，管腔狭窄呈裂隙样。可见嗜酸性玻璃小体。血管丛周边可见半月形扩张的淋巴管腔

- 球状血管丛间的结缔组织增生，周边有特征性、半月形扩张的淋巴管腔；
- 无细胞异形性，核分裂象罕见。

免疫组化

- 毛细血管内皮细胞 CD31 和 ERG 阳性，血管周细胞 SMA 阳性；
- 血管丛周边的半月形淋巴管及间质内扩张的淋巴管 D2-40、PROX1 阳性；
- HHV8 阴性。

临床特点：图 25.1.27-3

主要累及婴儿和儿童，好发于颈部和躯干。一般单发，初为暗红色斑丘疹，生长缓慢，可逐渐发展成大的斑块、结节。皮损一般不会自行消退。皮损大的病人可伴发 Kasabach-Merritt syndrome，即血管瘤 - 血小板减少综合征。由于临床和病理上的相似性，现倾向获得性丛状血管瘤是 Kaposi 样血管内皮瘤的一种浅表亚型。

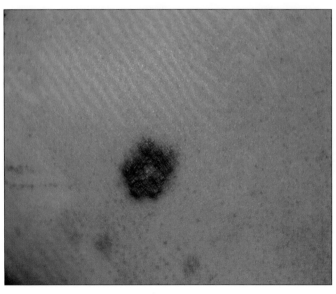

图 25.1.27-3　**丛状血管瘤**

25.1.28 靶状含铁血黄素血管瘤（tagetoid hemosiderotic hemangioma）

此病又称鞋钉样血管瘤（hobnail hemangioma），是良性的淋巴管增生，有鞋钉样内皮细胞。由于内皮细胞 WT1 阴性，故认为是浅表型的淋巴管畸形。

组织病理特点：图 25.1.28-1、2、3

- 累及真皮浅层及深层，楔形分布，具有两种不同形态的淋巴管增生；
- 真皮乳头及浅层为扩张的淋巴管，形状不规则，管

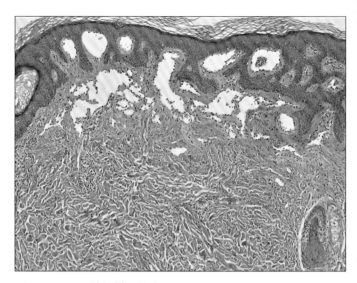

图 25.1.28-1　**鞋钉样血管瘤**
真皮浅层淋巴管扩张，管腔内有乳头结构和瓣膜。真皮深部血管呈裂隙状。间质有含铁血黄素沉积

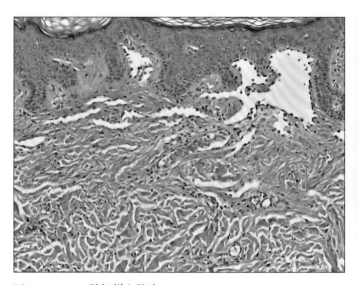

图 25.1.28-2　**鞋钉样血管瘤**
浅层扩张的管腔内衬一层鞋钉样内皮细胞，凸入管腔

壁薄，内衬单层鞋钉样内皮细胞，管腔内也可见乳头状结构，无红细胞或仅有少许；
- 真皮深部淋巴管变小，管腔不明显呈裂隙状，内皮细胞扁平；
- 偶尔新生血管会环绕原有的毛细血管；
- 间质有含铁血黄素沉积，淋巴细胞浸润和血管外红细胞。

免疫组化

- 内皮细胞 D2-40 阳性，CD31 阳性，无 SMA 阳性的血管周细胞，符合淋巴管来源。

临床特点：

多见于中青年，好发于四肢。典型皮损似靶样，有

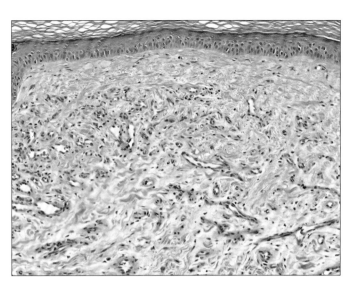

图 25.1.29　**获得性弹力变性血管瘤**
真皮浅层带状排列的毛细血管，与表皮平行。真皮日光弹力纤维变性明显

25.1.30　**限局性淋巴管瘤**（lymphang- ioma circumscriptum）

此病属于浅表淋巴管畸形，又称单纯性淋巴管瘤。

组织病理特点：25.1.30-1、2

- 真皮乳头层内可见多数薄壁管腔，内含淋巴液，一般无红细胞，但也可有少许；
- 管腔内壁衬以一层稀疏排列的内皮细胞，管腔内可见瓣膜；
- 真皮深处也可见扩张的海绵样淋巴管，偶可见厚壁肌性滋养淋巴管；
- 内皮细胞无异形性，无核分裂象；
- 表皮可呈乳头状或疣状增生。

免疫组化

- 内皮细胞 D2-40 阳性，其他血管内皮细胞标记如

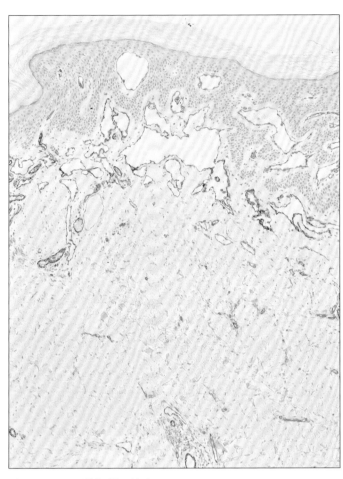

图 25.1.28-3　**鞋钉样血管瘤**
CD31 显示瘤体呈楔形，浅层管腔扩张，深层管腔狭窄

中心紫红色血管瘤样丘疹，周围环绕着瘀斑样的晕。有些没有靶样的皮损表现为体积小、没有明显境界的红色丘疹。

25.1.29　**获得性弹力变性血管瘤**（acquired elastotic hemangioma）

组织病理特点：图 21.1.29

- 真皮浅中层弥漫性毛细血管增生，呈带状排列，与表皮平行；
- 表皮下有狭窄的无浸润带；
- 血管之间间质呈严重日光弹力纤维变性。

免疫组化

- 血管周有 SMA 阳性的血管周细胞。

临床特点

见于中老年，女性略多。发生于有慢性日光损伤的皮肤，如前臂伸侧及颈部侧面。为单发的红色，紫色斑块，通常 2～5 cm，界清，略隆起。

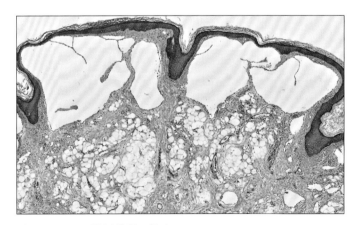

图 25.1.30-1　**限局性淋巴管瘤**
瘤体浅表，真皮乳头内充满扩张的淋巴管，腔有瓣膜，无红细胞

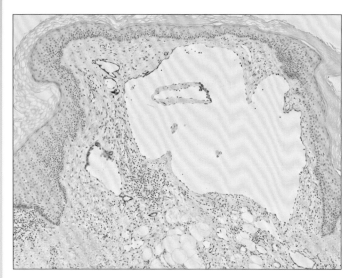

图 25.1.30-2　限局性淋巴管瘤
内皮细胞 D2-40 阳性，符合淋巴管来源

CD31 阳性。

临床特点：图 25.1.30-3

淋巴管瘤在临床上分为限局性（lymphangioma circumscriptum）、海绵状（cavernous lymphangioma）和囊性（cystic hygroma）三型。限局型淋巴管瘤常见，可发生于任何部位，为 2～3 mm 大小张力性水疱，疱内容物清亮，有时亦可有血性，或同时有血疱，表皮也可呈疣状，常数个群集在一起。限局性是典型的浅表型淋巴管畸形（小囊性淋巴管畸形）。海绵状和囊性型属于深层淋巴管畸形（大囊性淋巴管畸形）。后两型扩张的淋巴管位于真皮深层和皮下组织。海绵型为先天性或婴幼儿发病，好发于头颈部（特别是舌部）和四肢。囊性型发生于婴幼儿，好发于颈部、腋下和腹股沟区。后两型临床均表现为无痛性皮下肿块或囊性肿块，表面皮肤通常正常。手术切除后容易局部复发。

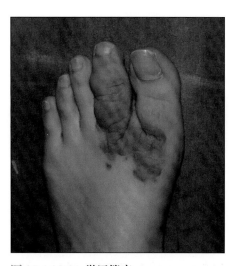

图 25.1.30-3　淋巴管瘤

25.1.31　良性淋巴管内皮细胞瘤（benign lymphangioendothelioma）

此病又称获得性渐进性淋巴管瘤（acquired progressive lymphangioma），为淋巴管瘤的另一种亚型。

组织病理特点：图 25.1.31-1、2、3

- 瘤体浅层（真皮浅中层）见多数明显扩张，形状不规则的薄壁管腔，互相交织吻合并切割真皮胶原束和附属器结构；
- 瘤体深层（真皮深层、甚至皮下）的管腔塌陷呈裂隙状；
- 管腔内衬单层内皮细胞，稀疏排列，细胞不连续，无异形性；
- 腔内可见多数乳头样结构，中央为胶原，外有一层内皮细胞包绕，腔内无红细胞；
- 新生管腔可围绕原有的小血管，形成"岬角征"（promontory sign）；
- 间质无含铁血黄素沉积，无明显炎症细胞。

免疫组化

- 内皮细胞 CD31、D2-40 阳性，HHV8 阴性，WT-1

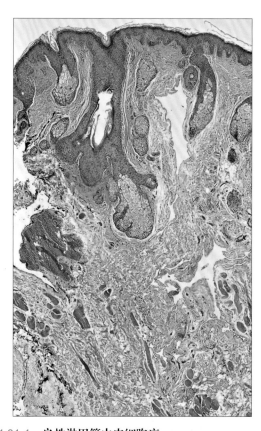

图 25.1.31-1　良性淋巴管内皮细胞瘤
真皮浅中层有许多淋巴管腔，浅层管腔扩张，深层管腔塌陷呈裂隙状，管腔互相交织融合

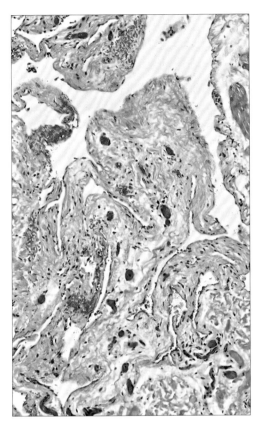

图 25.1.31-2　良性淋巴管内皮细胞瘤
淋巴管分布于真皮胶原束之间，管腔交织融合。内衬一层扁平内皮细胞，排列稀疏。间质无明显炎症细胞和含铁血黄素

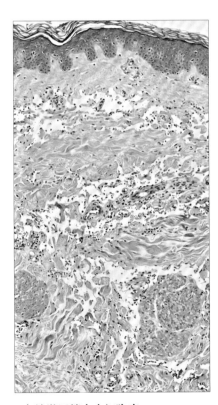

图 25.1.31-3　良性淋巴管内皮细胞瘤
扩张的淋巴管内有许多悬浮的乳头结构，外绕一层内皮细胞，细胞无异形性。新生的扩张淋巴管也环绕着立毛肌

阴性。

临床特点：

典型病例皮损起始于青春期或青年期，为界限清楚的棕红色斑块，缓慢但持续生长数年，平均达 6 cm 大。好发于下肢，其次头颈部位。手术切除可局部复发。皮肤和软组织淋巴管瘤病是先天性泛发性的淋巴管异常，特点为淋巴管弥漫性增生浸润皮肤和软组织。弥漫性淋巴管瘤病除皮肤和皮下脂肪受累之外，还累及骨骼、淋巴结及内脏，预后较差。其病理表现和良性淋巴内皮细胞瘤相似，但病变累及深部组织，且浸润更弥漫。

鉴别诊断

- 需和淋巴管瘤样的 Kaposi 肉瘤鉴别。两者病理表现极为相似，但良性淋巴管内皮细胞瘤 HHV8 阴性，内皮细胞没有不典型性，无红细胞及明显的淋巴细胞和浆细胞浸润，这些与 Kaposi 肉瘤不同。
- 也需和分化好的血管肉瘤鉴别，血管肉瘤内皮细胞有异形性，内皮细胞多层叠加增生，常 MYC 阳性。

25.1.32　放疗后非典型血管增生（atypical vascular proliferation after radiotherapy）

皮损发生在接受放射治疗后的皮肤区域，通常良性。分为淋巴管型（浅表淋巴管瘤样）和血管型（鞋钉样血管瘤样）两型。

组织病理特点：图 25.1.32-1、2、3

淋巴管型（D2-40 阳性）：

- 真皮浅中层多数薄壁管腔，分布真皮胶原束之间；

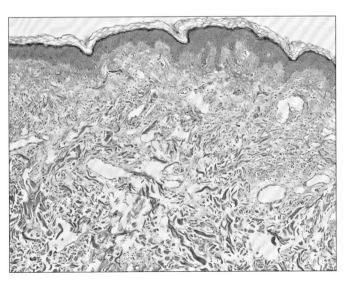

图 25.1.32-1　放疗后非典型血管增生，淋巴管型
真皮浅中层多数扩张的薄壁管腔，腔内无红细胞

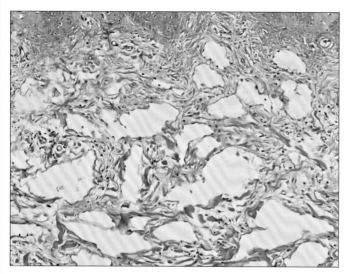

图 25.1.32-2　放疗后非典型血管增生，淋巴管型
薄壁、扩张的淋巴管，内衬一层扁平或鞋钉样内皮细胞，无不典型性

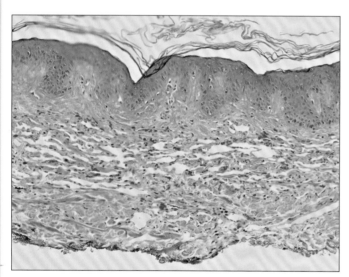

图 25.1.32-3　放疗后非典型血管增生，血管型
毛细血管样小血管增生，管腔不规则，分布于胶原束之间，内衬一层扁平或鞋钉样内皮细胞，有许多血管外红细胞

- 管腔不规则，在真皮浅层管腔扩张，在真皮深层呈裂隙状，腔内可有乳头状结构，管周无周细胞；
- 管腔内衬一层扁平或鞋钉样的内皮细胞，无异形性；
- 腔内通常无红细胞，可有淋巴液；
- 通常不累及皮下脂肪。

血管型（D2-40 阴性）：
- 毛细血管样的小血管增生，不规则地分布于真皮胶原束之间，类似鞋钉样血管瘤样；
- 管腔内衬一层鞋钉样内皮细胞，无异形性，腔内可有乳头状结构，管周有血管周细胞；

- 可有血管外红细胞，含铁血黄素沉积，混有少量淋巴管成分。

免疫组化：
- 淋巴管型管腔内皮细胞 D2-40 阳性（染色比正常淋巴管弱），CD31 和 ERG 阳性，CD34 局灶阳性，缺少 SMA 阳性的血管周细胞。
- 血管型内皮细胞 CD31、ERG 和 CD34 阳性，D2-40 阴性；有 SMA 阳性的血管周细胞。
- 两型管腔内皮细胞核 MYC 均阴性（放疗引发的血管肉瘤内皮细胞 MYC 强阳性，可用于鉴别）。有时免疫组化 MYC 可呈局灶弱阳性，但 FISH 无 MYC（8q24）倍增。
- 内皮细胞 KI67 活力指数极低，接近零（＜ 5%）。

临床特点：
　　多见于乳腺癌等手术后接受放疗的患者。在放疗后数年发生（1 ~ 12 年，常 2 ~ 3 年）。放疗区的皮肤出现多发紫红色、棕红色的丘疹或皮色水疱，或紫红色斑块。绝大多数病变临床良性，特别是淋巴管型。极少数可发展为血管肉瘤，血管型恶变的概率相对高一些。

鉴别诊断：
- 放疗后血管肉瘤是其主要鉴别诊断，特别是分化良好的血管肉瘤，有时较困难。放疗后血管肉瘤细胞核异型性明显，有非典型核分裂象，内皮细胞可见多层叠加增生。结合病史和免疫组化如 MYC 阳性、KI67 增殖率增高有助于鉴别。

25.1.33　卡波西肉瘤样血管内皮细胞瘤（kaposiform hemangioendothelioma）

　　卡波西肉瘤样血管内皮细胞瘤为中低度恶性的血管肿瘤。局部破坏性生长，无远处转移。

组织病理特点：
- 累及真皮及皮下，呈结节性生长，境界不清。
- 肿瘤结节由不同的血管成分混合而成：有类似毛细血管瘤样的区域；也有类似 Kaposi 肉瘤区，由梭形细胞构成，内有裂隙状血管腔；也有小叶状的内皮细胞增生区类似肾小球样血管结构。
- 内皮细胞可以呈上皮样，梭形或扁平，胞浆内可见空泡和玻璃样包涵体，核分裂象少，核有轻度异形性。
- 瘤体内同时还有淋巴管，多在肿瘤结节周边，呈半月状扩张的管腔，也可见于肿瘤结节之间的间质。

- 肿瘤间质有血管外红细胞和含铁血黄素沉积。

免疫组化：

- 梭形细胞同时有血管及淋巴管内皮细胞标志：CD31、CD34 和 D2-40 阳性。GLUT1 和 HHV8 阴性；
- 肾小球样血管结构的血管内皮细胞 CD31 阳性，但 D2-40 阴性。

临床特点：

罕见，主要见于婴幼儿和儿童，男性多见。皮损为巨大红紫色斑块，累及深部软组织，好发于四肢近端、头颈，及躯干部，也可发生在身体的任何部位如后腹膜、胸腔等。40% ~ 50% 患者伴有 血管瘤 - 血小板减少综合征。中低度恶性，转移仅限于局部淋巴结。死亡病例多由于伴发血小板减少综合征。

鉴别诊断：

- 丛状血管瘤：临床病理均类似，现倾向于丛状血管瘤是卡波西样血管内皮瘤的亚型。
- Kaposi 肉瘤：卡波西样血管内皮细胞瘤的梭形内皮细胞区非常类似斑块期及肿瘤期的 Kaposi 肉瘤。但后者见于免疫功能低下的患者，或老年人，HHV8 阳性。

25.1.34　网状血管内皮细胞瘤（retiform hemangioendothelioma）

此病为中低度恶性血管肿瘤，具有鞋钉样的血管内皮细胞。

组织病理特点：

- 真皮浸润性血管增生，形成树枝样分支的、并互相连接的裂隙状血管腔，类似睾丸网的结构，可累及皮下脂肪；
- 血管腔内衬一层"鞋钉样"内皮细胞，凸入管腔，偶见血管内乳头状结构，细胞异形性不明显，核分裂象少见；
- 可见局灶性梭形内皮细胞增生，少数上皮样内皮细胞；
- 通常有明显的淋巴细胞浸润，分布于血管腔内、血管周以及肿瘤间质内。

免疫组化：

- 内皮细胞血管标志 CD31、ERG 和 CD34 阳性；淋巴管内皮标志 D2-40 局灶阳性或阴性。

临床特点：

多见于青年人。皮损为暗红色斑块或结节。好发于下肢，少数位于上肢和躯干，生长缓慢。中低度恶性，

容易局部复发（50% 的病例），但很少有淋巴结转移，无肿瘤相关的死亡。

鉴别诊断：

- 鞋钉样血管瘤和网状血管内皮细胞瘤均有鞋钉样的血管内皮细胞，但前者瘤体浅表而且局限。
- 此病与乳头状淋巴管内血管内皮细胞瘤有着相似的临床和组织学表现。因而有倾向认为两者为同一疾病的不同年龄组。

25.1.35　乳头状淋巴管内血管内皮细胞瘤（papillary intralymphatic angioendothelioma，PILA）

此病是低度恶性血管肿瘤，又称 Dabska 瘤，或血管内乳头状血管内皮细胞瘤（endovascular papillary hemangioendothelioma）。

组织病理特点：

- 真皮及皮下有多数扩张的，薄壁的，互相连通的管腔，内衬一层扁平或"鞋钉"或"火柴头"状内皮细胞，无核分裂象；
- 扩张的管腔内常有乳头状结构，外衬"鞋钉"状内皮细胞，腔内含淋巴液；
- 有明显的淋巴细胞浸润，分布在管腔内和管腔周围。

免疫组化：

- 内皮细胞 CD31、CD34 阳性；且 D2-40 和 VEGFR 阳性，符合淋巴管来源。

临床特点：

罕见。主要发生于儿童及青少年，成人少见。临床为紫红色，或瘀斑样的斑块或结节，缓慢增大。可发生于任何部位，大腿、臀部、头颈部常见。极少数病例可发生于皮肤之外，如骨骼、舌、脾等。个别病例可发生在淋巴管瘤或静脉畸形的基础上。预后良好，极少有淋巴结转移。

25.1.36　复合型血管内皮细胞瘤（composite hemangioendothelioma）

复合型血管内皮细胞瘤是中低度恶性血管肿瘤，极少转移。有多种血管肿瘤的混合病理表现。

组织病理特点：

- 混合生长的不同血管增生成分，包括类似良性，低度恶性以及恶性的血管肿瘤；
- 最常见的两种成分是上皮样血管内皮细胞瘤和网状

血管内皮细胞瘤，其他包括 Dabska 瘤、梭形细胞血管瘤、淋巴管瘤等。分化好的血管肉瘤成分一般较局灶。

免疫组化：
- 肿瘤细胞 CD31、CD34、和 D2-40 阳性。

临床特点：

中青年常见，女性略多。通常发生于肢端，如下肢和足部。皮损可为单个或多个结节，表面可为肤色、红色或紫色，生长缓慢。容易局部复发，但淋巴结转移罕见，尚无死亡病例报道。

25.1.37 假肌原性血管内皮细胞瘤（pseudomyogenic hemangioendothelioma）

此病又称上皮样肉瘤样血管内皮细胞瘤（epithelioid sarcoma-like hemangioendothelioma），是一种罕见的中低度恶性的血管肿瘤，极少转移。组织学类似肌源性肿瘤或上皮样肉瘤。

组织病理特点： 图 25.1.37-1、2
- 瘤体位于真皮或皮下组织，可达筋膜及肌肉层，边界不清；
- 瘤细胞呈束状或片状，为梭形细胞及上皮样细胞，胞浆丰富呈嗜酸性；有些细胞呈圆形，胞浆红染核偏心，这些细胞类似横纹肌母细胞；
- 无血管腔形成，偶见胞浆内空泡；
- 有轻度的核异形性，少许核分裂象；
- 50% 病例有显著的间质中性粒细胞浸润，可作为诊断线索；
- 表皮肥厚增生。

免疫组化：
- 血管内皮细胞标记 ERG 阳性，CD31 阳性（50% ~ 80% 病例），但 CD34 阴性（100% 的病例阴性）；
- 上皮细胞标记 AE1/AE3 阳性，但 CKMNF116 阴性；
- FOSB 瘤细胞核呈强阳性。

分子遗传：
- 基因易位 t（7；19）（q11；q13），造成 SERPINE1-FOSB 基因融合。

临床特点：

儿童和青年常见，特别是男性。多发生于下肢，其次是上肢和躯干。皮肤表现为多灶性的结节，可有疼痛感。通常同时累及多层组织，如皮肤，皮下脂肪及其下的深部软组织和骨骼。发展缓慢，容易局部复发，极少

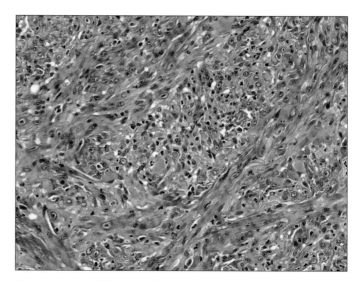

图 25.1.37-1   假肌原性血管内皮细胞瘤
瘤细胞呈束状或片状，为梭形细胞及上皮样细胞。间质内有中性粒细胞，为诊断线索

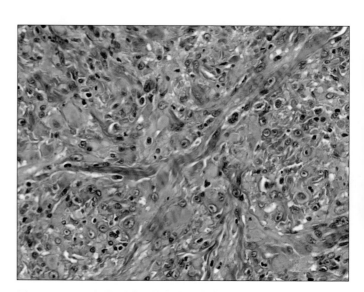

图 25.1.37-2   假肌原性血管内皮细胞瘤
瘤细胞胞浆丰富呈嗜酸性，有些细胞圆形，胞核偏心

转移。

鉴别诊断：
- 主要与上皮样肉瘤鉴别。两者免疫组化有重叠，但上皮样肉瘤 CD31 和 ERG 阴性，SMARCB1（INI-1）核呈阴性染色，且无类横纹肌样细胞。假肌原性血管内皮细胞瘤 SMARCB1（INI-1）则保留（核呈阳性染色）。

25.1.38 卡波西肉瘤（Kaposi's sarcoma）

卡波西肉瘤是中低度恶性血管肿瘤，极少转移。由 HHV8 病毒感染所引起的血管肿瘤。

组织病理特点：

早期损害（斑片期）： 图 25.1.38-1、2、3

- 真皮内可见许多不规则、锯齿形、裂隙样的薄壁薄腔，内壁衬以细长的内皮细胞，核无明显不典型性；
- 新增生的血管分布于真皮胶原纤维之间，围绕在附属器和原有血管周围为本病特点；
- 新形成的扩张血管环绕原有的血管，形成特征性的"岬角征"（promontory sign），但不特异，也可见于其他良性血管肿瘤，特别是淋巴管肿瘤；
- 血管腔周有稀疏至中等密度淋巴细胞和浆细胞的浸润；

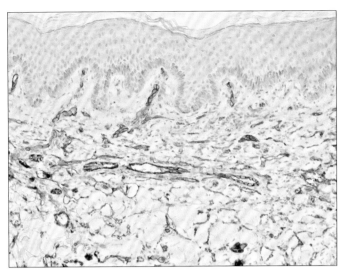

图 25.1.38-3　Kaposi 肉瘤，斑片期
免疫组化，CD31 显示血管管腔不规则，许多呈裂隙状

- 血管外有红细胞及含铁血黄素沉积。

充分发展期损害（斑块期）： 图 25.1.38-4、5

- 真皮内细胞成分及血管成分明显增多，有"忙乱"感；
- 真皮全层可见裂隙样的血管，或微小血管内含单个红细胞，内壁衬以细长、有轻度不典型性的内皮细胞；

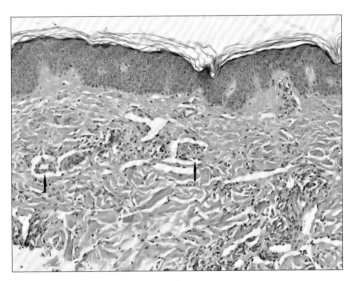

图 25.1.38-1　Kaposi 肉瘤，斑片期
真皮内许多裂隙样血管腔，数个扩张的新生血管围绕原生血管，形成特征性的"岬角征"（箭头）

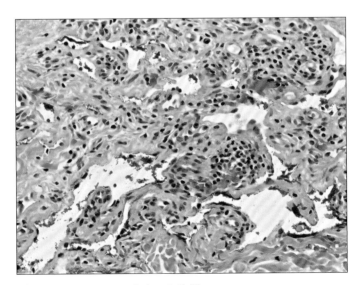

图 25.1.38-2　Kaposi 肉瘤，斑片期
高倍镜特征性的血管"岬角征"。新生的血管内衬一层细长的内皮细胞，无明显细胞异形性。间质内有淋巴细胞和浆细胞浸润

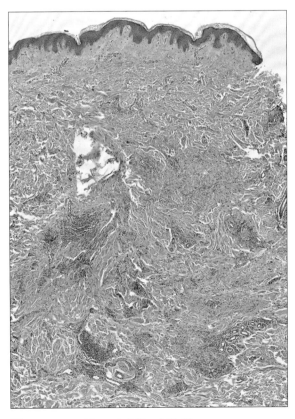

图 25.1.38-4　Kaposi 肉瘤，斑块期
真皮内细胞成分明显增多

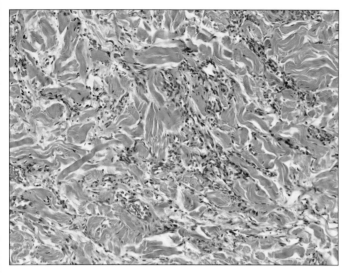

图 25.1.38-5 Kaposi 肉瘤，斑块期
裂隙样的血管、梭形细胞明显增多。细胞有轻度异形性，核深染。可见血管外红细胞和少许炎症细胞

- 梭形细胞明显增多，分布于不正常的血管周围，呈束状，核异形性不明显；
- 梭形细胞束内可见裂隙样管腔，内含红细胞；
- 可见特征性的血管"岬角征"（promontory sign），梭形细胞包绕和浸润小汗腺周围也是典型表现；
- 血管周围有中等致密的淋巴细胞和浆细胞浸润；
- 可见血管外红细胞及含铁血黄素沉积。

  晚期损害（结节期）：图 25.1.38-6、7、8、9

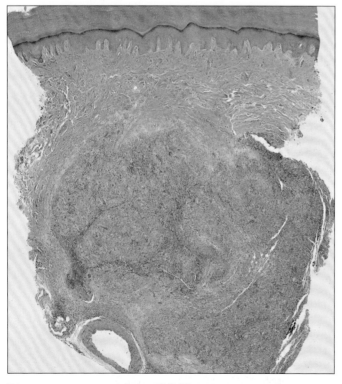

图 25.1.38-6 Kaposi 肉瘤，结节期
真皮结节状致密的梭形细胞增生

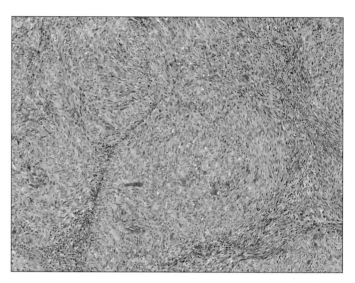

图 25.1.38-7 Kaposi 肉瘤，结节期
梭形细胞成束状相互交织，其间有充满红细胞的裂隙

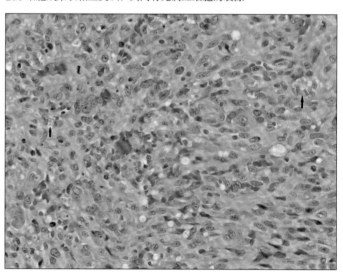

图 25.1.38-8 Kaposi 肉瘤，结节期
梭形细胞有中度不典型性，可见核分裂象。胞浆内可见空泡，代表流产的血管腔。梭形细胞内外均可见球形嗜酸小体（箭头），为本病一典型病理表现

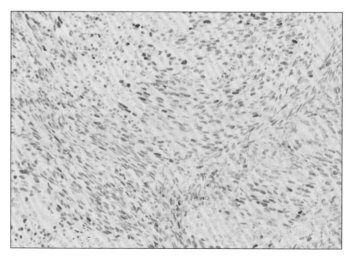

图 25.1.38-9 Kaposi 肉瘤，结节期
免疫组化染色，梭形细胞核 HHV8 强阳性

- 真皮全层内有结节状的梭形细胞聚集，它们呈束状相互交织；
- 在梭形细胞间隙中有充满红细胞的裂隙；
- 梭形细胞可有轻中度细胞不典型性，可见核分裂象；
- 胞浆内外可见球形嗜酸小体，PAS+，为变性的红细胞，是本病较典型的病理表现，但不特异；
- 有血管外红细胞及含铁血黄素沉积。

免疫组化

- 梭形细胞和内皮细胞 D2-40 阳性，VEGFR3 阳性，支持淋巴管起源；
- 血管内皮细胞标记 CD31、CD34、ERG 阳性；
- 梭形细胞和内皮细胞 HHV8 阳性（细胞核呈颗粒状/斑点状染色），见于 100% 的病例。

临床特点：图 25.1.38-10、11、12

临床分为四种类型：①经典型，散发；②非洲（地方性的）型；③医源型：与免疫抑制剂治疗相关，主要是器官移植的病人；④与艾滋病（AIDS）相关的类型（流行性）。HHV8 病毒感染是所有类型的共同病因，此

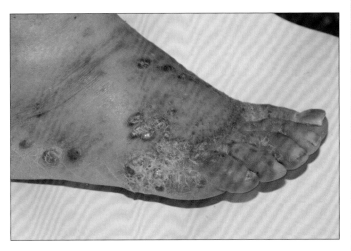

图 25.1.38-11　**Kaposi 肉瘤**

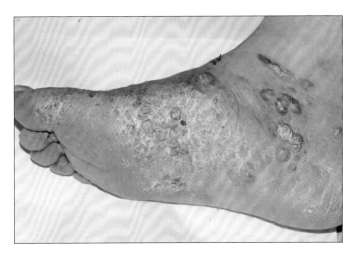

图 25.1.38-12　**Kaposi 肉瘤**

病毒又称为 Kaposi 肉瘤相关的疱疹病毒。经典的卡波西肉瘤多见于 50 岁以上的男性，在犹太人、东欧和地中海地区多见，我国除新疆外，本病极为少见。好发于四肢，尤其是下肢远端和足部，初起为淡红、紫红色的斑疹，以后渐增大隆起成为斑块及结节。肿瘤多发，结节大小不等，可彼此融合成大片。有的结节中央可出现溃疡、结痂。晚期皮损泛发，黏膜和内脏亦可受侵。经典型病情发展缓慢。艾滋病患者出现卡波西肉瘤较早，尤其以同性恋的年轻男性患者多见，其次是静脉注射毒品者。皮损以躯干部、上肢，头颈部较为好发，皮肤外病灶常见，如口腔黏膜，淋巴结和内脏，进展远比经典型迅速，患者多死于艾滋病合并症或感染。所有临床类型 Kaposi 肉瘤的组织病理特点学改变相同。也有一些较少见的组织病理特点亚型，如淋巴管瘤样，多形性的，淋巴管扩张样，海绵状血管留样等。

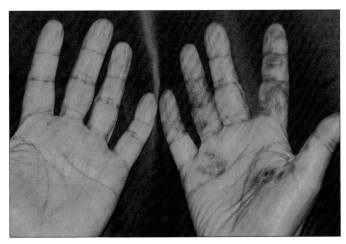

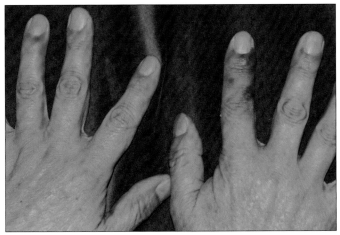

图 25.1.38-10　**Kaposi 肉瘤**

25.1.39 上皮样血管内皮细胞瘤
（epithelioid hemangioendothelioma）

上皮样血管内皮细胞瘤是恶性血管肿瘤，可发生转移，并造成死亡。以下为单纯皮肤型的组织学表现。

组织病理特点： 图 25.1.39-1、2、3

● 累及真皮及皮下脂肪，上皮样或梭形血管内皮细胞浸润性增生，呈单行、绳索状排列，或小巢状分布，无血管腔形成；

● 上皮样内皮细胞有丰富的嗜酸性胞浆，并有明显的胞浆内空泡/腔隙，空泡内有时有单个红细胞，代表流产的血管腔；

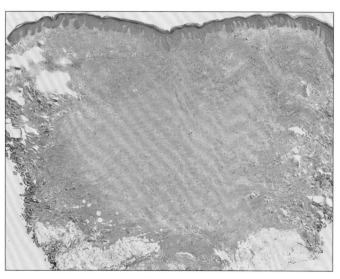

图 25.1.39-1　上皮样血管内皮细胞瘤
真皮内浸润性生长的肿瘤，边界不清

图 25.1.39-2　上皮样血管内皮细胞瘤
上皮样瘤细胞呈单行、绳索状排列，分布于真皮胶原间，无血管腔形成

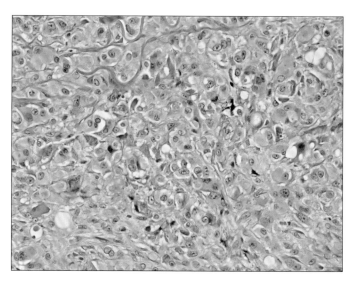

图 25.1.39-3　上皮样血管内皮细胞瘤
上皮样细胞有轻度不典型性，可见胞浆内空泡，空泡内可见红细胞

● 内皮细胞不典型性不明显，或仅有轻度，偶有核分裂象；

● 典型的黏液软骨样肿瘤间质，也可呈硬斑病样；

● 约半数病例肿瘤以原有血管为中心生长，破坏血管壁，向血管周围离心性扩散，但在皮肤损害中较少见。

免疫组化：

● 内皮细胞标志 CD31、CD34 和 ERG 阳性；约 25% 病例 CK 阳性（CK7，AE1/AE3，CAM5.2，CK-MNF116，易误诊为癌细胞）；

● CAMTA1 内皮细胞核呈弥漫性强阳性为本病特点，有助于和其他上皮样血管肿瘤鉴别；

● 缺乏 SMA 阳性的血管周细胞。

分子遗传：

● t（1；3）(p36-25；q25.1) 基因异位，导致 WWTR1-CAMTA1 融合基因，CAMTA1 过度表达；

● 少数病例为 YAP1-TFE3 融合基因，病理表现与上述经典型略有不同，如可见瘤体内分化良好的血管腔。

临床特点：

中年人常见。60% 病例表现为单发的深部软组织肿块，伴微痛，四肢最常见（65% 的病例）。可发生于其他部位，如皮肤、口腔、肺、肝、骨骼等。单纯的皮肤损害少见，表现为单发或多发的皮肤颜色的结节，所以临床怀疑血管瘤的很少。软组织上皮样血管内皮细胞瘤恶性度低，20%～30% 的病人发生淋巴结或远处转移，15% 的病人死于本病。肿瘤大（> 3 cm）以及核分裂象增多的病例预后差，死亡率较高。单纯皮肤型（皮肤及皮下）预后相对较好。

　　鉴别诊断：

- **转移性腺癌：** 由于上皮样血管内皮细胞瘤可以 CK 阳性，癌细胞常有胞浆内空泡，易误诊为腺癌细胞，特别是乳腺小叶癌和胃印戒细胞癌。但转移性腺癌胞浆内常含黏液，不含红细胞，且免疫组化 CD31 等血管内皮标志阴性，有助于鉴别。

- **上皮样肉瘤：** 其上皮样瘤细胞 CK 和 EMA 阳性，CD34 也常阳性（50% 的病例），此免疫组化模式与上皮样血管内皮细胞瘤相似。但上皮样肉瘤结节样生长，中心有坏死，细胞异形性明显，且血管内皮细胞标记如 CD31 和 ERG 阴性，并有特征性的 SMARCB1（INI-1）缺失（染色呈阴性），这些均有助于鉴别。

- 和上皮样血管肉瘤鉴别很重要。此肉瘤细胞呈致密的结节状生长，无黏液样或硬斑样间质，细胞不典型性明显，核分裂象丰富。无上皮样血管内皮细胞瘤特征性的 WWTR1-CAMTA1 融合基因，因而免疫组化 CAMTA1 阴性。

25.1.40 　*血管肉瘤*（angiosarcoma）

　　血管肉瘤是高度恶性的血管肿瘤。各种临床类型的病理表现并无差别。

　　组织病理特点： 图 25.1.40-1、2、3、4、5、6、7、8、9

- 瘤体大，境界不清，瘤体内可见不同分化的区域。
- 在分化好的区域，有多数形状不规则的、扩张的管腔类似淋巴管瘤，管腔内常有乳头样结构，外绕一层不典型内皮细胞；或可见裂隙状的血管腔，切割真皮胶原束，形成相互吻合的血管腔，内衬单层或多层内皮细胞，有明显核不典型性。肿瘤细胞可飘浮于管腔内，好似"小溪里的鱼"。

- 在分化不好的区域，有结节状或丛状增生的梭形细胞，其间可见少许血管腔；也可见显著的上皮样的肿瘤细胞团块，其胞浆内有空泡，内含红细胞，核的不典型性及丝状分裂象明显。

- 可有数量不等的淋巴细胞浸润。

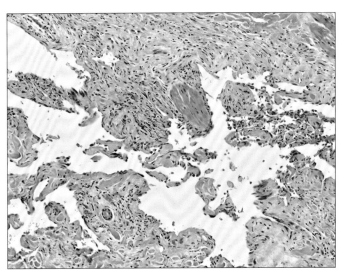

图 25.1.40-2　**分化良好的血管肉瘤**
淋巴管样腔壁衬以一层或两层梭形的内皮细胞，核大深染，有异形性。腔内有许多乳头样结构，还可见游离、核深染的内皮细胞

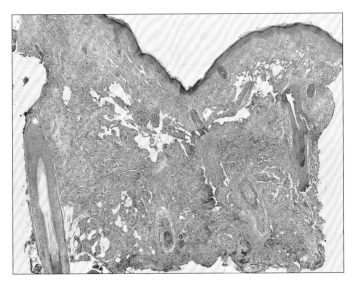

图 25.1.40-1　**分化良好的血管肉瘤**
真皮浅层有扩张的淋巴管样管腔，腔内许多乳头样结构，类似淋巴管瘤。真皮深层可见裂隙样腔隙

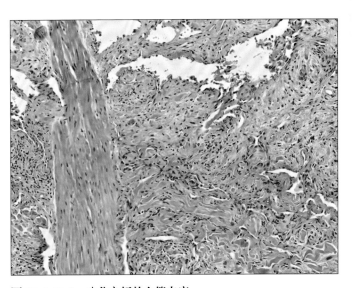

图 25.1.40-3　**分化良好的血管肉瘤**
真皮深部梭形细胞数量增加，核深染，真皮胶原间有许多裂隙，衬以梭形的内皮细胞，核大深染，有异形性

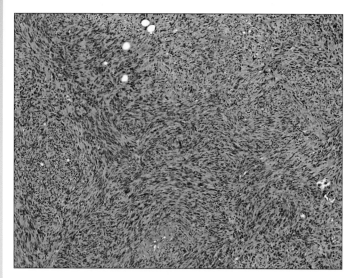

图 25.1.40-4 分化不好的血管肉瘤
结节样增生的梭形细胞，呈束状交织

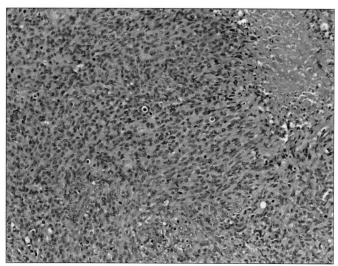

图 25.1.40-5 分化不好的血管肉瘤
细胞异形性明显，核分裂象活跃，有肿瘤坏死区

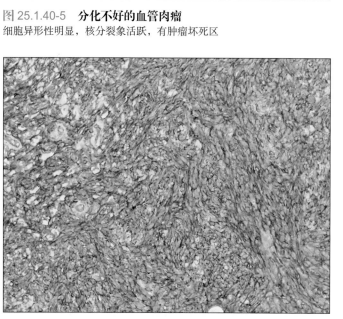

图 25.1.40-6 分化不好的血管肉瘤
免疫组化，梭形细胞 CD31 阳性

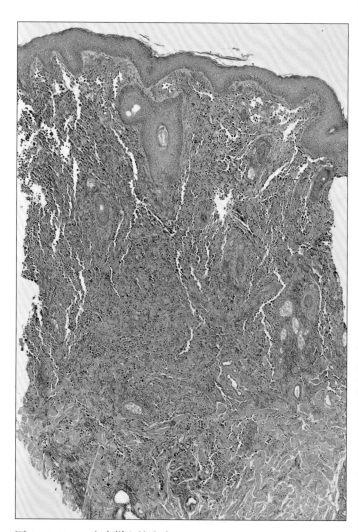

图 25.1.40-7 上皮样血管肉瘤
真皮内致密的上皮样瘤细胞浸润，有许多裂隙样腔隙

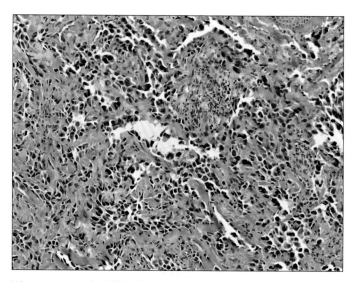

图 25.1.40-8 上皮样血管肉瘤
裂隙样腔隙内有漂浮的内皮细胞，核深染，细胞异形性明显

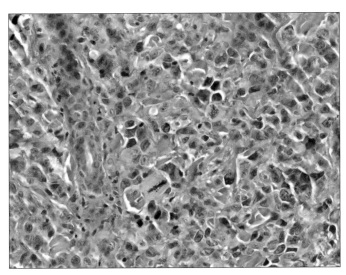

图 25.1.40-9　**上皮样血管肉瘤**
成片的上皮样血管内皮细胞，不典型性明显，核分裂象活跃。偶见胞浆内空泡

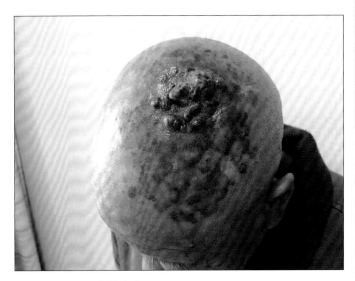

图 25.1.40-10　**血管肉瘤**

- 网织纤维染色可见肿瘤细胞位于血管周网织纤维环的内侧。
- 如瘤细胞完全由上皮细胞组成，称为上皮样血管肉瘤。

免疫组化：

- 肿瘤细胞显示血管内皮细胞标记，CD31 阳性，ERG 阳性（核染色），但 CD34 阳性或阴性；
- 肿瘤细胞也可表达淋巴管标记 D2-40，见于部分病例；
- HHV8 阴性；
- 上皮样血管肉瘤可同时表达上皮细胞标志，如 AE1/AE3、EMA、CAM5.2 阳性；
- 瘤细胞 KI67 活力指数明显增高；
- MYC 强阳性（核染色），是继发性（放疗后及慢性淋巴水肿相关的）血管肉瘤的典型标志（100% 病例）；少数特发型的（头面部）血管肉瘤也可有 MYC 阳性。

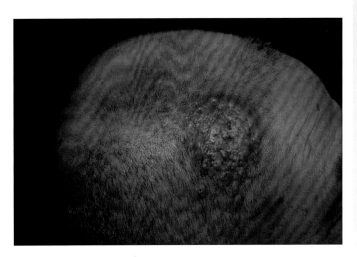

图 25.1.40-11　**血管肉瘤**

临床特点： 图 25.1.40-10、11、12

皮肤血管肉瘤临床常见的有三型：

①为特发型：发生在老年人头面部的血管肉瘤，主要见于头皮、前额和面中部，初起为瘀斑样的斑块，无明显自觉症状，它逐渐向四周扩大，并出现结节，发生溃疡。后两型为继发性。

②为继发于慢性淋巴水肿基础上，发生于肢端，最常见的是乳癌根治术腋窝淋巴结清扫术后同侧上肢的明显淋巴淤滞，可在此基础上出现多发的、暗蓝色的结节、肿块，病变发展常很迅速。

③为继发于放疗后的血管肉瘤，发生在接受放射治疗的皮肤部位，多在治疗后 4～10 年发病。最常见的是在乳腺癌放射治疗后，发生于乳房放射区皮肤的血管肉瘤。早期表现为放射性皮炎样的皮肤红斑或皮肤硬化，逐渐发展为斑块，结节。

发生于儿童的血管肉瘤非常罕见，年龄 1.5～15 岁，均有原发的先天性血管或淋巴管异常如先天性淋巴水肿，先天性血管瘤接受放射治疗后等。血管肉瘤易发生局部及全身性转移，预后不好。

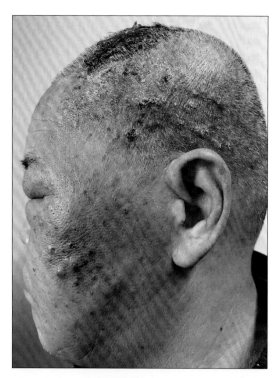

图 25.1.40-12　**血管肉瘤**

25.2　血管周细胞（血管周）肿瘤

　　血管周细胞（血管周）肿瘤（pericytic/perivascular tumor）包括一组起源于肌性血管周细胞（myopericytes，或 perivascular myoid cells）的肿瘤，其特点为瘤细胞围绕血管为中心生长。肌性血管周细胞具有血管周细胞（pericytes）和血管平滑肌细胞的混合特征。这组肿瘤包括血管球瘤（glomus tumor）、肌性血管周细胞瘤（myopericytoma）和皮肤肌纤维瘤（cutaneous myofibroma）。血管平滑肌瘤目前也归类于此组肿瘤。血管球瘤是这组肿瘤中最常见的。血管外皮（周）细胞瘤（hemangiopericytoma），现又名孤立性纤维瘤（solitary fibrous tumor），因瘤细胞起源不同而不再属于此类肿瘤。本章节还包括一些以血管周围为主要生长方式，但不属于血管周肌样细胞的肿瘤，血管周围上皮样细胞肿瘤（PEComa）。

25.2.1　**血管球瘤**（glomus tumor）

　　血管球瘤是一种特殊的血管结构，为连接小动脉和小静脉间的吻合支，位于真皮网状层。血管球管腔内衬

一层血管内皮细胞，周围为 4～6 层血管球细胞。该细胞圆形，大小一致，含有深染的圆形及卵圆形的核，伴有极少量的嗜酸性胞浆。血管球细胞是变异的平滑肌细胞。因此，血管球细胞呈 SMA 和 Vimentin 阳性，但 Desmin 和 CD31 阴性。血管球在甲床、指趾端屈侧分布较多。

　　组织病理特点：图 25.2.1-1、2、3
- 肿瘤位于真皮内，呈结节状，境界清楚，边缘平滑；
- 瘤体内血管腔少、小且不规则，以细胞成分为主；
- 瘤细胞形态一致，为圆形、胞浆淡红的血管球细胞，以血管为中心环绕生长，中心的血管腔小，不明显，内衬一层内皮细胞，无核分裂象；

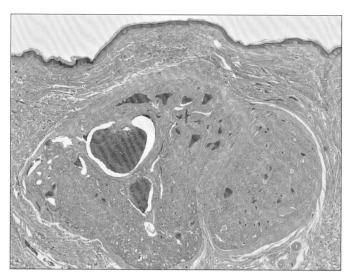

图 25.2.1-1　**血管球瘤**
真皮内境界清楚的结节，以细胞成分为主，散在大小不等的扩张血管

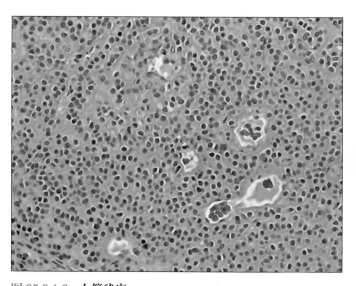

图 25.2.1-2　**血管球瘤**
血管周围成片的血管球细胞，细胞形态一致，圆形、胞浆淡红、胞膜清晰。血管腔内衬一层内皮细胞

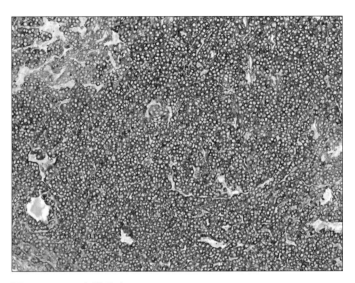

图 25.2.1-3　**血管球瘤**
免疫组化，血管球细胞 SMA 呈弥漫性阳性

- 瘤细胞可为上皮样，胞浆红染，称为上皮样血管球瘤；
- 其他少见亚型如血管球血管肌瘤（glomangiomyoma），围绕血管腔有许多梭形的平滑肌细胞，并融入周围增生的血管球细胞；共质体性血管球瘤（symplastic glomus tumor）表现出明显的细胞不典型性，但无其他恶性表现，如没有核分裂象，属于退化变性改变；浸润型血管球瘤（infiltrating glomus tumor）瘤体位于皮下脂肪，呈浸润性生长，复发率高。

免疫组化：

- 血管球细胞 SMA 和 Caldesmon 阳性，但 Desmin 和 CD31 阴性。

临床特点：图 25.2.1-4、5

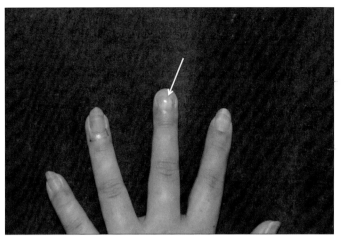

图 25.2.1-5　**血管球瘤（中指甲下）**

　　好发于四肢远端，尤其是手指甲下，指趾端屈侧，其次为手掌、足、和手腕部。皮损为单发，紫红色、直径数毫米的结节，有压痛。对温度敏感，温度变化特别是暴露于冷的环境会诱发疼痛。多发皮损少见。

25.2.2　**血管球血管瘤**（glomangioma）

　　血管球血管瘤是血管球瘤的一个亚型，又称为血管球静脉畸形（glomuvenous malformation），是一种有血管球细胞的静脉畸形。本病常发生于家族性血管球血管瘤的病人，皮损为多发。

组织病理特点：图 25.2.2-1、2

- 肿瘤位于真皮深层及皮下，较大，边缘不甚规整；

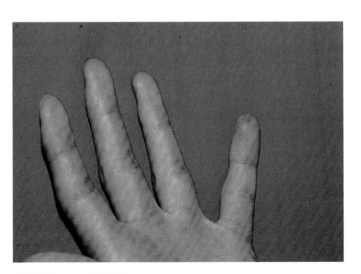

图 25.2.1-4　**血管球瘤**

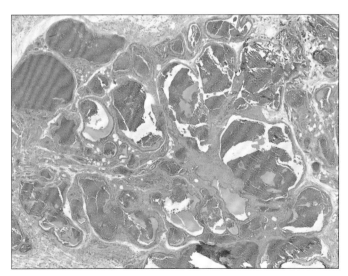

图 25.2.2-1　**血管球血管瘤**
真皮内有许多高度扩张充血的血管

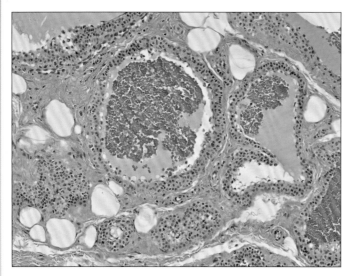

图 25.2.2-2　血管球血管瘤
扩张的血管腔周围可见数层形态一致、圆形、胞浆淡红的血管球细胞

- 瘤体内血管增多，管腔明显扩张充血，类似海绵样血管瘤；
- 管腔周围有若干层圆形，形态一致的血管球细胞，数量可以非常稀少，有的管周仅有一、二层血管球细胞。

免疫组化：

血管球细胞 SMA 和 Caldesmon 阳性，通常只有少数几层。

临床特点：

常发生于儿童，多见于四肢，特别是手和前臂。皮损为多发，少数单发。临床特点和血管畸形很相似，为蓝色，紫红色增厚的斑块和结节，表面呈鹅卵石状。疼痛可有可无。

鉴别诊断：

- 和血管球瘤不同的是血管球血管瘤以扩张的静脉血管成分为主，伴有少量血管球细胞，导致和一般的海绵状血管瘤有时难以鉴别。而血管球瘤则以血管球细胞增生为主，血管腔不明显。

25.2.3　血管球血管瘤病（glomangiomatosis）

血管球血管瘤病又称弥漫型血管球瘤（diffuse glomus tumor），是血管球瘤的一个亚型，是在弥漫性血管瘤病（angiomatosis）的基础上伴有明显的血管球细胞增生。

组织病理特点：

- 累及真皮及深部组织如皮下脂肪和骨骼肌；

- 多数大小不等，管腔扩张的血管，呈浸润性生长，类似血管瘤病；
- 血管周围有片状，结节状的血管球细胞增生；
- 瘤体内可见成熟的脂肪成分。

临床特点：

本病罕见，仅占 5%。年轻人多见，好发于四肢远端。皮损多发，面积大呈弥漫性分布，浸润深，伴疼痛。手术不易根治，复发常见。

25.2.4　恶性血管球瘤（malignant glomus tumor）

此病又称血管球血管肉瘤（glomangiosarcoma）。

组织病理特点： 图 25.2.4-1、2、3、4

- 位于真皮和皮下组织或更深部组织；
- 恶性区肿瘤细胞呈圆形或梭形，细胞异型性明显，梭形细胞区可类似平滑肌肉瘤或纤维肉瘤；
- 可见核分裂象，等于或多于 5 个 / 每 10 个高倍镜区；
- 有不典型核分裂象，可有肿瘤坏死区；

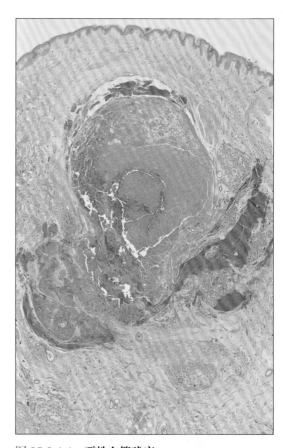

图 25.2.4-1　恶性血管球瘤
上方仍有残留良性血管球瘤的结构，但瘤体下方可见浸润性生长

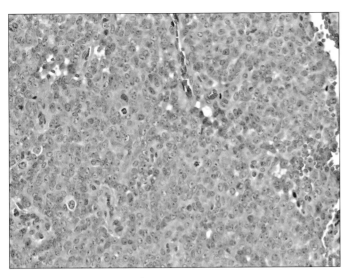

图 25.2.4-2　恶性血管球瘤
恶性区的瘤细胞明显增大，仍呈圆形，但细胞不典型性明显，核分裂象增多

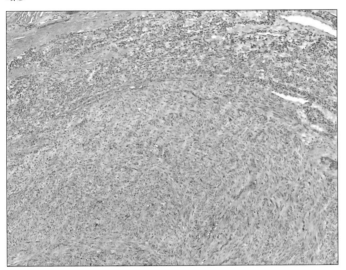

图 25.2.4-3　恶性血管球瘤
该病例上方可见残留的良性血管球瘤区，下方恶性区为致密的梭形细胞

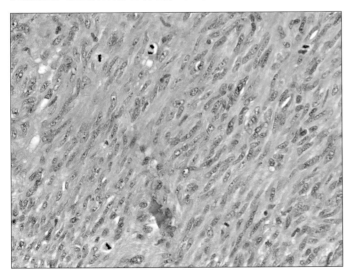

图 25.2.4-4　恶性血管球瘤
梭形细胞呈束状交织排列，细胞异形性明显，可见丝状分裂象

- 可见残存的良性血管球瘤区域，和恶性区域互相交错。

免疫组化：

- SMA、Caldesmon 和 Vimentin 阳性，Desmin 和 CD31 阴性。

临床特点：

极为罕见。浅表型 / 皮肤型的恶性血管球瘤主要位于真皮和皮下，预后相对好，很少转移，所以有建议称之为浅表型（皮肤）非典型血管球瘤 [superficial (cutaneous) atypical glomus tumor]。主要发生于四肢，下肢更常见。一般为 1 ~ 3 cm 的结节或皮下组织肿块，缓慢增大。肿瘤大而且深的可发生淋巴结和内脏转移。

25.2.5　肌性血管周细胞瘤（myopericytoma）

此病是具有血管周肌样细胞分化特点的一种良性肿瘤。

组织病理特点： 图 25.2.5-1、2、3

- 位于真皮或皮下，境界清楚，边缘平滑的结节；
- 由两种成分以不同比列混合组成，即增生的血管和肌样的瘤细胞；
- 肌样瘤细胞为圆形或梭形，有嗜酸性胞浆，围绕血管呈同心圆（洋葱皮）样生长，此为本病特征性的表现；

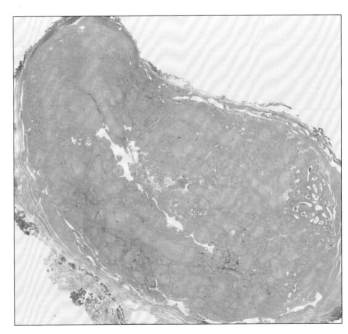

图 25.2.5-1　肌性血管周细胞瘤
肿瘤为一境界清楚，有包膜的结节

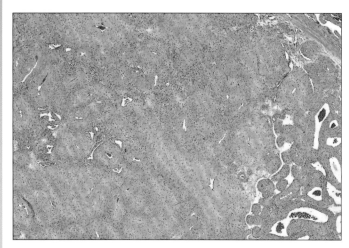

图 25.2.5-2   肌性血管周细胞瘤
瘤体内有许多呈分枝状、鹿角样的薄壁血管腔，也有圆形的厚壁血管，血管周围有梭形细胞增生

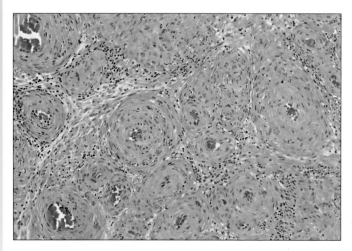

图 25.2.5-3   肌性血管周细胞瘤
胞浆嗜酸性的梭形细胞围绕厚壁血管呈同心圆（洋葱皮）样生长，此为本病特征性的表现

- 血管腔不规则呈分枝状或鹿角样，管壁可厚、可薄，内衬单层内皮细胞；
- 瘤体可有不等比例的梭形细胞成分和血管成分，因而可类似肌纤维瘤、血管平滑肌瘤，或具有血管球细胞的特点称为血管球血管周肌样细胞瘤。

免疫组化：
- 肌样细胞 SMA、Calponin 和 h-caldesmon 阳性，但通常 Desmin 阴性。

临床特点：
　　成人好发，四肢远端常见，其次为四肢近端和头颈部，包括口腔。单发，界清，质硬的结节，位于真皮或皮下，可达 2 cm，可有轻度疼痛。多发损害不常见。预后良好，手术切除后极少复发。AIDS 病人发生的损害

多发生于内脏和颅内，和 EBV 感染有关。

25.2.6   肌纤维瘤和肌纤维瘤病（myofibroma/myofibromatosis）

　　此病是肌性血管周细胞来源的肿瘤系列的一部分。但瘤细胞更具肌成纤维细胞的分化。

　　组织病理特点： 图 25.2.6-1、2、3、4、5
- 境界清楚的真皮或皮下结节，由多数小结节构成；
- 每个小结节中心呈玻璃样变性伴黏液沉积（软骨样变性），小结节周围可有半月形扩张的血管；
- 肿瘤由增生的血管和肌成纤维细胞两种成分组成；
- 瘤细胞或为分化良好的梭形成纤维细胞，胞浆丰富嗜酸染，多在小结节内生长；瘤细胞也可为未分化的圆形、或梭形的间质细胞，核圆，胞浆稀少，在小结节周围或血管周围生长；
- 瘤体内有许多薄壁分支、呈鹿角样的血管，血管周围有未分化的间质细胞；
- 核分裂象在未分化的间质细胞中常见。

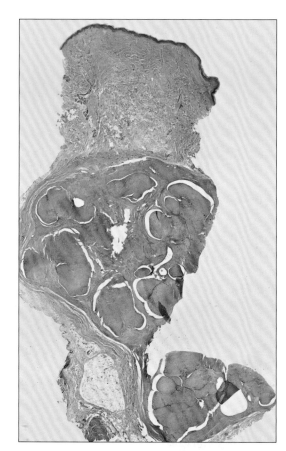

图 25.2.6-1   成人肌纤维瘤
境界清楚的真皮结节，由多数小结节构成

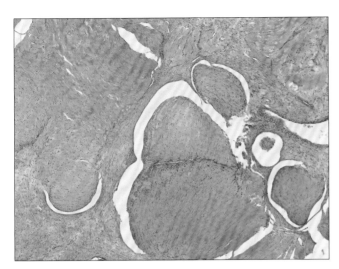

图 25.2.6-2　**成人肌纤维瘤**
每个结节中心呈玻璃样变，一些结节周边有半月形扩张的血管

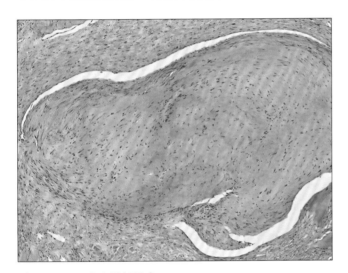

图 25.2.6-3　**成人肌纤维瘤**
结节染色偏蓝（黏液沉积），结节内和周围有分化良好的梭形肌成纤维细胞，胞浆丰富嗜酸性

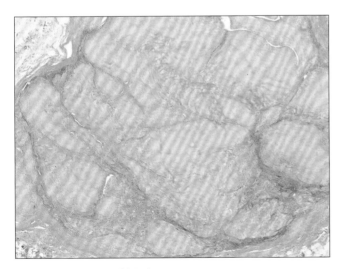

图 25.2.6-4　**成人肌纤维瘤**
皮下脂肪内多结节的肿瘤，每个结节中央呈玻璃样变性，周围有细胞致密区

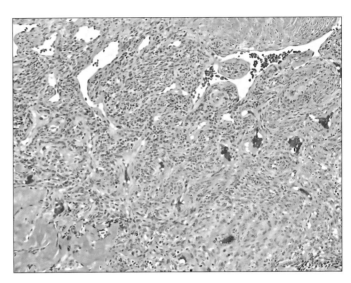

图 25.2.6-5　**成人肌纤维瘤**
周围致密的圆形细胞增生，为未分化的间质细胞

免疫组化

- 瘤细胞 SMA 和 Calponin 阳性，h-Caldesmon 局部阳性，但通常 Desmin 阴性。

临床特点

　　肌纤维瘤年龄分布从婴幼儿至 70 岁，但 90% 的病例都发生于儿童，特别是 2 岁前，占儿童软组织肿瘤的 12%。临床有单发型，多发型（多中心），泛发型。单发型最常见，绝大多数 2 岁前发病，成人也可发生。多发及泛发型通常是先天性，成人少见。单发型表现为真皮或皮下较硬的结节，可伴疼痛，好发于头颈部和躯干。泛发型又称婴儿肌纤维瘤病，有许多软组织结节，伴有内脏和骨骼相似的肿瘤。

25.2.7　血管平滑肌瘤（angioleiomyoma）

　　此病现归类于血管周肌样细胞起源的这组血管周肿瘤。

组织病理特点：图 25.2.7-1、2

- 真皮或皮下组织内可见一境界清楚，边缘平滑的结节；
- 瘤体内由血管平滑肌细胞和血管两种成分组成；
- 平滑肌束源于血管，呈交织状排列，或围绕血管呈同心圆（洋葱皮）样生长；
- 血管平滑肌细胞核长、两端钝圆，胞浆嗜酸性，无细胞不典型性，核分裂象无或偶见；
- 可见少数多形性的平滑肌细胞，核大、多叶并深染，但无核分裂象，此为退行变性改变，而非恶性

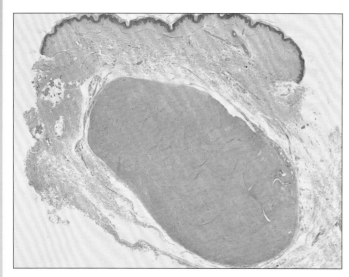

图 25.2.7-1　血管平滑肌瘤
境界清楚、边缘平滑的皮下结节，由血管和平滑肌束组成

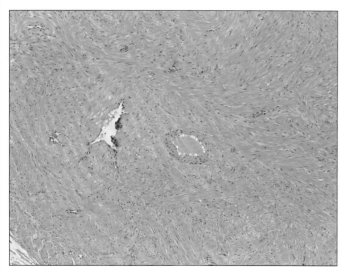

图 25.2.7-2　血管平滑肌瘤
血管周围平滑肌束互相交织排列，或围绕血管同心圆样生长

变化，称为共质体（symplastic）血管平滑肌瘤；
* 间质可见钙化，胶原透明变性。有时有成熟脂肪细胞，此时又称为血管肌性脂肪瘤。

免疫组化
* 平滑肌细胞 SMA 和 Calponin 阳性，通常 Desmin 也阳性。

血管平滑肌瘤有三种亚型：①实体型，结节样增生的血管平滑肌细胞，血管为裂隙状；②静脉型，含厚壁肌性血管；③海绵型，少见，皮下组织内有多数大小不同的静脉，管腔扩张，血管之间有少许平滑肌束，并与管壁的平滑肌束交织融合在一起。

临床特点：图 25.2.7-3、4

女性多见，通常单发，好发于四肢，位于真皮深层及皮下的结节。偶有短暂疼痛，系受刺激后肌肉收缩所致。切除后极少复发，从无恶变。AIDS 病人的损害和EBV 感染有关。

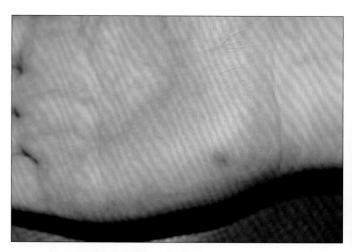

图 25.2.7-3　血管平滑肌瘤（手掌）

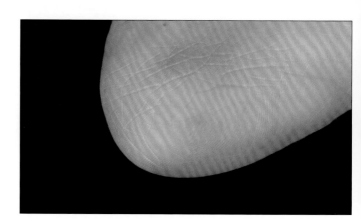

图 25.2.7-4　血管平滑肌瘤（足跟）

25.2.8　皮肤血管周上皮样细胞肿瘤（perivascular epithelioid cell tumor，PECOma）

PECOma 包括一组间质肿瘤，如肺透明细胞糖瘤（clear cell "sugar" tumor），肾血管平滑肌脂肪瘤，淋巴管平滑肌瘤病和镰刀韧带透明细胞肌样黑素细胞瘤。这些肿瘤和结节性硬化相关联。发生在皮肤的肿瘤罕见，而且多数和结节性硬化无关，仅少数病例和结节性硬化有关联。肿瘤由血管周上皮样的透明细胞构成，胞浆透明或呈颗粒状。

组织病理特点：

- 皮肤 PEC 肿瘤位于真皮或皮下，结节状，境界不清；
- 瘤细胞为上皮样，少数为梭形，胞核圆形，胞浆透明或颗粒状，瘤细胞排列成巢状或小梁网状；
- 瘤细胞环绕树枝样分叉的毛细血管生长为其特点；
- 细胞异形性不明显，可见少许核分裂象。

免疫组化：

细胞同时表达黑色素细胞和肌细胞的分化为特征：

- 黑色素细胞标志阳性：HMB45、MITF-1、Melan-A 阳性，HMB45 最敏感；
- 平滑肌细胞标志阳性：SMA、Desmin、Calponin 阳性，但皮肤型可以阴性；
- 其他：CD10 阳性，CD34 阴性，S100 阴性。

分子遗传：

- TFE3 基因重组，但通常皮肤型并不发生。

临床特点：

　　发生于皮肤的肿瘤罕见。病人多为中年女性。表现为单发皮肤结节，生长缓慢无症状，好发于四肢。肿瘤通常低度恶性，预后好，全切后治愈。恶性肿瘤极为罕见。

（李　宁）

26

组织细胞及淋巴细胞增生性疾病和相关的疾病

26.1 组织细胞肿瘤

组织细胞源自骨髓，之后分化为 CD14- 或 CD14+ 的细胞。前者为朗格汉斯细胞前身，后者是真皮树突细胞和单核或巨噬细胞前身。组织细胞的特点是核较大，淡染，呈圆形、肾形，有切迹，胞浆丰富。具有吞噬能力的组织细胞称为巨噬细胞，它在组织中起到"清道夫"的作用，专司清理组织中衰老死亡的细胞等。在炎症性皮肤病中，若出现以组织细胞为主的浸润称为肉芽肿。组织细胞的增生可称为组织细胞瘤，它是一个炎症性反应性增生还是一个良性肿瘤，目前仍有争论。组织细胞疾病大致分为五类：朗格汉斯细胞组织细胞增多症、皮肤和黏膜（非朗格汉斯细胞）组织细胞增生症、Rosai-Dorfman 病、恶性组织细胞增多症、噬血样淋巴组织细胞增多症和巨噬细胞激活综合征。

26.1.1 朗格汉斯细胞组织细胞增生症（Langerhans cell histiocytosis，又名 histiocytosis X）

组织病理特点：图 26.1.1-1、2、3、4、5

- 真皮内致密、弥漫混合类型细胞浸润，以组织细胞为主，还有淋巴细胞、中性粒细胞及数量不等的嗜酸性粒细胞；
- 肿瘤细胞为椭圆形，有丰富的嗜酸性胞浆；细胞核

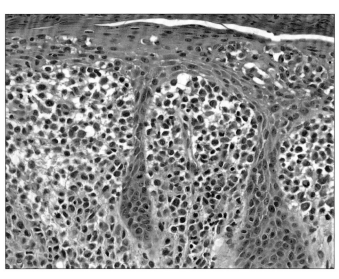

图 26.1.1-2 朗格汉斯细胞组织细胞增生症
部分肿瘤细胞侵入表皮内，形成朗格汉斯细胞微脓肿。瘤细胞含嗜酸性胞浆，核为肾型、有切迹

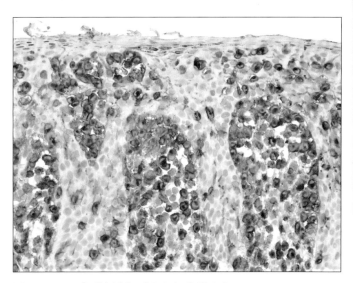

图 26.1.1-3 朗格汉斯细胞组织细胞增生症
朗格汉斯细胞表达 CD1a

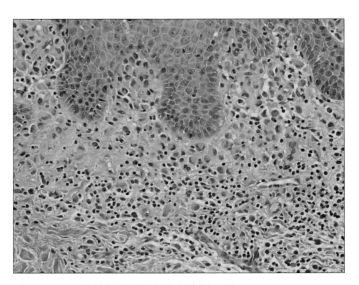

图 26.1.1-1 朗格汉斯细胞组织细胞增生症
真皮内组织细胞浸润，可见嗜酸性粒细胞

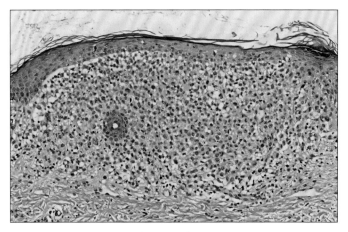

图 26.1.1-4 朗格汉斯细胞组织细胞增生症

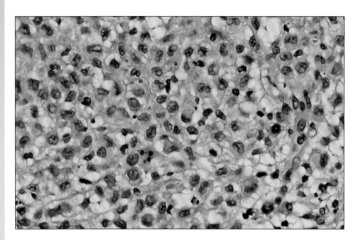

图 26.1.1-5   **朗格汉斯细胞组织细胞增生症**

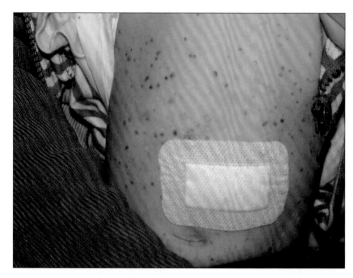

图 26.1.1-6   Letterer-Siwe 病

为肾型或咖啡豆样核，有切迹；

- 肿瘤细胞周围混有组织细胞（泡沫样细胞或多核巨细胞）和嗜酸性细胞等；
- 有的病例浸润细胞在真皮浅层呈带状，并侵入表皮内，出现朗格汉斯细胞微脓肿。

免疫组化：

- 诊断特征是 CD1α 和 Langerin（CD207）阳性，电镜检查在胞浆中见到网球拍样小体，即 Berbeck 颗粒。Langerin 对于朗格汉斯细胞是更敏感更特异的抗体。目前免疫组化已经取代了电镜来诊断该病。朗格汉斯细胞通常也表达 CD4 和 S100。

临床特点：图 26.1.1-6、7、8、9、10

本组疾病传统上包括 Letterer-Siwe 病（多个病变）、Hand-Schuller-Christian 病（泛发）和嗜酸性肉芽肿（单个病变）三种疾病。这三种疾病均可出现皮肤损害。

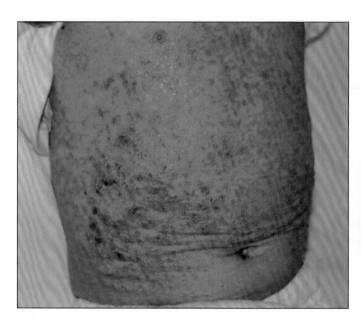

图 26.1.1-7   Letterer-Siwe 病

- Letterer-Siwe 病最为常见，多发生在婴儿，典型损害为泛发、上附痂屑的棕褐色丘疹（图 26.1.1-6、7），有发热，肝、脾、淋巴结肿大等全身症状，预后不好。
- 嗜酸性肉芽肿好发于儿童和成人。骨和软组织为常见发病部位。
- Hand-Schuller-Christian 病好发于 5 岁以下的儿童。颅骨和下颌骨为常见部位。

先天性自限性组织细胞症（congenital self-healing histiocytosis）为一种少见的先天性朗格汉斯细胞组织细胞增生症，一般无严重的系统病变，皮疹通常在 3 ~ 4 个月消退，复发不常见。

在临床上，可以遇到一些成人或儿童患者，病变可以局限于外阴、肛门周围的结节和溃疡（图 26.1.1-8、9、10），也可以是全身反复的丘疹、结节。诊断以异常增生的 CD1α 阳性细胞为最主要标准。

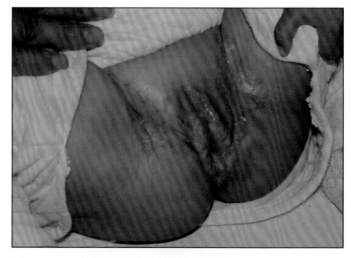

图 26.1.1-8   **朗格汉斯组织细胞增生症**

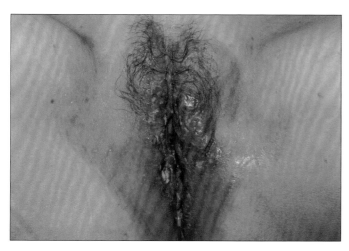

图 26.1.1-9　**朗格汉斯细胞组织细胞增生症**

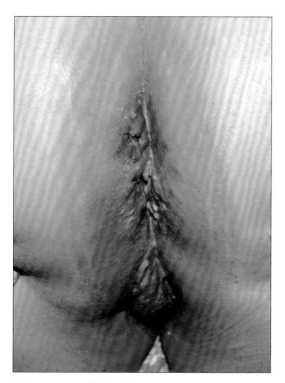

图 26.1.1-10　**朗格汉斯组织细胞增生症**

鉴别诊断：
- 朗格汉斯细胞肉瘤的肿瘤细胞具有明显的核非典型性和核丝状分裂象，无明显的背景炎性细胞。

26.1.2　未定类树突细胞肿瘤（indeterminate dendritic cell tumor）

组织病理特点：
- 未定类树突细胞（indeterminate dendritic cells）具有朗格汉斯细胞的一些组织学和一些免疫组化特

点，但无 Berbeck 颗粒。有推测这些细胞是尚未获得 Berbeck 颗粒的未成熟的朗格汉斯细胞前体；
- 真皮浸润，可延及皮下脂肪，无嗜表皮性；
- 瘤细胞类似朗格汉斯细胞，椭圆形，具有丰富的嗜酸性胞浆；
- 背景含多核巨细胞和淋巴细胞，但通常无嗜酸性粒细胞。

免疫组化：肿瘤细胞表达 S100 和 CD1a，但不表达 langerin。

临床特点：好发于成人。可多发或单发。通常为小于 1cm 的软红结节，无系统性病变。预后好，多数病例会退化，无复发。

26.1.3　幼年黄色肉芽肿（juvenile xanthogranuloma）

此病属于非朗格汉斯细胞组织细胞增多症。

组织病理特点：图 26.1.3-1、2
- 真皮内界限清楚的密集的组织细胞结节，由单核细胞和多核巨细胞组成；单核细胞含弱酸性空泡样胞浆；
- 典型的 Touton 多核细胞由花环样细胞核环绕着嗜酸性中心，外周为黄瘤化的泡沫样胞浆；
- 外周有淋巴细胞、嗜酸性粒细胞和中性粒细胞的浸润。

免疫组化：表达 CD68、CD163 和 Factor XIIIa；CD1a 和 langerin 为阴性。

临床特点：图 26.1.3-3、4

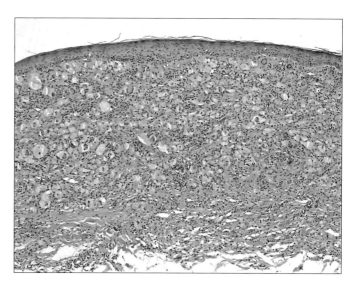

图 26.1.3-1　**幼年黄色肉芽肿**
真皮内密集的单核细胞和多核巨细胞结节

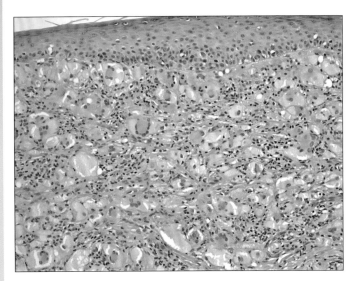

图 26.1.3-2　幼年黄色肉芽肿
可见典型的 Touton 多核细胞

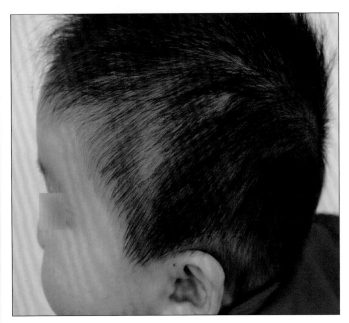

图 26.1.3-3　幼年黄色肉芽肿

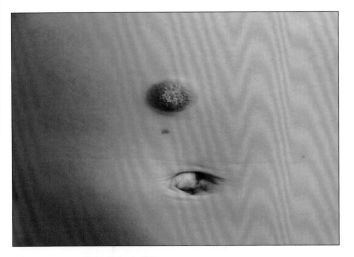

图 26.1.3-4　幼年黄色肉芽肿

好发于 5 岁以下儿童，约 20% 病例为青少年和年轻人。多限于皮肤，也可发生于皮外部位。为单一或多发的黄棕色或皮色的丘疹或结节，有时可为斑块，好发于头颈部。皮外病变可见于 25% 病例。内脏疾病通常为多发性的。多数系统性病变可在 3 ～ 6 年内自行消退。

26.1.4　窦组织细胞增生症伴多发淋巴结肿大（sinus histiocytosis with massive lymphadenopathy）

此病又名 Rosai-Dorfman 病，是组织细胞反应性增生，为多克隆性。

组织病理特点：图 26.1.4-1、2、3

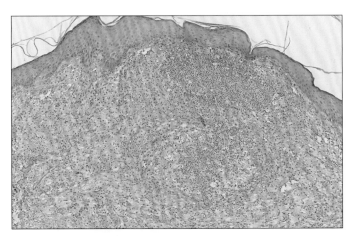

图 26.1.4-1　Rosai-Dorfman 病
密集的结节样组织细胞浸润，周围伴明显的浆细胞及中性粒细胞

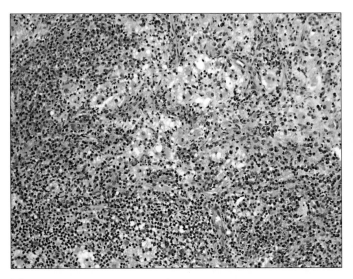

图 26.1.4-2　Rosai-Dorfman 病
密集的结节样组织细胞浸润，周围伴明显的浆细胞。组织细胞含丰富的弱嗜酸性胞浆

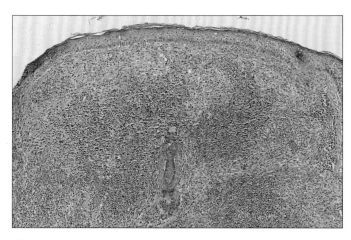

图 26.1.4-3 **Rosai-Dorfman 病**
组织细胞胞浆中可见淋巴细胞或其他炎性细胞，组织细胞无明显异形性

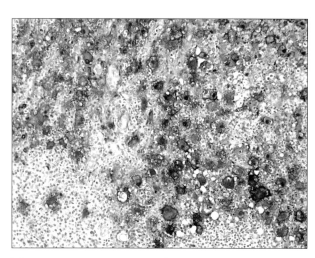

图 26.1.4-5 **Rosai-Dorfman 病**
组织细胞 S100 阳性

- 真皮和皮下的结节样组织细胞浸润，伴淋巴细胞及明显的浆细胞；
- 浸润的组织细胞含丰富的弱嗜酸性胞浆，细胞核单个呈泡沫状，也可出现多核组织细胞；
- 可见特征性的淋巴细胞移入现象（emperipolesis），即组织细胞的丰富胞浆中包裹完整的淋巴细胞或其他炎性细胞（图 26.1.4-4）；
- 组织细胞无明显非典型性。

免疫组化： 表达 S100（图 26.1.4-5），CD68 和 CD163；不表达 CD1a 和 langerin。

临床特点： 图 26.1.4-6、7

多发的丘疹或结节，亦可为斑块。系统累及可出现多发的颈部淋巴结肿大、发热、贫血、血沉增加及高免疫球蛋白血症。9% 的病例有皮肤病变，可以无淋巴结或其他器官异常，这种情况称为皮肤 Rosai-Dorfman 病。该病一般慢性病程，良性自限，皮疹可自行消退。

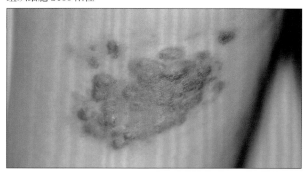

图 26.1.4-6 **Rosai-Dorfman 病**

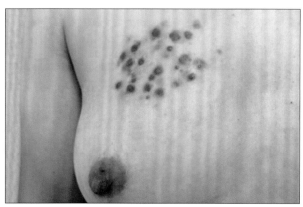

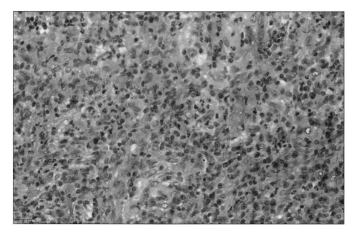

图 26.1.4-4 **Rosai-Dorfman 病**
淋巴细胞移入现象。多个组织细胞胞浆内可见移入的淋巴细胞细胞核

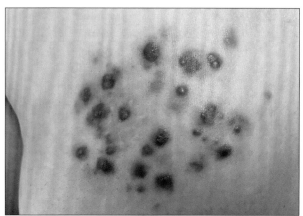

图 26.1.4-7 **窦组织细胞增生症伴多发淋巴结肿大**
与上一张是同一个病人，此图是突出了皮损

　　鉴别诊断：网状组织细胞增多症和发疹性黄瘤均为S100 阴性。

26.1.5 多中心网状组织细胞增生症 （multicentric reticulohistiocytosis）

　　本病为一种少见的非朗格汉斯细胞组织细胞增多症。

　　组织病理特点：图 26.1.5-1、2、3

- 在真皮全层可见组织细胞和多核巨细胞；胞浆呈特征性的毛玻璃状：为多数嗜酸性的细颗粒状，在胞浆中央的染色更深；
- 在真皮浅层扩张的血管周围及组织细胞间，有中性粒细胞、淋巴细胞及浆细胞的浸润；
- 表皮变薄，与病变区域间有一窄的正常胶原带。

　　免疫组化：表达 CD68 和 CD63。

　　临床特点：图 26.1.5-4、5

　　皮疹伴严重关节病，黏膜病变常见。患者大多在 40 岁以上，女性居多，2/3 有关节病，之后数月或数年内出现皮疹。好发于面颈部、手背和躯干，这多个红棕或黄色的丘疹或结节，有时融合成鹅卵石样的斑块。甲沟呈特征性"珊瑚带"状。指间关节最常受累，手指可变短和畸形。30% ~ 50% 病人有内脏肿瘤，部分病人有自身免疫病。预后不定。皮疹可自行消退或持续。一半患者关节症状稳定或消失，余下的则发展为破坏性关节病。

　　网状组织细胞增生症（reticulohistiocytosis）为单发皮疹，通常为年轻人，头、颈、躯干或四肢好发，但手指不受累。

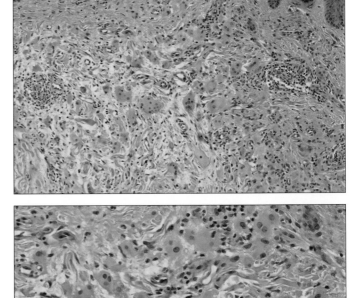

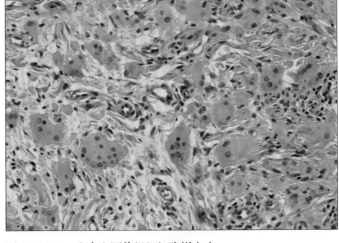

图 26.1.5-2　**多中心网状组织细胞增生症**
胞浆呈毛玻璃样的多核巨细胞

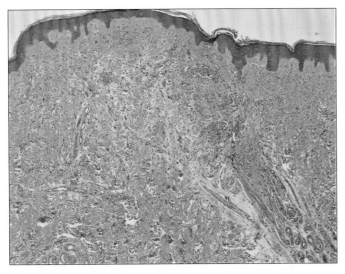

图 26.1.5-1　**多中心网状组织细胞增生症**
真皮内组织细胞及多核巨细胞为主浸润

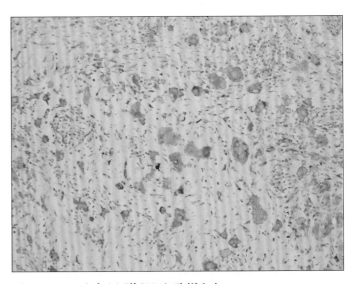

图 26.1.5-3　**多中心网状组织细胞增生症**
组织细胞表达 CD68

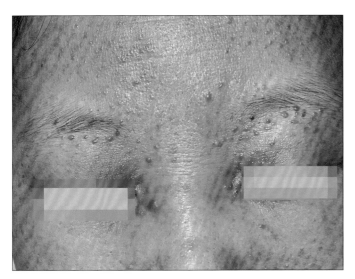

图 26.1.5-4 多中心网状组织细胞增生症

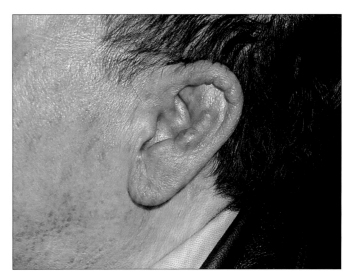

图 26.1.5-5 多中心网状组织细胞增生症

26.1.6 组织细胞肉瘤（histiocytic sarcoma）

组织细胞肉瘤又名恶性组织细胞增生症（malignant histiocytosis），非常少见。

组织病理特点：

- 通常为"下部密集"的浸润，由网状真皮层延及皮下脂肪；
- 瘤细胞为组织细胞，有的分化好，具有圆形或卵圆形核，丰富淡染的嗜酸性胞浆；有的则分化不好，核大小不等，呈异形性，类似 Reed-Sternberg 细胞，有不典型核丝分裂象；
- 可见有的组织细胞内吞噬了红细胞，核尘及其他细胞碎片，呈窦袋样；
- 亦可见多核巨细胞、泡沫细胞或梭形组织细胞。

免疫组化：

表达 CD63、CD68 和溶菌酶，S100 可局部弱阳性，但一般不表达 CD1a 和 langerin。

临床特点：

见于任何年龄，以青壮年多见。为全身性疾病。多数病变起源于淋巴结外器官，特别是肠道，皮肤和软组织。脾、中枢系统和其他淋巴结外病变很少见。患者可有高热，肝、脾、淋巴结肿大，全血减少。皮损表现为大小不等的暗红色斑块或结节，中心可破溃。病情迅速进展，预后极差。

鉴别诊断：

需要除外淋巴瘤，恶性黑色素瘤及急性粒细胞白血病等其他疾病。

26.1.7 噬血细胞性淋巴组织细胞增多症（hemophagocytic lymphohistiocytosis，HLH）

噬血细胞性淋巴组织细胞增多症又称噬血细胞综合征，是一种由遗传性或获得性免疫功能异常导致的、以病理性炎症反应为主要特征的临床综合征。

组织病理特点：

- 真皮和皮下组织淋巴组织细胞浸润，一个显著特点是巨噬细胞的吞噬活动，在胞浆内可见被吞噬的红细胞、白细胞及其碎核；
- 可见脂肪细胞坏死。

临床特点： 分为原发和继发型，诊断依据噬血综合征表现和症状。家族性存在的基因突变。患者常有高热，肝脾肿大及因全血减少所致的贫血等。皮疹见于半数以上病人，包括短暂的瘀斑、出血性斑丘疹、红皮病以及麻疹样病变。本病死亡率高。

26.1.8 血管内组织细胞增多症（intravascular histiocytosis）

此病又名淋巴管内组织细胞增多症（intralymphatic histiocytosis），可能是机体在感染情况下的非特异性反应。

组织病理特点： 图 26.1.8-1、2

- 真皮内有不规则形状扩张的血管或淋巴管，周围有淋巴细胞和浆细胞浸润；
- 管内聚集有胞浆淡染的组织细胞，有空泡样的细胞核，异型性不明显，无核丝分裂象；

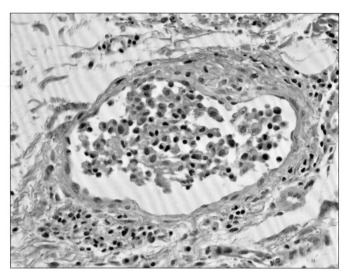

图 26.1.8-1 淋巴管内组织细胞增多症
真皮淋巴管内聚集有多数胞浆淡染的组织细胞

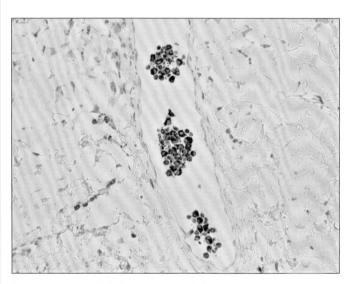

图 26.1.8-2 淋巴管内组织细胞增多症
免疫组化示淋巴管内的组织细胞表达 CD68

- 血管内皮细胞有时会有局部增生。

免疫组化： 病变细胞表达 CD68，有时表达髓过氧化物酶；内皮细胞表达 podoplanin（D2-40）（图 26.1.8-3）。

临床特点： 少见。中老年女性居多，好发于四肢。皮损多位于风湿性关节炎的患病关节附近或金属关节置换的术后瘢痕处，为界限不清的斑块或网状青斑样病变。治疗反应差。

鉴别诊断：

- 反应性血管内皮瘤病（reactive angioendotheliomatosis）：为血管而非淋巴管增生，形态学和免疫组化有助于鉴别。

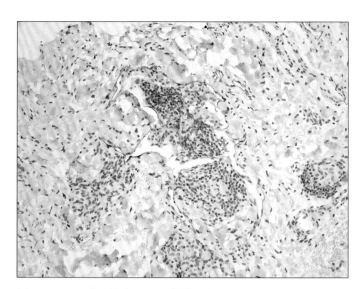

图 26.1.8-3 淋巴管内组织细胞增多症
内皮细胞表达 D2-40

- 血管内淋巴瘤（intravascular lymphoma）：为 B 细胞淋巴瘤，形态学和免疫组化有助于鉴别。

26.2 淋巴细胞肿瘤

淋巴细胞主要有两大类，即 T 淋巴细胞和 B 淋巴细胞。分类是基于它们的功能及细胞表面的免疫学标志，从 HE 染色的形态上是无法区别这两类细胞的。

淋巴细胞的良性增生大多是炎症性、反应性的。假性淋巴瘤的性质一般认为是一种反应性的增生，是炎症而非肿瘤，但它在组织学上可与恶性淋巴瘤相混淆。淋巴瘤样丘疹病的真正性质目前尚不清楚，有 10% ～ 20% 的病例最终将演变成恶性淋巴瘤，但多数病例预后良好。

原发于皮肤的淋巴细胞肿瘤主要分为皮肤 T 细胞淋巴瘤（cutaneous T-cell lymphoma，CTCL）及皮肤 B 细胞淋巴瘤（cutaneous B-cell lymphoma，CBCL）。2005 年世界卫生组织（WHO）与欧洲癌症研究与治疗组织（EORTC）依据临床表现、组织病理学、细胞免疫标记及分子生物学特点制定了皮肤淋巴瘤的分类标准，2018 年该组织又更新了这一分类标准（表 26.2-1）。本章即以该分类为基础，讨论各个疾病的组织病理学特点。T 细胞淋巴瘤大多侵及真皮乳头层及表皮，有一定的亲表皮性，临床上较为多见的蕈样肉芽肿就属于皮肤 T 细胞淋巴瘤。B 细胞淋巴瘤主要侵犯真皮网状层，表皮一般不受累。除原发于皮肤的淋巴细胞肿瘤以外，还有一些系统性的淋巴瘤会出现皮肤表现，如何杰金病、系统性间变性大细胞淋巴瘤、血管免疫母细胞淋巴瘤等；这些疾病是皮肤淋巴瘤重要的鉴别诊断，鉴于篇幅原因不在本章节讨论。

表 26.2   2018 年 WHO-EORTC 皮肤淋巴瘤分类

皮肤 T 细胞淋巴瘤

- 蕈样肉芽肿（MF）
- 蕈样肉芽肿变异型
  - 亲毛囊性蕈样肉芽肿
  - 柏哲样网状组织细胞增生症
  - 肉芽肿性皮肤松弛症
- Sézary 综合征
- 成人 T 细胞白血病 / 淋巴瘤
- 原发性皮肤 CD30+ T 细胞淋巴增生性疾病
  - 原发性皮肤间变性大细胞淋巴瘤
  - 淋巴瘤样丘疹病
- 皮下脂膜炎样 T 细胞淋巴瘤
- 结外 NK / T 细胞淋巴瘤，鼻型
- 慢性活动性 EB 病毒感染
- 原发性皮肤外周 T 细胞淋巴瘤，少见类型
  - 原发性皮肤侵袭性亲表皮性 CD8+ 细胞毒性 T 细胞淋巴瘤 *
  - 原发性皮肤 γ/δ/T 细胞淋巴瘤
  - 原发性皮肤肢端 CD8+ T 细胞淋巴瘤 *
  - 原发性皮肤 CD4+ 小 / 中多形性 T 细胞淋巴增生性疾病 *

皮肤 B 细胞淋巴瘤

- 原发性皮肤边缘带 B 细胞淋巴瘤
- 原发性皮肤滤泡中心细胞淋巴瘤
- 原发性皮肤弥漫大 B 细胞淋巴瘤，腿型
- EB 病毒阳性的皮肤黏膜溃疡 *
- 原发性皮肤血管内大 B 细胞淋巴瘤

* 暂时病种
皮肤 T 细胞淋巴瘤。HT+4

皮肤 T 细胞淋巴瘤

26.2.1   蕈样肉芽肿（mycosis fungoides, MF）

蕈样肉芽肿是最常见的皮肤 T 细胞淋巴瘤亚型，其发病率占皮肤淋巴瘤的 40% 左右。绝大部分病例为辅助性 T 细胞的异常增生。从临床表现上，蕈样肉芽肿的皮损可分为斑片、斑块及肿瘤，每种皮损具有相应的组织病理学特点。

组织病理特点：
早期损害（斑片）：图 26.2.1-1、2

- 真皮浅层血管周围稀疏的以淋巴细胞为主的浸润，可有少量的嗜酸性粒细胞和浆细胞；
- 真皮乳头内的结缔组织有增粗的胶原纤维，形成特征性的网状纤维化（wiry fibrosis）；
- 表皮内有单个或小的聚集的淋巴细胞浸润，但不伴海绵水肿；该现象称为不成比例的亲表皮性（disproportionate epidermotropism）；
- 表皮内有少量的不典型的淋巴细胞，核深染、不规

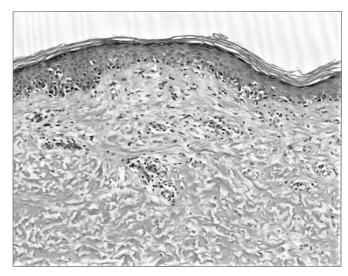

图 26.2.1-1　**蕈样肉芽肿（斑片期）**
淋巴细胞沿表皮基底层线状或串珠状排列

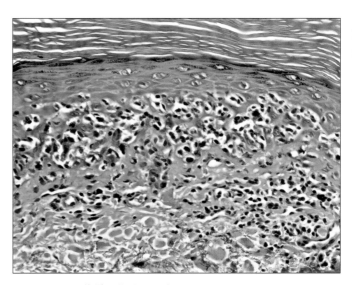

图 26.2.1-2　**蕈样肉芽肿（斑片期）**
亲表皮的淋巴细胞核深染、不规则，可见核周空晕

则等；核周有空晕状（halo）透明胞浆；偶尔可有增大的细胞核；

- 淋巴细胞沿表皮基底层线状或串珠状排列，这是一个有用的诊断提示。

充分发展期损害（斑块）：图 26.2.1-3、4

- 真皮浅层及深层血管周围中等致密以淋巴细胞为主的浸润，可伴有嗜酸性细胞、浆细胞和组织细胞等；
- 真皮乳头层增厚，有呈带状或苔藓样、较为致密的淋巴细胞浸润，异形淋巴细胞易见；
- 表皮内、有时也在附属器上皮中有许多体积较大、染色较深的不典型淋巴细胞，核不规则，呈脑回状；典型表现为集合成 Pautrier 微脓疡状或沿表皮

基底层串珠状排列；毛囊和汗腺上皮中的不典型淋巴细胞有亲毛囊性（folliculotropism）或亲汗腺性（syringotropism）；

- 表皮棘层增厚，角化不全，表皮内可见个别坏死的角质形成细胞；
- 在表皮及有细胞浸润的真皮间常有一红染的胶原带；
- 亲毛囊性损害可见毛囊上皮内黏蛋白的沉积。

晚期损害（结节及肿瘤）：图 26.2.1-5、6

- 真皮全层、甚至皮下脂肪可见致密结节或弥漫性不典型淋巴细胞浸润，核大、不规则、有的具有脑回状核；部分肿瘤细胞体积增大，胞浆丰富、淡染，呈母细胞化淋巴细胞；可有明显的有丝分裂像；

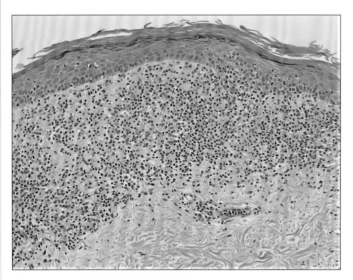

图 26.2.1-3 蕈样肉芽肿（斑块期）
真皮浅层以淋巴细胞为主致密的带状浸润，可见细胞异形性

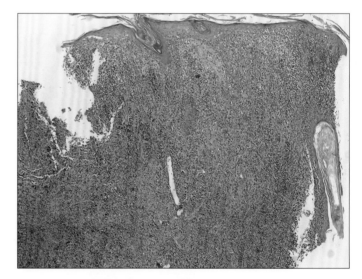

图 26.2.1-5 蕈样肉芽肿（肿瘤期）
真皮全层至皮下脂肪层密集的淋巴细胞浸润

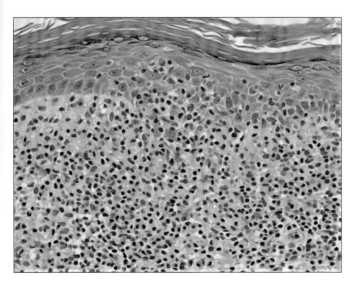

图 26.2.1-4 蕈样肉芽肿（斑块期）
表皮内可见到多数异形淋巴细胞

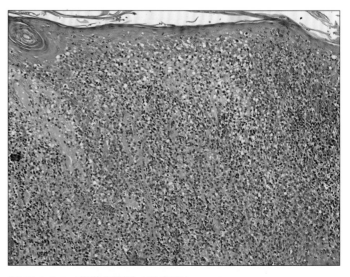

图 26.2.1-6 蕈样肉芽肿（肿瘤期）
肿瘤细胞体积增大，胞浆丰富、淡染，伴嗜酸性粒细胞浸润

- 表皮可发生溃疡，亲表皮性通常不明显；
- 毛囊上皮可出现黏蛋白变性；
- 浸润中有时可伴有嗜酸性细胞、浆细胞等其他炎症细胞；
- 一部分肿瘤期的皮损可出现大细胞转化（large cell transformation），即皮损中 25% 以上的浸润细胞为大的异形细胞（图 26.2.1-7）。其中 30% ～ 50% 的病例可表达 CD30。与淋巴瘤样丘疹病和原发性皮肤间变性大细胞淋巴瘤的鉴别主要依据临床特点和病程。

早期 MF 诊断要点如下（图 26.2.1-8、9）：
- 淋巴细胞沿表皮基底层线状或串珠状排列（linear epidermotropism）；

- 表皮内脑回样细胞；
- 淋巴细胞不成比例的亲表皮性；
- Pautrier 微脓疡；
- 表皮的淋巴细胞比真皮淋巴细胞大；
- 真皮乳头层内的网状纤维化（wiry fibrosis），可伴有带状浸润；
- 淋巴细胞不典型性，但在早期病变中不明显。

免疫组化：
- CD4 阳性为主（图 26.2.1-10、11），有时也可 CD8 阳性，甚至 CD8、CD4 均阴性；另外可出现 CD7，CD2、CD5、CD3 等抗原的表达丢失。
- CD8 阳性的表型常见于色素减退型 MF，后者多见于儿童和青少年。

分子遗传学： T 细胞受体基因重排在斑块期最多有 50% ～ 78% 的阳性率，但在早期 MF 中的阳性率不高。

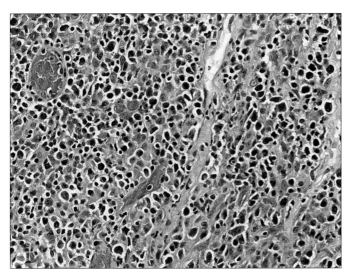

图 26.2.1-7　**蕈样肉芽肿（大细胞转化）**
肿瘤细胞核大，呈免疫母细胞样

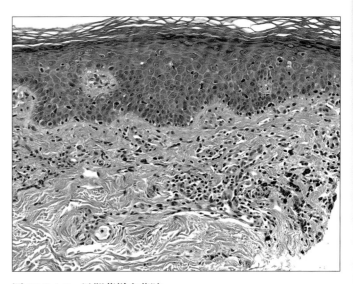

图 26.2.1-9　**早期蕈样肉芽肿**
表皮内的淋巴细胞核大，异形性明显，形成 Pautrier 微脓疡

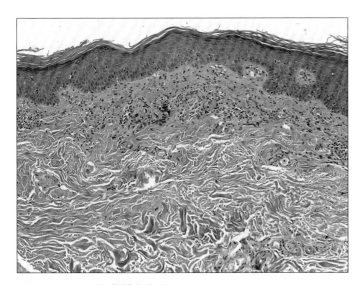

图 26.2.1-8　**早期蕈样肉芽肿**
异形淋巴细胞排列在表皮基底层

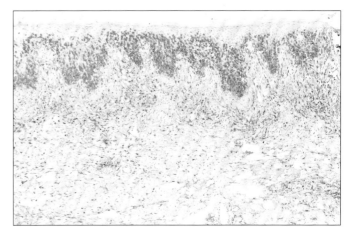

图 26.2.1-10　**蕈样肉芽肿**
CD4 染色

图 26.2.1-11　**早期蕈样肉芽肿**
CD8 染色

另外，TCR 基因重排可见于其他炎性皮病，如红斑狼疮、扁平苔藓等。因此，MF 确诊需要临床、病理和分子学相结合。

临床特点：蕈样肉芽肿病程慢性，从皮损的发展形态上可分为三个阶段，即红斑期、斑块期和肿瘤期。

- 红斑期以前又称蕈样前期和湿疹样期，皮疹缺乏特异性，主要为淡红色、黄红色的轻度鳞屑性斑片，可伴有异色。皮损大小不等，分布常较广泛，不易消退，持续存在，自觉程度不等的瘙痒（图 26.2.1-12、13）。

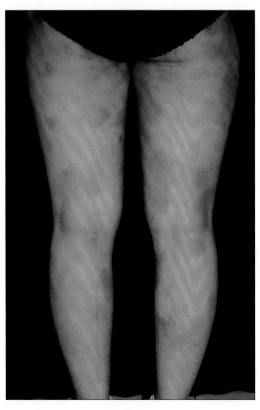

图 26.2.1-12　**MF 红斑期**

- 斑块期为暗红色、棕红色浸润性斑块，大小不等，圆形或不规则形，它常在红斑基础上发生，也可在正常皮肤上出现（图 26.2.1-14、15）。
- 肿瘤期为隆起皮面、暗红色或棕红色的结节或肿块，表面可有溃疡。至肿瘤期患者可有淋巴结肿大、肝脾肿大，头发稀少脱落等全身症状（图 26.2.1-16、17）。

以上三期可循序演变。在同一患者可同时出现以

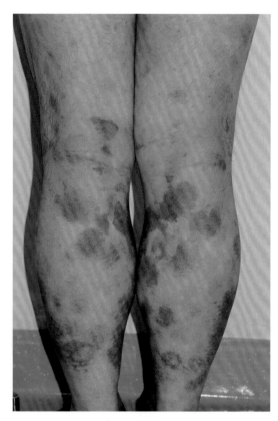

图 26.2.1-13　**MF 红斑期**

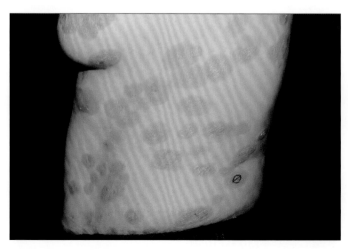

图 26.2.1-14　**斑块期**

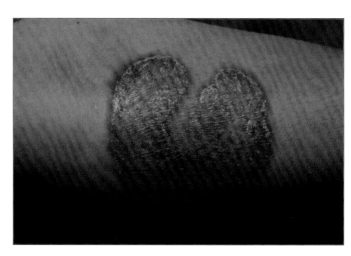

图 26.2.1-15 **斑块期**

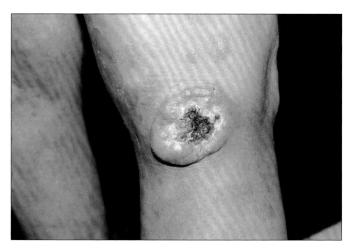

图 26.2.1-16 **肿瘤期**

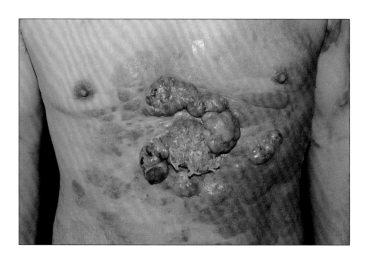

图 26.2.1-17 **肿瘤期**

上不同阶段的皮损。病程进展一般很缓慢，十余年甚至数十年。有的患者病情可停止在红斑期或斑块期而不再进展。但也有的患者病情进展迅速，很快出现结节、肿瘤，甚至死亡。另外，外用药物可掩盖 MF 淋巴细胞亲表皮性，因此，活检的部位需停用外用药 2 周以上。

蕈样肉芽肿变异型

26.2.1.1 亲毛囊性蕈样肉芽肿（folliculotropic MF）

组织病理特点：图 26.2.1.1-1、2
- 毛囊周围密集的小到中等大异形淋巴细胞浸润；
- 异形淋巴细胞侵犯毛囊上皮，可在毛囊上皮中形成 Pautrier 微脓疡；
- 亲表皮性可不明显；
- 部分可伴毛囊上皮的黏蛋白沉积，胶样铁染色阳性；
- 常伴嗜酸性粒细胞、浆细胞等混合炎性细胞的浸润；
- 免疫组化标记与蕈样肉芽肿相同。

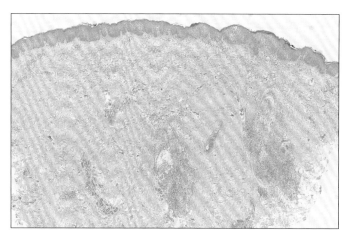

图 26.2.1.1-1 **亲毛囊性蕈样肉芽肿**
异形淋巴细胞围绕毛囊浸润

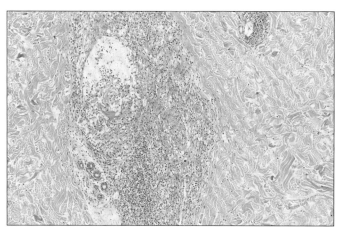

图 26.2.1.1-2 **亲毛囊性蕈样肉芽肿**
淋巴细胞亲毛囊上皮及毛囊黏白水肿

临床特点： 图 26.2.1.1-3、4

好发于中老年人，多见于头面部。皮疹为群集的毛囊性丘疹、结节，可融合成斑块或肿块，常伴脱发；头皮、眉毛处浸润性斑块上的脱发区是该病的重要临床特征；常伴明显瘙痒。对治疗不敏感。

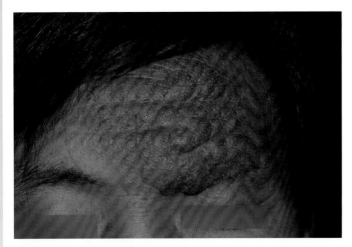

图 26.2.1.1-3　**亲毛囊性 MF**

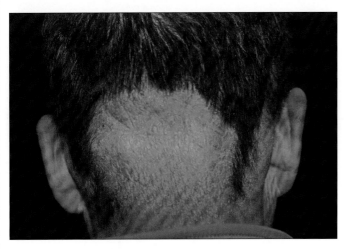

图 26.2.1.1-4　**亲毛囊性 MF**

26.2.1.2　亲汗腺性蕈样肉芽肿（syringotropic MF）

组织病理特点： 汗腺和导管上皮内和周围有不典型的淋巴细胞浸润（图 26.2.1.2-1）。

临床特点： 多见于男性，为斑片、斑块上的丘疹，常与亲毛囊型 MF 伴发。对普通治疗不敏感，需局部放疗。

26.2.1.3　肉芽肿性蕈样肉芽肿（granulomatous MF）

组织病理特点： 具有 MF 的结构型式及细胞学特点，同时还有肉芽肿样改变；多为结节病样肉芽肿，可有多核组织细胞。

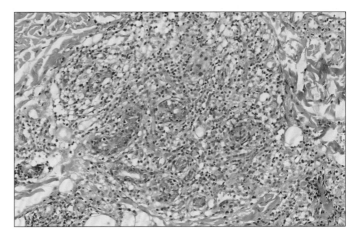

图 26.2.1.2-1　**亲汗腺性 MF**

临床特点： 该亚型临床上与典型的 MF 类似。

鉴别诊断： 该病需要与肉芽肿性皮肤松弛症鉴别；后者通常有更密集的浸润，可有皮下脂肪受累；肉芽肿不如前者明显，但淋巴细胞吞噬和弹力纤维缺失较明显；两者病理上有重叠，需要根据临床区分。

26.2.1.4　肉芽肿性皮肤松弛症（granulomatous slack skin）

组织病理特点：

- 除了典型的 MF 特点外，真皮和皮下组织浸润中含组织细胞和多核巨细胞；多核巨细胞很大，胞核多达 20 个以上（图 26.2.1.4-1）；
- 有明显的淋巴细胞吞噬（lymphophagocytosis）和弹力纤维吞噬（elastophagocytosis）（图 26.2.1.4-2）；
- 晚期真皮纤维组织疏松，弹力纤维明显减少。

免疫组化： 表达 CD4，可有 CD3、CD5 或 CD7 减少或缺失，偶见 CD30 阳性细胞。多核巨细胞表达组织细胞标记 CD68。

临床特点： 极其少见。发生于成年男性，皮损好发

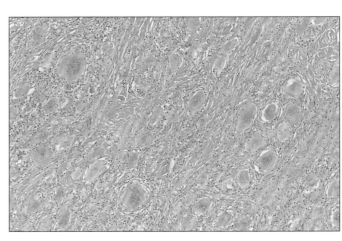

图 26.2.1.4-1　**肉芽肿性皮肤松弛症**

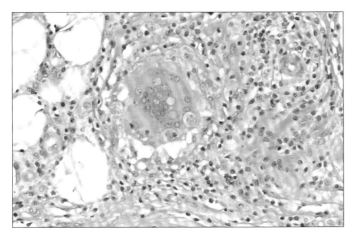

图 26.2.1.4-2　**肉芽肿性皮肤松弛症**

于腋窝、腹股沟区等皱褶部位。初期为暗红色结节和斑块，可发生破溃。晚期损害变软、松弛、下垂。同一时期可见到不同阶段的损害。通常对治疗不敏感，手术后常复发（图 26.2.1.4-3、4）。

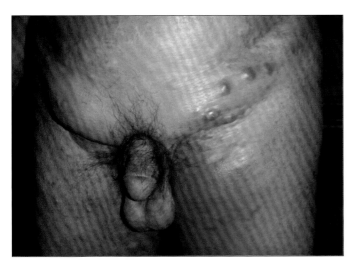

图 26.2.1.4-3　**肉芽肿性皮肤松弛症**

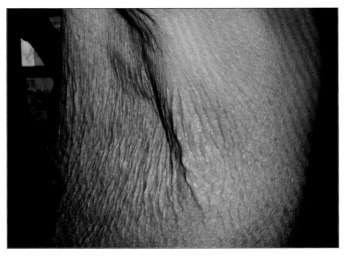

图 26.2.1.4-4　**肉芽肿性皮肤松弛症**

26.2.2　佩吉特样网状组织细胞增生症（Pagetoid reticulosis）

此病又称为 Woringer-Kolopp 病，为一种限局类型的蕈样肉芽肿。

组织病理特点：图 26.2.2-1、2

- 浸润细胞有明显的亲表皮性，在表皮内可见核大、深染，形态不规则，胞浆少、但透明，在核周呈晕状，与佩吉特细胞相似故名。有时数个浸润细胞聚集成巢；
- 真皮内有轻度淋巴细胞、组织细胞等的浸润。真皮内细胞异形性不明显。

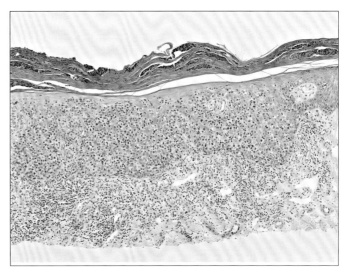

图 26.2.2-1　**佩吉特样网状组织细胞增生症**
表皮内多数淋巴细胞浸润

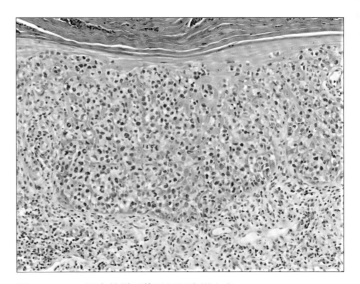

图 26.2.2-2　**佩吉特样网状组织细胞增生症**
表皮内浸润淋巴细胞的核大、深染，可见丝状分裂象，胞浆淡染

免疫组化：肿瘤细胞来源于 αβ T 细胞，表达全 T 细胞抗原 CD2、CD3 和 CD5，可有 CD4+CD8- 或 CD4-CD8+ 表型，多于一半的病例表达 CD30 和 KI-67。

分子遗传学：多数病例有单克隆 TCR 基因重排。

临床特点：皮损主要见于下肢，尤其是小腿，为单发或数片暗红鳞屑性浸润性斑块。

鉴别诊断：该病与皮肤原发性侵袭性亲表皮性 CD8+ 细胞毒性 T 细胞淋巴瘤的鉴别主要依据临床，后者具侵袭性，为广泛分布的皮疹，预后差。两者病理表现可类似，后者可有更明显的真皮浸润，佩吉特样网状组织细胞增生症可为 CD4+ 表型。

26.2.3 Sézary 综合征（Sézary's syndrome）

此病是皮肤 T 细胞淋巴瘤的一种特殊类型，以红皮病为首发表现，又称为 T 细胞淋巴瘤性红皮病。

组织病理特点：图 26.2.3-1

● 本病的一个特点是患者末梢血中有 Sézary 细胞，目前已明确此即为异常增生的 T 淋巴细胞，该细胞核大，染色质丰富，有明显的非典型性，即形态不规

则，大小不等，可见较多核丝分裂象；

● 皮肤组织病理与蕈样肉芽肿斑片及斑块期类似，亲表皮性可以不明显，不常见 Pautrier 微脓疡。

临床特点：图 26.2.3-2、3

为全身浸润性红斑，多数脱屑，毛发脱落，自觉明显瘙痒，伴全身浅表淋巴结肿大。等同于蕈样肉芽肿的肿瘤期，预后不良。

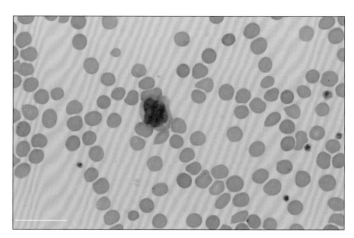

图 26.2.3-1　Sézary 细胞

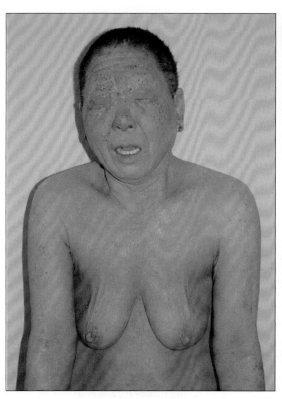

图 26.2.3-2　T 细胞淋巴瘤性红皮病

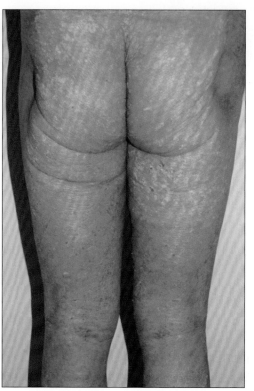

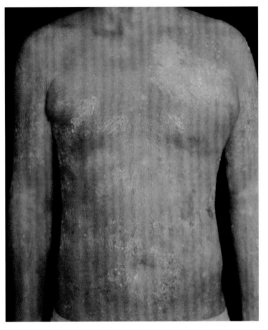
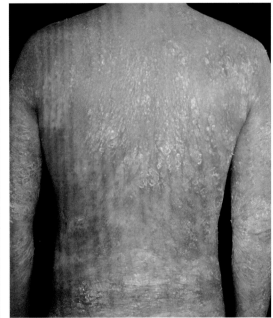

图 26.2.3-3　**Sézery 综合征皮肤损害**

26.2.4　原发性皮肤 CD30+ T 细胞淋巴增生性疾病（primary cutaneous CD30-positive T-cell lymphoproliferative disorders）

此病为皮肤 T 细胞淋巴增生性疾病的第二大类。这一组疾病包括淋巴瘤样丘疹病和原发性皮肤间变性大细胞淋巴瘤。二者单从病理上很难区分，需要结合临床特点加以鉴别。

26.2.4.1　淋巴瘤样丘疹病（lymphomatoid papulosis）

为原发性皮肤 CD30+ T 细胞淋巴增生性疾病的一种，这类淋巴增生性疾病占所有皮肤 T 细胞淋巴瘤的 30%，仅次于蕈样肉芽肿。淋巴瘤样丘疹病的主要特点是患者同时具有临床良性经过和组织病理的恶性表现。

根据组织病理特点可分为以下类型：

- A 型：占 75% ~ 80%，为真皮楔形的混合细胞浸润；可见到多数间变性大细胞，胞浆丰富、淡染、细胞核大，不规则，呈多形性，核质深染或呈泡沫状，核仁明显，有时可见到 R-S 样细胞。核丝分裂象常见；浸润中可见嗜酸性粒细胞、中性粒细胞、浆细胞、淋巴细胞和组织细胞；间变性淋巴细胞亲表皮性不明显，免疫组织化学染色大的间变细胞表达 CD30（图 26.2.4.1-1、2、3、4）。

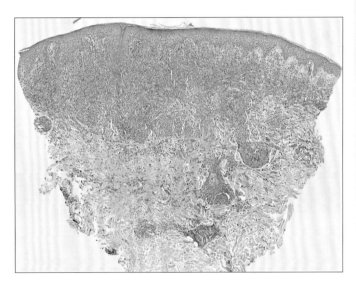

图 26.2.4.1-1　**淋巴瘤样丘疹病**
真皮全层淋巴细胞浸润，尤以真皮上层明显

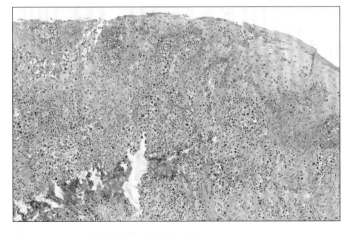

图 26.2.4.1-2　**淋巴瘤样丘疹病 A 型**
真皮间变性大细胞浸润

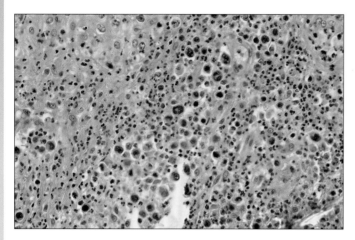

图 26.2.4.1-3 淋巴瘤样丘疹病 A 型
真皮间变性大细胞浸润

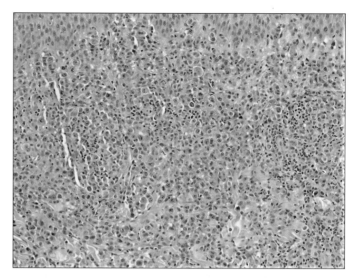

图 26.2.4.1-5 淋巴瘤样丘疹病 C 型
浸润中可见多数间变性大细胞，胞浆丰富、淡染，核多形性

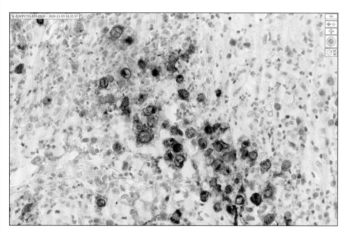

图 26.2.4.1-4 淋巴瘤样丘疹病 A 型
间变性大细胞表达 CD30 阳性

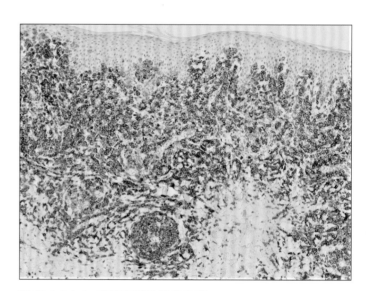

图 26.2.4.1-6 淋巴瘤样丘疹病 C 型
间变性大细胞表达 CD30

- B 型：占 5% ～ 10%，真皮上部带状浸润，多为小到中等大小的淋巴细胞，核大，深染，不规则，呈多形性；与斑块期 MF 类似，亲表皮性明显；但 Pautrier 微脓疡和淋巴细胞基底层线状排列不常见。免疫组织化学与蕈样肉芽肿类似，CD30 可阴性。组织学上与 MF 有时难以鉴别，需要结合临床和病史。

- C 型：占 7% ～ 10%，主要由 A 型中的间变性大细胞组成，呈结节状或片状分布，其他炎症细胞较少。与原发性皮肤间变性大细胞淋巴瘤难以鉴别，二者区别主要根据临床特点（图 26.2.4.1-5、6）。

- D 型：有明显的表皮增生和亲表皮性，表皮内的淋巴细胞通常比 B 型的细胞大，表达 CD8；一般无 A 和 C 型的间变性大细胞。

- E 型：有血管侵袭性生长；浸润淋巴细胞为小、中

到大不等，可伴有嗜酸性粒细胞和中性粒细胞；通常有坏死；临床上可由丘疹结节进展为焦痂样溃疡，直径可达到 4 cm。

- F 型：具有明显的亲毛囊性，可伴有毛囊黏蛋白变性等变化。

- DUSP22-IRF4 易位型：一种有特定遗传异常的亚型；病变均在染色体 6p25.3 的 DUSP22-IRF4 位点发生易位。组织病理特点为真皮中等到大的母细胞的结节样浸润；表皮为小到中等的淋巴细胞，呈柏哲样网状组织细胞增生症样的变化；临床上通常在同一个部位有一到数个发疹性丘疹结节。

需要指出的是，不是所有病例都可以分到特定的亚

型。大约 10% 的病例具有两个以上的亚型特点。

免疫组化：多为 CD4+/CD8-；少数为 CD4-/CD8+（D型和 E 型）或其他表型；A 型和 C 型中的间变性大细胞表达 CD30；B 型病变一般 CD30 阴性。

分子遗传学：约 60% 的病变有 TCR 重排。

临床特点：图 26.2.4.1-7、8

好发于中年人，男女比例是 2：1，皮疹多分布于躯干和四肢，主要为散在、多发性暗红色丘疹或结节，5～10 mm 大小，后期皮疹中央坏死，表面有黑色结痂。坏死明显的皮疹常留有萎缩性瘢痕。部分皮疹可以有痒痛感。皮疹分批出现，每批数十个甚至数百个，此起彼伏，慢性过程。有些皮疹病程自限，数周到数月后可自行消退。有些可持续 5～10 年以上。少数病例伴有其他淋巴瘤，如何杰金淋巴瘤、蕈样肉芽肿等。

鉴别诊断：

- 由于 CD30 的表达是非特异的，亦可见于其他炎性

皮病。因此，淋巴瘤样丘疹病在病理上需要与炎症性皮肤病相鉴别。

- 与原发性皮肤间变性大细胞淋巴瘤的鉴别主要依据临床特征。
- B 型和 D 型病变与其他亲表皮性淋巴瘤（如原发性皮肤侵袭性亲表皮性 CD8+ 细胞毒性 T 细胞淋巴瘤）也需要根据临床特点来区分。

26.2.4.2　原发性皮肤间变性大细胞淋巴瘤（primary cutaneous anaplastic large cell lymphoma）

为原发性皮肤 CD30+ T 细胞淋巴增生性疾病的一种。至少 75% 以上的细胞为 CD30+ 的 T 细胞。

组织病理特点（图 26.2.4.2-1、2、3、4）：

- 不同于淋巴瘤样丘疹病的是浸润不仅限于真皮，而且沿至皮下组织；
- 间变性大细胞胞浆丰富，核大，不规则，呈多形性，核质深染或呈泡沫状，核仁明显，有时可见到

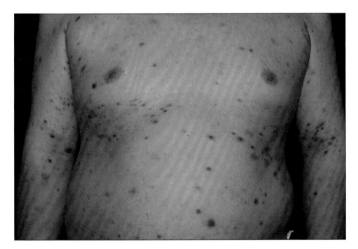

图 26.2.4.1-7　**淋巴瘤样丘疹病**

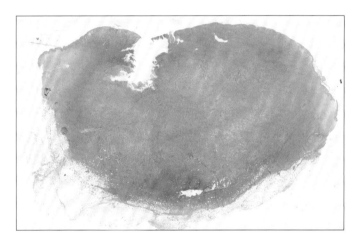

图 26.2.4.2-1　**原发性皮肤间变性大细胞淋巴瘤**

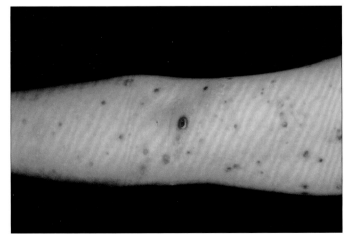

图 26.2.4.1-8　**淋巴瘤样丘疹病**

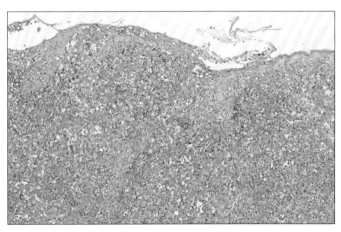

图 26.2.4.2-2　**原发性皮肤间变性大细胞淋巴瘤**

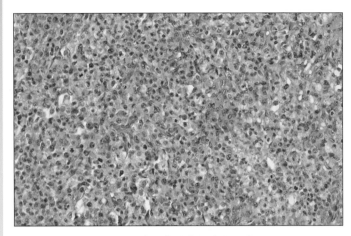

图 26.2.4.2-3 原发性皮肤间变性大细胞淋巴瘤

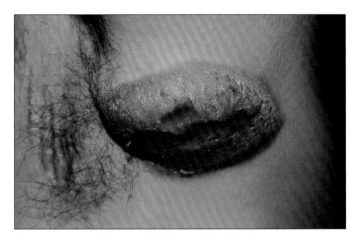

图 26.2.4.2-5 原发性皮肤间变性大细胞淋巴瘤

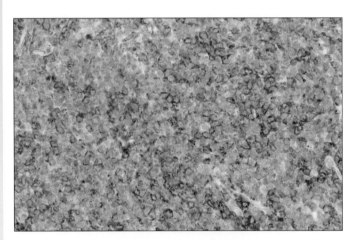

图 26.2.4.2-4 原发性皮肤间变性大细胞淋巴瘤
间变性大细胞表达（CD30 染色）

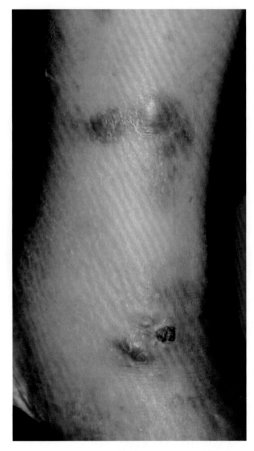

图 26.2.4.2-6 原发性皮肤间变性大细胞淋巴瘤

R-S 样细胞，核丝分裂象常见。有些细胞为免疫母细胞样；
- 可见亲表皮性和坏死；
- 浸润中可见嗜酸性粒细胞、中性粒细胞、浆细胞、淋巴细胞和组织细胞；
- 有些病例类似于淋巴瘤样丘疹病，有 DUSP22-IRF4 易位，真皮通常为弥漫性大细胞浸润，表皮为相对小的淋巴细胞，呈柏哲样网状组织细胞增生症样的变化。

免疫组化：通常表达 CD4 和 CD30，ALK1 多为阴性。多数细胞表达细胞毒性蛋白 TIA-1、穿孔素或颗粒酶 B。

临床特点：图 26.2.4.2-5、6

好发于成年男性，常见于四肢，为单发或局限的暗红色丘疹或结节，常伴溃疡。少数可为多发性病变。大约 42% 病变部分或完全消失，另外 42% 可复发，余下的 10% ~ 20% 累及局部引流区区域淋巴结，总体预后均较好。

鉴别诊断：与淋巴瘤样丘疹病，CD30+ 的 MF 大细胞转化，和淋巴结 CD30+ 大 T 细胞淋巴瘤皮肤扩散等疾病的鉴别需要结合临床病史及病程。

26.2.5 原发性皮肤CD4+小/中T细胞淋巴增生性疾病（primary cutaneous CD4-positive small/medium T-cell lymphoproliferative disorder）

2018 年 WHO 分类将该病由淋巴瘤改为淋巴增生性疾病，目前认为该病变有不确定的恶性倾向。

组织病理特点：图 26.2.5-1、2、3、4

● 真皮内甚至皮下组织散在或结节状密集的淋巴细胞浸润；

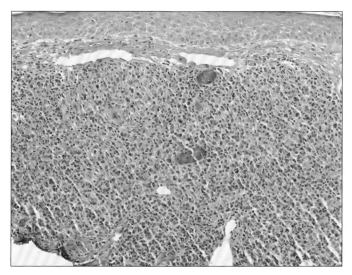

图 26.2.5-1 原发性皮肤 CD4+ 小 / 中 T 细胞淋巴增生性疾病
真皮内密集的小到中等大小淋巴细胞浸润

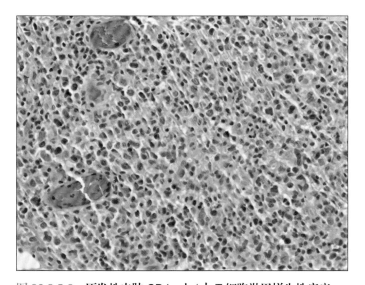

图 26.2.5-2 原发性皮肤 CD4+ 小 / 中 T 细胞淋巴增生性疾病
浸润细胞为均一的小到中等大淋巴细胞，胞浆少，核深染、不规则

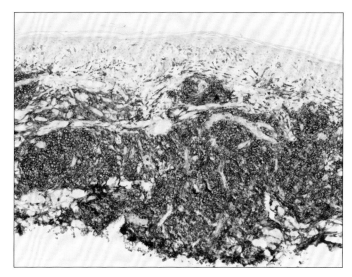

图 26.2.5-3 原发性皮肤 CD4+ 小 / 中 T 细胞淋巴增生性疾病
淋巴细胞表达 CD4

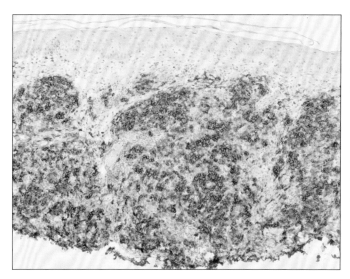

图 26.2.5-4 原发性皮肤 CD4+ 小 / 中 T 细胞淋巴增生性疾病
淋巴细胞表达 PD-1

● 浸润细胞为均一的小到中等的淋巴细胞，胞浆少，核深染，不规则；大细胞少于 30%；核丝分裂象少见，无亲表皮性；通常无生发中心。

免疫组化：表达 CD3 和 CD4，可有 CD7 缺失；可表达 PD1 和 BCL-6，不表达 CD8 及 CD30，一般不表达细胞毒性蛋白。

分子遗传学：多数病例有 TCR 基因重排。

临床特点：图 26.2.5-5

男女发病比例类似；好发于头颈部和躯干上部。一般为局部单发的丘疹、结节或斑块。预后好。

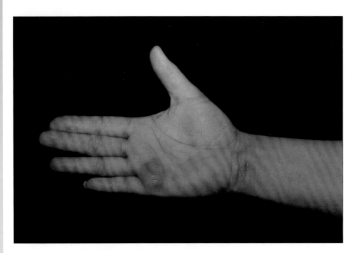

图 26.2.5-5　原发性皮肤 CD4+ 小 / 中 T 细胞淋巴增生性疾病

26.2.6　原发性皮肤肢端 CD8+ T 细胞淋巴瘤（primary cutaneous acral CD8-positive T-cell lymphoma）

2016 年的 WHO 分类将它划分为暂时病种（provisional entity）。2007 年描述的惰性 CD8 阳性耳部淋巴样增生现归类于这个病名下。

组织病理特点：真皮弥漫的中等大小淋巴细胞浸润；形态均一的母细胞样肿瘤细胞，不规则，小核仁。

免疫组化：CD3+，CD8+，含细胞毒颗粒（如颗粒酶 B），CD4 和 CD30 阴性。

分子遗传学：TCR 重组。

临床特点：好发于面部（特别是鼻部）和其他肢端部位；为生长缓慢的丘疹、结节和斑块；病程惰性。

26.2.7　血管免疫母细胞 T 细胞淋巴瘤（angioimmunoblastic T-cell lymphoma）

组织病理特点：真皮表浅或深层的稀疏或致密的不典型淋巴细胞浸润；瘤细胞异形性，伴血管增生和明显的血管内皮细胞。

免疫组化：淋巴结内的肿瘤细胞为 T 细胞。皮肤内的肿瘤细胞表达 CXCL13。

分子遗传学：TCR 基因重排阳性。病变内的免疫母细胞是 B 细胞，通常 EBV 阳性。

临床特点：是一种罕见的外周 T 细胞淋巴瘤，系统表现为淋巴结肿大、肝脾大、贫血、高伽马球蛋白血症。约一半病人皮肤病变，为多发性的四肢躯干的斑丘疹，类似病毒疹或药疹，也可为结节和斑块等，发展迅速，可破溃。预后很差。

26.2.8　成人 T 细胞白血病 / 淋巴瘤（adult T-cell leukemia/lymphoma，ATLL）

为 I 型人类 T 细胞白血病病毒（HTLV-1）诱发的疾病。

组织病理特点：
- 在血循环中的肿瘤细胞为多叶，细胞核形状类似三叶草；
- 在皮肤中，为血管周围结节或弥漫的浸润，肿瘤细胞有大有小，呈多形性，深染；有明显的亲表皮性。

免疫组化：通常 CD2+，CD3+，CD4+，CD5+，CD7-；大细胞可表达 CD30。

临床特点：分为急性、慢性、缓性和淋巴瘤样四种亚型；43% ~ 72% 病人有皮疹，为丘疹、结节、肿瘤、斑块或红皮病；病人多有 T 细胞免疫缺陷或免疫功能低下。慢性及和缓性的病程相对缓和。

鉴别诊断：与 MF 和 Sézary 综合征不同的是它是急性病程和缺少斑片期病变。

26.2.9　结外 NK/T 细胞淋巴瘤，鼻型（extranodal NK/T-cell lymphoma，nasal type）

此病是一种与 EBV 相关的淋巴瘤，有些发生于免疫抑制病人。以往曾被称为致死性面中线肉芽肿、多形性网状细胞增生症以及血管中心性 T 细胞淋巴瘤等，但这些病例都被另归类为其他疾病。

组织病理特点：图 26.2.9-1、2、3
- 肿瘤细胞主要侵犯真皮中下层及皮下组织，有时类似于脂膜炎；
- 肿瘤细胞呈密集的大片状或结节状浸润，典型表现有亲血管性，即血管壁及其周围明显肿瘤细胞浸润，可有血管破坏；
- 常有大片状坏死；
- 肿瘤细胞大小不一，细胞核不规则，核质可以深染，也可以为空泡状，核仁明显。细胞质丰富，淡染或呈透明状，有时细胞核周围形成空晕状；核丝分裂象容易见到。

免疫组化：CD2+，胞质 CD3ε+，CD56+；表达细

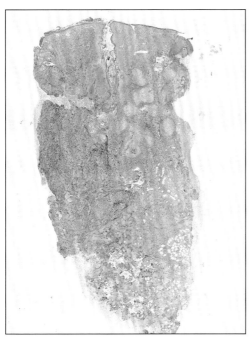

图 26.2.9-1 结外 NK/T 细胞淋巴瘤，鼻型
肿瘤浸润至皮下组织

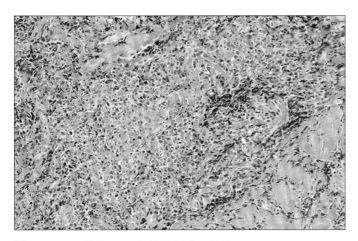

图 26.2.9-2 结外 NK/T 细胞淋巴瘤，鼻型
肿瘤细胞呈密集的大片状或结节状浸润，典型表现有亲血管性

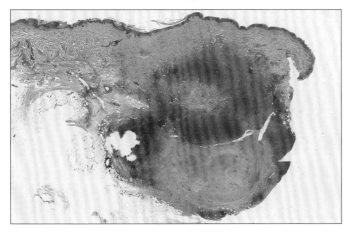

图 26.2.9-3 结外 NK/T 细胞淋巴瘤，鼻型
皮损组织中出现大片坏死

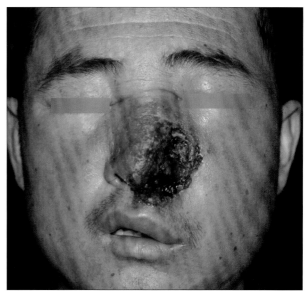

图 26.2.9-4 结外 NK/T 细胞淋巴瘤，鼻型

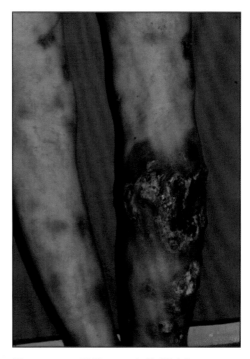

图 26.2.9-5 结外 NK/T 细胞淋巴瘤

胞毒性分子（TIA-1+，颗粒酶 B+，穿孔素）；一般情况不表达 T 细胞抗原，TCR 阴性。

分子遗传学：EBER+。

临床特点：图 26.2.9-4、5

主要发生于中年人，男：女比为 3：2；在儿童也时有发生。好发于东亚国家。部分患者首先在鼻部或鼻咽部发生肉芽肿样损害。除呼吸消化道外，皮肤是最常见的部位。皮疹为躯干、四肢的红色结节、斑块、肿块。常有血管炎样、溃疡及脂膜炎样损害。在我国，多数患者有 EB 病毒感染的基础病，而西方国家此种关系不明显。病情进展迅速，特别在儿童约 60% 患者确诊后数月死亡。原发皮肤的 NK/T 细胞淋巴瘤的病人预后比鼻部和其他结外部位的差。

鉴别诊断：淋巴瘤样肉芽肿病（lymphomatoid granulomatosis）也是 EBV 相关，但它是 B 细胞克隆性增生。

26.2.10　皮下脂膜炎样 T 细胞淋巴瘤（subcutaneous panniculitis-like T-cell lymphoma）

皮下脂膜炎样 T 细胞淋巴瘤是一种少见的侵犯皮下脂肪层的淋巴瘤，可伴发噬血细胞综合征。

组织病理特点：图 26.2.10-1、2

- 皮下组织为主致密淋巴细胞为主浸润；
- 浸润细胞可围绕在脂肪细胞周围呈花环状；
- 多数细胞小到中等大，核深染，不规则，胞浆少；有少量大细胞；
- 核破裂和脂肪坏死常见；

- 可见到多核巨细胞和组织细胞，并有吞噬现象。

免疫组化：表达 β F1，对应 α-β 表型。表达 CD3、CD8，及细胞毒性蛋白 TIA-1、颗粒酶 B 和穿孔素；通常不表达 CD4 和 CD56。

分子遗传学：EBV 阴性；TCR 克隆重排阳性。

临床特点：图 26.2.10-3

主要发生于成年女性，表现为下四肢、躯干多发性结节、斑块，疼痛，可破溃。可伴发热、全身不适等表现。伴发噬血细胞综合征（约 20% 病例）的病人预后差。

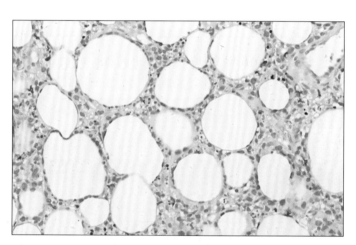

图 26.2.10-2　**皮下脂膜炎样 T 细胞淋巴瘤**
异形淋巴细胞围绕在脂肪细胞周围呈花环状

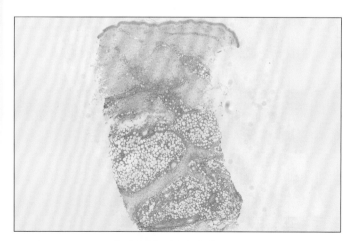

图 26.2.10-1　**皮下脂膜炎样 T 细胞淋巴瘤**
皮下组织为主致密淋巴细胞为主浸润

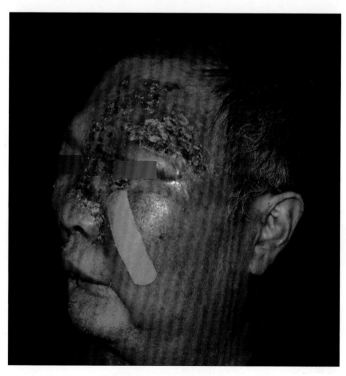

图 26.2.10-3　**皮下脂膜炎样 T 细胞淋巴瘤**

鉴别诊断：

- 原发性皮肤 γ/δ T 细胞淋巴瘤通常为 CD4、CD8 和 β F1 阴性，CD56 阳性。
- 与狼疮脂膜炎的鉴别有时比较困难，红斑狼疮通常有大量浆细胞、玻璃样变性、反应性生发中心和表皮变化。

26.2.11 原发性皮肤侵袭性亲表皮性 CD8+ 细胞毒性 T 细胞淋巴瘤（primary cutaneous CD8-positive aggressive epidermotropic cytotoxic T-cell lymphoma）

该病在 2016 年 WHO 分类中仍为暂时病种。

组织病理特点： 图 26.2.11-1、2、3

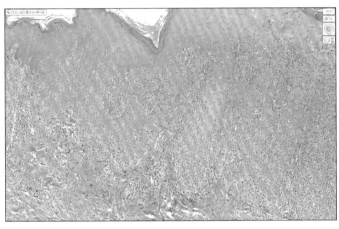

图 26.2.11-1　原发性皮肤侵袭性亲表皮性 CD8+ 细胞毒性 T 细胞淋巴瘤
明显亲表皮的柏哲样不典型淋巴细胞浸润

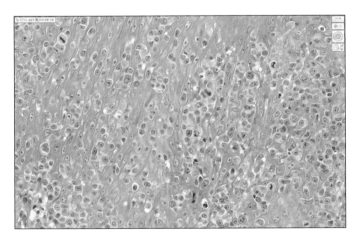

图 26.2.11-2　原发性皮肤侵袭性亲表皮性 CD8+ 细胞毒性 T 细胞淋巴瘤
细胞异型性明显，核大，深染

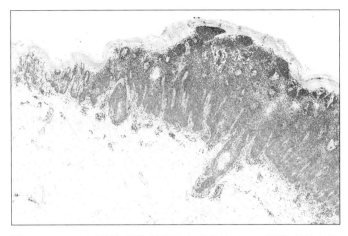

图 26.2.11-3　原发性皮肤侵袭性亲表皮性 CD8+ 细胞毒性 T 细胞淋巴瘤
浸润细胞表达 CD8+

- 明显亲表皮的柏哲样不典型淋巴细胞浸润，通常无 Pautrier 微脓疡；可有表皮坏死；
- 真皮或皮下组织浸润，可侵犯、破坏附属器，常伴亲血管性和血管破坏；
- 淋巴细胞为中等到大，细胞异型性明显，核大，深染；
- 可看到组织细胞，嗜酸性粒细胞和浆细胞等其他炎性细胞。

免疫组化： 表达 β F1（α/β 表型），CD3 和 CD8；不表达 CD4、CD2 和 CD5；TIA-1 阳性，但穿孔素和颗粒酶 B 可阴性。

分子遗传学： 不伴 EBV 感染。

临床特点： 多发于成人，为全身快速进展的发疹性红色斑片、斑块，以及疣状出血性丘疹、结节和肿瘤，伴中心溃疡及坏死（图 26.2.11-4）；病程发展迅速，广

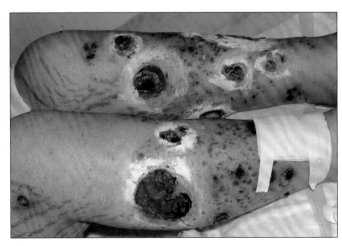

图 26.2.11-4　原发性皮肤侵袭性亲表皮性 CD8+ 细胞毒性 T 细胞淋巴瘤

泛内脏转移，死亡率高。

鉴别诊断：需要结合临床来与其他 CD8 阳性淋巴增生性疾病鉴别，如 MF、柏哲样网状组织细胞增生症、淋巴瘤样丘疹病。

26.2.12　原发性皮肤 γ/δ T 细胞淋巴瘤（primary cutaneous γ/δ T-cell lymphoma）

2018 年 WHO 归类为一个独立的病种，其中还包括以前的 γ/δ 表型的皮下脂膜炎样 T 细胞淋巴瘤和 CD4-/CD8- 皮肤 T 细胞淋巴瘤。

组织病理特点：图 26.2.12-1、2、3

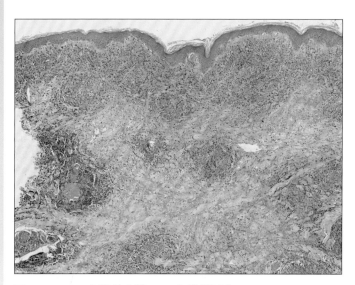

图 26.2.12-1　**原发性皮肤 γ/δ T 细胞淋巴瘤**
真皮浸润为主，可见亲表皮性和亲血管性

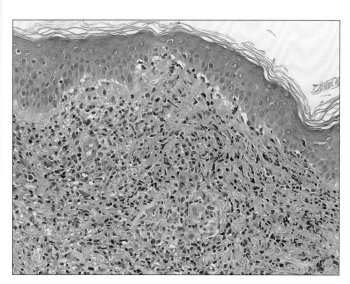

图 26.2.12-2　**原发性皮肤 γ/δ T 细胞淋巴瘤**
亲表皮性，中等至大淋巴细胞

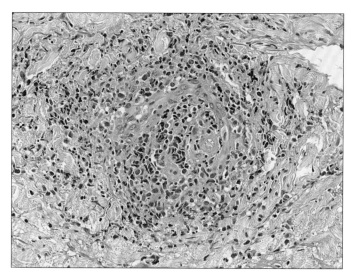

图 26.2.12-3　**原发性皮肤 γ/δ T 细胞淋巴瘤**
亲血管性，中等至大淋巴细胞

- 三种类型：斑块型，具有不同程度的亲表皮性；肿瘤型，真皮浸润为主；皮下组织型，类似皮下脂膜炎样 T 细胞淋巴瘤，如浸润细胞围绕在脂肪细胞周围呈花环状（rimming）。
- 可有亲表皮性、亲血管性，坏死和血管破坏常见；
- 中等至大淋巴细胞，核深染，异型性明显。

免疫组化：表达 TCR-γ、CD2、CD3 和细胞毒性蛋白（TIA-1，穿孔素和颗粒酶 B）；多数 CD4 和 CD8 阴性；常表达 CD56，特别是皮下组织的病例。

分子遗传学：EBV 通常阴性。

临床特点：多见于成年男性，躯干和四肢好发；皮疹为 MF 样的斑块、结节，可发生溃疡。皮下组织侵犯的病例可伴噬血综合征。最近发现其中一种含大量亲表皮细胞（75% 以上的细胞）的亚型的预后比主要是真皮和皮下组织浸润的病例好。

鉴别诊断：
- 与皮下脂膜炎样 T 细胞淋巴瘤的鉴别依据临床特点和 γ/δ 表型；
- 与鼻型结外 NK/ T 细胞淋巴瘤的鉴别是后者为 EBV 阳性。

26.2.13　种痘水疱病样皮肤 T 细胞淋巴瘤（hydroa vacciniforme-like lymphoma）

2018 年 WHO 分类将该病和种痘水疱病一同归入种痘水疱病样（Hydroa vacciniforme，HV）淋巴细胞增生性疾病（HV-like lymphoproliferative disorder，HV-like LPD）。

组织病理特点：

- 血管和附属器周围浸润，浸润可稀疏可密集。有些只有少数反应性的淋巴细胞；有些则有不典型的大细胞，核不规则，有明显核仁，丰富的透明胞浆。
- 可有血管破坏性。
- 表皮可有海绵状水疱，但无亲表皮性。

分子遗传学： EBV 阳性（图 26.2.13-1）。

临床特点：（图 26.2.13-2）病人多为东亚、拉美和墨西哥儿童；皮疹类似于种痘水疱病，病人面部明显水肿，反复出现水疱、丘疹，之后结痂溃疡，愈合后有严重瘢痕和毁容；皮疹可出现于日晒和非日晒部位；常伴有发热、体重下降、肝脾大和淋巴结肿大等系统症状；常伴有严重蚊虫叮咬高敏性，预后很差。

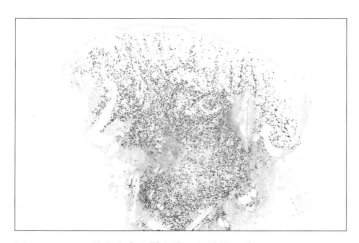

图 26.2.13-1　种痘水疱病样皮肤 T 细胞淋巴瘤
EBER 原位杂交阳性

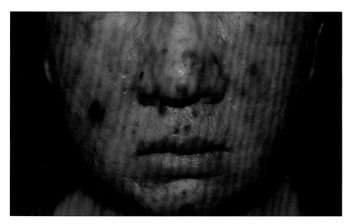

图 26.2.13-2　种痘水疱病样皮肤 T 细胞淋巴瘤

26.2.14　外周 T 细胞淋巴瘤，非特指（peripheral T-cell lymphoma，not otherwise specified）

此病是一些异质性的、无法被分类的淋巴结和结外 T 细胞淋巴瘤。当存在于皮肤时，一般预后较差。

26.2.15　皮肤 T 细胞假性淋巴瘤（cutaneous T-cell pseudolymphoma）

26.2.15.1　假性淋巴瘤样毛囊炎（pseudolymphomatous folliculitis）

组织病理特点： 为致密或弥漫的以毛囊为中心的浸润，含淋巴细胞、组织细胞、浆细胞等。淋巴细胞以小淋巴细胞为主，无明显异形性或亲表皮性（图 26.2.15-1、2）。

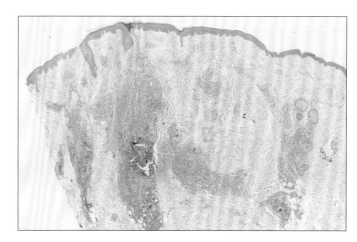

图 26.2.15-1　皮肤 T 细胞假性淋巴瘤毛囊炎
毛囊周围淋巴细胞为主的浸润

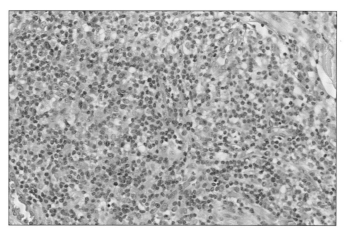

图 26.2.15-2　皮肤 T 细胞假性淋巴瘤毛囊炎
细胞以小淋巴细胞为主，无明显异形性

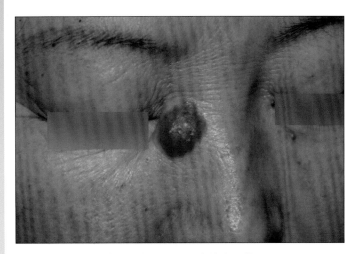

图 26.2.15-3　皮肤 T 细胞假性淋巴瘤单胞结节

免疫组化： 为 T 和 B 细胞混合的浸润。

临床特点：（图 26.2.15-3）头颈部的单个结节。

26.2.15.2　HIV 感染的不典型皮肤淋巴增生性疾病（atypical cutaneous lymphoproliferative disorder of HIV infection）

组织病理特点： 为血管和毛囊周围的淋巴细胞、嗜酸细胞和浆细胞浸润，不典型的淋巴细胞核大，不规则，可有亲表皮性和 Sézary 样细胞。

分子遗传学： TCR 基因重排阴性。

临床特点： 为广泛分布的瘙痒性丘疹、红斑和斑块。通常发生于免疫力严重低下的晚期 HIV 病人。

26.2.15.3　慢性光化性皮炎（chronic actinic dermatitis）

组织病理特点： 为慢性皮炎的表现，炎性浸润为淋巴细胞、组织细胞、嗜酸性粒细胞和浆细胞，有时可有不典型的深染的脑回样淋巴细胞和大间变细胞，类似皮肤 T 细胞淋巴瘤。

分子遗传学： TCR 基因重排通常为阴性。

临床特点： 此病又称光线性类网织细胞增生症；好发于中老年男性，常见于面部、后颈和手部等光暴露部位，可苔藓化，严重时可呈狮面。详见 7.4.4。

皮肤 B 细胞淋巴瘤

26.2.16　原发性皮肤边缘带 B 细胞淋巴瘤（primary cutaneous marginal zone B-cell lymphoma，PCMZL）

本病的浸润细胞由边缘带 B 细胞、淋巴浆细胞样细胞及浆细胞组成。

组织病理特点： 图 26.2.16-1、2、3、5

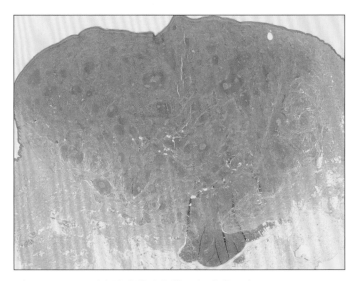

图 26.2.16-1　原发性皮肤边缘带 B 细胞淋巴瘤
真皮弥漫性淋巴细胞浸润，可见有生发中心的反应性淋巴滤泡

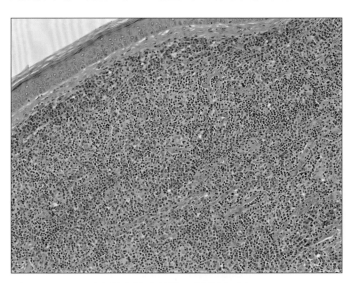

图 26.2.16-2　原发性皮肤边缘带 B 细胞淋巴瘤
浸润细胞由小淋巴细胞组成，伴散在的成熟浆细胞

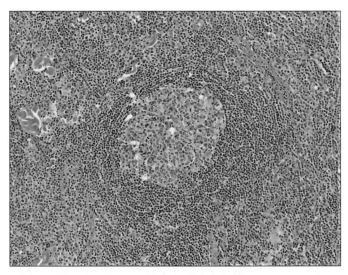

图 26.2.16-3　原发性皮肤边缘带 B 细胞淋巴瘤
肿瘤细胞围绕着残留的生发中心

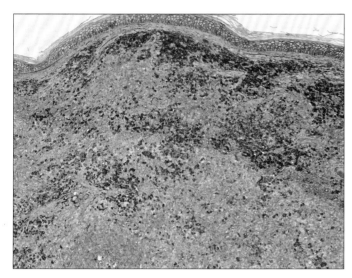

图 26.2.16-4　**原发性皮肤边缘带 B 细胞淋巴瘤**
表达 λ 轻链

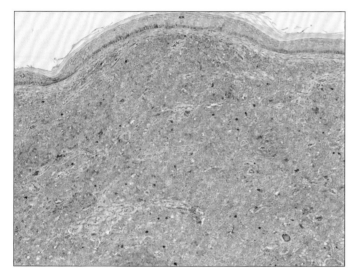

图 26.2.16-5　**原发性皮肤边缘带 B 细胞淋巴瘤**
不表达 λ 轻链

- 真皮结节状或弥漫的浸润，可延及皮下组织，有 Grenz 带，表皮不受累；
- 反应性的淋巴滤泡常见，含生发中心和胞浆淡染的边缘区细胞；
- 浸润细胞由小淋巴细胞组成，部分细胞核不规则，胞浆丰富，色淡；
- 常伴淋巴浆细胞样细胞和成熟浆细胞；
- 可见组织细胞、免疫母细胞、嗜酸性粒细胞等其他炎性细胞。

免疫组化：小淋巴细胞表达 CD20、PAX-5、CD79a 和 BCL-2；异常表达 CD43；CD10、CD23、BCL-6 和 cyclin D1 均为阴性；反应性的淋巴滤泡表达 CD10 和

BCL-6，但 BCL-2 阴性；浆细胞显示轻链限制性（图 26.2.16-4、5）。

分子遗传学：免疫球蛋白重链重排。

临床特点：图 26.2.16-6、7

占原发性皮肤淋巴瘤的 2% ~ 7%；好发于中年人，躯干（特别是背部）和上肢多见，临床上为单个或成簇的紫红色丘疹、结节或斑块，直径 1 ~ 10 cm；发展缓慢，部分皮疹可自行消失，侵犯至皮肤外部少见。

鉴别诊断：通常很难与皮肤 B 细胞淋巴样增生鉴别，两者均有反应性淋巴滤泡；支持 PCMZL 的发现有边缘区细胞聚集，成片的浆细胞，B 和 T 细胞比例大于 3 : 1，B 细胞异常表达 CD43，以及存在单一轻链的浆细胞样细胞。单克隆免疫球蛋白基因重排偶尔也可见于皮肤 B 细胞淋巴样增生。皮肤 B 细胞淋巴样增生有时可发展为淋巴瘤。

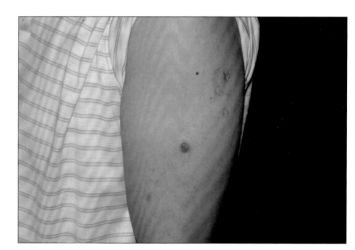

图 26.2.16-6　**原发性皮肤边缘带 B 细胞淋巴瘤**

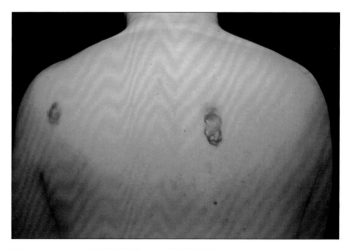

图 26.2.16-7　**皮肤边缘带 B 细胞淋巴瘤**

26.2.17　原发性皮肤滤泡中心细胞淋巴瘤（primary cutaneous follicle center lymphoma，PCFCL）

原发性皮肤滤泡中心细胞淋巴瘤是由滤泡中心 B 细胞肿瘤性增生形成的肿瘤。

组织病理特点：图 26.2.17-1、2、3

- 浸润分布在血管和附属器周围，也可真皮全层弥漫性分布。
- 多数病例（64%）无淋巴滤泡样结构；弥漫型由大的中心细胞及少量中心母细胞组成；有些病例为滤泡和弥漫混合型，滤泡多不完整，边缘带减少或消失，纯滤泡结构不常见。
- 浸润细胞为中等或大的中心细胞或中心母细胞。

- 中心细胞有角状和裂沟的细胞核，核仁不明显，胞浆少；中心母细胞有圆或椭圆核，空泡样染色质，1～3 个核仁，一小圈胞浆。
- 淋巴滤泡形态单一，少数 tingible 小体巨噬细胞；无亮暗带的分化；无边缘区。

免疫组化：CD20、CD79a 和 BCL-6 阳性；淋巴滤泡样结构明显的 PCFCL 可表达 CD10，但弥漫型多为阴性；BCL-2 阴性或弱阳性；CD5 和 cyclin D1 阴性；一般不表达 CD23、CD30、MUM1 或 FOXP1。如果 CD10 和 BCL-2 显示强阳性，需要怀疑皮肤继发的淋巴结滤泡淋巴瘤的可能性。

临床特点：最常见的原发性皮肤 B 细胞淋巴瘤；多见于中年男性，好发于头部和躯干；临床上为单发或局限型多发的斑块、结节或肿块；皮肤外侵犯少见；预

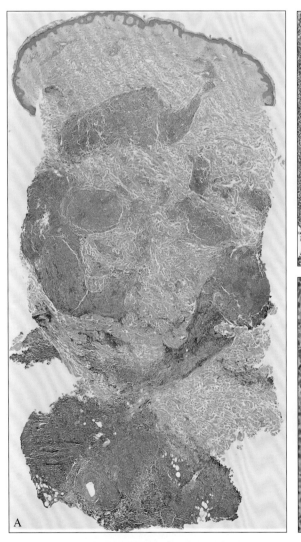
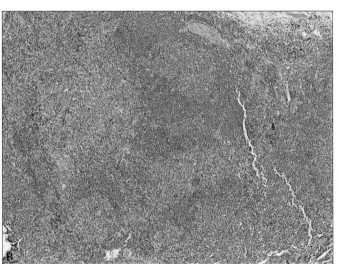
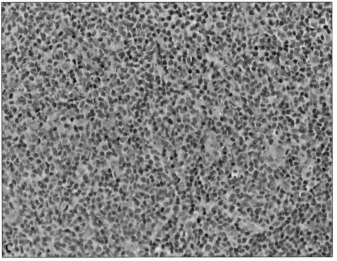

图 26.2.17-1　原发性皮肤滤泡中心细胞淋巴瘤

A-C. 真皮及皮下组织内结节状淋巴细胞浸润，可见淋巴滤泡样结构，淋巴滤泡内的肿瘤细胞为中等或大的中心细胞和中心母细胞，无明显 tingible 小体巨噬细胞

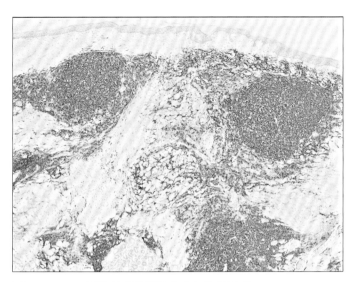

图 26.2.17-2　**原发性皮肤滤泡中心细胞淋巴瘤**
肿瘤细胞表达 CD20

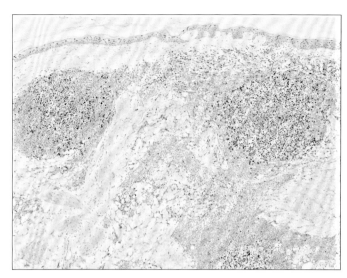

图 26.2.17-3　**原发性皮肤滤泡中心细胞淋巴瘤**
肿瘤细胞表达 BCL6

后好。

　　鉴别诊断：PCFCL 的淋巴滤泡为肿瘤性的，tingible 体巨噬细胞少，细胞单一，无亮暗带区分和边缘区，低 Ki-67 增长指数，可表达 BCL-2；这些特点不同于皮肤 B 细胞淋巴样增生和 PCMZL 中的反应性淋巴滤泡。PCFCL 滤泡间的肿瘤细胞可表达 BCL-6 和 CD10，但皮肤 B 细胞淋巴样增生和 PCMZL 的滤泡外 B 细胞为 CD10 阴性。

26.2.18　原发性皮肤弥漫大 B 细胞淋巴瘤，腿型（primary cutaneous diffuse large B-cell lymphoma，leg type；PCDLBCL-LT）

　　原发性皮肤弥漫大 B 细胞淋巴瘤，腿型是一个以滤泡中心母细胞及免疫母细胞克隆性增生为特征的疾病。

　　组织病理特点：图 26.2.18-1、2、3、4
- 真皮全层至皮下脂肪弥漫片状的单一性浸润；
- 附属器结构被破坏；

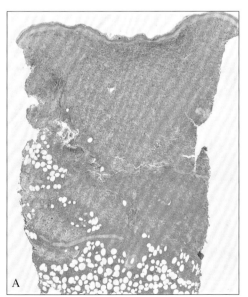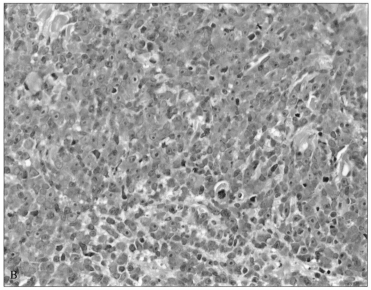

图 26.2.18-1　**原发性皮肤弥漫大 B 细胞淋巴瘤，腿型**
A，B．真皮全层至皮下脂肪弥漫片状的浸润，肿瘤由滤泡中心母细胞和免疫母细胞组成，核丝状分裂象常见

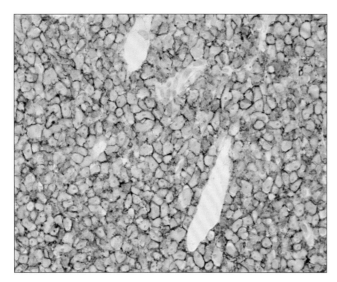

图 26.2.18-2　原发性皮肤弥漫大 B 细胞淋巴瘤，腿型
肿瘤细胞表达 CD20

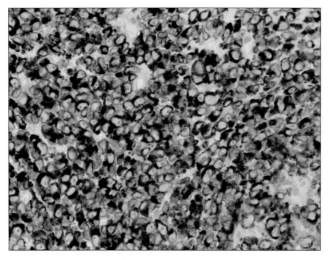

图 26.2.18-3　原发性皮肤弥漫大 B 细胞淋巴瘤，腿型
肿瘤细胞表达 BCL2

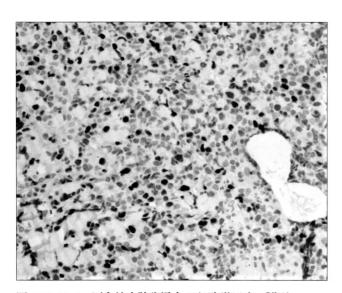

图 26.2.18-4　原发性皮肤弥漫大 B 细胞淋巴瘤，腿型
肿瘤细胞表达 MUM1

- 滤泡中心母细胞含圆形或椭圆空泡核，胞浆少，多个小核仁；免疫母细胞含大量嗜碱性胞浆，单个嗜酸性大核仁；
- 核丝分裂象常见。

免疫组化： 表达 CD20 和 CD79a；多数为 BCL-2、BCL-6、MUM1 和 FOXP1 阳性；CD10 为阴性。

临床特点：（图 26.2.18-5）占原发性皮肤 B 细胞淋巴瘤的 20%，好发于老年女性；皮疹为多发的暗红色结节、肿块或斑块等；约 10% ~ 15% 的病例发生于腿部以外的部位（躯干、上肢、头颈部）；多部位病变见于 5% ~ 20% 的病例；复发和皮外播散常见；5 年生存率为 74% 左右。

鉴别诊断： 要排除系统性弥漫大 B 细胞淋巴瘤。与 PCFCL 的鉴别根据细胞形态，BCL-2、MUM1、FOXP1 和 IgM 强阳性支持 PCDLBCL-LT 的诊断。

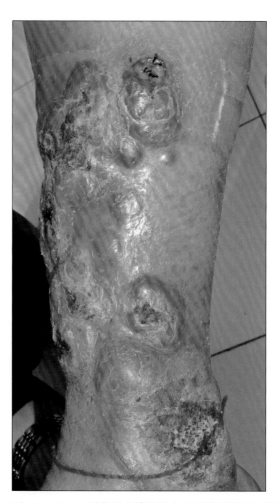

图 26.2.18-5　原发性皮肤弥漫大 B 细胞淋巴瘤，腿型
肿瘤细胞表达 MUM1

26.2.19　套细胞淋巴瘤（mantle cell lymphoma）

组织病理特点： 单一形态的真皮到皮下组织的血管周围、结节或弥漫性浸润；可为小、中、母细胞样的细胞。

免疫组化： 通常 CD5，CD43，cyclin D1，BCL-2 和 SOX11 阳性，BCL-6 和 CD10 阴性。

临床特点： 通常是淋巴结疾病，好发于老年男性；继发皮肤病变极少见；多表现为红色结节或肿块。

鉴别诊断： 需要与其他的 B 细胞淋巴瘤或者白血病相鉴别。滤泡性淋巴瘤和 PCFCL 均为 CD5-/CD10+；PCMZL 和 PCDLBCL-LT 均为 CD5-/CD10-；CLL/SLL 则是 CD5+CD23+/CD10-；以上这些淋巴瘤都是 cyclin D1 和 SOX11 阴性。

26.2.20　B 细胞慢性淋巴细胞白血病（B-cell chronic lymphocytic leukemia/small lymphocytic lymphoma，CLL/SLL）

组织病理特点： 图 26.2.20-1、2、3
- 真皮血管周围、结节、弥漫或带状的浸润，可沿及皮下组织；
- 肿瘤细胞为深染的小淋巴细胞，圆形核，核仁不明显；
- 瘤细胞可侵入和破坏皮肤附属器结构；
- 如果有大量的母细胞样的 B 细胞，应怀疑 Richer 综合征（大细胞淋巴瘤）。

免疫组化： CD5，CD20，CD23，CD43 和 BCL-2 阳性，CD10 和 BCL-6 阴性。

临床特点： 是西方国家最常见的白血病，中老年男性好发，通常为外周血、骨髓和淋巴结的浸润，1%～2% 的病例可有皮肤病变。皮疹好发于头面部、躯干上部和四肢，为丘疹、结节和斑块。有时肿瘤细胞可见于鳞状细胞癌和基底细胞癌部位或者既往疱疹病毒感染部位。皮肤的 CLL/SLL 对预后没有影响。

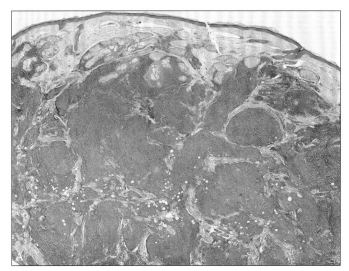

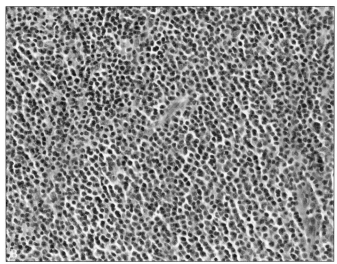

图 26.2.20-1　**B 细胞慢性淋巴细胞白血病**
A，B．真皮内结节状的均一小淋巴细胞浸润，核深染

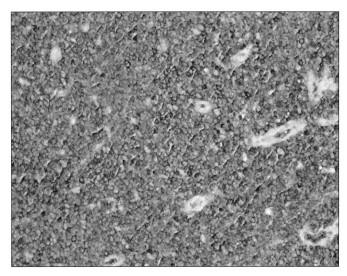

图 26.2.20-2　**B 细胞慢性淋巴细胞白血病**
淋巴细胞表达 CD43

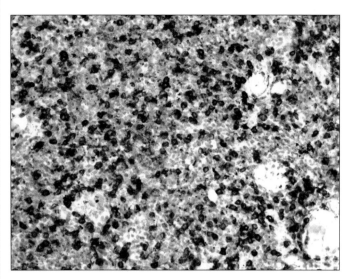

图 26.2.20-3　B 细胞慢性淋巴细胞白血病
淋巴细胞表达 CD5

26.2.21　淋巴瘤样肉芽肿病
（lymphomatoid granulomatosis）

组织病理特点：
- 表浅和深层血管和附属器周围的多形性淋巴细胞浸润；
- 有血管侵袭性和破坏性，血管壁有纤维素样坏死；
- 可见皮下脂肪坏死后形成的肉芽肿；
- 浸润成分主要为小淋巴细胞，不规则或略微增大的细胞核，无其他非典型性；
- 可见大的间变细胞，巨核细胞，浆细胞和组织细胞。

免疫组化： 大的间变细胞表达 CD20、CD79a 和 CD30；CD15 和 CD56 均为阴性；背景为反应性的 CD3 阳性 T 细胞；侵犯血管的细胞多为反应性的 CD4 阳性 T 细胞。

分子遗传学： 有些病例为 EBV 阳性；和肺部病变相比，皮肤病变比较难检测到 EBV。

临床特点： 为 EBV 相关的 B 细胞增生性疾病；少见，好发于 40 ~ 60 岁男性；主要为肺部疾病，25% ~ 50% 的病人皮肤可受累；皮疹为多发的丘疹或结节，位于躯干和四肢，皮肤病变通常伴发肺部表现。

26.2.22　皮肤浆细胞瘤（cutaneous plasmacytoma）

有多发性骨髓瘤转移到皮肤上的多发性浆细胞瘤（multiple plasmacytoma）及不伴骨髓瘤的原发皮肤浆细胞瘤（primary cutaneous plasmacytoma）。它们都表现为皮肤上的结节或肿块。在多发性浆细胞瘤时皮损多发，可有溃疡、出血。在原发性皮肤浆细胞瘤时皮损常单发。这两个病组织学改变的基本结构型式是相同的。

组织病理特点：
- 真皮内致密浆细胞浸润，常侵入皮下组织；
- 浆细胞有明显的非典型性，大小、形状不一，核形态不规整，有不典型的丝状分裂象及多核细胞；
- 原发性皮肤浆细胞瘤的瘤细胞分化较好，核的非典型性也不及多发性浆细胞瘤时突出。此外，多发性浆细胞瘤时常见不典型的浆细胞存在于胶原束内，呈列阵哨兵式；而原发性皮肤浆细胞瘤时为群集浆细胞的团块。

免疫组化： CD38、CD79a 和 CD138 阳性，通常 CD20 阴性，表达单一型的免疫球蛋白轻链。

临床特点： 好发于中老年男性；常见部位为面部、躯干、四肢和头部等；皮疹为单个或多个红色到紫色的结节或斑块。

26.2.23　血管内大 B 细胞淋巴瘤
（intravascular large B-cell lymphoma）

组织病理特点：
- 血管管腔内肿瘤细胞的增生；
- 肿瘤细胞核大，胞浆少，空泡状细胞核，核仁突出，有丝分裂象明显；偶尔肿瘤细胞可为小细胞或不规则的核膜；
- 血管堵塞常见。

免疫组化： 表达 CD19、CD20 和 CD79a；BCL-2 阳性。

分子遗传学： 无 t（14；18）易位；有免疫球蛋白基因单克隆重组。

临床特点： 是非常少见的淋巴瘤，中枢神经和皮肤是最常见的发病部位；好发于老年人；根据发病地域的不同分为西方国家和亚洲两个亚型；皮疹为上肢、大腿、躯干和面部的紫红斑块、结节。该病为侵袭性疾病，仅有皮肤病变的，特别是单个皮疹的病人预后相对较好。

26.2.24　浆母细胞淋巴瘤（plasma-blastic lymphoma）

组织病理特点： 片状分布的浆母细胞，细胞圆形，核偏心，丰富的嗜碱性胞浆，核周晕，有丝分裂象频繁。

免疫组化： 表达 CD138、CD79a、CD38 和 IRF4/MUM1；CD20 和 PAX5 阴性；Ki-67 指数大于 90%。

分子遗传学：多数 EBV 阳性；有免疫球蛋白重链基因克隆重组。

临床特点：常见于 HIV 阳性病人，多数病例为结外病变，好发部位为口腔、胃肠道和皮肤。皮疹为单个或成簇的红紫色结节；预后不好。

26.2.25　霍奇金淋巴瘤皮肤表现（cutaneous manifestation of Hodgkin lymphoma）

目前认为本病系原发于淋巴结的恶性肿瘤，很可能源于 B 细胞。

组织病理特点：图 26.2.25-1、2

- 真皮深层结节或弥漫样浸润，可达到皮下组织。
- 可见不典型单核、双核或多核的 Reed-Sternberg 细胞。前者核大，有明显的核仁；典型的 Reed-Sternberg 细胞胞浆丰富，核呈双叶或多叶状，常见一个两叶核并列，似镜影，故又名镜影细胞；细胞具有大的核仁，周围有一透明区。
- Reed-Sternberg 细胞仅为炎性浸润成分中的少数，背景中伴有淋巴细胞、中性粒细胞、嗜酸性细胞及浆细胞等。

免疫组化：Reed-Sternberg 细胞为 CD30 阳性，多

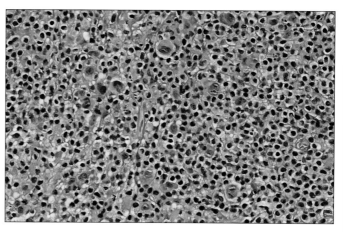

图 26.2.25-2　**霍奇金淋巴瘤皮肤表现**
浸润细胞内可见 Reed-Sternberg 细胞

数表达 CD15；CD45 为阴性。

临床特点：病人有外周淋巴结（颈侧、腋窝和腹股沟）无痛性肿大和间歇发热。皮肤表现绝大部分是非特异性的，为全身皮肤较为剧烈的瘙痒，有抓痕甚至表皮剥脱，病程长者皮肤增厚，呈苔藓样改变。特异性皮疹很少见，多出现于晚期病人，表现为躯干的红棕色结节、斑块。有霍奇金病皮肤病变的病人一般预后不好。

26.2.26　甲氨蝶呤和其他非移植医源性淋巴增生性疾病（methotrexate and other non-transplant iatrogenic-associated lymphoproliferative disorders，MALD）

组织病理特点：类似于 CD30+ 大 B 细胞淋巴瘤，可有血管中心性；其他病例则为多形性浸润，含不同数量的母细胞，包括 Reed-Sternberg 细胞和大量的 T 细胞。

分子遗传学：EBV 可阳性；可有 B 细胞单克隆重组。

临床特点：多数 MALD 为风湿性关节炎接受免疫抑制剂甲氨蝶呤治疗的病人，多数病例表现为弥漫性大 B 细胞淋巴瘤和霍奇金淋巴瘤。

26.2.27　皮肤移植后淋巴增生性疾病（cutaneous post-transplant lymphoproliferative disorders，PTLD）

组织病理特点：

- 早期病变为浆细胞增生，伴有成熟淋巴细胞和少数免疫母细胞，EBV 阳性，但无克隆性重组。

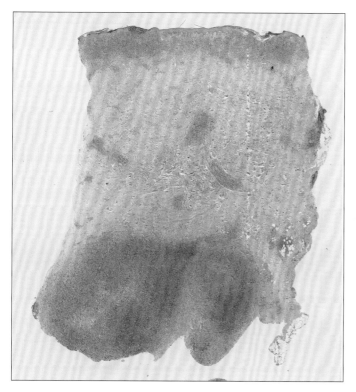

图 26.2.25-1　**霍奇金淋巴瘤皮肤表现**
真皮深层结节样浸润，达皮下组织

- 多形性 PTLD 为真皮和皮下组织的浸润，含成熟浆细胞、免疫母细胞、小或中等大小的不规则淋巴细胞；EBV 阳性，有 B 细胞免疫球蛋白重链克隆重排。
- 单一形 PTLD 包括 B 和 T/NK 淋巴瘤，发生于免疫力正常的病人。

临床特点： 极其少见，仅有不多于 30 例报道；皮疹为发生于四肢、躯干或面部的单个或多个丘疹、结节或斑块；皮肤 PTLD 的病人预后较好。

26.2.28　EBV 阳性黏膜皮肤溃疡（epstein-barr virus-positive mucocutaneous ulcer）

组织病理特点： 表浅和界限清楚的溃疡，溃疡底部有多形性浸润，含数量不等的免疫母细胞和不典型的 Reed-Sternburg 样细胞，另外还有小淋巴细胞、浆细胞、组织细胞和嗜酸性粒细胞。浸润的底部边缘由一圈小淋巴细胞组成。很多病例有血管栓塞和坏死。

免疫组化： 免疫母细胞和 Reed-Sternburg 样细胞是 CD30 和 EBV 阳性的 B 细胞，通常表达 PAX5 和 MUM1，但 CD20 表达下调。

分子遗传学： 约 50% 病例有单克隆免疫球蛋白基因重组。

临床特点： 通常见于医源性免疫抑制（自身免疫病或器官移植）病人，也可见于健康的老年人；发生于自身免疫病人的病例与甲氨蝶呤用药有关。2018 年 WHO 分类将该病列入暂时病种。病变通常为皮肤或黏膜的单个、界限清楚的溃疡；口咽部黏膜为最常见部位，皮肤病变多见于口周。该病为隐袭性病程，病变常自行消退，多数病人无复发。

26.2.29　皮肤 B 细胞假性淋巴瘤（cutaneous B-cell pseudolymphoma）

26.2.29.1　皮肤 B 细胞淋巴样增生（cutaneous B-cell lymphoid hyperplasia）

组织病理特点： 图 26.2.29.1-1

- 真皮内致密结节状或弥漫性以淋巴细胞为主的浸润，还可见嗜酸性细胞、中性粒细胞和浆细胞等的浸润；
- 淋巴细胞形状大小较为一致，均为小淋巴细胞，无核的非典型性；

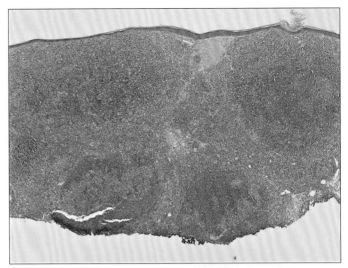

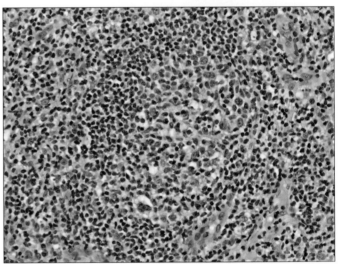

图 26.2.29.1-1　皮肤 B 细胞淋巴样增生
真皮内结节状的淋巴细胞浸润，可见生发中心，内有 Tingible 小体巨噬细胞

- 病变以真皮为主，通常上半部浸润密集（top heavy），但也可延及真皮深层或皮下组织；
- 可见生发中心，其中有吞噬核尘的巨噬细胞，称 Tingible 小体巨噬细胞；反应性生发中心有较高的增生率（proliferative index）；
- 表皮正常，偶可增生或萎缩；通常有 Grenz 带。

免疫组化： 浸润细胞有 T 淋巴细胞、B 淋巴细胞和组织细胞等多种细胞成分，但无 B 细胞或浆细胞的优势克隆性增生；反应性生发中心的 B 细胞表达 CD10 和 BCL-6，但不表达 BCL-2；生发中心之间为 T 细胞和少数 B 细胞。

临床特点： 单发或多发性结节或斑块，色淡红、棕红色，常呈半球形隆起皮肤表面，大小 0.5 ~ 2.0 cm，表面平滑，无鳞屑结痂，不出现溃疡，一般无明显自觉症状或仅感轻度瘙痒，好发于头面部（图26.2.29.1-2）。患者全身淋巴结不肿大，一般情况好。诱发因素可为虫咬、创伤等。

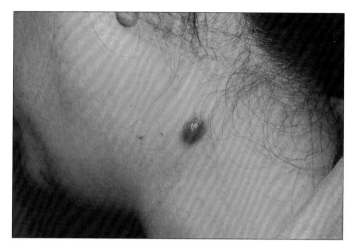

图 26.2.29.1-2　**皮肤 B 细胞淋巴样增生**

鉴别诊断：应与 B 细胞淋巴瘤相鉴别。前提是活检标本的取材要好，要足够深。取标本时切忌用镊子挤压，因为淋巴细胞十分娇嫩，一挤压细胞形态就变形了，不好判断。此外，标本最好用刀切，不用环钻。

鉴别要点：

- 结构型式上，B 细胞淋巴瘤的瘤体较深，下部更密集（bottom heavy），而假性淋巴瘤的浸润一般以真皮上部为主（top heavy）。
- B 细胞淋巴瘤（如皮肤滤泡中心淋巴瘤）的瘤细胞为形态单一的淋巴细胞，而假性淋巴瘤为混合类型细胞浸润，除淋巴细胞外，还有嗜酸性细胞、浆细胞及组织细胞等；肿瘤性生发中心含较少的 tingible 小体巨噬细胞和核丝分裂象、及较低的增生率。
- 从细胞学特点上，B 细胞淋巴瘤的瘤细胞有非典型性，而假性淋巴瘤的细胞主要是小淋巴细胞，无非典型性。

部分早期 B 细胞淋巴瘤难以与假性淋巴瘤鉴别，因此，诊断了假性淋巴瘤的病例仍然需要定期随访。

26.2.29.2　皮肤和系统性浆细胞增多症（cutaneous and systemic plasmacytosis）

组织病理特点：

真皮下血管和附属器周围的成熟浆细胞浸润，可延及皮下组织。无核非典型性或有丝分裂象。可有少量的淋巴细胞和组织细胞；浆细胞免疫组化为多克隆；

HHV8 为阴性。

临床特点：少见，多发于亚裔病人，特别是日本人。三联征由皮肤病变，表浅淋巴结肿大和多克隆高丙种球蛋白血症组成。男性居多，皮疹为广泛分布的红棕色丘疹、结节或斑块，伴瘙痒，躯干好发。需排除骨髓瘤。预后较好。

鉴别诊断：

- 多中心型 Castleman 病偶尔会累及皮肤，但通常 HHV8 阳性。
- 多发性浆细胞瘤（multiple plasmacytoma）、原发性皮肤浆细胞瘤（cutaneous plasmacytoma）和皮肤边缘区淋巴瘤（cutaneous marginal zone lymphoma）可见非典型性，均为单克隆的。
- 梅毒、莱姆病和结缔组织病等可有浆细胞浸润，但数量相对较少。

26.2.29.3　IgG4 相关疾病（IgG4-related disease）

可能是一种自身免疫疾病。

组织病理特点：

- 真皮或皮下结节样的密集的淋巴浆细胞样浸润，通常有生发中心和嗜酸性粒细胞，伴纤维化和闭塞性静脉炎；
- 浆细胞为多克隆，多表达 IgG4；IgG4/IgG 比例＞40%。

临床特点：诊断标准为存在具特征性病理变化的肿瘤或水肿，增高的血清 IgG4，一个或多个器官受累；好发于中老年人；常见部位为胰腺（IgG4-related pancreatitis）及唾液腺等；皮肤病变少见，可伴皮外疾病；通常为红色斑块或皮下结节；头颈部好发，特别是耳部、耳后和颌下腺周围的皮肤。早期皮疹对皮质激素反应良好，纤维化后则需手术治疗。

鉴别诊断：原发皮肤边缘区淋巴瘤（primary cutaneous marginal zone lymphoma）可有 IgG4 阳性的浆细胞，但为单克隆的。

26.2.29.4　皮肤炎性假瘤（inflammatory pseudotumor of the skin）

组织病理特点：

- 一种为浆细胞肉芽肿样病变；多为界限清楚的真皮和皮下结节，由淋巴细胞、淋巴浆细胞样细胞和浆细胞组成；背景为增厚的透明样变性的胶原束，常围绕血管周围呈洋葱皮样排列。
- 另一种为界限不清的密集炎性细胞浸润，伴有明显的真皮梭形细胞增生，同时有增厚的透明样变性的胶原束。

- 浸润细胞为 B 细胞、小的 T 细胞及成熟的浆细胞；EBV 和 HHV8 为阴性；无 B 细胞克隆性；梭形细胞为肌成纤维细胞；

临床特点： 少见，孤立性生长缓慢的结节，多为 1 ~ 3 cm，良性病程，切除后无复发。

（马玲蕾　汪　旸）

27

皮肤转移癌、皮肤白血病及肥大细胞增生症

27.1 皮肤转移癌

皮肤转移癌（metastatic skin cancers）指原发于皮肤之外的恶性肿瘤通过血管、淋巴管转移，或直接蔓延至皮肤形成的病灶。转移癌大多来源于内脏，但皮肤肿瘤如恶性黑素瘤有时也可转移至局部和远处皮肤。本章重点介绍原发于内脏、相对常见的皮肤转移癌。

转移癌种类繁多，临床表现多样。一般以老年人为主。常见部位包括头皮、面、颈、躯干，四肢相对少见。转移癌通常保持其原发肿瘤的组织病理特点。由于转移癌一般发生在晚期，患者大多已有明确的病史。但如果病史不详，或者转移癌为临床首发症状时，病理诊断的难度和重要性都大大增加。如果转移癌被误诊为皮肤原发肿瘤，可能延误治疗；反之，如果皮肤原发肿瘤被误诊为转移癌，则可能带来不必要的手术和化疗。当在皮肤活检中发现少见肿瘤，不是鳞状细胞癌、基底细胞癌或黑素瘤时，应考虑排除转移癌。来自内脏的转移癌大多为腺癌，需要和皮肤附属器、尤其是汗腺来源的肿瘤相鉴别。

转移癌共有的组织组织病理特点：

- 肿瘤细胞侵犯真皮和皮下组织，边界不清，有时呈多个病灶。
- 结构上，高分化腺癌多呈腺样、导管样、或乳头瘤样生长；低分化腺癌常形成实心无管腔的细胞团块、索条或以单个细胞成列散布于真皮胶原间。
- 周围基质可呈纤维硬化反应。
- 常见坏死、丝状分裂象、核异形性等恶性肿瘤的特点。
- 血管、淋巴管内，神经周有时可见侵袭的肿瘤细胞。
- 一般不和表皮相连。

27.1.1 乳腺癌（breast carcinoma）皮肤转移

乳腺癌可直接延伸至胸壁皮肤，也可经淋巴或血行转移至皮肤，这两种情况一般可以通过大体标本及影像学特点加以区分。乳腺癌的常见亚型包括管状癌和叶状癌。

组织病理特点：图 27.1.1-1、2、3、4、5、6、7、8、9、10、11

- 管状癌的肿瘤细胞以腺样、巢样或单个细胞的形式在真皮胶原纤维间浸润；细胞异形性不等；分化度

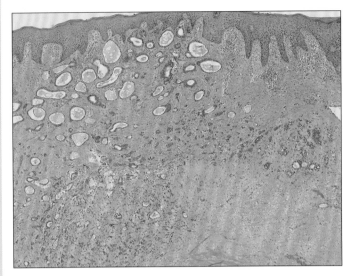

图 27.1.1-1　乳腺管状癌
高分化区（上部）肿瘤细胞形成腺样结构，低分化区（中下部）形成实心团巢、索条、或单个细胞

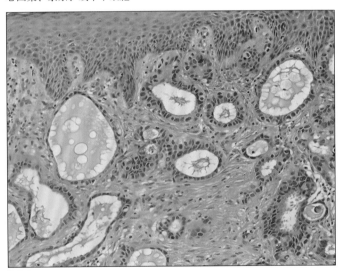

图 27.1.1-2　乳腺管状癌
肿瘤细胞异形性不等

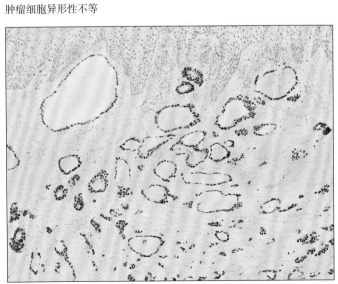

图 27.1.1-3　乳腺管状癌
GATA-3 核染色阳性，有助于和其他器官的腺癌鉴别

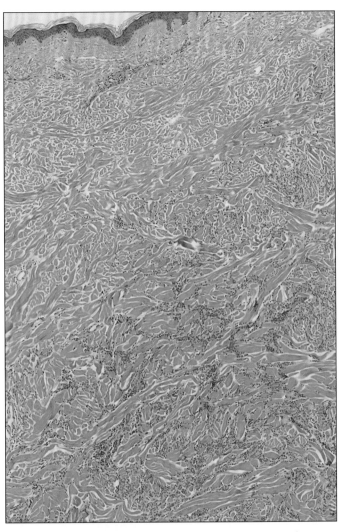

图 27.1.1-4　乳腺叶状癌
细胞小而分散，不形成特殊结构，低倍镜下类似炎症改变

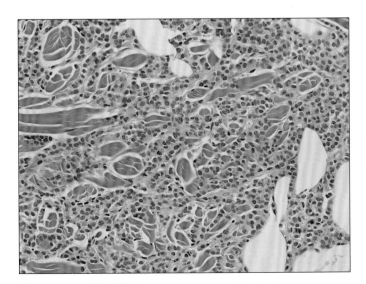

图 27.1.1-5　乳腺叶状癌
密度高时肿瘤细胞成片

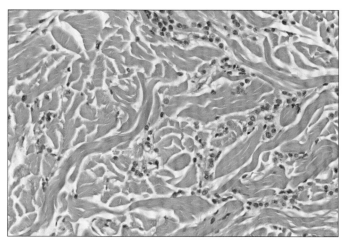

图 27.1.1-6　乳腺叶状癌
单个细胞排列成行，无明显异形性

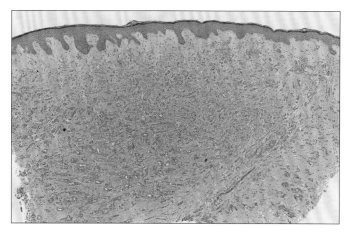

图 27.1.1-9　乳腺癌皮肤转移
真皮全层胶原束间密集的肿瘤细胞浸润，表皮无受累

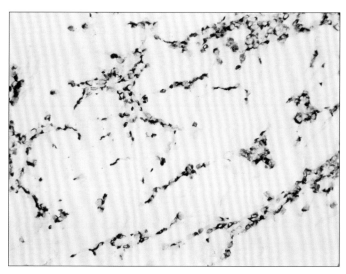

图 27.1.1-7　乳腺叶状癌
AE1/AE3 等角蛋白染色可帮助确定病变为上皮来源的癌

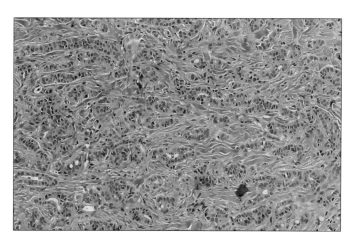

图 27.1.1-10　乳腺癌皮肤转移
胶原束间浸润细胞排列成索条状，部分形成腺腔样结构

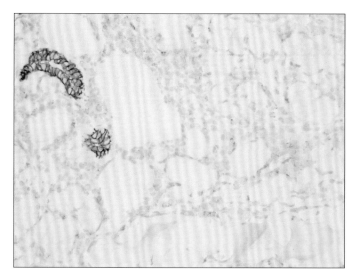

图 27.1.1-8　乳腺叶状癌
E-cadherin 染色阴性支持叶状癌诊断，左侧正常汗腺作为阳性对照

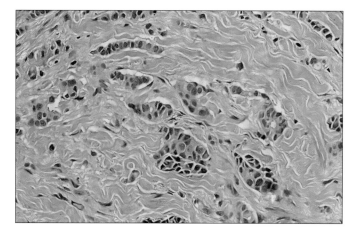

图 27.1.1-11　乳腺癌皮肤转移
淋巴管内可见成索的肿瘤细胞团块

高低不等，高分化者往往形成明显管腔。

- 叶状癌的肿瘤细胞常排列成行、成片，不形成管腔；细胞异形性一般较低；当肿瘤细胞密度较低的时候，低倍镜下可能误诊为肉芽肿等炎症性疾病。

免疫组化：

- 常用的乳腺癌标记包括 CK7、GATA3、Mammaglobin，另外多数病例 estrogen receptor（ER）阳性。应注意这些标记并不具备特异性，比如汗腺肿瘤和肺癌一般 CK7 阳性，皮肤鳞状细胞癌 GATA3 阳性，皮肤原发黏液样癌 ER 阳性。
- p63 染色阴性；由于汗腺肿瘤至少会有局部 p63 阳性，该标记对区别原发汗腺肿瘤和皮肤转移癌有很大价值。
- E-cadherin 在管状癌中细胞膜染色阳性，在叶状癌中阴性。

临床特点：图 27.1.1-12、13、14

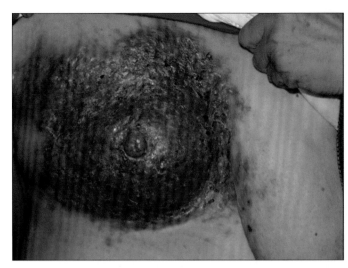

图 27.1.1-14　乳腺癌皮肤转移
形成盔甲样（盔甲癌）

皮肤表面单个或多个结节，可发生溃疡，有时转移瘤成斑块状固定于皮肤内，似盔甲又名盔甲癌。炎症样乳腺癌指皮肤呈橘皮样改变，并且活检可见癌细胞侵犯真皮淋巴管的病例。

27.1.2　肺癌（lung carcinoma）皮肤转移

肺癌的常见病理类型包括小细胞癌、鳞癌和腺癌。肺小细胞癌旧称燕麦细胞癌，属于神经内分泌肿瘤，早期就易发生转移。肺腺癌和鳞癌的皮肤转移较少见，只发生在肿瘤晚期。

组织病理特点：图 27.1.2-1、2、3、4

- 肺小细胞癌具有低分化神经内分泌肿瘤的特点，核

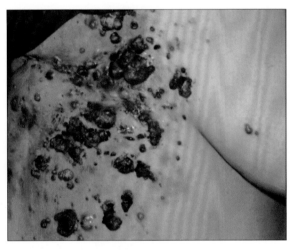

图 27.1.1-12　乳腺癌皮肤转移
乳腺癌手术部位出现多发结节

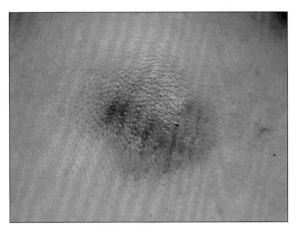

图 27.1.1-13　乳腺癌皮肤转移
背部浸润性的暗红色斑块

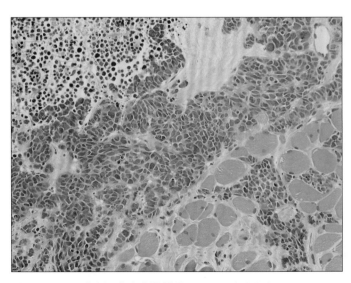

图 27.1.2-1　肺小细胞癌皮肤转移
转移至皮肤和骨骼肌，细胞异形性高，核拥挤，分裂象多，常见坏死

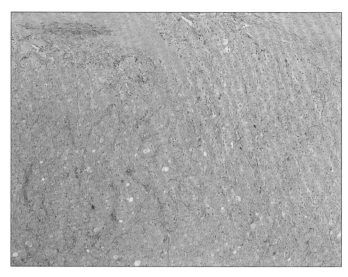

图 27.1.2-2　肺腺癌皮肤转移
分化度低的病例，肿瘤细胞形成实性团块浸润真皮

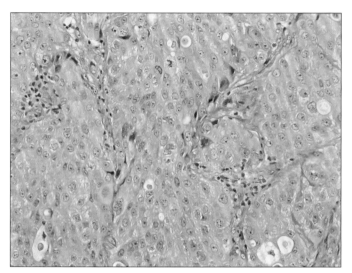

图 27.1.2-3　肺腺癌皮肤转移
细胞异形性高，低分化病例往往需要免疫组化以帮助和低分化鳞癌鉴别

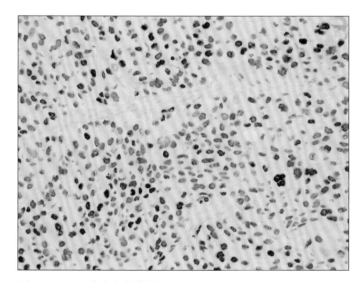

图 27.1.2-4　肺腺癌皮肤转移
TTF-1 染色阳性支持肺腺癌

深染，致密拥挤，染色质呈细小颗粒样，核仁不明显，分裂象多，几乎没有胞浆；这些特点和皮肤 Merkel 细胞癌类似，二者均属于神经内分泌肿瘤，鉴别诊断除结合病史外，免疫组化也很有帮助。

- 肺腺癌的组织形态取决于其分化度；高分化者肿瘤细胞形成腺样结构，有管腔；低分化者多为实性细胞团块，无管腔，细胞异形性高。
- 肺鳞癌的组织学特点和皮肤鳞癌类似，但位置更深和表皮不相连；分化度低、无角质化的鳞癌需要借助免疫组化来证实其细胞分化。

免疫组化

- 肺小细胞癌表达神经内分泌标记物如 Chromogranin、Synaptophysin、CD56，以及肺组织标记物 TTF1。与皮肤 Merkel 细胞癌的鉴别可以联合使用 CK20（肺小细胞癌阴性，Merkel 细胞癌阳性）、TTF1（肺小细胞癌阳性，Merkel 细胞癌阴性）。应注意少数 Merkel 细胞癌，尤其是那些 Merkel polyoma virus 阴性的病例，CK20 可以阴性；
- 肺腺癌：CK7，TTF1 阳性；应注意甲状腺癌 TTF1 也阳性；
- 肺鳞癌：p63 阳性（皮肤鳞癌亦阳性），GATA3 一般阴性（皮肤鳞癌阳性）。

27.1.3　肾细胞癌（renal cell carcinoma）皮肤转移

最常见的病理亚型为肾透明细胞癌，较易发生皮肤转移，尤其是头皮（图 27.1.3-1、2）。临床图 27.1.3-1 患者在 20 年前有肾癌手术切除的病史。个别情况下，

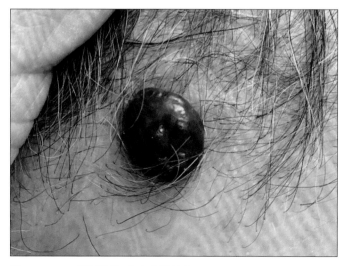

图 27.1.3-1　肾透明细胞癌皮肤转移

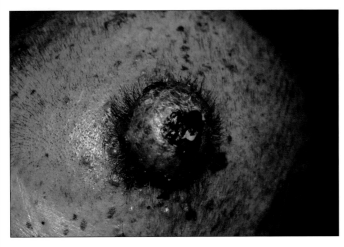

图 27.1.3-2   **肾透明细胞癌皮肤转移**

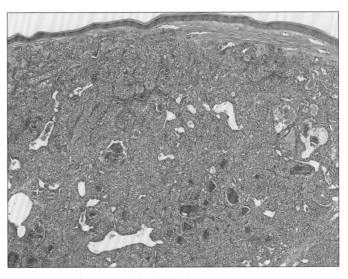

图 27.1.3-4   **肾透明细胞癌皮肤转移**
细胞核小，异形性低，分裂象少，胞浆透明

皮肤转移为其临床首发症状，如临床图 27.1.3-2 患者，通过病理及免疫组化才明确性质。

　　组织病理特点：图 27.1.3-3、4、5、6
- 肿瘤细胞形成致密的小细胞团，之间有丰富的毛细血管；
- 细胞核小，异形性一般较低或不明显，胞浆透明；
- 由于异形性低，需要和良性皮肤肿瘤如透明细胞汗腺瘤鉴别；后者边界规整，不呈浸润性生长，细胞形成大的团块。

　　免疫组化

　　阳性标记包括 RCC、PAX8、CA9；p63 染色阴性，有助于和皮肤原发肿瘤鉴别。

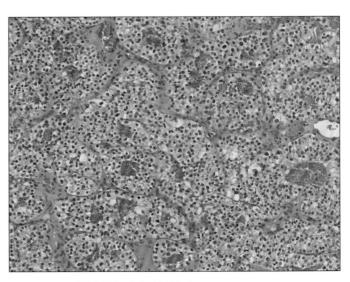

图 27.1.3-5   **肾透明细胞癌皮肤转移**

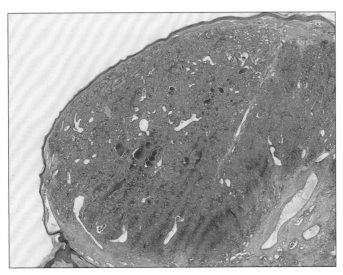

图 27.1.3-3   **肾透明细胞癌皮肤转移**
上皮样的肿瘤细胞致密成团，细胞团之间毛细血管丰富

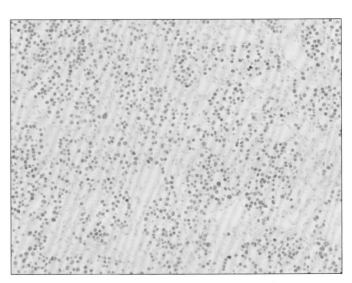

图 27.1.3-6   **肾透明细胞癌皮肤转移**
PAX-8 核染色阳性，有助于鉴别皮肤原发肿瘤

27.1.4　胃肠道癌（gastrointestinal carcinoma）皮肤转移

　　包括胃癌、结肠癌、胰腺癌、胆管癌等。它们都属于腺癌，在组织形态上有一定交叉，诊断需要结合病史，影像学和内窥镜检查，免疫组化亦很有帮助。皮肤转移一般发生在晚期。

　　组织病理特点： 图 27.1.4-1、2、3、4、5、6、7、8、9、10、11、12、13

- 中、高度分化的肿瘤细胞一般形成腺体结构；低分化者常以实性生长；细胞异形性高低不等；
- 结肠癌的腺腔内常有显微坏死，可作为诊断线索；
- 印戒细胞癌（signet-ring cell carcinoma）是胃肠道癌一种特殊的低分化亚型，肿瘤细胞呈单个细胞，不形成腺体结构，胞浆内含大量黏蛋白，细胞核被挤压至一边，形状类似印戒而得名。

　　免疫组化

- 胃癌 CDX2、CK7 阳性、CK20 阴性；
- 胰腺癌通常 SMAD4 阳性；

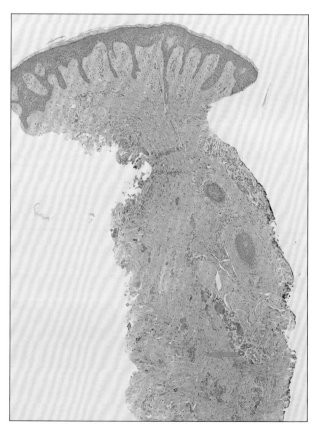

图 27.1.4-1　**胃癌皮肤转移（印戒细胞癌）**
肿瘤细胞（绿色箭头）有时数量很少，易被忽略；该病例为胃癌转移至腰部皮肤，病变呈大片粉红色皮疹，类似蜂窝织炎，没有形成结节肿块

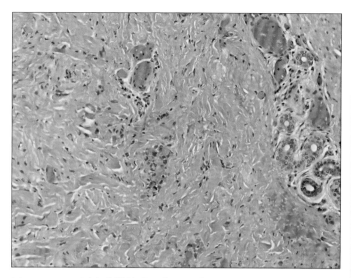

图 27.1.4-2　**胃癌皮肤转移（印戒细胞癌）**
肿瘤细胞呈单个细胞，核小，异形性不明显

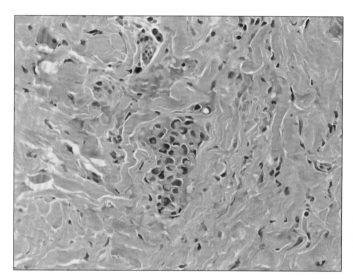

图 27.1.4-3　**胃癌皮肤转移（印戒细胞癌）**
高倍镜下（40x）可见胞浆内黏蛋白挤压细胞核

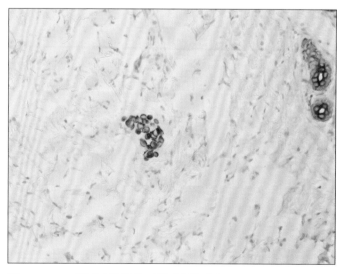

图 27.1.4-4　**胃癌皮肤转移（印戒细胞癌）**
AE1/AE3 染色有助于排除组织细胞，进一步证实诊断

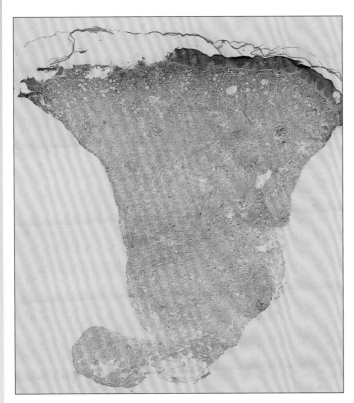

图 27.1.4-5 胃癌皮肤转移

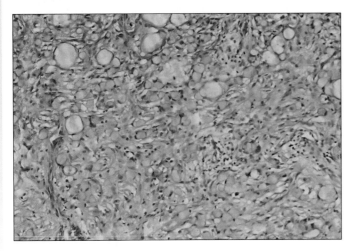

图 27.1.4-6 胃癌皮肤转移
示印戒细胞

- 胆管癌通常 CK19 阳性；
- 结肠癌 CDX2、CK20 阳性；CK7 阴性。

临床特点：图 27.1.4-14、15

- 为单发或多发的皮肤结节，无自觉症状。曾有恶性肿瘤的患者，术后若不明原因出现皮肤结节，需作病理检查，并作组化以明确肿瘤的来源。病理 27.1.4-5、6、7 取材自一位 56 岁的女性，6 年前因胃癌以手术切除。近半年来在前额、左上胸及上背

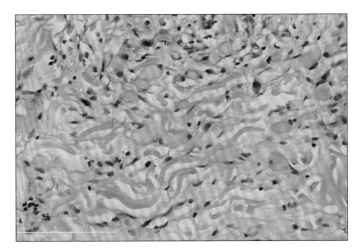

图 27.1.4-7 胃癌皮肤转移
示印戒细胞

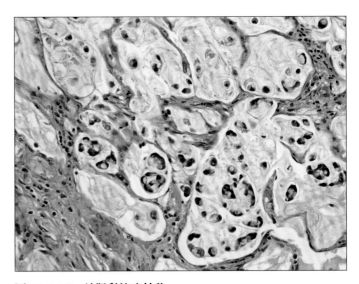

图 27.1.4-8 结肠黏液癌转移
肿瘤基质内形成黏液池，内有漂浮的肿瘤细胞

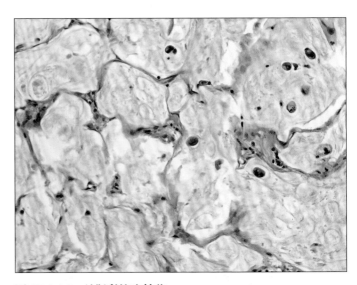

图 27.1.4-9 结肠黏液癌转移
有时肿瘤细胞数量很少，甚至难以找到

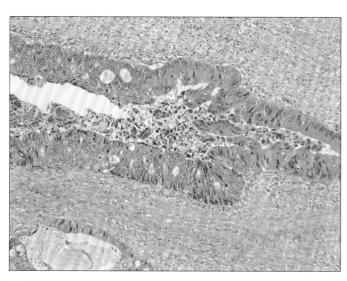

图 27.1.4-10 **结肠癌**
该病例为中度分化，肿瘤细胞呈腺样生长，内有坏死

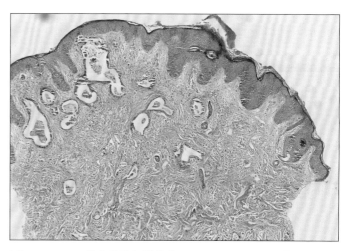

图 27.1.4-12 **结节性脐部转移癌（Mary Joseph 小结节）**

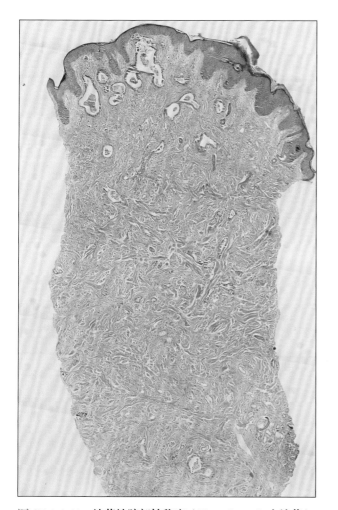

图 27.1.4-11 **结节性脐部转移癌（Mary Joseph 小结节）**

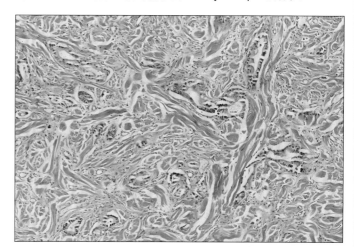

图 27.1.4-13 **结节性脐部转移癌**

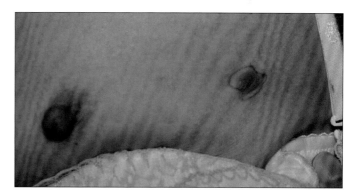

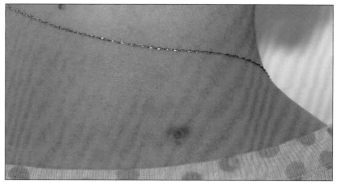

图 27.1.4-14 **胃癌皮肤转移**

部出现数个结节（图 27.1.4-14）。病理及组化证实为胃癌转移。病理 27.1.4-11、12、13 取材自 44 岁男性，因脐部皮疹三月余就诊。患者近一年余有反

复左上腹部不适、厌食、消瘦明显。病理证实为结节性脐部转移性癌（原发肿瘤在消化道），又称 Mary Joseph 小结节图 27.1.4-15。

性损害等，也可由白血病细胞特异性浸润到皮肤，表现为暗红色、棕红色或紫红色的浸润性斑块及结节，皮损质较硬，有的可破溃。皮损可累及任何部位，初起少，以后可渐增多，全身散在。

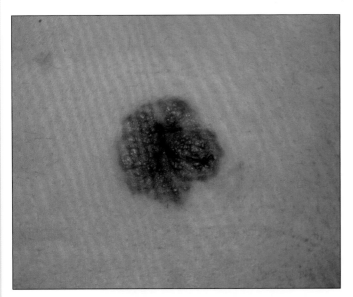

图 27.1.4-15　结节性脐部转移癌（Mary Joseph 小结节）

27.2　皮肤白血病浸润和前体细胞肿瘤

27.2.1　皮肤白血病浸润（cutaneous leukemia infiltrates）

皮肤白血病浸润指白血病细胞侵犯皮肤组织形成特异性皮肤表现，尽管不同白血病细胞形态不同，但浸润方式有类似特点。

组织病理特点：图 27.2.1-1、2、3、4
- 真皮及皮下组织内弥漫或结节状瘤细胞浸润，血管腔内可见到异形的白血病细胞；
- 浸润与表皮间常有一无浸润带；表皮一般不受侵；
- 特征之一是瘤细胞排列于胶原束之间和皮下脂肪小叶间隔内；
- 瘤细胞类型与白血病的类型一致，均有异形性。

临床特点：图 27.2.1-5、6、7、8、9
表现各异，既可以引起非特异性、反应性皮损，如嗜中性皮病、反应性红斑、血管炎、脂膜炎及各种出血

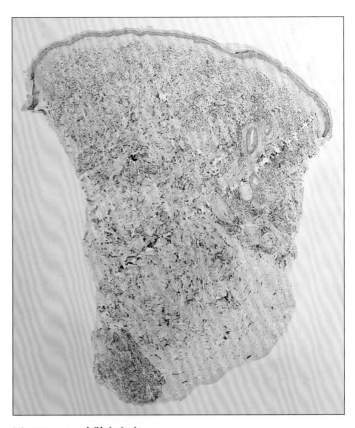

图 27.2.1-1　皮肤白血病
真皮密集的母细胞浸润，细胞排列于胶原束之间，可见不同阶段的粒细胞分化

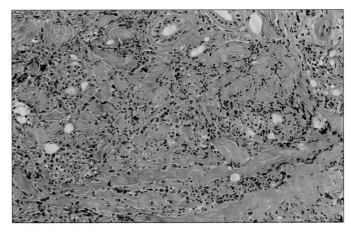

图 27.2.1-2　皮肤白血病
肿瘤细胞排列于胶原束间，有明显的细胞异形性

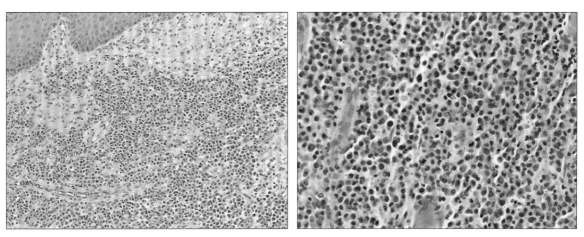

图 27.2.1-3 **皮肤白血病**
真皮全层及皮下组织中肿瘤细胞的浸润，肿瘤细胞与表皮间有无浸润带，瘤细胞主要排列于胶原束之间

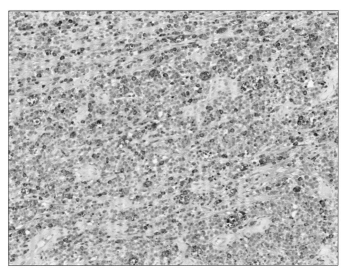

图 27.2.1-4 **皮肤白血病**
浸润细胞表达 MPO

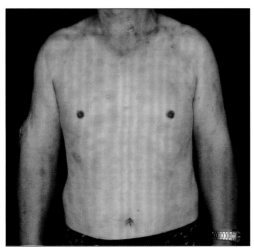

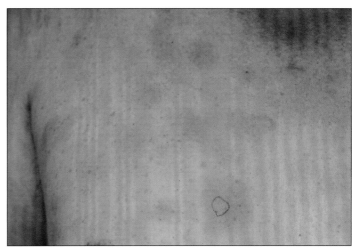

图 27.2.1-5 **急性白血病表肤表现**
男性，61 岁，全身广泛分布浸润性斑块 3 个月，无不适

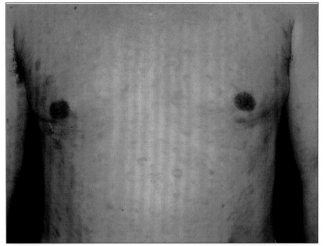

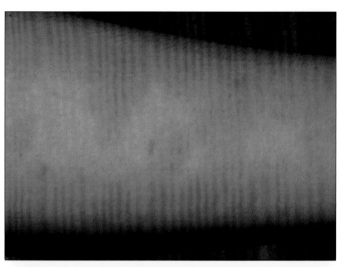

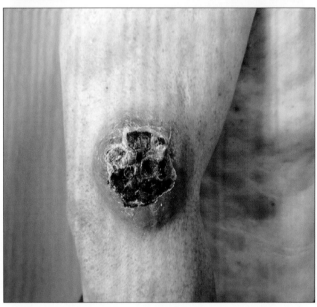

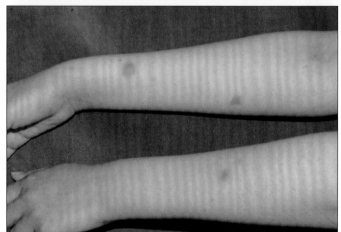

图 27.2.1-8　**白血病皮肤表现**
女性，20 岁，病史 3 个月，水肿性、浸润性红斑

图 27.2.1-6　**急性白血病皮肤表现**
男性，61 岁，右肘部 7 cm×7 cm 隆起皮面肿物，中央溃疡结痂

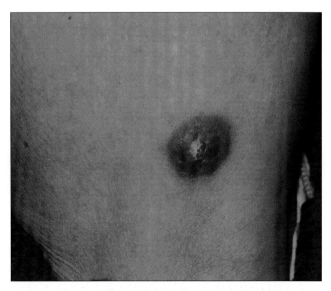

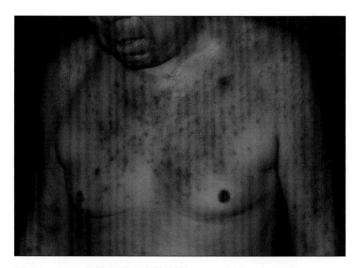

图 27.2.1-9　**急性白血病皮肤表现**
男性，64 岁

图 27.2.1-7　**白血病皮肤表现**
女性，20 岁，病史 3 个月，水肿性、浸润性红斑

27.2.2 母细胞性浆样树突细胞肿瘤（blastic plasmacytoid dendritic cell neoplasm，BPDCN）

来源于浆样树突细胞的前体，最新 WHO 分类将其划分为 AML 亚型。

组织病理特点： 图 27.2.2-1、2、3

- 真皮内均一中等大小的母细胞浸润，可延及皮下脂肪；
- 有血管侵入性和坏死；
- 中等或少量弱嗜碱胞浆（灰蓝色），圆或椭圆的细胞核，以及小核仁。

免疫组化： 母细胞特征性的表达 CD4 和 CD56，但 CD56- 和 CD4- 的病例均有报道。同时有表达 CD123，TCL1 和 BDCA2 等浆样树突细胞标志性抗体。TdT 可

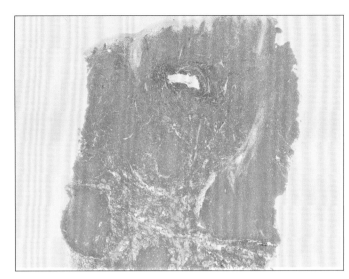

图 27.2.2-2　**母细胞性浆样树突细胞肿瘤**
肿瘤细胞表达 TdT

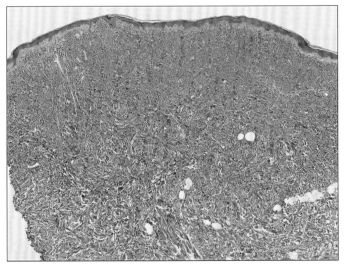

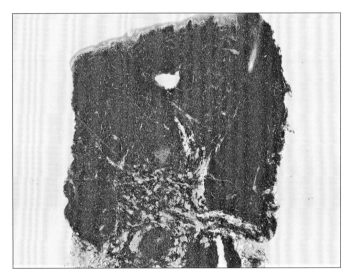

图 27.2.2-3　**母细胞性浆样树突细胞肿瘤**
肿瘤细胞表达 CD123

阳性。

临床特点： 图 27.2.2-4

- 老年人好发，男女比例为 3∶1。几乎所有病人都有皮肤病变，常伴有骨髓、外周血和淋巴结病变。皮疹为单发或多发的红或红棕色结节、斑块或瘀斑。通常进展迅速。中位生存期仅为 12～14 个月。

鉴别诊断：

- 结外 NK/T 细胞淋巴瘤为 CD4 阴性和 EBV 阳性。AML 可为 CD4 和 CD56 阳性，但通常表达 CD33 以外的其他髓样抗体，而且 CD123 和 BDCA2 为阴性。

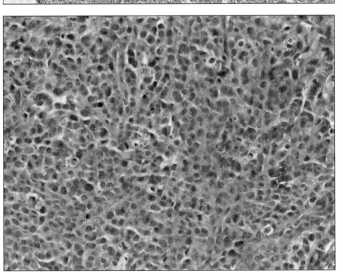

图 27.2.2-1　**母细胞性浆样树突细胞肿瘤**
真皮内均一中等大小的细胞浸润，嗜碱性胞浆，核圆或椭圆形，核仁小

定成熟性的各种血细胞的前体。

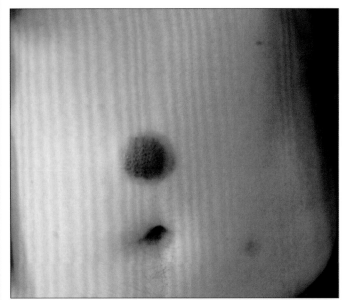

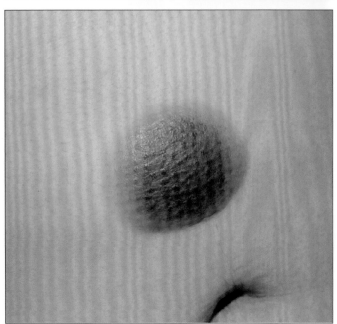

图 27.2.2-4　**母细胞性浆样树突细胞肿瘤**

27.2.3　**皮肤骨髓外造血**（cutaneous extramedullary hematopoiesis）

组织病理特点：

- 存在不同比例的红细胞前体、不成熟粒细胞和巨核细胞。

临床特点：

- 骨髓外造血多见于骨髓增生性肿瘤或骨髓增生异常综合征病人。主要见于肝和脾。皮肤病变为单个或者多个皮色或红紫色的丘疹、结节或斑块。

鉴别诊断：与皮肤白血病浸润的区别为存在具有一

27.3　肥大细胞增生症

组织病理特点：图 27.3-1、2、3、4、5、6

- 肥大细胞增生症（mastocytosis）真皮内弥漫性或结节性或散在的肥大细胞浸润；
- 肥大细胞大小、形态一致，呈"荷包蛋"样。核深染、圆形或卵圆形，胞浆丰富、内有多数细小的异

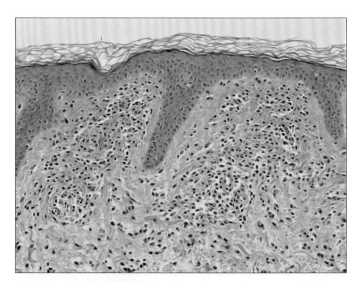

图 27.3-1　**肥大细胞增生症**
真皮内弥漫性肥大细胞的浸润，细胞大小形态一致，呈"荷包蛋"样，核深染，含丰富的双染胞浆

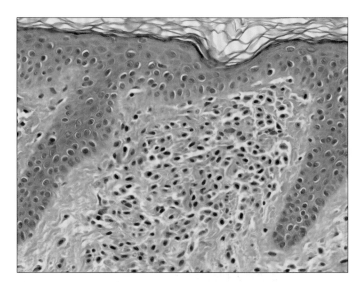

图 27.3-2　**肥大细胞增生症**
示真皮内浸润的肥大细胞细胞。表皮正常，基层色素增多

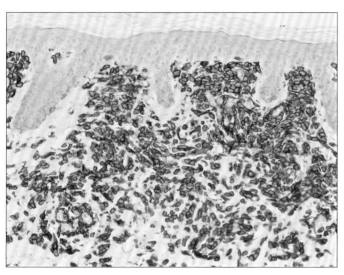

图 27.3-3　肥大细胞增生症
肥大细胞表达 CD117

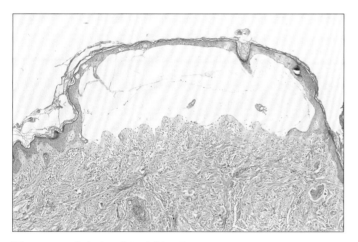

图 27.3-4　大疱性肥大细胞增生症
表皮下疱，真皮浅中层细胞浸润

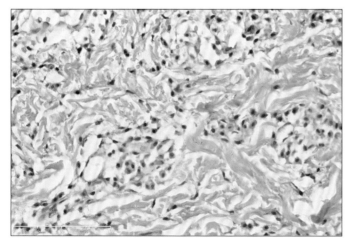

图 27.3-5　大疱性肥大细胞增生症
真皮浅层血管扩张充血，散在多数肥大细胞浸润，细胞轮廓清楚，核圆、深染

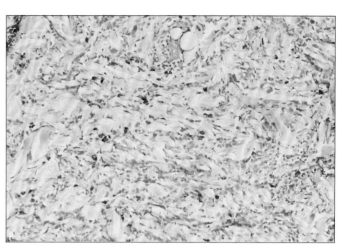

图 27.3-6　大疱性肥大细胞增生症
姬姆萨染色示肥大细胞胞浆内紫红色颗粒

染性颗粒，用姬姆萨染色或甲苯胺蓝染色可清楚地显示；
- 若在活检前摩擦皮损，肥大细胞胞浆内的颗粒将释出，释出的组胺等炎症介质使真皮内血管扩张，血管周围嗜酸性粒细胞浸润；
- 大疱性肥大细胞增生症为表皮下大疱，疱下真皮内有多数肥大细胞，嗜酸性粒细胞浸润；
- 肥大细胞表达 CD117 和类胰蛋白酶（tryptase）。
  临床特点：图 27.3-7、8、9、10、11、12
- 肥大细胞增生症绝大多数病例都是良性的。主要侵犯皮肤，根据临床不同特点可分为单发性肥大细胞瘤（solitary mastocytoma）、弥漫性皮肤肥大细胞增生症（diffuse cutaneous mascytosis）、大疱性肥大细胞增生症（bullous mastocytosis）及色素性荨麻疹（urticaria pigmentosa）、持久性发疹性斑状毛细

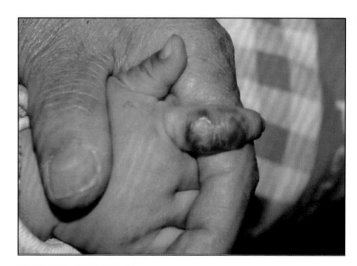

图 27.3-7　肥大细胞瘤

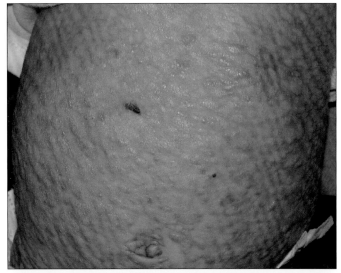

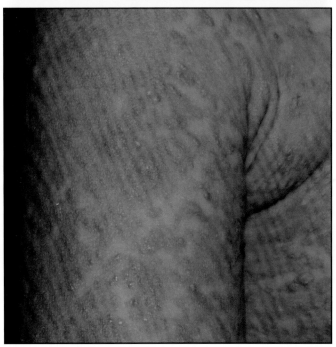

图 27.3-8　弥漫性皮肤肥大细胞增生症
发病 1 个月

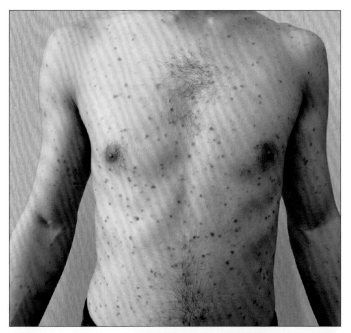

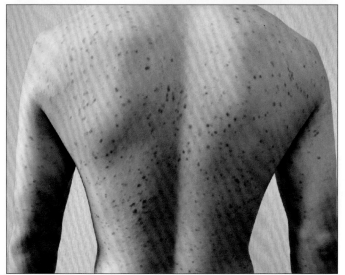

图 27.3-9　成人型肥大细胞增多症

血管扩张（telangiectasia macularis eruptive perstans）等。其中色素性荨麻疹及持久性发疹性斑状毛细血管扩张已在第 6 章（6.1.14）中作了讲述。

27.3.1　大疱性肥大细胞增生症（bullous cutaneous mastocytosis）

组织病理特点：

- 表皮下疱，疱内有肥大细胞及嗜酸性细胞；
- 疱下真皮内致密、弥漫肥大细胞浸润；
- 真皮血管周围可见少许嗜酸性细胞；

- 表皮基底细胞层色素增多。

临床特点： 本型色素性荨麻疹仅见于婴幼儿，水疱在弥漫潮红的基础上发生，伴有显著的瘙痒，有的患者可同时有丘疹和结节性损害。

实验室检查： 以疱液涂片，Giemsa 染色见到多数肥大细胞可确诊。

肥大细胞正常存在于皮肤浅层血管丛周围，但数量少。若每个高倍视野大于 5 个则可确诊为肥大细胞增生症。摩擦皮肤损害，斑疹及丘疹将成为水肿性红斑或风团，自觉瘙痒。此时取材做病理检查，可见明显扩张充血的血管，血管周可见嗜酸性粒细胞。

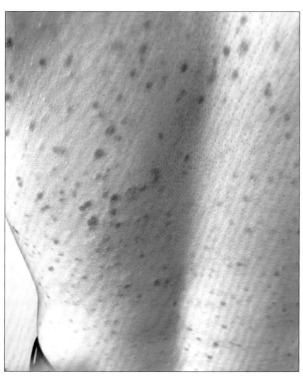
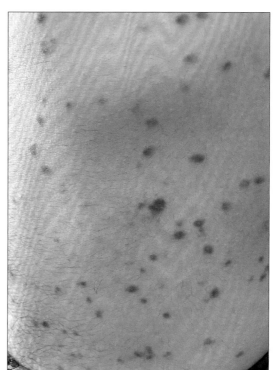

图 27.3-10 成人型肥大细胞增多症
摩擦皮损成为浮肿性红斑或风团

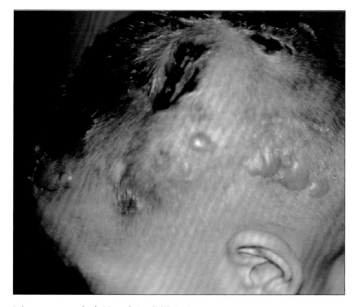

图 27.3-11 大疱性肥大细胞增生症

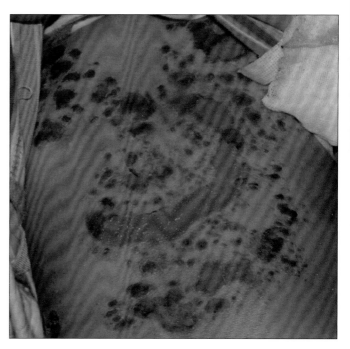

图 27.3-12 大疱性肥大细胞增生症

27.3.2 肥大细胞肉瘤（mast cell sarcoma）

此病极为少见。起初为孤立病变，但很快播散，最后发展为类似肥大细胞白血病。可见于咽喉、肠道、脑膜、骨骼和皮肤。临床上皮肤浸润变厚，呈象牙黄色，自觉瘙痒。预后不好。组织学上可见核的非典型性，大小不一，有核丝分裂象，瘤细胞还散布在真皮胶原束间。骨髓穿刺示肥大细胞数目明显增多，有核的异形性。血循环中亦有异常肥大细胞。

（宋 杰 马玲蕾 朱学骏）

中英文专业词汇索引